ISBN 978-0-428-43628-5
PIBN 11217955

FB &c Ltd, Dalton House, 60 Windsor Avenue, London, SW19 2RR.
Company number 08720141. Registered in England and Wales.

For support please visit www.forgottenbooks.com

JOURNAL

FÜR

KINDERKRANKHEITEN.

Unter Mitwirkung der Herren

DD. Barthez, Arzt am Hospital St. Marguerite zu Paris, **Berg**, Medizinalrath u. Professor der Kinderklinik zu Stockholm, **Hauner**, erster Arzt der Kinderheilanstalt zu München, **Mauthner von Mauthstein**, Ritter u. Direktor des St. Annen-Kinderhospitales zu Wien, **Rilliet**, dirigirender Arzt d. Hospitales zu Genf, **Stiebel**, Geheimerath, Direktor des Christ'schen Kinderhospitales in Frankfurt am Main, **Weisse**, Staatsrath, Ritter u. Direktor des Kinderhospitales zu St. Petersburg, und **Ch. West**, erster Arzt des Kinderspitales in Great-Ormond-Street zu London,

herausgegeben

von

Dr. Fr. J. Behrend, u. **Dr. A. Hildebrand**,

prakt. Arzte und Mitgl. mehrerer gel. Gesellschaften. k. Sanitätsrathe und prakt. Arzte in Berlin.

Band XXIV. **(Januar — Juni 1855.)**

ERLANGEN. PALM & ENKE.
(Adolph Enke.)
1855.

Druck von Junge & Sohn.

Inhaltsverzeichniss zu Band XXIV.

I. Abhandlungen und Originalaufsätze.

II. Kritiken und Analysen.

III. Berichte aus Kliniken und Hospitälern.

IV. Wissenswerthes aus Zeitschriften und Werken.

JOURNAL FÜR KINDERKRANKHEITEN.

Jedes Jahr erscheinen 12 Hefte in 2 Bdn. — Gute Originalaufsätze üb. Kinderkrankh. werden erbeten u. nach Erscheinen jedes Heftes gut honorirt.

Aufsätze, Abhandl., Schriften, Werke, Journale etc. für die Redaktion dieses Journales beliebe man derselben od. den Verlegern einzusenden.

[BAND XXIV.] ERLANGEN, JANUAR. u. FEBR. 1855. [HEFT 1 u. 2.]

I. *Abhandlungen und Originalaufsätze.*

Was hat die Neuzeit über die Mutter- und Ammenmilch als Nahrungsmittel für das gesunde und kranke Kind vorgebracht? Von Dr. H. H. Ploss in Leipzig.

Wenn man einen Gegenstand einer naturhistorischen Betrachtung unterwerfen will, so muss man für's Erste Ursprung, Herkommen und Fundort, dann die an ihm vorkommenden wesentlichen und zufälligen Erscheinungen und endlich die Art seiner Benutzung und Verwendung in's Auge fassen. So müssen wir also bei der Milch 1) das dieselbe erzeugende Organ und den Vorgang der Absonderung, 2) ihre charakteristischen, physikalischen und chemischen Eigenschaften und 3) ihre physiologische Bedeutung als Nahrungsmittel, insbesondere für Neugeborene, der Reihe nach durchgehen. Man würde das volle Verständniss der letzteren Punkte entbehren, wollte man nicht wenigstens das Wichtigste über die ersteren vorausschicken. Namentlich aber deshalb wird es nöthig, einige kurze physiologische Andeutungen über die Milchdrüse und die Milch im Allgemeinen an die Spitze der weiteren Betrachtungen zu stellen, weil sich erst in den letzten Jahrzehnten die Forschungen der Histologie und Physiologie derselben zugewendet haben, die gewonnenen Resultate aber, welche sich noch immer in vieler Hinsicht widersprechen, an sehr verschiedenen Orten niedergelegt und für den Einzelnen bisweilen schwer zu finden sind. Dieser Umstand war es vor Allem, der mich bewog, ein Resumé der neuen Forschungen im Folgenden zu geben; denn nur durch gleichzeitiges Ueberschauen alles Dessen, was vorliegt, ist man im Stande, sich ein Urtheil über das Einzelne und Ganze zu bilden. Ich werde dabei nicht unterlassen, auf die Punkte hinzudeuten, die vorzugsweise weiterer Untersuchungen bedürfen.

Man beobachtet die Fähigkeit, Milch abzusondern, nicht blos bei Frauen, sondern auch, obgleich weit seltener und nur ausnahmsweise, bei Männern; in der Regel jedoch auch bei Kindern während der ersten Tage nach der Geburt. Natalis Guillot wies neuerlich nach, dass die Brüste jedes Neugeborenen zwischen dem 7. und 12. Lebenstage, Langer aber fand (über den Bau und die Entwickelung der Milchdrüsen, Wien, 1851), dass sie noch bis in die 3. und 4. Lebenswoche eine dem Colostrum vollkommen ähnliche Flüssigkeit absondern, und auch Birkett zeigte in seinem vor wenigen Jahren erschienenen Werke über die Brustdrüse, dass die bei Neugeborenen in der Brust normal befindliche und ausdrückbare milchähnliche Flüssigkeit oft durch Unkenntniss der Hebammen, welche sie durch starkes Drücken entfernen zu müssen glauben, die unschuldige Ursache zu der Entzündung der Brustwarze der Neugeborenen werden. Auch Schlossberger fand diese Flüssigkeit regelmässig, analysirte sie und konstatirte ihre Aehnlichkeit mit Colostrum. Diese Erscheinung, welche auch Scanzoni (Klin. Vortr. v. Kiwisch Bd. III. 1. Heft.) überall während der ersten 3—4 Lebenswochen beobachtete, erklärten Langer und Kölliker (Mitth. der Züricher naturf. Gesellsch. 1850. Nr. 41) auf folgende Weise: die Milchdrüse des Fötus erscheint als warzenförmiger solider einfacher Fortsatz der Schleimschicht der Oberhaut; vor Aushöhlung dieser soliden Wucherung tritt fettige Entartung der zentral gelegenen Zellen ein und so bildet sich ein blasiger, mit engem Ausführungsgange versehener Hohlraum, dessen Wände sich durch Sprossenbildung verästeln. Auch in diesen sich entwickelnden Verästelungen müssen die Zellen fort und fort fettig entarten und helfen dann jene weissliche aus den Warzen ausdrückbare Flüssigkeit bilden. Erst mit der durch die Pubertät eingeleiteten vermehrten Blutzufuhr zur Drüse entstehen wirkliche, bis dahin fehlende Endbläschen an Stelle der noch kolbenförmigen soliden Endigungen der Milchgänge. Mit den klimakterischen Jahren unterliegen die Milchdrüsen wie die übrigen Geschlechtsorgane der senilen Involution: die Endbläschen atrophiren, die Milchkanälchen verengern sich, obliteriren, verknöchern, die Brust sinkt zusammen, die Drüse wird unfähig, zu se-

mündeten. — Ausserhalb der Laktation und Schwangerschaft enthalten die Milchgänge nur eine geringe Menge gelblichen zähen Schleimes mit einigen Epithelzellen, und sind an ihren Enden von einem pflasterförmigen, nach aussen mehr zylindrischen Epithel ausgekleidet. Die Epithelzellen der Drüsenbläschen beginnen unter dem Einflusse vermehrter Blutzufuhr im Verlaufe der Schwangerschaft allmählig mehr Fett in sich zu entwickeln und sich zu vergrössern (Fettmetamorphose: Reinhardt). Hierzu kommt noch vor dem Ende der Schwangerschaft eine Neubildung von Zellen, durch welchen die älteren Zellen in die Milchgänge getrieben werden und diese nach und nach füllen (Will, über die Milchabsonderung, Erlangen, 1850). Daher können schon in der zweiten Schwangerschaftswoche einige Tropfen einer Flüssigkeit ausgedrückt werden, welche sowohl eine gewisse Anzahl Fettkügelchen, die, den späteren Milchkügelchen ganz gleich, aus den zerfallenen fetthaltigen Zellen stammen, als auch solche Zellen selbst (Kolostrumkörper) enthält. Dieses Milchdrüsensekret Schwangerer ist nach Veit (Verhdl. der Gesellsch. für Geburtshülfe in Berlin VI. 19) weisslich trübe, oft mit gelblichen Streifen vermischt; es sammeln sich an der Oberfläche Fetttröpfchen, die übrige Flüssigkeit ist zähe, klebrig, gerinnt beim Erhitzen, enthält stets Milchkügelchen, die meist 0,00166—0,0033''' messen; daneben Körnchenzellen und Fettaggregatkugeln in verschiedener Menge, meist zerstreut, selten noch in Form von Membran aneinander gereiht; sie sind 0,005—0,02''' gross. Nach der Entbindung erlangt die Neubildung von Zellen in den Drüsenbläschen eine grosse Ausdehnung, wobei die in den Milchkanälchen angesammelte, während der ersten Tage immer noch unreife Milch (Kolostrum) entleert wird. Die nach Verlauf dieser Zeit sezernirte wirkliche, reife Milch besteht aus einer Interzellularflüssigkeit und mit Fettkügelchen ganz gefüllten Zellen, welche entweder durch freie Zellenbildung oder von Epithelzellen aus durch fortwährende Vermehrung derselben entstehen. Diese Zellen (von Kölliker Milchzellen genannt) zerfallen schon in den Milchgängen in ihre Elemente, die Milchkügelchen, indem ihre Hüllen und Kerne schwinden. Lammerts van Büren und Will wiesen diese Bildung der Milchkügelchen in den Drüsenzellen nach und zeigten, dass die, wenn sie eine gewisse Grösse erreicht hatten, durch Berstung der Zelle frei werden. Im Beginne der Absonderung geschieht diese Umwandlung langsamer, unvollständiger und haften die einzelnen Körper mehr aneinander (Kolostrumkörper), später, wenn die Sekretion mehr im Gange ist, geschieht die Abstossung und Umwandlung der Epithelien rascher, und man findet in den Drüsenbläschen nur noch die Produkte ihres Zerfallens (die Milchkügelchen).

Das Kolostrum der ersten Wochenbettstage ist spezifisch schwerer als Milch, dünnflüssiger, weisslichgelb, purgirend, stark alkalisch; es verliert seine chemischen und physikalischen Eigenthümlichkeiten zwischen dem 4. und 10. Tage unter einer schwächeren oder stärkeren fieberhaften Aufregung (Milchfieber).

In je 1000 Theilen Kolostrum fanden:

	Simon	Clemm	Vernois v. 1.—5. Tge.	Becquerel v. 5.—15. T.
Wasser	828	891,0	877,20	869,39
Feste Bestandtheile		109,0	122,80	130,61
Kasein	40,0	33,7	45,35	45,41
Butter	50,0	37,1	35,78	41,34
Milchzucker	} 70,0	38,5	40,06	41,69
Salze		1,9	1,61	2,17.

Die Kolostrumkörper, welche meist erst am 13. Tage ganz verschwinden, sind unregelmässige Konglomerate sehr kleiner Fettbläschen, die durch eine granulöse Substanz zusammengehalten werden (s. Funke Atlas T. XI. Fig. 2.). Sie haben im Durchmesser 1,0111''' durchschnittlich, werden durch Jodwasser gelb gefärbt, durch Aether gelöst. Die Sekretion des Kolostrums war nach Veit's Untersuchungen am 4.—5. Tage am reichlichsten; der Uebergang der gelblichen Farbe in die weissliche der normalen Milch und eine reichliche Menge Milch fanden sich in der Regel gleichzeitig ein. Nach Marchand, Moleschott u. A. enthält das Kolostrum eine beträchtliche Menge Eiweiss neben dem Kasein und dem Milchzucker; hierdurch geschieht es, dass Kolostrum in siedendem Wasser oft vollkommen koagulirt. Die Gerinnbarkeit war bei Mehrwöchnerinnen bis zum 4. Tage geringer, als bei Erstwöchnerinnen; dieser Unterschied verschwand später ganz; die Abnahme der Gerinnbarkeit stand in keinem konstanten Verhältnisse zur Sekretionsgrösse. Die erste Umwandlung, die bei diesem Uebergange mit den Milchkügelchen vor sich geht und die gewöhnlich mit dem Verschwinden des Eiweisses zusammenfällt, ist die, dass die einzelnen Kügelchen isolirt erscheinen, und statt, wie früher, haufenweise zusammenzukleben, jetzt frei in der Flüssigkeit herumschwimmen; darauf vermindert sich die Zahl derer, die über 0,00166''' messen, wobei die grösseren zuerst verschwinden; die Flüssigkeit an sich wird nun fetter, neutral oder schwach alkalisch, sie ist in den ersten Tagen noch gelblich, dann weissblau, süsslich und stellt jetzt die eigentliche Milch dar (Veit). Jene Kolostrumkörper treten jedoch auch (wie Donné, Lehmann u. A. mit Recht gegen d'Outrepont behaupten) fast bei jeder pathologischen Affektion der Wöchnerin wieder auf. Das Erkennungsmittel für Kolostrum ist nach Donné Ammoniak, durch welches dasselbe in eine zähe, fadenziehende Masse verwandelt wird, ferner der Nachweis der Kolostrumkügelchen durch das Mikroskop. Diese durch ihre Grösse und ihr granulirtes Aussehen charakteristischen Kügelchen sind schwerer als die Flüssigkeit und man kann sich, wie Moleschott bemerkt, von ihrer Anwesenheit durch Verdünnung der Milch mit der 5—6fachen Menge Wasser überzeugen; wenn sie noch vorhanden sind, so entsteht ein Bodensatz. Friedleben (Uebersetzung von Donné's phys. Erzieh. d. Kinder 1843. S. 284) will gegen Mandl (Müller's Arch. 1839. S. 250) und Henle (Froriep's Notizen XI. S. 33) eine Hüllenmembran an den Kolostrumkörperchen beobachtet haben, diese konnte jedoch von Anderen nicht gefunden werden.

Die Milch, welche später, d. h. nach den ersten Wochenbettstagen, abgesondert wird, bildet eine Emulsion, d. h. eine Flüssigkeit, wo Fette (Butter) mittelst anderer in Wasser gelöster Stoffe (Käsestoff, Milchzucker) in fein vertheiltem Zustande schwebend in Wasser erhalten werden. Sie schmeckt süss, riecht fade, ist mattweiss von Farbe und zeigt alkalische Reaktion (Schlossberger fand frische Milch von der Frau alkalisch, die der Kräuterfresser bald alkalisch oder neutral, bald sauer, die der Fleischfresser immer sauer). Diese Reaktion scheint durch das im Serum gelöste Kalialbuminat (Kasein, Zieger) bedingt zu sein und kann nur unter vorsichtiger Ausschliessung aller Fehlerquellen, z. B. der Verunreinigung der Milch mit Schweiss, beobachtet werden. Nach Simon ist ihr spezifisches Gewicht durchschnittlich 1,032, nach Vernois und Becquerel (Annal. d'Hygiène Avril — Juillet 1853) 1025,16—1046,18, also im Mittel 1032,67. Beim ruhigen Stehen scheidet sich allmählig eine Schicht von

Rahm auf der Oberfläche ab, deren Dichtigkeit sehr variirt, aber um so bedeutender ist, je reicher die Milch an Milchkügelchen ist. Letztere haben im Durchmesser 0,0012—0,0018‴ und sind mit einer von Nasse früher und von Robin und Verdeil in neuer Zeit wieder fälschlich geläugneten, aber schon von Henle und A. bewiesenen und nach Moleschott (Archiv f. physiol. Heilk. XI. Ergänzungsheft 1852) abtrennbaren Hüllenmembran versehen. Je nach den verschiedenen individuellen Verhältnissen der Frau und je nach der verschiedenen Untersuchungsmethode ergab die chemische Analyse der Milch sehr differente durchschnittliche Proportionen der einzelnen Bestandtheile derselben.

In 1000 Grammen der Frauenmilch fanden:

	Wasser	Feste Stoffe	Zucker	Käsestoff	Butter	Salze	
Henry und Chevallier	879,80	120,20	65,00	15,20	35,50	4,50	Mit dem Zucker wurden die löslichen, mit dem Käsestoff die unlöslichen Salze berechnet.
l'Héritier	869,20	130,80	68,70	68,60	47,30	4,20	
Guévenne	892,50	107,50	73,10	10,2	24,20	-	
Simon	890,20	109,80	45,20	33,00	30,00	1,60	
Scherer und Clemm	890,15	109,85	38,54	32,50	37,24	1,57	
Donné	879,00	121,00	12,00	19,30	89,70		
Lehmann	890 bis 897	110 bis 130	40 bis 60	35,00	veränderlich	1,60 bis 2,50	
Vernois und Becquerel	889,08	110,92	43,64	39,24	26,66	1,38	

Der Käsestoff vertritt also die Proteinstoffe, die Fette (besonders Margarin, Elain u. A.) und der Milchzucker sind als Fettbildner vorhanden; die wichtigsten Mineralbestandtheile sind: phosphorsaures Kali, Chlorkalium und phosphorsaurer Kalk (namentlich für die Knochenentwickelung im Kinde von Bedeutung); ausserdem Chlornatrium, kohlensaures Alkali, phosphorsaure Bittererde, phosphorsaures Eisenoxydul und Kieselerde. — Das Kasein trägt wesentlich zur Bildung der stickstoffhaltigen Stoffe des Säuglinges (zunächst des Eiweisses, Faserstoffes, Hämatins u. s. w. im Blute, definitiv der Muskeln, der Nerven u. s. w.) bei und findet sich in der Milch in löslichem Zustande, doch soll es auch im unlöslichen Zustande die durchsichtigen Hüllen der Milchkügelchen bilden, wie Donné, Henle, Moleschott behaupten; Andere bezweifeln allerdings nicht die Hülle der Milchkügelchen, geben auch die Möglichkeit zu, dass sie aus koagulirtem Kasein bestehen, halten aber die Identität der nachgewiesenen Proteinsubstanz mit Kasein noch nicht für ganz erwiesen. Wenn man in die Milch (Kaseinlösung) Kälberlab bringt und damit bis 60° C. digerirt, so gerinnt sie, das Kasein ist in den unlöslichen Zustand übergegangen; allein in der vom Niederschlage getrennten Flüssigkeit wird durch Essigsäure abermals Kasein (Zieger) niedergeschlagen. Menge und Verhalten des Käsestoffes bestimmt vor Allem die Verdaulichkeit der Milch (nach Frerichs braucht man zu vollständiger Verdauung $2^1/_2$, nach Beaumont 2, nach Gosse $1-1^1/_2$ Stunden). Der Käsestoff der Thiermilch zeigt wesentliche Unterschiede von der der Frauenmilch. Lammerts van Büren fand, dass aus Frauenmilch der Käsestoff leichter durch Kalbs- und durch Rindermagen aufgelöst wird, als aus Kuhmilch; auch wird der Käsestoff aus Kuhmilch, nicht aber der aus Frauenmilch durch Essigsäure und durch frisch bereitetes Chlorwasser koagulirt. Aufgelöst wurde mit Kindermagen geronnene Eselinnenmilch in 16 Stunden, Frauenmilch in 17 Stunden, Kuhmilch in 21 Stunden. Auch Meggenhofen zeigte, dass Frauenmilch meist durch Salz- und Essigsäure nicht, wohl aber durch Lab sofort unter Bildung kleiner Klümpchen gerinnt. Dieses Kasein wird nicht wie bei der Kuhmilch leicht fest, sondern stellt sich meist unter der Gestalt isolirter Flocken dar. Dieser hinsichtlich der Verdaulichkeit wichtige Unterschied ist nach Heintz wohl kaum mit Simon dadurch zu erklären, dass das Kasein der Milch verschiedener Thiere nicht identisch sei, sondern er mag wohl in der verschiedenen

Mischung der dem Kasein beigemengten Substanzen begründet sein. Küchenmeister glaubt neuerlich gefunden zu haben, dass, nachdem Käsestoff durch Lab aus der Milch gefällt worden, der noch in den Molken suspendirte Käsestoff etwas anhängenden und vielleicht zur leichteren Verdaulichkeit mitwirkenden Lab enthalte. Möglich, dass auf diesem Wege Einiges zur Erklärung jenes verschiedenen Verhaltens von Frauen- und Thiermilch erreicht werden kann. Panum suchte besondere Kennzeichen für das durch Lab nicht koagulirte und noch in Lösung gebliebene Kasein beizubringen; Lehmann, Scherer, Lieberkühn u. A. jedoch beweisen, dass der durch Panum hervorgehobene Unterschied vom koagulirten Albumin sich nicht bestätige, sondern dass der von Panum mit dem Namen Serumkasein bezeichnete Milchbestandtheil nichts als ein Alkalialbuminat ist. Dass dieser im Serum noch gelöst gebliebene Stoff eine eigenthümliche albuminartige Substanz sei, welche die Polarisationsebene nach links dreht, und das in der Frauen-, Esels- und Pferdemilch vorherrschende stickstoffhaltige Prinzip bildet, während in diesen Milcharten das Kasein sich nur schwach vertreten findet, wird von Doyère behauptet und von Girardin, Malaguti und Poggiale bestätigt. Wir führen diese letztere Angabe nur an, ohne im Stande zu sein, schon jetzt über den Werth derselben zu entscheiden, möchten aber annehmen, dass der Schluss, den Doyère auf jene Polarisationserscheinung stützt, eben so auch letztere selbst, noch manche Bedenken zulassen; vor der Hand bleiben wir mit Scherer bei der Ansicht stehen, dass Doyère in jener albuminartigen Substanz ein gewöhnlich Zieger genanntes Kasein vor sich gehabt habe. Wir vertrauen den Resultaten von Vernois und Becquerel über diesen Punkt mehr als denen Doyère's; jene fanden in 7 Proben von Frauenmilch, dass nur einmal 0,07 pCt. durch Kochen fällbares Eiweiss vorhanden war, während die Kuhmilch konstant, aber sehr variable Eiweissquantitäten führte. —

Sehr veränderlich scheint der Buttergehalt zu sein; Clemm fand am 4. Tage nach der Geburt 4,297 pCt., am 9. Tage 3,532 pCt., am 12. Tage 3,345 pCt.; Haidlen fand 3,4 und 1,3 pCt. Vernois und Becquerel fanden je nach den Monaten im 1. 39,55, im 4. 27,79, im 6. 16,57, im 9. 23,06, im 11. 19,47, im 12. 24,61, vom 12. bis 18. 36,98, vom 18. bis 24. 37,32 pCt. Mit Essigsäure, welche die Hüllen der Milchkügelchen löst, versetzte Milch kann durch Schütteln mit Aether von ihrem Fettgehalte befreit werden; die reine Milch schüttelt man vergebens mit Aether; nur ein kräftiges Durchschütteln und Schlagen der Milch zerreisst die Hülle der Milchkügelchen (das Buttern) und lässt die nun freigewordenen Fettkügelchen an einander haften. Die Butter der Frauenmilch enthält keine Butyrine und mehr Elaïn, als jene der Kuhmilch (Lammerts van Büren). — Der Zucker ist in der Milch als Milchzucker vorhanden, der bekanntlich durch seine Umwandlung in Milchsäure zur Verdauung des Kasein wesentlich beiträgt. Die Frauenmilch enthält relativ weit mehr Zucker, als die Kuhmilch; ihr Zuckergehalt ist nach Vernois und Becquerel mit einiger Schwankung zwischen dem 4. und 7. Monate bis zum 10. und 11. Monate der Stillungsperiode im Zunehmen, von da an im Abnehmen, während die Zu- oder Abnahme des Käsestoffes nicht in gleichem Verhältnisse steht. Butter und Zucker werden bekanntlich durch den Athmungsprozess in Kohlensäure und Wasser zerlegt und helfen zur Bildung der Fette im kindlichen Körper. Der Gehalt der Frauenmilch an Salzen ist niedriger als der der Milch von Thieren; die löslichen Salze sind Chlornatrium, Chlorkalium, phosphorsaure Alkalien, die unlöslichen sind phosphorsaure Kalk- und Talgerde, welche hauptsächlich an das Kasein gebunden sind. Etwas Eisenoxyd fand Haidlen in der Kuhmilch und mag wohl auch in der Frauenmilch vertreten sein; endlich scheint auch nach Lehmann die Milch eine nicht allzugeringe Menge Alkali zu enthalten. Die verschiedene Verwendung der Salze zur Ernährung des Kindes, z. B. des phosphorsauren Kalkes zur Knochenbildung, des Eisenoxydes bei der Hämatopoëse ist hinlänglich bekannt.

Das Wachsthum des Säuglinges ist nun aber nicht nur durch Zuführung sämmtlicher Stoffe, welche sich als Ersatzmittel und als Mittel zur Unterhaltung des Stoffansatzes mittelbar und unmittelbar geltend machen, ermöglicht, sondern es sind auch die Stoffe, die sich durch ihre direkte Uebergangsfähigkeit in das Blut auszeichnen, in der Milch in einem Zustande und in einem Verhältnisse vorhanden, wie es die Verdauungswerkzeuge des Kindes verlangen. Das Fehlen der Zähne, die geringe Fähigkeit der Kaumuskeln, die mangelhafte Speichelabsonderung und die wenigstens bei jungen Kälbern von Bidder und Schmidt vermisste schnelle Umsetzung der Amylacea durch die mit denselben in Berührung gebrachte Substanz der Parotis und Submaxillardrüse, ferner die geringe Kapazität und perpendikuläre Lage des Magens, die Zartheit der Magenschleimhaut, die Kürze des Darmes, — dieses Alles zeugt physiologisch eben so sehr dafür, dass den kindlichen Verdauungswerkzeugen die Natur die Frauenmilch ganz zweckmässig angepasst hat, als sich im pathologischen Effekte die Unzweckmässigkeit fast jeder anderen Nahrung darthut. Die weitere Ausführung jenes physiologischen Beweises hatte vor einiger Zeit in sehr übersichtlicher Weise J. Clarus unternommen (Die Nahrung des Neugeborenen in physiologischer und pathologischer Hinsicht, Jenaische Annalen 1850, II, 2 S. 196); die statistische Beweisführung der grösseren Sterblichkeit der nicht mit Muttermilch ernährten Kinder findet sich an mehreren Orten, z. B. bei Fleetwood Churchill (The diseases of children, Dublin, 1850 p. 656), bei Quetelet (sur l'homme et le développement de ses facultés I. 121), bei Combe (on the management of infancy), namentlich aber bei James Reid (Der Laryngismus der Kinder, aus dem Englischen von E. Lorent. Bremen, 1850). Auch könnte ich hier die betrübende Statistik der Findelhäuser anführen.

Es genügt, dieses Alles hier nur kurz anzudeuten; die Bedeutung der Frauenmilch für den Stoffwechsel im Kinde, wie sie Liebig schildert, muss jeder Arzt kennen. Die letztere Zeit, die sich so eifrig und so erfolgreich mit dem Stoffwechsel im Allgemeinen beschäftigte, hat freilich für den des Kindes im Besonderen nur einige neue, jedenfalls aber sehr wesentliche Punkte hinzugetragen; ich erinnere beispielsweise an die genauer erworbene Kenntniss des Vorganges bei der Knochenbildung (Schlossberger, allgemeine und vergleichende Thierchemie, Stuttg. 1854, II.); an den geringeren Fett- und grösseren Wassergehalt des Gehirnes beim Fötus und Kinde als beim Erwachsenen, wobei das Gehirn des letzteren in seinen einzelnen anatomischen Theilen mehr quantitative Unterschiede zeigte, als das jener, während das Alter sich ohne Einfluss auf den Phosphorgehalt zeigte (Schlossberger, Annalen der Chemie 1853. April. — v. Bibra, Untersuchungen über das Gehirn u. s. w., Mannheim, 1854); an die geringere Menge von sogenannten Extraktivstoffen und den grösseren Gehalt an Harnstoff im Kinderharne (Scherer, Verhandl. d. phys.-med. Gesellsch. z. Würzburg, III. 180), an Vierordt's und Scharling's Angabe, dass die Menge der ausgeathmeten Kohlensäure im Verhältnisse zum Körpergewichte bei jugendlichen Individuen viel beträchtlicher ist, als bei älteren; an die den Angabe Roger's (de la temper. chez les enfants. Paris, 1844), dass ein 6jähriges Kind nur $^1/_2$° F. höhere Temperatur zeige, als ein neugeborenes, scheinbar widersprechende Beobachtung, dass die Körpertemperatur im früheren Kindesalter etwas höher als im späteren ist (v. Bärensprung, Müller's Archiv 1851, S. 122), an die Thatsache, dass ein magerer, 100 Kilogramme wiegender Mann im Sommer täglich 137 Gramme, ein Knabe von 6 Jahren aber nicht weniger als 51 Gramme Proteinverbindungen täglich gebraucht (Barral, Ann. de chim. et phys. 1849, T. 25); an Moleschott's Untersuchungen, die beim Kinde einen weit grösseren Reichthum an farblosen Blutkörperchen im Verhältnisse zu den farbigen als bei Erwachsenen ergaben (Wien. med. Wochenschr. 1854) u. s. w. Wir werden auf einen grossen Theil der dieses Thema berührenden Punkte später zurückkommen und überlassen die dankenswerthe detaillirte Besprechung des Themas selbst grösseren Arbeiten über Kinderernährung im Allgemeinen. Die Schriften aber, welche speziell auf die Diätetik des Kindes eingehen, z. B. Bouchut's Handbuch der Kinderkrankheiten, übersetzt v. B. Bischoff, Würzburg, 1854, haben bisher nur in geringem Grade die Aufgabe erfüllt, das, was sie anrathen und empfehlen, physiologisch aus den Forderungen des Stoffwechsels zu entwickeln oder zu motiviren, während weit mehr als man erwartet, die Methode der physiologischen Begründung in populären Werken eingehalten wird (z. B. G. W. Scharlau, die körperliche Pflege und Erziehung der Kinder, Stettin, 1853).

Am reichlichsten scheint die Milchsekretion in den ersten 4—6 Monaten nach der Geburt zu sein und dann der Quantität nach abzunehmen. Je häufiger durch wiederholtes Anlegen die Brust gereizt wird, um so thätiger geht die Milchabsonderung vor sich, jedenfalls in Folge einer vermehrten Blutzufuhr. Wolff (Fütterungs-, Kultur-, Düngungs- und Vegetationsversuche, 2ter Bericht, Leipzig, 1853) fand, dass bei Kühen die Milchabsonderung am besten vor sich geht, wenn in ihrem Futter die stickstoffhaltigen zu den stickstofffreien Substanzen im Verhältnisse von 1 : 7 zu einander vertreten sind. Milchkühe bleiben am besten im Gange, wenn sie auf 100 Pfund ihres lebenden Gewichtes täglich $^1/_{30}$ ihres Gewichtes an trockenem Heuwerthe als Nahrungsmaterial erhalten. Auf die mögliche Anwendung dieses Satzes auf die Produktion der Frauenmilch durch Modifikationen in der Nahrung werden wir später zurückkommen.

Die normale Absonderungsgrösse der Milch suchte durch ein besonderes Verfahren (Saugapparat aus Kautschuk mit einer tubulirten Glasretorte) M. Lampérierre (Compt. rendu T. 30 p. 219) zu bestimmen, doch machte sich hier gewiss eine grosse individuelle Verschiedenheit geltend; nach ihm werden normal 50 — 60 Gramme alle 2 Stunden abgesondert, das Maximum war in einem Falle 2,144 Kilogramme in 24 Stunden. Lehmann berechnet hiernach, dass im Mittel (55 Grmm. ständlich) binnen 24 Stunden durch beide Brüste 1320 Grmm. Milch entleert werden können; also kämen auf 1000 Gramm des weiblichen Organismus (der weibliche Körper = 60 Kilogramm) während 24 Stunden = 22 Gramm sezernirte Milch. Guillot fand durch Wägen des Kindes nach jedesmaligem Säugen, dass eine Amme von mittler Statur in einem Monate dem Kinde so viel Milch abgibt, dass das Gewicht derselben gleich ist dem ihres eigenen Körpers, und er berechnet die dem Kinde binnen 24 Stunden nöthige Milch auf 1000 Gramm. — Zuweilen stellt sich nach jahrelangem Unterbrechen des Stillens sponten oder durch den Reiz eines säugenden Kindes oder nach anderen eine Hyperämie der Brust veranlassenden Momenten die Milchabsonderung wieder ein, so dass ohne unmittelbar vorhergehende Schwangerschaft oder Geburt die Frau wieder zum Stillungsgeschäfte tauglich wird. Dieses beobachteten unter Anderen Joly und Filhol (Compt. rendu T. 36 p. 271) bei einer Frau, die 18 Monate vorher geboren hatte, ihr Kind nicht säugte, aber wieder ihre Menstruation bekommen hatte; die Milch enthielt viel Eiweiss, und keinen Käsestoff. — Ob es wahr ist, dass man durch die auf Brüste und Geschlechtstheile geleiteten Dämpfe einer Abkochung von Buforeira, Ricinus communis, willkürlich auch bei Niegeschwängerten Milchsekretion erzeugen könne, welches Mittel wilde Völkerschaften benützen sollen, ist trotz der Aufforderung von Albers noch nicht näher untersucht worden.

Wir wenden uns nun zu den physiologischen Aenderungen, welche die Milch unter verschiedenen Verhältnissen erleidet.

Die chemische Zusammensetzung ändert sich nach den verschiedenen Monaten der Säugungsperiode. Während der ersten 14 Tage beobachtet man ein konstantes Sinken des Wassergehaltes, Verminderung der Butter, des Kaseïns und der Salze. Verneis und Becquerel verfolgten die Proportionen vom 1. bis 24. Monate weiter und wir haben schon oben einen Theil ihrer Mittheilungen wiedergegeben. Das Bedeutsamste aus letzteren ist Folgendes: Die Dichtigkeit zeigte ziemlich grosse Schwankungen; der Wassergehalt stieg bedeutend bis zum 5. Monate, blieb dann auf ziemlich gleicher Höhe, um im 10. Monate nochmals zu steigen, dann aber wieder zu sinken; der Gehalt an festen Bestandtheilen war entschieden am höchsten während des 1. und 2. Monates; der Zuckergehalt (Anfangs 40,40) stieg allmählig bis zum 4. Monate (27,31), sank dann wieder bis zum 7. Monate (22,79), um schnell wieder zu steigen bis zum 10. Monate, in welchem er sich am höchsten zeigte (47,62), um von da an wieder nach und nach bis zum 18. — 24. Monate fast auf die frühere Ziffer herabzusteigen (41,38). Die Butter war bedeutend vermehrt im 1. Monate (39,55), nahm dann während der ersten 4 Monate ab (bis auf 27,79), sank aber erst im 6. Monate unter das normale Mittel (auf 16,57), stieg dann wieder etwas, ohne die durchschnittliche Höhe ganz zu erreichen, war wieder im 10. Monate bedeutend vermindert (19,47), stieg von da an und war zwischen dem 18. und 24. Monate am höchsten. Der Käsestoff war während der ersten beiden Monate (48,26) sehr vermehrt, blieb vom 2. — 6. Monate ziemlich gleichmässig (37,92 — 38,86) und nur wenig unter der Durchschnittszahl stehen, war im 7. Monate vermehrt (45,02), sank von da an bis zum 10. Monate (31,06), stieg wieder etwas im 11. Monate (41,06) und hielt sich von da an etwas unter dem normalen Mittel (36,98). — Diese Verhältnisse werden vor Allem die Dauer der Säugungsperiode bestimmen. Sie müssen aber zusammengestellt werden mit dem wachsenden Nahrungsbedürfnisse des Kindes im Allgemeinen und mit der Nöthigung einer grösseren Zufuhr von gewissen Nahrungsstoffen, die durch allmählig vertretende Entwickelungsvorgänge in bestimmten Systemen des kindlichen Organismus herbeigeführt wird, wobei es allerdings scheinen möchte, als ob die Laktation recht gut bei sonst günstigen Verhältnissen der Säugenden bis weit in das 2. Jahr ausgedehnt werden könnte. Am bezeichnendsten für die allmählig eintretende Nöthigung, dem Kinde neben der Brust nach und nach andere Nahrungsmittel zu reichen und dann zu entwöhnen, sind die Aenderungen in der abgesonderten

Milch, dass vom 7. — 8. Monate an ihr spezifisches Gewicht sich vermindert, ihr Gehalt an Zucker vom 10. — 11. Monate an, der an Butter vom 9. — 10. Monate an und der an Käsestoff vom 7. — 8. Monate an abnimmt. Doch müssen ferner jene Verhältnisse auch zusammengehalten werden mit dem im Folgenden noch anzugebenden Einflusse einer möglicherweise während des Stillens eintretenden Schwangerschaft, welcher, wie Th. Bischoff zeigte, keinesweges der wiederkehrende Menstrualausfluss vorausgehen muss; endlich aber und vorzugsweise mit der durch die gegebenen Kulturverhältnisse bedingten Unfähigkeit der Frauen in grösseren Städten, sich einem langdauernden Säugungsgeschäfte zu unterziehen, ohne Gefahr zu laufen für die eigene Gesundheit namentlich durch Steigerung der oft schon vorhandenen Anämie (ich erinnere daran, dass Vernois und Becquerel die Milch von Ammen untersuchten). Denn nicht bloss muss bei der Frage über das willkührlich zu unterhaltende oder zu unterbrechende Stillen das Kind und die Güte der ihm zu reichenden Milch in das Auge gefasst werden, sondern auch die mögliche Beeinträchtigung des mütterlichen Organismus durch fortgesetztes Stillen ist zu berücksichtigen. Ich bin von Hauner in München (Journ. für Kinderkrankh. 1853. 9. u. 10. p. 218) getadelt worden, dass ich als Regel aufgestellt hatte: „Das Stillen dürfe nicht über 9 bis 10 Monate fortgesetzt werden;“ der Satz sei besser so zu formuliren: „es ist genug, ein Kind 9 bis 10 Monate lang zu stillen.“ Mir galt es, das festzusetzen, was sich durchschnittlich nach Ergebnissen aus einer grossen Anzahl von Beobachtungen bei Müttern aus den mittleren und unteren Ständen in den Städten als vorwiegend zweckmässigste Anordnung herausgestellt hatte. Hauner führt die Gewohnheit der Völkerschaften des Orients an, lange zu stillen, und er hätte Buffon's Angabe über die Wilden in Kanada hinzufügen, und wenn er einmal von Kanada sprach, die neuere Zeitungsnachricht zitiren können, dass nach dem Beispiele der vereinigten Staaten in Kanada, in der Stadt Bytown eine Ausstellung von Säuglingen stattgefunden habe. Zwei höchste Preise, jeder von 60 Dollars, wurden zwei jungen Rivalen zuerkannt, von denen der eine 16, der andere 18 Monate zählte. Doch sind die Zustände dieser Völker ganz andere, als die der Leute, für welche ich schrieb und denen ich Alles so bestimmt als nur möglich verschreiben musste. Auch könnte ich gegen das fremden Völkerschaften entnommene Beispiel zu meiner

Vertheidigung die unverbürgte Schiffernachricht der Reisenden anführen, dass die Ureinwohner Mexiko's durch zu langes Stillen, das über zwei Jahre dauerte, skrophulös geworden seien. Doch will ich von solcher Beweisführung abgehen und gern zugeben, dass es Ausnahmen von meiner früher aufgestellten Regel auch bei uns gibt; ich selbst beobachtete nicht wenige derselben, z. B. erst vor Kurzem eine Frau, welche ohne Nachtheil für sich und ihre Kinder (im Ganzen 6 an der Zahl) die einen je $1^1/_4$, die anderen je $1^1/_2$ Jahr lang gestillt hatte. In anderen Fällen lief aber das zu lange fortgesetzte Stillen, das gerade in den unteren Schichten der Gesellschaft in der Absicht, eine etwa wieder eintretende Schwangerschaft zu verhüten, vorzugsweise geübt wird, nicht ohne Folgen des Säfteverlustes für die Mutter ab. Zettwach (die fehlerhafte Ernährung d. Kinder in Berlin, 1845) fand, dass $^2/_3$ der Mütter zu spät, d. h. nach dem 10. Monate entwöhnten. Wenn Hauner die Autorität Trousseau's anführt, der ein längeres Stillen, als ich, anrieth, so hätte er wohl auch daneben Donné nennen können, dessen Autorität mir unter den französischen Spezialisten noch höher steht, und welcher angibt: „es ist kein Grund vorhanden, das Stillen auf zu lange Zeit hinaus zu verlängern u. s. w."; sowie: „Gewöhnlich muss die Entwöhnung gegen den 12. bis 15. Monat hin statt finden." Auch Bouchut konnte zitirt werden, der gleichfalls die Stillungsperiode auf ungefähr 1 bis $1^1/_2$ Jahr festsetzt. Allein es ist sehr die Frage, ob diese Herren nicht die in Paris so sehr gebräuchliche Ernährung an der Brust einer vom Lande stammenden Amme mehr im Auge hatten, als die daselbst relativ seltenere Ernährung an der Mutterbrust. Ich könnte, wenn wir uns eben auf Autoritäten berufen wollten, den Ausspruch eines zu seiner Zeit in hohem Ansehen stehenden pariser Spezialisten entgegenhalten: A. Le Roy (Médecine maternelle etc. au XI. pag. 108) sagt: *J'assure, que le plus grand nombre d'enfans, dont la mort est parvenue à ma connaissance et dont on vantoit la beauté ont été ainsi (dix-huit et vingt mois) nourris pendant longtemps du seul lait de leur mère etc.* Doch ich will mich nach keinen Gewährsmännern weiter umsehen, deren ich in Deutschland gewiss recht viele finden könnte; ich gestehe gern, dass ich da, wo es angeht, auch in das zweite Jahr fortstillen lasse. Was mich aber gewöhnlich abhält, das Säugen länger, als oben angegeben, fortsetzen zu lassen, ist die unter unseren Kulturverhältnissen fast regelmässig zu erwartende Anämie der Mutter, dessen Eintritt ich nicht wohl abwarten möchte. Diese Rücksicht ist es, und nicht die von Rösch (dessen Untersuchungen aus dem Gebiete der Heilwissenschaften, 1838, 2 Thle.) hervorgehobene Befürchtung, dass zu lange Ernährung mit blosser Milch das Kind „leukophlegmatisch" mache, oder die Angabe von E. Morton, dass Neigung zu Hydrokephalus folge; noch die von Battersby herrührende, von Mauthner schon zurückgewiesene Meinung, dass 20monatliches Stillen Hypertrophie der Leber und Milz bei der Frau, nach Anderer Angaben, dass sie Bright'sche Niere erzeuge. Ich werde vielmehr später zeigen, dass in der normal zusammengesetzten Milch nicht blos das Kind, sondern auch der erwachsene Mensch ein alle anderen Nahrungsmittel recht gut vertretendes Getränke besitzt. Anämisch gewordene Mütter werden aber meist stoffreie Milch liefern, und hierdurch würde „Leukophlegmasie" des Kindes erklärlich.

Hieran schliesst sich die Frage, bis zu welchem Alter der Frau man stillen lassen solle? Bei Beantwortung derselben ist zu bedenken, dass die Differenz der Dichtigkeit in den verschiedenen Lebensaltern der Stillenden sehr gering ist, doch nimmt die Wassermenge mit dem Alter fast gleichmässig zu, die festen Bestandtheile umgekehrt ab. Kasein, Butter und Salze sind nur zwischen dem 15. und 20. Lebensjahre über das normale Mittel vermehrt, in späteren Jahren erleiden sie erhebliche Schwankungen. Dem Normalzustande am nächsten kommt die Mischung zwischen dem 20. und 30. Jahre (Vernois und Becquerel). In Bezug auf die Möglichkeit, dass auch im späteren Lebensalter die Mutter ihr Kind selbst nähren könne, hat Hauner (l. c. S. 216) behauptet, dass eine Frau, die, über 40 Jahre, schwanger würde und gebäre, jedenfalls auch, da sie zu den Spätreifen gehöre, ihr Kind selbst stillen könne; dagegen möchte ich anführen, dass Hauner (l. c. S. 225) selbst in Bezug auf Kuhmilch als Nahrungsmittel der Kinder sagt: Die Kuh sei nicht zu alt (wie alt?), dass aber auch dergleichen Fälle, in denen Frauen von 40, ja 45—48 Jahren, gebären, in unserer Gegend wohl hie und da vorkommen, dass sich aber dann nie das Stillungsgeschäft, so viel ich beobachten konnte, in Ordnung bringen liess (Meissner's Beobachtung, dass eine Frau im 20. Jahre zuerst menstruirte, das erste Kind im 47. Jahre gebar, das letzte von sieben im 60. Jahre, ist gewiss ein Unicum; die Menstruation erschien im 75. Jahre in diesem Falle wieder, dauerte bis zum 98. an, setzte dann 5 Jahre aus und kehrte im 104. Jahre nochmals zurück). Die Involution der Milchdrüse war stets zu weit vorgeschritten.

Mit dieser Beobachtung steht Vernois und Becquerel's Ausspruch, dass die Entwickelung der Brust keinen wesentlichen Einfluss auf die Zusammensetzung der Milch ausübe, keinesweges im Widerspruche; denn in jenen Fällen handelte es sich nicht um die Beschaffenheit der Milch, sondern zunächst darum, dass die Milch in die Brüste entweder gleich anfangs nicht oder nur ungenügend eintrat, oder dass dieselbe sehr bald ausblieb und versiegte. Auch grosse Milchmenge änderte nach den genannten Forschern deren Dichtigkeit nicht ab, das Wasser, die Butter und die Salze erschienen etwas vermindert, der Zucker und das Kasein etwas vermehrt. Bei geringer Milchmenge war das Wasser und die Butter vermehrt, Zucker und Kasein vermindert.

Von jeher hat man daran gedacht, bei der Wahl der Ammen aus der Farbe des Haares auf die Beschaffenheit der Milch zu schliessen. Während Wendt (Kinderkrankheiten, Breslau, 1835 S. 13) unter den Eigenschaften einer guten Amme eine mit Sommersprossen bedeckte Haut und blondes oder röthliches Haar aufzählt, liefern nach Devergie, dem ehemaligen Chef des Ammeninstitutes in Paris, Ammen mit braunem Haare die beste Milch; und Busch bemerkt: „Bei uns vermeidet man die Frauen mit rothem Haare, blonde Haare findet man jedoch bei den besten Ammen, sehr schwarze Haare zeugen in der Regel von einem sanguinischen Temperamente." Genauer auf diese Frage ging l'Héritier (Traité de Chimie path. Paris, 1842. p. 638) ein; er fand die Milch der Brünetten reicher an Fett, so wie an organischen Bestandtheilen überhaupt, als die der Blondinen; nach Vernois und Becquerel ist sie gleichfalls bei Frauen mit blondem Haare etwas wasser- und butterärmer, aber zucker- und kaseinreicher, als bei Brünetten, und letztere haben eine dem normalen Mittel entsprechendere Milch.

Auch das Verhältniss der wiedereintretenden Menstruation zur Laktation wurde neuerlich mehr aufgeklärt. Langheinrich (Scanzoni's Beiträge, Würzburg 1854. S. 244) suchte statistisch die Zeit des Wiedereintrittes der Menstruation nach vorausgegangener Entbindung zu ermitteln.

In 71,6 pCt. der Fälle trat die Menstruation im Laufe des ersten Halbjahres nach der Entbindung ein.

In den 64 Fällen, wo die Mütter ihre Kinder nicht gehörig gesäugt hatten, trat die Menstruation im Laufe des ersten Halbjahres nach der ersten Geburt in 95,2 pCt., nach der zweiten Geburt in 93,3 pCt., nach der dritten und vierten Geburt in je 100 pCt. der Fälle auf.

Nach 225 Fällen, in denen die Frauen ihre Kinder selbst stillten, trat die Menstruation im Laufe der ersten 10 Wochen in 31,1 pCt. der Fälle auf.

Diese erschien in derselben Zeit nach 64 Geburten, wo die Mütter ihre Kinder nicht stillten, in 79,3 pCt. der Fälle.

Also steht fest, dass stillende Mütter später menstruiren, als nicht stillende. (31,1 λ 79,3 pCt.)

In 174 Fällen, in denen die Mütter ihre Kinder säugten, trat die Menstruation 110 mal, d. i. in 63,2 pCt. der Fälle, im Laufe der ersten 8 Wochen nach erfolgter Abgewöhnung des Kindes ein.

Ein halbes Jahr nach der Ablactation waren von den erwähnten 174 Müttern 160, d. i. 91,9 pCt., wieder menstruirt.

Die Dauer der Laktation scheint auf den späteren oder früheren Eintritt der Menstruation keinen Einfluss zu haben.

In 225 Fällen, in denen die Mütter die Kinder selbst säugten, trat die Menstruation 30 mal während des Stillens ein, also 22,2 pCt.

Die chemische Beschaffenheit der Milch wird zur Zeit der eintretenden Menstruation so wenig alterirt, dass man kaum Besorgnisse für die Ernährung des Kindes durch das Fortstillen zur Menstruationszeit hegen darf, besonders dann, wenn man nach dem Rathe Vieler das Kind etwas seltener an die Brust legen und zum Ersatze des verminderten Zuckers etwas Zuckerwasser nebenbei reichen lässt. Ob man durch zweckmässig abgeänderte Diät der Stillenden den Zucker in der Milch auch während der Menstruation in der normalen Menge erhalten könne, ist nicht bekannt. Auch bei Kühen hatte das Rindern keinen Einfluss auf die Milch (Wolff). Während des Menstrualflusses ergaben Vernois und Becquerel's Analysen Verminderung des Wassers, Vermehrung der festen Stoffe, Verminderung des Zuckers, Vermehrung des Kasein und kaum bemerkbare Vermehrung der Butter, die Salze hielten fast das normale Verhältniss. Rogbn fand nur dann einen besonderen Einfluss der Menstruation, wenn der Blutfluss zu reichlich war, wo dann die Milchsekretion oft plötzlich aufhörte; langsamer geschah letzteres, wenn die Menstruation zu lange andauerte. D'Outrepont entdeckte häufig während der Menstruation Kolostrumkügelchen in der Milch. — Wenn Schwangerschaft eintritt, so wird die Milch reicher an festen Bestandtheilen, namentlich an Butter. Bekannt sind die Fälle, wo die Frau längere Zeit fortstillte und dabei gleichzeitig schwanger war und menstruirte, ohne dass von einem Leiden am Kinde etwas berichtet wird; in der Regel jedoch fand ich, dass bald, nachdem die Säugende konzipirt hatte, das Kind zu kränkeln und abzumagern begann; ja die beeinträchtigte Ernährung des Kindes machte bisweilen zuerst und allein auf die eingetretene Schwangerschaft aufmerksam. Dieser Ansicht widerspricht wohl mit Unrecht Jozaz (Gaz. des hôp. Nr. 13 Févr. 1853), welcher behauptet, dass nicht blos Menstruirende, sondern auch Geschwängerte ohne Nachtheil für das Kind fortstillen können. — Nach einoder mehrmal vorausgegangener Schwangerschaft ist die Milch an Quantität und an nährenden Bestandtheilen reicher, als bei Erstgebärenden (Vernois und Becquerel). Dieses wäre wohl ein Wink, der bei der Wahl der Ammen, namentlich für ein schon schlecht genährtes Kind, benützt werden könnte. Vielleicht würden manche sehr gewissenhafte Aerzte hiegegen anführen, dass die mehrmalige, meist aussereheliche Schwängerung zu sehr gegen die Moral der Amme spräche.

Wenn auch viele Kinder nach Gemüthsbewegungen der Mutter oder Amme ganz gesund bleiben, so lässt sich doch die schädliche, ja nach Einigen bisweilen tödtliche Wirkung des Genusses der Milch nach heftiger Aufregung für einzelne Fälle nicht wegläugnen. Welche Aufschlüsse brachte hierüber die Analyse? Nach Gemüthsaffekten fand sich die sezernirte Milch nach Vernois und Becquerel quantitativ vermindert, das Wasser vermehrt, die Butter in geringerer Menge. Ein ähnliches Resultat hatte schon früher Friedleben (Donné, Erziehung der Kinder, Anhang S. 294) erhalten. Simon fand nach Gemüthsaffekten in der Milch einen stark riechenden Stoff (Fettsäure?) und später viel Schwefelwasserstoff, l'Héritier viel freie Säure. Häufig lässt sich freilich im Allgemeinen die Thatsache, dass Gemüthsbewegungen und die Phantasie die Milchabsonderung wesentlich ändern, mehr aus den Folgen am Kinde, als durch die chemische oder physikalische Untersuchung der Milch selbst, welche oft kein genügendes Resultat ergab, darthun. Nie aber hat sich mir die von Deyeux angegebene Behauptung bestätigt, dass die Milch nach Gemüthsaffekten besonders zähe war, vielmehr fand ich sie dünnflüssiger, als gewöhnlich. Am deutlichsten zeigt sich der Einfluss der Phantasie auf die Aussonderung der Milch darin, dass beim Denken an das Kind die Milch „einschiesst", wie man zu sagen pflegt. — Der durch Gefühlserregung wirkende Coitus und überhaupt jede Reizung der Geschlechtstheile soll bekanntlich gleichfalls der Milchbereitung nachtheilig sein, doch liegen hierüber keine genauen Resultate vor; vielmehr fand Wolff in den nächsten Tagen, nachdem die Kühe zugelassen worden waren, wohl eine Verminderung des Körpergewichtes, aber keine Veränderung in der Milchabsonderung. — Theoretisch erscheint wohl der Satz gerechtfertigt, dass das Sekret der Milchdrüse ebenso wie das anderer Organe unter dem Einflusse der Zentralorgane des Nervensystemes stehe; da wir aber experimentell noch nicht in Erfahrung gebracht haben, durch welche Elemente in der Drüse der Vorgang beim konstatirten Nerveneinflusse vermittelt werde, so lässt sich auch noch nicht weiter der endliche Ausschlag des Nerveneinflusses auf das Sekret selbst ermessen. Unter anderen sind in Bezug auf diesen Nerveneinfluss zwei Anschauungen möglich, dass nämlich 1) die Nerven auf die Sekretion einwirken, indem sie vermittelst der Muskelfasern in den Wänden der die Drüsenelemente umspinnenden Kapillaren die Lumina der Gefässe ändern und auf diese Weise einen die Sekretion beschleunigenden Seitendruck herstellen; oder dass 2) die Nerven wirksam werden, indem sie durch eine noch hypothetische Veränderung in der Molekularanordnung der absondernden Membranen und somit durch eine Modifikation der verschiedenen physischen Eigenschaften dieser Membranen die Sekretionsverhältnisse abändern. Bisher hat man nur in Bezug auf wenig Drüsenorgane diesen Einfluss studirt (z. B. Ludwig an der Unterkieferdrüse des Hundes, Eckhard an den Hautdrüsen der Kröte, Goll an den Nieren), an der Milchdrüse ist es noch nicht untersucht worden; es ist möglich und sogar wahrscheinlich, dass beide Arten der Nervenwirkung zu Stande kommen; denn die Hyperämieen der Brust sich so einflussreich zeigen, so mag der Seitendruck der Gefässe gewiss vor Allem und vielleicht vorzugsweise in Betreff der Sekretion des

Milchserums thätig sein; die molekulare Veränderung der absondernden Membran aber geht schon aus der fettigen Entartung und (durch Nerveneinfluss vielleicht schnellere oder langsamere) Abstossung des Epithels hervor (Kolostrum- und Milchkügelchenbildung). Das „Einschiessen" ist mehr Erscheinung der Ausscheidung und durch die Muskelfasern in den Wänden der Milchgänge erklärlich.

Nachdem wir bisher die Absonderung der Milch im Allgemeinen betrachtet haben, so müssen wir nun auf die qualitativen Veränderungen übergehen, die die Milch durch und bei der Ausleerung erfährt. Péligot hat gefunden, dass die Milch, welche beim Melken der Kühe zuerst aus dem Euter fliesst, dünner ist, als die zuletzt gewonnene. Die festen Theile der zuerst abfliessenden Milch verhielten sich zu denen der zuletzt abfliessenden wie 9,22 : 10,92. Reiset bestätigte diese Thatsache nicht blos für die Kuh-, sondern auch für die Frauenmilch. Bei der Milch einer Amme verhielten sich die festen Theile vor dem Säugen des Kindes zu denen der Milch nach dem Säugen im Mittel wie 11,9 : 14,1; diese Differenz beruhte hauptsächlich auf der nach dem Säugen bemerkbaren Vermehrung des Buttergehaltes der Milch; der Stickstoffgehalt blieb in beiden Fällen derselbe. Zu anderen Resultaten gelangten Vernois und Becquerel; nach ihnen war allerdings bei den Thieren (Kuh, Eselinnen, Ziege) die zuerst beim Melken gewonnene Portion weniger reich an Butter, als die zweite, bei der Frau aber konnten sie keine erhebliche Differenz finden, und auch nach Simon bleibt sich die Menge des Fettgehaltes der Frauenmilch während der ganzen Dauer des Säugens ziemlich gleich. Den Grund des scheinbaren Widerspruches, in welchem die gefundenen Resultate mit einander stehen, suchen Vernois und Becquerel in dem verschiedenen Stande der Brüste und des Euters, da in letzterem bei längerem Verweilen der Milch die leichteren Milchkügelchen die obere Schicht bilden müssen. So gelungen nun diese Erklärung scheint, so müssen wir doch nach unseren Beobachtungen die von Reiset gefundene Vermehrung der Butter in der Milch während und nach dem Säugen bestätigen, d. h. auch wir fanden bei Frauen die zuerst ausgezogene Milch wässeriger, die später gewonnene butterreicher. Die Erklärung, welche Donné (phys. Erzieh. der Kinder, Frankf., 1843. S. 54) gibt, dass durch ihr längeres Verweilen in der Brust die Milch wässeriger wird, verwirft mit Recht in einer Anmerkung zu jener Stelle sein Uebersetzer Friedleben, welcher die gleiche Beobachtung, wie wir, gemacht hat, und er findet den Grund der Erscheinung vielmehr darin, dass beim Anlegen des Kindes der wässerige Theil der Milch nicht als der früher abgesonderte, sondern als solcher ausfliesst, der leichter durch die Milchgänge fliessen kann und gleichsam erst dem dickeren, konsistenteren den Weg bahnt; diese mechanische Erklärung wird um so wahrscheinlicher, als in der zuerst ausgesogenen Milch nur Milchkügelchen von kleinerem Durchmesser, in der folgenden Partie solche von grösserem Durchmesser gefunden werden; und als ferner bei Frauen mit ohnehin schon wässeriger Milch eine solche Verschiedenheit in der vor und nach dem Anlegen untersuchten Milch sich nicht zeigte, indem jedenfalls hier sämmtliche Theile der Milch, ohne Unterschied, mit Leichtigkeit durch die Milchgänge fliessen. Hier wäre freilich immer nur von den zu verschiedenen Perioden während des einmaligen Anlegens gewonnenen verschiedenen Portionen die Rede. Sollte aber Reiset in seinem Falle die nach vollständigen Entleerung der Brust so eben erst wieder neu erzeugte Milch gemeint haben, so würde die Vermuthung nicht ferne liegen, dass durch den Reiz des Säugens zuerst und am schnellsten die Butterkügelchen in der Brust sich wieder ersetzen, das Wasser aber viel allmähliger zutritt, d. h. es würde zunächst das fettig entartete Epithel sich abstossen und dann erst durch Diffusion oder Filtration der Zufluss des Milchserums folgen. — Eine andere Frage ist ferner die: welchen Einfluss verschiedene Zeiträume zwischen dem Anlegen, d. h. also längeres Verweilen der Milch in den Milchgängen, auf ihre Qualität habe? Da die 1—2''' weiten Milchgänge unter dem Warzenhofe zu 2—4''' weiten Milchsäckchen anschwellen, so könnte wohl auch in letztere ein grosser Theil des schneller die Milchgänge durchlaufenden Wassers etwas früher und reichlicher gelangen, als die Mehrzahl der theilweise an den Wänden der Milchgänge haftenden und sich nur allmählig vorschiebenden Milchkügelchen. Da Peligot gefunden hat, dass, je längere Zeit zwischen dem Anlegen des Kindes verstreicht, je länger also die Milch in der Brust verweilt, um so reicher ihr Wassergehalt wird, so wollen Manche schliessen, dass die festen Bestandtheile zuerst resorbirt werden (z. B. Bouchut); ebenso hat neuerlich Wolff gefunden, dass, wenn auch bei längerem Verweilen im Euter die Milch regelmässig an Menge zunimmt, sie doch an

Qualität verliert, butterärmer und wasserreicher wird. Wollte man daher mehr Butter erzeugen, so sei es rathsam, dass man statt zwei Mal lieber drei Mal melke. Doch scheint mir hier nicht die Resorption der festen Bestandtheile im Spiele zu sein, welche bei längerem Verweilen vor sich gehen soll, sondern wahrscheinlicher das bei häufigem Anlegen wenigstens für eine Zeit lang flotter vor sich gehende, bei dauerndem Ausbleiben des durch das Abziehen bewirkten Reizes stockende, ja vielleicht allmählig aufhörende Reifen der Milchkügelchen zur Erklärung beitragen zu können. So gelangt denn auch Wolff zu dem Schlusse, dass die Butterkügelchen bei öfter wiederholtem Melken sich am schnellsten, das Wasser sich am langsamsten ersetzt. Hiermit im Widerspruch scheint Deyeux's und Parmentier's Behauptung zu stehen, dass die Kuhmilch an Menge verlöre, aber an Butter gewänne, wenn sie in 24 Stunden nur einmal gemolken werde, doch erklärt sich in diesem Falle die verringerte Menge dadurch, dass die Milchabsonderung überhaupt zu stocken beginnt, sobald sehr lange Zeit der mechanische und dynamische Reiz des Saugens oder des Abziehens ausbleibt. Uebrigens ist es eine bekannte, von Scanzoni (klin. Vortr. von Kiwisch III. S. 14) wieder hervorgehobene Erscheinung, dass als nächste Folge des Abstillens man 24—48 Stunden nach dem letzten Anlegen ein fortwährendes Hervorsickern einer dünnen Flüssigkeit aus der Brustwarze bemerkt und dass die in den Milchgängen stockende Milch sich konsistirt, rahmartig und unter dem Mikroskope viele Kolostrumkügelchen und Epithelzellen zeigt. Es kommt hier Alles darauf an, wie lange Zeit nach dem letzten Abziehen bis zur Gewinnung der zu untersuchenden Portion verstrich. Etwas Anderes ist es mit der, wenn auch immer noch relativ seltenen, so doch mehr als einmaligen Entleerung der Milchdrüse binnen 24 Stunden, wo doch wohl schon eine Wiederaufsaugung des Wassers in der Milch begonnen hat. Aus dem Vorstehenden zieht Küchenmeister für die Diätetik der Kinder sehr richtig den Schluss, dass es sich verbietet, das Kind bei jedem Laute anzulegen, dass es nöthig scheint, nur eine Brust auf einmal zu reichen und nicht unter zwei Stunden anzulegen. Da nun dieses an einer Brust auf einmal geschieht, so hat jede Brust eine Pause von vier Stunden; dieser Zeitraum mag wohl der günstigste für die Mischung der Milch sein, so dass sie weder zu fettreich, noch zu wässerig, noch zu kaseinarm ist.

Sehr mangelhaft sind leider noch bis jetzt unsere Kenntnisse über den physiologischen Einfluss der Nahrung auf die Milch und doch bildet die Ammenkost eines der wichtigsten Kapitel der Kinderdiätetik. Wir wollen hier nur einige Worte über diesen Einfluss im Allgemeinen sagen und später die Wirkung einer bestimmten Kost auf einzelne Milchbestandtheile besprechen, indem die über diesen Punkt erlangten Kenntnisse namentlich bei den qualitativen Anomalieen der Milch in Frage kommen. Dass eine solche Veränderung der Milch durch Nahrung stattfinde, glaubte man noch in ganz neuer Zeit bezweifeln zu dürfen (z. B. Oesterlen, Hygieine S. 325). Lehmann aber sagt: der Einfluss der Nahrungsmittel auf die Milch ist unläugbar, aber noch keineswegs für die einzelnen Bestandtheile der Milch exakt nachgewiesen (Physiol. Chemie II, 335). — Hauptsächlich beschäftigte man sich ja bis vor Kurzem fast nur mit der Frage über die Folgen einer sogenannten „guten" und „schlechten" Kost, ohne die allerdings im Ganzen qualitativ und quantitativ genügend oder ungenügend befundene Kost selbst hinsichtlich ihrer einzelnen Mischungsverhältnisse genau bestimmt zu haben. Ja noch vor einiger Zeit glaubten sich Boussingault und Le Bell zu dem Schlusse berechtigt, dass im Allgemeinen der Einfluss des Futters, so lange das Thier nur keinen Mangel leidet, nicht sehr gross sei. Drei verschiedene Untersuchungen der Frauenmilch besitzen wir in dieser Beziehung. (Man vergl. nachstehende Tabelle.)

	Wasser	Feste Bestandtheile	Butter	Kaseïn	Zucker	Extraktivstoffe	Salze	
Es fand F. Simon in 1000 Theilen:								
Bei reichlicher Fleischkost	880,6	119,4	34,0	37,5		45,4		
Nach streng entziehender Kost	920,0	98,0	8,0	39,0		49,0		
Doyère in 100 Theilen:								Eiweiss?
Bei sehr guter Nahrung . . .			7,60	0,85	7,31		0,15	0,40
Bei Kost mit Brod, Hülsenfrüchten u. s. w. in ungenügender Menge . . .			5,09	0,41	1,10		7,05	0,18
Vernois und Becquerel in 1000 Theilen:				Kaseïn u. Extraktivstoffe				
Bei guter Kost	888,86	111,14	26,88	39,96	42,97		1,33	
Bei mittelmässiger Kost .	891,80	108,20	25,92	36,88	44,88		1,52	

Hiernach zeigte sich also nach ungenügender Nahrung eine Abnahme der festen Stoffe, besonders der Butter und des Kasein in der Milch. Unmässigkeit im Genusse der Nahrungsmittel hatte nach Doyère einen ähnlichen Effekt auf die Milch, wie ungenügende Nahrung.

Die Beantwortung der wichtigsten Fragen über die Ammendiätetik wurde lange Zeit allein durch verschiedene aus der Praxis geschöpfte ziemlich oberflächliche Angaben versucht. Jetzt darf man aber nicht mehr zögern, die wenn auch immer noch embryonalen Kenntnisse über die Nahrungsmittel überhaupt, so weit sie eben zu feststehenden Axiomen oder auch nur zu genügenden Hypothesen führten, für die Ammen- und somit auch mittelbar für die Kinderhygieine zu verwerthen. Die wichtigen Kapitel: Verdauung, Stoffwechsel des Kindes und Milchabsonderung, welche hier in nächster Beziehung zu einander stehen, und über die wir doch nun schon so manche wichtige Aufschlüsse erhielten, müssen fortan die physiologische Grundlage bilden, auf welcher weiter fortgebaut werden kann. Hüten wir uns aber, das, was nach dem bisher Gefundenen wahrscheinlich geworden, schon für so sicher zu halten, dass es einem ganzen Gebäude diätetischer Dogmen ohne Weiteres unterbreitet werden könne. In diesem Sinne gehen wir an die Frage: welche Nahrung schreiben wir der stillenden Mutter oder der Amme vor, um ihre Milch quantitativ und qualitativ in den besten Zustand zu versetzen? Da nun aber diese Frage nicht zu lösen ist durch den Satz: „man gebe der Amme als Ersatzmittel ausser der dem Körper überhaupt zukommenden Kost die verschiedenen Stoffe in der Menge und in dem Verhältnisse, wie sie sich in der Milch finden", und da ferner in Bezug auf die Frauenmilch keine diätetischen Experimente weiter vorliegen, als die schon angegebenen, so müssen wir uns an die durch Experimente mit Thieren gewonnenen Resultate zu halten suchen. Die Ergebnisse, welche Boussingault, Poligot, Playfair, Reiset, Thomson u. A. erhielten, waren nicht bedeutend und führten oft zu widersprechenden Folgerungen; weit bedeutungsvoller sind die von Prof. Emil Wolff (früher in Möckern bei Leipzig, jetzt in Hohenheim) nach Fütterungsversuchen mit Kühen aufgestellten Sätze (Fütterungs-, Düngungs- und Vegetationsversuche, 2. Bericht. Leipzig, 1853); und Küchenmeister in Zittau (deutsche Klinik, 1854. Nr. 7) stellte sich schon die dankenswerthe Aufgabe, diese Erfahrungssätze für die

Ammendiätetik zu verwerthen oder wenigstens die Möglichkeit ihrer weiteren Verwerthung anzudeuten. Ich halte es für zweckmässig, den Küchenmeister'schen Gedanken ganz als Leitfaden für meine Betrachtungen zu benützen, wobei ich mir erlauben werde, einige Gegenbemerkungen einfliessen zu lassen.

Die erste Frage ist die: wie viel muss eine stillende Frau geniessen? — Der erste Wolff'sche Erfahrungssatz lautet: Milchkühe bleiben am besten im Gange, wenn sie auf 100 Pfund ihres lebenden Gewichtes täglich $^{1}/_{30}$ ihres Gewichtes an trockenem Heuwerthe als Nahrungsmaterial erhalten. Küchenmeister nun berechnet, um diesen Satz auf die Ammenkost überzutragen, nach Barral's, Donder's und namentlich Beneke's Angaben für den Menschen bei einem lebenden Gewichte von 100 Pfund gleich 800 Unzen (der Mensch einmal 100 Pfund schwer angenommen) ein tägliches Nahrungsbedürfniss an wasserfreiem Nahrungsmateriale von $^{1}/_{40}$ Unze des lebenden Gewichtes bei einer von Anstrengung freien Lebensweise, aber $^{1}/_{37}$—$^{1}/_{47}$ Unze des lebenden Gewichtes bei angestrengter Lebensweise; die für die Amme nothwendige Kost glaubt er (ceteris paribus) zwischen beiden angeführten Grössen mindestens innestehend annehmen zu dürfen. Küchenmeister spricht selbst einigen Verdacht gegen die Richtigkeit dieser ungefähren Berechnung aus., durch die er nur andeuten wollte, was die Lehre von der Ammendiätetik noch bedarf. Offenbar ist dieses Bedürfniss, auf das er hinweist, vorhanden; es kann aber wohl erst dann zur Befriedigung gelangen, wenn, wie schon Lehmann sagt, für die Lehre von der Ernährung überhaupt die Zeit gekommen ist, wo man bei Aufstellung der Verhältnisse für die günstige Mischung der Nahrungsmittel Fett und Kohlenhydrat gehörig auseinander halten und die Proportionen jedes einzelnen zu dem anderen und den übrigen Nahrungselementen zu ermitteln suchen wird; — wenn wir ferner nicht mehr mit Beneke (Schmidt's Jahrbb. 1854. 4. S. 115) fragen müssen: was wissen wir schon Genaues über die Einwirkung reichlichen Fleischgenusses ausschliesslich vegetabilischer Diät? und wenn wir endlich nicht gestehen und ausrufen müssten: hätte der Mensch kein Nervensystem, so könnte man seinen Stoffwechsel bald und rasch reguliren! Auf keinen Fall kann man die Frage nach der Menge und dem Gewichte der zu geniessenden Nahrungsmittel überhaupt beantworten, ohne gleichzeitig die nach dem gegenseitigen Verhältnisse der in den Nahrungsmitteln befindlichen Stoffe gehörig zu berücksichtigen. Beneke berechnet, wie auch Küchenmeister anführt, unter den stickstofffreien Nahrungsmitteln Zucker äquivalent dem Amylon und 2,4 Unzen Amylon äquivalent einer Unze Fett und wollte somit für den Menschen bei nicht angestrengter Lebensweise täglich auf 2,57—2,64 wasserfreier Proteinsubstanz 11,20—14,77 wasserfreies Amylum rechnen, bei angestrengter aber 3,29 Unzen der ersteren, und 16,66 Unzen des letzteren, so dass der Mensch bei angestrengter Lebensweise täglich $3^3/_4$ Unzen Fleisch, 17 Unzen Weizenmehl, $4^4/_7$ Unzen Kartoffeln, 1 Unze Zucker, 2 Unzen Reis und 2 Unzen Milch (Summa 31—32 Unzen) nöthig hat. Dieses wäre freilich ein anderes Verhältniss, als es sich Lehmann denkt (Lehrb. d. physiol. Chemie 1852. III. S. 447), der die mittlere Konstitution der Frauenmilch als die am Besten zusagende Mischung vor der Hand anzunehmen geneigt ist und somit die Proportion von 10 Theilen plastischen Stoffes, 10 Theilen Fett, 20 Theilen Zucker und 0,6 Theilen Salzen voraussetzen möchte. Auch Donders (die Nahrungsstoffe, übersetzt von Bergrath, Crefeld, 1853 S. 5) sagt: und was die Milch in der Kindheit vermag, sie dürfte es dem Erwachsenen nicht versagen. Donders selbst aber korrigirt später (a. a. O. S. 85) diese Angabe dahin, dass er für die gemischte Nahrung des Erwachsenen (1 Unze Proteinverbindung, etwas mehr an Fetten, ungefähr 4 Unzen Kohlenstoffhydrate und 2—4 Loth anorganischen Stoff) auf 100 feste Bestandtheile 16 Theile Proteinverbindungen, 20 Theile Fette und 64 Theile Kohlenstoffhydrate für wünschenswerth hält. Während in den festen Bestandtheilen der Milch (31 pCt. Käsestoff, 25 pCt. Butter, 42 pCt. Milchzucker, 2 pCt. anorganische Stoffe) das Verhältniss = 1 : $^4/_5$: $1^1/_3$ ist, muss demnach dasselbe in der gemischten Nahrung = 1 : $1^1/_4$: 4 angenommen werden. Und indem Donders dann die Proteinverbindungen der Summe der Fette und Kohlenstoffhydrate gegenüberstellt, so erhält er für die Milch = 1 : $2^1/_7$, für die gemischte Nahrung = 1 : $5^1/_4$. Indem er aber alsdann den höheren Nahrungswerth der Fette im Gegensatze zu den Kohlenstoffhydraten mit in Anschlag zu bringen sucht (er schlägt das Verhältniss auf 2 : 1 an), so findet er für die Milch 1 Proteinverbindung : $3^{11}/_{15}$ Kohlenstoffverbindungen, für die gemischte Kost 1 : $7^3/_4$. So gelangt Donders allmählig zu dem sehr beachtenswerthen Schlusse: „Die Milch kann in dieser Hinsicht nie ein Maasstab sein. Die Zusammensetzung der Milch hängt von den Speisen ab. Bei einer gemischten Nahrung sehen wir die Proteinverbindungen und die Kalksalze in der Milch mehr hervortreten, als in den Speisen. Vermehrt man die Proteinverbindungen in den Speisen, so werden sie in der Milch noch höher steigen, und wollte man immerfort mit dem Verhältnisse der Nahrungsstoffe der Milch gleichen Schritt halten, so würde man damit enden, nichts als Fleisch zur Nahrung zu gebrauchen, wobei dann auch der Milchzucker aus der Milch verschwunden ist. — Ziehen wir in Betracht, dass beim Kinde, welches schnell an Massen zunimmt und in seinem Knochensysteme grössere Festigkeit erlangt, viel Proteinverbindungen und Kalksalze im Körper abgesetzt werden, so dass gerade der Verbrauch dieser Bestandtheile der Einfuhr nicht proportionirt ist, so kann es uns durchaus nicht befremden, wenn man in späterer Lebenszeit die Proteinverbindungen, welche jetzt vielleicht auch zu einem Theile durch andere stickstoffhaltige Stoffe ersetzt werden, und die Kalksalze, welche die Proteinverbindungen durchgängig begleiten, nicht mehr in demselben Verhältnisse bedarf, wie der Säugling." (Donders, die Nahrungsstoffe, aus d. Holl. von Bergrath. Crefeld, 1853. p. 86.) Wenn wir nun auch annehmen müssen, dass die Natur, für die Ernährung des Säuglinges in den verschiedenen Thierklassen auf mannigfache Weise dem jedesmaligen Bedürfnisse des eigenthümlichen Organismus entsprechend, durch die bekannte verschiedenartige Komposition der Milch ganz passend gesorgt hat, so wissen wir doch auch, dass die Thiermilch ziemlich vollständig die Forderungen erfüllt, die an ein ausreichendes Nahrungsmittel für erwachsene Menschen gestellt werden können, indem sie bei ihrem qualitativ so verschiedenen Vorkommen als alleiniges Nahrungsmittel ohne auffallenden Nachtheil lange Zeit, ja während des ganzen Lebens benutzt wurde. Während die Bewohner des britischen Hinterindiens (Assamesen), die Birmanen und Javaner vor der Milch einen unüberwindlichen Abscheu haben, bildet die Milch bei Thibetanern, Chinesen, Mongolen, bei Kosaken, Baschkiren, Kalmüken und Tscherkessen (als Kumiss) bekanntlich den Hauptbestandtheil der Nahrung, namentlich zur Frühjahrs- und Sommerszeit, von den fabelhaften Scythen gar nicht zu reden. Liebig macht wohl gern diese verschiedenen Bevorzugungen eines bestimmten Nahrungsmittels von klimatischen Verhältnissen, und hauptsächlich von der grösseren oder geringeren Sauerstoffzufuhr und dem verschiedenen Verbrennungsprozesse beim Athmen abhängig, doch möchte wohl die zufällige Kulturfähigkeit und die Alles bezwingende Gewöhnung die Hauptsache thun. Die Gesetze, unter denen das Prinzip der Gewohnheit steht, sind an sich noch wenig studirt, am wenigsten aber diejenigen, welche, obgleich jedenfalls nicht die unwichtigsten, in Beziehung mit der Ernährung des Körpers und mit der Fähigkeit desselben stehen, sich bei qualitativ abweichender Nahrung allmählig in einen solchen Zustand zu versetzen, der dem Organismus unter den gegebenen Verhältnissen die Anbildung der Körpersubstanz noch innerhalb der Grenzen der Gesundheitsbreite zu erhalten möglich macht. Dass es eine solche Fähigkeit des Körpers gibt, dürften Die vor Allen nicht läugnen, welche die Milch vom theoretischen Standpunkte aus für den Erwachsenen als ausreichendes und entsprechendes Nahrungsmittel gelten zu lassen nicht geneigt sind, während sie doch an jenem durch eine vergleichende Statistik noch zu konstatirenden Beispiele der milchverzehrenden Völkerschaften finden, dass denselben die Milch genug Nahrungsstoff als Ersatzmittel bietet, um den Stoffwechsel in genügendem Gange zu erhalten. Durch ihre physikalischen Eigenschaften eignet sich nämlich die Milch vortrefflich dazu, genügenden Ersatz zu bieten, wo selbst das Verhältniss ihrer chemischen Bestandtheile scheinbar dem Erfordernisse nicht entspricht; denn durch mehr oder weniger reichliche Zufuhr von Milch kann dem Körper eine grössere oder geringere Menge bestimmter Gemengstheile geboten werden, die er verarbeitet, während er die im Ueberschusse zugeführten anderen Bestandtheile ungenützt wieder ausführt. Sollte nun nicht durch Gewöhnung wenigstens Das erreicht werden, dass die Verdauungsorgane allmählig aufhören, durch die Aufnahme wieder auszuführender Stoffe im Verarbeitungsgeschäfte der übrigen Stoffe sich stören zu lassen? Die wichtigsten Gewohnheitsgesetze für die physiologische Thätigkeit der Verdauung und Ernährung, die sich namentlich im Kindesalter geltend machen, nun endlich aufzufinden, wäre für die Kinderhygieine von ausserordentlichem Werthe. Wir würden insbesondere durch Auffindung derselben Mittel und Wege finden, um die abweichendsten Angaben über die guten Erfolge sehr heterogener Auffütterungsmethoden mit einander in Einklang zu bringen und manchen durch sie heraufbeschworenen Widerspruch zu beseitigen. Ich hoffe z. B., dass durch die bis jetzt nur geahnten Gesetze die von Hauner (a. a. O. S. 226) angegebene Ernährungsmethode des Kindes mit ihren, wie er angibt, besten Resultaten erklärlich wird, obgleich sie mit den von anderen gleichfalls tüchtigen Pädiatrikern und Diätetikern theoretisch und praktisch gefundenen Grundsätzen wenig übereinstimmt. Das Kind reicht nach ihm in den ersten Wochen auf die Portion mit höchstens zwei Tassen voll Wollblumenthee und einem Esslöffel Milch (mit Kandis- und Milchzucker versüsst) u. s. w. aus. Wir wollen es glauben, dass hierbei die Kinder gediehen sind, wenigstens gegenüber der in München und Ober- und Niederbayern gebräuchlichen Methode der künstlichen Ernährung, welche in ähnlicher Weise auch in der Leipziger Gegend heimisch, aber, wie ich glaube, doch allmählig ausrottbar ist. Auch müssen jene Gesetze bei Erklärung solcher Fälle benutzt werden, wo, wie ich sah, Kinder vom ersten Tage ihres Lebens bis zu Ende des zweiten Jahres nichts Anderes erhielten, als schwarzes Roggenbrod und etwas Butter darauf, in schwarzen Kaffee gebrockt, ohne dass im eigentlichen Sinne des Wortes ihre allerdings gestörte Ernährung darniedergelegen hätte. Ausserdem wird aber zur Erklärung von dergleichen auf den ersten Augenblick überraschenden Fällen die Thatsache noch weiter aufgehellt werden muss, dass, wie wir noch genauer besprechen, unter den Bestandtheilen der Nahrung ein Theil durch verschiedene andere Stoffe in gewissem, wenn auch noch nicht bekanntem, Verhältnisse ersetzt werden könne. Bevor jedoch dieses Verhältniss noch nicht weiter eruirt ist, als jetzt, können wir wohl auch nicht hoffen, zu näheren Bestimmungen darüber zu gelangen, wie viel Gewichtstheile in Proportion zu seinem lebenden Gewichte der Mensch täglich von jedem Nahrungsstoffe nöthig hat. Bis zur genügenderen Ermittelung dieses fraglichen Punktes müssen wir uns aber auch jeder unsicheren Methode enthalten, um bestimmen zu wollen, wie sich das Gewichtsverhältniss unter verschiedenen gegebenen Bedingungen, z. B. bei der Frau während der Laktationsperiode, gestalte.

Wenn Küchenmeister darnach fragt, ob wir für Ammen ein ähnliches Normalnahrungsmittel finden können, wie für die Kühe der Rapskuchen ist, in welchem die stickstoffhaltigen zu den stickstofffreien Körpern im Verhältnisse 1 : 0,81 vertreten sind, und bei deren Verabreichung die Milchproduktion nach Wolff so sehr gefördert wurde, so müssen wir die Wichtigkeit dieser Frage vollkommen anerkennen. Wenn er aber a priori schliessen möchte, dass das Nahrungsmittel für Stillende hohen

Gehalt an Proteinstoffen und Milchzucker und einen nicht so hohen Gehalt an Fett wie Rapskuchen haben müsste, und wenn er endlich auf die von Moleschott als milchmachende Ammenspeise empfohlenen essbaren Kastanien aufmerksam macht, so könnte wohl nur im südlichen Deutschland diese spezielle Empfehlung durch möglichst vielfältige und genaue Beobachtungen geprüft werden. Ich fürchte, dass die Kastanien, wenn auch zubereitet, doch nicht leicht genug zu verdauen sind. Schon früher habe ich auf eine gleichfalls von Moleschott besonders ausgegangene Empfehlung der Hülsenfrüchte als Ammenkost letztere vielfach in meiner Praxis vorgeschrieben; denn ich fand bei Moleschott (Lehre der Nahrungsmittel, 1850. 115): „Wenn aber der Vergleich mit Fleisch hinsichtlich der Verdaulichkeit der Hülsenfrüchte verlieren macht, so gewinnen sie es im Reichthum an festen Bestandtheilen, denn der Wassergehalt macht kaum mehr als $^1/_8$ des Gewichtes von Erbsen, Bohnen und Linsen aus. Und während der Gehalt an eiweissartigen Körpern den des Fleisches um die Hälfte übersteigen kann, sind auch die Fettbildner und Salze reichlicher in den Hülsenfrüchten vertreten. Darum werden Blut und Fleisch, Milch und Samen reichlich von Erbsen, Bohnen und Linsen gebildet." Da noch ausserdem in diesen Leguminosen der Phosphor reichlich vorhanden ist (als Ersatzmittel des Phosphate in der Milch), so liess ich versuchsweise reichlicher als sonst der gemischten Nahrung der Ammen Hülsenfrüchte zusetzen, bei deren Zubereitung die nöthige Rücksicht auf das zu vermeidende Hartkochen und auf den möglichst zu beseitigenden Zellstoff der Schalen genommen wurde; doch leider musste ich erfahren, dass bei häufiger Wiederholung dieser Speise die Ammen durch die Schwerverdaulichkeit derselben belästigt wurden. Freilich ermangeln diese und andere praktische Versuche der genaueren quantitativen Bemessung der produzirten Milchmenge; diese würde aber an sich in der Privatpraxis zu grosse Schwierigkeiten darbieten, wenn wir auch wirklich im Besitze eines möglichst sicheren galaktometrischen Verfahrens wären, wie es in der That leider noch immer vermisst wird. Denn die von Lampérierre und Guillot angegebenen schon oben besprochenen Methoden lassen doch noch an sich Manches zu wünschen übrig und haben bis jetzt nur ungenügende Nachprüfung erfahren. Das nach dem Austrinken der Brust sich schnell oder langsam einstellende Auslaufen der Milch, das man für gewöhnlich zum Anhalte nimmt, ist ganz von der Weite der Milchgänge und ihrer Oeffnungen und von der Dichtigkeit der Milch abhängig; auch bietet die eintretende Spannung der sich wieder füllenden Brust nur einen ungefähren Maassstab. Auf die Unvollkommenheit dieser Bestimmung wies Donné hin und er scheint sich auf das durch Beobachtung der Amme und die relative Befriedigung des Kindes gewonnene Resultat beschränken zu wollen. Der von Küchenmeister vorgeschlagene direkte Weg: 8 Tage lang der Stillenden die Milch abzuziehen und die Durchschnittssumme der in 24 Stunden gewonnenen Milchmenge zu bestimmen, dann aber wieder dieselbe Bestimmungsweise während gleichfalls 8 Tagen und bei gleichzeitig veränderter Nahrungsweise der Amme vorzunehmen u. s. w. ist, auch wenn wir ein Mittel hätten, durch Saugen die Brust wie ein Euter durch das Melken zu entleeren, nichts weniger als empfehlenswerth; die Versuchszeit ist jedenfalls eine zu kurze; der vorsichtige Wolff fand es rathsam, bei seinen Versuchskühen für jeden einzelnen Versuch eine Dauer von wenigstens 14 Tagen zu bestimmen. Auch sagt derselbe ganz richtig: „Die Versuchsresultate lassen sich nur dann mit Bestimmtheit feststellen, wenn man ausser der Quantität auch die Qualität, d. h. den Gehalt der Milch an Trockensubstanz überhaupt, wie an Butter insbesondere berücksichtigt.“ Ja Wolff ging noch genauer zu Werke; er untersuchte, bevor er an seine Experimente ging, während eines Zeitraumes von 4 bis 6 Wochen, unter welchen Fütterungsverhältnissen die grösste Quantität der Milch mit dem möglichst geringsten Futteraufwande erzeugt wird; zum Hauptexperimente wurden ebenfalls etwa 6 Wochen verwendet. Hiermit wäre auch uns der Weg bezeichnet, auf dem wir zu zulänglichen Resultaten gelangen könnten; der Zukunft bleibt es noch vorbehalten, unter Berücksichtigung aller Kautelen bei Darreichung verschiedener Nahrung unter gleichzeitiger Kontrole der Gewichtsab- und Zunahme der Amme die Menge der täglich abgesonderten Milch, so wie Wasser und feste Bestandtheile derselben zu bestimmen. Leider mangelt uns aber noch Manches, was uns zu dem erwünschten Ziele führen könnte: eine bestimmte Formel nämlich für die unter gewissen physiologischen Zuständen zweckmässigste Nahrungsweise zu finden. Der Oekonom ist für fernere Untersuchungen über diese Frage in einer weit besseren Lage, als der Diätetiker; jener hat schon eine festgestellte Werthbestimmung eines besonderen Ersatzmittels, eine Ernährungseinheit und ihren relativen Werth, experimentell gewennen, den trockenen Heuwerth. Auch wir müssen eine solche Einheit unter den Nahrungsmitteln des Menschen zu finden und festzuhalten suchen. Doch können wir vielleicht schon für jetzt Einiges von den Ergebnissen der Thierversuche benützen, wie wir nun namentlich in Bezug auf die relativen Verhältnisse der stickstofffreien zu den stickstoffhaltigen Nahrungsmitteln sehen wollen.

Wolff's zweiter Erfahrungssatz lautet: ein nicht melkendes Thier befindet sich wohl, wenn in seiner Nahrung die stickstoffhaltige Nahrung zu der stickstofffreien wie 1 : 8 ist, ein melkendes aber beim Verhältnisse 1 : 7 (bei Jungvieh oder Mastthieren = 1 : 6 oder 1 : 5). Hierzu meint Küchenmeister, dass man für den erwachsenen Menschen in der Gesammtmenge der Nahrungsmittel das nothwendige Verhältniss der stickstoffhaltigen zu den stickstofffreien wie 1 : 5 gefunden hat, und dass man auf demselben Wege zu finden suchen müsse, welche Proportion der Ammenkost nöthig sei. Hiergegen verweise ich auf das von Donders durch Korrektur gefundene Verhältniss von 1 : $7^3/_{8}$ für die gemischte Nahrung. Seiner Aufforderung jedoch an unsere Kollegen in Findel- und Gebärhäusern, hierüber Versuche anzustellen, schliesse ich mich vollkommen an. Die Kontrole würde neben der chemischen Beschaffenheit der Milch hauptsächlich die Zu- oder Abnahme der gestillten Kinder zu berücksichtigen haben. Doch auch hier werden wir durch manche dunkle Punkte über den Nahrungswerth der Nahrungsmittel überhaupt zur grössten Vorsicht bei Bildung von Schlüssen veranlasst; ich erinnere nur beispielsweise daran, dass, wie Wolff bemerkt, stickstofffreie Futterstoffe scheinbar durch stickstoffhaltige ersetzt werden; wenigstens ist der Nähreffekt derselbe durch z. B. 100 Pfund Trockensubstanz der Kartoffeln, wie der durch 100 Pfund Weizenkleie, ungeachtet letztere mehr Stickstoffverbindungen und weniger stickstofffreie Bestandtheile enthalten. Man muss daher vor Allem die Verhältnisse und Bedingungen zu erkennen suchen, unter welchen eine solche Vertretung stattfinden kann. Auch ist ferner die Bedeutung der Holzfaser im Nahrungsmittel sehr zu beachten; Wolff sagt: „dass nur unter Beihülfe der Holzfaser die eigentlichen Nährstoffe eine vortheilbringende Wirkung äussern können“; die Holzfaser diente gleichsam zur grösseren Vertheilung, zur Vergrösserung des Volumens des Futters, wie es die mechanische Sättigung des Thieres verlangt. Haben nun unsere Diätetiker bisher die gewiss auch für den Menschen wichtige mechamische und Formverschiedenheit der Nahrungsmittel richtig gewürdigt? Ja Wolff glaubt, dass die Holzfaser je nach dem Zwecke der Fütterung (Mästung, Milchproduktion u. s. w.) zu den stickstofffreien in einem ganz bestimmten Verhältnisse stehen müsse. Und ist die Beobachtung endlich nicht auch für den Menschen anwendbar, dass einzelne konzentrirte Futterstoffe die Thiere veranlassen, innerhalb gewisser Grenzen auch grössere Mengen des voluminösen Futters zu verzehren? Kurz, man hat bei solchen Versuchen mehr, als man in der Regel annimmt, zu berücksichtigen. Ich zweifle sogar daran, dass man unter allen Umständen, sei es durch die chemische Untersuchung, sei es durch das temporäre Beobachten des Kindes, jeden nur möglichen mehr oder weniger günstigen Effekt der Nahrung auf die Milch erkennen könne, da sich hiebei nur die gröberen Mischungsanomalieen der Milch kund geben, hingegen scheinbar unbedeutende und um so länger andauernde, vielleicht erst durch die im späteren Alter des Kindes auftretenden nachtheiligen Folgen offenbar werden. Trotzdem muss man fort und fort der unmittelbaren Beobachtung nachgehen.

In Bezug auf den schon erwähnten bedeutenden Werth der Rapskuchenfütterung *) für die Milchproduktion sagt Wolff im dritten Satze: dass mit 1 Pfund Rapskuchen fast genau $^3/_4$ Pfund Milch produzirt worden sind. Ein Pfund Rapskuchen konnte nicht durch zwei Pfund Heu ersetzt werden, vielmehr sind in der Milchproduktion 1 Pfund Rapskuchen wie 3 Pfund Heu, 8 Pfund Rapskuchen aber wie 9 Pfund Weizenkleie zu schätzen. Welche Nahrungsmittel für den Menschen und in specie für die Ammen in ähnlichen Verhältnissen zu einander stehen, soll noch ermittelt werden. Wichtig aber ist schon jetzt für eine weitere Verwendung die Thatsache, dass eine erneuerte Erhöhung des

---

*) Zum Verständnisse für das Folgende dienen die Ergebnisse der Analyse nach Prozenten:

	Heu	Runkelrüben	Kartoffeln	Rapskuchen	Weizenkleie
Wasser	16,94	13,93	22,31	16,62	15,05
Asche	5,94	1,92	1,13	8,22	4,30
Holzfaser	27,16	9,22	1,07	6,86	13,31
Proteinverbindungen	10,69	1,44	2,813	31,38	13,19

Rapskuchenfutters nicht die Quantität der Milch steigern, nur die Qualität verändern konnte, indem die Butter vermehrt wurde. Durch diese Ereignisse sind nun vorläufig die Angaben der Früheren, die uns bisher auch für die Ammenkost zur Richtschnur dienten, wesentlich korrigirt. Thomsen gelangte nämlich zu der Folgerung, dass der Ertrag an Milch und der Buttergehalt derselben mit dem Stickstoffgehalte der Nahrung wachse (die Reihe seiner 5tägigen Fütterungsversuche referirt Knapp in s. Nahrungsmitteln, Braunschweig, 1848. S. 32). Dieses Resultat war sehr überraschend, wurde jedoch von Wolff mit Recht als ein falsches, das Experiment als ein unzuverlässiges bezeichnet. Thomsen reichte ein Futterquantum, welches weit über die Grenze hinausreicht, bis zu welcher unter dem Einflusse des Futters überhaupt noch eine Zunahme der Milchproduktion stattfindet. Diese Grenze auch für die stillende Frau nun durch Experimente aufzusuchen, wäre für's Erste wohl die Aufgabe des physiologischen Arztes. Denn nicht die übergrosse Menge der Zufuhr, sondern die dem Bedürfnisse quantitativ angemessene Menge derselben hat den günstigsten Effekt (siehe oben die Wirkung zu reichlicher Nahrung nach Doyère). Auch hier können uns nur richtig angestellte Versuche weiter bringen, da wir aus den sich noch widersprechenden Angaben der Physiologen noch keine sicheren Schlüsse bilden können. Die Schicksale der einzelnen Stoffe während der Verdauung sind noch viel zu dunkel, um aus ihnen allein das zu wählende Verhältniss der stickstofffreien und der stickstoffhaltigen Nahrungsmittel konstruiren zu können.

Am meisten unterrichtet sind wir allerdings, wie es scheint, von dem Vorgange des mit den Nahrungsmitteln eingenommenen Fettes oder Oeles (von dem der Rapskuchen 6 — 8 Prozent enthält), während wir auf der anderen Seite von dem Vorgange bei der Fettmetamorphose, die doch bei der Entwickelung der Milchkügelchen so sehr in Frage kommt, weitere Aufschlüsse durch die physiologische Chemie erwarten. Bekannt ist nämlich, dass das in Magen und Darm gebrachte Fett direkt (nach Annahme Vieler ohne, nach der Meinung Bischoff's mit Zuthun irgend welcher Sekrete) in die Chylusgefässe eintritt, dass aber ausserdem Fett ein im Magen und Darme zu Stande kommendes Umbildungsprodukt der Amylacea ist. Ein besonderer Nutzen, den Th. Bischoff (der Harnstoff u. s. w. Giessen, 1853. 183) dem Fette anerkannt, ist der, dass es den Umsatz der Körpertheile und die Bildung des Harnstoffes bedeutend beschränkt (Gewiss ein für die Kinderdiätetik wichtiger Punkt!). — Allein es wird uns nur bis zu einem gewissen Grade vergönnt sein, den Buttergehalt der Milch zu steigern. Experimentell fand Wolff, dass mit einem Pfund Rapskuchen fast genau $^3/_4$ Pfund Milch produzirt wurde; wurde aber statt 2 Pfund täglich 3 Pfund Rapskuchen verfüttert, so stieg die Milchproduktion nicht im Geringsten, weder nach Qualität, noch nach Quantität. Man weiss ja auch, dass bei zu reichlicher Fettnahrung das nicht im Darme zur Resorption gelangte Fett unverändert mit dem Stuhle wieder fortgeht; so fand bei ausschliesslicher Milchnahrung Wehsrag (Diss. Giessen, 1853.) schon 48 Stunden nach Beginn derselben eine bedeutende Zunahme des Fettgehaltes der Faeces. So glaubt auch Lenz, dass jedes Thier in einer gewissen Zeit nur eine gewisse Menge Fett zu resorbiren vermag und Bidder und Schmidt meinen, dass bei ausschliesslicher Fettnahrung das Geschöpf die nöthigen Respirationsmittel zunächst aus seinen eigenen Körpertheilen hergibt, die Fette vorläufig abgelagert und erst später nach Durchlaufen mancher Zwischenstufen verbrannt werden. Sämmtliche Sätze sind auf die zu reichliche oder ausschliessliche Fettnahrung basirt; sie wurden durch Wolff's Versuchsreihe bestätigt. Durch letztere wurde aber auch dargethan, dass sich ausserordentlich schnell, d. h. schon nach ein paar, höchstens 6 Tagen bei erhöhtem Fettgenusse der Gehalt der Milch an Butter merklich steigere. Man darf aber nicht glauben, dass ein grosser Butterreichthum parallel mit der Güte der Milch geht. Da nämlich häufig beobachtet wird, dass eine sonst gute Amme das Kind durchaus nicht genügend ernährt, so untersuchten Vernois und Becquerel die Milch, welche 74 gutgenährte und die, welche 15 schlechtgenährte Kinder von ihren Ammen erhielten. Es ergab sich, dass die Milch, welche die Kinder schlecht genährt hatte, ein geringeres durchschnittliches spezifisches Gewicht und einen grösseren Buttergehalt hatte. Wahrscheinlich gelangt hier der grösste Theil der Butter gar nicht zur Resorption; den Kindern, die eine an festen Stoffen arme Milch erhielten, ging es, wie den hungernden Hunden Bischoff's, „ihr durch Entziehung von Nahrung heruntergekommener Körper lieferte nicht mehr die nothwendigen assimulativen Flüssigkeiten.“

Auf die Menge der zu verabreichenden Proteïnstoffe bezieht sich der vierte Erfahrungssatz Wolff's: „Gute Milchkühe verbrauchen mehr stickstoffhaltiges Nahrungsmaterial, als weniger gute Milchkühe." Dieser Satz führt uns darauf hin, dass wir einer Amme, wenn sie an sich gute Milch producirt, eine relativ proteïnstoffreiche Nahrung verabreichen müssen. Jedenfalls wurde auf die Käsestoffmenge in der Milch bisher zu wenig Werth gelegt. Die Schätzungen des Milchwerthes bezogen sich nämlich am häufigsten auf Menge und Butterreichthum. Der hiebei interessirte Oekonom hat augenscheinlich ganz andere Motive, als der Arzt, welcher im Grunde jeden Milchbestandtheil gleich hoch achten muss. Wie ungenau wir noch vom normalen durchschnittlichen Käsestoffgehalte der Milch unterrichtet sind, zeigen sehr deutlich die ausserordentlich differirenden Zahlenangaben der Analytiker über die aufgefundene Käsestoffmenge. Während ferner F. Simon bei entziehender Kost nach der oben angeführten Analyse das Kasein vermehrt fand, zeigte sich nach Doyère und Becquerel und Vernois dasselbe bei ungenügender und mittelmässiger Ernährungsweise vermindert. Uebrigens haben wir hier ebenso wie beim besprochenen Fettgehalte der Milch den sehr relativen Werth des reichlichen Käsestoffgehaltes derselben für die Verdauung und Ernährung des Kindes zu berücksichtigen; denn bekanntlich findet sich in den Milchstühlen des Kindes nicht blos eine reichliche Quantität unbenutzt wieder ausgeschiedenen Fettes, sondern auch viel Käsestoff. So ergab die Untersuchung der Stuhlausleerungen eines 6 tägigen Kindes in 100 Theilen: 52 Fett, 16 Gallenfarbestoff mit Fett, 18 Käsestoff, 14 Wasser und Verlust. Nur der sogenannte Zieger, der nicht gerinnende Käsestoff scheint vollständig von den Verdauungsorganen des Kindes aufgenommen zu werden. Stände es also auch fest, dass wir durch Darreichung einer proteïnreichen Nahrung die Milch der Amme nach Belieben mehr oder weniger käsestoffreich machen könnten, so bliebe doch zu berücksichtigen, dass, obgleich der Käsestoff der Frauenmilch verdaulicher ist, als der der Kuhmilch, und daher weniger Veranlassung zum Liegenbleiben geronnenen Käsestoffes im Magen des Kindes gibt, wir mit der willkürlichen Erhöhung des Käsestoffgehaltes nicht über das noch näher zu bestimmende durchschnittliche Mittel des normalen Kaseingehaltes der Muttermilch steigen dürfen. Vorläufig wäre dieser normale Gehalt mit Scherer und Clemm, Simon,

Lehmann, Becquerel und Rodier zwischen 32,50 und 39,24 (nach Lehmann also durchschnittlich mit 35,00) auf 1000 Th. Milch anzunehmen. Da nun die Abnahme des gesammten Käsestoffgehaltes der Milch bei ungenügender Nahrung nicht so bedeutend zu sein scheint, dass wir durch die verminderte Käsestoffzufuhr schon eine bedeutende Beeinträchtigung des Säuglinges fürchten müssen, indem das Kind ja so viel Käsestoff überhaupt mit dem Stuhle in der Regel wieder unverdaut von sich gibt, so müsste untersucht werden, ob es nicht vielleicht der Zieger ist, welcher durch ungenügende und proteinarme Nahrung hinsichtlich seiner Quantität vorzugsweise getroffen wird. Da es wahrscheinlich ist, dass Doyère in dem Eiweisse, welches er angeblich normal im Milchserum gefunden, nichts als jenen Zieger, das leicht lösliche und verdauliche Kalialbuminat, vor sich gehabt habe, so ist seine Angabe wohl zu berücksichtigen, dass bei guter (Fleisch-?) Nahrung die Milch in 100 Theilen von diesem fraglichen Stoffe 0,40, bei Kost mit Brod, Hülsenfrüchten u. s. w. in ungenügender Menge nur 0,18 enthielt. — Inzwischen können wir uns schon mit dem Wolff'schen Resultate über den Einfluss stickstoffreicher Nahrung auf die Quantität der abgesonderten Milch im Allgemeinen begnügen. Wir gestatten einem solchen Resultate weit mehr Einfluss, als beispielsweise der Meinung von Tilt (Hygieine des weiblichen Geschlechtes, bearbeitet von Froriep, 1854. S. 56), dass man die besten Ammen auf dem Lande findet, wo die Frauen Fleischkost und gegohrene Getränke kaum jemals zu kosten bekommen, sondern fast ausschliesslich von Suppen (in England Thee) und mehlhaltiger Pflanzenkost leben. Der Wolff'sche Satz: „Die Milchproduktion steigt nicht, sondern sinkt oft eher bei dem die Mästung einleitenden Verhältnisse der stickstoffhaltigen zu den stickstofffreien Substanzen, von 1 : 6 oder 1 : 5", beweist, wie Küchenmeister richtig bemerkt, dass das von Vielen vorgenommene „Nudeln" der Ammen mit dicken Mehlsuppen jedenfalls mehr ihrem Fette, als ihrer Milch zu Gute kommt. Weniger möchte ich der weiteren Folgerung Küchenmeister's unbedingt beistimmen, wenn er sagt, man solle bei schnell eintretendem und zunehmendem Dickwerden der Amme und gleichzeitigem Abnehmen der Milch die stickstoffreiche Kost einige Zeit beschränken und vielmehr stickstoffärmere Kost reichen, bei der erfahrungsgemäss die Milch sinke (Kartoffeln).

Muss man nicht annehmen, dass voraussichtlich durch dieses Verfahren die Milchproduktion noch mehr leide, als vorher?

Unmittelbar an diese Betrachtungen schliesst sich der fünfte Satz Wolff's an: Magere, aber sonst gesunde Kühe nehmen bei der besseren Fütterung während des Milchgebens nicht nur an Milchproduktion, sondern auch an lebendem Gewichte zu. In der That ist dieser Satz schon längst durch die Praxis anerkannt und macht keine längere Besprechung nöthig; er lässt uns aber, wie auch Küchenmeister sagt, wünschen, recht bald zu erfahren, welches die besten Verhältnisse für die Ammendiätetik sind.

Ueber den Einfluss des Kochsalz- und des Wassergenusses auf die Milchproduktion handelt der sechste Satz Wolff's: Weder Erhöhung der Kochsalzgaben zum Futter, noch die Menge der Wasseraufnahme Seitens der Milchkühe haben Einfluss auf die Milchproduktion. In Bezug auf die von Küchenmeister bei Besprechung dieses Satzes gegen Donders über die Nothwendigkeit oder Entbehrlichkeit des Kochsalzgenusses überhaupt gemachte Bemerkung weise ich darauf hin, dass nicht blos die von Riquet (Recueil de mém. et observ. sur l'hygiène et la méd. vétérin. milit. 1851.) an Militärpferden vorgenommenen Experimente, die Donders gegen die Nothwendigkeit des Kochsalzes zitirt, hier zu berücksichtigen sind, sondern dass auch früher schon Boussingault (Ann. de chim. et phys. 3. Ser. XIX, 117), Plouviez (Bull. de l'acad. de méd. XIV, 1077) und Dupasquier (Journ. de pharm. et chim. IX, 339) die Wichtigkeit des Kochsalzes, wenn auch nicht direkt für die Milcherzeugung, so doch für die Erhaltung des Organismus überhaupt nachgewiesen haben; indem zwar bei reichlichem Kochsalzgenusse keine Fleisch- und Milchzunahme, wohl aber nach Kochsalzentziehung ein schlechtes und struppiges Aussehen und Mangel der Kräfte zu beobachten war. Hinsichtlich der Bedeutung des Kochsalzes für den Stoffwechsel im Organismus nehmen Bidder und Schmidt bekanntlich an, das im Blute kreisende Kochsalz spalte sich binnen 24 Stunden 1—1$^1/_2$ mal unter Wasseraufnahme in Salzsäure und Natron, die erstere werde vollständig durch die Magendrüsen, das Natron zum kleinen Theile durch die Leber, Speichel-, Pankreas- und Darmdrüsen sezernirt; zum grössten Theile zirkulire es im Blute weiter, um in jedem Zeitmomente mit der durch die Magenkapillaren wieder resorbirten Salzsäure zusammentreffend abermals Chlornatrium zu bilden, weiter zu kreisen und demselben Spaltungsprozesse im nächsten Momente wiederum zu unterliegen. Nach J. Vogel aber stehen Kochsalz- und Eiweissgehalt des Blutes in gewisser Beziehung zu einander; bei Abnahme des letzteren steigt der erstere. (Manche Krankheiten, z. B. Skrofulose, die auf Ueberschuss des Eiweisses im Blute beruhen, sollen deshalb durch Kochsalz geheilt werden.) Die zu viel eingeführten Mengen Kochsalz werden, wie Ihring (Diss. Giessen, 1852.) zeigte, zum grössten Theile mit dem Harne, zum kleinsten mit den Faeces wieder ausgeleert. So viel scheint gewiss zu sein, dass eine nicht bedeutende Menge Kochsalz in der gemischten Nahrung nöthig und wünschenswerth ist, dass für die Milchproduktion aber nach Wolff das Kochsalz im Futter weiter keinen Nutzen hat, als den, das Nahrungsbedürfniss zu steigern. Der Genuss grösserer, freilich noch näher zu bestimmender Mengen Kochsalz gehört in die von Bidder und Schmidt aufgestellte Rubrik der Luxuskonsumption. Ueber die Grenze dieser Rubrik hinaus reicht aber, nebenbei bemerkt, das von Peter dem Grossen angestellte kuriose Experiment, durch das er beabsichtigte, seine Matrosenkinder schon vom Säuglingsalter an zu tüchtigen Seeleuten heranzubilden: er liess ihnen täglich eine reichliche Portion Meerwasser verabreichen, und eine bedeutende Sterbeliste der Kinder war natürlich der unmittelbare Effekt. — Wenn nun in der That Kochsalz als Nahrung der Amme nur Steigerung ihres Nahrungsbedürfnisses zur Folge hat, so knüpft sich hieran ganz von selbst die Frage, durch welche Stoffe man einen gleichen Zweck verfolgen könne. Ich erinnere hier an die sogenannten Ammenpulver, durch welche man früher häufiger als jetzt die Galaktopoëse steigern und bessern wollte. Sie enthielten fast nur Stoffe, welche nichts im Besonderen mit den hauptsächlichsten Bestandtheilen der Milch zu thun zu haben scheinen, sondern fast nur örtlich auf die Digestion wirken: Arome, Bitterstoffe, Gerbsäure, Mittelsalze, Antacida. (Der Uebergang des ätherischen Oeles von Anis, Fenchel, Körbel in die Milch wird allerdings, wie wir später noch anführen werden, behauptet.) Sie unterscheiden sich in ihrer Zusammensetzung wenig von den sogenannten Digestivpulvern. Der hiedurch erzeugten Esslust folgte reichlichere Zufuhr von Nahrung zum Magen und hiedurch erst eine grössere Einnahme von verwendbarem Bildungsmateriale für die Milch. Weit bedeutungsvoller als das Kochsalz und für die Ammennahrung die Phosphate, namentlich das Kalkphosphat. Armuth der Nahrung an diesem Salze würde veranlassen, dass durch die Milch dem Säuglinge ein nicht genügendes Material für die Knochenbildung zugeführt wird. Chossat (Compt. rendu 1842, 21) hat nämlich gelehrt, dass bei mangelnder Kalkzufuhr die Knochen sich verdünnen und brüchig werden. Nach Valentin ist die Ablagerung von kohlensaurem Kalke in die Knochen in der früheren Zeit vorherrschend, nachher wird die Phosphorsäure aus den Albuminaten dazu verwendet, die Kohlensäure zu verdrängen und zu ersetzen. Scharlau hält die Zufahr von Phosphorsäure für so wichtig, dass er den Müttern in seinem Buche „die körperliche Pflege und Erziehung der Kinder" lehrt, beim Auffüttern der Kinder mit Milch, von letzterer $^1/_4$ Quart durch Kälberlab zu fällen und den Molken 20 Tropfen einer Auflösung von einem Theile basisch phosphorsauren Natrons in drei Theilen Wasser und 60 Gran Milchzucker zuzusetzen. Er wählte jedenfalls das Natronphosphat seiner Löslichkeit wegen statt des minder löslichen Kalkphosphates, das jedoch bei der Verdauung wohl genug aus Milchzucker gebildete Milchsäure zur völligen Lösung finden würde. Wie hier für Kinder, die aufgezogen werden, könnte auch für Ammen, denen es an Knochenbildungsmaterial fehlt, die recht rationelle Formel Küchenmeister's (deutsche Klinik 1854, Nr. 9) dienen, in welcher phosphorsaurer Kalk mit kohlensaurem Kalke gegeben wird.

Was nun aber den Ausspruch Wolff's anbelangt, dass Wasserzufuhr ohne Einfluss auf die Milch bleibt, indem er sagt: „weder die Qualität noch die Quantität der Milch wird durch Abweichungen in der Wasseraufnahme verändert", so zeigt sich hier wieder recht deutlich, mit wie ganz anderen physiologischen Verhältnissen wir es bei der Milchdrüse als bei den Nieren zu thun haben. Doch wenn auch jener Ausspruch unbedingte Gültigkeit haben sollte, so entsteht immer noch die Frage, ob nicht, wenn die Amme eine relativ sehr trockene Nahrung erhält, in einem zu erörternden Verhältnisse die Milchabsonderung zu stocken beginnt, und ob nicht in den der Amme zu reichenden Nahrungsmitteln die Trockensubstanz in einem ziemlich bestimmten Verhältnisse zum Wassergehalte stehen müsse? Die Nothwendigkeit eines solchen gegenseitigen Verhältnisses lässt sich schon der grösseren Verdaulichkeit der Nahrungsstoffe wegen a priori annehmen; wir wissen ja, dass Zusatz von Wasser zu einem Magensafte, der sich bereits mit Peptonen gesättigt hat, die Wirkung äussert, dass derselbe noch eine grössere Menge von Peptonen zu verdauen im Stande ist. Da nun aber Vernois und Becquerel fanden, dass sich bei ungenügender Verdauung das Wasser in der Milch vermehrt zeigte, so kann es kommen, dass man durch zu bedeutende Entziehung des Wassers in der Kost die Milch der Amme relativ wasserreicher macht. Eine andere noch zu lösende Aufgabe ist die, zu erforschen, wie es mit der Milcherzeugung bei allmähliger Wasserentziehung steht. Wenn Vernois und Becquerel beobachtet haben, dass Milchmangel bei akuten, aber mit Absetzung eines massenhaften Exsudates verlaufenden Krankheiten eintritt, so wirkt unter diesen Umständen wohl die durch die örtliche Hyperämie gesetzte örtliche und allgemeine Anämie mit; die Zuströmung von Blut nach dem kranken Theile geschieht auf Kosten der während ihrer Funktion nothwendig blutreichen Milchdrüse. Auf der anderen Seite weiss aber jeder praktische Arzt, wie oft bei bedeutendem allgemeinem Säfteverluste, z. B. bei tuberkulösen Frauen, sich die Milch in reichlicher Menge einstellt. Im Allgemeinen lässt sich aus den von Vernois und Becquerel unter verschiedenen Krankheitsverhältnissen vorgenommenen Milchuntersuchungen für jene Fragen wohl wenig Positives schliessen, wenigstens kann man sich nach ihnen noch keine allgemeinen Regeln bilden *). Auch entbehren

---

*) In Bouchut's Kinderkrankheiten, übersetzt v. B. B. Bischoff, finde ich (Abth. II. S. 537) sehr richtig bemerkt: „Unglücklicher Weise sind unsere Kenntnisse über den Einfluss der Konstitution und der verschiedenen Krankheiten der Mutter auf die Gesundheit des Säuglinges so gering und wir besitzen nur wenige auf Indikation gegründete Sätze, die durch die Erfahrung noch nicht bestätigt sind. So haben also gerade nicht die schwersten Krankheiten, wie man glauben sollte, den schädlichsten Einfluss auf die Gesundheit des Säuglinges. Frauen, die von Phthisis oder akuten Krankheiten befallen sind, können ihr Kind fortstillen, ohne bei ihm eine unmittelbare Störung hervorzurufen." Hier brachte man freilich das Wort „unmittelbar", denn es schliesst das spätere Auftreten von Störungen nicht aus. — Ich bin von Hauner in dieser Zeitschr. 1853, Hft. 9 u. 10. S. 216 getadelt worden, dass ich in meinem Schriftchen „Pflege und Wartung der Kinder" die Skropheln unter den Krankheiten, die

wir noch alles Untersuchungen über die Folgen der Wasserentziehung bei milchgebenden Thieren, wie sie für den Stoffwechsel überhaupt Falck (Archiv f. phys. Heilk. XIII. 1. 1854.) und Scheffer (Diss, Marburg, 1852.) anstellten.

Zum 7. Satze von Wolff: „Die Milchbildung der Kühe sinkt bei Kartoffelfutter" bemerkt Küchenmeister: Versiegen nicht bei Kartoffelnahrung der Proletarierinnen deren an sich meist kleine, schlaffe, bald welk werdenden Brüste bald? Bei einer in der Ammenpraxis längere Zeit hindurch angestellten Beobachtung kann ich diesen Satz im Allgemeinen bestätigen, doch nicht durchaus. Viele Mütter stillten unter meinen Augen bei Kartoffeln, Brod und Kaffee lange fort, und die Milch nahm nicht ab, das Kind

das Stillen verbieten können, mit aufgeführt. Wenn Herr Dr. Hauner Skrophulose in gewisser Beziehung mit Tuberkulose identifizirt, so mag er dieses thun; da ich aber dem Volke verständlich sein wollte, so führte ich nicht blos Schwindsucht, sondern daneben auch Skropheln auf. Denn viel eher wird die Klasse von Menschen, für welche ich schrieb, die Frage verstehen, ob die betreffende Person an Skropheln leidet oder litt; von Tuberkeln hat der Laie meist keinen Begriff. Die Skrophulose scheint in München häufiger zu sein, als in Leipzig, denn Hauner sagt: „wie viel Menschen sind von dieser Krankheit gänzlich frei?" Und wenn er hinzusetzt: „Aeussere Erscheinungen in den Drüsen, auf der Haut, in den Schleimhäuten verbieten keineswegs das Selbststillen, sonst wäre dasselbe kaum ausführbar;" so muss ich gestehen, dass ich in diesem Punkte viel strenger bin, sowohl im Interesse des Kindes, da offenbar beim Bestehen solcher Erscheinungen die Krase noch nicht erloschen ist, und wir den Einfluss derselben auf Milch und Kind noch nicht ermessen können, als auch in denen der Mutter, bei welcher sehr leicht durch das Selbststillen die rückgängige aber noch bestehende Blutverderbniss von Neuem Fortschritte macht und sich somit die schlummernde Tuberkulose entwickelt. Hinsichtlich der Hautausschläge soll ich den Ausdruck zu weit genommen haben, da ja Prurigo, Ekzema, Herpes, Impetigo u. s. w. nicht immer auf einem dyskrasischen Leiden beruhen. Allein ich hatte in jenem Buche mich auf das Urtheil eines zu Rathe zu ziehenden Arztes berufen; hätte ich für Aerzte geschrieben, so würde ich auf Cazenave's Eintheilung hingewiesen haben, der das Stillen verbietet bei solchen Hautkrankheiten, 1) die durch Dyskrasie entstanden, 2) welche Dyskrasie hervorrufen, welche mit Parasiten verbunden sind.

gedieh wenigstens dem äusseren Ansehen nach. Ob letzteres noch besser gediehen, wenn man eine noch bessere Kost substituirt hätte, ist eine andere Frage. Sollte nicht auch hier das Akkommodationsvermögen in einzelnen Fällen Manches erklären? Dennoch möchte man für die zukünftige Generation Alles fürchten, wenn man bei dieser Gelegenheit einen Seitenblick auf die sich mehr und mehr verschlechternde Kost im Allgemeinen und im Besonderen deren der stillenden Frauen wirft. Wie wenig z. B. die wachsende Menge des von der Leipziger Bevölkerung zu verschiedenen Zeiten konsumirten Fleisches mit der jährlich zunehmenden Bevölkerungszahl in gleichem Verhältnisse steht, ersieht man aus folgenden Zahlen: Im Jahre 1834 bis 1835 wurden in Leipzig bei einer Bevölkerung von 44,802 Einwohnern im Ganzen 57,068 Schlachtstücke zur Bank gebracht; im Jahre 1850 bis 1851 war bei einer Bevölkerung von 62,245 Einwohnern der Konsum nicht höher, als auf 62,988 Schlachtstücke gestiegen. Wen trifft hier diese Verminderung des Fleischverbrauches pro Kopf? Am härtesten das Proletariat und unter diesem die stillenden Mütter, ihre Kinder, die kommende Generation. Dieser Noth konnte nicht gesteuert werden; im Jahre 1852 wurde allerdings der 5. Theil sämmtlicher in Leipzig niederkommender Frauen mit Kleidung, Bett, Kost u. s. w. vom Vereine für verheirathete Wöchnerinnen unterstützt, doch dauert die Unterstützung mit Nahrung bis zum 14. Wochenbettstage, von da an werden die stillenden Mütter und ihre Kinder sich selbst überlassen (es existirt in Leipzig noch keine Krippe, deren Gründung ich vergebens anregte). Diesen sinkenden Fleischkonsum im Verhältnisse zur wachsenden Bevölkerung in Leipzig halte man zusammen mit dem steigenden Bierkonsum in Sachsen (wobei Leipzig gewiss voransteht): Vom Jahre 1844 ist auf das Jahr 1851 die Ausgabe für Bier pro Kopf der Bevölkerung Sachsens von Thlr. 1. 21. 6,1 auf Thl. 2. 5. 5,1 gestiegen; darin die für Lagerbier Thl. — 27. 6,4. Wenn man nun auch das Bier als gutes Nahrungsmittel betrachtet, so bedenke man, dass zum steigenden Konsum desselben die Frauen und insbesondere die stillenden am wenigsten, fast nur der männliche Theil der Bevölkerung beigetragen hat. Gegen die allgemeine Annahme, dass Biergenuss sehr nützlich für die Ammen sei, tritt neuerlich Tilt (Hygieine des weiblichen Geschlechtes, bearbeitet von Frориep, Weimar, 1854. S. 57) sehr bestimmt auf und nennt ihn nicht blos unnütz, sondern sogar schädlich; Fretrieps macht dabei aufmerksam, dass Tilt mehr das englische starke Bier, den Porter, im Auge gehabt, und wir stimmen vollkommen bei, wenn er gegen den Genuss von gut ausgegohrenem, leichtem, sogenanntem einfachen Biere wenig Bedenken hat.

An diese Betrachtungen schliesst sich ganz natürlich die Frage nach dem Effekte, den absolutes Fasten äussert. Vernois und Becquerel fanden nach 7 tägigem Hungern, dass die Milch der Amme an Dichtigkeit sehr abgenommen hatte, dass der Käsestoff und die Butter weit reichlicher, der Zucker aber in weit geringerer Menge als im normalen Zustande vorhanden war. Die Verminderung des Zuckers erklärt sich hier leichter (durch die beim Hungern gestörte Funktion der Leber), als sich die Ursache der relativen Vermehrung des Kasein und der Butter angeben lässt.

Anomalieen der Milchabsonderung.

Die Abweichungen vom physiologischen Zustande betreffen entweder die Quantität (zu wenig oder zu viel) oder die Qualität des Sekretes.

I. Anomalie hinsichtlich der Quantität. 1) Milchüberfluss (Polygalactia und Galactorrhoea). Zu reichliche und verzeitige Absonderung findet bei vollsaftigen Schwangeren bisweilen schon während der frühesten Schwangerschaftsmonate statt: Brüste schmerzhaft geschwollen, hart; ununterbrochener Ausfluss einer milchähnlichen Flüssigkeit oder von wahrer Milch, nach und nach Anämie und Magerkeit der Frau. Ursachen sind: zu reizende und zu nahrhafte Kost, unthätige Lebensweise, Reizung der Brüste. Diese reichliche und verfrühte Galaktopoëse soll vorzugsweise bei Frauen vorkommen, welche früher reichlich menstruirten. Kur. Karge Kost kann versucht werden, hat aber wenig Einfluss; mässige Bewegung; die Brüste dürfen nicht zu warm gehalten werden, sie müssen häufig kühl gewaschen werden; bei bedeutender Schwellung der Brust überstreiche man dieselben mit Kollodium. — Zu reichliche Milchabsonderung im Wochenbette und während der Stillungsperiode (die eigentliche Polygalactia) hat ähnliche Symptome; die Milch fliesst oft in solcher Menge freiwillig ab, dass mehrere Kinder sie nicht zu verbrauchen vermögen; hiezu gesellen sich bisweilen Verdauungsstörungen, Fieber, hysterische Reizbarkeit, endlich äus-

tischen Zustand. Kräftige Subjekte leiden im Ganzen wenig, bei zarteren stellt sich die Anämie hingegen bald ein. In jenem Falle ist nur die Lebensweise zu ordnen, d. h. man lässt wenig nahrhafte Speise geniessen, zu häufige Erregung der Brust durch oft wiederholtes Anlegen des Kindes vermeiden; auch fördere man die Sekretion von Schweiss, Harn und Stuhl. Bei geringeren Graden des Uebels reicht man zur Beseitigung der Hyperämie mit Anwendung der Kälte, des Kompressivverbandes und der wiederholten Ueberstreichung der ganzen Mamma mit Kollodium aus. H. E. Richter (s. dessen Organon) will Erfolg von einem Volksmittel gesehen haben: auf einem Bindfaden gereihte Korkscheiben werden um Hals und Brust getragen. Albers (Handb. d. allg. Arzneimittellehre, Bonn, 1854.) nennt Salvia offic. und Hyssop. offic. als Mittel, welche die Milchabsonderung unterdrücken. Wenn jedoch die zu reichliche Milchbereitung bei Vollsaftigen eine gefahrdrohende Höhe erreicht, oder wenn sie zarte, schon etwas anämische Subjekte betrifft, so darf man nicht länger versuchen, mit allgemein wirkenden oder örtlich adstringirenden Mitteln auszureichen, sondern man muss, um dem weiteren Säfteverluste vorzubeugen, namentlich das, was den fortgesetzten Säftezufluss nach der Mamma unterhält, beseitigen, d. h. vor Allem das Kind entwöhnen lassen; dann erst gebe man proteïnreiche Kost und Eisen; wenn sich aber hierbei nicht die Milchabsonderung bald von selbst verliert, so beschränke man anfangs noch etwas die Diät und reiche bei genügender Bewegung der Kranken in freier Luft innerlich Tartarus tartarisatus, Magnesia oder Kali sulphuric. und Selterserwasser zur Förderung der Urin- und Darmfunktion, dabei Bäder und später vielleicht menstruationsfördernde Mittel; Kampher und Schierling, welche in diesem Sinne empfohlen wurden, sind nicht anwendbar, mögen auch kaum zum Ziele führen; besser sind: warme Uterusdouche, reizende Fussbäder, Hämospasie. — Diese Polygalactia hat allerdings keinen direkten Einfluss auf das zu nährende Kind; sie wurde jedoch nicht blos der Vollständigkeit wegen hier besprochen, sondern auch deshalb, weil sie, wie wir sahen, mittelbar durch die gebotene Schonung der Mutter dazu Veranlassung geben kann, dass dem Kinde die ihm zukommende Muttermilch entzogen werden muss. — Der eigentlich sogenannte Milchüberfluss darf aber nicht mit dem zu leichten Abflusse der Milch (der eigentlichen Galaktorrhoea) verwechselt werden, wie es in der Praxis gar häufig geschehen mag, mit dem es sich aber auch wohl kompliziren kann. Auch finde ich, dass beide Zustände dort, wo sie theoretisch zur Sprache kamen, selten von den Autoren mit genügender Schärfe auseinander gehalten wurden; dieser Uebelstand tritt insbesondere in Bezug auf die gebräuchliche Mittelwahl zu Tage. Die Galaktorrhöe beruht darin, dass die Brustwarze, welche bekanntlich in ihrem Inneren viele Bündel von glatten Muskelfasern hat, denen sie in Verbindung mit dem Gefässreichthume ihre Kontraktilität und wohl auch einige Erektilität verdankt, zu schlaff ist, oder dass die Ausführungsgänge und die Oeffnungen der Milchgänge zu weit sind. Hier erlangt gewöhnlich die Brust nicht, wie in jenem Falle, die enorme Schwellung und pralle Spannung; die Diagnose aber wird dadurch gesichert, dass schon bei gelindem Drucke auf die Peripherie der Warze oder bei leichterem Ansaugen mit einem Saugglase die Milch in zu reichlicher Menge ausspritzt, oder dass, während das Kind an der einen Brust trinkt, die Milch aus der anderen weit reichlicher als im normalen Zustande hervorquillt und abfliesst (bei zu reichlicher Milchabsonderung fliesst die Milch fortwährend ab). Das Uebel hat weniger Störungen im Allgemeinbefinden der Frau, als solche des Säugungsgeschäftes zur Folge, indem dem Kinde schneller, als es schlucken kann, und in zu grosser Menge die Milch in den Mund läuft. Auch geht durch den Abfluss der Milch aus der einen Brust während des Säugens an der anderen, dem Kinde das beste Nahrungsmaterial verloren. Wenn die Warze zu schlaff, d. h. absolut oder relativ zu arm an glatten Muskelfasern ist, so lässt sich freilich nicht viel mehr thun, als vielleicht Waschungen der Warze mit kaltem Wasser oder mit Abkochungen von adstringirenden Rinden und mit Gallöpfeldekokt zu versuchen; dieses Verfahren schlägt man auch ein, wenn die (im normalen Zustande nur $^1/_3 - ^1/_5'''$ weiten) Oeffnungen der Milchgänge zu weit sind, oder man legt in diesem Falle während des Saugens einen den schnellen Zufluss der Milch in die Mundhöhle des Kindes vermindernden Apparat in Form eines Warzenhütchens an und lässt zugleich, um das gleichzeitige Abfliessen aus der anderen Brust zu verhüten, die Brustwarze derselben von der Stillenden selbst mit den Fingern zusammenklemmen; auch können die Finger durch einen umgelegten Ring von Kautschuk ersetzt werden. Wenn die (1—2''' weiten) Milchkanäle oder die (2—4''' weiten) Milchsäckchen zu weit sind, so würde nur bei gleichzeitiger Erweiterung der Oeffnung Galaktorrhoe eintreten, und dann würde das Verfahren von Krombholz nachzuahmen sein: Einspritzungen mittelst der Anel'schen Spritze von Kali causticum (2 Gran auf 2 Unzen Wasser). — Etwas ganz Anderes ist es, wo die Milch wegen zu dünner, wässeriger Beschaffenheit zu schnell abfliesst.

2) Milchmangel (Agalactia) ist bisweilen in mangelnder Entwickelung oder in Atrophie und vorzeitiger Rückbildung der Brustdrüse begründet und lässt in diesem Falle kaum eine Aussicht auf Erfolg eines therapeutischen Verfahrens zu. Nur dann, wenn der Arzt schon genügende Zeit, bevor wirklich das Stillungsgeschäft beginnen soll, wenn er namentlich schon zur Zeit der Pubertätsentwickelung den Fall in Behandlung bekommt, wird er durch Gymnastik, Beseitigung enger Kleider u. s. w. dem beginnenden Uebel Einhalt thun und zur besseren Entwickelung der Milchdrüse beitragen können. Sekundär nimmt bei sonst guter Beschaffenheit der Milchdrüse während verschiedener heftiger akuter Krankheiten die Quantität der Milch sehr ab; ja ihre Sekretion hört wohl auch ganz auf, wo das Fieber bedeutend ist, und ein massenhaftes Exsudat in eine Körperhöhle abgesetzt wurde. In diesem Falle beschränkt man sich darauf, so lange fortstillen zu lassen, als es geht, und die Vorsicht zu beobachten, den Säugling häufig und in kleinen Pausen anlegen zu lassen. Ist jedoch eine durch vorausgegangene schwere Krankheit oder durch unzweckmässige Lebensweise gesetzte Anämie Ursache der Agalaktie (freilich ist nicht jede Blutarme auch milcharm); so ist es vor Allem die Kost, welche nach den oben besprochenen Grundsätzen regulirt wird, und insbesondere aus Fleisch-, Milch-, Mehlspeisen, Hülsenfrüchten, Bier u. s. w. bestehen muss; ferner müssen Bewegung und Schlaf geordnet, das Gemüth erheitert, das Kind (im Nothfalle eine Milchsauge, eine Milchpumpe) häufig an die Brust gelegt und die Brüste warm gehalten werden. Zweckmässige Armbewegungen dienen als gymnastisches Mittel. Das Gefühl der Freude wirkt sehr wohlthätig, nicht minder das während des Stillungsaktes empfundene Gefühl (höchstwahrscheinlich durch Reflex auf die Gefässnerven der Brustdrüse; die mit dem Namen „Steigen oder Eintreten der Milch" bezeichnete Erscheinung, welche gleichfalls eine durch Gefühlserregung bedingte ist, scheint weniger sich auf die Galaktopoëse, vielmehr auf den die Muskelfasern der Milchgänge treffenden Reflex zu beziehen, durch den die schon abgesonderte Milch nur weiter ver-

getrieben wird). Zur Begünstigung der Verdauung, somit zur schnelleren Ueberführung der Nahrungsstoffe in das Blut (und von da aus in die Milch), nützen Fenchel, Anis, Kümmel, Pomeranzen, Ingwer u. s. w. (mit Magnesia, Rhabarber und Kalk als die früher besprochenen Ammenpulver). Die Wirkung der Dämpfe von abgekochten Blättern der Bufereira (Ricinus communis) auf Brüste und Geschlechtstheile muss erst noch erprobt werden. — Man hüte sich vor einer Verwechselung der ungenügenden Absonderungsthätigkeit mit der gehinderten Ausführung der Milch, die durch Engigkeit der Ausführungsgänge, Atresie der Oeffnungen derselben oder in Verbildung der Warze begründet sein kann; das bezeichnende Merkmal ist, dass bei gehindertem Abflusse der Milch die Brüste prall, gespannt und sehr umfangreich werden, während sie in jenem Falle von Anfang an schlaff sind und schlaff und ungefüllt bleiben. Hinsichtlich der Kur kann man, um das Hinderniss des Abflusses zu beseitigen, höchstens die verbildete Warze durch Zug u. s. w. entwickeln oder bei Atresie der Milchgänge das verschliessende Häutchen, wie es Ratzambeck that, durch einen die Milch nach vorne drängenden Druck bläschenartig hervortreiben und durch einen Stich entfernen.

II. Anomalie der Qualität der Milch besteht entweder in einem chemischen Missverhältnisse der in der Milch normal befindlichen Stoffe oder in der Beimischung heterogener Substanzen. Ich glaube kaum, dass jenes für die Ammen so ungünstige Verhältniss, wie es Girard und Valleix fanden, überall wiederholt; diese wollen nämlich unter 8 Ammen, deren Milch schön aussah, nur bei einer einzigen mikroskopisch gute Milch gefunden haben. v. Siebold (Encyclop. Wörterb. Berlin, 1828) fand unter 44 Frauen vom Lande nur eine, die den Anforderungen an eine gute Amme entsprach. Rosen von Rosenstein (Anweisung zur Kenntniss und Kur der Kinderkrankh. Aus d. Schwed. v. Murray) konnte 1764 im Ammenkomptoir zu Stockholm von 295 angemeldeten Ammen nur 152 annehmen. In diesem Falle sind aber jedenfalls auch solche Ammen mit eingerechnet, welche die Milch in ungenügender Quantität hatten. Im Allgemeinen ist vielleicht der Einfluss krankhafter Zustände der Ammen auf die Qualität ihrer Milch sehr überschätzt worden, so lange wir uns auf die Ergebnisse der chemischen Untersuchung verlassen wollen; demnach müssen wir wohl gestehen, dass dem

Chemiker wohl auch manche wichtige Abweichungen vom Normalen entgangen sein müssen. Man glaubte früher, dass jede Trübung des körperlichen Wohlbefindens bald einen besonderen Einfluss auf die Gemengtheile der Milch äussern müsse, doch ist dem nicht so, und so viele noch unerklärte Schwankungen, wie wir früher besprachen, die die Milch selbst unter ganz physiologischen Verhältnissen in ihren Gemengtheilen zeigt, so wenig wirken manche pathologische Zustände wenigstens in nachweisbarem Grade und in konstanter Weise auf die Beschaffenheit der Milch ein. Die Milchdrüse betheiligt sich wenigstens nicht, durch so unmittelbare Beziehungen, wie die Nieren an jeder kleineren Alteration des Stoffwechsels. Das Gesammtergebniss der Untersuchung der Milch bei akuten und chronischen Krankheiten, welches Becquerel und Vernois erhielten, ist:

	Normaler Zustand.	Akute Krankheit.	Chronische Krankheit.
Wasser	889,08	884,91	885,50
Feste Bestandtheile	110,92	115,09	114,50
Zucker	43,64	33,10	43,37
Kasein u. Extraktivstoffe	39,24	50,40	37,06
Butter	26,66	29,86	32,57
Salze	1,38	1,73	1,50
Spezif. Gewicht	1032,67	1031,20	1031,47.

Im Allgemeinen zeigt sich fast bei sämmtlichen Krankheiten der Frau, welcher Natur sie auch sein mögen, dass die Milch an festen Theilen zu-, an Wassergehalt abnimmt; bei akuten mindert sich der Zuckergehalt sehr, während die Salze, Butter und Käsestoff zunehmen; bei chronischen vermehren sich Butter und Salze, das Verhältniss der Butter bleibt unverändert, die Menge des Käsestoffes sinkt. — Hinsichtlich der einzelnen Bestandtheile, welche vorzugsweise von einer bestimmten akuten Krankheit in ihren quantitativen Verhältnissen getroffen wurden, schien aus den weiteren Untersuchungen Becquerel's und Vernois hervorzugehen: Das Minimum der Dichtigkeit fand sich bei akuter Kolitis, des Wassers bei derselben Krankheit, der festen Bestandtheile bei Typhus, des Zuckers bei Metroperitonitis, der Butter bei Gemüthsbewegungen, des Kaseins bei Typhus, der feuerfesten Salze bei Pleuritis. Das Maximum der Dichtigkeit wurde beobachtet bei Pleuritis, des Wassers bei Typhus, der festen Bestandtheile bei Kolitis, des Zuckers bei Metrovaginitis, des Kaseins bei heftiger Gemüthsbewegung, der Butter bei akuter Kolitis, der Salze bei Typhus. In chronischen Krankheiten fand sich das Minimum der Dichtigkeit bei chronischer Metrovaginitis, des Wassers bei Enteritis, der festen Bestandtheile bei Tuberkulose ohne Diarrhoe, des Zuckers in eben diesem Zustande, des Kaseins bei Metrovaginitis, der Butter bei Tuberkulose mit Diarrhoe, der Salze bei Enteritis. Lungentuberkulose ohne bedeutende Abmagerung und Diarrhöe änderte die Milch nur wenig; waren letztere Erscheinungen nur vorherrschend, so nahmen die festen Bestandtheile, besonders der Butter, ab. In der Syphilis wird das spezifische Gewicht höher, das Wasser vermehrt, die Butter fast um die Hälfte des Normalen vermindert.

Die quantitative Vermehrung oder Verminderung der einzelnen normalen Milchbestandtheile wird durch viele pathologische Verhältnisse bedingt. Es liegt auf der Hand, dass sich die Wirkung der letzteren in der Regel auf mehrere Elemente der Milch gleichzeitig bezieht; wir werden hier freilich nur die durch irgend welchen Zustand bedingte Vermehrung oder Verminderung der einzelnen wesentlichen Bestandtheile an sich besprechen, hauptsächlich nach den Angaben Vernois' und Becquerel's. Das Wasser ist vermehrt (zu dünne, zu wässerige Milch) bei unzweckmässiger schlechter Nahrung, ungenügender Verdauung, hohem Alter und eigenthümlicher Weise auch bei sogenannten kräftigen Konstitutionen. Das Kind magert ab, wird anämisch und sein nächtliches Schreien (hinter welchem man leicht eine besondere Krankheit sucht) deutet auf unbefriedigtes Nahrungsbedürfniss; dabei viel Urin, wenig Stuhl. Der Mutter schreibe man eine im Allgemeinen nahrhafte (siehe oben) Diät vor und lasse entwöhnen, wenn sich durch dieselbe die Milch nicht alsbald verbessert, das Kind vielmehr fort und fort an Umfang und Gewicht des Körpers abnimmt. — Das Wasser vermindert sich bei wieder eintretender Schwangerschaft, während der Menstruation, bei ziemlich jeder Krankheit, besonders akuter Kolitis und chronischer Enteritis. Verminderte Zufuhr fester Nahrungsstoffe und vermehrtes Wassertrinken sind hier geboten, das Entwöhnen aber bei wieder eintretender Schwangerschaft. — Die festen Stoffe sind vermehrt in den so eben mit Verminderung des Wassers einhergehenden Zuständen, namentlich bei Kolitis; die Milch ist bei geringen Graden des Uebels zu nahrhaft, bei höherin aber schwer verdaulich, daher werden sich am Kinde bald verschiedene Magen- und Darmleiden zeigen. Verhältnissmässig stoffarme Nahrung bei vieler Körperbewegung, nöthigenfalls Beförderung der Sekretionen des Darmes und der Haut sind hier vorzuschreiben. Da Wolff gefunden, dass Wassertrinken die Milch qualitativ nicht abändert, so müsste man Wasser zu trinken nicht der Mutter, sondern dem Säuglinge verordnen. — Die festen Stoffe vermindern sich bei schlechter Nahrung, hohem Alter, Typhus, chronischer Tuberkulose ohne Diarrhoe. Das Kind zehrt schnell ab. Unser ärztliches Verfahren versteht sich hier von selbst. — Das Kasein fand man vermehrt bei sehr entwickelter Brust, Menstruation, akuter Krankheit und Gemüthsbewegung. Die unmittelbare Folge ist: das Kasein koagulirt und wird alsbald erbrochen, oder es formirt sich zu grossen, länger liegen bleibenden Käseballen im Magen des Kindes, es treten Verstopfung, Säure- und Aphthenbildung und endlich ein marastischer Zustand ein. Vermindert wird das Kasein bei schlechter Nahrung, robuster Konstitution, chronischen Krankheiten, Typhus. In beiden Fällen muss für Regulirung des stickstoffhaltigen Theiles der Nahrungsmittel in der Kost der Frau gesorgt werden. — Die Butter ist vermehrt bei sehr entwickelter Brust, Schwangerschaft, akuter, noch mehr aber bei chronischer Krankheit. Auch hier wird, wenn auch im geringerem Grade und nur allmählig (denn die dickflüssige Butter geht mit dem Stuhle wieder ab), die Verdauung des Kindes gestört. Man lasse die Frau sich viel in freier Luft bewegen, sparsame, wenig amylum- und fetthaltige Kost geniessen; das Kind lege man kürzere Zeit und seltener, als gewöhnlich an (siehe oben Péligot's und Reiset's Beobachtung). Vermindert ist die Butter bei schlechter Nahrung, bei Gemüthsbewegung und Tuberkulosis mit Diarrhoe. Angezeigt ist in diesen Fällen der Genuss von amylum- und fetthaltigen Stoffen, körperliche und geistige Ruhe. — Der Zucker ist nur selten vermehrt, vermindert aber ist er bei absoluten Fasten, robuster Konstitution, während des Menstrualflusses und in akuten Krankheiten. Da der Milchzucker zur Verdauung des Kaseins mithilft, so möge man in solchen Fällen, um Verdauungsstörungen vorzubeugen, dem Kinde nebenbei Milchzucker reichen, der Frau aber sowohl Amylacea, die in der Leber zu Zucker umgewandelt werden, als auch Zucker in Substanz verordnen, der bekanntlich vom Magen und Darme aus endosmotisch in das Blut aufgenommen wird. Da wir früher von der möglichen Steigerung des Zuckers in der Milch durch die Qualität der Nahrung nicht ausführlich gesprochen, so diene hier nur die Bemerkung, dass, während bei Hündinnen, die Fleisch ausschliesslich erhielten, die Milch fast keinen Zucker enthält, man die Milch willkührlich zuckerhaltig machen konnte, wenn man die Thiere mit Brod, Mehl, Kartoffeln fütterte. — Die Salze sind vermehrt bei akuter Krankheit, besonders Typhus, und erzeugen dann Durchfälle des Kindes, dem man nebenbei einhüllende Mittel verordnen muss (Gummosa); vermindert sind sie bei chronischen Krankheiten, insbesondere denen des Darmes; der Frau sowohl, als auch dem Kinde, gebe man vorzugsweise phosphorsauren Kalk und Kochsalz, wie wir schon früher angeführt haben. Insbesondere sei man auf den Gehalt des Trinkwassers an Erdphosphaten aufmerksam; da der Genuss eines an Kalk- und Magnesiasalzen armen Wassers verzögerte Knochenbildung zur Folge haben kann.

Ueberblicken wir diese Angaben, so werden uns freilich noch manche Zweifel darüber beikommen, ob bei wiederholt angestellten Analysen jedesmal dieselben Resultate erhalten werden. Bevor diese Zweifel beseitigt sind, möge man sich der Annahme enthalten, dass eine bestimmte Krankheitsform stets und unbedingt nur dieselbe bestimmte Mischungsveränderung hervorbringe; denn es kann und muss ja auf letztere das eingeschlagene, so verschieden gestaltete Regimen nicht wenig influenziren. So wenig dieser Punkt aufgeklärt ist, so ist er doch eben so wichtig, als die sich an ihn anschliessende Frage, ob und unter welchen Umständen ein Krankheitsfall der Mutter zu sofortigem Entwöhnen nöthigt. Das Kind, welches uns durch sein grösseres oder geringeres Wohlbefinden bisher den besten Anhalt bot und bei der Schwierigkeit einer genauen Milchuntersuchung in der Praxis wohl noch längere Zeit bieten muss; mag hier in Bezug auf Lebensgefahr, die entweder bei plötzlich eintretendem Entwöhnen und einer noch unvollkommenen Vorbereitung zum künstlichen Auffüttern, oder beim Fortstillen an der kranken Mutter eintritt, eben so grosse Rücksicht verdienen, als die Mutter selbst, welche bald durch schnelles Entwöhnen und seine Folgen, bald durch fortgesetztes Säugen und den herbeigeführten Säfteverlust ausserordentlich gefährdet werden kann. Die Lösung ist für den einzelnen Fall gewiss noch viel schwieriger zu finden, als die Entscheidung für oder wider in manchen Fällen der künstlichen

Frühgeburt ist. Erhältst du durch das eine oder andere Verfahren mit mehr Wahrscheinlichkeit die Mutter oder das Kind? so fragt sich der Arzt gar häufig und die Induktion sowohl als die reine Empirie bleiben ihm die strikte Antwort schuldig. Es würde uns zu weit führen, wollten wir auf dieses Kapitel, welches einer ganz besonderen Bearbeitung würdig ist, hier tiefer eingehen. Offenbar wird man allgemein vom Weiterstillen abstehen, wo aus Geistesstörung, Fallsucht u. s. w. der Mutter oder wo die Uebertragung von Parasiten, welche nicht schnell getilgt werden können, vermieden werden muss. Die Uebertragbarkeit vieler dyskrasischer Krankheiten durch die Milch oder schon durch die innige Berührung beim Stillen wurde im Ganzen früher mehr als jetzt gefürchtet. Ich habe Frauen mit Typhus bis zum 14. Tage, wo die Milch von selbst versiegte, fortstillen lassen, ohne dass das Kind erkrankte. Ob Krebs, Gicht, Skorbut auf das Kind durch die Milch übergehen, ist mehr als zweifelhaft; die mit solchen Leiden behafteten Frauen dürften jedoch schon deshalb nichts zum Säugungsgeschäfte taugen, weil sie dem Kinde eine an sich ungenügende Milch liefern werden, und weil sich ihre Blutmischung durch das Stillen mehr und mehr verschlechtert. Die in der Regel eintretende Hydrämie ist es, welche in sekundärer Syphilis, eben so wie bei den oben genannten Krankheiten, die Mutter zu schonen gebietet, abgesehen von der noch in Frage stehenden Ansteckungsfähigkeit der sekundären Syphilis. Wäre diese von Wallace, Velpeau, Cazenave, Castelnean, F. Simon, Gibert, Rinecker, Roux u. A. behauptete, von Ricord, Cullerier, Bigot, Diday, Ratier, M. Robert, Thiry, G. Simon, Sigmund u. A. hingegen geläugnete Uebertragbarkeit der sekundären Syphilis wissenschaftlich begründet, so würde die Behaftung der Amme oder Mutter mit derselben an sich das Stillen verbieten. Dass die wissenschaftliche Begründung fehle, dass vielmehr „die Nichtansteckungsfähigkeit der sekundären Syphilis erwiesen sei“, wurde zuletzt noch von Pauli (über Kontagiosität und Erblichkeit der Syphilis, Mannheim, 1854.) zu begründen gesucht. Das Alles aber, was derselbe und Ricord's andere Schüler für ihre Meinung anführen, möchte doch wohl noch nicht zu dem von ihnen gezogenen Schlusse berechtigen; logisch können sie höchstens zur Aufstellung des wissenschaftlichen Satzes gelangen: „die Ansteckungsfähigkeit der sekundären Syphilis ist nicht erwiesen". Ihre Gründe nämlich sind rein negativer Natur, d. h. 1) ihre eigenen Experimente über die Kontagiosität gaben keine Resultate, und 2) die angeblichen Beobachtungen Anderer lassen sich ohne nothwendige Annahme einer Kontagiosität erklären oder auf Selbsttäuschung zurückführen. Der positive Beweis für die Nichtkontagiosität der sekundären Syphilis, den das von Pauli formulirte Axiom verlangt, fehlt der Partei Ricord's eben so sehr, als der gegenüberstehenden Partei der vollgültige Beweis für die Uebertragbarkeit der sekundären Syphilis. Die Möglichkeit der Kontagiosität muss die Wissenschaft noch heute als offene Frage behandeln. Wenn ferner Pauli anfügt: „Wir betrachten die Nichtansteckungsfähigkeit auf dem heutigen Standpunkte unseres Wissens als ein unumstössliches Axiom," so hätte er wohl besser gethan, statt dessen zu sagen: „Wir halten die Ansteckungsfähigkeit nach jetzigem Wissen für unwahrscheinlich". Dieses über den neuesten Standpunkt der Streitfrage im Allgemeinen. Hinsichtlich der Uebertragbarkeit der sekundären Syphilis auf den Säugling führt Bouchut (Traité prat. des malad. des nouveaux-nés éd. II. Paris, 1852. 882) 11 Fälle an, wo die Amme den Säugling oder dieser jene angesteckt hat; Aehnliches will Paul Dubois (Journ. de méd. et chir. prat. Paris, 1849. XX. 347.) beobachtet haben. Ricord (Lettres sur la syphilis. Paris, 1851. 100) sucht diese Fälle auf primäre Syphilis zurückzuführen; Nonat, früher bei der Administration der Pariser Hospitäler mit Säugammen beschäftigt, ferner Cullerier und Natalis Guillot (Presse méd. belge 1853. 12. Juin) geben gleichfalls an, nie durch sekundäre Syphilis Uebertragung zwischen Ammen und Kind beobachtet zu haben. Da Cazenave triumphirend ausruft, dass selbst die, welche die Ansteckungsfähigkeit der sekundären Syphilis bezweifeln, sich scheuen, ihren Kindern sekundär-syphilitische Ammen zu geben, so entgegnet Pauli, dieses geschehe nicht aus Furcht vor Ansteckung, sondern weil man dem Kinde die Milch einer gesunden Person überhaupt und nicht eine durch Krankheit weniger nahrhafte und sogar eckelerregende Milch zukommen lassen wolle. Hygieinisch wäre also das Resultat ganz dasselbe; die pathologische Streitfrage zu entscheiden, möchte schwer halten; denn obgleich ich selbst mehrere Fälle genau beobachtet habe, in denen mir Alles für Uebertragung sekundärer Syphilis während des Säugens zu sprechen schien, so halte ich doch eine Beweisführung, welche nur mit Hülfe solcher Beobachtungen möglich wäre, für nicht exakt genug. —

Wenn man bei einer akuten Krankheit durch irgend welchen Umstand zu schnellem Entwöhnen genöthigt ist, so glaubt wohl Niemand mehr jetzt wie früher an die Möglichkeit einer Milchmetastase, bei welcher die durch die Milchabsonderung aus dem Blute auszuführenden Stoffe an normalen Stellen, z. B. in der Brust- und Bauchhöhle, abgesetzt würden. Das Aufhören der Milchsekretion bei entzündlichen Krankheiten hielt man dabei für das Primäre, während es doch in der Regel das Sekundäre ist. Die zufällige physikalische Aehnlichkeit des entzündlichen Exsudates mit Milch mochte gleichfalls zur Annahme einer Versetzung der letzteren in Substanz verleiten. Henle (ration. Path. 1847. I. 230) zeigt, wie die exaktere Forschung die Voraussetzung einer besonderen Bluterkrankung (Milchkrase) durch Zurückhaltung der mit der Milch abzusondernden Stoffe kaum unterstützt und er erinnert daran, dass Donné Thieren Milch in das Blut spritzte, ohne anderen Erfolg, als den einer rasch vorübergehenden Bedeutung. Die unmittelbare nach der Operation im Blute aufzufindenden Milchkügelchen waren nach zweimal 24 Stunden verschwunden. (Nur Pferden waren kleine Mengen Milch im Blute tödtlich.) Ich füge hinzu, dass Lehmann und Heller nach Milchstockung Zucker im Harne fanden. — Diese Experimente sowohl, als auch die Beobachtungen in der Praxis zeugten dafür, dass man an metastatische Versetzung zu denken nicht berechtigt ist, und dass man bei schnellem Entwöhnen in Krankheiten fast allein die durch das Stocken der nicht abgezogenen Milch in der hyperämischen Milchdrüse verursachten mechanischen Störung, die hiedurch bedingte reflektorische Reizung der (sympathischen) Gefässnerven, welche sich in Fiebererscheinungen ausspricht, und die mit einer solchen Reizung stets verbundenen allgemeinen Ernährungsstörungen zu fürchten hat; solch' eine Störung kann allerdings die bei akuten Krankheiten schon an sich häufig vorhandene Alteration des gesammten Stoffwechsels höchst bedenklich machen. Noch müssen wir über die Verschlechterung der Milch durch Beimengung fremder Stoffe Einiges sagen. Gallenbestandtheile wollen Einzelne gefunden haben. Henoch (Casper's Wochenschr. 1846) liess bei akuter Entzündung der Leber fortstillen, nachdem er sich von der normalen Beschaffenheit der Milch überzeugt hatte. Frank, der 1742 einen

Gelbsuchtsepidemie beobachtete, und nach ihm Stökes, berichten zwar, nie eine gallige Färbung der Milch beobachtet zu haben, doch stehen die Erfahrungen von Marsh und Bright damit in Widerspruch. Eiter kommt in der Milch bei Abscessen der Brustdrüse vor und würde zum Entwöhnen auffordern. Unter ähnlichen Umständen (bei Erosion und Verschwärung der Brustwarze) fand man Blut in der Milch und veranlasst nicht selten ein Blutbrechen des Kindes, welches die Mutter ausserordentlich erschreckt, wenn dieselbe vielleicht noch wenig vorbereitet ist auf die Möglichkeit eines solchen Vorkommnisses. Allein auch dann, wenn das Blut nicht wieder ausgebrochen wird, ist die Beimischung von Blut wenig bedenklich für das Kind, da die Aschenbestandtheile des Blutes minus Serum denen der Milch fast ganz entsprechen. Von der kolostrumähnlichen Beschaffenheit der Milch war schon früher die Rede. Neben den Kolostrumkörperchen fand Lehmann bei akuten Krankheiten auch wahre Körnchenzellen mit nachweisbaren Hüllenmembranen und oft darstellbarem Kerne (unreife Milchkügelchen). Epithelialzellen und Schleimkörperchen waren nur zufällige Bewegungen der Milch bei lokalen krankhaften Affektionen. Faserstoffgerinnsel finden sich nur bei Blutgehalt der Milch. Abnorm kommt am häufigsten Eiweiss vor, namentlich bei Entzündung der Drüse (von Doyère, wie oben besprochen, wohl fälschlich für regelmässigen Bestandtheil gehalten). Harnstoff entdeckt man in der Milch bei Bright'scher Krankheit. In der sogenannten blauen Milch fanden Fuchs und Lehmann ein Infusionsthier (Vibrio cyanogeneus und xanthogenus, die auf gesunde Milch dieselbe ebenfalls färben), Bailleul und Lehmann einen Byssus. In rother Milch will Nägeli pflanzliche protokokkusartige Bildungen gesehen haben. Die saure Milch entsteht durch Bildung von Milchsäure; das Kasein ist hier in Körnchen geronnen, die Milchkügelchen sind zusammengeflossen. Schwefelwasserstoff will nach Gemüthsbewegungen l'Héritier, Simon einen stark riechenden Stoff entdeckt haben.

Das Uebergehen gewisser, der Mutter gereichten Arzneistoffe (nach Tornhill Opium, nach Péligot und Herberger Jod) in der Milch ist erwiesen, aber noch nicht genügend erforscht. Wöhler gab Jod einer säugenden Hündin und fand im Harne der Jungen Jodwasserstoff. Auch der Bitterstoff der Arte-

[illegible] [illegible] findet sich, wie Albers angibt, in der Milch wieder, ebenso vielleicht der süsse Kratzstoff und das ätherische Oel des Anis, Fenchel, Körbel. Man sagt, dass man Syphilis des Kindes heilen könne, wenn man der säugenden Mutter Quecksilber reicht und Albers (Hdb. der allg. Arzneimittellehre. Bonn, 1854) meint „ebenso hat die Sassaparille, der Mutter gereicht, auf das Kind Einfluss.“ Der Alkohol geht in reichlicher Menge über: eine berauschte Mutter berauscht ihr Kind. Gorup-Besanez führt an: von aussen eingeführt sollen sich Jodkalium, die Salze von Eisen, Zink und Wismuth, Indigo und Riechstoffe in der Milch wiederfinden.

Beiträge zur Pädiatrik, von C. A. Tott, prakt. Arzte zu Ribnitz in Mecklenburg.

Parotitis.

Obgleich seit 37 Jahren praktischer Arzt, theils in Pommern, theils in Mecklenburg, habe ich dennoch erst drei Epidemieen von Parotitis, auch Angina parotidea sonderbarer Weise genannt, da anginöse Zufälle bei dieser Krankheit oft nur sehr unbedeutend und nur Nebenerscheinungen der Hauptkrankheit sind, beobachtet. Die Franzosen nennen das Uebel Oreillons, Ohrgeschwulst, als wenn das Ohr intumescirt wäre, und Boisseau (Nosographie organique T. I, p. 48) definirt dasselbe als „eine wenig schmerzhafte, wenig geröthete, sich von einem Ohre zum anderen über dem Unterkiefer verbreitende Geschwulst, wobei der Kranke jenen nicht niederschlucken kann, das Sprechen erschwert und auch das Kauen und Ausspeien schwierig ist“, was mit meiner Beobachtung übereinstimmt, nur mit dem Unterschiede, dass öfters die Zunge ganz steif war, die Geschwulst nicht immer von einer Parotidengegend zur anderen ging, sondern sich manchmal nur auf eine Seite beschränkte. Boisseau unterscheidet von der von ihm „Oreillons“ genannten Parotidenentzündung, als welche auch ich die Krankheit charakterisire, die sich nur auf eine Seite beschränkende Parotitis (Parotide, Parotidite, Sialadenite, Parotidienne), während ich nicht absehe, weshalb man nicht auch die nur eine Seite einnehmende Geschwulst den

Parotis mit denselben Ausdrücken bezeichnen soll, als die Geschwulst an beiden Seiten. Ich statuire daher nur eine Art Parotitis und verwerfe den Ausdruck „Ostitlons" oder Ohrgeschwulst, da auch andere Geschwülste am Ohre und in der Nähe desselben vorkommen können, dieser Name daher nicht das Wesen der Krankheit bezeichnet. Eben so nichts besagend sind die Provinzialnamen Ziegenpeter, in Ribnitz auch Lümmel, anderwärts Bauerwetzel, die letzteren beiden Namen von dem Ansehen, welches das Gesicht der Kranken oft erhält, was ich aber auch bei Gesichtsrose beobachtete, wo die Leute manchmal wirklich tölpelhaft, stupid, bäuerisch aussahen, trotz manchmal hübscher Gesichtsbildung; nicht weniger unbezeichnend ist der Name Mumps bei den Engländern, was Kehlsucht bedeutet. Ich bediene mich jedoch des Ausdruckes Parotitis, der mir genügend erscheint. Er bezeichnet sehr verständlich eine Entzündung der Ohrspeicheldrüse; und zwar ist diese Entzündung gleich allen anderen Drüsenentzündungen selten sehr akut. Bei Kindern ist sie am häufigsten. Ich sah das Uebel übrigens auch bei Erwachsenen, jedoch mehr sporadisch; epidemisch sah ich es nur bei Kindern, und zwar immer nur zur Zeit der Aequinoktien, und zwar, den Beobachtungen Anderer entgegen, auch, wie 1854, im Herbstäquinoktium. Als Vorläufer des Scharlachs sah ich die Krankheit nie, wohl aber in einem, weiter unten anzugebenden Falle als Scarlatina occulta lethalis; auch als Nachkrankheit habe ich die Parotitis nicht kennen gelernt, wenn man nicht jede Halsdrüsengeschwulst, die manchmal als Krise nach Scharlach, nervösen Katarrhal- und gastrischen Fiebern vorkommt, so nennen will, wie Manche; ebenso waren diese Geschwülste auch keine Art Parotitis, wie man sie als Ziegenpeter, Bauerwetzel, Mumps im strengen Sinne bezeichnet. Die eigentliche Parotitis, von der ich hier spreche, und worunter ich den Bauerwetzel Anderer verstehe, sah ich als idiopathisches Uebel auftreten, und zwar bei ganz gesunden, wie bei skrophulösen Kindern, habe aber weder bemerkt, dass die Skrophelkrankheit dadurch verschlimmert, noch gebessert wurde, sondern die Parotitis ihren Verlauf ohne Einfluss auf die Skrophulose machte. So wenigstens in den Epidemieen meiner Praxis. Die Symptome waren die gewöhnlichen; die Krankheit dauerte über 8 Tage und oft länger, wie das im Herbste 1854 öfters der Fall gewesen, war bald ohne, bald mit Fieber begleitet, welches letztere zwar stets einen katarrhalischen Charakter hatte, bei einem Kinde im Herbste 1854 aber auch einen ulzerativ-nervösen Anstrich annahm. Bei gehörigem diaphoretischem Regimen sah ich die so viel gefürchteten Metastasen nie vorkommen; Versetzungen auf's Gehirn, auf die Brüste sah ich nie, wohl aber auf die Testikel und auf den Magen, wobei die Ohrendrüsengeschwulst aber nicht immer verschieden war, sondern fortbestand, so dass in diesem Falle eigentlich von Metastase nicht die Rede sein kann, sondern nur zu sagen ist, bei der Parotitis seien der Magen, die Testikel konsensuell ergriffen, — ein Konsensus, der freilich eben so schwer, wie die Metastase bei Parotitis physiologisch übrigens zu erklären ist, da Brüste und Genitalien wohl in Konsens stehen, nicht aber eigentlich die Parotis mit diesen Theilen wie mit Magen und Gehirn. Genug, die Erfahrung hat aber gelehrt, dass beim plötzlichen Verschwinden, aber auch beim Fortbestehen der Parotidengeschwulst, die angeregten Krankheiten wirklich vorkommen. Durchschnittlich waren meine Arzneimittel bei den Parotitis-Epidemieen eine Kali-Saturation mit Aqua florum Sambuci, Liquor Ammonii acetici und Syrupus Althaeae, dabei diaphoretisches Regimen und Bedecken der Geschwulst mit Flores Sambuci et Chamomillae aa. denen ich — in Kräuterkissenform — manchmal Kamphor zusetzte, von welchem ich nie, wie die Meisten fürchten, ein Zurücktreten der Geschwulst nach innen sah, wie dieses allerdings nach nassen Umschlägen vorkommen kann. Einreibungen von Linim. ammon. camphoratum, die ich von einem Arzte anwenden sah, nutzten nichts. Nie sah ich auch das Uebel einen solchen Grad erreichen, oder vielmehr einen akuten Entzündungscharakter annehmen, dass ich die von Einigen, auch von **Hufeland**, empfohlenen Blutegel, Kalomel, salinische Purganzen, von welchen letzteren Einige Metastasen fürchten, vielleicht mit Recht, da sie von der Haut ableiten, durch die bei der epidemischen Parotitis doch immer hauptsächlich die Krise geschehen soll, anzuwenden für nöthig gefunden habe. Auch **Boisseau** (a. a. O.) verwirft Blutentziehungen und erweichende Umschläge; er empfiehlt Warmhalten der Geschwulst durch Bedecken und Berücksichtigung der gastrischen Organe (wie Hufeland bei hohem Grade der Krankheit ein Brechmittel), aber er tadelt diaphoretische und Purgirmittel, weil diese das Uebel bis zur akuten Entzündung, was aber bei den schweisstreibenden Mitteln, wenn sie nicht übermässig angewandt werden, so leicht nicht der Fall ist, steigern könnten, was wohl von den Purgirmitteln eigentlich nie zu besorgen ist, da diese eher die Hautkrise stören und zu Metastasen Anlass geben können, als dass sie eine träge Phlogose zur akuten erheben sollten; im Gegentheile können oft salinische Laxirmittel bei wirklich akuter Natur der Parotitis aber auch heilbringend werden, indem sie antiphlogistisch wirken, weshalb sie auch Hufeland für solche Fälle bot. Die Entstehung von Metastasen nach Purgirmitteln gesteht übrigens auch Boisseau zu. Verhärtungen, als Folgekrankheit der Parotitis, wie Suppuration, sah ich nie eintreten, d. h. bei der epidemischen Form dieser Krankheit, wenn auch bei der sporadischen Parotitis (der Parotitis critica, metastatica, impetiginosa, nach Flechte oder Psydracie, P. mercuriale), von der ich hier aber nicht spreche. Anomale Formen dieser Krankheit habe ich öfters gesehen, besonders Anschwellung der Testikel, die sich bei Einhüllen der Geschwulst in Flanell, mit Kampher bestreut, verlor, wobei ich Kampher und Emulsion auch innerlich gab, und stets zum Ziele kam, ohne dass ich ein Vesicans auf die Stelle legte, wo früher die Drüsengeschwulst war, die ich, wenn sie, wie öfters bei dem Hodenübel, fortbestand, so dass in diesem Falle eigentlich von Metastase nicht die Rede sein konnte, nur mit Kräuterkissen, wie früher, bedeckt hielt. Die Diaphorese hob beide, — das Grund- und Folgeübel, — stets. In einem Falle, bei einem 12jährigen Knaben, verschwand, da nur Flanell von den Eltern auf die Geschwulst gelegt worden war, das Verhalten aber eben nicht auf Förderung des Schweisses gerichtet gewesen zu sein schien, jene plötzlich und es trat starkes, sich alle 1—2 Stunden wiederholendes Erbrechen mit spastischer Konstriktion in der Kardia ein; es war hier aber keine metastatische Gastritis, wogegen der wasserhelle Harn, der Mangel an Fieber, die Empfindungslosigkeit der Kardia bei Druck sprachen, auch der Mangel an Schmerz beim Genusse von Speisen und Getränken zeugte. Es war vielmehr eine Kardialgie mit Erbrechen (Cardialgia sputatoria), bei der ich zuerst Brausepulver anwandte, ohne etwas zu nützen, die aber durch eine Mischung aus Tinctura Castorei, Liquor Ammon. succinici, Tinctura Opii simplex und Ol. Menthae piperitae in Chamillenthee, schon in 6 Stunden beseitigt wurde, ohne dass sich wieder eine Geschwulst am Ohre zeigte, und ohne dass ich weiter etwas in Betreff dieser als Bedecken mit Flanell angewandt hatte. Ob dieses aber wirklich, was man aus dem plötzlichen Verschwinden der Geschwulst und dem unmittelbar darauf folgenden Magenleiden fast hätte schliessen mögen und können, eine Metastase, aber ob der Magenkrampf nicht vielleicht etwas Zufälliges, durch Erkältung bei'm Schwitzen Entstandenes war, was mit der Parotitis in gar keinem Kausalnexus stand, will ich dahin gestellt sein lassen. Ein 14jähriger Knabe hatte gewöhnliche Parotitis an der rechten Seite, die übrigens kein Anderer im Orte zeigte, dabei schwache anginöse Zufälle und scheinbar katarrhalische Fieberzufälle. Ich wandte Saturation mit Liquor Amm. acetici an und liess die Geschwulst warm bedecken, auch mit einem gelinden Gargarisma gurgeln. Es schien sich auch Alles zuerst zu bessern, und der Kranke schwitzte mit Erleichterung, als ich plötzlich gerufen wurde. Was fand ich? — Die äussere Parotidengeschwulst war flacher geworden, sah livid aus, der ganze innere Schlund, auch Uvula und Narben eben so, — also Brand; dabei Sopor, stertoröse Respiration, kurz Todeskampf, der auch bald eintrat, so dass vom Eintreten der genannten Zufälle bis zum Tode nur einige Stunden vergingen. Es war Angina maligna gangraenosa, deren Eintritt aber kein Sterblicher ahnen konnte; es war jedenfalls Scarlatina occulta, die ich beim ausgebildeten, wie versteckten Scharlach so oft nur in sehr gelindem Grade, als Angina catarrhalis faucium, gesehen habe. So auch hier. Auf Scarlatina occulta, die auch das Brandigwerden der Theile erklären lässt, schloss ich daraus, dass die Angehörigen mir nach des Kranken Tode erzählten, derselbe sei von einer Reise aus einer Gegend gekommen, wo Scharlach stark geherrscht habe, und woran viele Kinder und Erwachsene gestorben wären. Hätte man diesen Bericht früher abgegeben, so würde ich sogleich an Scarlatina occulta, die unter der Form der Parotitis aufgetreten sei, gedacht, ein Emeticum, Chlor u. s. w. gegeben haben.

Hydrocephalus congenitus und chronicus nach Boisseau (Nosographie organique. IV. S. 601 seq.)

In Folge der übermässigen Ausdehnung des Kopfes ist das Volumen desselben beim hydrokephalischen Fötus bei weitem über den Normalzustand gestiegen; das Gesicht dagegen kleiner als gewöhnlich, dreieckig, und der Kopf sehr schwer; die Scheitelbeine, das Stirn- und Hinterhauptsbein sind oft getheilt, stets hart und in der Mitte hervorstehend, im Umfange dünn, weich biegsam und endigen häufig; zuweilen sind diese Knochen schaumfest und zeigen nur einzelne knochige Stellen, oder blos knorpelige, und es fehlen die Nähte. Der weite Umfang des Schädels entsteht durch die Ausdehnung der nicht verknöcherten Stelle, von denen die grösste wie die vordere Fontanelle ist; die Wände oder Platten der Augenhöhle bilden keinen Winkel mehr mit dem vertikalen Theile des Stirnbeines; das Gewölbe der Augenhöhle ist niedergedrückt, drängt die Augen daher dergestalt nach unten, dass das untere Augenlid den Augapfel bis zur hälfte bedeckt; der äussere Gehörgang ist abgeplattet, mehr breit als erhaben; die Haare oft ungewöhnlich lang. Nicht selten fluktuiende, runde, eiförmige, birnförmige Geschwülste am Hinterhaupte, an der Nasenwurzel, an der Stirne; die Wirbelsäule ist oft der Länge nach geöffnet; die Oberlippe ist sehr oft gespalten, und zuweilen fehlen die Augen; die unteren Extremitäten sind gewöhnlich kurz und dünn. Die Schädelknochen sind öfters auch vollkommen in ihrer Substanz ausgebildet, die Ossifikation ist also vollendet, und die Nähte sind vollständig vorhanden; auch beobachtet man Ossa Wermiana in grosser Zahl. In anderen Fällen sind, bei vollständigem Verknöcherungsprozesse, die Nähte verschwunden, der Schädel ist pyramidal geformt und kleiner, als gewöhnlich. Die Hirnhäute sind zuweilen stärker, bilden eine grosse Höhle, oder Säcke, die sich nach aussen, zwischen die noch nicht fest gewordenen Knochen legen. Das Gehirn ist bald so weit, dass seine Ventrikel eine grosse, mit Flüssigkeiten gefüllte Höhle bilden, deren markige Wand sehr dünn ist und weder Windungen noch Krümmungen hat; bald ist es bis auf die Hirnbasis durch die in der Höhle der Arachnoidea angehäufte Flüssigkeit niedergedrückt; fast beständig sind das ganze Gehirn, oder einige Theile desselben unvollständig entwickelt, den Hirnhäuten fehlen zuweilen einzelne Theile. Die ergossene Flüssigkeit ist gewöhnlich durchsichtig, zuweilen aber trübe, serös-eiterig, oder eiterartig, ihre Menge beträchtlich, oft zu mehreren Theilen, bestehend aus Wasser, etwas Eiweiss, mehr Osmazom, Soda (Natrum), Magnesia, salzsaurem, phosphorsaurem und kohlensaurem Salze, essigsaurem Natrum, phosphorsaurem Kalke, phosphorsaurer Magnesia und phosphorsaurem Eisen. — Als Ursachen des Hydrocephalus congenitus nimmt Boisseau an: übermässig gesteigerten Bildungstrieb (?), ferner Entzündung des Gehirnes beim Embryo in Folge während der Schwangerschaft gepflogenen Beischlafes (nach Klinkosch), Schläge, Kontusionen, Fall der Schwangeren, Gemüthsaffekte, skrophulöse Diathese, rhachitischen Zustand der Frucht, Hydatiden an der Placenta, an der Nabelschnur, Wasseransammlung in irgend einem anderen Körpertheile, endlich einen Bildungsfehler; — im Ganzen weiss man also nichts Bestimmtes über die wahre Ursache dieser schweren Krankheit. Der angeborene Hydrokephalus ist unheilbar; man kann nur den Verlauf der Krankheit möglichst aufhalten, oder verhindern, dass der Bildungsfehler nicht eine hohe Krankheitsstufe erreicht, mit einem Worte: den Tod aufhalten. Woran erkennt man aber die Anlage zum Hydrokephalus beim Fötus? Das ausgebildete Uebel wird wohl erst erkannt, wenn die Frucht sich zur Geburt mit dem Kopfe stellt, und die Entwickelung desselben nicht stattfinden kann. Hier muss punktirt werden: alles Andere, was man zur Heilung des (präsumtiven) Hydrokephalus beim Fötus gethan hat, und Boisseau für wenig nützlich hält, halte ich nur für geeignet, Krankheit des Fötus überhaupt zu verhüten, die vielleicht vorhandene Anlage zum Hydrokephalus zu beseitigen, oder nicht zur Entwickelung kommen zu lassen. Es sind dieses Mittel, die jeder Schwangeren auch zur Förderung leichter und rechtzeitiger Geburt zu empfehlen sind, als: Vermeidung jedes Druckes, jeder Kontusion des Fötalschädels, jeder starken Erschütterung, möglichste Lage auf der rechten Seite, Förderung der Harn-, Darm- und Hautexkretion, nach Umständen Erhaltung der Kräfte durch gute Diät, Wein, Amara, leichte Eisenmittel, um nicht Blutfluss zu provoziren, Hautreize; Eiterungen auf derselben (die letzteren sind zu schwächend), Verringerung der Kongestionen nach dem Kopfe durch Blutegel an den Hals (Aderlass ist besser), Fussbäder (bewirken leicht Abortus), wenn Zeichen der Plethora vorhanden sind.

Ohne den Namen des Wasserkopfes zu verdienen, haben Kinder im ersten Lebensalter einen voluminösen, schweren Schädel, hin und her springende Augen, die aus den Augenhöhlen heraustreten zu wollen scheinen, in die Höhe stehende Augenbrauen, kaum sichtbare Thränenkarunkeln, dicke Stirn- und Schläfevenen, sehr dünne Fontanellen; sie gehen träge, sprechen langsam, und ihr Geistesvermögen entwickelt sich eben so langsam, ihre Wirbelsäule krümmt sich, sie neigen zum Schlafe, sind nachlässig und werden leicht müde. Wenn die Kinder älter sind, beschreiben sie im Gehen einen Kreis, sobald sie die Beine in die Höhe heben, und fallen leicht. Einige husten und haben erschwerten Athem, wenn sie auf der rechten Seite liegen. Wenn das Uebel weiter vorgeschritten ist, hängt der Kopf nach der Seite, erreicht durch die beständige Zunahme der Spatia interossea eine enorme Grösse; Schädel und Gesicht bieten dann das Ansehen eines mit angeborenem Wasserkopfe behafteten Kindes dar. Zuweilen verrathen die Wandungen des Schädels Fluktuation, und man will sie durchscheinend gefunden haben. — Die Entwickelung des Rumpfes besonders, wie der unteren Gliedmaassen, liegt darnieder, verzögert sich; bei einigen Subjekten werden die Glieder umgestaltet; die Sehkraft wird schwächer, erlischt, die Glieder werden lahm, die Geistesfähigkeiten erlöschen, ausgenommen in einigen Fällen, wo die Urtheilskraft, die Empfindung und Einbildungskraft noch eine Zeit lang in Thätigkeit sind. Beim Drucke auf den Schädel verfällt der Kranke in Schlummer; es treten Konvulsionen ein, welche, wenn der Druck nachlässt, wieder schwinden. Das Kind seufzt öfters, ist hartnäckig verstopft, Urin wenig, periodische Konvulsionen. Menstruation und Trieb zum Beischlafe finden zuweilen statt im Alter der Pubertät; aber der Kranke lebt selten so lange, obgleich es nicht an Beispielen fehlt, dass Kinder 7, ja 20, 30, 40, 50, selbst 79 Jahre gelebt haben. Vorboten des Todes sind: anhaltende Schläfrigkeit, die zuweilen stärker als gewöhnlich ist, gehemmte Respiration, öftere Konvulsionen, weiter um sich greifende Lähmung; der Tod tritt häufig in Folge einer Ruptur der Geschwülste, oder der häutigen Theile des Schädels ein. In sehr seltenen Fällen soll an die Stelle des Hydrocephalus chronicus Hydrorhachitis oder Anasarca getreten sein, die schon vorherging; derselbe kann auch beim Erscheinen äusserer lymphatischer Geschwülste schwinden. Hat die Krankheit einen gewissen Grad erreicht, so macht sie zuweilen einen Stillstand, ohne dass der Kranke jedoch nicht des einen oder mehrerer Sinne, gewöhnlich des Gehöres und Gesichtes, beraubt ist. Besteht das Leben fort, so hören die Schädelwandungen auf, sich zu verknöchern, ohne dass der Schädel von seinem Umfange verliert. Der chronische Hydrokephalus ist stets in einem gewissen Grade angeboren, oder es ist wenigstens Anlage dazu da (wie auch ich es stets bei den mit Wasserkopf Geborenen in Betreff der Schädelbildung u. s. w. fand); doch auch Reizungen, wie bei Arachnoiditis und diese in ihrer akuten Form, sind oft Veranlassung dann, wo dann die Krankheit manchmal ohne Vergrösserung des Schädels besteht. Ja, öfters ist der Umfang des Schädels sogar kleiner; bei Neugeborenen findet man die Schädelknochen fest, die Nähte verknöchert, die Fontanellen geschlossen; der Scheitel des Kopfes ist spitz, seine Seiten sind zusammengedrückt, die Stirne ist abgeplattet, der Kopf mit starken Haaren bedeckt, die Netzhaut ist empfindlich, die Pupillen sind erweitert; die Gestalt drückt Stupidität aus, das Schlucken ist erschwert, die Stimme schwach, heiser, grosse Gefrässigkeit, die Beine über Kreuz geschlagen, eines an das andere, die Schenkel an den Unterleib gezogen, die Zehen nach der Fussohle; der Kopf hängt manchmal beständig nach vorn, er fällt in Schlummer, oder Betäubung, das Gesicht wird livid, die Respiration ist beeinträchtigt, die Venen des Halses und Kopfes sind aufgetrieben, die Schläge des Herzens und der Arterien biegsam, schwach, die Glieder kalt. Der Kranke stirbt gewöhnlich bei der Geburt, oder kurz nachher, zuweilen erst nach einigen Wochen, einem oder mehreren Monaten, einem oder mehreren Jahren. Bei der Leichenöffnung der am angeborenen oder chronischen Wasserkopfe Gestorbenen finden sich die Knochen gewöhnlich grösser, aber in ihrer grösseren Ausdehnung häutig, dünn, weich, biegsam, mit Knochenpunkten bedeckt, zuweilen fest und selbst dicker im Verhältnisse zur Diploë, die merkwürdiger Weise reichlich vorhanden ist. Ist die Verknöcherung vollendet, so sind die Nähte vollkommen gebildet, man beobachtet zahlreiche Ossa Wormiana; in anderen Fällen ist die Verknöcherung unvollkommen, die Nähte sind verschwunden, der Schädel ist aber pyramidal und kleiner als gewöhnlich. Die Häute sind öfters stärker, bilden eine grosse Höhle oder Säcke (poches), welche sich in die noch nicht befestigten Knochen legen. Die Gehirnhöhlen sind bald so erweitert, dass sie eine mit Serum gefüllte Höhle bilden u. s. w. Die Ursachen des chronischen Hydrokephalus sind die des akuten; aber sie wirken langsamer und stärker, als: äussere Gewalt, lymphatische Konstitution, skrophulöse und rhachitische Diathese; folglich dieselbe Dunkelheit wie beim angeborenen Wasserkopfe. Von der Heilung gilt das bei diesem Gesagte.

Bemerkungen über Zehrfieber bei Kindern.

Ich habe in meiner Praxis eine pathologische Sonderung zwischen dem sekundären (symptomatischen) und dem idiopathischen Zehrfieber (febris hectica secundaria, symptomatica und Febr. hectica idiopathica) getroffen. Die erstere Form sah ich als Begleiter hoher Grade von Skrophulose, von Atrophie, von Phthisis, und hier schwand das Fieber mit der Hauptkrankheit, wurde aber, hatte es eine hohe Stufe erreicht, oder waren schon Wasseransammlungen da, in der Regel tödtlich. Bei der von Pemberton so genannten Febris infantum remittens, welche vielleicht mit dem Typhus lentus cum phlogosi passiva intestinorum Autenrieth's und mit Abercrombie's Darmschleimhautentzündung identisch ist, wovon ich im 19. Bande dieser geschätzten Zeitschrift gehandelt habe, ist das Fieber jedenfalls auch ein sekundäres, symptomatisches; es helfen hier weder Febrifuga, noch sonstige Mittel, nur Kalomel in kleineren Dosen, neben Merkurialeinreibungen in's Abdomen. Nur noch vor Kurzem hatte ich einen Fall bei einem zweijährigen Kinde, welches lange gekränkelt hatte, sehr abgezehrt war, Heisshunger hatte, bald an Durchfall, bald an Verstopfung, zuletzt nur an Schleimdurchfall litt. Ich gab hier Kalomel und liess Unguentum cinereum einreiben mit sichtbarer Erleichterung; doch ungeachtet des fortgesetzten Gebrauches dieser Mittel verstärkte sich das nächtliche Fieber, welches die Mutter früher ganz übersehen hatte, eben so wenig aber auch von dem Ortswundarzte erkannt worden war und weder Chinin, noch China konnten es beseitigen; das Kind starb ganz abgezehrt. Es war hier also wohl Febris idiopathica lenta vorhanden, deren Ursache nicht zu ermitteln war, auch unermittelt blieb, da eine Leichenuntersuchung nicht gestattet wurde. Diese Febris lenta idiopathica habe ich übrigens selten durch Chinin, China, diese manchmal mit Salmiak, beseitigen können; die meisten Fälle liefen tödtlich ab. Welches ist nun aber das innere Kausalmoment dieser Fiebergattung bei Kindern? Gewiss dasselbe, welches bei dieser Fiebergattung Erwachsener obwaltet; es ist eine Febris lenta nervosa, wozu die zarte Kindernatur besonders disponirt ist. Eine anomale Erregbarkeit des Nervensystems und in Folge dessen abnormer Einfluss auf Ernährung und Blutbereitung liegen zum Grunde. Bei fehlenden Zeichen eines gastrischen Zustandes der Skrophulose oder phthisischer Leiden zeigen sich bei dieser Febris lenta (nervosa) idiopathica erhöhte Reizbarkeit im Allgemeinen, daher Verdriesslichkeit, krittliches Wesen, viel Weinen, unstäte Lage, Schreckhaftigkeit, Schlaflosigkeit, weil das Fieber gewöhnlich Nachts eintritt. — Dieses Fieber, welches ohne Frost eintritt, beginnt gleich mit allmählig zunehmender Hitze, wobei die sogenannte Schwindsuchtsrose (das Aufmalen circumscripter Völle der Wangen) gewöhnlich vorhanden ist, starker, schon allein den Schlaf störender Durst statt findet; das Fieber endet gegen Morgen mit Schweiss, der oft sehr profus ist; der Puls ist bei dem Fieber klein, schwach, zitternd, aber schnell; viel Herzklopfen, Klopfen der Karotiden, dieses Beides im Fieberanfalle, der manchmal Mittags auch noch einen Anfall, also einen doppelten, macht. Der Stuhlgang ist Anfangs noch gut, später — und das ist immer ein übles Zeichen — tritt Diarrhoe ein; der Urin ist roth und trübe im Fieberstadium, ausserdem klar, oft wasserhell; zuweilen deliriren die Kranken, zumal wenn der Tod nicht mehr ferne ist, dem auch nervöse Zufälle — Sehnenhüpfen, Flockenlesen, Zittern, Konvulsionen — vorhergehen, der durch Lähmung und Erschöpfung bei den oft bis auf die Knochen abgezehrten kleinen Kranken herbeigeführt wird. Wassersucht beobachtete ich bei dem Febris lenta idiopathica nie, und wo diese eintrat, lag stets Skrophulose oder Mesenteritis chronica zum Grunde, die dann nicht schwer zu erkennen sind, und wo das Fieber ja nur sekundär ist. Da ich, wie gesagt, an eine Radikalkur fast nie habe denken dürfen, auch alle Mittel, um diese zu erzielen, gewöhnlich unwirksam bleiben, so habe ich mich auf palliative Hülfe beschränkt, habe besonders die abnorm gesteigerte Sensibilität durch Hyoscyamus, selbst durch Opium, welches ich überhaupt in der Kinderpraxis nicht so scheue, wie viele Aerzte, und das mir oft allein Hülfe brachte, wo Hyoscyamus, Digitalis, Extr. Lactucae virosae, ihre Kraft versagten, zu mindern versucht, dadurch wenigstens Ruhe, Schlaf verschafft und die Aufopferung der Kräfte in Folge dessen hingezogen. In einigen wenigen Fällen — ich sage in nur wenigen — habe ich durch den Beigebrauch nährender, reizloser Kost, Chinin, China mit Säuren, die oft an sich auch sehr vortheilhaft als Febrifugum wirkten, durch aromatische Kräuter-Malzbäder die Radikalkur zu Stande gebracht. Glücklicher war ich — ich gestehe es — aber stets bei der Febris lenta (hectica) secundaria und namentlich bei der aus Skrophulose hervorgehenden, wo ich Leberthran, Plummer'sche Pulver, Jod, Soolbäder öfters Heilmittel werden sah, versteht sich, wenn das Uebel noch nicht zu sehr vorgeschritten, noch nicht Ascites da war. Ich will hier nur noch eines Falles gedenken, in welchem ein siebenjähriger Knabe einen dicken, aufgetriebenen, knotig anzufühlenden Leib, geschwollene Halsdrüsen, Blepharadenitis und andere unverkennbare Syptome der Skrophulose bei stark ausgeprägtem Habitus scrophulosus, an sich trug, ausserdem aber eine starke Anschwellung der Leber zeigte, und welchen Febris lenta nächtlich plagte. Ich gab Antiscrophulosa, erlangte aber nichts; im Gegentheile die Febris lenta hectica, hier natürlich eine secundaria, hielt an, und es bildete sich Hydrops ascites aus, den ich einige Male dadurch, aber auch nur immer temporär, beseitigte, dass ich Decoctum Caincae nehmen liess, welches hier in dem Maasse diuretisch wirkte, wie ich das nie vorher, noch bis jetzt wieder bemerkt habe. In der Zeit, wo diese Wasserabtreibung, oft zu mehreren Berliner Quart, erfolgte, entstand aber plötzlich eine Oeffnung in der rechten Seite, die, wie die Untersuchung lehrte, in die Leber führte, aus der, besonders wenn das Kind hustete, was nicht selten geschah, Eiter, wie aus einem Bierfasse, lief. Ich liess Infusum Chamomillae einspritzen, gab China, nährende Kost — Alles umsonst; der Kleine starb in 4 Wochen seit Entstehung des Leberabszesses, also an Phthisis hepatica, wovon wohl Hydrops ascites die Folge, das Fieber aber Symptom gewesen war. — Einen ähnlichen Fall beobachtete ich bei einem 11jährigen Knaben, der Eiter aus der rechten Lumbalgegend (aus einer Oeffnung) bei gewissen Körperstellungen entleerte, ebenfalls im höchsten Grade skrophulös war, Febris lenta, also auch secundaria hatte, bei dem es sich aber zeigte, dass hier ein Abszess im Psoasmuskel rechter Seite vorhanden war, dem, wie die Untersuchung konstatirte, alle Symptome der chronischen Psoitis vorhergegangen waren. Ein Heilversuch wurde hier nicht gemacht, würde auch eben so fruchtlos, wie bei dem oben beschriebenen Leberabszesse gewesen sein. Wer vermöchte auch die eiternden Organe — Leber, Psoasmuskel — hier zu ihrer früheren Integrität zurückzuführen, wer also hier die Febris lenta, hectica zu beseitigen, die ihren Quell nur in den eiternden Organen hatte, also Febris phthisica war? Gelegentlich will ich bemerken, dass ich Kinder öfters, unter dem Scheine jeder Unheilbarkeit, und in Verhältnissen, wo jede Bedingung zur Heilung fehlte, von atrophischen Zuständen, die ein hoher Grad von Fieber — (Febris lenta, hectica, secundaria) — begleitete, durch reine Naturkraft ihre Leiden habe überwinden gesehen, während in anderen Fällen die besten Heilmittel oft nichts vermochten.

Gallichte Diarrhoe, epidemisch bei Kindern, im Sommer 1854.

Zu einer Zeit — August und September 1854 —, wo unter Erwachsenen Brechruhren herrschten, die diesmal aber leichter, als in anderen Jahren waren, häufig nach 2—3 Ausleerungen von selbst sistirt wurden, weshalb denn auch wenig Leute Hülfe suchten, litten auch viele Kinder in und um Ribnitz, jedoch mehr in der Stadt, an Diarrhoe, die selten das erste Mal mit Erbrechen eintrat. Die Ausleerungen erfolgten 3, 4, 6, 8 Mal innerhalb 24 Stunden, bald mit, bald ohne Leibschmerzen, bald unter vielem Kollern; auch bei manchen Kindern wechselten sie mit einem Tenesmus ab, ohne dass jene erschienen; die Excreta waren mehr oder weniger konsistent, häufig wässerig, aber stets gallengrün gefärbt, mit Schleimflocken vermischt; dabei gelblich belegte Zunge, öfteres Aufstossen, Appetitlosigkeit, Fieber, welches einen remittirenden Charakter hatte, seine Exacerbationen Abends machte, mit starkem Durste verbunden war; übrigens keine Auftreibung der Leber- oder Magengegend. Das Ganze gestaltete sich als febrilisch-gallichter Zustand, als Febris biliosa. Einige Kinder sollen an dieser Krankheit gestorben sein, ob in Folge der erschöpfenden Ausleerungen, oder ob an dem Fieber? weiss ich nicht. Meine kleinen Kranken genasen sämmtlich bei einer Kalisaturation (mit Succus Citri bereitet), Aqua Melissae und Syrup. Althaeae, wonach das Fieber sich verlor, die Ausleerungen aber auf Lapides Cancrorum cum Aqua Foeniculi, Tinctura Rhei, Macidis aa., Syrup. cortic. Aurant. standen. Wo die Ausleerungen schon lange — 14 Tage — gedauert hatten, gab ich diese Mischung sogleich und mit Nutzen, während in einigen Fällen Infus. Colomb. und Calami cum Conch. praeparat., Pulv. nuc. Moschatae, selbst mit Opium, auch Decoct. cortic. Cascarillae, die ich sonst in Kinderdiarrhoeen so viele Jahre lang die besten Dienste leisten gesehen habe, nichts thaten. Vor mehreren Jahren herrschte hier derselbe gallichte Durchfall, und ich erinnere mich, dass die eben namhaft gemachte Mixtur auch Heilmittel wurde; es war hiermit aber kein Fieber verbunden. Einige chronisch gewordene Fälle wiesen damals nur dem Decoctum ligni campechiani, nachdem Colombo, Kalmus, Kascarill, Rheum, Opium nichts gegen den Durchfall vermocht hatten.

Unter den gallicht aussehenden Auswürfen bemerkte man zuweilen grünspanartig gefärbte Klümpchen Schleim.

Bemerkungen über die Rötheln (Rubeolae).

Die Rötheln sind keine Varietät von Scharlach, oder Masern, wie Heim, Formey, Hufeland, Frank, Reil, Richter, Horn, Reimann, Schäfer u. A. glauben, ebensowenig auch bald eine Art Scharlach, bald eine Varietät von Masern (nach Kopp, Wichmann, Thom, Ueberlacher, Harles, Ludwig), sondern sie bilden ein besonderes Genus von fieberhaftem Exanthem, — dafür halte ich sie mit Selle, v. Hoven, Ziegler, Kausch, C. Sprengel, Piderit, Jahn, Fleisch, Batemann u. A. Gründe für die letzte Meinung sind: die eigenthümliche Form des Exanthems (nach Heim den Flecken ähnlich, die entstehen, wenn man auf befeuchtetes Velinpapier, sobald es dem Trocknen wieder nahe ist, mit einer in rothe Tinte getauchten Feder einen Punkt macht, der sich, immer blasser werdend, nach allen Seiten ausbreitet). In dieser Form habe ich das Exanthem drei Mal gesehen, und waren anginöse Zufälle damit verbunden, während ich Masern nur als den Flohstichen ähnliche, etwas über die Haut stehende Flecke beobachtete, auch stets katarrhalische Zufälle Begleiter und Vorläufer waren. In einem Falle bestanden Scharlach und Rötheln in einem Individuum, d. h. die kleineren Röthelflecken sassen zwischen den grösseren Scharlachflecken, was die Hinneigung der Natur der Rötheln doch mehr zu Scharlach, als zu Masern, mit denen ich Röthelflecken nie zusammen fand, beweist. Den von Heim u. A. angegebenen eigenthümlichen Röthelgeruch habe ich nie wahrgenommen. Die Rötheln kommen selten sporadisch, gewöhnlich nur epidemisch, Scharlach dagegen epidemisch und sporadisch (Letzteres doch selten), Masern nur stets epidemisch vor. Nur noch im abgewichenen Sommer (1854) herrschten hier die Masern, die in einem Falle zurücktraten und mit dem Tode endeten, wo Kamphor nichts vermochte, auch wohl zu spät kam, während derselbe bei einem kleinen Mädchen, dessen Exanthem blass wurde, und zu verschwinden anfing, dasselbe wieder hervorrief und das Leben erhielt. Die Form des Exanthems habe ich so recht verschieden von den von mir früher beobachteten Rötheln gesehen. Rötheln befallen, nach Erfahrung, Leute, die schon Masern oder Scharlach gehabt haben (ich sah sie auch nur bei Kindern), oft aber auch von beiden noch verschont geblieben waren. Früher bestandene Exantheme anderer Art haben auf den Verlauf, die Zufälle, die Gutartigkeit oder Heftigkeit der Rötheln keinen Einfluss. Sie befallen den Menschen nur ein Mal. Sie verbinden sich mit Scharlach, mit Masern und, wie Einige wollen, ich aber nie sah, mit Keuchhusten (diesen sah ich mehr den Masern vorhergehen), sich damit kompliziren, auf sie folgen; einst statt dessen, vor Kurzem, ein Asthma convulsivum bei einem kleinen Mädchen, welches Kamphoremulsion mit Extract. Hyoscyami beseitigte, eintreten. Nach Manchen verbinden sich die Rötheln auch mit Friesel; ich nahm nur Scharlach mit Friesel wahr, der hier als Scharlachfriesel erst noch 1853 herrschte, woran aber wenig Kinder starben. Mit Krätze habe ich Rötheln nie observirt, ist auch wohl eine zufällige Komplikation bei Kindern, die schon skabiös waren, ehe bei ihnen die Rötheln ausbrachen. Ist die Krankheit einfach, so sind die Rötheln nicht kontagiös; ich sah jedoch in den Räumen, wo ein an Rötheln leidendes Kind war, sogleich mehrere ergriffen werden, was eben nicht gegen ein Kontagium spricht. Kontagiös werden sie aber leicht durch Anhäufung von Kranken an einem Orte, durch Unreinlichkeit unter Begünstigung des epidemischen Genius. Die Rötheln gehören nach Ansicht mancher Praktiker daher zu den sekundär (?) kontagiösen Krankheiten. Andere, wie gesagt, sahen oft Friesel sich mit Rötheln verbinden, der nun zum bösartigen Scharlach treten soll. Ich sah den Friesel sich auch mit gutartigem Scharlach, wie gesagt, erst noch 1854 kompliziren. Es kommt Alles auf den Charakter der Epidemie an. Der Friesel soll sich nur einstellen, wenn nach abgemachtem Scharlach die Haare ausfallen (Borxieri de Kanilfeld, Instit. medic. pract. Vol. II, 1785, p. 45. — Frank, de curand. homin. morbis, III, p. 69) und die Fingernägel sich ablösen (Kiesser) Zufälle, die ich nie vorkommen sah. Wassersucht und Metastasen folgen auf Rötheln, wenn ihr Verlauf widernatürlich, die Krankheit irgend heftig ist; bei gutartigem Charakter der Krankheit, wie ich ihn, ausser in einem Falle von Scharlachrötheln, wo eine leichte, aber von mir beseitigte Gehirnaffektion metastatisch eintrat, stets nur wahrnahm, folgt keine Nachkrankheit auf dieselbe, während beim Scharlach, was ich unterschreibe, die Neigung zur hydropischen Affektion um so grösser, je weniger das Kind krank ist, oder wenn das Exanthem in Blüthe steht (ich sah hydropische Zustände doch mehr als Nachkrankheiten bei Scharlach vorkommen, als im

Verlaufs des noch auf der Haut stehenden Exanthems); Schmerzen in den Ober- und Unterschenkeln entstehen selten durch vorhergegangene Rötheln, öfters nach bestandenem Scharlach; sie kommen fast nie nach Masern vor (ich habe solche Schmerzen bei beiden nicht wahrgenommen). Konstante Zeichen der Rötheln waren, nach meiner Wahrnehmung, nur die oben beschriebene Form des Exanthems, wie die anginösen Zufälle, während katarrhalische, wie sie bei Masern in die Erscheinung treten, stets fehlten. Meine Kur würde dem Charakter des Fiebers gemäss eingerichtet, jedoch immer mehr gelinde antiphlogistisch, nicht diaphoretisch, wie bei Masern, verfahren. — Boisseau hält Rötheln und Masern, die er beide Rougeole, Fièvre morbilleuse nennt, für identisch, indem er beide als rothe, den Flohstichen ähnliche, runde, umschriebene, sich zuweilen schwach über die Haut erhebende Flecke schildert. Die Abschuppung geschah, wie auch ich sah, nie kleienartig, wie bei Masern, sondern wie beim Scharlach, aber in kleineren Stücken, — wieder als Beweis, dass die Rötheln dem Scharlach näher, als den Masern verwandt sind. Wenn ein Röthelkranker beim höchsten Grade der Krankheit starb und man in die Flecke Inzisionen machte, so fand man das Hautzellgewebe bis auf einige entzündete Stellen injizirt; Lieutaud, Home und P. Frank sahen die Schleimhaut der Bronchien eiterartig überzogen, in der Pleura Serum, die Lungen mit Blut angefüllt, und bei Tuberkeln Eiterung, Wilson Röthelflecke auf der Oberfläche der Bronchien, Royer die Luftröhre, wie deren Aeste und den Kehlkopf mit einer weichen, gelblichen, hautartigen Masse überzogen, die Membrana laryngo-bronchialis überall roth violett, einen Theil der Lungen hepatisirt. Wo das Athemholen bedeutend gestört war, glaubte Laennec auf Lungenödem schliessen zu können. Alle diese Zustände in der Leiche kommen aber mehr bei Masern vor, die mit Rötheln hier gleichbedeutend gehalten werden, was sie aber nicht sind.

Einige Bemerkungen über Rötheln (Ritteln) oder Rubeolae, von Dr. Paasch, prakt. Arzte in Berlin.

Das Frühjahr 1854 brachte uns wiederum eine von jenen Epidemieen, die schon so oft das Material zu medizinischen Abhand-

len, und wenn sie erfolgte, dann berstete die Epidermis nach verschiedenen Richtungen; die Ränder erhoben sich an den Rissen ein wenig, und stiessen sich so ganz allmählig ab. In mehreren Fällen, selbst der leichtesten Art, zeigte sich nach einiger Zeit, nach 8 bis 10 Tagen, das Gesicht eigenthümlich gedunsen, bisweilen auch die Hände und die Füsse um die Knöchel herum ödematös geschwollen, der Urin eiweisshaltig; auch diese Erscheinungen schwanden nach einigen Tagen ohne eigentlichen Arzneigebrauch. Andere Kollegen sagten mir, dass ihnen Hydropsieen nach diesem Exanthem sehr häufig vorgekommen, und dass diess oft sehr hartnäckig gewesen seien. Ein Fall, dessen ich später noch erwähnen werde, nahm einen tödtlichen Ausgang durch Hinzutritt von Gehirndruck-Erscheinungen. Von der Behauptung Schönlein's, dass beim Vorhandensein der Schleimhaut-Symptome des Scharlachs das Exanthem der Masern, und umgekehrt, beim Vorhandensein der Schleimhaut-Symptome der Masern das Exanthem des Scharlachs die Eigenthümlichkeit der Rötheln bedingen solle, konnte ich mich nicht überzeugen.

Nachdem ich hiermit versucht habe, zu schildern, wie die Epidemie, die ich bis Ende Mai beobachtete, sich im Allgemeinen verhielt, will ich noch anführen, wie die Krankheit sich in einzelnen Fällen gestaltete. Am 26. März wurde ich zu der 15jährigen Anna B. gerufen; sie fieberte ziemlich lebhaft, hatte einen kurzen, trocknen Husten, katarrhalisch entzündete Augen, leicht weiss belegte Zunge und etwas heisere Sprache, so dass schon aus diesen Erscheinungen auf Masern geschlossen werden konnte, was sich schon am Abende dieses Tages durch den Ausbruch des charakteristischen Exanthemes bestätigte; die Masern, die allmählig auf der Brust und am übrigen Körper hervortraten, machten einen durchaus regelmässigen Verlauf, und endeten mit einer leichten Abschuppung. Am 9. April zeigten sich bei dem 7jährigen Bruder, Hermann, zuerst im Gesichte, dann an der Brust, am Rücken und an den Oberschenkeln grosse Gruppen feiner rother Rippchen, die so dicht standen, dass die gesunde weissliche Oberhaut nur punktweise dazwischen durchleuchtete; das Allgemeinbefinden war vollkommen gut, der Puls ruhig, der Appetit vortrefflich, jedoch soll die vorangegangene Nacht etwas unruhig gewesen sein. Ausserdem fanden sich dieselben Erscheinungen auch bei den Hausmädchen, nur waren bei diesem die Rippchen nicht so klein, es waren grössere rothe Flecke, entstanden durch das

Ineinanderfliessen vieler Flecke, und drum herum vereinzelte, die mehr den Masern ähnlich waren. Bei beiden erinnerte der Geruch der Hautausdünstung an Scharlach, und war verschieden von dem der Ersterkrankten. Am folgenden Tage, am 10. April, wurde bei dem 6jährigen Bruder, Max, dasselbe Exanthem wie beim Hermann beobachtet. Bei allen Dreien waren weder Husten, noch Lichtscheu, noch Angina oder sonst dergleichen vorhanden, es geschah daher auch arzneilich nichts, nur wurde Zugluft zu vermeiden anempfohlen. Noch nach 6 Tagen war bei den beiden Kindern das Exanthem erkennbar, und jetzt glich es einer Gänsehaut. Am 15. April fand ich die ältere Schwester, Emilka, heftig fiebernd, es war eine leichte Entzündung der Gaumensegel vorhanden, und ein Exanthem, vollkommen ähnlich dem beim Hermann und Max beobachteten; kein Husten, keine Röthung der Conjunctiva der Augen, keine Lichtscheu. In diesem Falle fand ich mich veranlasst, das Natrum nitricum zu reichen. Der Fall verlief ohne Störung; eine Abhäutung erfolgte nicht. In dieser Gruppe beginnt also ein charakteristischer Masernfall die Reihe der Erkrankungen, und ein Scharlachfall, dem blos die Desquamation fehlt, beschliesst dieselbe. Die dazwischenliegenden Fälle würde ich dem Scharlach anreihen, für welches auch der eigenthümliche Geruch des Kranken sprach.

Eine andere nicht minder interessante Gruppe ereignete sich in der Familie meines Bruders. Ebenfalls am 26. März brach bei dem 6jährigen Knaben Rudolf unter leichten Fieberbewegungen ein Exanthem hervor, welches dem vorher beim Hermann B. beschriebenen völlig glich; es wurde aber auch über leichte Halsschmerzen geklagt, und an der Zunge traten an den rothen Rändern und der rothen Spitze die Papillae filiformes stärker als gewöhnlich hervor; die Haut war feucht, der Geruch schwach, doch an Scharlach erinnernd. — Am folgenden Tage fand ich bei dem 10jährigen Bruder desselben, August, und der 5jährigen Schwester, Karoline, ein gleiches Exanthem im Gesichte und an der Brust; beim August war gar kein Fieber vorhanden, und das Allgemeinbefinden so gut, dass er nur darüber murrte, dass er im Zimmer bleiben, und Diät halten sollte; der Geruch war nur sehr schwach. Bei der Karoline hingegen war das Fieber äusserst heftig, und das Exanthem, obgleich in der Form den anderen gleichend, an Farbe flammend roth; es war ferner Halsschmerz vorhanden und eine vollkommene Scharlachzunge; die Haut war trocken und heiss, dabei ein entschiedener Scharlachgeruch bemerkbar; ich reichte ein Infusum florum Sambuci mit Liq. Ammonii acetici und Syr. Mannae. Beim Rudolf fingen die Parotiden an zu schwellen und schmerzhaft zu werden, weshalb sie mit Ungt. mercuriale eingerieben wurden; die Pulsfrequenz war bereits wieder die normale. Am 29. März zeigte sich bei dem jüngsten Kinde, Alexander, dasselbe Exanthem, jedoch ohne Fieber, ohne Halsschmerz etc., in derselben Weise wie beim August; die älteste Tochter, Pauline, fieberte, hatte etwas Halsschmerz, roch stark nach Scharlach, bekam aber keinen Ausschlag. Bei der Karoline stand das Exanthem über den ganzen Körper in schönster Blüthe, und beim Rudolf hatte die Geschwulst der Parotiden etwas zugenommen. Eigene Krankheit verhinderte mich, in den nächsten 14 Tagen die Kinder selbst zu sehen; während dieser Zeit machte bei der Karoline der Scharlach seinen regelmässigen Verlauf, und endete mit einer allgemeinen Abschuppung; beim Rudolf kamen die Parotiden in Eiterung. Bis gegen Ende des Monates April befanden sich sämmtliche Kinder wieder ganz wohl. Mit dem Monate Mai zeigte sich bei der Karoline, bei welcher unlängst die Scharlachabhäutung aufgehört hatte, ein trockner Husten, die Augen wurden geröthet und lichtscheu, sie fieberte lebhaft, und am 3. Mai brachen Masern hervor; auch diese machten ihren regelmässigen Verlauf, und endeten mit einer vollständigen Desquamation. Während bei dieser Kranken jede der beiden deutlich ausgesprochenen Krankheitsformen mit der entsprechenden Abschuppung endete, war das bei keinem der 4 anderen Kinder der Fall. In dieser Gruppe finden wir also 5 fast gleichzeitige Erkrankungen; von diesen sind wohl zwei, Rudolf und Karoline, unzweifelhafte Skarlatinen, die nur in ihrer Intensität etwas verschieden sind; die 3 anderen zeigen dasselbe Exanthem, sind aber fast fieberlos. Seit diesen letzten, leichten Formen stimmen die Fälle überein, die ich in so grosser Verbreitung beobachtete.

Der einzige tödtlich abgelaufene Fall, dessen ich vorher erwähnt habe, betraf einen $1^3/_4$ Jahr alten Knaben, den ich leider nicht vom Anfang an selbst beobachten konnte, da er innerhalb jener Zeit fiel, wo ich selbst das Zimmer zu hüten gezwungen war; er erkrankte aber am 3. April nach der Angabe zweier mir befreundeter Aerzte, die ihn unabhängig von einander sahen, unter den Erscheinungen der Masern; die Mutter, die mir, obgleich ihr Kind regelmässig besucht wurde, doch fast täglich Bericht abstattete, klagte sehr bald, dass das Kind häufig erbräche, und eigenthümliche Zuckungen bekäme, und als ich bei meinem ersten Ausgange am 15. April das Kind besuchte, waren die Zeichen von Druck auf das Gehirn bereits so deutlich vorhanden, dass der baldige Tod vorauszusehen war, der dann auch am folgenden Tage erfolgte.

Als Zeichen des Scharlachfiebers betrachten wir: ein äusserst heftiges Fieber, d. h. sehr frequenten Puls, grosse Hitze, dann Halsschmerzen, eine eigenthümlich geröthete Zunge mit stark hervortretenden Wärzchen an der Spitze und am Rande derselben (Erdbeerzunge, lingua fimbriata); einen eigenthümlichen Geruch, endlich ein eigenthümliches Exanthem, mit nachfolgender Abschuppung der Epidermis in grösseren Stücken.

Als Zeichen der Masern: ebenfalls Fieber, jedoch im Allgemeinen weniger heftig wie beim Scharlach, und meist mit dem Ausbruche des Exanthems nachlassend; ferner ein trockener Husten, entzündete Augen mit grosser Empfindlichkeit gegen Licht; ein eigenthümlicher Geruch, und ein sehr charakteristisches Exanthem, mit nachfolgender Abstossung der Epidermis in Form zarter Hautschinnen.

In ihrer reinen Form, d. h. obige Erscheinungen vereint uns zeigend, sind daher diese beiden Krankheiten so verschieden, und zugleich so bestimmt gezeichnet, dass man sie nicht leicht wird verkennen können, und treten sie so auf, so pflegt man anzunehmen, dass davon Ein Individuum im Leben nur einmal befallen wird; ein zweimaliges Erscheinen gehört dann wenigstens zu den Seltenheiten. — Es geschieht nun aber nicht immer, dass alle jene Erscheinungen sich vereint zeigen, und dann können wir wohl mit Recht fragen: welche Erscheinungen müssen da sein, um einen Krankheitszustand für Scharlach oder für Masern erklären zu können? Die Beantwortung dieser Frage ist gewiss nicht so leicht, und ich glaube, dass eben aus der Schwierigkeit derselben der Begriff der Rötheln entstanden ist. Herrscht eine entschiedene Masernepidemie, so werden wir einen fieberhaften Krankheitszustand, wenn er auch nur Eines jener den Masern angehörigen Zeichen, — etwa Masernhusten, Augenentzündung oder Exanthem —, mit sich vereint, schon geneigt sein, den Masern beizuzählen, und ebenso werden wir bei einer herrschenden Scharlachepidemie verfahren. Treten nun aber Masernfälle und Scharlachfälle gleichzeitig auf, nicht eben epidemisch, und ausserden in epidemischer Verbreitung ein Komplex von Krankheitserscheinungen, verbunden mit einem Exanthem, die nicht zu den oben gezeichneten Rahmen passen, dann fragt es sich, ob wir überhaupt, oder in wie weit wir berechtigt sind, sie etwa als rudimentäre Formen entweder zu dem einen oder zu dem anderen zu rechnen? oder ob wir hinlänglichen Grund haben, solche Zustände durch einen neuen Namen zu bezeichnen. Die Beschreibung verschiedener Röthelnepidemieen von verschiedenen Autoren scheint zu beweisen, dass dieselben sich sehr verschieden gezeigt haben, dass zu anderen Zeiten auch andere Krankheitserscheinungen zu dem Bilde der Rötheln beigetragen haben, woher es denn gekommen ist, dass Einige sie den Masern beigezählt wissen wollen, Andere dem Scharlach, dass noch Andere endlich einen Bestand aus beiden darin erblicken, oder einen selbstständigen Krankheitsprozess. Gegen die Selbstständigkeit spricht meines Erachtens hinlänglich die Wandelbarkeit der Erscheinungen zu verschiedenen Zeiten; unter einer Krankheitsbastardform weiss ich mir nichts zu denken, — so dass nach meinem Dafürhalten Diejenigen Recht haben werden, die die Rötheln entweder den Masern oder dem Scharlach, je nach den Erscheinungen der Epidermie, beigezählt wissen wollen.

Sehen wir nach diesen Bemerkungen noch einmal auf die beschriebene Epidemie zurück, so werden wir nicht umhin können, die meisten der Fälle dem Scharlach anzureihen, wenn wir uns nur davon entwöhnen können, ein heftiges Fieber zu den nothwendigen Zeichen desselben zu rechnen. Zu einem gleichgestalteten Exanthem, welches in den meisten Fällen als dem Scharlach ähnlich anerkannt werden musste, gesellten sich, mit oder ohne Fieber, in einem Falle anginöse Beschwerden, in einem anderen Falle eine Scharlachzunge, oder Scharlachgeruch, oder es folgten hydropische Erscheinungen nach dem Verschwinden des Exanthems; in anderen Fällen waren 2, auch 3 dieser Erscheinungen mit dem Exanthem verbunden, und damit die Stufenleiter vollzählig werde, reihten sich charakteristische Scharlachfälle denselben an. — Dass sich in den Kreis dieser unbestimmt gezeichneten Krankheitsformen, die sich aber durch ganz allmähligen Uebergang dem Scharlach anschlossen, einige bestimmt gezeichnete Masernfälle finden, scheint mir nur zu beweisen, dass von einer Vermischung der beiden Krankheitsprozesse gar keine Rede sein kann. — Wenn sich uns hiernach die Rötheln diesmal als ein ganz mildes, rudimentäres Scharlach darstellen, so kann es vielleicht ein anderes Mal der Fall sein, dass die Masern sich in ähnlich milde Formen verlaufen, und aus dem entsprechende Rötheln hinstellen, dann würde man Erstere ganz zweckmässig Scharlachrötheln, Letztere Masernrötheln nennen können.

II. Berichte und Korrespondenzen.

Bericht über das Kinderhospital in München. Aus dem Vortrage des Hrn. Dr. Hauner am Schlusse des letzten Studien-Semesters.

Das hiesige Kinderhospital, das erst vor acht Jahren in Bayerns Hauptstadt gleichsam als exotisches Gewächs verpflanzt wurde, hat sich bei mächtigen Hindernissen unter sorglicher Mühe, — die hier aufzuzählen nicht am Platze wäre — eine Stelle errungen, die es endlich im Jahre 1851 möglich machte, dasselbe auch als Bildungsanstalt für Studirende der Medizin zu benutzen. —

Wie alles Neue, noch nie Dagewesene, wenn es in's Leben treten und lebensfähig sich zeigen soll, in sich selbst die Elemente vereinigen muss, die es erhalten, so war es auch mit dieser Anstalt. — Dieselbe musste sich als ein nützliches und nothwendiges Institut erst erweisen, und musste, da man sie als eine reiche Quelle zum Erkennen und Heilen von mancherlei und gewiss schwierigen Uebeln bei der erkennungswürdigsten Klasse der Menschen, bei der Kindheit, noch nicht statutenmässig acceptirt hat, — sich selbst Achtung und Anerkennung nach Aussen verschaffen. Wie weit der Anstalt und dem Vorsteher derselben Dieses allein gelungen wäre, wenn nicht gerade bei der Eröffnung zum ersten Unterrichte eine grosse Zahl äusserst wissbegieriger und selbstdenkender junger Mediziner sich eingefunden hätte, von denen jetzt noch einige mit Eifer das Spital besuchen, kann ich nicht entscheiden. So viel ist gewiss, dass seit der Benützung des Kinderhospitales als Lehranstalt 116 meist strebsame angehende Aerzte, — ohne die Hospitanten, — inskribirt waren, von denen ein grosser Theil ausdauernd die Anstalt besuchte. —

Ob nun der Nutzen, den dasselbe leisten mochte, ein grosser, — ob die dafür getroffene Anordnung die rechte war, — wird die Zeit lehren. —

Dass bei einer neuen Gründung, — bei einem neuen und schwierigen Fache zeitweise Manches verändert, Vieles verbessert werden muss, liegt am Tage.

Der Vorsteher des Hospitales, der es wenigstens nicht an Ausdauer und gutem Willen fehlen liess, hofft für die Zukunft eine Bahn zu betreten, auf der er seinen Zuhörern praktische Vortheile für ihr dereinstiges medizinisches Wirken bieten wird. —

Finden Sie, meine verehrten Herren, — von denen — ich sage es mit Freude — Mehrere mit dem lobenswerthesten Eifer das Kinderhospital besuchten, Das nicht, was eine solche Anstalt **Alles** darbieten könnte und sollte, so bitte ich Sie zu bedenken, dass Solches theils in der Neuheit und Unvollkommenheit des Institutes selbst liegt, theils aber auch dem Mangel an Zeit zugeschrieben werden muss, da es uns leider nicht vergönnt war, das reiche Material mit der Aufmerksamkeit zu behandeln, die es wohl verdient hätte. Konnte ich daher im verwichenen Semester den theoretischen Theil, in dem ich Sie mit der Vorschule zur Diagnose der Kinderkrankheiten, mit den Entwickelungsstufen, mit dem allgemeinen und speziellen Krankheiten des jugendlichen Alters bekannt machen wollte, — aus Mangel an Zeit nicht geben, so hoffe ich doch, dass Sie im Ambulatorium und in der Klinik selbst Manches gesehen und erfahren haben, das Ihnen gewiss fruchtbringend für Ihre ärztliche Laufbahn sein wird. Im kommenden Semester werde ich einen genauer geordneten Gang in meinen Vorträgen und in der Abhaltung der Klinik und des Ambulatoriums befolgen, und Sie werden, meine HH., im Kinderhospitale stets willkommene Freunde sein. —

Unsere Wirksamkeit im Jahre $18^{53}/_{54}$ ergibt sich aus folgender kurzer Darlegung. In der Zeit vom 1. August 1853 bis 1. August 1854 wurden von uns in Summa 1929 kranke Kinder behandelt, davon 317 im Hospitale und 1612 im Ambulatorium. — Darunter waren Kinder unter 1 Jahre 641, von 1—3 Jahren 448, von 3—6 Jahren 362 und von 6—12 Jahren 478. — Eheliche Kinder 1338, uneheliche Kinder 591. — Männlichen Geschlechtes waren 943 und weiblichen 986. — Seit einem halben Jahre liess ich auch sehr sorgfältig diejenigen kleinen Kinder, die künstlich aufgefüttert wurden, von denen, die die Brust erhielten, gesondert notiren, und es ergab sich, dass die erstere Kategorie 202 Kinder begriff, von denen 77 theilweise die Brust erhielten, theilweise aber künstlich ernährt wurden, 125 jedoch gar keine Brust, sondern die Nahrung nur künstlich erhielten. —

Aus fremden Gemeinden, das heisst nicht der Stadt München angehörig, waren 296. —

Das Sterblichkeitsverhältniss stellt sich im abgelaufenen Jahre besonders günstig. Wir haben im Hospitale von 317 kranken Kindern nur 14 verloren, es wurden aber 13 ungeheilt und 57 nur im gebesserten Zustande entlassen.

Im Ambulatorium weist das Tagebuch 75 Todte nach. Die meisten Opfer forderte die Atrophie, nämlich 25, — obwohl es uns in vielen Fällen, wie Sie sich erinnern, bei selbst bis zu Skeletten abgemagerten Kindern von sorgsamen Eltern, die unsere Diätvorschriften befolgten, und die Sie uns alle Tage den Müttern und Wartfrauen in Erinnerung bringen hören, gelang, solche Kinder zu heilen. Sie haben auch in geeigneten Fällen von therapeutischen Mitteln, namentlich von Argent. nitricum, Kalomel, Rhabarber, kalt bereitetem Chinarindenextrakt, einigen Eisenpräparaten herrliche Wirkungen gesehen.

Wir verloren 8 Kinder an Pneumonieen, 6 an Lungentuberkulose, 5 an Colitis dysenterica, 5 an granulirender Meningitis, 3 an Krup, 2 an Noma oder Wasserkrebs u. s. w. Am Keuchhusten selbst verloren wir nur ein halbjähriges Kind, das während eines heftigen Hustenanfalles suffokatorisch zu Grunde ging. Derselbe komplizirte sich in 8 Fällen mit Luftröhren - und Lungenentzündung, die zwei Mal einen tödtlichen Ausgang nahm. An Masern verloren wir kein Kind, obwohl nicht zu sagen ist, wie viele Kranke dieser heimtückischen Krankheit noch später zum Opfer fallen werden. Epidemieen herrschten in diesem Jahre unter den Kindern bis auf die letzten Monate gar nicht, erst seit 2 Monaten ist der Keuchhusten, der aber sporadisch in München immer vorkommt, — in grösserer Ausdehnung vorgekommen und mit ihm die Masern. — Ueberhaupt haben wir seit einer Reihe von Jahren die Beobachtung gemacht, dass Keuchhusten und Masern in der Regel gemeinschaftlich vorkommen. — So sah ich schon zwei Mal nach einer Masernepidemie den Keuchhusten in weiter Ausbreitung vorkommen, und zwei Mal auf den Keuchhusten die Masern folgen. Beide Krankheiten haben offenbar nahe Verwandtschaft mit einander, und es scheint eine und dieselbe Luftkonstitution das epidemische Hervortreten derselben zu begründen, so dass der Keuchhusten mit Recht den Krankheiten der Respirationsorgane beigezählt wird, und es sehr gewagt erscheint, dieselbe als Neurose zu bezeichnen.

Nach Krankheitsklassen eingetheilt, liefern die Spitalbücher folgende Ziffern. Behandelt wurden:

a) Bildungsfehler und angeborene Krankheiten 39, darunter 8 an Adhaesio linguae, 6 an Hydrokele und Hernien, 2 an Struma congenita (angebor. Kropf), 2 an Verbildung der Hände und Füsse, 1 an Atresia vaginae, 1 an Naevus vascularis u. s. w.

Was die Behandlung des letzteren oder der erektilen Geschwülste anbelangt, so bewies Ihnen das $^3/_4$ Jahr alte Mädchen, das ich Ihnen in der letzteren Zeit des Semesters vorzustellen Gelegenheit fand, die herrliche Wirkung der Vaccination auf den Naevus. Das fragliche Kind hatte einen das ganze linke obere Augenlid bedeckenden, einige Linien über die Haut hervorragenden, rothblauen Fleck. Ich habe in Ihrer Gegenwart nicht allein im Umkreise des Naevus, sondern auch in Mitte desselben die Lymphe auf ähnliche Weise wie bei gewöhnlicher mit 12—15 Nadelstichen eingeführt, und der höchst gelungene Erfolg ist Ihnen bekannt. Mit den Impfpusteln, die sich als grosses Maal über das ganze Auge emporhoben, und bei den Angehörigen die grössten Besorgnisse erregten, und wogegen ich in den Tagen der lebhaften Entzündung nur kalte Fomente und Beölung der Geschwulst anwenden liess, verschwand der Naevus. Die schöne Vernarbung ist gegen die auffallende Entstellung nur gering in Anschlag zu bringen.

Es ist dieses der dritte Fall, wo mir mit solchem Verfahren die vollkommene Heilung erektiler Geschwülste gelang. —

An Hautkrankheiten, und zwar an akuten, litten 91, darunter 57 an Masern, 21 an modifizirten Blattern, 6 an fieberhafter Urticaria. An chronischen litten 155, wovon 59 an Scabies, die alle durch unsere einfache Behandlung im eigenen Krätzzimmer in kürzester Zeit, nämlich in 1—2 Tagen, sicher und ohne Rückfall geheilt wurden.

An Krankheiten der Mund- und Rachenhöhle 100, darunter 23 an Stomacace, 12 an Diphtheritis oris, 3 an Noma oder Wasserkrebs; — über letzteres Leiden finden Sie von uns eine weitläufige Beschreibung in Henle und Pfeufer's Zeitschrift.

An Krankheiten des Magens und der Gedärme 430, nämlich an Catarrhus intestin. acutus und chronicus, und in Folge desselben an Atrophie 195, an leichten Dysenterieen (Colitis dysenterica), an gastrisch-typhösen Fiebern 45, an Status gastricus 55, an Helminthen 15, an Cholerina infantum 6.

An Krankheiten der Luftwege 206, und zwar an Catarrh. bronchialis (akuter und chronischer Bronchitis) 61, an Pneumonieen 27, an Keuchhusten 87, an Laryngospasmus 8, an primärem und sekundärem Krup 10.

An Herzkrankheiten 4, darunter ein Mädchen von 8 Jahren an Myo- und Perikarditis bei bestehendem akutem Gelenkrheumatismus.

An Krankheiten der Leber 10, nämlich 2 an akuter Hypertrophie und 2 an Ikterus.

An Krankheiten der Nieren 2, und zwar beide an Eiweissharnen; der erste Fall in Folge eines akuten Exanthems, der andere durch Erkältung entstanden. —

An Krankheiten der Blase 4, nämlich 2 an Incontinentia urinae, 1 an Erscheinungen einer Cystitis und 1 an Catarrhus vesicae.

An Krankheiten der Geschlechtsorgane 15, an Krankheiten der Schilddrüse 4, des Bindegewebes 17, des Ohres 14, der Gelenke 27, — wovon die meisten das Hüft- und Kniegelenk (Koxarthrocace und Gonarthrocace) betrafen. Diese Gelenkvereiterungen finden sich leider oft in unserem Hospitale, ohne dass wir viel gegen sie auszurichten vermögen.

An Krankheiten des Gehirnes und Rückenmarkes 79, darunter viele an Meningealleiden mit deren Folgen (hydropischen Ergüssen). An Krankheiten des peripherischen Nervensystemes 7, worunter einige Kinder mit idiopathischen Lähmungen, ein Leiden, das höchst interessant ist, und über das ich schon im Laufe des Jahres gesprochen habe.

An spezifischen Krankheiten 394, darunter 40 an Syphilis, 1 an Skirrhus; die übrigen an Skrophulose und an Rhachitis, die Sie unter jeder Form wohl sattsam kennen gelernt haben.

An Augenkrankheiten 139, von denen die grössere Zahl auf Skrophulosis beruhte; es waren darunter 10 Fälle von Ophthalmia neonatorum, bei welchen Sie sich von der trefflichen und raschen Wirkung des Höllensteines überzeugt haben.

An chirurgischen Krankheiten 158, und zwar an Wunden, Abszessen, Luxationen, Frakturen, Hernien, Prolapsus u. s. w. Leider aber auch eine grosse Zahl von Kranken, die eigentlich der Orthopädie angehörten, die aber hier in München in den Händen unverständiger Laien ist, und mehr Schaden als Nutzen leistet. Es kamen nämlich vor: Verkrümmungen der Wirbelsäule, der Hände, der Füsse u. s. w.; ferner Fälle von Spina ventosa, Karies, Nekrose u. s. w.

Für die Darlegung eines sehr in's Einzelne gehenden Berichtes fehlt mir dieses Mal die Zeit, da uns eben am Schlusse des Semesters die schnell zur Epidemie sich steigernde Cholera überraschte. Ich werde jedoch bei einiger Musse diesen Bericht zu ergänzen suchen, und ihn dann im Journal für Kinderkrankheiten veröffentlichen; so wie ich auch für das nächste Semester die Absicht hege, nicht allein am Schlusse eines jeden Monates Ihnen die merkwürdigsten Krankheitsfälle zu erklären, sondern Ihnen auch über Witterungsverhältnisse, die gerade auf die Krankheiten der Kinder so entschiedenen Einfluss ausüben, die Resultate eigener Beobachtungen vorzutragen. — Bis dahin werden auch die Untersuchungen, die ich über Puls, Respiration und Hauttemperatur der Kinder anstelle, so weit gediehen sein, dass ich darüber manches Werthvolle Ihnen mittheilen und veröffentlichen können werde.

III. Kliniken und Hospitäler.

Hospital für kranke Kinder in Paris (Abtheilung des Herrn Guersant).

Ueber die komplizirte Hasenscharte und deren Behandlung.

In allen guten Werken findet man ohne Zweifel diesen Bildungsfehler sehr genau beschrieben und dabei sicherlich auch eine sorgfältige Schilderung der verschiedenen Operationsmethoden dagegen. Damit ist jedoch der Gegenstand nicht erschöpft, denn es finden sich immer neue, unerwartete Punkte, die eine Aenderung in den bekannten Regeln gebieten und es ist daher von Wichtigkeit, die Erfahrungen von Zeit zu Zeit kennen zu lernen, die solche Männer sich angeeignet haben, welche, wie Herr Guersant, eine sehr umfassende Praxis besitzen. Wir theilen daher auch das Folgende mit, obwohl es Vieles enthält, das den

Lesern dieser Zeitschrift sehr wohl bekannt ist, aber gerade die komplizirte Hasenscharte gibt ihm Gelegenheit zu mancher neuen Lehre.

In früheren Vorlesungen hat Herr Gu. sich wiederholentlich über die Vortheile ausgesprochen, welche die Frühoperation der einfachen und der doppelten Hasenscharte bei den Kindern hat; er ist derselben Ansicht in Betreff der komplizirten Hasenscharte. Gleich oder kurze Zeit nach der Geburt mit der Behandlung einer solchen Deformität wenigstens zu beginnen, scheint ihm in vieler Beziehung vortheilhaft zu sein; die missgestalteten, vorspringenden Knochenpartieen lassen sich nämlich in so früher Zeit leichter ausschneiden und zurückdrängen, als in einer späteren Periode des Lebens; die Spalte des Gaumengewölbes vermindert sich unter methodischem Drucke mehr und besser in dem frühesten Lebensalter, in welchem die Knochen noch eine sehr bedeutende Biegsamkeit haben, so dass man in Stand gesetzt wird, den Ossifikationsprozess gewissermaassen in einer richtigen Lage abzuwarten, oder, mit anderen Worten, dass die in eine richtige Lage gebrachten, noch biegsamen Knochen darin durch die Ossifikation so zu sagen erstarren und bleibend werden. Dadurch wird, wenn nicht eine vollständige Verwachsung, doch jedenfalls eine sehr bedeutende Verengerung der Spalte erzielt. Freilich misslingt in diesem frühen Alter die Operation der Hasenscharte noch ziemlich oft; es hängt dieses von mehreren Ursachen ab und besonders von der geringen Dicke und Weichheit der Texturen, auf welche man zu wirken hat, allein ein Misslingen der Operation im zartesten Alter verhindert nicht, sie später von Neuem vorzunehmen, und gelingt die Operation, so gewährt die Herstellung der Lippe dem mit der Hasenscharte behafteten Individuum einen überaus grossen Vortheil. Diese Vereinigung erzeugt das Naturbestreben, eine Annäherung der Oberkieferknochen zu bewirken; dieses Naturbestreben, das durch die geschlossene Lippe begünstigt wird, findet noch eine viel mächtigere Stütze in einem unterhalb jedes Wangenbeines von aussen wirkenden passenden Drucke. Die Vortheile der Frühoperation bei der komplizirten Hasenscharte sind also, wie Hr. Gu. überzeugt ist, unläugbar.

Die komplizirte Hasenscharte bietet verschiedene Varietäten dar.

1) Es kann zu einer Zeit des Intrauterinlebens eine verzögerte oder fehlerhafte Vereinigung der beiden Theile des Kno-

chens in der Art stattgefunden haben, dass der vordere Theil des Gaumenfortsatzes und des Alveolarrandes, welches das Os incisivum der Thiere darstellt, abgewichen ist und damit die darin sitzenden Zähne zwischen den Rändern der Lippenspalte einen Vorsprung bilden. In solchem Falle muss man die Zähne wegnehmen, wenn solche im Wege sind, und dann die Lippenspalte vereinigen. Sind Zähne nicht vorhanden, so ist die Operation einfacher. Sobald die Lippenspalte vernarbt ist, muss man den vorstehenden Zwischenkieferknochen in seine normale Lage zurückdrängen und es geschieht dieses am besten mittelst eines federnden Druckapparates, der seinen Stützpunkt am hinteren Theile des Kopfes findet und von vorne auf die Deformität wirkt. Ein anhaltender Druck durch die normal gestalteten Weichtheile hindurch auf die Portion des ausgewichenen Knochens vermag sehr wohl, denselben allmählig in eine normale Lage zu bringen, in der er verwachsen kann, wenn die Operation frühe genug vorgenommen wird.

2) Die Spalte der Oberlippe kann mit einer wirklichen Trennung des Gaumengewölbes, bisweilen selbst des Gaumensegels, verbunden sein. Diese Deformität findet sich ziemlich häufig. Jedes Jahr bekommt Hr. Gu. mindestens 2 bis 3 Fälle zur Behandlung und, wie die meisten Chirurgen, ist auch er der Meinung, dass gleich im Anfange nicht sehr viel gethan werden kann. Man muss die Oberkieferknochen mittelst eines Druckapparates einander zu nähern suchen, dabei aber sorgfältig darauf achten, dass die Peletten unterhalb der Wangenbeine sitzen und in Folge ihres Druckes die Haut sich nicht ulcerire, was bei vernachlässigter Aufsicht leicht geschieht. Aus diesem Grunde kann aber auch der Druckapparat nicht lange genug beibehalten werden und da er nur sehr langsam wirkt, so kann man nur dann Erfolg hoffen, wenn die Kranken und ihre Angehörigen Geduld genug haben, wenn der Apparat gut angepasst ist und dem Zwecke vollkommen entspricht und wenn er gehörig überwacht wird. Man macht in diesen Fällen die Operation der Lippenspalte sehr frühe und verschiebt die Vereinigung der Gaumenspalte bis auf spätere Zeit.

Es gilt heutigen Tages als Regel, die Gaumennaht, wie Prof. Roux gelehrt hat, bis zu einem reiferen Alter zu verschieben, in welchem die Individuen verständig genug sind, den Vorschriften des Operateurs streng Folge zu leisten und nicht durch voreilige oder unziemliche Bewegungen den Erfolg zu stören, und in welchem ferner das Gaumensegel dick genug ist, um nicht ein leichtes Durchreissen der Suturen zu gestatten und endlich, in welchem das Auseinanderstehen der Kieferknochen sich schon von selbst bedeutend reduzirt hat. Hr. Gu. schreibt das so häufige Misslingen der Hasenschartoperation, wenn dieselbe unter diesen Umständen bald nach der Geburt gemacht wird, dem Mangel an Stütze für die Suturen zu, d. h. der Stütze, welche sonst der geschlossene Kiefer gewährt und die hier darum fehlt, weil die Spalte des Gaumengewölbes in diesem frühen Alter noch zu gross ist.

3) In einer dritten Varietät ist die Spalte der Kieferknochen mit einem Vorsprunge des Os incisivum oder intermaxillare nach vorn verbunden. Anatomisch wohlbekannt ist es, wie dieser letztere Knochen sich einkeilt und mit dem Kieferknochen verwächst. Bei manchem Menschen kann man noch deutlich in späteren Jahren diese Sutur erkennen und selbst einen kleinen Vorprung, der jedoch nicht viel auf sich hat, bemerken. Allein dieser Vorsprung kann sehr bedeutend sein, so dass die in ihm sitzenden Schneidezähne schief nach vorn hervorragen, statt perpendikulär zu stehen. Damit ist denn meistens eine Lippenspalte verbunden und bevor man zur Operation derselben schreitet, muss man sehr früh schon mittelst eines Druckapparates, der von beiden Wangen aus wirkt, dahin streben, die auseinander stehenden Partieen des harten Gaumens mehr zu nähern und zu gleicher Zeit den vom Zwischenkieferknochen gebildeten Vorsprung zu bekämpfen. Letzteres kann auf zweifache Weise geschehen. Nach der einen Methode nimmt man mittelst schneidender Zangen den Knochenhöcker hinweg und verfährt dann mit der Spalte der Weichtheile, wie mit der doppelten Hasenscharte. Bei diesem Verfahren, welches man die alte Methode nennt, verliert die Lippe einen merklichen Theil ihrer hinteren Stütze. So wie die Kieferknochen einander genähert sind, bilden sie nach vorne zu einen Winkel; die Krümmung des oberen Zahnbogens verliert an Grösse und wird dann von dem unteren, bedeutenderen Zahnbogen gewissermaassen umfasst. Es entsteht auf diese Weise eine Deformität, welche das Kauen sehr beschwerlich macht.

Aus diesen Gründen ist das obengenannte Verfahren, welches von Franco und Lafaye besonders geübt wurde, verlassen werden und man ist gerade im Gegentheile darauf ausgegangen, den Knochenhöcker zu erhalten, aber ihn in eine richtigere Lage zu bringen. Diese zweite Methode ist von Desault eingeführt. Dieser grosse Chirurg drängte mittelst eines Druckverbandes die vorspringende Portion nach hinten und hatte mehrere Male guten Erfolg. Andere Operateure aber, namentlich Gensoul, begnügen sich nicht mit diesem allmähligen Drucke, sondern drängen den Knochen gewaltsam zurück in eine richtigere Lage. Die Erhaltung des Zwischenkieferknochens ist wichtig genug, um dieser neuen Methode vor der alten überall den Vorzug zu verschaffen und im Allgemeinen ist das Verfahren von Gensoul mit einiger Modifikation das jetzt übliche. Man hat selbst nicht mehr vor dem gewaltsamen Zurückdrängen des Zwischenkieferknochens die darin sitzenden Zähne ausgezogen, wie Gensoul es gethan hat, sondern man hat das Stück mit den Zähnen zurückgedrängt und zwar mit ganz gutem Erfolge. Vor einigen Jahren hat Blandin das Verfahren dahin modifizirt, dass er zuerst aus der vorderen Spalte des Gaumengewölbes mittelst schneidender Zangen ein Vförmiges Loch gebildet und dann den Zwischenkieferknochen in diese Lücke gleichsam eingefugt hat. Dieses letztere Verfahren ist in neuester Zeit von Hrn. Gu. auch angenommen worden; er liess zu diesem Zwecke ein schneidendes Instrument anfertigen, mittelst dessen man leichter das Loch ausschneiden konnte. Die Schleimhautränder müssen abgetragen werden, um klare Wundränder zu haben und sein eben erwähntes Osteotom genügt, um auch den Vomer zu durchschneiden.

Das Verfahren Guersant's gegen die hier erwähnte Komplikation der Hasenscharte ist jetzt folgendes: Im ersten Akte räth er, den Vomer zu durchschneiden; so wie dieses geschehen ist, drängt er den vorstehenden Knochenhöcker mittelst eines Pflasterstreifens oder eines Streifens Kautschuck, oder mittelst eines passenden Druckverbandes zurück. Im zweiten Akte beschäftigt er sich mit dem mittleren Lappen und der Spalte der Lippen. Ist dieser mittlere Lappen sehr rudimentös, wie es bisweilen der Fall ist, so ist es besser, ihn zu opfern und dann wird er bei der Belebung der Spaltränder der Lippe mit weggenommen, so dass diese nur eine einzige Spalte bildet. Ist das Mittelläppchen ziemlich dick, so kann man sich dessen, wie Dupuytren gethan hat, bedienen, um die Nasenscheidewand zu bilden, wenn dieselbe fehlt; man muss es dann wund machen, es emporheben gegen die Nase und daselbst fixiren. Ist das genannte Läppchen breit und erstreckt es sich fast oder ganz bis zum Rande der Lippen, so muss man es für die Bildung des mittleren Theiles benutzen und dann verfahren wie bei doppelten Hasenscharten; d. h. man heilt erst eine Spalte und 14 Tage bis 4 Wochen nachher die andere Spalte. Herr Gu. empfiehlt besonders die Operation der doppelten Hasenscharte in zwei so getrennten Zeiten; er hielt dieses besonders bei Kindern für wichtig. B. Bell fürchtete bei der Operation der doppelten Hasenscharte in einer und derselben Zeit eine zu lebhafte Entzündung und selbst den Brand des mittleren Theiles in Folge der von zwei Seiten drückenden Suturen. Andererseits bietet die Operation in zwei Zeiten den Vortheil dar, dass sie den möglicherweise aus der Thätigkeit der abziehenden Muskel der Lippe entspringenden Schaden verhütet. Die äussere Seite der Spalte wird von diesen Muskeln, weil ihnen die Antagonisten fehlen, mehr oder minder schief nach unten und aussen gezogen. Versucht man nun die Vereinigung beider Spalten auf ein Mal, so ziehen die genannten Muskeln auf der einen Seite nach rechts, auf der anderen nach links und zerren, wenn nicht die grösste Vorsicht dagegen angewendet wird, die in Kontakt gebrachten Theile wieder auseinander, so dass der Mittellappen wieder isolirt ist. Trotz dessen wird heut zu Tage immer noch die doppelte Hasenscharte nicht in zwei Zeiten, sondern in einer Zeit operirt.

Um die Hasenscharte selbst zu heilen, genügt es nicht, blos die Spaltränder zu beleben, sie an einander zu bringen und mittelst Suturen im Kontakte zu halten, sondern man muss auch zu verhindern suchen, dass sie gezerrt werden, um die adhäsive Entzündung in gehörigem Grade und gleichförmig auf die ganze Dicke der Spaltränder wirken lassen zu können. Es gibt mehrere Umstände, welche eine solche Zerrung nach aussen hin veranlassen; so die natürliche, den Theilen inwohnende Elastizität, ferner die Aktion der Muskeln, die besonders in der Zerrung der Mundwinkel nach unten und aussen hin sehr mächtig ist und die Adhäsionen der Ränder und der oberen Winkel der Spalte mit der äusseren Fläche der Oberkieferknochen an einem von der Mittellinie entfernten Punkte. Alle diese Momente muss man möglichst abzuwenden oder wenigstens in ihrer Wirkung zu mildern suchen, um eine definitive und in jeder Beziehung wünschenswerthe Vereinigung zu erzielen. Zur Zeit der Operation kann man, wie Dupuytren angerathen hat, die Texturen in einer grösseren oder geringeren Strecke von ihren Anheftungen an den Oberkieferknochen lösen und diese Lösung selbst bis zur Fossa canina fortsetzen. Gegen die natürliche Retraktion der Weichtheile und gegen die Wirkung der hinabziehenden Muskeln hat man verschiedene Mittel empfohlen, so namentlich den Petit'schen Verband, den wohl Jeder kennt und der noch von mehreren Chirurgen angewendet wird und besonders von Roux sehr gerühmt worden ist. Aber bei aller Sorgfalt, die man auf diesen Verband verwendet, kann man nicht verhindern, dass die einzelnen Stücke nachlassen, besonders bei Kindern und Frauen; da sie an die Mütze oder Haube befestigt werden, so verliert schon der Verband, bei der Neigung des Kopfes nach der einen oder anderen Seite hin, an Festigkeit; man muss ihn dann entweder theilweise abnehmen und wieder anlegen, was offenbar nachtheilige Zerrungen auf die vereinigte Wunde ausübt, oder man lässt den Verband, wie er ist, und sucht durch Stecknadeln da nachzuhelfen, wo er sich gelockert hat, was einen sehr unzuverlässigen Nothbehelf gewährt. Man hat demnach mechanische Apparate erdacht, welche so eingerichtet sind, dass sie mit Pelotten die Wangen nach vorne drängen, allein sie haben den Fehler, dass sie sehr oft abgleiten und namentlich bei Kindern höchst beschwerlich werden.

Die neuere Chirurgie hat nach einer Aushülfe stets gesucht und da, wo man solche nicht als nöthig zu haben glaubte, ist man immer wieder durch die Nothwendigkeit dazu gedrängt worden. Die Erschütterungen, welchen die Wunde beim Lachen, Niessen, Gähnen, kurz bei den verschiedenen, möglicherweise eintretenden, Bewegungen der Antlitzmuskeln ausgesetzt ist, müssen jedenfalls verhindert werden. Wollte man gar keine Vorsorge dagegen treffen, so wäre das nichts Anderes, als die Operation dem Zufalle anheimgeben. Philipps hatte den klugen Gedanken, die Spaltränder mittelst einer langen und starken, quer durch die Nase am unteren Rande der Nasehflügel da, wo diese an die Wangen sich ansetzen, durchgestochenen Nadel einander zu nähern und in dieser Annäherung festzuhalten. Die Nasenflügel und die knorpelige Nasenscheidewand sind bei Kindern leicht zu durchstechen, so dass das Durchführen der Nadel keine Schwierigkeiten macht. Die Nadel muss vorher mit einem

Korkscheibchen, welches man nach ihrem Kopfe hinschiebt, versehen sein; nachdem die Nadel eingeführt ist, schiebt man auch auf der anderen Seite ein Korkscheibchen auf; diese Korkscheibchen werden an die Wangen angelegt und das Kopfende, wie das Spitzenende der Nadel wird dann auf die Korkscheibchen umgebogen. Die Korkscheibchen dienen also dazu, die Weichtheile an einander zu drängen und sie zu gleicher Zeit gegen die Enden der Nadel zu schützen und diesen selbst als Haltpunkte zu dienen. Herr Guersant hat dieses Mittel sehr vortrefflich gefunden, und es in mehreren Fällen mit vielem Erfolge angewendet, allein er hat das Verfahren doch in einem Punkte schwierig gefunden. Das Einbringen und Festmachen der Nadel ist leicht, aber die Entfernung der Nadel ist sehr umständlich; denn man muss entweder auf der inneren Seite des ungekrümmten Endes der Nadel diese durchschneiden und sie zu dem Zwecke etwas anziehen, was meistens kaum gelingt, wenn die Nadel gut angelegt gewesen ist, oder man muss jedes krummgebogene Ende der Nadel wieder aufbiegen, was bei dem meistens gequollenen Zustande der Korkscheibchen gewöhnlich überaus schwierig ist. Hr. Gu. hat einen Apparat erdacht, dem, wie er behauptet, man nicht den Vorwurf machen kann, dass er unnützer Weise noch die grosse Zahl der chirurgischen Apparate vermehrt, denn er besteht in nichts Anderem, als in der Anwendung der schon bekannten Vidal'schen Kneifzängelchen (Serresfines). Dieser von Charrière in Paris angefertigte Apparat Guersant's stellt sich folgendermaassen dar:

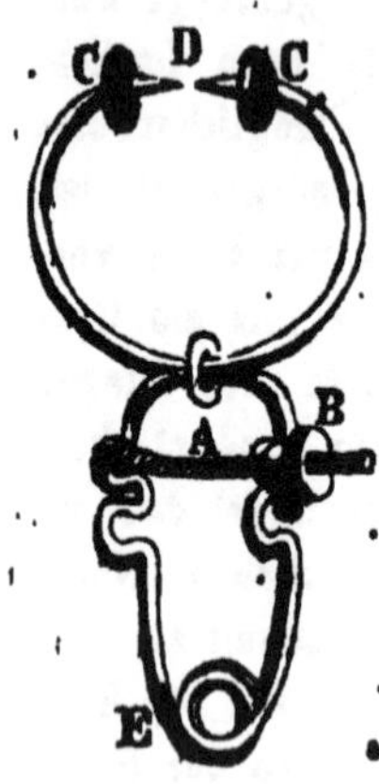

Es ist eine etwas grössere Kneifzange oder Serre-fine; man kann sie Serre-fotte oder Nasenkneife (pince-nez) nennen. Die Zähne oder Spitzen (CC) haben an ihren, sich gegenüberstehenden Flächen ein Scheibchen mit einer scharf ausgehenden Metallspitze. An einem der Aeste der kleinen Zange befindet sich ein Schraubengang (A), welche durch den anderen Ast durchgeht und ausserhalb desselben eine Schraubenmutter (B) trägt, um die Zange beliebig stellen zu können. Diese Zange wird nun perpendikulär auf die Nase aufgesetzt, so dass die an den Scheibchen (CC) befindlichen Spitzen da eindringen, wo sich sonst die Stichpunkte der Philipps'schen Nadel befinden; es versteht sich, dass die Spitzen gegen einander horizontal stehen müssen, wie hier bei (D) angedeutet ist. Damit das Instrument in seiner Lage bleibe und nicht auf und nieder schwanke, zieht man durch den oben, wo die beiden Aeste mit einander zusammentreffen, befindlichen Ring (E) ein Band, das man hinten am Kopfe befestigt und man muss auch die Vorsicht gebrauchen, zwischen der Zange und der Basis der Nase ein Stückchen Schwamm zu legen. So ist dann der Apparat vollkommen befestigt; er verrückt sich nicht, kann nicht nach vorne fallen, weil er durch das Band gehalten wird, aber auch nicht nach hinten, weil er sich gegen den Schwamm anlegt. Hr. Gu. lobt diesen Nasenkneifer ausserordentlich; er entspricht, wie er sagt, vollkommen dem Zwecke, wirkt sehr stark und anhaltend und hält die Lippen sehr an einander geschoben. Eine zu kräftige Wirkung ist nicht zu fürchten und es bleibt immer noch übrig, im Nothfalle durch Lockerung der Schraube den Druck zu mässigen. In den meisten Fällen liess Hr. Gu. den Apparat bis zu Ende der Kur sitzen, ohne dass er durch irgend etwas genöthigt wurde, seine Spannung zu vermindern. Ist die letzte Suturnadel fortgenommen, so lässt man den Kneifer noch etwa einen Tag an Ort und Stelle und nimmt ihn dann erst weg. Bei der komplizirten Hasenscharte findet dieser Apparat natürlich auch sehr oft seine volle Anwendung.

Ueber den Vorfall der Harnröhrenschleimhaut bei kleinen Mädchen.

In der Abtheilung des Herrn Guersant befand sich vor Kurzem ein etwa 11 Jahre altes Mädchen, welches an einem Uebel litt, das nicht oft vorkommt und von dem in den Lehrbüchern über Kinderkrankheiten wohl selten gesprochen wird. Man bemerkte nämlich da, wo die Harnröhre sich befinden sollte, eine bläulichrothe, an ihren Rändern zum Brande geneigte Geschwulst, in der sich eine Vertiefung befand. Diese Vertiefung war der Eingang zur Harnröhre, denn ein in dieselbe eingeführter Katheter gelangte ohne Weiteres bis in die Blase. Die Diagnose war leicht; es war ein Vorfall der Schleimhaut der Harnröhre, ein, wie schon angegeben ist, ziemlich seltenes Uebel. Unter der ungemein grossen Zahl von kranken Kindern, die dem Herrn Guersant zur Behandlung kommen, finden sich höchstens 2 bis 3

Fälle der Art jährlich. Nach den von ihm seit Jahren gesammelten Beobachtungen ist die veranlassende Ursache dieses Schleimhautvorfalles bald eine traumatische, bald eine spontane. Im ersteren Falle erzählen die Kinder oder deren Angehörige von einem Stosse oder Falle auf den Damm oder den Steiss, von einer Kontusion der Vulva oder es hat Masturbation, Nothzucht oder andere Misshandlung der Genitalien stattgefunden. In mehreren Fällen aber lässt sich nicht die geringste äussere Veranlassung ermitteln und man muss um so mehr eine spontane Entstehung annehmen, als die mit dem Uebel behafteten Kinder zart und schwächlich sind und viel Aehnlichkeit mit den Kindern darbieten, die am Mastdarmvorfalle leiden. Die vorgefallene Schleimhaut stellt sich, wie bereits gesagt, als eine bläulichrothe Geschwulst in Form eines kleinen Pilzes dar, die in in ihrer Mitte ein kleines Loch hat und stellenweise, besonders nach den Rändern zu, zu mortifiziren oder brandig zu werden geneigt ist.

Das oben erwähnte, 11 Jahre alte Mädchen hat eine gute Konstitution und erscheint von vortrefflicher Gesundheit, so dass daraus einigermassen zu schliessen war, das Uebel sei durch äussere Gewalt herbeigeführt worden. Auf vielfaches Befragen erzählt die Kleine allerdings von einem Stosse auf die Vulva, den sie in einem Wagen erlitten habe, aber ihre Antworten sind etwas verwirrt und tragen nicht das Gepräge der Wahrheit an sich, so dass Masturbation oder gar ein sträflicher Versuch der Nothzucht gegen das Kind stattgehabt haben mag. Man weiss, wie schwierig es unter diesen Umständen ist, das Wahre vom Falschen zu unterscheiden; Eltern und Kinder sind gleichbemüht, sich und Andere zu täuschen.

Die Heilung des Uebels, von dem hier die Rede ist, kann nur auf chirurgischem Wege geschehen. Ist das Kind sehr schwächlich, zeigt es eine angegriffene Konstitution, so ist es zwar recht gut, Tonica zu geben, aber sie allein genügen nicht. Will man nicht, dass die vorgefallene Schleimhaut zuletzt in Brand übergeht und vielleicht eine weiter greifende Entzündung der Vulva mit herbeiführe, so muss man nicht zu lange warten, bis man die Chirurgie eintreten lässt. Es kann das Uebel entweder durch Kauterisation oder durch Ausschneidung weggeschafft werden. Zur Kauterisation dient entweder der Höllenstein oder das Glüheisen. Letzteres ist vorzuziehen, weil es schneller, kräftiger und in der Reaktion belebender wirkt. Man muss bedenken, dass der Wulst bisweilen ziemlich lang und breit ist, dass er an und für sich schon zur Mortifikation Neigung zeigt und dass das Aetzen mit Höllenstein eine sehr umständliche, langweilige und wenig zuverlässige Operation sein muss. Früher hat Herr Guersant sich des Glüheisens bedient; jetzt aber verwirft er auch dieses und gibt der Ausschneidung den Vorzug. Das Glüheisen, sagt er, mag wohl ein ganz vortreffliches Mittel sein in Fällen, wo es darauf ankommt, die kleinen Mädchen von der üblen Gewohnheit der Masturbation abzuschrecken; indessen hat die Erfahrung gelehrt, dass dieses Schreckmittel nur kurze Zeit von Wirkung ist, indem die Mädchen in die üble Gewohnheit bald zurückfallen, ja gewissermaassen sich ihr hingeben. Der überwältigende Eindruck, welchen der Anblick mehrerer glühenden Eisen bei einem kleinen Mädchen, das der Masturbation ergeben war, hervorrief, heilte es zur grossen Freude der Eltern von dieser traurigen Gewohnheit, aber sehr bald war es derselben wieder anheimgegeben und der weggebrannte Wulst der vorgefallenen Harnröhrenschleimhaut hinterliess eine unvollständige Narbe, die noch weiter behandelt werden musste. Die Ausschneidung geschieht rasch, sicher und unter wenigen Schmerzen mittelst einer gekrümmten Scheere und einer Pincette, womit man den Wulst erfasst. Es tritt ein geringes Bluten ein, das nicht von Bedeutung ist und durch Aufstreuen von Kolophonium und Tamponiren der Scheide bald gehemmt wird.

Behandlung der Frakturen in den unteren Gliedmaassen bei kleinen Kindern.

In einem der Säle des Kinderhospitales befindet sich ein etwa 5 Jahre altes Mädchen, welches durch einen Balken, der ihm auf den Leib stürzte, einen Bruch des rechten Oberschenkels und Unterschenkels erlitten hatte. Die Knochenbrüche an sich haben nichts Besonderes und verdienen nicht hervorgehoben zu werden. Hr. G-t. hat aber diesen Fall benutzt, sich über den besten Verband-Apparat gegen Frakturen in so zartem Alter auszusprechen. Allerdings ist die erste Aufgabe, die Entzündung zu mässigen oder sonst auf die Konstitution des Kindes zu wirken. Bei der kleinen Kranken, von der hier die Rede ist, war nichts der Art zu thun; ihre Konstitution war gut; es wurde ein mässig anschliessender Verband aufgelegt und nachdem die entzündliche Anschwellung geschwunden, schritt man zum definitiven Verbande. Dieser bestand in der Scultet'schen Binde und dreien Schienen, auf welche Hr. Gu. sehr viel gibt, für den Oberschenkel. Eine von diesen Schienen legt er vorne, die andere innen und die dritte aussen auf den Oberschenkel; für den Unterschenkel gebraucht er nur eine einzige Schiene. Herr Gu. sagt, dass dieser Verband sehr viel zu wünschen übrig lässt; es ist äusserst schwierig, bei ganz kleinen Kindern, die längere Zeit im Bette gehalten werden müssen, Verbände am Oberschenkel trocken zu halten. Die Scultet'sche Binde besonders wird schnell feucht und verbreitet bald einen um so stinkenderen Geruch, je zahlreicher die sie bildenden Touren sind. Es braucht nicht gesagt zu werden, dass daraus der grösste Nachtheil für das Kind entspringt. Was irgend geschehen konnte, hat man zur Abhülfe dieses Uebelstandes gethan, aber man hat ihn bis jetzt nicht zu beseitigen vermocht. Man hat den Verband mit einem schnell trocknenden Materiale, z. B. mit einem Firniss, überzogen, über welchen der Urin hinabfliessen könnte, ohne in die Verbandstücke einzudringen, allein der Firniss gab nur einen sehr unvollkommenen Schutz und sehr bald drang doch der Urin wieder durch. Nach vielen und oft sehr nutzlosen Versuchen begnügt sich Hr. Gu. mit Umlegen eines Stückes Wachstaffets um den Verband, indem er diesen Wachstaffet nach Belieben erneuert. Zu bedenken ist auch, dass der Scultet'sche Verband ziemlich dick aufträgt und folglich, wenn er eine etwas höher gelegene Fraktur des Oberschenkels betrifft, der Befeuchtung mit Urin ganz besonders ausgesetzt ist. Es kommt also darauf an, einen Verband zu wählen, der weniger aufträgt und es ist aus diesem Grunde die Rollbinde oder ein einfacher unbeweglicher Verband vorzuziehen. Bei dem Mädchen wird Hr. Gu. einstweilen den Scultet'schen Verband liegen lassen, ist aber entschlossen, denselben wegzunehmen, sobald er, was nicht ausbleiben wird, sich mit Urin durchfeuchtet, er wird ihn dann durch eine einfache Rollbinde um den Oberschenkel, und durch einen steifen, unbeweglichen Verband am Unterschenkel ersetzen und das ganze Glied mit Wachstaffet umwickeln.

Behandlung des Mastdarmvorfalles bei Kindern durch das Glüheisen.

Der Vorfall der Mastdarmschleimhaut ist, wie man weiss, bei Kindern häufig; die wirkenden Ursachen unterscheiden sich von denen, die bei Erwachsenen dasselbe Uebel erzeugen. Bei

Letzteren sind diejenigen Krankheiten, welche ein starkes Drängen bei der Koth- und Harnentleerung nöthig machen, Anlass zum Mastdarmvorfalle, so namentlich hartnäckige Verstopfung, Hämorrhoiden, Verengerung der Harnröhre, Anschwellung der Prostata u. s. w. Bei Kindern kommen alle diese Uebel fast gar nicht vor, und es ist gerade umgekehrt die Diarrhoe oder der häufige Stuhlgang mit Stuhlzwang, wie z. B. bei der chronischen Enteritis, der Dysenterie u. s. w., welche am häufigsten bei ihnen ein Hervortreiben der Mastdarmschleimhaut bewirkt, namentlich, wenn die Kleinen an und für sich schon durch Noth, mangelhafte Ernährung oder angeerbte Disposition geschwächt und herabgekommen sind. Das Zurückbringen und Zurückhalten des Vorfalles kann in den Fällen genügen, in denen die Ursachen nicht mehr wirken. Wo diese aber noch fortwalten, erzeugt sich der Vorfall immer von Neuem; er bewirkt eine sehr auffallende, lokale Reizung, er zeigt einen fortdauernden, geringen Ausfluss, und wiederholt sich, je öfter er eintritt, desto leichter und stärker bei jeder Kothentleerung. Es versteht sich, dass vor allen Dingen die Behandlung darauf ausgehen muss, die Konstitution des Kindes zu verbessern und die veranlassenden Ursachen wegzuschaffen. Das ist aber nicht genug; man muss auch lokal wirken, um dem Mastdarme in der Aftergegend mehr Stütze und Anhalt zu gewähren. Dazu ist angerathen die Ausschneidung des vorgefallenen Wulstes, die Ausschneidung der Afterfalten und die Kauterisation mit dem Glüheisen. Dem letzteren Verfahren gibt Hr. Gu. den Vorzug; er hat sehr viele Erfolge damit erlangt. Er verfährt aber mit dem Glüheisen anders, als gewöhnlich geschieht. Die Autoren schreiben vor, den Schleimhautwulst aus dem After, so weit als möglich, vordrängen zu lassen, und dann mit einem dazu passenden Glüheisen rund um diesen Wulst herumzuführen. Diese Kauterisation ersetzt also gewissermassen die Ausschneidung des Wulstes, die man wegen der ziemlich beträchtlichen Blutung fürchtet. Hr. Gu. kauterisirt aber nicht den Wulst, er lässt ihn also nicht vordrängen, sondern wirkt nur auf seine Basis. Er gibt eine Stunde vorher ein ausleerendes Klystir; dann lagert er den kleinen Kranken, wie zur Operation der Afterfistel, und, nachdem er ihn chloroformirt hat, betupft er mit einem feinen, weiss glühend gemachten Eisen an vier, sechs oder acht Punkten die Afteröffnung, und zwar möglichst genau am Rande, wo die Schleimhaut in den Wulst übergeht. Hr. Gu. hofft, durch die

Narbenbildung die nöthige Verengerung und Zusammenziehung, welche zur Heilung des Uebels erforderlich ist, zu erzielen. In der That hat die Erfahrung seine Erwartung bestätigt. Bei einem kleinen Knaben kam der Mastdarmvorfall so häufig, und war der Schliessmuskel des Afters so erschlafft, dass man in letzteren bequem zwei Finger einführen konnte; dieser Knabe wurde durch ein einmaliges Punktiren mit dem Glüheisen in erwähnter Weise vollkommen und dauernd geheilt. Nur ein einziges Mal sah Hr. Gu. einen Rückfall, nämlich bei einem kleinen Mädchen, welches geheilt entlassen worden, aber durch die Anstrengung eines Keuchhustens den Mastdarmvorfall zum Theil wieder bekam. Das Guersant'sche Verfahren steht dem bekannten Dupuytren'schen zur Seite, nur dass hier das Messer Das erreichen soll, was dort durch das Glüheisen erreicht wird.

Kings - College - Hospital in London (Prof. R. B. Todd).

Ueber Husten im Allgemeinen und über Keuchhusten im Besonderen.

Meine Herren! Da sich im Hause jetzt zwei am Keuchhusten leidende Kinder befinden, so nehme ich diese Gelegenheit wahr, an Sie einige Worte über die Pathologie des Hustens überhaupt zu richten, und des Keuchhustens dabei speciell zu gedenken. Der Husten ist einer der häufigsten, bisweilen einer der wichtigsten und nicht selten einer der beschwerlichsten Zufälle, mit welchen der praktische Arzt zu kämpfen hat; der Husten ist eine aus den verschiedensten Bedingungen hervorgehende Erscheinung, und darum auch von wissenschaftlichem Interesse; der Husten ist aber auch eine Beschwerde, die tagtäglich uns selbst ergreifen kann, und darum ist der Gegenstand für uns auch von persönlichen Interesse. Es verdient demnach dieser in praktischer, wissenschaftlicher und persönlicher Beziehung so wichtige Gegenstand eine viel sorgfältigere Erörterung, als ihm gewöhnlich zugestanden wird.

Husten kann definirt werden als eine plötzliche, krampfhafte, exspiratorische Anstrengung, die den Auswurf von irgend Etwas, das die Luftwege zu reizen strebt, zum Zwecke hat. Die reizende

Agens kann luftiger Natur sein, wie kohlensaures Gas, salpetriges Gas u. s. w. oder die eingeathmete Luft kann etwas enthalten, welches mechanisch eine Reizung in den Luftwegen erzeugt, wie z. B. kleine Partikeln Staub, oder andere fremde Substanzen, wie Brodkrümchen u. dgl., die mit dem Luftzuge in die Luftwege gerathen. In allen diesen Fällen ist Husten das Resultat. Alles, was eine Reizung der Gastro-Pulmonar-Schleimhaut, nämlich des grossen Tractus der Schleimhaut, die den Schlund, die Speiseröhre und den Magen, so wie ferner den Kehlkopf, die Luftröhre und deren Gezweige auskleidet, hervorruft, veranlasst die Expulsivanstrengung, welche man gewöhnlich Husten nennt. Vor Allem ist die Schleimhaut des Kehlkopfes und der Luftröhrenpartie dazu disponirt.

Es ist sonderbar, dass gerade Reizung der Nasenschleimhaut, die doch einen Theil der respiratorischen Schleimhaut bildet, nicht Husten erzeugt, sondern Niessen. Das Niessen ist aber ebenso wie der Husten eine Expulsivanstrengung, und die Erregung des Niessens durch einen Reiz erstreckt sich gerade bis zur hinteren Oeffnung der Nase. Von da an abwärts, einerseits bis zum Magen und andererseits bis zu den letzten Bronchialendigungen, erzeugt die Erregung durch irgend einen Reiz Husten. Diese Grenzscheide zwischen Niessen und Husten ist bemerkenswerth. Die erstere Portion des Schleimhauttractus wird von sensitiven Zweigen des Trigeminus, die andere Portion aber von Zweigen des Vagus versehen, und durch Versuche ist erwiesen, dass Reizung dieses letzteren Nerven in irgend einem Theile seines Laufes, selbst an seinem Stamme, so lange die Reizung oberhalb der Abgabe der Pulmonarzweige bewirkt wird, Husten erzeugt, welcher in seinem Charakter dem in verschiedenen Krankheiten der Respirationsorgane erregten Husten ähnlich ist.

Die Erzeugung des Hustens und Niessens in den beiden geschiedenen Portionen des ergriffenen Schleimhauttractus zeigt sich ganz deutlich beim gewöhnlichen Katarrh, der, wie Sie wissen, nichts als eine Entzündung der respiratorischen Schleimhaut ist. Diese katarrhalische Entzündung beginnt häufig in der Nase und es entsteht Niessen, aber nach einem oder zwei Tagen oder auch früher steigt die Entzündung (denn die katarrhalische Entzündung gleicht in ihrer Neigung zur Weiterverbreitung dem Erysipelas) abwärts bis auf den Kehlkopf, die Luftröhre, bisweilen selbst auf die Bronchialverzweigungen, und nun entsteht Husten; so lange aber die Entzündung nur auf die Nasenschleimhaut begrenzt ist, fehlt der Husten und es entsteht blos Niessen. Bisweilen beginnt die Entzündung in den Bronchialästen und in der Luftröhre, und steigt allmählig aufwärts bis zur Nase, und in solchem Falle geht der Husten dem Niessen voran. Als allgemeine Regel können Sie demnach annehmen, dass, wenn Niessen allein oder vorherrschend vorhanden ist, die Nasenschleimhaut vorzugsweise oder allein ergriffen ist, dass aber, wenn Husten vorherrscht, die Schleimhaut des Kehlkopfes und der Luftröhre oder der Bronchialäste der Sitz der Entzündung ist. Das reizende Agens beim gewöhnlichen Katarrh ist gewiss nicht Kälte allein, sondern höchst wahrscheinlich irgend ein atmosphärisches Gift; denn der Katarrh ist eine Krankheit, die häufig alle Mitglieder einer Familie oder eines Hauses mit einem Male oder sehr rasch hinter einander befällt, gleichviel, ob sie sich der Erkältung ausgesetzt hatten oder nicht, und es scheint der Katarrh nicht von einem der Mitglieder auf die anderen in derselben Weise übergetragen werden zu können, wie gewöhnliche ansteckende Krankheiten; auch zeigt sich der Katarrh sehr oft in epidemischer Form, aber eben so oft tritt er auch sporadisch auf, und in diesem Falle müssen wir vermuthen, dass das ergriffene Subjekt für die Aufnahme des atmosphärischen Giftes auf die eine oder die andere Weise besonders prädisponirt gewesen ist.

Die Gegenwart eines fremden Körpers im Kehlkopfe, in der Luftröhre oder in den Bronchialästen erzeugt Husten, und Jedem ist wohl der heftige Husten bekannt, welcher durch ein Brodkrümchen erzeugt wird, das, wie man zu sagen pflegt, in die unrechte Kehle gelangt ist; aber auch jede andere Reizung der respiratorischen Schleimhaut, wie z. B. eine ungewöhnlich verlängerte Uvula, erregt einen mehr oder minder heftigen Husten. Alles Dieses lässt sich an einem lebenden Menschen sehr bald nachweisen; reizen wir z. B. mit einem feinen Kameelhaarpinsel die Schleimhaut an der Stimmritze oder dem Kehldeckel, so erzeugen wir auf der Stelle den Husten; bei reizbaren Personen entsteht er auch, obwohl weniger rasch und sicher, durch Reizung der Schleimhaut am Isthmus und an der hinteren Wand des Schlundes; reizen wir aber mit dem Pinsel die Partie des Schlundes, welche an die hinteren Naseneingänge angrenzt, so erzeugen wir Niessen.

Es ist Ihnen ganz gewiss bekannt, dass, besonders bei reibaren, empfindlichen Personen, die Einathmung einer mit sehr feinen reizenden Partikeln, z. B. mit fein gepulverter Ipekakuanha, feinem Blüthenstaube, feinem Staube von frisch gemachtem Heu oder dergleichen geschwängerten Luft Husten und asthmatisches Athmen erzeugt. Es gibt viele Menschen, die nicht, ohne beträchtliche Beschwerde zu erleiden, in einem Zimmer verbleiben können, in welchem Ipekakuanha gepulvert wird. Sehr viele Menschen, besonders Städter, bekommen sofort Schnupfen, Husten und eine Art Asthma, wenn sie zur Blüthezeit oder, wenn frisches Heu gemacht ist, plötzlich auf's Feld kommen, und sie werden diese Beschwerden erst los, wenn sie sich wieder entfernt oder durch längeren Aufenthalt an den Reiz gewöhnt haben *). Was die Ipekakuanha betrifft, so scheint sie in der That einen spezifischen Einfluss auf den Vagus zu haben; mit der Luft eingeathmet, erzeugt sie Husten; in den Magen gebracht, erzeugt sie Erbrechen, vermuthlich durch ihre Einwirkung auf die gastrischen Zweige dieses Nerven. Einen in gewisser Beziehung ähnlichen Einfluss scheint der Brechweinstein zu haben, denn, in den Magen gebracht oder in die Venen injizirt, erzeugt er Erbrechen, und dass er auf die Lungennerven wirkt, scheint aus der sedativen Wirkung hervorzugehen, die er auf die Lungen ausübt, wenn er mit Behutsamkeit angewendet wird.

Es gibt auch noch andere Ursachen der Reizung für die auf die respiratorische Schleimhaut sich verbreitenden Nerven, wodurch Husten herbeigeführt wird. Eine häufige Ursache des Hustens und in der That eine viel häufigere, als man gewöhnlich glaubt, beruht in der durch Druck Seitens vergrösserter Bronchialdrüsen hervorgerufenen Reizung der Pulmonarzweige des Vagus. Auch andere Geschwülste können auf dieselbe Art Husten erregen, und ich glaube, dass entwickelte Tuberkeln in den Lungen vorzugsweise durch den auf die genannten Nervenzweige ausgeübten Reiz den Husten veranlassen.

Aneurysmen erzeugen nicht selten einen Husten, der allen Anstrengungen Trotz bietet, ja, dessen Quelle wir nicht einmal ermitteln können; in den Fällen, in denen wir vom Dasein eines Aneurysma überzeugt sind, ist der Husten ein wichtiges diagnostisches Mittel, uns den Sitz der Krankheit bestimmen zu helfen.

---

*) Elliotson hat daraus eine eigene Krankheit gemacht, die er Heufieber nannte. Behrend.

Es kann ein Aneurysma auf die zur Luftröhre und den Bronchien gehenden Zweige des Vagus drücken, und dadurch die heftigsten Hustenanfälle erregen. Wir haben hiervon ein vortreffliches Beispiel jetzt in unserem Hospitale. Der Kranke ist ein Mann, der von einem sehr heftigen, paroxysmenweise auftretenden Husten geplagt wurde, wegen dessen er bei uns Hülfe suchte; wir untersuchten sorgfältig die Brust, ohne dass wir irgend eine Krankheit der Lungen oder des Kehlkopfes entdecken konnten; wir hatten da schon Verdacht auf ein Leiden der grossen Gefässe in der Brust, und später erhielten wir auch wirklich Beweise von dem Dasein einer aneurysmatischen Geschwulst, welche höchstwahrscheinlich durch den Druck auf einige Zweige des Vagus diesen sehr angreifenden Husten verursachte. So auch kann entzündliche Ulzeration der Luftröhre, sei sie primär oder entspringe sie sekundär vom Drucke einer aneurysmatischen Geschwulst, einen sehr peinigenden Husten erzeugen, besonders wenn sie an der Gabeltheilung der Luftröhre ihren Sitz hat, wo sich viele Zweige der Lungennerven befinden.

So haben wir denn, wenn wir auf die verschiedenen Umstände, unter denen Husten entstehen kann, einen Blick zurückwerfen, folgende Arten desselben:

1) den Rachenhusten, dessen erregende Ursache entweder im Rachen oder an oder im Kehlkopfe seinen Sitz hat;

2) den Tracheal- oder Bronchialhusten, wenn die Luftröhre oder deren erste Theilung die gereizten Partien sind;

3) den Lungenhusten, wenn die kleineren Bronchialzweige oder die Lungen der Sitz der Reizung sind;

4) den Magenhusten, den beschäftigte Praktiker oft gesehen haben werden, und der von gastrischer Reizung abhängig ist, und endlich

5) den nervösen Husten, der bei Personen von sehr nervösem Temperamente vorkommt, und in den meisten Fällen nichts weiter ist, als eine krampfhafte Affektion der Halsmuskeln.

Von diesen verschiedenen Formen des Hustens kommen dem Arzte am häufigsten der Rachenhusten und der Lungenhusten zur Behandlung. Im Winter und Frühling sind diese beiden Hustenarten sehr häufig; der Rachenhusten ist der gewöhnliche bei Erkältungen und unterscheidet sich durch die Abwesenheit aller abnormen Erscheinungen in der Lungenrespiration, durch das Fehlen abnormer auskultatorischer Zeichen und durch die rothe, entzündete Anschwellung der Rachenschleimhaut. Gewöhnlich ist es auch mit mehr oder minder Heiserkeit oder Belegtheit der Stimme verbunden. In den mehr chronisch verlaufenden Fällen dieses Hustens ist die Schleimhaut sehr wenig oder gar nicht geschwollen, und zeigt eine mehr dunkelrothe Farbe und etwas schlaffen Zustand. Solcher chronischer Rachenhusten wird sehr oft für Lungenhusten angesehen und als solcher behandelt; die Kranken werden genöthigt, grosse Massen ekelerregender Arzneien zu sich zu nehmen, während sie durch lokale Behandlung meistens sehr bald geheilt werden können. Bisweilen werden Sie den hier gemeinten Husten äusserst heftig und quälend finden, ohne dass der Kranke etwas Anderes auswirft, als etwas Rachenschleim und Speichel.

Die häufigere Form des Lungenhustens ist diejenige, welche die Bronchitis begleitet. Dieser Husten zeigt sich gewöhnlich in Paroxysmen; er ist mit Auswurf begleitet, der im Verhältnisse zur Ausdehnung und Heftigkeit des Bronchialleidens zunimmt. Wir finden diesen Husten ebenfalls in Verbindung mit Tuberkeln oder anderen Desorganisationen der Lunge und zwar steht seine Heftigkeit und Häufigkeit im direkten Verhältnisse zur Ausdehnung der Lungenorganisationen, womit die Bronchialreizung ebenfalls zunimmt. Unter diesen Umständen folgt auf den Husten gewöhnlich ein reichlicher und eiteriger Auswurf, und in der That steigert die Anwesenheit dieses Auswurfstoffes in den Bronchialzweigen den Husten noch mehr. Ist der Lungenhusten kurz und trocken oder mit geringem oder keinem Auswurfe begleitet, so ist sehr wahrscheinlich irgend eine andauernde Reizung in der Lungensubstanz durch Verdichtung derselben oder Tuberkelablagerung vorhanden, oder es wird dieser permanente Reiz durch krude Tuberkeln zwischen den Bronchialverzweigungen unterhalten. Dieser eben erwähnte Husten ist ein gewöhnlicher Vorläufer der ausgebildeten Schwindsucht, und eigentlich als ein Symptom des ersten Stadiums der Phthisis anzusehen.

Dieses sind die gewöhnlichen Formen von Husten, die in der Praxis vorkommen. Es gibt aber noch einen Husten, der so eigenthümlich und charakteristisch ist, dass er ganz für sich allein betrachtet werden muss, indem er nicht ein Symptom, wie die bisher erwähnten Hustenformen, sondern eine wirkliche Krankheit darstellt. Ich meine den Keuchhusten, der diesen Namen von dem eigenthümlichen Keuchen hat, mittelst dessen der

Kranke nach jeder heftigen, exspiratorischen Anstrengung wieder Luft einzuziehen strebt. Dieser Husten kommt in den Sälen eines Hospitales nicht oft zur Behandlung, sondern findet sich mehr in der Privatpraxis und in den Poliklinken. Wir haben aber jetzt zwei Fälle in unseren Sälen, wovon der eine ein Mädchen, Namens Elisabeth Griffin, und der andere, ihren Bruder, John Griffin, betrifft; erstere kam zu uns am 21. Dezember und letzterer am 11. Januar; beide Fälle sind wohl geeignet, die klinische Geschichte und die Hauptpunkte der Pathologie des Keuchhustens zu erläutern.

Der vornehmste und ganz in den Vordergrund tretende Zug der Krankheit ist der Husten. Die Krankheit stellt sich wesentlich nur dar als Husten. Sie beginnt als Husten und bleibt, bis sie ihr vollständiges Ende erreicht hat, ein Husten in mehr oder minder heftiger Form. Der Husten besteht in rascher Aufeinanderfolge der gewaltsamsten exspiratorischen Anstrengungen; in der That sind diese Anstrengungen so mächtig, dass aus gewissen Partieen der Lungen die Luft so vollständig ausgetrieben werden muss, wie es die anatomische Struktur derselben nur irgend gestattet. Es werden auf diese Weise sicherlich manche Lungenläppchen so vollständig luftleer, dass sie zusammensinken und eine Verdichtung derselben entsteht, die man oft beim Keuchhusten antrifft.

Die Heftigkeit des Hustens erregt auch oft Erbrechen, wodurch der Magen vollständig von seinem Inhalte entleert wird. Dann hat der Anfall sein Ende erreicht, und der Kranke fühlt sich eine Zeit lang vollkommen erleichtert. Das Kind kehrt zu seinem Spielen zurück oder, wenn es während des Essens vom Husten befallen worden, fängt es wieder an, zu essen, bis nach und nach der Magen wieder angefüllt ist und ein neuer Anfall mit Erbrechen eintritt, der abermals den Magen von seinem Inhalte entleert und dadurch wieder eine Erleichterung herbeiführt. Gewöhnlich ist beim Keuchhustenkranken der Appetit sehr gut, bisweilen sogar gefrässig.

Der Keuchhusten bietet einen Zug dar, wodurch er sich von jedem anderen Husten unterscheidet; die sich folgenden exspiratorischen Anstrengungen sind nämlich so kräftig und treiben die Luft aus den Lungen so gewaltsam aus, dass darauf eine lange, tiefe Einathmung folgt, die mit dem wohlbekannten keuchenden Tone begleitet ist. Um uns die Bildung dieses eigenthümlichen und charakteristischen Keuchens richtig zu deuten, müssen wir uns den Zustand der Luftwege gerade im Augenblicke der Inspiration richtig vorstellen. Bei den gewaltsamen Anstrengungen, die Luft aus den Lungen durch Husten auszutreiben, werden nämlich der Kehlkopf, die Luftröhre und das ganze Bronchialgezweige bis zum höchsten Grade verengert, so dass die Bemühung, durch die noch verengerten Wege Luft wieder einzuziehen, ebenfalls eine anstrengende ist und viel Zeit gebraucht, wozu noch kommt, dass auch die Stimmritze sehr verengert, ja bisweilen krampfhaft geschlossen ist, so dass die Luft abgesperrt wird, und möglicherweise Erstickung eintreten kann, und in der That ist bisweilen der Tod auf diese Weise erfolgt. Kommt aber die Inspiration zu Stande, so erzeugt der durch die verengerten Luftwege und durch die verengerte Stimmritze sich hindurch drängende Luftstrom den keuchenden Ton, der ein pathognomonisches Zeichen der Krankheit bildet. Demnach ist das Keuchen, welches die Unwissenden in Unruhe versetzt, für Den, der dessen Bedeutung kennt, das Signal, dass die Gefahr des Anfalles vorüber ist; gerade, wie der Donner verkündet, dass die Gefahr, vom Blitzstrahle getroffen zu werden, überstanden ist. Ausser diesem eigenthümlichen Keuchen gibt es kein anderes Symptom, welches als ein sicheres, diagnostisches Merkmal des Keuchhustens dienen kann, und man kann sich nicht eher über das Dasein dieser Krankheit mit Bestimmtheit aussprechen, als bis dieses Keuchen deutlich gehört worden ist. Es kommt dieser eigenthümliche Ton in gewissem Grade auch bei anderem Husten vor, aber, so weit meine Erfahrung geht, ist er niemals und bei keiner anderen Krankheit so deutlich und so charakteristisch auffallend, als beim Keuchhusten.

Um die Pathologie des Keuchhustens richtig zu würdigen, müssen Sie einen Blick auf die wichtigsten Züge der klinischen Geschichte der Krankheit werfen. Der Keuchhusten ergreift vorzugsweise Kinder, und in der That ist er als eine eigentliche Kinderkrankheit zu betrachten. Es gibt einige Affektionen des Kehlkopfes und der Kehlkopfsgegend, besonders spasmodische Behaftungen der Stimmritzmuskeln, welche ebenfalls dem Kindesalter ganz besonders angehören. Dazu gehört namentlich der spasmodische Krup oder der Laryngismus stridulus und diesem schliesst der Keuchhusten sich an. Diese letztgenannte Krankheit zeigt sich in den ersten Zeiten der Kindheit, aber beschränkt sich keineswegs darauf; von den beiden Kranken, die wir jetzt im Hospitale haben, ist der Knabe 10, das Mädchen 15 Jahre alt. Bei Erwachsenen zeigt sich der Keuchhusten selten und noch seltener im höheren Alter. Dass er aber auch hier bisweilen vorkommt, habe ich erst neuerlich erfahren; ein altes Ehepaar bekam den Keuchhusten, der Mann war 80 und die Frau 72 Jahre alt, und beide kamen glücklich durch die Krankheit hindurch.

Ein anderer, wichtiger Umstand, wodurch sich der Keuchhusten charakterisirt, ist seine Kontagiosität. Die erwähnte Elisabeth Griffin wurde, wie bereits erwähnt, am 21. Dezember aufgenommen; sie war bis dahin immer gesund gewesen, als ihr Bruder etwa 6 Wochen vorher aus der Schule den Keuchhusten mit nach Hause brachte, und sie bald darauf auch davon ergriffen wurde. So geht es gewöhnlich; ein Mitglied der Familie, gewöhnlich ein Kind, das in die Schule geht oder sonst mit anderen Kindern zusammenkommt, wird zuerst vom Keuchhusten befallen und verbreitet die Krankheit auf Andere im Hause, gerade wie es mit Masern, Scharlach u. s. w. der Fall ist.

Von allen Schriftstellern werden verschiedene Stadien des Keuchhustens angenommen, in die wir etwas näher eingehen müssen. Im ersten Stadium gleichen die Symptome denen des fieberhaften Katarrhs und gelten auch oft für solchen. Dieser Zustand währt 10 bis 12 Tage, und darauf folgt dann der Husten in mehr charakteristischer Form, d. h. er zeigt sich in bestimmten Anfällen, die eine Zeit lang andauern und in verschiedenen Intervallen sich zeigen. Damit beginnt das zweite Stadium der Krankheit, und es ist wohlbekannt, dass in den Intervallen zwischen den Anfällen der Kranke sich ganz wohl fühlt, und ihm bisweilen auch nicht das Geringste anzusehen ist. Diese vollständige Remission ist eine der merkwürdigsten Züge der Krankheit, und der Unkundige wird darüber verwundert, ein Kind, das eben in der Gefahr, zu ersticken, sich befand, zwei Minuten darauf wieder eben so lustig spielen zu sehen, als wenn es gar nichts gehabt hätte. Das dritte Stadium zeigt sich in den verschiedenen Fällen verschieden, je nachdem es zur Besserung geht oder ein übler Ausgang sich vorbereitet; im ersteren Falle werden die Anfälle seltener und weniger markirt; im anderen Falle treten Veränderungen in den Lungen und dem Zirkulationssysteme ein, die wir noch näher in Betracht ziehen müssen.

Im Anfange der Krankheit sind die Lungen ganz und gar

nicht affizirt, so dass der Keuchhusten ebensowenig für eine Lungenkrankheit angesehen werden kann, als eine aneurysmatische oder anderartige Geschwulst, welche auf die Zweige des Vagus drückt und Husten erregt. Hat aber der Husten eine längere Zeit angedauert, so treten Veränderungen in den Lungen ein, die sich bald durch das veränderte Ansehen des Kranken kund thun. Das Angesicht desselben wird aufgetrieben und stark gefärbt, und die Kapillargefässe füllen sich an, besonders die der Bindehaut, welche in beiden Augen wässerig und gequollen erscheinen, und oft bersten daselbst von diesen kleinen Gefässen einige und es erzeugt sich Chemosis. Aus diesem Aussehen allein erkennt das Auge eines erfahrenen Praktikers nicht selten schon die Natur der Krankheit. Alle diese Veränderungen sind das Resultat der durch die Heftigkeit des Hustens in den Kapillargefässen verzögerten Zirkulation. Auch die Zirkulation in den Lungen wird dadurch auf gleiche Weise ergriffen; die Sekretion in den Bronchialröhren wird verändert; sie sondern eine viel grössere Menge wässerigen Schleimes ab, als gewöhnlich; die Lungen werden kongestiv und ödematös; mehr oder minder Krepitation hört man, je nach der Menge von Flüssigkeit, in den letzten Bronchialzweigen oder dem Grade des vorhandenen Oedems an verschiedenen Stellen der Brust, und diese Krepitation ist gewöhnlich am meisten hörbar über dem unteren Theile der Lungen, und bisweilen in der einen Lunge mehr, als in der anderen. Beide Kranke, die wir im Hospitale haben, zeigen Ihnen diese Veränderungen in beträchtlicher Ausdehnung. Der Perkussionston über der Basis der Lungen ist dumpfer als gewöhnlich; er beruht vorzugsweise auf dem ödematösen Zustande dieser Organe, zum Theil aber auch auf dem in den Bronchialröhren angesammelten Schleime, so wie ferner auf der vollständigen Entleerung aller Luft aus einigen Lungenläppchen durch die heftigen exspiratorischen Anstrengungen und endlich auf der veränderten Bronchialsekretion, welche den Eingang in ein oder mehrere Lungenläppchen verstopft und dadurch den freien Eintritt der Luft verhindert. Dieser Zustand gewisser Lungenportionen, in welche der Eintritt von Luft verhindert ist, und die in Folge ihrer gänzlichen Luftleerheit zusammengesunken sind, ist, wie Sie wohl wissen werden, von den Autoren Karnifikation genannt worden. Die karnifizirte Portion der Lunge hat das Ansehen von festem Fleische, krepitirt nicht unter'm Druck und sinkt im Wasser unter.

Und diese Beschaffenheit der Lungentextur kann durch alle die Ursachen herbeigeführt werden, welche eine vollständige Austreibung von Luft aus den Lungen bewirken und den Wiedereintritt derselben verhindern, oder welche in Lungenportionen, die noch nicht geathmet haben, keine Luft einlassen. Am besten zeigt sich diese Karnifikation der Lungen bei todtgeborenen Kindern, die noch nicht geathmet hatten. Eine der häufigsten Ursachen, die bei Lebenden diese Karnifikation am vollständigsten erzeugt, ist der Druck durch einen Erguss innerhalb der Pleurahöhle auf die Lunge. Die Karnifikation ist nichts als eine Verdichtung der Lungenstruktur und hat nichts mit Entzündung zu thun; die Hepatisation, die von ihr unterschieden werden muss, beruht dagegen in Ergiessung oder Ausschwitzung eines albuminös-fibrinösen Stoffes in die Lungenzellen und feinste Bronchialzweige, wodurch das Organ spezifisch schwerer gemacht wird.

Früher hatte man angenommen, dass bei dem Keuchhusten Lobularpneumonie häufig vorkomme. Dass Pneumonie eben so wie Bronchitis im Verlauf des Keuchhustens sich ereignen könne, ist ganz gewiss, aber die Symptome, welche man gewohnt war, der Lobularpneumonie zuzuschreiben, beruhten lediglich auf der Verdichtung einiger Lungenläppchen und dem verhinderten Eindringen der Luft in dieselbe.

Im dritten Stadium des Keuchhustens nehmen die Anfälle an Stärke und Häufigkeit allmählig ab, wenn es zur Genesung geht. Im entgegengesetzten Falle verschlimmern sich alle Erscheinungen; die Hustenanfälle werden häufiger und anstrengender, die Bronchialäste erweitern sich, die Sekretion ihrer erschlafften Schleimhaut vermehrt sich, und zuletzt stirbt der Kranke, erschöpft und gleichsam abgearbeitet. Waren Tuberkeln vorher in krudem Zustande vorhanden, so werden sie durch den Keuchhusten in Aktivität versetzt, und es entwickeln sich dann die Erscheinungen der Phthisis. Auch zeigen sich nicht selten beim Keuchhusten, wenn er einem tödtlichen Ausgange entgegengeht, Konvulsionen und Koma, besonders bei schlecht genährten, ungesunden Kindern. Bei solchen Kindern, und auch wohl bei kräftigeren wird der Keuchhusten bisweilen mit Ergiessung in die Gehirnhöhlen begleitet, und es entwickeln sich dann die Erscheinungen des Hydrokephalus.

Wenden wir uns zur Betrachtung der Ursachen des Keuchhustens, so ist die erste Frage, die sich uns entgegenstellt, ob in den Lungen der Sitz der Krankheit zu suchen sei? Diese Frage ist keine müssige, da in neuester Zeit wieder versucht worden ist, sie zu bejahen, aber der Keuchhusten ist ganz gewiss keine Lungenkrankheit; es ergibt sich dieses einestheils aus der klinischen Geschichte der Krankheit und anderntheils aus den Ergebnissen der Auskultation, welche in den Lungen weder abnorme Athmungsgeräusche, noch irgend eine Veränderung der Stimmresonanz im Anfangsstadium der Krankheit darthut. Die Ursache des Keuchhustens liegt auch keineswegs in einer Erkrankung des Larynx oder der Luftröhre, denn es ist keine permanente Veränderung der Stimme vorhanden, noch zeigen sich Symptome, die auf eine Affektion der Muskeln des Kehlkopfes oder der Stimmritze, oder endlich auf eine dauernde Veränderung im Kehlkopfe oder der Luftröhre hinweisen. Beruht die Krankheit auf irgend einer krankhaften Beschaffenheit der Bronchialdrüsen? Die Bronchialdrüsen findet man oft beträchtlich vergrössert, ohne dass ein solcher eigenthümlicher paroxysmenartiger Husten vorhanden gewesen wäre, und es würde auch bei so permanenter Anschwellung der Drüsen die Zwischenzeit zwischen den Anfällen niemals so gänzlich frei von allen Athmungsbeschwerden sein, wie es doch beim Keuchhusten der Fall ist. Das Einzige, das zur Erklärung aller Erscheinungen des Keuchhustens genügen kann, ist die Annahme einer spezifischen Reizung des Vagus selbst. In der That halte ich den Keuchhusten für eine spezifische Krankheit des Vagus, dessen Reizung dabei eben so vollständig ist, als wenn sie durch eine mechanische Einwirkung erzeugt wird. Es unterscheidet sich jedoch der Husten von dem durch mechanische Reizung bewirkten dadurch, dass seine Anfälle durch längere oder kürzere Intervalle getrennt sind, in welchen der Kranke sich vollkommen gesund fühlt. Dieser paroxysmenartige Charakter der Krankheit mit ganz gesundem Befinden in den Intervallen, die Fälle freilich abgerechnet, in denen die Lungen oder die Konstitution des Kranken durch die Wirkungen des Hustens oder auf andere Weise beschädigt worden sind, reiht den Keuchhusten an diejenigen Krankheiten an, die entschieden auf irgend einem giftigen Stoffe im Blute beruhen, der seine Gegenwart durch eine spezifische Einwirkung auf besondere Nervenpartieen kundthut. Vergleichen Sie die bekannten Krankheitsgifte mit einander, so sehen Sie, dass sie alle eine gewisse Verwandtschaft oder Hinneigung zu gewissen Texturen oder gewissen Ner-

diese sehr einfache Maassregel ist es, welche einen grossen Theil der Gefahren abwendet, die der Keuchhusten mit sich führt.

Der zweite Punkt, auf den die Behandlung hinzuwirken hat, ist die Aufrechthaltung der Ernährung. Ich meine nicht, dass der Kranke zu überfüttern oder mit Nahrung anzufüllen sei; sondern es muss seine Diät wohl regulirt und ihm hinreichende Nahrung gewährt werden, nicht nur, um seinen Appetit zu befriedigen, sondern auch, was ich noch für viel wichtiger halte, den Organismus wirklich zu stärken. Aus diesem Grunde bin ich ganz dagegen, den am Keuchhusten leidenden Kindern animalische Nahrung zu versagen, was Einige thun, obwohl sie den Grund nicht dafür angeben; denn Fleisch, in angemessenen Mengen und gehörig gekaut, ist leichter verdaulich, als die meisten anderen Nahrungsstoffe, da seine Digestion in der That nur in einem einfachen Auflösungsprozesse innerhalb des Magens besteht. Ein Mittel, welches einen überaus günstigen Einfluss auf das Nervensystem hat, und auf das wir ganz besonders aufmerksam machen, ist das Abschwämmen der Brust mit kaltem Wasser, ein oder zwei Mal täglich. Die Eltern schwächlicher, zarter Kinder, pflegen gewöhnlich Besorgnisse dagegen zu hegen, aber man beschwichtigt diese Besorgnisse leicht, wenn man etwas Spiritus oder Kraftessig zum Wasser zusetzen lässt, was ich für stärkend halte, und was auch wirklich ein wenig reizend auf die Haut wirkt. Indem man Morgens und Abends die Brust, unter gehöriger Vorsicht gegen Erkältung, mit einem in kaltes Wasser getunkten Schwamme überfahren lässt, wirkt man stärkend auf die Hautnerven, und dadurch wohlthätig auf die Krankheit. Spirituöse Embrokationen wirken auf ähnliche Weise günstig.

In einer sehr grossen Zahl von Fällen hat man ganz und gar nicht nöthig, zu Arzneien seine Zuflucht zu nehmen. Diejenigen Arzneien, die Sie noch am nützlichsten finden werden, sind die Sedativa und Antispasmodica, weil sie die Reizbarkeit des Nervensystemes beschwichtigen, nämlich: Opium, Bilsenkraut, Schierling, Belladonna und Blausäure. Auch die nicht Uebelkeit machenden Expectorantia, wie Ammonium und vielleicht Senega, sind auch zu empfehlen, und bisweilen sind zur Mässigung einer zu starken Bronchialsekretion Adstringentia nothwendig, nämlich: Alaun, schwefelsaurer Zink, Gerbsäure und Gallussäure. Sie müssen aber alle diese Mittel nur unter bestimmten Indizien und mit grosser Vorsicht benutzen, namentlich die Narcotica und ganz

besonders die Opiate, die bei Kindern überhaupt und ganz besonders da, wo die Lungen in kongestivem Zustande sich befinden, sehr gefährlich werden können. Zu vermeiden rathe ich Ihnen entschieden diejenigen Mittel, welche deprimirend und herabsetzend wirken, namentlich Brechweinstein und Ipekakuanha. Diese Mittel werden noch sehr oft beim Keuchhusten angewendet, und ich bin überzeugt, dass lediglich durch sie und durch ihre so häufige Anwendung in vielen Fällen der Keuchhusten eine tödtliche Wendung genommen hat.

Würde mir Gelegenheit geboten, den Keuchhusten in einer grossen Zahl von Kranken zu behandeln, so würde ich in den Fällen, in denen die Anfälle sehr heftig und häufig kommen, aber die Lungen noch frei von Kongestionen sind, die Chloroforminhalationen verordnen, natürlich nur dann, wenn der Hustenanfall gerade eintreten will. Können wir einen Anfall von Asthma dadurch aufhalten, warum sollte es uns nicht auch in Anfällen des Keuchhustens gelingen? Ich weiss, dass die Anfälle des Laryngismus stridulus durch die Chloroformeinathmung gemässigt werden, und auch bei anderen Kinderkrämpfen hat dieses Mittel gut gethan. Von Wichtigkeit müssen diese Chloroformeinathmungen bei den schwächlichen Kindern sein, welche den Anfällen des Keuchhustens nur wenig Widerstand zu bieten vermögen. Bei jeder Chloroformeinathmung muss dafür gesorgt werden, dass atmosphärische Luft frei mit eingeathmet wird; es ist dieses von grösster Wichtigkeit, um üble Ereignisse zu verhüten, und bei keuchhustenkranken Kindern ist es gar nicht nöthig, dass die Chloroforminhalation bis zur vollen Wirkung getrieben werde; man lasse es in kleinen Dosen einathmen, bis eine Abstumpfung eintritt, und wiederhole dieses in Intervallen, je nach der Heftigkeit der Paroxysmen. Sind die Kinder schon sehr erschöpft und deprimirt, so vermeide man die Inhalation ganz oder benutze sie nur in sehr geringem Grade. Ein anderes Mittel, von dem ich mir viel verspreche, ist die Anspritzung mit kaltem Wasser zwei oder drei Mal täglich mit oder ohne Chloroforminhalation. Es müssen diese Anspritzungen aber mit grosser Vorsicht gegeben werden. Das Zimmer nämlich muss gehörig warm sein, und dann muss das Wasser mit Schnelligkeit so auf das Kind gespritzt werden, dass nur Rücken und Brust getroffen werden, nicht aber der Kopf.

Alle diese Mittel zusammen sind wohl geeignet, die Heftigkeit der Anfälle zu mässigen, das Hinzutreten von Bronchitis und

Pneumonie abzuhalten, die allgemeine Ernährung zu fördern, das Nervensystem zu erregen und so den Kranken gegen die schädlichen Wirkungen der Hustenanfälle zu schützen.

Klinischer Vortrag über den Pemphigus der Kinder und dessen Vergleichung mit dem Pemphigus Erwachsener.

Es ist in neuester Zeit in Paris viel über die Natur des Pemphigus der Neugeborenen gestritten worden. Sehr gewichtige Autoritäten haben darin eine Manifestation angeerbter syphilitischer Dyskrasie erblickt; andere eben so gewichtige Autoritäten haben diese syphilitische Natur des Pemphigus durchaus nicht als erwiesen erachtet, sondern die Krankheit bei Neugeborenen denselben Ursachen beigemessen, welche sie bei älteren Kindern und Erwachsenen hervorrufen. Sie haben allerdings über diese Ursachen sich nicht deutlich ausgesprochen und nur im Allgemeinen haben sie eine geschwächte, durch Noth, Elend, vorangegangene Krankheit, angeborene Lebensschwäche oder sonstige Momente herabgebrachte, Konstitution in den Vordergrund gestellt. Es ist daher von grossem Interesse, Fälle vom Pemphigus bei älteren Kindern und Erwachsenen aufzusuchen, deren Ursachen zu ermitteln, den Gang der Krankheit zu verfolgen und dadurch zu bestimmteren Schlüssen zu gelangen. Der Pemphigus ist eine verhältnissmässig seltene Krankheit; — selbst bei Erwachsenen kommt er nicht häufig vor, und wir freuen uns desshalb, in der London Med. Times. vom 11. Februar dieses Jahres eine Reihe von Fällen vorzufinden, die wir unseren Lesern vorführen und woran wir dann einige Folgerungen knüpfen wollen.

Erster Fall. Emilie E., 24 Jahre alt, eine gesunde, verheirathete Frau, befindet sich im 8. Monate ihrer ersten Schwangerschaft. Am 25. Juli 1850 wurde sie in das Hospital für Hautkrankheiten (unter Dr. Startin) in London aufgenommen. Sie hatte 10 Wochen vorher, unter vorangegangenem Kopfschmerz, mehrere Papeln auf den Schienbeinen bekommen und nach einem oder zwei Tagen hatten sich diese Papeln in wirkliche Blasen umgewandelt. Dann hatte sich ganz Dasselbe auch an anderen Stellen des Körpers gezeigt, so dass sie überall, selbst auf dem Antlitze, grössere oder kleinere Blasen hatte.

Dabei fühlte diese Frau ihrer Angabe nach ein fortwährendes Stechen und Brennen in der Haut. Die Blasen sanken ein, trockneten ab und es erhoben sich neue Blasen. An ihren unteren Gliedmassen fanden sich zur Zeit ihrer Aufnahme an 70 bis 80 Blasen, von denen jede die Grösse einer Wallnussschale hatte. Sie waren mit einem klaren, gelben, alkalisch reagirenden Serum gefüllt. Die Frau hatte eine weiss belegte Zunge, einen schnellen, harten Puls, heftigen Kopfschmerz und litt an Verstopfung oder Hartleibigkeit. Herr Startin setzte wegen der Schwangerschaft jedes aktive Verfahren aus und verordnete nur ein mildes salinisches Abführmittel. Am 3. Juli wurde die Frau, deren Zustand sich wenig gebessert hatte, von einem frühzeitigen, aber gesunden Kinde entbunden. Während der folgenden 10 Tage verschwand der Ausschlag grösstentheils von selbst. Nur dann und wann fuhren noch Blasen hervor und am 14. Juli erhielt die Frau Jodkalium zu 3 Gr. dreimal täglich und es zeigte sich Besserung. Diese Besserung hielt jedoch nicht vor; es kamen immer noch neue Blasen zum Vorscheine und am 23. Juli erhielt die Kranke eine Mixtur, von der jede Dosis, die sie täglich drei Mal nahm, $1\frac{1}{2}$ Tropfen Fowler'scher Solution und 5 Tropfen*) Vinum Colchici enthielt, dabei jeden Abend eine Plummer'sche Pille. Diese Behandlung bewirkte eine vollständige Kur binnen 6 Wochen. Das Kind wurde von der Frau nicht gesäugt und blieb von jeder Hautaffektion frei. Im folgenden Sommer hatte die Frau einen neuen Anfall von Pemphigus, von dem sie wieder sehr schnell durch die letztgenannte Behandlung befreit wurde.

Zweiter Fall. William C., ein blondhaariger Knabe, 14 Jahre alt, ist in den letzten 6 Jahren fast jährlich im Hospitale für Hautkranke wegen eines immer wiederkehrenden Pemphigus gewesen. Schon drei Jahre vor der genannten Zeit hatte er diese Krankheit gehabt und war mit den verschiedensten Mitteln vergeblich behandelt worden. Als er zum ersten Male in

---

*) Im englischen Berichte sind nicht „Tropfen“, sondern immer „Minims“ angegeben. Minim ist das kleinste englische Apothekermaass; ein Röhrchen ist graduirt und die Anfüllung desselben bis zu einer gewissen Zahl von Strichen bezeichnet die Zahl der Minims. Ein Minim ist aber ungefähr ein Tropfen, weshalb wir auch hier immer Tropfen gesetzt haben.

Behrend.

das eben genannte Krankenhaus kam, war er so schwach, dass er dahin getragen werden musste. Der Pemphigus hatte die ganze Hautfläche eingenommen, selbst das Angesicht; nur die Kopfhaut war frei. Herr Startin verschrieb ihm Arsenik und zwar mit dem augenscheinlichsten Erfolge. Die Krankheit blieb darauf etwa ein halbes Jahr fort und kam dann wieder und es musste jedes Mal zum Arsenik gegriffen werden. Im Frühlinge und im Herbste war der Pemphigus jedes Mal vorhanden, aber er fehlte bisweilen im Sommer, bisweilen im Winter. Der Knabe, der sehr verständig war, gibt an, dass er mehrere Jahre lang immer, wenn er vom Pemphigus frei war, an rheumatischen Schmerzen im Kopfe litt und sich sehr unwohl befand; in neuester Zeit jedoch war dieses nicht mehr der Fall und im Sommer 1853, in welchem auch der Pemphigus abwesend war, hatte er sich ganz wohl befunden. Aus diesem Grunde hatte er sich auch nur darum im Hospitale für Hautkranke wieder eingestellt, als der Pemphigus einen sehr bedeutenden Grad von Neuem erreicht hatte. Er bekam dann wieder Arsenik, der, wie gesagt, die Krankheit zwar beseitigte, aber ihre Wiederkehr nicht verhinderte. Zu Zeiten verlor sich auch der Pemphigus ganz von selbst, ohne Gebrauch von Arsenik, namentlich, wenn der Knabe seinen Aufenthalt wechselte. Er sieht übrigens ganz gesund aus, lebt für gewöhnlich in einem nicht gesundheitswidrigen Hause und hat eine ganz gesunde Kost. Die Flüssigkeit aus den Pemphigusblasen zeigte sich jedes Mal stark alkalisch.

Dritter Fall. Elisabetha H., 7 Jahre alt, wurde am 3. Oktober 1851 in das Hospital für Hautkranke aufgenommen. Sie hatte Blasen von der Grösse einer Fingerspitze auf verschiedenen Stellen des Körpers und auf den Beinen; einige kleinere, die wie Wassertropfen aussahen, fanden sich auf dem Angesichte. Seit 3 Jahren hatte das Kind daran gelitten; es war kränklich und schien zu Hause nur dürftig genährt worden zu sein. Dass aber aus dieser mangelhaften Ernährung allein die Krankheit nicht entsprang, ging daraus hervor, dass die Kleine, welche eine längere Zeit in einem der Hospitäler gewesen ist, dort eine ganz vortreffliche und genügende Kost gehabt hat, ohne dass der Pemphigus sich verlor. Es zeigte sich besonders eine Disposition zur Bildung von Pusteln an den Stellen, wo die Blasen gesessen hatten und an den Rändern derselben. Die Kleine klagte viel über Schmerzen an diesen Stellen. Herr Starten gab ihr die Fowler'sche Solution zu 1 Tropfen 3 Mal täglich. Sie gebrauchte das Mittel vom 3. bis 17. Oktober; da es aber wenig Resultat hatte, so wurden ihr noch Pilulae alterantes gegeben und die mit Blasen behafteten Theile mit Watte umwickelt. Am 31. Oktober war noch keine Besserung eingetreten, es schien vielmehr die Eruption sich zu vermehren und Hr. St. liess die alterirenden Pillen weg und verordnete eine Mischung, die $1^1/_2$ Tropfen Arseniksolution, 3 Tropfen salzsaure Eisentinktur und 2 Tropfen Opiumtinktur enthielt. In einem Monate trat Besserung ein und Ende November war nur noch eine einzige kleine Blase zu sehen. Diese war aber sehr hartnäckig und hielt sich eine Zeit lang. Ende Januar, bis zu welcher Zeit die erwähnte Arznei fortgebraucht wurde, wurde das Mädchen vollkommen geheilt entlassen. Neue Blasen waren nicht mehr erschienen, auch waren von den alten alle Spuren verschwunden und das Allgemeinbefinden hatte sich bedeutend gebessert.

Vierter Fall. William N., 9 Jahre alt, ein blondhaariger, sehr kachektischer Knabe, wurde am 19. September 1851 in das Hospital für Hautkranke aufgenommen. Seit länger als zwei Jahren hatte der Knabe Pemphigusblasen gehabt, die von Zeit zu Zeit verschwanden und wieder kamen. Die Blasen waren über Körper, Hals und Gliedmaassen verbreitet, allein das Angesicht blieb frei davon. In mehreren Hospitälern war der Knabe behandelt worden und zuletzt auch von Erasmus Wilson, der ihn in seinen Abbildungen porträtiren liess. Wilson rieth die Fowler'sche Solution als dasjenige Mittel, das gegen den chronischen Pemphigus noch am meisten leistet. Der Knabe war unter diesen verschiedenen Kuren von seiner Krankheit bisweilen ganz frei geworden, aber es dauerte dieses nicht lange. Er war übrigens von skrophulöser Konstitution und hatte Anchylose eines Kniegelenkes in Folge einer Desorganisation desselben, wozu ein Fall den ersten Anlass gegeben hatte. Von den Blasen waren mehrere sehr gross, und das Serum, das sie enthielten, war stark alkalisch. Der Urin zeigte sich auch etwas alkalisch und enthielt einen weissen phosphatischen Niederschlag; Albumin war nicht darin enthalten. Herr St. verschrieb die Fowler'sche Solution zu $1^1/_2$ Tropfen mit 2 Tropfen Opiumtinktur 3 Mal täglich, bedeckte die Blasen mit Watte und liess 1 Mal täglich die Theile mit einer Auflösung von Borax und Glycerin befeuchten. Am 21. November war bedeutende Besserung eingetreten, am

28. waren alle Blasen verschwunden und am 5. Dezember wurde er geheilt entlassen; ein kleiner und dünner Schorf am Penis war der einzige Ueberrest der Krankheit. Im März 1852 jedoch wurde der Knabe wegen derselben Krankheit von Neuem aufgenommen, jedoch war dieses Mal die Zahl der Blasen geringer; dieselbe Behandlung wurde vorgenommen und nach wenigen Wochen verliess der Knabe, abermals geheilt, das Hospital. Erst am 7. Februar 1854 kam er wieder vor; er hatte inzwischen mehrere Anfälle vom Pemphigus gehabt. Er befindet sich jetzt wegen seines steifen Kniees im orthopädischen Hospitale. Er sieht blühend und gesund aus, hat aber öfter noch Pemphigusblasen, besonders um die Genitalien herum; indessen sind die Blasen klein, nicht zahlreich und da sie auch nicht die geringsten Beschwerden machen, so wird nichts mehr gegen dieselben gethan. Es scheint doch, als habe die frühere, von St. vorgenommene Behandlung die Intensität des Pemphigus gebrochen.

Fünfter Fall. Alfred M., 9 Jahre alt, ein kräftiger, munterer Knabe, von guter Gesundheit, wurde am 12. November 1851 aufgenommen. Seit zwei Jahren hat er am Pemphigus gelitten, der niemals ganz verschwunden war. Der Knabe schien keinerlei Beschwerde davon zu haben und es wurde auch nichts dagegen gethan. Die Blasen entwickelten sich besonders um die Kniee und die Ellbogen und einige zeigten sich auf der rechten Hand und am rechten Fusse. Es wurde dasselbe Mittel gegeben, wie im vorhergehenden Falle. Am 3. Dezember waren sämmtliche Blasen verschwunden und am 15. wurde der Knabe geheilt entlassen.

Sechster Fall. Dieser Fall betrifft einen 50 Jahre alten kachektischen Landmann, welcher am 26. November 1851 aufgenommen wurde. Er sah sehr krank aus und hatte seiner Angabe nach bei mehreren Gelegenheiten Blut gespieen. Vor vielen Jahren hatte er eine Lungenentzündung gehabt und seitdem hatte er regelmässig jeden Frühling aus eigenem Antriebe zur Ader gelassen. Vor 7 Monaten und zwar sehr kurz nach dem letzten Aderlasse hatte er am rechten Unterschenkel eine Anzahl kleiner, mit Wasser gefüllter Blasen bekommen. Diese wurden schnell grösser und zeigten sich auch bald an anderen Theilen des Körpers. Sie waren nur mit geringem Schmerze verbunden, aber wiederholten sich immer von Neuem, wenn die alten abgetrocknet waren und jede Behandlung dagegen war vergeblich gewesen.

Bei seiner Aufnahme in's Hospital für Hautkranke hatte er Blasen am rechten Beine, von denen einige so gross waren, wie ein Taubenei. Sie entsprangen aus der gesunden und nicht entzündeten Haut und waren von keinem rothen Hofe umgeben. Der Kranke bekam 3 Mal täglich 3 Tropfen Arseniksolution mit 3 Tropfen Opiumtinktur; dabei äusserlich zum Befeuchten eine Auflösung von Borax und Glycerin. Eine sehr schnelle Besserung folgte und am 24. Dezember wurde der Mann vollkommen geheilt und in einem besseren allgemeinen Gesundheitszustande entlassen.

Siebenter Fall. Auch dieser Fall betraf einen 63 Jahre alten, kachektischen Mann, welcher am 23. Februar 1853 in das Hospital für Hautkranke aufgenommen wurde. Er hatte seit 20 Jahren an Psoriasis gelitten, die man für syphilitischen Ursprunges hielt. Wegen dieser Krankheit war er im letzten Sommer einer sechsmonatlichen Kur unterworfen worden, welche hauptsächlich in Merkurialien und Arsenik bestand und im Januar war er vollkommen geheilt entlassen worden. Wenige Wochen darauf aber entwickelten sich Pemphigusblasen an verschiedenen Stellen des Rumpfes und der Gliedmassen, ganz besonders aber am rechten Unterschenkel; die Blasen waren von mässiger Grösse; einige enthielten eine eiterige Flüssigkeit und waren von einem eigenthümlichen entzündlichen Rande umgeben. Der Kranke sah kachektisch aus und wohnte in einem engen Hofe der City. In Betracht der vorangegangenen Zustände und Kuren, so wie der noch vorhandenen Entzündungen der Haut hielt Hr. St. den Arsenik für contraindizirt und verordnete blos eine salinische Mixtur innerlich und eine Boraxwaschung äusserlich. Am 3. März war der Mann so weit, dass keine Blasen mehr hervorkamen und nur noch einige dünne Schorfe und kleine Exkoriationen zu sehen waren. Am 12. März wurde er geheilt entlassen.

Achter Fall. Susanna H., 25 Jahre alt, ein Dienstmädchen von gesunder, kräftiger Familie, wurde am 1. März 1853 in das genannte Hospital aufgenommen. Sie war kräftig gebaut, aber äusserst blass und anämisch. Der linke Unterschenkel war mit grossen Pemphigusblasen bedeckt, aber es fanden sich keine an irgend einem anderen Theile des Körpers. Nach Angabe der Kranken hatte sie seit 4 Jahren regelmässig jeden Frühling und Herbst solche Pemphigusblasen an den Unterschenkel gehabt, aber nach einigen Wochen seien sie immer von selbst verschwunden. Bei der ersten Eruption hatte sie in einer feuchten, im Kellergeschosse befindlichen Küche gelebt und viel gekränkelt. Damals hatte die Eruption am linken Arme sich gezeigt und 9 Wochen angedauert. Sie hatte beständig an Verdauungsbeschwerden gelitten, aber ihre Menstruation war immer regelmässig gewesen. Später hatten, wie gesagt, die Pemphigusblasen immer nur an den Unterschenkeln sich gezeigt und heftige, ziehende Schmerzen in den Waden waren ihnen vorausgegangen. Bei der Untersuchung fand sich ein lautes Venengeräusch in den Jugularvenen. Dieses Mal war die Eruption plötzlich gekommen und zwar 3 Tage vor ihrer Aufnahme. Die Flüssigkeit in den Blasen war wasserklar und stark alkalisch. Wegen der vorhandenen Chlorose verordnete Herr St. 2 Gran schwefelsaures Eisen in einer Solution 3 Mal täglich zu nehmen. Am 14. März hatte die Eruption die Unterschenkel verlassen, aber sehr bedeutend sich am linken Arme gezeigt. Jetzt gab Hr. St. 3 Tropfen Arseniksolution 3 Mal täglich. Sogleich erfolgte Besserung. Leider aber verliess die Kranke das Hospital, ging auf's Land und zeigte sich nicht wieder, so dass über den weiteren Erfolg der Kur nichts angegeben werden kann.

Neunter Fall. Marie D., 9 Jahre alt, mit blondem Haare und zarter Haut, aber gesund aussehend, litt im Frühlinge 1851 an sehr verbreitetem Pemphigus, gegen welchen 6 Monate lang in mehreren Hospitälern verschiedene Mittel vergeblich angewendet worden sind. Die Arseniksolution zu 1 Tropfen 3 Mal täglich heilte die Kleine in wenigen Wochen. Sie blieb ein ganzes Jahr frei von der Krankheit und im besten Wohlbefinden, als der Pemphigus von Neuem erschien. Dasselbe Mittel hatte denselben Erfolg.

Zehnter Fall. J. A., ein 12 Jahre alter Knabe, blondhaarig, mager, schwächlich aussehend, wurde am 14. April 1852 aufgenommen. Rumpf und Gliedmassen waren mit Pemphigusblasen über und über bedeckt; so gross war die dadurch erzeugte Reizung, dass in den meisten Nächten der Schlaf fehlte. Seit 7 Monaten bestand die Krankheit und trotzte allen in verschiedenen Hospitälern angewendeten Mitteln. Herr St. gab ihm die Arseniksolution zu 1 1/2 Tropfen 3 Mal täglich. Nach 14 Tagen waren alle Blasen verschwunden und der Knabe bekam ein besseres Ansehen. Er liess das Mittel noch einige Wochen weiter gebrauchen, wobei sich der Knabe sichtlich erholte. Nur noch eine einzige Blase kam später noch am Arme zum Vorschein, aber so lange der Knabe im Hospitale war, zeigte sich nichts weiter.

Eilfter Fall. Walther C., 21 Jahre alt, ein Fleischer, blondhaarig, ziemlich kräftig und gesund aussehend, kam am 28. August 1850 als poliklinischer Kranker zu Herrn Skey in's Bartholomäus-Hospital. Der Pemphigus bestand seit wenigen Tagen an beiden Armen. Einige Blasen hatten die Grösse einer halben Krone. Der Mann leitete den Ausschlag von Syphilis her, aber es war nicht zu bemerken, was zu diesem Schlusse berechtigte. Früher hatte er täglich sein Fleisch und Bier; in der letzten Zeit jedoch hatte er es nicht mehr so gut, weil er ausser Arbeit war. Etwa 3 Monate vorher war er wegen vermutheter Syphilis mit Merkur bis zur Salivation behandelt worden. Bei dem jetzigen Blasenausschlage fühlt er keinen Schmerz, aber etwas Jucken und Prickeln. Die Zunge ist rein, der Appetit gut, der Darmkanal in regelmässiger Thätigkeit. Herr Sk. verordnete 2 Mal wöchentlich ein abführendes Pulver und 3 Mal täglich Chinin. Die Eruption verlor sich, kam aber später an den Beinen wieder, aber nach 14 Tagen war sie überall beseitigt. Es folgten keine neuen Blasen mehr und der Mann wurde, vollständig geheilt, entlassen.

Zwölfter Fall. Isabella G., 12 Jahre alt, die Tochter eines Bootsmannes, wurde im Frühlinge 1850 in das St. Thomas-Hospital in London aufgenommen. Sie hatte einen Pemphigusausschlag über den ganzen Körper und litt an starkem Durchfalle, der allen Mitteln trotzte. Nach mehreren Monaten starb sie im höchsten Grade der Abmagerung, nachdem sie sich sehr durchgelegen hatte. Während der Krankheit fast stets eine glatte, glänzende Zunge und viel Delirium. In der Leiche fand sich: Die Schleimhaut des Darmkanales sehr blass, aber sonst ganz gesund. Die Leber war etwas fettig und an der linken Seite zeigten sich Spuren ganz frischer Pleuritis. Die linke Lunge war kongestiv.

Dreizehnter Fall. John B., 14 Jahre alt, zu Hull geboren, wurde am 29. November 1851 aufgenommen. Er war blondhaarig, sah blühend aus, hatte ein sanguinisches Temperament und war gewohnt, gut zu leben. Der Pemphigusausbruch zeigte sich zuerst vor drei Jahren auf den Unterschenkeln, verbreitete sich bald über den ganzen Körper und hielt sich mit einigen

Unterbrechungen 7 Monate. Seitdem ist der Knabe selten mehrere Wochen frei von der Krankheit geblieben, mit Ausnahme der letzten Zeit, wo die Intermission etwas länger gedauert hat. Gewöhnlich schien der Pemphigus in Folge von Erkältung hervorzubrechen und die gegenwärtige Eruption folgte auf ein Nasswerden der Füsse. Bestimmte Jahreszeiten schienen keinen Einfluss auf die Krankheit auszuüben. Zu einer Zeit lebte der Knabe auf Empfehlung eines Arztes mehrere Monate kräftiger als gewöhnlich und trank 2 Pinten Bier täglich, was seinem Allgemeinbefinden sehr gut bekam, aber die Eruption nicht beseitigte. Etwa 6 Monate nachher kam er in das Hospital für Hautkranke, erhielt Arsenik und wurde vollständig geheilt. Er blieb 4 Monate lang ohne alle Hautaffektion und befand sich auch ganz vortrefflich, aber dann kam der Pemphigus wieder zum Vorschein und nach 8 Tagen kam er von Neuem in das Hospital. Die Blasen von der Grösse eines Schillings sassen besonders auf dem Hodensacke, dem Penis, dem oberen Theile der Oberschenkel und auf dem Bauche. Jedesmal fühlte der Knabe vor dem Ausbruche sich verdriesslich und schwach, aber nirgendswo empfand er Schmerz. Es wurde nun von Neuem die Arseniksolution gegeben und abermals eine Kur bewirkt. Der Kranke hat sich seitdem nicht wieder blicken lassen.

Vierzehnter Fall. Elisabeth W., 7 Jahre alt, blondhaarig, hatte bis dahin eine mässig nährende Kost, war aber immer ganz gesund. Sie lebte in einem sehr übervölkerten Theile von London; das Zimmer, in welchem sie wohnte, befand sich im dritten Stockwerke, war vollkommen trocken, aber den üblen Gerüchen aus dem anstossenden Hofe eines Kammmachers ausgesetzt. Im September 1852 bekam sie nach Aussage ihrer Mutter plötzlich über den ganzen Körper, besonders aber auf dem Halse, dem Angesichte und den Waden, rothe, schmerzhafte Flecke, auf denen sich bald grosse Blasen erhoben. Die Blasen vertrockneten, aber es erschienen immer wieder neue. Durch die damit verbundenen Schmerzen litt die Kleine ausserordentlich; sie fieberte gewöhnlich und war reizbar, hatte wenig Esslust und wurde schnell mager. Da die Arzneien von verschiedenen Aerzten nichts ausrichteten, so wurde sie als poliklinische Kranke in eines der grossen Hospitäler gebracht und wurde endlich in dasselbe aufgenommen. Dieses geschah im November 1852; das Kind war zur Zeit der Aufnahme bleich, abgemagert und mit grossen Blasen über den ganzen Körper bedeckt. Zuerst gab man milde Salze, hierauf Jodkalium in vollen Dosen, dann Alkalien mit Sarsaparilla und endlich Leberthran und nährende Kost. Während einer Zeit von 6 Monaten bekam die Kleine Wein, Bier, Eier und Fleisch, um ihre Körperkräfte zu heben. Aeusserlich wurde eine Mischung von gleichen Theilen Bleiwasser und Olivenöl aufgelegt. Mehrmals trat auch wirklich ein Nachlass des Pemphigus ein und zuletzt war er grossentheils verschwunden. Nur einige Blasen waren noch vorhanden, aber die Kleine war sehr gekräftigt und bei Fleisch, als sie das Hospital verliess. Bald aber, nachdem sie heimgekehrt war, erschien der Pemphigus in seiner ganzen früheren Ausdehnung wieder, und sie ging in dasselbe Hospital zurück. Leberthran wurde von Neuem gegeben, aber dieses Mal ohne allen Nutzen; nach einigen Wochen verliess die Kleine ungeheilt das Hospital und wendete sich am 20. Juli 1853 an Hrn. B. im Hospitale für Hautkranke. Man fand den Rumpf, die Beine, das Antlitz und den Hals im wahren Sinne des Wortes entweder mit Blasen oder mit den Schorfen derselben bedeckt; auch auf der Kopfhaut zeigten sich einige. Das Kind war wieder bleich, mager und sehr kränklich; Zunge rein und feucht; dabei grosse Gefrässigkeit. Verordnet wurde: 3 Mal täglich 1½ Tropfen *Fowler'scher* Solution mit 2 Tropfen Opiumtinktur und äusserlich eine Auflösung von Borax mit Kalkwasser. Schon in der ersten Woche trat Besserung ein und hielt mit geringen Rückfällen bis zum 28. September an. Man sah jetzt nur noch einige wenige Blasen; die Kleine sah munter aus, schlief gut und fühlte sich ganz wohl. Am 30. September zeigte sich, obwohl die Medikation ununterbrochen fortgesetzt war, eine neue Eruption von Blasen, ohne dass eine Ursache ermittelt werden konnte. Die Kleine bekam jetzt täglich 3 Mal in einer Mischung 1½ Gr. schwefelsaures Eisen, 5 Tropfen Tinct. Hyoscyami und 1½ Tropfen Arsenikliquor. Die Blasen verschwanden gänzlich und am 14. Oktober war nichts mehr zu sehen. Gegen den 20. November aber traten wieder einige kleine Blasen hervor, besonders auf dem Angesichte und auf den Armen. Die Kranke nahm an Fleisch zu und die Arznei schien ihr dann und wann Uebelkeit zu machen, wurde aber nur selten ausgesetzt. Am 6. Februar war das Kind kräftig, stark und hatte ein gesundes, lebendiges Aussehen. Die Haut ist, mit Ausnahme eines kleinen Fleckes an der einen Hand, ganz glatt. Dieselbe Arznei erhielt sie noch fort, während, jedoch in etwas seltenern Gebrauch. Die Kleine ist noch im Krankenhause; ihre Besserung nimmt aber auffallend zu, und es ergibt sich dieses besonders aus dem Umstande, dass zwar dann und wann noch Blasen emporkommen, aber immer seltener und immer kleiner, die nur kurze Zeit bestehen. Dieser Fall ist besonders geeignet, die gute Wirkung des Arseniks in dieser Krankheit zu zeigen.

Fünfzehnter Fall. Elisabeth C., 15 Monat alt, das Kind sehr armer Eltern, welche in einer sehr niedrigen Wohnung eines feuchten Hauses leben, wurde am 29. August 1853 in das Hospital für Hautkranke gebracht. Das Kind hatte blondes Haar, war klein, aber munter und lag noch an der Brust. Bis vor 8 Tagen war es ganz gesund, aber dann fing es an zu fiebern, wurde sehr reizbar und bekam mit Wasser gefüllte Blasen von der Grösse einer Erbse bis zu der eines Schillings auf dem Angesichte, dann auf der Brust, den Armen, dem Bauche und den Hinterbacken. Ausserdem hatte das Kind Aphthen im Munde und keine Lust zum Saugen. Es bekam ½ Tropfen Arseniksolution 3 Mal täglich und äusserlich eine Boraxauflösung. Das Kind wurde poliklinisch behandelt und die Mutter ging mit der Medizin sehr nachlässig um; sie wandte dieselbe, weil das Kind sich dagegen sträubte, nur selten an. Die Eruption war mehrere Wochen im Zunehmen; das Kind wurde im höchsten Grade abgemagert und von Kopf bis Füssen mit Exkoriationen bedeckt; es musste immer auf einem Kissen umhergetragen werden und schien ausserordentlich zu leiden; einige Blasen hinterliessen sogar tiefe Geschwüre. Dann aber liess die Heftigkeit der Krankheit nach, und nach 3 Monaten war das Kind vollständig geheilt. Am 7. Februar 1854 war das Kind gesund, munter und lebendig, und hatte nur noch wenige Schorfe. Man kann die Heilung in diesem Falle nicht der Medikation beimessen, da die Mutter die vorgeschriebenen Mittel nicht anwendete. Die Natur allein bewirkte hier die Kur.

Sechszehnter Fall. Emma Bis wurde im Dezember 1852 in das Hospital für Hautkranke gebracht; das Kind war erst acht Tage alt und hatte schon seit einigen Tagen heftig mit der Nase geschnaufelt; auf den Lippen und im Munde sah man aphthöse Ulzerationen, auf den Händen und Füssen eine Art Schuppenausschlag und auf dem übrigen Körper sehr viele Pemphigusblasen. Das Kind war klein und schwächlich und Vater und Mutter litten an syphilitischer Dyskrasie. Das Kind bekam kleine Dosen Sublimat; nach zweitägigem Gebrauche desselben verschwanden die Blasen und hinterliessen Exkoriationen und Fissuren der Haut; dann aber trat Pleuritis ein und das Kind starb 10 Tage nach Beginnen der Hautsymptome.

Siebenzehnter Fall. Ein 8 Tage alter Knabe, auffallend kräftig und gesund, bekam am vierten Tage nach der Geburt Pemphigusblasen auf dem Bauche, den Oberschenkeln und Hinterbacken. Nach Verlauf von 14 Tagen verschwand der Pemphigus ganz von selbst; es war nichts weiter gethan worden, als die kranken Stellen der Haut mit Watte zu bedecken. Seitdem hat das Kind sich immer wohl befunden und gedeiht auf das Trefflichste; es zeigt keine Spur von angeerbter Syphilis und auch die Eltern sind davon frei, aber sie leben in einem feuchten Hause, das dicht an einem stehenden Wasser gelegen ist.

Achtzehnter Fall. W. B., 54 Jahre alt, ein etwas magerer Mann, hatte in seiner Jugend sehr ernstlich an Syphilis gelitten und bot noch jetzt tertiäre Erscheinungen auf der Haut dar. Im Februar 1853 wendete er sich wegen eines Pemphigusausschlages an Herrn Tyler; der Ausschlag war mit allgemeinem Unwohlsein begleitet; die Blasen waren über die Grösse eines Schillings und sassen auf den Armen, Beinen und auf dem Bauche. Dabei etwas Fieber, eine belegte Zunge, ein schneller, aber sehr schwacher Puls und Mangel an Esslust. Vom 12. Februar bis 7. März bekam der Kranke Tonica, Eisen, nahrhafte Kost u. s. w.; aber die Blasen wurden häufiger und grösser als früher. Am 7. März aber begann man mit dem Arsenikliquor, wovon der Kranke 3 Tropfen 3 Mal täglich erhielt, und womit bis zum 27. August fortgefahren wurde. Dabei kräftige Diät und Wein. Die Besserung war auffallend; mit Ausnahme eines kleinen Rückfalles gegen Ende Juni, woran vermuthlich Erkältung Schuld hatte, verloren sich die Blasen nach und nach und zuletzt befand sich der Mann so wohl, wie er sich seit vielen Jahren nicht befunden hatte. Es schien der Arsenik die letzten Spuren der Syphilis beseitigt zu haben. Das Aufstreuen von Mehl auf die feuchtenden Hautstellen schien dem Kranken von allen äusseren Mitteln am besten zu behagen.

Die Schlüsse, die aus allen diesen Fällen zu ziehen sind, sind folgende:

1) Der Pemphigus ist keineswegs eine Krankheitsform, die

der Syphilis angehört; er kann bei syphilitischer Dyskrasie sich zeigen, aber er zeigt sich auch bei anderen Dyskrasieen und nicht nur bei schwächlichen Subjekten, die an und für sich kränklich sind, sondern auch bei gesunden, denen anscheinend gar nichts fehlt.

2) Aufenthalt in feuchter Wohnung, schlechte Kost und Alles, was eine üble Blutbeschaffenheit zu zeugen vermag, scheint die Entstehung des Pemphigus zu begünstigen.

3) Der Pemphigus kommt bei älteren Kindern und Erwachsenen noch häufiger vor, als bei Neugeborenen, aber jedenfalls steht seine Häufigkeit durchaus nicht im Verhältnisse zu der Häufigkeit der syphilitischen Dyskrasie bei Erwachsenen und Neugeborenen.

4) Nach den Erfahrungen von Startin und anderen mit Hautkrankheiten viel beschäftigten Aerzten kommt der Pemphigus am häufigsten zwischen dem 4. und 25. Lebensjahre vor; es ergibt sich dieses auch aus der Vergleichung der hier mitgetheilten 18 Fälle.

5) Auffallend ist, dass in allen 18 Fällen die Subjekte blondhaarig waren, deren Hautbeschaffenheit bekanntlich zarter und reizbarer ist, als die der dunkelhaarigen Menschen.

6) Von den 18 Kranken waren 10 weiblichen und 8 männlichen Geschlechtes und wenn sich dieses bei einer grösseren Zahl von Fällen bestätigen sollte, so würde vielleicht auch die zartere Haut bei den weiblichen Individuen als mitwirkend zu betrachten sein.

7) Der Form nach stellte sich der Pemphigus als akute oder fieberhafte und als chronische Krankheit dar. Die erstere ist offenbar von viel geringerer Bedeutung als die letztere, welche viel hartnäckiger und zu Rückfällen viel geneigter erscheint.

8) Am häufigsten zeigte sich der Pemphigus auf den Beinen, den Armen, den Genitalien, dem Bauche, seltener auf dem Angesichte und sehr selten auf der Kopfhaut.

9) Die Flüssigkeit in den Pemphigusblasen zeigte sich immer, wo sie geprüft wurde, im höchsten Grade alkalisch.

10) Die Jahreszeiten scheinen auf das Hervortreten der Krankheit keinen merklichen Einfluss zu haben.

11) Bei kleinen Kindern kommt der Pemphigus nicht nur symptomatisch bei einer etwa vorhandenen Kachexie, sondern auch als idiopathische und durchaus vorübergehende Krankheit vor.

12) Im Allgemeinen scheint nährende Kost und ein tonisches Verfahren indizirt zu sein, aber dadurch allein wird nicht Heilung erzielt; als das vorzüglichste und fast spezifische Mittel scheint der Arsenik gelten zu müssen, der nicht nur die Eruption beseitigt, sondern auch das unbekannte dyskrasische Element, wodurch der Pemphigus sich erzeugt, wegschafft, was sich daraus ergibt, dass beim Gebrauche des Arseniks auch das Allgemeinbefinden der Kranken sich besserte.

13) Der Arsenik verhütet zwar nicht ganz entschieden die Wiederkehr der Eruption, aber die Rückfälle werden immer schwächer und verlieren sich unter der Arsenikbehandlung immer mehr und mehr, so dass sie zuletzt ganz ausbleiben.

14) Das zarte Kindesalter ist keine Contraindikation gegen die Anwendung des Arseniks.

Es fragt sich, ob der Pemphigus in den verschiedenen Ländern verschieden sich zeigt. Nach den vorstehenden 18 Fällen, die alle in England und zwar in London vorgekommen sind, scheint es fast so. In seiner guten Monographie über den Pemphigus erklärt Gilibert, dass der chronische Pemphigus viel seltener als der akute vorkommt, dass er nur drei Fälle davon gesehen und diese drei nur bei ältlichen und schwächlichen Menschen. Es mag dieses wirklich in Frankreich der Fall sein; die vorstehenden 18 Fälle aus England aber sind in der Mehrzahl chronischer Pemphigus, und zwar bei Menschen im besten Lebensalter. Endemisch scheint der Pemphigus in England nirgends zu sein, auch nicht in den feuchten, sumpfigen Gegenden. Fraglich bleibt immer noch, ob die Uebergangsformen zwischen Pemphigus und Rupia escharotica nicht doch als Manifestation von Syphilis anzuerkennen seien bei Vergleichung einer viel grösseren Zahl von Fällen.

IV. *Gelehrte Gesellschaften und Vereine.*

London Medical Society.

Einige Bemerkungen zur Pathologie des Rheumatismus bei Kindern.

Ueber diesen Gegenstand hielt Hr. S. H. Willshire in der Sitzung vom 28. Januar 1854 einen Vortrag. Er begann mit der durch Beobachtung und Forschung nunmehr ausser Zweifel gesetzten Thatsache, dass der Rheumatismus, in einer, bald vorübergehenden, bald dauernderen Dyskrasie (fehlerhafte Blutmischung) bestehend, bei jüngeren und älteren Kindern als Muskelaffektion und auch als Gelenkaffektion wie bei Erwachsenen vorkommt. Schon vor fast 80 Jahren ist dieses bereits von Heberden erkannt worden, welcher den Rheumatismus bei vierjährigen Kindern beobachtet hat. Seit dieser Zeit hat in Bezug auf die Häufigkeit des Rheumatismus im Kindesalter in Vergleich zu anderen Kinderkrankheiten, und besonders in Vergleich zu dem Vorkommen von Rheumatismen bei Erwachsenen, eine grosse Verschiedenheit der Ansichten obgewaltet. Nach Hrn. W. besitzen wir auch jetzt noch nicht Data genug, um über diese Frage irgend etwas Bestimmtes sagen zu können; die Resultate der veröffentlichten Kranken- und Todtenlisten gewähren kaum eine annähernde Schätzung, da sicherlich unter den Fällen, die mit „Herzkrankheit, Gelenkleiden" u. s. w. bezeichnet sind, viele mit inbegriffen werden, welche bei sorgfältigerer Scheidung als Arthritis, Rheumatismus oder rheumatisches Fieber figurirt haben würden. Wenn er auch der Ansicht vollkommen sich anschliessen müsse, dass Rheumatismus häufig mit abnormen Zuständen der Gelenke und des Herzens oder mit Scharlach in Verbindung vorkommt, so ist er doch nichts desto weniger der Ansicht, dass nicht selten Fälle von Entzündung oder Eiterung innerhalb der Gelenke oder in der Nähe derselben als rheumatische Affektionen betrachtet worden sind, während sie doch nichts weiter waren als Pyämie, Phlebitis, purulente Infektion u. s. w. Nach einer Erörterung über die von Betz in Heilbronn und andere behandelte Fragen, in wie weit Scharlach und Rheumatismus identisch seien, wendet sich Hr. W. zur Untersuchung des Konnexes zwischen der rheumatischen Diathese mit Variole, mit Herzaffektion, mit Chorea, mit Paralysen und Kontrakturen, mit Spinaleklampsie, mit Meningitis, mit Pleuritis und einigen anderen Krankheiten. Er kommt zu dem Schlusse, dass, wenn in allen diesen Krankheiten ein Konnex mit der rheumatischen Diathese sehr möglich, ja in mehreren sogar wahrscheinlich ist, doch in keiner, selbst nicht einmal in der Chorea, dieser Konnex wirklich erwiesen ist. Wenn einige Pathologen, die sich vorzugsweise mit den Kinderkrankheiten befasst haben, den kühnen Griff gethan, in vielen der genannten Krankheiten eine rheumatische Diathese als Grundlage zu erkennen, so ist ihnen kein grösserer Vorwurf zu machen, als den Autoren, welche bei Erwachsenen ein rheumatisches Fieber annehmen ohne wirklichen Rheumatismus, das heisst, ohne dass während dieses Fiebers, vom Anfang bis Ende desselben, die geringste lokale Entzündung in den Gelenken, im Herzen, in den Muskeln oder in irgend einem Organe sich kund gethan hat. In allen diesen Fällen entsteht die sehr natürliche Frage: wodurch denn die rheumatische Natur sich zu erkennen gibt oder festgestellt werden kann? Allerdings ist dieses ein sehr wichtiger Gegenstand der Pathologie, aber es fehlt noch alle Basis, um zu irgend einem bestimmten Ausspruche gelangen zu können und man müsse sich, wie Herr W. sehr richtig bemerkt, sehr wohl hüten, so ohne Weiteres diesen und jenen Krankheitszustand für einen rheumatischer Natur zu erklären, und auf diese Hypothese hin gar die Behandlung einzurichten. Von nicht geringerer Wichtigkeit sind die Folgeübel des Rheumatismus bei Kindern und Herr W. verweilt besonders bei dem Konnex des Rheumatismus mit sekundären Gehirnaffektionen bei Kindern. Von Einigen wird dieser Konnex der rheumatischen Diathese mit gewissen, in Folge derselben auftretenden Gehirnaffektionen geläugnet; von Anderen dagegen entschieden behauptet, und zwar beiderseits mehr durch Theorie, als durch wirkliche Beobachtung. Zu einer Zeit ging die Ansicht entschieden dahin, dass die im Verlaufe der rheumatischen oder gichtischen Diathese, sowohl bei Erwachsenen, als bei Kindern wahrnehmbaren Gehirnerscheinungen immer aus wirklichen Veränderungen im Gehirne entspringen, aber bald trat die entgegengesetzte Ansicht auf, die Ansicht nämlich, dass die Gehirnsymptome meistens, wenn nicht immer, von einer Affektion des Herzens herkommen, wodurch das Gehirn nur funktionell oder gleichsam auf reflexe Weise, aber nicht materiell eine Beeinträchtigung erleide. Lange konnte sich diese letztere Ansicht nicht behaupten, weil man selbst nicht theoretisch im Stande war, die Grenze zwischen funktioneller und materieller Affektion eines Organes zu ziehen, und in neuester Zeit hat man auch wirklich darzuthun versucht, dass weder das Herz, noch das Gehirn, noch irgend ein anderes Eingeweide der Sitz der rheumatischen Entzündung sei, sondern, dass eine krankhafte Beschaffenheit des Blutes die Gehirnerscheinungen geradezu hervorrufe und wie ein bestimmter Giftstoff bestimmte Wirkungen auf das Gehirn habe. Herr W. ist der Ansicht, dass der Einfluss einer Herzaffektion auf das Gehirn nicht abzuläugnen ist. Wir haben, sagt er, Fälle genug, wo wirkliche, rheumatische Affektion des Herzens die alleinige Ursache der Gehirnerscheinungen gewesen ist und wo sich das Gehirn selbst wirklich vollkommen frei gezeigt hat. Er wolle jedoch damit nicht wegläugnen, dass das übel beschaffene Blut bei der rheumatischen oder gichtischen Diathese einen giftigen Einfluss auf das Gehirn ausüben und dadurch auffallende Gehirnerscheinungen hervorrufen könne; nur dürfe man diesen Einfluss nicht zu weit annehmen und jedenfalls nicht übersehen, dass nicht auch aus bloser rheumatischer Affektion des Herzens dergleichen Erscheinungen entspringen können.

Es entspinnt sich hierauf eine Diskussion, welche verschiedene, nicht unwichtige Punkte der Pathologie des kindlichen Alters betrifft. So betrachtete Herr W. gewisse Ablagerungen in den Hirnhäuten für rheumatische Produkte und Herr Glover richtete an ihn die Frage: Ob das, was sich bei der sogenannten Tuberkularmeningitis abgelagert vorfindet (Granulationen), wirklicher Tuberkelstoff sei oder nur Lymphe? Ist es Lymphe, so kann auch die sogenannte Tuberkularmeningitis ebenso, wie die einfache Meningitis, als eine Affektion rheumatischen Ursprunges angesehen werden, denn rheumatische Entzündungen führen vorzugsweise zu Lymphablagerungen. Er sollte meinen, es müsse sich dieses durch mikroskopische Untersuchung des abgelagerten Stoffes leicht bestimmen lassen, da Tuberkelstoff eine todte Materie ist, die Eiter- oder Lymphkügelchen dagegen etwas vollkommen Organisirtes darstellen. — Herr E. Smith bestätigt dieses; er habe in sehr vielen Fällen von Tuberkularmeningitis sich die vollkommenste Ueberzeugung verschafft, dass die sogenannten Granulationen in den Hirnhäuten hier wirklich nichts Anderes sind, als Tuberkelablagerungen. — Herr Richardson spricht sich besonders über den Konnex des Scharlachs und des Rheumatismus aus. Schon Sennert habe von diesem Konnexe gesprochen und später seien Withering und in unseren Tagen Golding Bird und Kelso darauf aufmerksam geworden. Es scheine fast, als ob Komplikation von Scharlachfieber und Rheumatismus sich auf besondere Epidemieen oder besondere Lokalitäten beschränke; jedenfalls habe sich aus den bisherigen Beobachtungen ergeben, dass die rheumatische Affektion beim Scharlach keineswegs immer die Folgen des letzteren sind, sondern wirklich oft mit ihm koëxistirt. So habe er (Herr R.) eine Familie kennen gelernt, welche in einer feuchten Gegend nahe bei Barnes lebte und in welcher 5 Kinder von Scharlach ergriffen wurden; 2 von diesen Kindern hatten rheumatische Komplikationen und 1 davon starb. Er habe nicht den geringsten Zweifel, dass die akute Gelenkentzündung und das sie begleitende Fieber in diesen Fällen wirklicher Rheumatismus gewesen; wenigstens habe sich da, wo Besserung eintrat, diess erst gezeigt, nachdem die Haut ihre Funktionen wieder bekommen hatte. Welchen Einfluss feuchte Gegenden auf diese Komplikationen haben, geht aus den Beobachtungen von Kennedy hervor, welcher in der Nähe von Belfast 40 Fälle der Art angetroffen hat. Eine wirkliche Identität zwischen Rheumatismus und Scharlachfieber, wie Einige angenommen haben, möchte er (Herr R.) nicht zugeben, aber es müsse wohl bedacht werden, dass beide Krankheiten entzündlicher Natur sind und dass in beiden eine Superoxydation des Blutes vor sich geht. Es könne deshalb nicht überraschen, dass unter gleichen äusseren oder konstitutionellen Einflüssen beide Krankheiten in einer und derselben Person koëxistiren. Was den Rheumatismus besonders betrifft, so sei derselbe bei Kindern unter 5 Jahren nur selten. Aus den Mortalitätslisten von London und den nächstgelegenen Grafschaften gehe eine Zahl von 678,815 Todesfällen hervor, von denen 269,805 das Alter unter 5 Jahren betrafen. Unter der ersteren oder der Gesammtzahl waren nur 1004 Todesfälle in Folge von Rheumatismus, während in dem Alter unter 5 Jahren nur 16 Todesfälle durch Rheumatismus angeführt sind. Die 1004 Todesfälle durch Rheumatismus vertheilen sich dem Alter nach folgendermaassen: unter 5 Jahren 16; zwischen 5 und 20 Jahren 226; zwischen 20 und 40 Jahren 249; zwischen 40 und 60 Jahren 298 und über 60 Jahre 215. Hieraus würde sich ergeben, dass der Rheumatismus oder wenigstens die Mortalität aus demselben in der Kindheit überaus klein und zwischen 20 und 60 am stärksten ist. Freilich beweist die Mortalitätszahl noch nicht genau die grössere oder geringere Häufigkeit einer Krankheit, aber sie gibt doch einigermaassen einen Fingerzeig. — Hr. Camps hat 2 Fälle erlebt, in welchen ein Konnex zwischen Meningitis oder anderen Gehirnleiden und Rheumatismus sehr deutlich hervortrat. Bei einem 10jährigen Knaben trat plötzlich ein heftiges, mit Delirien verbundenes Gehirnleiden auf und es war keine andere Ursache zu entdecken gewesen, als dass der Knabe eine Flanelljacke, an die er gewöhnt war, weggelassen hatte. Der Zusammenhang zwischen Chorea und Rheumatismus scheine ihm durch die Mittheilungen von **Bright** vollkommen erwiesen zu sein. —

Herr **Love** bemerkt, dass er mehrere Fälle von akutem Rheumatismus bei Kindern unter 4 Jahren gesehen habe; er habe die Fälle behandelt wie Rheumatismus bei Erwachsenen und sie geheilt. Sehr oft habe er mit dem Rheumatismus in Verbindung Herzkrankheit gefunden und dann sei der Ausgang fast immer ein ungünstiger gewesen. Er habe auch viele Fälle gesehen, in welchen beim Scharlachfieber 10 oder 14 Tage nach dem Hervortreten des Ausschlages rheumatische Zufälle sich gezeigt haben; er habe aber diese Zufälle nicht als wirklichen Rheumatismus betrachtet, sondern als das Resultat einer schlechten Beschaffenheit des Blutes. In einem Falle von Scharlach trat bald, nachdem die Eruption verschwunden war, ein Gehirnleiden auf, welches durch Koma sich kund that, so dass der kleine Kranke dem Tode verfallen schien, allmählig aber kam das Kind zu sich, verfiel jedoch bald darauf in epileptische Konvulsionen, die sich mehrmals in 48 Stunden wiederholten und dennoch günstig verliefen.

Ueber die Pathologie und die Behandlung der Seitenkrümmung der Wirbelsäule.

Hierüber hielt Herr **Adams** in der Sitzung vom 11. März einen Vortrag. Er begann mit der Bemerkung, dass es nicht seine Absicht sei, sich in eine weite Auseinandersetzung der Ursachen der Symptome und der Geschichte der Skoliose einzulassen; nur so weit wolle er sich hier damit beschäftigen, als ihm für die rationelle Begründung des Heilverfahrens nöthig erschienen sei. Seine Absicht sei zuvörderst, die Definition der Skoliose fester zu begründen und den Nachweis zu führen, dass dieser Ausdruck auf gewisse Fälle beschränkt werden müsse, deren Hauptzüge er hervorheben und wissenschaftlich erläutern wolle, um endlich rationelle Prinzipien für die Behandlung zu finden. Wir hören jetzt häufig, sagt er, Berichte von vollendeten Kuren, die gegen die Scoliose erlangt worden seien, aber ob die Fälle **wirkliche** Scoliosis gewesen, müsse er bezweifeln. Er glaube vielmehr, dass die grössere Zahl dieser angeblichen Kuren sich auf Fälle beziehe, die im wissenschaftlichen oder pathologischen Sinne nicht eigentliche Scoliosis genannt werden konnten. Dieser Ausdruck dürfe nur für diejenige Seitenkrümmung der Wirbelsäule gebraucht werden, welche fixirt und permanent ist; das heist, welche immer dieselbe Richtung und Stellung behält und nicht durch die veränderte Position des Kranken sich auch verändert oder gar verschwindet. Es würden dann alle die geringen Seitenkrümmungen der Wirbelsäule, namentlich der unteren Dorsalportion derselben nach rechts hin, welche sich durch gesteigerte Beweglichkeit und geringe Hervorragung der rechten Schulter manifestirt, ausgeschlossen werden, zumal da diese Erscheinung durch blosses Niederliegen auf einer horizontalen Fläche entweder von selbst oder durch einen geringen Druck und Gegendruck verschwinden. Diese Fälle kommen am häufigsten vor und die Meisten sind geneigt, sie als beginnende Skoliose oder als Skoliose im ersten Stadium zu betrachten, allein sie müssen durchaus nicht als Skoliose angesehen werden und zwar aus folgendem Grunde: Wenn auch alle wirklichen Bogenkrümmungen der Wirbelsäule, sowohl die einfachen als komplizirten, durch dieses Stadium hindurchgehen müssen, so werden doch nur wenige, vielleicht nur der vierte Theil, wirkliche oder permanente Kurvaturen; die übrigen $^3/_4$ würden auch ohne alle spezifische Behandlung wieder gut werden, wenn höchstens auf die Verbesserung der Konstitution überhaupt und auf Steigerung der Muskelthätigkeit hingewirkt würde. In solchen Fällen findet sich kein Beweis einer Strukturveränderung in den Zwischenwirbelknorpeln; diese Veränderungen aber sind mindestens zur Erzeugung oder Begründung der wirklichen Skoliose als wesentlich zu erachten, so gering sie auch sein mögen. Deshalb müssen die genannten Fälle von der wirklichen Skoliose getrennt und unter dem Ausdrucke: „androhende Seitenkrümmung der Wirbelsäule" besonderes begriffen werden. Die sogenannten Kuren betreffen in der Mehrzahl nur solche Fälle und vielleicht auch einige wirkliche Skoliosen in ihrem ersten Stadium, die jedoch unter der Behandlung höchstens zum Stillstande gebracht, aber nicht geheilt sind. — Herr A. geht nun in eine genaue Schilderung der Strukturveränderungen ein, welche in den verschiedenen Stadien der wahren Skoliose sich bemerklich machen. Sie bestehen vorzugsweise in einer seitlichen Absorption der Zwischenwirbelknorpel und der Wirbelkörper, womit eine Vergrösserung und Gestaltveränderung ihrer Gelenkflächen verbunden ist, die besonders da, wo mit der Seitenkrümmung zugleich eine Achsendrehung vorhanden ist, auch eine ganz veränderte Richtung bekommen. Die von Mehreren angegebene Veränderung der

Ligamente, nämlich ihre Verlängerung an der Konvexität und ihre Verkürzung der Konkavität der Krümmung, konnte er nicht bemerken und bezweifelt sie auch. Er erörtert dann den Zustand der Muskeln und bemerkt, dass ihre Strukturveränderungen in den vorgerückten Stadien der Skoliose noch erst studirt werden müssten, um über Guerin's Theorie von der Erzeugung der Skoliose durch aktive Muskelretraktion ein Urtheil fällen zu können. Die Strukturveränderungen in den Muskeln beginnen, wie Hr. A. überzeugt ist, erst dann, wenn die Kurvatur aufhört, beweglich oder vielmehr durch Körperbewegungen ausgleichbar zu sein, das heisst also, wenn sie sich zu fixiren beginnt, und es ist deshalb diese Strukturveränderung als ein diagnostisches Merkmal der wirklichen Skoliose anzusehen, wodurch diese sich von der androhenden Seitenkrümmung der Wirbelsäule unterscheidet. Es ist dieses gerade der Punkt, welcher auch eine Scheidungslinie für die Behandlung aufstellt. Auf der einen Seite dieser Linie finden sich die Fälle von beweglicher und ausgleichbarer Krümmung, indem gewissermassen nur eine funktionelle Abweichung stattfindet; auf der anderen Seite der Linie aber finden sich die Fälle von bleibender Kurvatur mit wirklicher Strukturveränderung in den Knochen, Knorpeln und Muskeln und vermuthlich auch in den Bändern. Diese Strukturveränderung geht Hr. A. speziell durch; eine Art von Anchylose, durch angesetzte Knochenplatten oder Knochenhöcker an den Rändern der angrenzenden Wirbel, ferner vermehrte Dichtheit in der zelligen Struktur der Wirbelkörper, und namentlich eine Verfestigung oder Verdichtung in den äusseren Wänden dieser Körper, an der Konkavität der Kurve werden besonders in der wahren oder fixirten Skoliose bald in grösserem bald in geringerem Grade angetroffen. — Wie entstehen nun diese Skoliosen? Sehr viele Theorieen sind über diesen Punkt aufgestellt worden. Bekannt ist die Theorie von Guerin, dass eine aktive Muskelretraktion in Folge irgend einer materiellen Veränderung in den Nervenheerden in sehr vielen Fällen den Anfang mache. Herr A. hält diese Theorie für irrig, wenigstens in Betreff der gewöhnlich vorkommenden Fälle von seitlicher Kurvatur der Wirbelsäule und er ist überzeugt, dass die auf diese angebliche Muskelverkürzung als Ursache der Skoliose begründeten Kuren niemals zum Ziele führen, ja eher verderblich sein werden. Er habe wenigstens in dem k. orthopädischen Hospitale in London, welches ihm reichliche Gelegenheit zur Beobachtung gewährt hat, nicht einen einzigen Fall angetroffen, der ihm für die von Guerin vorgeschlagene subkutane Durchschneidung der verkürzten Muskeln irgend einen Erfolg versprochen hätte. Er zeigt die Abform und erzählt die Geschichte eines jungen Mädchens, welches sich an Guerin und an ihn (Hr. A.) gewendet hatte; dieses junge Mädchen hatte nur eine geringe seitliche Kurvatur der Wirbelsäule und Herr Guerin gab ihr eine schriftliche Konsultation mit, welche ausdrücklich besagt, dass mechanische Einwirkung durchaus nichts ausrichten werde, und dass eine subkutane Muskeldurchschneidung vorzunehmen sei; allein durch mechanische Behandlung wurde in einer Zeit von 9 Monaten vollkommene Heilung bewirkt, die durch die Muskeldurchschneidung gewiss nicht herbeigeführt werden wäre. — Hr. A. wendet sich nun zunächst zu der Theorie von Dod, welcher die Entstehung der Skoliosen von einer abnormen Rotation der Wirbelsäule um ihre Achse herleitet, allein bei den gewöhnlichen Seitenkurvaturen der Wirbelsäule ist solche Rotation gar nicht bemerkbar und die genannte Theorie bezieht sich also nur auf die komplizirteren Fälle von Skoliose, die Hr. A. jetzt noch aus dem Spiele lassen will. — Die Ansicht, welche die Seitenkrümmung der Wirbelsäule einer mechanischen Ursache, nämlich einem Ueberwiegen der Last des Kopfes und der oberen Extremitäten bei Schwäche der Muskeln und der Ligamente der Wirbelsäule, beimisst, ist diejenige, welcher Hr. A. am meisten sich zugeneigt fühlt. Das Postament des Rumpfes bildet das Becken mit den beiden Beinen bei aufrechter Stellung. Stelle man sich vor, dass dieses Postament vollkommen gerade steht, so steht auf demselben die Wirbelsäule wie eine bewegliche Ruthe und diese schwankende Ruthe hat an ihrem oberen Ende die Hauptlast, nämlich den Kopf und die Schultern, mit den Armen zu tragen. Eine ganz genaue Vertheilung dieser Last auf beiden Seiten und dann eine kräftige Thätigkeit der die Wirbelsäule aufrechthaltenden Rückenmuskeln ist nothwendig, um, namentlich in den Zeiten des Wachsthums, eine gerade Richtung zu festigen. Mangelt es an einem dieser Momente, so wird eine seitliche Kurvatur entstehen, die sehr bald auf die Gestaltung der Wirbelkörper der Zwischenwirbelknorpel und der ansitzenden Ligamente ihren normalen Einfluss ausüben und somit die Skoliose fixiren wird. Hieraus ergeben sich aber sehr bestimmte Indikationen für die Behandlung. Für die androhende, bewegliche oder noch nicht fixirte Skoliose bestehen sie in Folgendem: 1) Den allgemeinen Gesundheitszustand zu verbessern und die Muskelkraft im Allgemeinen zu steigern; 2) die Wirbelsäule in ihrer Funktion, Kopf und Schulter vollkommen aufrecht zu erhalten, zu unterstützen, und 3) alle solche Beschäftigungen und Gewohnheiten zu untersagen, welche dahin wirken, das Gleichgewicht aufzuheben und die rhythmische Aktion der Muskeln an beiden Seiten der Wirbelsäule zu stören, z. B. das Stehen auf einem Beine, das schiefe oder krumme Sitzen, das zu lange Beharren in einer und derselben Körperstellung, die verwiegende Benutzung eines Armes vor dem anderen u. s. w. Die schon früher aufgestellte Behauptung, dass $^3/_4$ aller Fälle von beweglicher Skoliose blos durch Erfüllung dieser Indikationen, ohne alle specielle Einwirkung auf die Wirbelsäule, geheilt werden, hält Hr. A. für vollkommen richtig, und es ist dieses auch schon von B. Brodie 1846 genügend dargethan worden. In eine blos gymnastische Methode, wodurch die Muskeln an einer Seite der Wirbelsäule vorzugsweise geübt und zur Entwickelung gebracht werden, setzt Hr. A. keinerlei Vertrauen. Die schwedische Heilgymnastik rühmt sich zwar vieler glücklicher Kuren der Skoliose, aber solcher glücklichen Kuren haben sich auch alle Heilmethoden, sowohl die Maschinenorthopädik, als die operative, gerühmt, und es müsse erst eine Zeit von vielen Jahren vergehen, bevor man der schwedischen Gymnastik in der Heilung der hier genannten Deformitäten einen Vorzug einräumen dürfe. In Fällen von beweglicher oder androhender Skoliose, wo solche Muskelübung theoretisch was zu leisten verspricht und wirklich indizirt zu sein scheint, ist sie praktisch nicht ausführbar und zwar aus zwei Gründen: Erstlich, weil in einem gegebenen Falle von androhender Skoliose es dem tüchtigsten Anatomen nicht gleich gelingen wird, ganz genau die einzelnen Muskelportionen anzugeben, die durch die Gymnastik gestärkt und entwickelt werden müssten. Jeder von uns weiss ferner, wie viel Muskeln, kleine und grosse, bei den verschiedenen Stellungen, die wir mit unserem Körper oder unseren Gliedmaassen absichtlich oder zufällig vornehmen, zusammenwirken und wie es selbst bei der einfachsten Bewegung eines Gliedes nicht immer ganz leicht ist, ganz genau das Verhalten aller bei dieser Bewegung interessirten Muskel anzugeben. Ein oder zwei Muskeln spielen allerdings die Hauptrolle, aber genau ausgeführt wird die Bewegung doch erst durch Mitwirkung verschiedener anderer Muskeln. Am komplizirtesten ist dieses offenbar an der Wirbelsäule und namentlich an der Schulter- und Halspartie, und man braucht nur den grossen Muskelapparat anatomisch genau sich anzusehen, um dieses einzuräumen. Es erscheint also fast als eine Anmaassung, wenn Diejenigen, die die schwedische Heilgymnastik als die vollkommenste Heilmethode anpreisen, mit so grosser Bestimmtheit bei Kurvaturen der Wirbelsäule diesen oder jenen Muskel entschieden als denjenigen hervorzuheben, der die Schuld trage und der allein nur geübt zu werden brauche. *Zweitens*: Zugegeben aber auch, dass dieses den Heilgymnastikern möglich sei, so ist es doch ganz gewiss nicht ausführbar, diese einzelnen Muskeln oder Muskelportionen in Thätigkeit zu setzen, ohne auch zugleich bei der vorgenommenen Bewegung andere mit anzustrengen, so dass, wenn die Uebung jener eine kräftigere Entwickelung zur Folge hat, auch bei den letzteren dieses der Fall sein wird und mindestens durch diese die vermehrte Thätigkeit jener neutralisirt wird. Ueberhaupt ist in den gewöhnlichen Fällen von *androhender* Skoliose noch durch nichts erwiesen, dass die Muskeln an der einen Seite der Wirbelsäule schwächer sind als die an der anderen; die Theorie ist sehr plausibel, aber sie ist doch bis jetzt nichts weiter als Theorie. Eine einfache, allgemeine und mässige Gymnastik zur Stärkung des Körpers, zur Steigerung des Appetits u. s. w. ist allerdings sehr anzurathen, aber weiter will Hr. A. nicht damit gehen; im Gegentheile hält er eine methodische Lagerung des Körpers bei androhender Skoliose für viel wichtiger, jedoch verwirft er die geneigte Ebene und die Streckapparate; ein gewöhnliches, fest gepolstertes Sopha und eine durchaus horizontale Lage werden 2 bis 3 Stunden des Tages seiner Ansicht nach vollkommen genügen. Wenn unter solcher Behandlung, wie sie hier im Allgemeinen angedeutet worden, $^3/_4$ aller Fälle von androhender Skoliose günstig verlaufen, so wird $^1/_4$ sich nicht dabei bessern, sondern sich eher verschlimmern und in wahre oder fixirte Skoliose sich umwandeln. Das liegt aber nicht an der Heilmethode, sondern in den konstitutionellen Verhältnissen und in der ganzen Anlage der Kranken. Die Indikationen für die Behandlung dieser fixirten Skoliose sind nach Hrn. A. im Allgemeinen dieselben, wie für die Behandlung der androhenden Skoliose; Verbesserung des Allgemeinbefindens nämlich und Stützung oder Mässigung der Wirbelsäule in ihrer mechanischen

Thätigkeit sind auch hier in Anspruch zu nehmen. Was die Uebung und die Entwickelung der Muskeln in diesen Fällen betrifft, so hält Hr. A. sie eher für nachtheilig, als für vortheilhaft. Könnten alle Muskel der Wirbelsäule auf ein Mal zu ihrem Maximum von Kraft erhoben werden, so würde höchstens ein Stillstand der Kurvatur auf dem Punkte, bis zu welchem sie gelangt ist, die Folge sein; eine wirkliche Besserung in der einmal fixirten Kurvatur selbst, oder mit anderen Worten, eine Geraderichtung der einmal gekrümmten Wirbelsäule, würde dadurch nicht erzielt werden. Den Stillstand der Kurvatur erreicht man ganz einfach durch Verbesserung des Allgemeinbefindens und Stärkung der Muskeln, und es ist dazu eine besonders systematisirte und ausgeklügelte Gymnastik nicht nöthig. Von Wichtigkeit aber ist nach Hrn. A. bei der fixirten Skoliose, also bei derjenigen, wo bereits die Wirbelköper mit ihren Gelenkflächen und Zwischenwirbelknorpeln eine Formveränderung erlitten haben, eine Stützung der Wirbelsäule, damit die Deformität nicht noch grösser werde und damit Schmerz, Funktionsstörung, Reizung der bei der Verkrümmung der Wirbelsäule gezerrten, gedrückten oder verschobenen inneren Organe möglichst verhütet werden. In den Fällen, wo das Wachsthum noch nicht vollendet und die Knochen noch in der Ausbildung begriffen sind, lässt sich durch die Stützung und mechanische Einwirkung auf die Wirbelsäule auch noch eine Besserung in der Kurvatur dadurch erzielen. Wo aber solche Besserung nicht mehr zu hoffen ist, da muss, wie bereits gesagt, wenigstens dahin gewirkt werden, den Individuen ihre Deformität so erträglich zu machen, als es nur angeht, und eine Verschlimmerung der Deformität zu verhüten. Hr. A. erzählte den Fall einer 40 Jahre alten Dame, bei welcher die Kurvatur seit fast 30 Jahren bestanden und in den letzten 10 Jahren sich sehr verschlimmert hat, so dass sie durch dieselbe sehr gequält wurde. Die verschiedensten Heilverfahren waren versucht worden, aber ohne Nutzen; eine mechanische Stützung der Wirbelsäule allein beseitigte die quälendsten Symptome und gestattete eine Besserung des Allgemeinbefindens und eine Zunahme der Kräfte, wobei selbst die Kurvatur sich zu bessern schien.

In der nun folgenden Diskussion wird allgemein das Einsperren der an Skoliose leidenden Kranken in theueren orthopädischen Pensionsanstalten getadelt. Ist die Skoliose eine fixirte,

d. h. eine mit Deformitäten in den Wirbeln selbst verbundene, so wird die Einsperrung nichts nützen, und ist die Skoliose noch eine bewegliche oder androhende, so ist das Einsperren schädlich, da gerade Bewegung in freier Luft zu gewissen Zeiten des Tages ein Hauptstärkungsmittel ist.

Verwandtschaft der Vaccine und der Variole.

Zwei Kinder, erzählt Herr Richardson, sind mit derselben Lymphe vaccinirt worden. Bei einem machten die Vaccinepusteln den regelmässigen Gang durch; bei dem anderen zeigte sich die Variole freilich in sehr milder Form und machte ebenfalls ihren Gang ganz regelmässig durch. Ein anderes Beispiel ergab ziemlich dasselbe; von zwei Kindern, welche beide mit derselben Lymphe vaccinirt wurden, zeigte das eine die Vaccinepusteln ganz regelmässig und das andere eine milde Variole. Ist daraus auf eine Verwandtschaft der Vaccine und der Variole zu schliessen? Diese Frage wird von den Meisten verneint; man ist vielmehr der Ansicht, dass das eine Kind, welches später die Variole bekommen, vor der Impfung irgendwo eine Ansteckung erfahren und dass die Vaccination nur die Folge gehabt habe, die Variole milder zu machen.

Tödtliche Wirkungen der unvollkommenen Schliessung der Nabelvenen bei Neugeborenen. — Gelbsucht, als die Folge einer unvollkommenen Schliessung des Ductus venosus.

In der Sitzung der physiologischen Abtheilung, am 13. März erzählte Herr H. Lee die Geschichte zweier Fälle, von denen der eine von Dr. Willing zu Hampstead und der andere von Dr. Herapath in Bristol beobachtet worden ist und die wir wegen des grossen Interesses, welches sie darbieten, näher mittheilen werden. Im Allgemeinen haben die tödtlichen Verblutungen aus den nicht geschlossenen Nabelgefässen nach Abstossung des Nabelschnurrestes erst in neuester Zeit grosse Aufmerksamkeit erregt und wir haben in diesem Journale die wichtigsten Data darüber zusammengesucht. Mann muss eine primäre Omphalorrhagie von einer sekundären unterscheiden; die erste wäre die, welche eintreten würde, wenn gleich nach der Geburt die abgeschnittene Nabelschnur nicht unterbunden worden wäre. Wenn die Unterbindung der Nabelschnur unterbliebe, so würde doch die primäre

Verblutung nur sehr selten eintreten, weil der Blutlauf in den Nabelgefässen gewöhnlich naturgemäss von selbst erlischt. „Die Unterbindung der Nabelschnur ist also nur eine Vorsichtsmaassregel gegen die Möglichkeit dieser Blutungen, die allerdings vorkommen und dann schon eine gewisse Abnormität des Kreislaufes verrathen. Von grösserer Bedeutung ist die Verblutung, die wir sekundäre Omphalorrhagie nennen und die dann eintritt, wann der unterbundene Nabelschnurrest abfällt. Naturgemäss sollten nun die Nabelgefässe geschlossen sein, aber sie sind es nicht und die Verblutung, die nun folgt, ist fast immer tödtlich. Man kann weder eine Verwachsung der Gefässe, noch die Bildung eines festen Blutpfropfes in ihnen erzielen und man hat sehr verschiedene Ansichten über die muthmaasslichen Ursachen dieser Anomalie aufgestellt. Theils hat man in einer fehlerhaften Beschaffenheit der Nabelgefässe und namentlich ihrer peripherischen Enden, theils in einer fehlerhaften Blutmischung, die dessen Koagulation verhindere, die Ursache gesucht.

Man hat auch in letzterer Beziehung eine Art Gelbsucht der Neugeborenen, die man in den meisten, vielleicht in allen Fällen von sekundärer Omphalorrhagie bemerkt haben will, als Beweis aufgeführt, aber man hat noch nicht vermocht, die Verbindung dieses Icterus mit jener eigenthümlichen Blutkrase oder vielmehr mit der Verblutung aus dem Nabel physiologisch klar zu deuten. Auf diesen Punkt hat H. H. Lee in dem oben erwähnten Vortrage vorzugsweise seine Aufmerksamkeit gerichtet.

Die beiden Fälle, auf die er sich bezog, müssen wir jedoch voranschicken.

Erster Fall, von Hrn. Willing in Hampstead beobachtet. Eine Dame von sanguinischem Temperamente, vollkommen gesund, wurde am 13. April 1853, nach kurzer und leichter Geburtsarbeit, von ihrem dritten Kinde entbunden. Die ersten beiden Kinder waren vollkommen gesund, wenn man etwas Rhachitis abrechnet, die sich beim zweiten Kinde in geringer Weise bemerklich gemacht hat. Das dritte Kind, von dem hier die Rede ist, stellte sich in erster Kopflage bei der Geburt dar und wurde leicht entwickelt, ohne dass der Kopf einen bedeutenden Druck erlitt. Gleich nach der Geburt zeigte das Kind nicht die bei Neugeborenen so gewöhnliche turgide Hautröthung. Die Nabelschnur wurde $1^1/_2$" vom Bauche kunstgemäss unterbunden und die Nabelbinde gehörig angelegt; das Kind wurde gewaschen, angezogen und gleich an die Brust gelegt, aber es saugte nicht. Am nächsten Tage um 10 Uhr klagte die Mutter, dass das Kind nicht zum Saugen zu bringen war und dass es in der Nacht ganz gelb geworden. Es sah wirklich etwas gelblich aus, aber schien sich wohl zu befinden. Hr. W. liess einen Theelöffel voll Rizinusöl geben und das Kindespech ging in guter Menge ab. Im Laufe des Tages bekam das Kind 2 bis 3 Löffel voll Grützschleim und wurde später fortwährend an die Brust gelegt, bis es zu saugen begann. Jetzt schien es sich vollkommen wohl zu fühlen und schlief ruhig. Auffallend war aber, dass es immer schrie, wenn es auf den Rücken gelegt wurde, als wenn es in dieser Lage Schmerz empfände; es wurde erst ruhig, wenn es auf die Seite gelegt wurde. — Am 15. April: Das Kind hat die Brust genommen und in der Nacht nicht geschrieen, aber seine Ausleerungen waren übel beschaffen, von Galle nicht gefärbt und sahen aus wie geronnene Milch; das Kind ist vollkommen gelbsüchtig geworden (etwas mehr Rizinusöl wird gegeben und hat gute Wirkung). — Am 16.: Das Kind gedeiht gut, nur sind die Ausleerungen immer noch ungefärbt und geronnen; es nimmt begierig die Brust, die voller Milch ist. — Am 20.: Gegen Morgen geht der Rest der Nabelschnur ab; die Nabelnarbe anscheinend gut und trocken; keine Spur einer Hernie daselbst; die Wärterin legt auf die Nabelnarbe etwas Pulver und Schwamm; das Kind erscheint etwas weniger gelb, gedeiht gut und nimmt begierig die Brust. So geht Alles vortrefflich bis zum Morgen des 25., als die Wärterin beim Entkleiden des Kindes eine geringe, wässrige Aussonderung aus dem Nabel bemerkt; sie streut etwas Pulver darauf und nimmt nicht weiter Notiz davon, am nächsten Morgen, den 26. April, also 6 Tage nach Abstossung des Nabelschnurrestes, bemerkt die Wärterin beim Entkleiden des Kindes, dass in der Nacht ein Ausschwitzen von Blut aus dem Nabel stattgefunden und in der Wäsche einen Fleck von der Grösse einer Krone gemacht hat. Der Vater, der früher Arzt gewesen, wendete eine starke Tanninlösung an und darüber einen milden Druckverband. Am 27. war jedoch die Blutung wieder bemerkt worden und als Hr. W. um 8 Uhr Abends das Kind sah, fand er sie sehr bedeutend. Er füllte den ganzen Nabel mit Matikopulver an, bestreute ihn damit, legte eine graduirte Kompresse und eine komprimirende Binde darüber und empfahl die strengste Ueberwachung. Um 12 Uhr Nachts wurde er wieder gerufen; die Blutung war stärker geworden und hatte den Verband und die Leibbinde getränkt. Hr. W. reinigte erst den Nabel vollständig, wendete Höllenstein an, füllte ihn mit Matiko, Tannin und Alaun voll, legte eine abgestufte Kompresse darüber und darauf noch ein Nabelbruchband mit einer Pelotte aus Kautschuk. Das Kind nahm dabei immer die Brust, die Haut blieb gelb und die Ausleerungen waren ungefärbt; es war also ein krankhafter Zustand der Leber anzunehmen und darin vermuthlich die Ursache der Nabelblutung zu suchen (kleine Gaben Hydrarg. cum Creta). — Am 28. 10 Uhr Vormittags: die Blutung hat nicht aufgehört; das Kind sah erschöpft aus. Hr. W. bemühte sich nun, die Gefässenden zu fassen, aber vergeblich. Nun bestreuete er den Nabel mit gepulvertem Gyps und komprimirte ihn 4 Stunden lang mit seinen Fingern unausgesetzt, aber beim Nachlasse des Druckes kehrte die Blutung mit erneuerter Stärke wieder. Um 3 Uhr Nachmittags wurde in einer Konsultation mit den HHn. Sayer und H. Lee beschlossen, wenn irgend möglich, um die blutenden Gefässe eine Ligatur zu legen, welche als das einzige Rettungsmittel erkannt wurde, aber die Texturen waren so mürbe, dass die Ligatur nicht haftete. Es konnte nicht entschieden werden, ob das Blut aus der Vene oder aus der Arterie kam; Hr. W. glaubte, aus beiden. Das ausfliessende Blut erschien sehr dünn und wässerig, so dass es beim Trocknen die Wäsche nicht steifte; es erschien mehr gefärbtes Blutserum zu sein ohne alles Fibrin. Ein Scharpiepfropf, mit Tinctura ferri muriatici getränkt, wurde in den Nabel geschoben und eine kleine Pelotte durch Heftpflaster darüber befestigt; dem Kinde wurde häufig Rindfleischthee und Wein gegeben. Hr. W. blieb mehrere Stunden bei demselben und als er dann den Verband untersuchte, fand er die Blutung noch fortdauernd. Es war 7½ Uhr Abends und man war fast buchstäblich mit den bekannten Blutstillungsmitteln zu Ende. Es wurden jetzt empirische Mittel versucht, z. B. Spinngewebe, dann wieder Tinctura Ferri muriatici, dann wieder Gyps u. s. w. Die Blutung war aber nicht zu hemmen und das Kind bekam immerfort Wein und Rindfleischthee und nahm auch begierig die Brust. In der Nacht um 12 Uhr kam Hr. H. Lee und es ergab sich, dass seit dem letzten Verbande die Blutung aufgehört hatte. Man liess deshalb den Verband unangetastet und die Aerzte beobachteten das Kind bis 1 Uhr und gingen dann voll Hoffnung fort, wenigstens was die Blutung betrifft; dagegen waren die ausgeleerten Darmstoffe noch vollständig farblos und glichen geronnener Milch. Als um 9 Uhr Morgens die Aerzte das Kind wieder sahen, fanden sie zwar die Blutung nicht wieder, aber das Kind im höchsten Grade erschöpft; nach Aussage der Eltern schien es viel Schmerz empfunden zu haben, denn es hatte die Nacht sehr viel geschrieen und wollte nicht saugen, allein es war ihm die Muttermilch eingeflösst worden, ferner Rindfleischthee mit Pfeilwurzelmehl und etwas aromatischem Ammoniakspiritus. Das Kind starb aber noch an demselben Tage um 2 Uhr Nachmittags. — Die Leichenschau, 26 Stunden nach dem Tode, ergab Folgendes: Die Haut blassgelb; Rumpf und Gliedmaassen wohlgestaltet; keine Spur eines Nabelbruches. Beim Einschneiden in die Bauchdecken an beiden Seiten des Nabels, um diesen unverletzt zu lassen, zeigten sich die Texturen ziemlich blutleer; dagegen war die Leber auffallend dunkler als gewöhnlich und strotzend voll Blut; die Nabelvene war wegsam in ihrem ganzen Verlaufe; an ihrem Anfange zeigte sie in ihren Wänden etwas Verdickung durch Lympherguss und an ihrem Ende einen kleinen, aber nicht festsitzenden Blutpfropf, welcher aber das Gefäss nicht zu schliessen vermochte; auch innerhalb der Mündung sass ein dünnes, fadenartiges Coagulum. Die linke Nabelarterie war wegsam und enthielt blos flüssiges Blut; die rechte Nabelarterie war nahe am Nabel geschlossen. Der Ductus arteriosus und Ductus venosus waren beide offen, so dass die Ansicht, die Blutung sei sowohl arteriell, als venös gewesen, dadurch sich als richtig erwies. Die Gallenblase war sehr verengert; die Milz war etwas weich, von der Konsistenz der gewöhnlichen Sülze; die Nierenkapsel war leicht abzulösen; viel Serum im Herzbeutel; Ekchymosenflecke auf den seitlichen Theilen der unteren Lungenlappen. Das Foramen ovale war offen, aber das Herz sonst gut gestaltet; alle übrigen Eingeweide, soweit sie untersucht wurden, normal. Auffallend war die überaus flüssige Beschaffenheit des Blutes in allen Theilen des Körpers; was davon gesammelt wurde, gerann nicht, obwohl es mehrere Tage stand; dieses Blut war aus den grossen Gefässstämmen innerhalb des Thorax entnommen und mochte wohl etwas von dem hier ergossenen Serum dazugekommen sein.

Der folgende Fall, in welchem die Blutung gar keine Rolle spielte, dagegen die Affektion der Leber und Phlebitis omphalica im bedeutendem Grade sich bemerklich machte, muss hier angereiht werden, weil er vielleicht am besten geeignet ist, endlich eine Deutung über den Konnex der Gelbsucht, der Affektion der Leber und der des Nabels zu ermöglichen.

Zweiter Fall, von Dr. Herapath in Bristol. Am 24. Februar 1852 wurde eine Frau von ihrem ersten Kinde, einem hübschen Knaben, entbunden. Ihre Entbindung war leicht. Alles ging vortrefflich von Statten, bis zum 6. Tage nach der Geburt der Rest der Nabelschnur vom Kinde sich abstiess und die Narbe ein wenig zu bluten begann. Man würde hierauf wenig geachtet haben, wenn nicht bald nachher noch einige andere wichtige Zufälle eingetreten wären. Wir thun am besten, wenn wir die vom Hrn. H. gemachten Notizen kurz anführen. Am 3. März: Das Kind befindet sich offenbar unwohl; es ist unruhig, scheint Leibkneifen zu haben und an gastrischer Störung zu leiden; die Ausleerungen sind übel beschaffen, bestehen hauptsächlich aus geronnener Milch, aber sind nur von geringer Menge; Erbrechen war auch eingetreten (Rizinusöl). — Am 4.: Das Kind hat sich gebessert. — Am 6.: Die Symptome vom 3. sind wiedergekehrt, aber diesmal mit Verstopfung verbunden; Unterleib aufgetrieben (Rizinusöl in wiederholten und grösseren Gaben; ein Karminativ gegen die Flatulenz). — Am 7.: Die Ausleerungen waren sehr sparsam, mangelhaft gefärbt und kaum aus etwas Anderem, als geronnener Milch bestehend (Abends 1 gr. Kalomel mit 4 gr. Rhabarber, am nächsten Morgen nöthigenfalls zu wiederholen). — Am 8.: Beide Pulver waren gegeben; etwas besser beschaffene Ausleerungen; das Kind erscheint bedeutend besser; dann und wann krampfhafte Schmerzen, sich kundgebend durch Retraktion der Glieder; dann und wann bemerkt man am Kinde ein geringes Schauern mit Gähnen verbunden; das Kind ist offenbar noch krank, aber eine bestimmte Indikation tritt nicht entgegen. — Am 10.: Nach Angabe der Wärterin soll das Kind über und über geschwollen sein. Bei der Untersuchung findet sich aber eine erysipelatöse Geschwulst am rechten und linken Zeigefinger und eine geringe erysipelatöse Röthe an der zweiten Zehe des rechten Fusses; das rechte Knie geschwollen, empfindlich, heiss, aber nicht erysipelatös; das Kind scheint sehr viel Schmerz zu empfinden; es schreit und stöhnt beständig; erbricht oft und hat häufiges Aufschlucken; es fiebert, will die Brust nicht nehmen und schläft fast gar nicht; der Unterleib etwas aufgetrieben und tympanitisch; der Nabel vollkommen wohl beschaffen; nirgends eine Hernie. (Verdunstende spirituöse Waschungen und Befeuchtungen der erysipelatösen Stellen; innerlich Rizinusöl.). Für das Entstehen des Erysipelas ist durchaus kein Grund aufzufinden; die Mutter vollkommen gesund; das Zimmer bequem, geräumig und behaglich warm; eine Erkältung hat nicht stattgefunden. — Am 11.: Das Kind ist viel schlimmer; das Erysipelas hat sich aufwärts bis zum linken Ellbogen erstreckt; die Finger sehr angeschwollen und roth; über dem rechten Sternoklavikulargelenke eine kleine, sehr empfindliche Anschwellung; es hat sich Gelbsucht entwickelt; die Bindehaut beider Augen tiefgelb; ebenso die Haut, wo nicht erysipelatöse Röthe ist; das Athmen beschleunigt, kurz, etwas unregelmässig und seufzend; kein Husten kein bronchitisches Rasseln; der Puls schnell, flatternd und schwach; am rechten Finger etwas Fluktuation. — Am 12. um 2 Uhr: Das Kind noch schlechter, im schnellen Sinken begriffen; die erysipelatöse Röthe ist verschwunden und hat einer bläulichen Purpurfarbe Platz gemacht; die Gelbsucht hat zugenommen; die Hauttemperatur sehr vermindert; die Extremitäten kalt, das Athmen sehr unregelmässig, schnappend und mit etwas Schleimrasseln begleitet. Das Kind scheint in Koma zu verfallen; die Augen stier und verglast; dann und wann ein tiefes Stöhnen, aber Empfindungslosigkeit gegen äussere Eindrücke; Schluckauf häufig und störend; Puls kaum fühlbar; das Angesicht spielt allmählig aus dem Gelben in's Bläuliche, besonders um die Augen und den Mund. Gegen 8 Uhr Abends starb das Kind unter geringen Krämpfen. — Leichenschau: Die ganze Oberfläche tief pomeranzengelb, ebenso die Bindehaut beider Augen; Eiteransammlungen an allen erysipelatösen Stellen. Ein Einstich an der inneren Seite des rechten Kniegelenkes entleerte etwa 3 Drachmen eiteriger Materie. Eine ähnliche Ablagerung zeigte der linke Zeigefinger; jedoch ergab sich hier nur ein Theelöffel voll gelben dicken Eiters; der Eiter sass nur unter den Hautdecken und nicht in den Gelenken. Ein Einschnitt in die entzündeten Zehen, so wie in die Geschwulst am rechten Sterno-Klavikulargelenke ergab ebenfalls eine geringe Menge Eiter. Bei letzterem sass der Eiter ebenfalls nicht im Gelenke, sondern oberflächlich unter der Fascia und zwischen dem Sternal- und Klavikularende des Sterno-Mastoidmuskels. In einer bestimmten Abscesshöhle war der Eiter noch nicht angesammelt. Die Nabelnarbe äusserlich gesund; die Nabelvene gross und rund; beim Durchschneiden durch das runde

Band zeigte sich die Vene in ihrer ganzen Länge wegsam und war mit einer halbflüssigen Materie gefüllt, welche desto purulenter wurde, je näher man in der Vene der Leber kam. In der Leber selbst keine Eiterablagerung, aber sie war kongestiv und durchaus einfarbig; die Gallenblase enthielt nur wenige Drachmen einer durchsichtigen, farblosen, zähen, schleimigen Materie; ihr Hauptgang war nicht unwegsam. Die hepatischen Aeste der Pfortader enthielten bis in ihre kleineren Zweige nach dem rechten und dem linken Leberlappen hin Eiter. Einige Zweige waren jedoch frei; nur zwei Hauptäste, einer nach rechts und einer nach links hin, mit ihren Verzweigungen waren mit Eiter angefüllt. Einige geringe Coagula fanden sich in der rechten Herzhälfte. Die Pulmonararterie war durch ziemlich feste Coagula verschlossen; die Lungen karnifizirt, wie atelektasisch; ihre unteren Lappen und ihre oberen waren fest und krepitirten nicht; ihre anderen Lappen aber krepitirten, waren jedoch kongestiv; nirgends aber in den Lungen eine Spur von Eiterablagerungen. Das Foramen ovale noch offen, jedoch schon in Verschliessung begriffen; der Ductus arteriosus zwar unwegsam, aber eine Sonde konnte doch mit einigem Drucke durchgeführt werden; er war verengert und verhärtet. Der Ductus venosus noch wegsam und eine eiterige Flüssigkeit und kleine koagulirte Massen enthaltend. Die linke Herzhälfte enthielt einige dunkelfarbige, feste Coagula. Die Thymusdrüse gewöhnlich. . . .

„Indem ich, sagt Hr. Lee, diese beiden Fälle der Gesellschaft vorlege, habe ich nur die Absicht, eine eigenthümliche Form von Gelbsucht bei Neugeborenen und ihren Zusammenhang mit den Störungen der Zirkulation und der mangelnden Gerinnbarkeit des Blutes zu erläutern. Der zweite Fall ist dadurch interessant, dass, obwohl sich Eiter in's Blut begeben hatte, doch keine sekundären Ablagerungen in den Lungen sich fanden. Dieses pflegt doch sonst bei Eiterresorptionen der Fall zu sein. Weshalb fehlten diese Ablagerungen hier? Meiner Ansicht nach fehlten sie darum, weil das Foramen ovale nicht geschlossen war. So viel ich weiss, sind die Physiologen darin einstimmig, dass in der Fötalzirkulation der Blutstrom aus der unteren Hohlvene mittelst der Eustachischen Klappe durch das Foramen ovale in die linke Herzhälfte und von da in den ganzen Organismus geleitet wird, während das Blut aus der oberen Hohlvene in die rechte Herzkammer und von da in die Lungen geht. In dem zweiten Falle war es nur der Blutstrom aus der unteren Hohlvene, welcher allein das krankhafte Produkt aus der Nabelvene direkt empfangen konnte und das abnorme Offenbleiben des Foramen ovale erklärt es, wie dieser Eiterstoff nach den entfernten Theilen des Körpers geführt werden konnte, ohne dass die Lungen davon etwas empfingen. Das Nichtdasein sekundärer Ablagerungen in der Leber wird jedoch dadurch noch nicht erklärt; man hätte im Gegentheile vermuthen dürfen, dass, da das Blut aus der Nabelvene direkt mit dem Blute der Pfortader sich mischt, gerade die Leber der Hauptheerd der Ablagerungen hätte sein müssen. Der zweite Fall gibt über diesen Punkt keinen Aufschluss; wohl aber der erste oder Willing'sche Fall. Bei diesem Kinde nämlich war der Ductus venosus offen geblieben und die Folge davon war, dass das Blut aus der Pfortader, nachdem es mit irgend welchen krankhaften Produkten aus der Nabelvene sich gemischt hatte, anstatt durch die Leber zu zirkuliren, seinen Weg direkt durch den offenen Ductus venosus in die untere Hohlvene fand. Die beiden Fälle, die anscheinend so viel Verschiedenheit darbieten, sind jedoch in ihren wesentlichen Charakterzügen sich so ähnlich, dass, obwohl im ersteren Falle der Ductus venosus nicht genau untersucht worden, doch an einem gleichen abnormen Zustande nicht gezweifelt werden kann, vielmehr bestimmt anzunehmen ist, dass der offen stehende Ductus venosus den Durchlauf des verdorbenen Blutes in die untere Hohlvene gestattete, ohne dass es genöthigt war, durch die Leber zu zirkuliren. Hiernach nun erscheint das Nichtverschliessen des Ductus venosus die eigentliche Ursache der Gelbsucht der Neugeborenen zu sein, woran bis jetzt nicht gedacht worden ist. Dieses Offensein des Ductus venosus bewirkt, dass der grösste Theil des Blutes, aus welchem sich die Galle absondern soll, anstatt durch die Leber hindurchzugehen, geradezu zum Herzen geführt wird. Ja, es ist wahrscheinlich, dass, da der genannte Ductus einen viel bequemeren Kanal für das Blut der Pfortader, als die komplizirte Zirkulation durch die Leber bietet, fast die ganze Menge dieses Blutes jenen Gang nimmt. Für die Sekretion der Galle würde dann nur die kleine Menge Blut bleiben, welche aus der Arteria hepatica in die Leber geschickt wird und welche allenfalls noch aus der Pfortader ihren Weg dahin findet. Das Quantum Blut aber, das auf diese Weise in die Leber gelangt, und aus welchem die Galle abgesondert werden kann, ist offenbar viel geringer, als sie sein sollte, und die weitere Folge ist die Anhäufung von Galle im Organismus, oder mit anderen Worten, die Gelbsucht. Es ist aber noch ein Hauptpunkt in Betracht zu ziehen, der gerade in den beiden Fällen sich sehr verschieden darstellt. Im Willing'schen Falle war es nicht möglich, das Blut zum Gerinnen zu bringen; kein Stypticum vermochte die Blutung zu hemmen, kein Coagulum bildete sich in den Nabelgefässen, keine eiterige Materie fand sich in der Nabelvene und Eiterablagerungen zeigten sich nirgends. Im anderen Falle dagegen war die Nabelvene mit einer rahmartigen, eiterigen Materie angefüllt, welche sich durch Verzweigungen der Pfortader bis in die Leber hinein erstreckten; Coagula fanden sich in der rechten Herzhälfte; die Pulmonararterie war durch ziemlich feste Coagula verstopft und sekundäre Ablagerungen fanden sich an verschiedenen Stellen des Körpers. Diese abweichenden Resultate der unvollkommenen Schliessung der Nabelvene in den beiden Fällen entsprechen genau den Prinzipien, die ich bereits vor mehreren Jahren nachzuweisen bemüht gewesen bin, nämlich: 1) dass die eiterförmige Flüssigkeit, welche im Inneren der Venen gefunden wird, in der Schmelzung oder Erweichung der in diesen Venen enthalten gewesenen Blutcoagula ihren Grund hat, und 2) dass da, wo solche Coagula nicht gebildet worden sind, wie in dem Willing'schen Falle, auch keine eiterige Materie anzutreffen ist und folglich auch keine von den Erscheinungen oder Folgen, die man gewöhnlich der Phlebitis beimisst."

Vergiftung eines Kindes durch $^1/_{20}$ gr. Opium.

Herr E. Smith, der diesen Fall erzählt, entband eine italienische Dame am 27. März. Das Kind, männlichen Geschlechtes, war wohlgestaltet und von guter Gesundheit. In den vier ersten Nächten schrie das Kind sehr viel und Herr Smith wurde ersucht, ihm etwas Beruhigendes zu geben. Das verweigerte er aber und rieth, dann und wann eine Dosis Rizinusöl zu verabreichen. Am folgenden Sonnabend, nämlich am 5. Tage nach der Geburt, wendete sich die französische Amme des Kindes an einen französischen Apotheker und Heilkünstler, mit dem sie bekannt war, und erhielt von ihm einen beruhigenden Syrup, wovon sie alle 2 bis 3 Stunden ½ Theelöffel voll dem Kinde geben sollte. Um 10½ Uhr Nachts gab die Amme dem Kinde, da es wieder schrie, zum ersten Male ½ Theelöffel voll. Nach einer halben Stunde war das Kind still; aber das Athmen wurde unterbrochen, der Unterkiefer sank hinab und Koma stellte sich ein. Dieser Zustand währte mit einigen Unterbrechungen die ganze Nacht hindurch und am Sonntag Morgens um 9½ Uhr, also 11 Stunden nach Verabreichung des Syrups, sah Herr S. das Kind. Er fand es vollkommen komatös, gegen Kneifen und Prickeln unempfindlich; ebenso die Bindehaut der Augen bei der Berührung; die Pupillen verengert und gegen das Licht nicht empfindlich; der Mund stand offen; die Augenlider geschlossen; das Antlitz bleich und die Gesichtszüge unverändert. Wurden die Augenlider in die Höhe gehoben, so blieben sie offen und ein- oder zweimal erhob das Kind sie selbst, wie durch eine krampfhafte Thätigkeit. Die Muskeln der Gliedmassen waren erschlafft, aber zeigten dann und wann geringe krampfhafte Zuckungen. Bisweilen ein Versuch zum Aufschreien, der aber nicht zu gelingen schien. Das Schlucken war fast ganz unmöglich. Das Athmen geschah sehr unregelmässig; bald war es sehr schnell und dann mit einem hellen, röchelnden Geräusche begleitet, aber nicht schnappend, jedoch fanden dann etwa 40 Athemzüge in einer Minute Statt; hierauf stand der Athem ganz still und dieser Stillstand dauerte zwei Minuten oder darüber, und da auch nun Puls- und Herzschlag still stand, so schien das Kind todt zu sein. Ein tiefes Aufseufzen aber oder eine Art Aufschnappen war das erste Lebenszeichen und damit begann Athmung und Herzschlag von Neuem und zwar wieder stürmisch. So wechselte die Respiration; aber die Unterbrechungen kamen immer häufiger; das Kind erholte sich immer mühsamer, bis es endlich um 5 Uhr Abends, also 18 Stunden nach der Darreichung des Giftes, starb. Der Syrup war von hellgelber Farbe und enthielt, schon nach dem Geruche und Geschmacke zu urtheilen, offenbar Opium. Dieses bestätigte auch die Untersuchung. Der französische Heilkünstler wies nach, dass es der gewöhnliche Opiumsyrup der französischen Pharmakopöe war, nur dass er ihn mit rohem Opium, statt mit Opiumextrakt bereitet hatte. Die Unze Syrup enthielt 5 Centigrammen Opium, so dass, falls dem Kinde wirklich nur ½ Theelöffel voll oder ½ Drachme Syrup gegeben worden war (was freilich sehr fraglich ist), es nur $^1/_{20}$ gr. Opium oder so viel, wie ein Tropfen Laudanum erhalten hatte. Die Leichenuntersuchung ergab, wie überhaupt in solchen Fällen, nur wenig. Das Herz war in allen seinen Höhlen mit dickem, schwarzem, nicht geronnenem Blute angefüllt; der Herzbeutel enthielt viel Flüssigkeit; das Blut sehr dick und nicht geronnen; die Lungen zusammengefallen, aber nicht kongestiv; das Gehirn kongestiv, aber ohne Erguss. Alle übrigen Organe gesund. Foramen ovale, Nabelgefässe, Ductus venosus und Ductus arteriosus noch offen stehend; die Gallenblase voll Galle. Wenn wirklich das Kind nur eine so äusserst geringe Quantität Opium bekommen hat, so ist die ausserordentlich giftige Wirkung nur dadurch zu erklären, dass, weil noch ein Theil der Fötalzirkulation vorhanden war, und nicht alles Blut durch die Lungen ging, letzteres nicht hinreichend dekarbonisirt wurde und folglich die Wirkung des Giftes steigern musste.

In der hierauf folgenden Erörterung sprach man sich wiederholentlich über die Gefahr aus, die bei Kindern und besonders bei Neugeborenen selbst die allerkleinste Dosis Opium zur Folge hat. Herr Snow sah ein heftiges Koma von $^1/_{20}$ gr. Opium und Herr Dendy sah den Tod eines Kindes nach $^1/_8$ gr. Opium erfolgen. Herr Snow rathet, wenn man Neugeborenen, die viel schreien, etwas Beruhigendes geben will, ihnen lieber einen Theelöffel voll Branntwein oder Gin (Genever) zu verabreichen, da das Schreien gewöhnlich durch Kolikschmerzen hervorgerufen wird. Sind die Folgen der Opiumvergiftung einmal eingetreten, so rathet Herr Dendy, Eis auf den Kopf zu legen, welches er am besten gefunden hat.

Ueber die Uebertragbarkeit der sekundären Syphilis auf Kinder und von diesen auf die Ammen.

Ueber diesen Gegenstand hielt Herr de Meric in der Sitzung vom 11. April 1854 einen Vortrag, worin er zuvörderst auf die Meinungsverschiedenheit, die jetzt über die Uebertragbarkeit der allgemeinen Syphilis herrscht, aufmerksam machte. In dieses Kapitel mit hinein gehört die Uebertragung der Syphilis durch die Zeugung auf die Frucht und von dem Säuglinge auf die Amme und von der Amme auf den Säugling. Der Vortragende selbst glaubt nicht an die Uebertragbarkeit der konstitutionellen Syphilis und stimmt also in der Hauptlehre mit Hunter und Ricord überein; die Punkte, worauf er sich hierbei stützt, sind: 1) Historische Notizen, wobei er das Hervortreten der Syphilis im Jahre 1494, ihr epidemisches, bösartiges Walten in der ersten Hälfte des 16. Jahrhunderts und die verschiedenen

Doktrinen, die über die Natur der Krankheit aufgestellt worden sind, in's Auge fasst; 2) Fälle aus seiner eigenen Praxis und Experimente im deutschen Hospitale in London, und 3) eine Beleuchtung der sogenannten Kinder- und Ammen-Syphilis. Danach zerfällt auch sein Vortrag in drei Abschnitte. Im ersten Abschnitte hebt er die Analogie hervor, welche zwischen den Symptomen der zu Ende des 15. und im Anfange des 16. Jahrhunderts hervortretenden Syphilis-Epidemieen und denen der Syphilis der neueren Zeit herrscht. Er bezieht sich hier besonders auf Fernelius und bemüht sich, darzuthun, dass die damalige Syphilis und die jetzige vollkommen dieselbe Krankheit sind, nur mit dem Unterschiede, dass, während früher die Krankheit ihre Phasen rasch hintereinander und mit grosser Intensität und Bösartigkeit abmachte, jetzt die Phasen sehr langsam und schleppend sich folgen und die Krankheit den grössten Theil ihrer Heftigkeit und Bösartigkeit verloren hat*). Schliesslich bezieht er

*) In dieser Auffassung liegt nichts Neues; es ist das schon längst und wiederholentlich ausgesprochen worden und so grosse Wahrscheinlichkeit die Identität auch für sich hat, so ist sie doch durch nichts definitiv erwiesen, und die Frage ist noch keineswegs erledigt, ob nicht die Syphilis noch heutigen Tages sich von selbst erzeugen könne und zwar ex impuro coitu oder, wie die Schriftsteller in der ersten Hälfte des 16. Jahrhunderts zu sagen pflegten, per coitum cum foemina sordida. In der That bin ich gerade in der letzteren Zeit meiner besonders in diesem Zweige ausgedehnten Praxis auf Fälle aufmerksam geworden, die mich in meiner von der Schule mitgebrachten, und durch 25 Jahre der Praxis hindurch konservirten Auffassung, dass die ächtere Syphilis nur durch Ansteckung fortgepflanzt werden könne, stutzig gemacht haben. Ich weiss von 2 oder 3 Fällen, wo ganz bestimmt gar keine geschlechtliche Berührung oder auf irgend eine andere Weise eine Ansteckung möglich gewesen ist und wo sich durch blose Unreinlichkeit an den Genitalien Ulzerationen erzeugten, die von einem Arzte für Syphilis angesehen und mit Sublimat behandelt worden waren und wo darauf eine ganze Reihe von Erscheinungen folgte, die von den konstitutionellen Erscheinungen der ächten Syphilis sich kaum irgendwie unterschieden. Es waren Ausschläge auf der Kutis, Ulzerationen der mukösen Flächen, namentlich muköse Tuberkeln und später sogar Zellgewebsgeschwüre, gegen welche Jodkalium mit Nutzen angewendet wurde. Ich will nicht sagen, dass ich mich jetzt schon

sich auf Hunter und Ricord, denen er Recht gibt, dass sie die Uebertragbarkeit der konstitutionellen Syphilis abweisen. In dem zweiten Abschnitte seines Vortrages führt er zum Beweise dieser Behauptung eine Reihe von Fällen aus seiner eigenen Praxis an und geht bei dieser Gelegenheit in eine genauere Darstellung der Syphilis überhaupt ein. Er klassifizirt die Erscheinungen genau so, wie es Ricord in der neuesten Zeit gethan hat, nämlich 1) das primäre Geschwür, welches nur durch Kontakt d. h. durch zufällige oder absichtliche Inokulation erzeugt werden könne; 2) konsekutive, jedoch nicht sekundäre Symptome, die sich von dem Originalgeschwüre durch Extension oder Fortpflanzung auf die Nachbarschaft erzeugen; 3) sekundäre Symptome, welche ein Ergriffensein der Konstitution vom Gifte bezeugen und die selten vor der zweiten Woche nach dem Erscheinen des primären Geschwüres, gewöhnlich nach der 4., 6. oder 8. Woche oder auch wohl noch später hervortreten. Diese konstitutionellen Symptome sind durch zufällige oder absichtliche Inokulation nicht übertragbar, wohl aber durch Zeugung oder Vererbung. 4) Endlich tertiäre Symptome, wobei jedoch die eigentliche Syphilis schon so verwischt ist, dass sie von den Eltern auf das Kind, auch selbst durch Zeugung, nicht übergetragen werden kann, sondern in dem letzteren Scrophulosis produzirt. Diesen Ansichten von Ricord stehen aber sehr bedeutende Autoritäten, wie P. Dubois, Rayer, Depaul, Colles, Wallace und Andere entgegen. Aus der eigenen Praxis erzählt der Vortragende besonders 3 Fälle, die hier kurz angeführt zu werden verdienen. Der erste Fall betraf einen 30 Jahre alten Herrn von schwächlichem und skrophulösem Aussehen; 6 Jahre vorher hatte er phagedänischen Schanker gehabt, der durch

---

für den Satz, die Syphilis könne spontan sich erzeugen, entschieden aussprechen will, da ich wohl weiss, wie vielen Täuschungen der Arzt bei solchen Fällen in ihrer Anamnese ausgesetzt ist, aber ich muss hinzufügen, dass ich in diesem Zweifel nicht allein stehe, dass sehr bedeutende erfahrene Praktiker, z. B. Kruckenberg in Halle, ganz definitiv die spontane Entstehung der Syphilis in unseren Tagen behauptet hat. Jedenfalls ist durch nichts erwiesen, dass ganz allein durch Ansteckung die Syphilis sich fortpflanzen könne; es ist dies ein einmal angenommener und hergebrachter Satz, den ein einziger positiver Gegenbeweis umwerfen müsste. Behrend.

Aetzung mit starker Salpetersäure geheilt wurde; hierauf hatte er einen Tripperausfluss, wobei Liston einen Schanker in der Harnröhre diagnostizirte und durch gelbes Jodquecksilber Heilung bewirkte; nach einiger Zeit folgte eine Papeleruption, die durch Jodkalium entfernt wurde; später kam jedoch ein Rückfall. Während dieser ganzen Zeit lebte der Mann mit einer Dame, der er beiwohnte und die nicht den geringsten Nachtheil erlitt. — Der zweite Fall betraf einen 35 Jahre alten Herrn; 13 Monate vorher war er wegen angeblich krebsiger Geschwüre der Lippe behandelt worden; später hatte er eine Affektion des Halses, wogegen er Jodkalium in kleinen Gaben mit Sarsaparilldekokt und adstringirenden Gurgelwassern bekam. Einige Monate darauf heirathete der Mann und nun bekam er eine Eruption auf dem Penis mit Ausfluss aus der Harnröhre; die Frau blieb von der Krankheit unangefochten. Der Vortragende meint, dass in solchen Fällen die Aufregung durch das neu begonnene, eheliche Leben die Aktivität der sekundären Erscheinungen steigere und dass, wenn dennoch die Ehefrau nichts von der Krankheit abbekommt, dieses ein voller Beweis gegen die Uebertragbarkeit der konstitutionellen Syphilis sei. — Der 3. Fall ist von Critchett im London-Hospital beobachtet worden und bezeugt ganz Dasselbe. Direkte Impfversuche, die der Vortragende im deutschen Hospitale mit Eiter und Sekreten von Menschen, die an konstitutioneller Syphilis litten, vorgenommen hat, haben keinen Erfolg geliefert. Was einen Hauptpunkt betrifft, nämlich die Uebertragbarkeit der sogenannten Kinder- und Ammen-Syphilis, so läugnet zwar der Vortragende die Fälle nicht, aber er sucht sich durch die Erklärung zu helfen, dass da, wo die Amme syphilitisch geworden, eine primäre Ansteckung bei ihr stattgefunden haben müsse und die Uebertragung der Krankheit von ihrem Säuglinge auf sie nur Täuschung oder Lüge sei und ferner, dass da, wo das Kind von der Amme angesteckt worden, entweder auch eine Uebertragung primärer Syphilis vorgegangen oder in letzterem es nichts weiter gewesen sei, als die Manifestation der von den Eltern geerbten Syphilis. Sehr oft werde, um den Makel von sich zu weisen, dass das Kind die Syphilis von den Eltern geerbt habe, entweder die Amme absichtlich als die Ursache dieser Krankheit des Kindes angeschuldigt oder vielleicht auch unabsichtlich dieses Letztere wirklich geglaubt. In neuester Zeit sind im Hospitale der Venerischen in Paris gesunden Ammen syphilitische Kinder an die Brust gelegt worden und ersters sind vollkommen unangefochten geblieben.

Es erhebt sich hierauf eine Diskussion, die zwar in mancher Beziehung interessant war, aber doch nicht zu einem bestimmten Schlusse führte. So bemerkt Herr Hird, Wundarzt an der k. Kinderpflege-Anstalt, dass er sich zwar augenblicklich über die zuletzt angeregte Frage noch nicht positiv aussprechen könne, dass er aber die sogenannte Kinder- oder Ammen-Syphilis wohl für übertragbar halten müsse. Die Ammen sind gesunde, kräftige Personen vom Lande gewesen, die unter strenger Aufsicht lebten und doch sind einige derselben syphilitisch geworden, nachdem sie eine Zeitlang Kinder mit geschwürigem Munde in Folge angeborener Syphilis gesäugt hatten. — Herr H. Lee ist der Ansicht, dass der negative Beweis der Impfversuche bei konstitutioneller Syphilis nicht entscheidend sei; das Nichtgelingen dieses Impfens zeige nur, dass nicht durch absichtliche oder zufällige Inokulation mittelst einer kleinen Hautwunde die konstitutionelle Syphilis übergetragen werde, sie beweist aber nicht, dass diese Uebertragung auch auf andere Weise geschehen könne. Ueberhaupt ist die charakteristische Pustel als Beweis des Gelungenseins der Impfung sehr trüglich, zumal da das Experiment fast immer an dem Körper der Syphilitischen selbst gemacht wird und man bei den Experimentirten fast niemals die ganze Reihe der konstitutionellen Folgen abgewartet hat. Hr. Lee erzählt aus seiner eigenen Praxis eine Geschichte, deren Einzelnheiten er verbürgt: Eine alte, würdige Dame von 66 Jahren hatte das Unglück, ihre Tochter kurz nach deren Niederkunft zu verlieren; sie nahm das zurückgebliebene Enkelkind, das von der eigenen Mutter die Brust noch gar nicht bekommen hatte, zu sich; der Vater desselben hatte vor und während der Schwangerschaft seiner Frau an Syphilis gelitten. Als das Kind 14 Tage alt war, bekam es einige kleine Geschwüre auf der Zunge, dann ein Wundsein der Lippen und hierauf einen Ausschlag über den Körper. Die Grossmutter, welche das Kind äusserst liebte und es fortwährend küsste, bemerkte, kurz nachdem der Mund des Kindes geschwürig geworden war, ein Bläschen auf ihren eigenen Lippen, dieses Bläschen wurde ein Geschwür, das, aller Mühe ungeachtet, einige Wochen offen blieb und nach 18 Monaten eine Induration zurückliess. Einige Zeit nach der Bildung dieses Geschwüres bekam die alte Dame einen charakteristischen Ausschlag über den ganzen Körper. Sie that nichts dagegen. Der Ausschlag verlor sich, aber kam immer wieder, bis sie endlich an Hrn. Lee sich wendete, welcher ihn als einen syphilitischen erkannte und ihn demgemäss behandelte. Wollte man hier annehmen, dass das Kind oder die alte Dame eine Ansteckung durch primäre Syphilis erfahren haben, so würde man einem Dogma zur Liebe den Thatsachen Gewalt anthun. — Herr Dendy bemerkt bei dieser Gelegenheit, dass er in seiner Heilanstalt gewohnt sei, syphilitische Kinder dadurch zu heilen, dass er ihnen Merkur durch die Ammenmilch beibringt. — Die weitere Erörterung war nicht von Belang; nur müssen wir noch bemerken, dass Hr. Acton als das beste Verfahren gegen die Syphilis der Kinder das Umlegen einer Flanellbinde, welche täglich einige Wochen lang mit grauer Salbe bestrichen wird, um den Bauch des Kindes erkannt hat. Das so behandelte Kind legt er einer gesunden Amme an die Brust und er fürchtet niemals deren Ansteckung, vorausgesetzt, dass sie sich stets sehr reinlich hält und nach jedem Säugen des Kindes die Brustwarze fomentirt. Den Ammen oder Müttern Merkur zu geben, um durch ihre Milch hindurch auf die Kinder zu wirken, erklärt er für verwerflich.

Einige Bemerkungen über die Fötalzirkulation, als Anhang zu der Mittheilung von H. Lee über die Nabelverblutung und den Ikterus der Neugeborenen.

In der Sitzung der physiologischen Abtheilung am 8. Mai kommt Professor Macdonald von St. Andrews auf die von H. Lee am 13. März mitgetheilten Fälle zurück, welche ihm die Ansicht zu bestätigen scheinen, die er zu Birmingham in der letzten grossen Naturforscher-Versammlung über die Fötalzirkulation ausgesprochen hat. In der frühesten Zeit des Fötus, noch bevor das Herz in Form einer Röhre vorhanden ist, fliesst das Blut zu dem Organe, wo es für die Ernährung vorbereitet wird, ehe es zur Verwendung des Körpers kommt. Daher vermuthete er, dass das venöse Blut beider Hohlvenen sowohl, als das venöse Viszeralblut der Pfortader durch die Nabelvene zur Plazenta gesendet wird, wo sie in die kleinen Anfänge der Nabelarterien sich endigt, welche Windungen in den Zellen der Plazenta bilden, so dass ein abgeschlossener Blutumlauf entsteht ohne eine direkte Gefässverbindung mit dem Zirkulationssysteme der Mutter. Die so gebildeten Nabelarterien führen nun das arterialisirte

Blut *) durch die hypogastrischen Arterien in die Aorta, von welcher aus es nach dem Kopfe, den oberen Extremitäten und den übrigen Theilen des Körpers seinen gewöhnlichen Lauf nimmt; in Folge des Anschliessens der Herzklappen findet nur eine sehr geringe Menge Blut ihren Weg in das Herz, nur so viel, wie nöthig ist, um dieses Organ zur Thätigkeit anzuregen. Es mag hierbei eine geringe Wechselbewegung des Blutes mittelst des Ductus arteriosus stattfinden, ähnlich der, die bei den Insekten vor sich geht, da die Klappen die Einströmung des Blutes in die Vorkammern nicht ganz verhindern. Das Foramen ovale gestattet eine Mischung des Blutes der linken Vorkammer mit dem venösen Blute beider Hohlvenen, so wie auch mit dem Viszeralblute durch die Pfortader in die Nabelvene. Dadurch wird die Ueberführung der ganzen Masse des venösen Blutes, nachdem es durch die Leber gehörig gereinigt oder, besser gesagt, wo es, um einen analogen Ausdruck zu gebrauchen, pulmonisirt wird, da dieses Organ gewissermaassen die provisorische Lunge des Fötus darstellt. Es besteht demnach beim Fötus wie beim Erwachsenen dasselbe Verhältniss zwischen Hepatisation und Arterialisation des Blutes; denn wenn auch die Blutströmung bei ersterem im Stamme der Aorta eine umgekehrte ist, so ist sie doch in den Hauptarterienästen dieselbe. Durch diese Anschauung der Fötal-Zirkulation erklären sich die verschiedenen Vorgänge des Fötuslebens viel besser, als wenn, wie man so lange angenommen hat, nur eine sehr kleine Menge Blut arterialisirt werden kann. Hr. Macdonald legt Zeichnungen vor, ohne welche seine Auffassung der Fötalzirkulation nicht leicht zu verstehen ist.

Eigenthümliche tuberkelartige Ablagerungen in den Eingeweiden eines kleinen Kindes als muthmaassliche Folge von angeborener Syphilis.

Herr B. W. Richardson berichtete in der Sitzung vom 20. Mai die Geschichte eines 9 Jahre alten Mädchens, welches 2 Monate vorher zu ihm gebracht wurde; es war im höchsten Grade abgemagert und zeigte die allgemeinen Symptome der Tuberkelsucht. Von Geburt an war es schwach und elend gewesen

*) Wie wird aber das Fötalblut in der Plazenta arterialisirt oder dekarbonisirt, wenn die Mutter keine direkte Gefässverbindung mit dem in der Plazenta kreisenden Blute hat? Behrend.

und zuletzt erlitt es eine Ulceration der Nasenknorpel. Ausschlag hat es aber nicht gehabt. Leberthran und Jodeisen-Syrup wurden gegeben, aber das Kind wurde immer elender und starb. Fast alle Organe zeigten granulirende Ablagerungen. Die Granulationen bestanden, wie das Mikroskop erwies, aus Fettkügelchen, unregelmässigen Zellen, amorphischen Körperchen u. s. w. Die Ablagerungen in den Lungen stellten genau Das dar, was man Miliartuberkeln nennt. Das grosse Netz war in einem eigenthümlichen Zustande; es war verdickt und fast lederartig, und hatte eine besondere Verfettung erfahren. Eine solche Umwandlung in eine eigene Art Fett hatte auch das Pankreas erfahren, dessen eigenthümliche Struktur kaum mehr zu erkennen war. Zwischen dem Zwerchfelle, der Leber und dem Darmkanale fand eine Art Verwachsung Statt und im Herzbeutel und den Pleurahöhlen war beträchtlicher seröser Erguss mit Spuren filamentöser Anheftung vorhanden. Herr R. hält sich für berechtigt, bei diesem Kinde angeborene syphilitische Dyskrasie als den Grund aller dieser pathologischen Befunde anzunehmen, obgleich er positive Beweise dafür nicht hatte.

Jedes Jahr erscheinen 12 Hefte in 2 Bdn. — Gute Originalaufsätze üb. Kinderkrankh. werden erbeten u. nach Erscheinen jedes Heftes gut honorirt.

JOURNAL FÜR KINDERKRANKHEITEN.

Aufsätze, Abhandl., Schriften, Werke, Journale etc. für die Redaktion dieses Journales beliebe man derselben od. den Verlegern einzusenden.

[BAND XXIV.] ERLANGEN, MAERZ u. APRIL 1855. [HEFT 3 u. 4.]

I. *Abhandlungen und Originalaufsätze.*

Ueber das Lufteinblasen in die Lungen Neugeborener, von Dr. R. Küster, Herzogl. Nassauischem Med.-Assistenten und Brunnenarzte zu Cronthal.

Dass durch Lufteinblasen in den Mund oder die Nase eines scheintodtgeborenen Kindes dessen Lungen schwimmfähig werden können, war schon Bohn im Jahre 1700 bekannt, und seit dieser Zeit ist beständig Rücksicht auf das Lufteinblasen bei gerichtlichen Sektionen Neugeborener genommen worden. Verschiedene Unterscheidungsmerkmale sind aufgestellt und wieder verworfen, und im verschiedenen Journalartikeln — namentlich von Guy, Kaiser, Retzius u. A., so wie in 2 Monographieen die Sache in gerichtlich-medizinischer Hinsicht so ausführlich beleuchtet worden, dass kaum noch etwas Neues darüber gesagt werden kann, die beiden Monographien sind: Schmidt's neue Versuche über die hydrostatische und die Ploucquet'sche Lungenprobe (Wien 1806) und Elsässer, Untersuchungen über die Veränderungen im Körper der Neugeborenen durch Athmen und Lufteinblasen (Stuttgart 1853).

Das Lufteinblasen wird in Büchern und vom Lehrstuhle als Wiederbelebungsmittel allgemein empfohlen, es werden die verschiedenen Kautelen beschrieben und sogar Instrumente sind dazu angegeben *).

---

*) Grenser führt in dem Aufsatze über Scheintod der Neugeborenen in Schmidt's Encyklopädie deren an von Chaussier,

Man hört nie einen Zweifel darüber äussern, ob es denn auch wirklich ein Rettungsmittel sei, und wenn man es später in der Praxis anwendet, und im Stiche gelassen wird, so sucht man die Erfolglosigkeit in dem Hergange der Geburt u. s. w.

Es gibt allerdings viele Fälle, wo alle Wiederbelebungsmittel nichts helfen werden, und jeder Geburtshelfer hat sie erlebt, besonders in der Landpraxis, wo er noch dazu den Moment für eine Operation sich nicht selbst wählen kann. Aber es gibt auch Fälle, wo man glaubt, man müsste das neugeborene Kind zum Leben erwecken können; vertrauensvoll bläst man Luft ein und wendet alle möglichen Belebungsmittel an, und sieht sich getäuscht.

Neuerdings ist nun auch noch das Lufteinblasen bei Chloroformtod empfohlen und angewandt worden, wenn auch leider ohne Erfolg *).

Diese stete Erfolglosigkeit, und besonders ein Fall aus meiner Praxis, den ich ausführlicher mittheilen werde, erregten mein Bedenken, trotz dessen, dass es mir fast eine Sünde scheinen musste, an der Wirksamkeit eines altersgrauen, in unserem Hülfsapparate volles Bürgerrecht besitzenden Mittels zu zweifeln. Auch die mir zugängliche Literatur gab mir keinen genügenden Aufschluss; im Gegentheile wurde mein Zweifel nur verstärkt, als ich in Weber's Beiträgen zur pathologischen Anatomie der Neugeborenen (2. Lieferung S. 82) las: „Ich möchte hier einmal auf's Gewissen „fragen, wie oft es den, selbst sehr beschäftigten Geburtshelfern „schon gelungen ist, durch Lufteinblasen das Kind wirklich in's „Leben zu rufen. Die Fälle sind sehr sparsam vorkommend, und „da, wo sie vorkamen, gab es meiner Ansicht nach ein besseres „und weniger schädliches Mittel.“

Wenn nun aber die Wirksamkeit eines Mittels problematisch, wenn sein Schaden — in vielen Fällen wenigstens — notorisch, wenn noch dazu die Anwendungsweise eine schwierige ist, dann dünkt es mich doch auch der Mühe werth zu sein, dasselbe nochmals einer genaueren Prüfung zu unterwerfen, und Männer, denen

---

Madame Rondet, Evrat, Blundel, Carus. Gorcy hat sogar einen Doppelblasebalg dazu erfunden.

*) In der Zeitschrift für Staatsarzneikunde von Schneider und Schürmayer sind 2 derartige Fälle angeführt. Jahrgg. 1853 Band I Heft 4. pag. 451.

ihr Beruf und ihre Erfahrung ein kompetentes Urtheil gestattet, mögen ihre Stimme über den Werth oder Unwerth des Lufteinblasens vernehmen lassen; als ein Remedium anceps dürfen wir es ferner nicht beibehalten.

Der Fall, welcher meine Zweifel über die Wirksamkeit des Lufteinblasens besonders rege machte, ist der folgende:

Ich wurde zur Entbindung einer 28 Jahre alten, gutgebauten Frau gerufen, die schon viermal geboren hatte; dabei hatte zweimal das Kind eine Querlage, und wurde gewendet und extrahirt. Die Schwangerschaft war ganz regelmässig verlaufen und das Ende derselben da; die Wehen waren ebenfalls regelmässig, doch fand die Hebamme, dass beim Blasensprenge ein Arm vorgefallen war, worauf ich sogleich zu der mir nahe wohnenden Kreissenden gerufen wurde. Der Muttermund war vollständig erweitert, der Kopf lag vor, neben demselben der linke Vorderarm und eine Schlinge der Nabelschnur. Der Kopf stand im Eingange zum kleinen Becken. Die Wehen hatten nach dem Blasensprunge aufgehört. Ohne mich mit Repositionsversuchen lange aufzuhalten, liess ich, da ohnehin die Kindesbewegungen jetzt minder stark gefühlt wurden, die Knie-Ellenbogenlage annehmen, und machte so die Wendung und Extraktion, die beide rasch gelangen; doch hielt die Entwickelung des Kopfes ungefähr 10 Minuten auf. Die Nabelschnur hatte, als ich zuerst mit der Hand einging, noch pulsirt, seit der Geburt des Rumpfes aber zu pulsiren aufgehört. Bei dem Abnabeln des Kindes ergoss sich nur wenig Blut aus dem Plazentarende der Nabelschnur. Das Kind hatte ein durchaus anämisches Ansehen und zeigte kein Leben. Als es in das bereit stehende warme Bad gebracht wurde, fühlte ich noch deutliches, aber schwaches Herzklopfen, und wandte unverdrossen alle möglichen Belebungsmittel an — wiederholtes Bürsten, Reiben mit erwärmten Tüchern, mit Salmiakgeist, Aether u. s. w., Schwingen in der Luft, kalten Wasserstrahl auf den Nacken und wiederholtes Lufteinblasen. Ich nahm das Kind, in erwärmte, wollene Decken gehüllt, auf meinen Schooss, hielt mit der rechten Hand die Nase zu, und legte die linke auf den Thorax, und blies nun in kleinen Intervallen mässig stark von Mund zu Munde Luft ein, während die linke Hand gleichzeitig abwechselnden, leichten Druck ausübte. Während des Einblasens fing das Herz an sehr lebhaft zu schlagen, und ich hörte sehr laut ein Knistern, das mir theils vom Eintritt der Luft in die Lungen, theils von dem in den Magen herzurühren schien; letzteres fand indess nicht Statt, wie die Sektion nachwies. Ein leichter Schimmer von Roth färbte die Wangen. Ich machte nun eine kleine Pause mit dem Lufteinblasen und setzte die übrigen Wiederbelebungsversuche fort, aber ohne allen weiteren Erfolg und selbst der Herzschlag wurde wieder schwächer, wesshalb ich abermals Luft einblies mit derselben Wirkung auf den Herzschlag wie das erste Mal. Der Thorax hob sich sichtlich. So währte die Scene über eine Stunde fort, bis zuletzt auch das Lufteinblasen keinen Effekt mehr hatte, und ich das Kind als todt betrachten musste. Es hatte keinen einzigen Athemzug gethan.

Die Sektion machte ich 14 Stunden nach der Geburt gegen den Willen der Mutter, wesshalb ich auch die Schädelhöhle nicht öffnen konnte.

Das Kind wog $10^1/_2$ Pfd. (Medizinalgewicht) und war vollkommen ausgetragen und wohlgenährt. Hände und Füsse waren wachsbleich; die Wangen hatten einen Schimmer von Röthe behalten. Der in seiner oberen Hälfte etwas dicke Hals hatte ringsum Todtenflecke, ebenso die Ohren, der Rücken, der Hodensack u. s. w.

Der Thorax sah schön gewölbt aus, der Bauch war mässig eingezogen.

Bei Eröffnung der Bauchhöhle ragte die grosse Leber besonders hervor, der Magen lag zurück und war leer (auch von Luft), ebenso die Gedärme. Eine grosse Menge Mekonium war während der Extraktion abgegangen, wahrscheinlich auch Urin, was ich jedoch nicht beachtete. Die Harnblase fühlte sich derb, fast knorpelartig an, und enthielt nur einige Tropfen Urin.

Nach Entfernung des Brustbeines mit den Rippenknorpeln zeigte sich zunächst die Thymus, die aus einem Lappen bestand und bis in die Mitte des Herzens herunterragte. Die Lungen füllten den Thorax grösstentheils aus und bedeckten den Herzbeutel so, dass nur ungefähr ein Zoll Breite frei blieb. Das Zwerchfell erstreckte sich bis zur neunten Rippe herunter. Die Pleura war mit einem feinen, weichen Gefässnetze versehen, und zeigte nirgends Ekchymosen, in ihrem Sacke waren nur einige Tropfen Serum, etwas mehr enthielt der Herzbeutel.

Die Lungen wurden nun herausgenommen und abgewaschen; sie hatten eine blass-rosenrothe Farbe. Bei dem ganzen linken Flügel war diese Farbe gleichmässig; der rechte hatte ein, zum

Theile marmorirtes Aussehen, durch einige dunklere Flecken, von der Grösse eines Silbergroschens. Der rechte Flügel war überhaupt nicht ganz so stark und vollkommen ausgedehnt wie der linke.

Das Gewicht betrug mit dem Herzen 32 1/2 Drachmen. In kaltes, reines Wasser gelegt schwammen die Lungen vollständig, sowohl mit dem Herzen, wie ohne dasselbe, jeder Flügel für sich ganz und in Stücke geschnitten, und untergetaucht erhoben sie sich rasch wieder; ein Theil der Luft liess sich ausdrücken; doch schwammen auch dann die Stücke noch. Jene dunkler-, leicht blauroth-gefärbte Stellen im rechten Flügel schwammen aber, einzeln herausgeschnitten, nicht; es war dies namentlich die äusserste Spitze dieses Flügels, und einzelne dünne Stücke aus der Oberfläche der Lunge. Emphysem zeigte sich nirgends.

Das Herz war blutleer, nur die obere Hohlvene enthielt noch etwas dunkles, flüssiges Blut. Ich muss jedoch bemerken, dass ich beim Lospräpariren des Brustbeines eine Vene eingeschnitten hatte, die während des Verlaufes der Sektion ungefähr 2 Esslöffel dunkles flüssiges Blut in die Brusthöhle ergossen hatte. Der Botallische Gang war vollständig wegsam, das ovale Loch offen, und es zeigte sich überhaupt nirgends eine Abnormität.

Fälle, wo Luft bei noch vorhandenem Herzschlage eingeblasen wurde, ohne dass das Kind in's Leben zurückkehrte, fanden sich auch angeführt bei Schmidt; Elsässer hatte 8 dergleichen Fälle, und es mögen wohl noch mehr der Art beobachtet sein.

Es lässt sich nun wohl a priori annehmen, dass bei Neugeborenen, deren Herz noch pulsirt, bei denen auch kein anderes, allgemein als Wiederbelebungsmittel geltendes Verfahren versäumt wurde, gewiss am ehesten ein Erfolg, d. h. wirkliches, selbstständiges Athmen von Lufteinblasen zu erwarten sein muss, wenn dieses überhaupt ein Wiederbelebungsmittel ist, zumal wenn die Sektion nachweist, dass eine vollständige, oder fast vollständige Luftanfüllung und Schwimmfähigkeit der Lunge durch das Einblasen hervorgerufen wurde.

Vorausgesetzt nun, dass der Mechanismus des Lufteinblasens richtig ausgeführt wurde, noch dazu bei noch vorhandenem Herzschlage, so fragt es sich: liegt die Ursache der Erfolglosigkeit des Einblasens in diesem Akte selbst, oder sind in dem Körper des Kindes Zustände vorhanden, die schon von vorne herein den wirklichen Tod unaufhaltsam bedingen? Ehe wir zur weiteren Erörterung dieser Frage übergehen, dürfte es nöthig sein, die Erfolge des Lufteinblasens, wie sie uns der Statistisch vor Augen führt, näher zu betrachten. Schmidt sowohl, wie Elsässer liefern hierzu ein reiches Material, und da deren Untersuchungen hauptsächlich in gerichtsärztlicher Beziehung vorgenommen wurden, so heben die von ihnen erlangten Resultate auch hier vollste Gültigkeit.

Elsässer gibt in der Statistik seiner Versuche Folgendes an: „Es wurde bei 86 Kindern Luft eingeblasen, ohne Erfolg blieb das Einblasen in 13 Fällen, von Erfolg begleitet war es in 73, und zwar von vollständigem Erfolge (d. h. mit vollständiger Lufterfüllung beider Lungen) 34 mal, von unvollständigem Erfolge (d. h. mit theilweisem Fötalzustande einer oder beider Lungen) 39 mal; es blieb also das Einblasen in nicht ganz $^1/_6$ der Fälle ohne Erfolg, und die Lungen dehnten sich fast eben so oft vollständig, wie unvollständig aus."

Ferner bemerkt Elsässer hinsichtlich der Reife oder Unreife, des Todes, oder Scheintodes, Folgendes: „Todtgeborene, reife Kinder waren es 70; das Lufteinblasen war von Erfolg begleitet 60 mal, es blieb ohne Erfolg 10 mal. Der Erfolg war vollständig 29 mal, unvollständig 31 mal. — Todtgeborene unreife Kinder 5 (es fehlten zur Reife 3 bis 6 Wochen). Das Lufteinblasen war in allen 5 Fällen von Erfolg, von vollständigem 3 mal, von unvollständigem 2 mal.

Scheintodtgeborene, reife Kinder 9. Mit Erfolg Luft eingeblasen 7 mal, ohne Erfolg 2 mal. Völlig lufthaltig waren die Lungen 2 mal, unvollständig 5 mal. Scheintodte, unreife Kinder 2. Ohne Erfolg 1, mit unvollständigem Erfolge 1.

Bei reifen Kindern (79 Fälle) wurde somit ohne Erfolg Luft eingeblasen 12 mal, mit theilweisem Erfolge 36 mal, mit vollkommenem Erfolge 31 mal. Bei unreifen Kindern (7 Fälle) ohne Erfolg 1 mal, mit theilweisem Erfolge 3 mal, mit vollkommenem 3 mal.

Todtgeborene Kinder 75. Ohne Erfolg wurde Luft eingeblasen 10 mal, mit theilweisem Erfolge 30 mal, mit vollkommenem 32 mal.

Scheintodte Kinder 11. Ohne Erfolg eingeblasen 3 mal, mit theilweisem Erfolge 6 mal, mit vollständigem Erfolge 2 mal."

Der Hergang der Geburt war bei Elsässer's Versuchen

folgender: „natürliche Geburten 37. Mit Erfolg Luft eingeblasen 33 mal, ohne Erfolg 4 mal. Der Erfolg war vollständig 19 mal, unvollständig 14 mal. Künstliche Geburten: Mit Erfolg Luft eingeblasen 40 mal (vollständig 15 mal, unvollständig 25 mal), ohne Erfolg eingeblasen 9 mal.

Die Methoden, welche Elsässer anwandte (12 an der Zahl) sind die gebräuchlichen (2 mal unterband er auch den Oesophagus).

Es geht ferner aus Elsässer's Versuchen hervor (S. 15), dass der Umfang des Brustkorbes durch das Lufteinblasen vermehrt wird. Auch schon Schmidt fand dasselbe in dem 95., 97. und 98. Versuche. Die eingeblasene Luft dringt nun theils in die Lungen, theils auch in den Magen ein. Elsässer beobachtete darüber Folgendes (S. 13):

„I. Zuerst die Lungen, dann der Magen (und zum Theile der Dünndarm) mit Luft erfüllt in 15 Fällen.

II. Zugleich Lungen und Magen mit Luft erfüllt; 2 Fälle.

III. Zuerst Magen (und Darm), dann erst die Lungen; 10 Fälle.

IV. Zuerst eine Lunge, dann der Magen, dann die andere Lunge: 1 Fall.

V. Zuerst Magen, dann Lungen, dann Dünndarm: 8 Fälle."

In dem von mir beobachteten Falle blieb sowohl der Magen wie der Dünndarm leer.

Die Lage des Kehldeckels, so wie der Lunge, kommt für unsere Untersuchung nicht weiter in Betracht, wohl aber die sonstige Beschaffenheit der Lunge, namentlich ihre Farbe, Konsistenz, Bluterfüllung, Schwimmfähigkeit u. s. w.; es ist dieses mit einem Worte dasjenige Verhalten der aufgeblasenen Lunge, aus welchem man die verschiedenen diagnostischen Kennzeichen zwischen der geathmet habenden, und der künstlich aufgeblasenen Lunge aufzustellen gesucht hat.

Dass die Schwimmfähigkeit kein diagnostisches Moment abgebe, ist längst bekannt. Weber behauptet (S. 31), dass der Hauptunterschied zwischen Lungen, die geathmet, und solchen, denen Luft eingeblasen wurde, darin liege, dass bei ersteren, auch wenn sie zum Theil atelektasisch seien, doch das ganze Lungengewebe mit Luft erfüllt sei; die einzelnen Lungenbläschen enthielten Luft; nur seien sie nicht vollständig davon ausgedehnt: während bei den künstlich mit Luft versehenen Lungen meistens partielle Ausdehnung, und an der einen Stelle Emphysem, an der anderen Atelektase vorkomme. Dieser Behauptung wird von Elsässer entschieden widersprochen (S. 83). Denkbar scheint es mir übrigens zu sein, dass beim Lufteinblasen eher einzelne Stellen der Lungen zu stark, andere zu wenig von Luft erfüllt werden, da wir beim Einblasen bei scheintodten Kindern durchaus keinen Maasstab für die dabei auszuübende Kraft haben.

Es wurde ferner behauptet, aus künstlich aufgeblasenen Lungen lasse sich die Luft ausdrücken, das ist jedoch nicht der Fall, wie schon Heller bekannt war.

Nach Schmidt soll nun die Farbe der Lunge ein diagnostisches Merkmal abgeben. Nach seinen Erfahrungen ist eine, in's Zinnoberroth spielende, lebhafte (zuweilen auch matte) Röthe den aufgeblasenen Lungen vorzüglich eigen. Diese grellere Röthe wurde selten vermisst, wo das Einblasen mit bedeutendem Erfolge angewendet worden sei, wenigstens fand sie Schmidt in allen Fällen, wo der Leiche Luft durch den Mund eingeblasen wurde (Versuch 11, 28, 51, 80, 82.) Nicht so charakteristisch war diese Röthe in den Fällen (10, 43, 49, 79, 83, 89, 99), wo asphyktischen oder lebensschwachen Kindern Luft eingeblasen war. Der Grund hievon scheint nach Schmidt nicht sowohl in dem zu schwachen Einblasen, und der geringen Quantität eingeblasener Luft, als vielmehr darin gesucht werden zu müssen, dass das vorhandene Leben, so schwach es auch sein mag, immer noch auf die eindringende Luft reagire und sie verändere, ehe es zu dem Produkte kommt, wodurch das Kolorit der Lunge bestimmt wird. Es ist dieses denkbar in den Fällen, wo das Herz noch pulsirt, oder wo schwache Versuche zum Athmen gemacht werden. Uebrigens widerstreiten dieser Ansicht neuere Fälle, wo die Farbe ausdrücklich als rosenroth bezeichnet wird (2 Fälle von A. Guy in London, s. Schmidt's Jahrbücher, 48. Band, Nr. X, Heft 1). Auch in meinem Falle war die Lunge rosenroth. Ueberhaupt dürfte es schwer sein, auf Farbennüançen einen diagnostischen Unterschied zu begründen, wo so viel auf das Auge des jedesmaligen Beobachters ankommt, und wo sich überhaupt, nach Elsässer's Ausspruch — keine Normalfarbe, weder für geathmet habenden, noch für aufgeblasenes Lungengewebe aufstellen lässt.

Von nicht grösserem Gewichte ist der Blutgehalt der Lunge als diagnostisches Kennzeichen. Schmidt sagt zwar (S. 194), dass der blutleere Zustand aufgeblasener Lungen besondere Aufmerksamkeit verdiene, und auch Metzger, Büttner, Daniel und Ploucquet legten grossen Werth auf diesen Umstand, allein wir haben auch kein Normalmaass für die Blutmenge im Körper des Neugeborenen; in der Lunge kann ferner ein anämischer Zustand stattfinden, während im Kopfe Hyperämie ist, und wo sich überhaupt anämischer Zustand in den Lungen findet, da dürften auch noch andere Umstände in die Waagschale fallen, z. B. der Hergang der Geburt, sofern dadurch frühzeitig die Kommunikation zwischen Plazenta und Kind unterbrochen wird. In dem von mir beobachteten Falle z. B. war die Nabelschnur vorgefallen, und wenn sie auch noch pulsirte, als ich mit der Hand zur Wendung einging, so wurde das Pulsiren doch schon schwächer, und es hörte während der etwa 12—15 Minuten dauernden Entwickelung des Kindes ganz auf. Anämie und Zerrung besonders des Rückenmarkes war wohl die Ursache des Todes in diesem Falle. (Vielleicht hätte er sich zur Unterbindung der Nabelschnur vor der Entwickelung geeignet, so lange sich aber die Erfahrung noch nicht günstiger über diese Methode ausgesprochen hat, trage ich Bedenken, sie anzuwenden.)

Die Beschaffenheit der übrigen Organe, als des Herzens, der Leber, des Darmkanales, sowie der Blase bietet eben so wenig einen Unterschied dar.

In dem Akte des Lufteinblasens selbst kann also zunächst die Ursache seiner Erfolglosigkeit nicht gesucht werden; es zeigen sich keine Erscheinungen, die einen irgend erheblichen Unterschied im Leichenbefunde eines todtgeborenen Kindes, und eines scheintodt geborenen, dem vor wirklich erfolgtem Tode Luft eingeblasen wurde, erkennen lassen. Eben so wenig finden sich sonst pathologische Zustände, die das Lufteinblasen, falls es wirklich ein Belebungsmittel wäre, unmöglich machten.

Betrachten wir nun ferner die Umstände, bei welchen das Lufteinblasen empfohlen wird. Es soll also geschehen bei Scheintod, und dieser kommt vor bei künstlichen sowohl, wie bei natürlichen Geburten. Die Ursache des Scheintodtes liegt entweder in dem Kinde selbst, oder in dem Vorgange der Geburt. Wird das Kind aus irgend einer Ursache so lebensschwach geboren, dass es unter allen Verhältnissen bald sterben muss, dann wollen wir auch vom Lufteinblasen nicht das Unmögliche erwarten. Ist aber das Kind sonst gesund und lebensfähig, und nur der Hergang der Geburt ein stürmischer gewesen, dass, abgesehen von bedeutenden

Knochenbrüchen u. s. w. — die Zirkulation des Blutes längere Zeit gehemmt, dass einzelne Körpertheile gedrückt oder gezerrt waren, so dass es asphyktisch geboren wird — sei es nun Asphyxia apoplectica oder suffocatoria, oder nervosa, dann wird auch durch das Lufteinblasen nichts weiter erreicht werden als eine mechanische Ausdehnung der Lungenbläschen. Hierin liegt aber nicht die Bedingung des Athmens. Wo die Ursache des Scheintodes in einer Blutüberfüllung der Gehirngefässe, oder gar einem Extravasate liegt, wo sie in Anämie, wo sie in wahrer Lebensschwäche, wo sie in einer durch Druck, Zerrung u. s. w. bedingten Unthätigkeit des Nervensystemes begründet ist, was kann da die Ausdehnung der Lunge durch eine bereits mehr oder weniger desoxydirte Luft, wie sie der Mund des Geburtshelfers oder der Amme einbläst, helfen?

Betrachten wir ferner die Schwierigkeit und selbst Gefährlichkeit des Lufteinblasens.

1) Es ist überhaupt schwer, Luft einzublasen, wie nicht allein die zahlreich angestellten Versuche, sondern auch die verschiedenen Methoden und Instrumente, welche man dazu erfunden hat, deutlich genug beweisen. — Dass bei den Versuchen Schmidt's und Elsässer's das Lufteinblasen in verhältnissmässig vielen Fällen gelang, ist für die geburtshülfliche Praxis keineswegs maassgebend, da jene am Sezirtische experimentirten, wenigstens in der Mehrzahl der Fälle. Elsässer führt an, dass bei den 9 scheintodt geborenen, reifen Kindern, denen Luft eingeblasen wurde, nur zweimal die Lungen vollständig lufthaltig waren, unvollständig fünfmal, gar nicht zweimal. Bei den 2 unreifen Kindern wurde die Lunge keinmal völlig lufthaltig.

2) Es ist schwierig, zu bestimmen, wann genug Luft eingeblasen ist. Wir haben, wie schon erwähnt, durchaus keinen Maasstab dafür; ein theilweises Aufblasen kann nichts nützen, und ob die Lunge vollständig aufgeblasen ist, lässt sich nicht erkennen. Dieser Umstand beschränkt auch den Nutzen der zum Einblasen empfohlenen Instrumente auf's Entschiedenste. Ja es ist sogar zu erwarten, dass jeder Versuch, den das Kind etwa zu selbstständigem Athmen machen könnte, durch das Einblasen verhindert wird. Man versuche es nur einmal, sich selbst Luft einblasen zu lassen!

Ferner wird auch in vielen Fällen der Magen mit aufgeblasen, ohne dass wir es verhindern können; hierdurch wird der Thoraxraum verengert, und eine neue Schädlichkeit kommt hinzu.

3) Durch einigermaassen unvorsichtiges Lufteinblasen kann Emphysem der Lunge entstehen, am leichtesten gewiss da, wo mittelst Instrumente Luft eingeblasen wird, und wenn ein kleines Emphysem bei einem sonst gesunden Kinde wohl von untergeordneter Bedeutung ist, so ist es doch gewiss sehr zu beachten bei einem, nach langer Geburtsarbeit, und überhaupt unter ungünstigen Verhältnissen scheintodt geborenen Kinde; und dass leicht beim Einblasen Emphysem entstehen könne, ist Thatsache. Behauptet doch sogar Retzius, dass stets Sprengung der Luftzellen und ein Emphysem in der Interlobular-Zellsubstanz verursacht würde, und stellt diesen Befund daher als ein sicheres diagnostisches Zeichen auf. Dasselbe ist auch von Eulenburg behauptet worden, und Weber gibt ebenfalls an, dass meistens Emphysem gefunden werde, wenn Luft eingeblasen sei. Aehnlich spricht sich Elsässer aus (S. 106). Es kamen ihm in 12 Jahren nur 11 Fälle von Emphysem vor, hingegen bei 86 Fällen, wo Luft eingeblasen wurde, 18mal. — „Darf man — führt er fort — daher auch das Vorhandensein von Luftextravasaten durchaus nicht als einen sicheren Beweis für vorausgegangenes Lufteinblasen betrachten, so muss doch zugegeben werden, dass in aufgeblasenen Lungen Luftextravasate viel häufiger vorkommen, als in den Lungen von Neugeborenen, welche geathmet haben.“

Wäre das Lufteinblasen ein Mittel, das leicht — und ohne Gefahr anzuwenden wäre, so möchte es als Hülfsmittel von untergeordnetem Werthe immerhin beibehalten werden; da es aber mehr als ein Remedium anceps ist, so sollte es wenigstens aus dem Wiederbelebungsapparate der Hebammen, und wenn nicht sichere, keinem Zweifel unterworfene Fälle seiner Wirksamkeit bekannt sind, auch aus dem der Geburtshelfer verbannt werden. Mir selbst hat es in einer 16jährigen geburtshülflichen Praxis gar nichts genützt. —

Bemerkungen über den Krup, dessen Natur und Behandlung und besonders über die Zuverlässigkeit des Kupfersulphates gegen diese Krankheit, von Dr. Hönerkopff, prakt. Arzte in Belgern bei Torgau.

Die Resultate meiner Behandlung des Krups durch schwefelsaures Kupferoxyd erschienen mir so günstig im Verhältnisse zur Bösartigkeit der Krankheit, zur Sterblichkeit, die sich mir aus gesammelten statistischen Notizen über dieselbe ergab, dass ich mich so berechtigt als verpflichtet hielt, meine Methode auch Anderen mitzutheilen, welche vielleicht weniger glückliche Ergebnisse hätten und Denen damit ein Dienst erwiesen würde. Denn welcher Arzt sollte nicht wünschen, so selten wie möglich einem so traurigen Beispiele beizuwohnen, wie der tödtliche Ausgang des Krups darbietet, sollte nicht wünschen, der Freude möglichst oft theilhaftig zu werden, die durch die Heilung eines Kindes vom Krup den Eltern und ihm selbst bereitet wird. So entstand die kleine Schrift „Ueber die Anwendung des schwefelsauren Kupferoxydes gegen Krup. Leipzig bei Fr. Andrä. 1852.“ Mannigfaltige Mittheilung von befreundeten Kollegen, die sich meiner Methode mit günstigem Erfolge bedient haben, gewähren mir die freudige Genugthuung, dass meine Mühe nicht vergeblich gewesen sei, und ermuntern mich um so mehr, weil jenes Schriftchen fast vergriffen ist, weitere Sorgfalt auf Verbreitung dieser Methode zu verwenden. Und dazu eignet sich vorzugsweise dieses Organ, welches ausschliesslich den Kinderkrankheiten gewidmet ist.

Es ist eine beachtenswerthe Erscheinung, dass in mehr als 30 Jahren das schwefelsaure Kupferoxyd die ausgebreitete Anwendung gegen Krup noch nicht gefunden hat, die es verdient, trotz dem, dass es vielfältig und von berühmten Aerzten empfohlen wurde.

Man sollte glauben, was Empfehlungen nicht vermochten, hätte die Noth und Rathlosigkeit bewirkt. Aber mit nichten! Ich habe Gelegenheit gehabt, zu sehen, dass bei der hergebrachten Behandlungsweise die meisten krupkranken Kinder starben, der behandelnde Arzt kannte recht wohl den Ruf des Kupfervitrioles, dem schon Kopp etwas Spezifisches zuschrieb (in seinen Denkwürdigkeiten. Frankfurt 1830.) aber dennoch wurde es auch beim nächsten Krupfalle wiederum nicht zur Anwendung gebracht. Das waren meine Wahrnehmungen über die Behandlung des Krups, als ich in die Praxis trat. Ich sollte nun vielleicht bald selbstständig einem Feinde gegenübertreten, gegen den ich keine Waffen zu führen gelernt hatte. Der Feind liess auch nicht lange auf sich warten; er fand mich mit einer Anzahl Kupferpulver in der Tasche gewaffnet. Mit ängstlicher Erwartung beobachtete ich ihre Wirkung. Der Fall gehörte zu den schwereren, war nicht mehr frisch, das Kind quälte sich schon einige Tage, die Athemnoth war gross, die Stimme kaum vernehmbar, — aber ich blieb Sieger! Das steigerte meinen Muth und meine Hoffnung nicht wenig. Mit 25 Gran Kupfervitriol hatte ich das erreicht. Kupfer ist Gift und Krup ist Entzündung! Diese beiden Sätze waren erschüttert und weitere Erfahrungen haben mich belehrt, dass sie das Haupthinderniss der uneingeschränkten Anwendung des Kupfers gegen Krup waren und grossentheils noch sind. Um also den Krup mit Kupfervitriol heilen zu können, muss man den Glauben an seine Giftigkeit aufgeben und die Unentbehrlichkeit der Antiphlogose fallen lassen, d. h. anerkennen, dass die Krankheit keine Entzündung sei. Die Nichtgiftigkeit des schwefelsauren Kupferoxydes habe ich in einem besonderen Aufsatze anderswo nachzuweisen versucht und, wie ich glaube, auch wirklich nachgewiesen. Hier will ich mich darauf beschränken, die Hauptmomente mitzutheilen, worauf ich meinen Ausspruch gründe.

Wir finden in Toxikologieen angeführt, dass Kupfer durch Erregung von Entzündung und Brand giftig wirke. Wäre Krup ein Entzündungsprozess, wie könnte man ihn dann mit schwefelsaurem Kupferoxyd heilen? hiesse das nicht Oel in's Feuer giessen? Krup ist also, diese Heilung vorausgesetzt, entweder keine Entzündung, oder Kupfervitriol vermag keine Entzündung zu erzeugen. Das Erstere soll weiter unten besprochen werden, für die zweite Behauptung sprechen folgende Thatsachen. Ich habe das schwefelsaure Kupferoxyd in 90 Krupfällen angewendet und damit 77 mal Heilung bewirkt; im Ganzen wurden hierbei 2846 Gran gereicht, oder durchschnittlich in jedem Falle $31^1/_2$ Gran; in 15 Fällen wurden 1159 Gran verbraucht, also durchschnittlich für jeden 77 Gran; in 18 anderen Fällen kommen von 755 Gran auf jeden durchschnittlich 42 Gran; einem Kinde wurden innerhalb 8 Tagen 216 Gran, also täglich im Durchschnitte 27 Gran, einem anderen $4^1/_2$ jährigen Knaben in 7 Tagen 150 Gran oder durchschnittlich täglich $21^1/_2$ Gran; einem dritten zweijährigen Knaben innerhalb

24 Tagen 189 Gran oder täglich im Durchschnitte 8 Gran, meinem eigenen $2^1/_2$ Jahre alten Töchterchen in 3 Tagen 120 Gran, im Durchschnitte also täglich 40 Gran gereicht. Das letztere hat in $1^3/_4$ Jahren den Krup 7mal überstanden und im Ganzen 204 Gran Kupfervitriol verschluckt. Hiervon kommen auf das letzte halbe Jahr fünf Anfälle und 180 Gran. Nirgends wurden Symptome von Entzündung oder gar Brand beobachtet weder bei den mit Gesundheit endenden Fällen noch bei den tödtlichen, woraus auf eine giftige Einwirkung des Kupfers wäre zu schliessen gewesen, weder heftiges unbezähmbares Erbrechen noch Durchfall. In den tödtlichen Fällen war vielmehr durch das Kupfer Erbrechen gar nicht mehr zu erzielen trotz bedeutend verstärkter Gaben. In den Fällen, wo Genesung eintrat, hörte das Erbrechen sogleich auf, wenn kein Kupfer mehr gereicht wurde, mochte es auch tagelang gereicht worden sein, was wohl schwerlich Statt gefunden haben würde, wäre durch dasselbe ein heftiger Entzündungszustand im Magen erregt worden; vielmehr stellte sich unmittelbar nach Beseitigung der Krankheit bei weitem in den meisten Fällen der Appetit ein. War der Krup überhaupt von Fieber begleitet, so war dasselbe nur mässig, selbst in den tödtlichen Fällen, und hörte auch in der Regel mit dem Krup zugleich auf. Auftreibung des Bauches oder grosse Schmerzhaftigkeit habe ich nie wahrgenommen. Durchfall mit grauen, breiigen, höchst übelriechenden Ausleerungen habe ich während des Kupfergebrauches nur einigemal am 2. oder 3. Tage beobachtet, aber keineswegs blutig oder von einer so üblen Beschaffenheit, dass daraus auf Entzündung oder gar Brand des Darmkanales zu schliessen gewesen wäre. Im Gegentheile hörte die Darmausleerung beim Kupfergebrauche gewöhnlich ganz auf oder kam seltener als in gesunden Tagen; wenn mit der Darreichung des Kupfers aufgehört wurde, so waren einige Tage lang die Darmausleerungen von jener oben angeführten schiefergrauen, übelriechenden Beschaffenheit, die von dem beigemischten Kupfer herrührte. Bei einer Sektion fand ich den Magen gesund, wenigstens keine Spur von Entzündung und Brand und doch hatte das Kind in 48 Stunden 35 Gran Kupfervitriol bekommen. Andere Sektionen habe ich keine Gelegenheit gehabt, zu machen.

Ferner wird angeführt, dass Kupfer als Gift Zuckungen und allgemeine Krämpfe, sogar Tetanus erzeuge.

Zuckungen habe ich bei meinem Kinde von einem Jahre in

geringem Grade um den Mund und in den Händen wahrgenommen, nachdem es innerhalb 6 Stunden 18 Gran Kupfervitriol genommen hatte, gleichzeitig kollabirte es rasch. Nach mehrstündigem, ruhigem Schlafe erwachte es mit dem Verlangen nach Nahrung, und Zuckungen, Kollapsus und Krup waren verschwunden. Ich habe noch zweimal bei demselben Kinde und bei einigen anderen während des Kupfergebrauches Kollapsus eintreten gesehen, jedesmal fiel damit aber auch das Aufhören des Krups zusammen und ich war über sein Auftreten eher erfreut als bestürzt.

Konvulsionen beobachtete ich nach Anwendung des Kupfers nie in Fällen, die in Genesung übergingen, nur immer als Vorläufer des nahen Todes, überhaupt aber nur viermal in 13 Todesfällen. In einem Falle hatte das Kind in 48 Stunden 35 Gran Kupfervitriol genommen, dann aber drei Tage andere Arzneien. Ein zweites Kind von 6—8 Monaten hatte vom 25. Februar bis 24. März den Krup dreimal, bekam das erste Mal 20 Gran, das zweite und dritte Mal je 10 Gran. Nachdem der Krup das erste Mal beseitigt war, traten an einem Tage 6 Krampfanfälle auf. Nach 8 Tagen, in welchen das Kind sich vollständig erholt hatte, wurde es wieder von Krup befallen, aber innerhalb einiger Stunden hergestellt; 16 Tage befand sich das Kind wohl, da wurde es zum dritten Male vom Krup wiederum nur auf einige Stunden heimgesucht. Nach 14 Tagen traten wieder Konvulsionen ein, pausirten dann 4 Tage und kehrten nun mit erneuter Heftigkeit wieder und endeten unter den Erscheinungen von Hydrocephalus acutus mit dem Tode. Krup und Konvulsionen standen hier jedenfalls im Kausalnexus, bedingten sich gegenseitig, hatten ihren gemeinschaftlichen Grund im Nervenzentrum, wo zuletzt auch der Krankheitsprozess allein verlief. Ein drittes Kind von $1^1/_2$ Jahren hatte in 2 Tagen 66 Gran Kupfervitriol bekommen und starb unter allgemeinen Krämpfen; desgleichen ein viertes, dem in 3 Tagen 96 Gran gereicht worden waren.

Dass beim Krup der Tod unter Konvulsionen eintritt, ist nichts Ungewöhnliches; ich sah sie auch in Fällen, wo kein Kupfer gereicht wurde. Von alten Autoren über Krup wird angeführt, dass dem Tode häufig Konvulsionen vorausgehen; es kann daher wohl Niemandem einfallen, in den von mir mitgetheilten Fällen die Konvulsionen dem Kupfer zur Last zu legen. Warum traten sie denn nicht auf, wo ungleich mehr Kupfer gereicht wurde, warum in 13 Fällen nur 4mal? Warum in keinem einzigen Falle von Genesung?

Ich glaube, dass es weiter keiner Anführungen bedürfen wird, um die Furcht zu verscheuchen, dass man, statt mit Kupfer den Krup zu heilen, den Patienten vergiften werde. Allein wenn auch nicht gerade vergiften, doch auf kürzere oder längere Zeit die Gesundheit erheblich benachtheiligen, sei doch immer noch ein grosses Uebel, das man beim Gebrauche des Kupfers in den Kauf nehmen müsse! Aber auch das muss entschieden in Abrede gestellt werden. In allen Fällen, wo ich Heilung des Krups durch Kupfer bewirkte, habe ich nie eine erhebliche Nachkrankheit wahrgenommen, nur in seltenen Fällen blieb ein katarrhalischer Zustand zurück, welcher der Behandlung bedurfte; in einigen anderen machte sich ein mässiger Schwächezustand bemerklich, der aber keineswegs beunruhigender Art war, sondern bei dem Gebrauche eines leichten Eisenpräparates in kurzer Zeit verschwand; ob man ihn auf Rechnung des Kupfers zu schreiben berechtigt ist, dürfte sehr die Frage sein, könnte man sich aber gern gefallen lassen, wenn man um solchen Preis eine tödtliche Krankheit geheilt hat. Ueberhaupt möchte man wohl nur selten in der glücklichen Lage sein, seine Patienten aus einer lebensgefährlichen Krankheit so unmittelbar in Gesundheit überzuführen, wie dieses beim Gebrauche des Kupfers im Krup die Regel ist. Wer diese Krankheit mit Blutentziehungen und Kalomel heilte, wird sich gewiss des längeren Siechthums der kleinen Patienten erinnern, und wie möchte es vollends um dieselben stehen, wenn sie innerhalb 6 Monaten 5mal diese Kur durchzumachen hätten, wie es bei meinem Kinde der Fall gewesen ist? Ein ausserordentlicher Vorzug des Kupfers vor den anderen gebräuchlichen Krupmitteln (von seiner grösseren Zuverlässigkeit abgesehen) besteht gewiss darin, dass es den Appetit nur so lange stört, als es eben gereicht wird, dass die kleinen Patienten sogleich wieder ihre Mahlzeit verzehren, als wenn nichts vorgefallen wäre. Nur zuweilen habe ich Appetitmangel und sauren Geruch aus dem Munde wahrgenommen, was sich aber Beides in kurzer Zeit von selbst wieder verlor! Wenn die Fälle auch nur selten sind, dass Kinder vor Ablauf des ersten Lebensjahres vom Krup befallen werden, so kommen sie doch vor, und ich selbst habe ihn in diesem Alter fünfmal behandelt: diese Kleinen erholen sich eben so rasch wie die älteren Kinder; wie würde es um sie aussehen, wenn man sie mit Brechweinstein, Blutegeln und Kalomel behandelt hätte? Wenn auch der kindliche Organismus das letztere ziemlich leicht erträgt, so kennt doch Jedermann den heftigen Eindruck der ersteren beiden auf sehr junge Kinder, die dadurch sehr leicht in einen bedrohlichen Grad von Kollapsus versetzt werden. Da ich hier einmal von den Vorzügen des schwefelsauren Kupferoxyds vor anderen Heilmitteln des Krups spreche, so will ich zugleich noch einiger anderer Vorzüge gedenken, wenn sie auch dem der besonderen Zuverlässigkeit weit untergeordnet sind. Ich meine die grössere Wohlfeilheit, die verhältnissmässig kürzere Dauer und die Einfachheit der Behandlung. Sollte es auch bei einer lebensgefährlichen Krankheit wenig in Frage kommen, wie theuer das Heilmittel sei, so ist der Arzt in kleinen Städten und auf dem Lande doch sehr häufig durch den Kostenpunkt nicht unbedeutend bewegt; und wenn auch selbst der Aermste den letzten Groschen hergibt, um sein Kind am Leben zu erhalten, so ist es doch gerade für ihm nicht unerheblich, wenn diese Lebensrettung um wenige Groschen geschehen kann. Sehr häufig habe ich krupkranke Kinder mit einem Kostenaufwande von kaum 3 Sgr. (für 6—12 Gran Kupfervitriol) wieder hergestellt, wofür man noch nicht einen Blutegel haben kann. Die durchschnittliche Dauer der Kur in den von mir behandelten Fällen beträgt $2^1/_2$ Tage. Hierbei muss ich jedoch bemerken, dass ich alle Fälle, wo die Dauer nur wenige Stunden war, mit einem vollen Tage in Anrechnung gebracht habe, ich würde daher der Wahrheit nicht zu nahe treten, wenn ich den Durchschnitt auf 2 Tage annähme; ja, wenn ich die fünf Fälle weglasse, die eine besondere lange Dauer hatten (51 Tage), so kommen auf jeden nur $1^1/_2$ Tage; gewiss eine kurze Zeit, wenn man erwägt, dass unter 90 Fällen 77mal Heilung erfolgte, und dass die letztere bei antiphlogistischer Behandlung gerade am längsten Zeit bis zur gänzlichen Genesung erfordert. Eine andere vortheilhafte Seite der kurzen Dauer der Krankheit bis zur Genesung bei Anwendung des Kupfers besteht in der gar bald wahrnehmbaren Besserung, in der grossen Erleichterung des Patienten, in der Abkürzung der trostlosen Lage der Eltern und der stetigen Zunahme der Hoffnung für diese und den Arzt, — wenn überhaupt die Krankheit nicht dem tödtlichen Ausgange zugeneigt ist. Die Einfachheit der Behandlung des Krups durch Kupfer gewährt nicht minder grosse Vortheile. Es ist bekannt, dass Kinder, die den Krup einmal hatten, häufiger davon heimgesucht werden. Die Eltern erkennen die Krankheit nunmehr gar bald und können bis zur Ankunft des Arztes schon mit Darreichung der Arznei begonnen haben, die sie zu diesem Behufe stets vorräthig halten können. Wie wichtig dieses namentlich in der Landpraxis ist, leuchtet von selbst ein.

Das zweite Hinderniss für die allgemeinere Anwendung des schwefelsauren Kupferoxyds gegen Krup ist das starre Festhalten an der Meinung, Krup sei ein Entzündungsprozess, müsse also antiphlogistisch behandelt werden; nun ist Sulphas cupri aber kein Antiphlogisticum, folglich sei auch von ihm im Krup kein sonderliches Heil zu erwarten. Andere können sich wohl nicht gänzlich von der entzündlichen Natur des Krups losmachen, müssen jedoch zugestehen, dass das Nervensystem darin eine bedeutende Rolle spiele, ja ganz entschieden in vielen Fällen in den Vordergrund trete; sie nennen den Krup einen neurophlogistischen Krankheitsprozess, eine Verbindung von Entzündung und Krampf. Dieser Ansicht gemäss ist auch die Therapie zusammengesetzt aus antiphlogistischen und Nervenmitteln, jedoch mit besonderer Neigung für erstere. Einer dritten Ansicht nach ist Krup eine reine Krampfkrankheit und die Behandlung dieser Ansicht gemäss schliesst die Antiphlogose aus. Ich habe mich der letzteren ebenfalls anschliessen zu müssen geglaubt; folgende Betrachtungen haben mich bestimmt.

Das erste und alleinig sichere Zeichen des Krups ist ein eigenthümlicher Ton, der bei gewissen raschen Exspirationen, die auf tiefe Inspirationen folgen, gewöhnlich beim Lachen und Weinen, auch beim freiwilligen Husten öfters, aber nicht immer, hörbar wird. Geht dem Krup ein Katarrhalzustand voraus, so ist es gewöhnlich der Husten, wobei dieser Ton wahrgenommen wird, und man hat dieserhalb den Husten „mit eigenthümlichem Tone“ als das erste Symptom angesehen. Wo man aber die Gelegenheit hat, den Beginn der Krankheit zu beobachten, kann man sich leicht überzeugen, dass dieser Ton unabhängig vom Husten hervorgebracht werden kann, dass er nicht nothwendig und jedesmal durch den Husten hörbar wird. Der Husten kann beim Krup fehlen oder doch nicht sich hinzugesellen, wenn rechtzeitig Kupfervitriol in Anwendung kommt und dadurch das Fortschreiten des Krampfzustandes im Kehlkopfe verhindert wird; er kann auch nach Beseitigung des letzteren fortbestehen, wenn er entweder schon vor dem Auftreten des Krups vorhanden war oder sich während des längeren Bestehens desselben ausgebildet hatte. In der Regel besteht der Husten nur in einem ein- oder zweimaligen heftigen Ausstossen der Luft, gleichsam um ein Hinderniss aus der Luftröhre zu entfernen, und unterscheidet sich dadurch deutlich von dem Husten bei Katarrh und Entzündungszuständen in den Luftwegen, z. B. Bronchitis, Masern, Scharlach. Gesellt sich zu diesen Krankheiten noch der Krup, so kommen beide Arten des Hustens zur Wahrnehmung, gehen aber häufig in einander über, da der Husten oder die heftige Exspiration beim Krup jenen Hustenreiz weckt. Ist der Krup beseitigt, so bleibt der Husten, welcher den Masern u. s. w. zukommt, fortbestehen, bis auch diese Krankheit, wenigstens so weit sie die Luftwege einnahm, aufhört. Der Husten beim Krup ist trocken, klingend, bellend, es fehlt das Knistern, das man beim katarrhalischen u. s. w. Husten, selbst wenn man im Anfange des Katarrhs oder auf der Höhe der Entzündung bei Masern, Scharlach u. s. w. ihn trocken zu nennen pflegt, dennoch wahrnimmt. Gesellt sich der Krup zu diesen Krankheiten, so ist die Trockenheit des Hustens, welcher ihnen zugehört, vorwaltend und nur beim Katarrh kann er zwischen Lockerheit und Trockenheit wechseln, doch überzeugt man sich leicht, dass jene von dem Schleime herrührt, welcher oberhalb der durch Krampf affizirten Stelle um den Kehldeckel, oder tiefer unten in den Luftröhrenzweigen, sich befindet, und man kann sich leicht mit der Hoffnung täuschen, dass der Krup beseitigt sei, wenn man auf diesen Umstand nicht achtet. Wird der Husten bei tiefer Inspiration knisternd, lösend, so kann man mit Sicherheit die Beseitigung des Krampfzustandes im Kehlkopfe annehmen, vorausgesetzt, dass sich auch der „eigenthümliche Ton" verloren hat.

Die beschwerliche, tönende, pfeifende, langsame Inspiration tritt in der Mehrzahl der Fälle erst später auf, wenn die Krankheit schon eine grössere Höhe erreicht hat, der Krampf die Stimmritze fast vollständig verschliesst und dadurch den Eintritt der Luft hindert. Es gibt seltene Fälle, wo der Krampf schon nach kurzer Dauer diese Heftigkeit erreicht, zuweilen in der ersten Stunde, zuweilen aber erst in der zweiten oder dritten Nacht, auch noch später. Die Athemnoth wechselt mit freien Zwischenräumen, die selbst den ganzen Tag andauern können. Man hat diese Form den **intermittirenden** Krup genannt, obgleich eine reine Intermission nur äusserst selten statt hat, vielmehr nur eine so bedeutende Remission, dass man glauben könnte, die Krankheit habe aufgehört, wenn nicht bei manchen heftigen Exspirationen jener verhängnissvolle Ton gehört würde. Die Anstrengungen beim Einathmen können auf eine entsetzliche Höhe steigen, dass man das Tönen der einströmenden Luft schon auf weite Ferne, vor der Thür, im Nachbarzimmer hört; der Kehlkopf ist hervorgedrängt, der Kopf nach hinten gebogen, die Nasenlöcher weit geöffnet, die Magengrube tief eingezogen, der ganze Körper bewegt sich bei jedem Athemzuge auf und ab, das Gesicht ist geröthet, heiss, oft mit Schweiss bedeckt. Dazu gesellen sich häufige Erstickungsanfälle, wodurch die Angst auf den höchsten Grad gesteigert wird. Die Langsamkeit des Athmens, das unzureichende Volumen Luft, das in die Lungen gelangt, bedingen Hyperämie derselben und des Gehirnes, Stagnation im rechten Vorhofe des Herzens und in der Leber, mangelhafte Dekarbonisation des Blutes, daher livide Hautfarbe, beschleunigte, unergiebige Herzkontraktionen, Ausscheidung des Faserstoffes, Extravasate im Gehirne. Der Tod erfolgt entweder suffokatorisch oder durch Lähmung mit Krämpfen oder ohne Krämpfe. Tritt Lähmung ein, so wird das Einathmen frei, der Husten hört auf, und man könnte sich der täuschenden Hoffnung hingeben, die Gefahr sei nun vorüber, wenn nicht der ganze Gesichtsausdruck, die matten, halbgeschlossenen Augen, die bläuliche Hautfarbe, der äusserst frequente, kleine Puls und die kalten Extremitäten uns eines Anderen belehrten. Dass die Athmungsbeschwerden durch das Vorhandensein einer Pseudomembran, deren Resultat sie wahrscheinlich ist, bedeutend gesteigert werden, ist selbstverständlich, doch ist sie keineswegs alleinige Ursache derselben, oder auch nur die vorzüglichere, denn wie könnte sonst nach eingetretener Lähmung die Inspiration so auffällig sich bessern, trotz dem man nach dem Tode Kehlkopf und Luftröhre damit ausgekleidet findet. Nur das Aufhören des Krampfes, sei es durch Heilung oder durch Lähmung, kann diese Erscheinung hervorbringen.

Die Stimme erfährt mitunter schon früher eine Veränderung, noch ehe der Krupton gehört wird. Sie verliert ihre Reinheit bei gewissen Tönen, wird rauh, heiser, zumal wenn Katarrh vorausgeht, nach und nach wird sie matt, klanglos, es kann sogar völlige Aphonie eintreten *). Häufig bleibt die Stimme noch lange Zeit nach der Heilung heiser und rauh, auch wenn kein Husten mehr besteht **).

Der Torpor der Magennerven fehlt beim Krup nie, steigt mit der Krankheit immer höher bis zum Verschwinden jeder Erregbarkeit d. i. Lähmung. Die Leichtigkeit oder Schwierigkeit, Erbrechen hervorzubringen, ist beim Krup ein ziemlich sicherer Gradmesser der Heftigkeit der Krankheit. Denn wenn im Anfange und in leichteren Fällen, sowie bei der Abnahme des Krups, auf sehr kleine Gaben eines Brechmittels schon Erbrechen erfolgt, so müssen nach längerer Dauer und bei höherem Grade der Krankheit viel stärkere Gaben desselben Mittels gereicht werden, um Erbrechen hervorzubringen; ja auf einem gewissen Punkte vermögen dieses selbst die stärksten Gaben nicht. Mit beginnender und fortschreitender Besserung wird dagegen auch das Erbrechen wiederum leichter hervorgerufen. Parallel zu dieser Wirkungsskala der Brechmittel läuft auch die Erregbarkeit der Magennerven vom normalen Zustande bis zur vollständigen Lähmung. Bei meinem eigenen Kinde habe ich diese Wahrnehmung mehrmals zu machen Gelegenheit gehabt. In einem Falle brach dasselbe von einer Kupferauflösung erst nach zwei Esslöffel voll, in einem anderen

*) Bei einem anderthalbjährigen Kinde war die Stimme vollständig erloschen, nur ein leises Piepen wie bei einem jungen Vogel wurde mitunter hörbar, dabei war die Athemnoth auf's Höchste gestiegen und der Tod drohte jeden Augenblick einzutreten. Obwohl unter diesen Umständen fast alle Hoffnung aufgegeben werden musste, so wollte ich doch nicht unversucht lassen, ob das fast entflohene Leben noch aufzuhalten sei und wirklich stellte sich nach einigen Gaben Kupfer die Stimme wieder her und die Athmung wurde freier, so dass sich auch bei mir wieder Hoffnung einstellte; die Besserung schien auch am anderen Tage einige Fortschritte zu machen, namentlich stellte sich jenes oberflächliche Rasseln beim Husten ein. Aber die Freude währte nicht lange, die Arznei versagte die Wirkung, verursachte kein Erbrechen mehr, und unter Krämpfen erfolgte der Tod am dritten Tage.

**) Nach Royer-Collard (Dictionnaire de sciences médicales — Art. Croup) behielt ein Mädchen nach überstandener Angin. membr. ein volles Jahr eine rauhe Stimme. Stieglitz (Allg. Literaturzeitung Nr. 277) leitet die Heiserkeit nach Krup von einer Veränderung der Nerven und Sekretion der Schleimhaut her.

bedurfte es dazu kaum eines Theelöffels; diese geringere Menge genügte im ersteren Falle auch sogleich, als der Krampf nachliess. Im ersteren Krupfalle wurden 120 Gran Kupfer verbraucht, im letzteren nur 6 Gran *).

Die Pseudomembran hat lange Zeit als der hinreichende Grund der ganzen Reihe von Erscheinungen beim Krup gegolten, sie verursachte den eigenthümlichen Husten, das beschwerliche Athmen, die Erstickungsfälle und endlich durch vollständiges Verschliessen der Stimmritze die wirkliche Erstickung. Sie fehlte nie und man benannte daher nach ihr die ganze Krankheit. Als man sich endlich doch überzeugte, dass sie mindestens eben so oft fehlte, als vorhanden war, half man sich damit, dass man eine Angina membranacea sine membrana und cum membrana annahm; wegen der vorwaltenden Betheiligung der Nerven bei der ersten konnte die Entzündung keine Haut bilden, die bei der letzten als reiner Entzündung stets zu Stande kam. Nach meiner Erfahrung, die durch Andere **) bestätigt wird, ist die Pseudomembran selbst in schwerem Krup nicht in der Hälfte der Fälle vorhanden. In 90 Fällen wurden Hautstücke etwa viermal ausgebrochen, in drei tödtlich verlaufenen fand ich sie einmal, bei den beiden anderen

---

*) Dieser Torpor findet sich nicht allein beim Krup, sondern auch bei andern Krampfformen im Bereiche des Vagus. Vor Kurzem behandelte ich einen jungen Mann an einem hohen Grade von Krampf im Kehlkopfe und den Luftröhrenzweigen. Die Athmung war auf's Aeusserste beschwert, In- und Exspirationen, besonders aber letztere, erfolgten mit der grössten Anstrengung und weit hörbarem Geräusche, der Brustkasten war unbeweglich, nur zu beiden Seiten des Brustbeines wurden die Weichtheile fast blasenförmig in der Grösse eines Groschens eingezogen und hervorgetrieben, der Hals blähte sich bei jedem Athemzuge über den Schlüsselbeinen auf. So währte der Zustand mit allmähliger Verschlimmerung. Ein Brechmittel aus 5 Gran Brechweinstein und einer Drachme Ipecac. war erfolglos, ebenso brachten 12 Gran Kupfervitriol auf 2 Unzen Wasser, wovon viertelstündlich ein Esslöffel voll genommen wurde, nicht einmal Uebelkeit hervor.

**) Lühders (Journ. von v. Graefe und v. Walther 1829. S. 285) sagt: „Zuweilen stirbt ein Kind, weil die Stimmritze von einer Pseudomembran verschlossen ist, aber kaum einmal unter 10 geschieht dieses, sondern die Todesursache ist Krampf in den Muskeln der Stimmritze, welcher von der Nervenaffektion abhängt." — Er stützt seine Ansicht auf viele Sektionen.

auch nicht die Spur von Haut oder Entzündung *) im Kehlkopfe. Ob in den anderen 9 tödtlichen Krupfällen Pseudomembranen vorhanden waren, habe ich durch Augenschein nicht ermitteln können, in etwa 3 glaube ich es annehmen zu dürfen; doch will ich dieses allenfalls bei der Hälfte zugeben, so ergibt sich, dass in 90 Fällen von Krup die Pseudomembran 80mal fehlte und nur etwa 10mal zugegen war. Auch in einigen Krupfällen neben Masern, womit Fieber und entzündlicher Zustand der Luftröhre verbunden war, fehlte die Pseudomembran. Wer ungeachtet dieser und Anderer Beobachtungen die Pseudomembram als wesentlich beim Krup betrachten will, mag es thun, ich kann es nicht, kann sie nur als unwesentlich und von gewissen Modifikationen der Krankheit, die nur zur Zeit noch nicht bekannt sind, abhängig betrachten. Damit will ich keineswegs ihre grosse Bedeutung, wenn sie im gegebenen Falle wirklich vorhanden ist, ableugnen, vielmehr muss ich bekennen, dass sie ein grosses und gewiss in den meisten Fällen das alleinige Hinderniss der Heilung ist, denn von ihrer Entfernung hängt auch nach Beseitigung des Krups (des Krampfes) die Erhaltung des Lebens ab. Will man in der Haut, wenn sie vorhanden ist, jedesmal das Produkt einer Entzündung sehen, so hat man sich dadurch nur neue Schwierigkeiten bereitet, wenn man zugleich daran festhält, dass jeder Krup Entzündung mit mehr oder weniger Theilnahme des Nervensystemes sei, denn wie kommt es denn, dass diese Entzündung nur zehnmal unter 90 dieses Produkt schafft? Entweder es ist in diesen Fällen zum Krup noch Entzündung gekommen, d. h. er ist entzündlich geworden, oder die Pseudomembran ist Produkt des Krampfes als solchen. Dass Krampf Entzündung hervorbringen kann, ist nicht zu leugnen und kommt nicht so gar selten vor, besonders wenn er sehr heftig ist oder lange dauert; aber auf der anderen Seite ist es auch nichts Unerhörtes, dass der Krampf Exsudationen zur Folge hat, z. B. beim Asthma spasmodicum eine stärkere Sekretion auf der Schleimhaut der Respirationsorgane mit reichlicher Expektoration von Schleim oder zäher, klebriger, zusammengeroll-

---

**) Heim (Kritik der Schrift von Marcus: Ueber Natur und Behandlung der häutigen Bräune etc. in seinen vermischten Schriften S. 252) fand in den meisten Fällen nicht eine Spur von Entzündung, nur wenn die Kinder am 7. oder 8. Tage gestorben waren, fand sich Röthe der Schleimhaut.

ter, zylindrischer, nudelförmiger Sputa. Diese letztere Beschaffenheit stimmt genau mit der Pseudomembran beim Krup, nur dass diese röhrenförmig, jene aber in der Regel solid ist wegen des geringeren Lumens der Luftröhrenäste, in welche die Exsudation erfolgt ist; erfolgt sie in weitere Aeste, so sind die zylindrischen festen Auswurfsstoffe ebenfalls röhrenförmig. Dieser Exsudationsprozess beim Asthma erfolgt in der Regel rasch, innerhalb eines einzigen Anfalles, der mitunter kaum eine Stunde währt und scheint hier kritisch zu sein. Keinesweges aber hat jeder Anfall die Ausscheidung dieser geformten festen Massen zur Folge, am häufigsten besteht sie aus Schleim von verschiedener Konsistenz, Farbe und Geschmack. Diese von Bergson *) gegebene Beschreibung habe ich auf's Genaueste an mir selbst zu beobachten Gelegenheit gehabt. Ich wurde vom Asthma im Jahre 1848 zu verschiedenen Zeiten vom Januar bis November heimgesucht, mitunter jede Nacht während mehrerer Wochen, dann nach längerer Unterbrechung mit Ueberspringung einiger Nächte. Die vermehrte Schleimabsonderung und Expektoration folgte auf jeden einzelnen Anfall. Zweimal nur bestand sie aus krupösen Massen, aus soliden runden, zähen, fast durchscheinenden Fäden von verschiedener Stärke, am ähnlichsten den Fadennudeln, wenn sie mit heissem Wasser übergossen sind. Anfangs lösten sie sich nur unter anstrengendem Husten, später leichter. Dieser Auswurf währte fast 14 Tage und während der Zeit blieben die nächtlichen Anfälle aus. Der asthmatische Krampf beschränkte sich keineswegs auf die Brust, sondern erstreckte sich bei mehreren Anfällen und zuweilen sogar vorzugsweise auf den Kehlkopf, so dass der Ton beim Husten die grösste Aehnlichkeit mit dem beim Krup zu haben schien.

Mir däucht, dass hierdurch wohl der beste Beweis geliefert sei, dass die Pseudomembran beim Krup nicht nothwendig von einer Entzündung entstehen müsse, dass sie in Folge Krampfes sich bilden könne und auch wohl wirklich bilde. Warum dieses nicht in jedem Falle geschieht, weiss ich so wenig zu sagen, wie ich zu sagen weiss, warum das Asthma nicht nach jedem Krampfe das geformte Exsudat liefert.

Fieber fehlt beim Krup in der Regel, doch beschleunigt sich der Puls bei längerer Dauer und heftigem Grade der Krankheit.

---

*) Das krampfhafte Asthma der Erwachsenen. Nordhausen 1850.

Gesellt sich der Krup zu Katarrhalfieber oder Scharlach und Masern, so trägt er den Charakter dieser Krankheiten. Ist der Krup weit vorgeschritten, so stellt sich Fieber höchst wahrscheinlich ein, es möchte dann aber schwer sein, es unter dem Sturme der übrigen Symptome zu erkennen, denn kleiner, rascher Puls, Klopfen der Karotiden, Röthe des Gesichtes und Schweiss und Unruhe finden hinreichende Erklärung durch die gestörte Athmung. Heim hat das Fehlen des Fiebers ebenfalls oft beobachtet, er sagt in dieser Beziehung: „Pulsfrequenz fehlt zwar nicht, ob sie aber für ein wesentliches Fiebersymptom zu halten sei, oder vielmehr aus dem hohen Grade der Dyspnoe entsteht? Auf der anderen Seite vermisst man fast immer die Mattigkeit und Schwäche, welche meist mit Fieber verbunden ist. Ich habe Einige der Bräune erliegen gesehen, welche am Tage vor dem Tode zu mir kamen; Andere, welche an dem Tage vor dem Tode, an welchem die Athemnoth den höchsten Grad erreichte, noch herumgingen und mit anderen Kindern spielten, was wohl bei Kranken, welche an einem kontinuirlichen Fieber leiden, nicht leicht vorkommt.“ Auch Jung und Schönlein führen an, dass beim intermittirenden Krup das Fieber fehle. Wo den Krup als solchen das Fieber begleitet, ist es als symptomatisches zu betrachten; es überdauert meiner Erfahrung nach denselben in sehr seltenen Fällen und zwar nur dann, wenn entweder der Krup zu einer fieberhaften Krankheit hinzukommt, wie Scharlach, Masern u. s. w., oder eine solche aus ihm sich entwickelt, z. B. Bronchitis, Pneumonie u. s. w. In der Regel sah ich mit dem Aufhören der Krupsymptome fast vollständiges Wohlbefinden, Heiterkeit, Esslust und normale Blutzirkulation sogleich zurückkehren.

Der Schmerz fehlt entweder gänzlich oder ist nur sehr unerheblich. Damit stimmen Heim, Valleix und Andere überein; doch wird von anderen Autoren der Schmerz als ziemlich bedeutend angegeben. Ich habe ihn, wo er überhaupt zugegen war, stets nur unerheblich wahrgenommen, da kleinere Kinder beim Drucke auf die Kehlkopfsgegend keine Schmerzempfindung äusserten, und ältere auf Befragen ihn als nur unbedeutend erklärten. Doch kann gern zugegeben werden, dass die Zusammenschnürung im Kehlkopfe einige Empfindlichkeit verursacht, die aber über der Heftigkeit der anderen Beschwerden nicht weiter zur Unterscheidung der kleinen Patienten kommt.

In der Leiche finden wir die Schleimhaut des Kehlkopfes und

der Trachea entweder blass, mit etwas Schleim bedeckt, oder geröthet; in beiden Fällen mit oder ohne Pseudomembran. Nicht jede Röthung der Schleimhaut ist entzündliche, sondern oft nur Folge der gehemmten Blutzirkulation und der gestörten Athmung. Die Pseudomembran kann vorhanden sein und dennoch die Gefässinjektion fehlen, ja die Schleimhaut durchaus das Ansehen einer ganz normalen gewähren. Die Pseudomembran ist in Bezug auf Ausdehnung, Stärke und Farbe sehr verschieden. Zuweilen erstreckt sie sich bis in die feineren Verzweigungen der Luftröhre, hat die Stärke fast einer Linie, ist in der Regel weiss oder gelblich; Gölis sah sie rosen- und scharlachfarbig, Home grau und sogar schwarz. Die äussere Fläche pflegt etwas flockig zu sein, die innere hingegen glatt und glänzend. Die von einem Mädchen von mehr als zwanzig Jahren ausgeworfene Membran war von bedeutender Stärke, hatte den Kehlkopf, die Trachea und den oberen Theil der beiden Zweige der Luftröhre ausgekleidet, auf ihrer inneren Fläche waren durchweg unzählige kleine Löcher, wie von einer feinen Nadel herrührend, sichtbar, die vielleicht den Mündungen der Schleimdrüsen entsprochen hatten; mikroskopisch war keine Organisation zu entdecken. Die Pseudomembran besteht nach Rokitansky und Anderen aus Fibrin, nach Canstatt und Andral grösstentheils aus Albumin und einem Theile Fibrin. Ausserdem werden noch einige Salze gefunden. Ob Fibrin und Albumin in konstantem Verhältnisse, oder in veränderlichem, ob Fibrin sogar nur in minimo vorkömmt oder gänzlich fehlen könne, scheint nicht unerheblich zu sein, in letzterem Falle würde der Umstand, dass in einem Falle eine Pseudomembran sich bildet, im anderen nicht, sich vielleicht aufklären, wenn man erwägt, dass Eiweiss zur Gerinnung einer Temperatur von $+ 6^{30}$ bedarf, wo hingegen Fibrin schon bei gewöhnlicher Temperatur koagulirt.

Die Lungen sind in vielen Fällen durchaus normal, in anderen strotzend von Blut, mitunter emphysematisch und ödematös. In den Pleurasäcken finden sich zuweilen wässerige Ausscheidungen; in den Jugulargefässen, in den Venen der Schilddrüse, der oberen Hohlader, den Vorhöfen Blutanhäufungen und Koagula, letztere aber besonders in den Herzventrikeln und in der Aorta. Scharlau*) nimmt an, dass diese Pseudopolypen des Herzens sich

*) Medic. Zeitung des Vereins etc. 1849.

schon bei Lebzeiten tödten und den Tod bedingen. Wässerige Ausschwitzungen finden sich auch in der Schädelhöhle, und die Venen des Gehirnes von schwarzem Blute überfüllt; doch ist die Gehirnsubstanz nicht verändert. Mitunter ist der Vagus und N. recurrens geröthet.

Nachdem wir nunmehr die einzelnen Erscheinungen beim Krup einer näheren Erörterung unterworfen haben, müssen wir uns fragen: welche Erscheinungen sind es, die befürsprechen, dass der Krup ein Entzündungsprozess, oder dass er Krampf sei? Für Entzündung sprechen:

1) Die Röthung der Schleimhaut des Kehlkopfes und der Luftröhre. Aber diese Röthung ist keineswegs konstant, fehlt hingegen sehr häufig und ist ausserdem auch nicht immer eine entzündliche, beruht vielmehr häufig auf gestörter Zirkulation in den Kapillargefässen in Folge der Konstriktion in einigen Kehlkopfsmuskeln. Röthung fehlt aber nie im entzündeten Organe, am wenigsten könnte sie es bei einer so heftigen, die in kurzer Zeit zum Tode führt. Mindestens muss also jede Spur von Entzündung in den Fällen in Abrede gestellt werden, wo dieses konstante Entzündungsymptom fehlt.

2) Die Pseudomembran. Wir haben aber gesehen, dass in Folge einer anderen, unbestritten krampfhaften Störung der Respiration ganz ähnliche Ausscheidungen entstehen; es kann also das Vorhandensein der Pseudomembran ebensowohl für Krampfprodukt angesehen werden, als es von der anderen Seite für Entzündungsprodukt gilt.

3) Der Schmerz. Er ist aber keineswegs konstant, noch so bedeutend, wie er bei einer so heftigen Entzündung zu erwarten wäre, ausserdem ist sein Vorkommen eben so leicht aus der krampfhaften Konstriktion zu erklären.

4) Das Fieber fehlt sehr häufig, oder ist sehr unbedeutend. Beides widerspricht der Annahme, dass Krup Entzündung sei, da nur schwache Entzündungen in äusseren, minder edlen Körpertheilen apyretisch verlaufen *). Andererseits ist das Fieber auch als Folge des Krampfes zu erklären.

Dahingegen sprechen für die Annahme, dass der Krup ein Krampf in den Kehlkopfsmuskeln sei, zunächst der Umstand, dass

---

*) v. Walther, System der Chirurgie, §. 14.

es nie bestritten wird, dass Krampf im Krup besteht, nur sei er erst Folge des Entzündungsprozesses oder mit diesem koexistirend. Ferner wird von fast Allen zugegeben, dass der sogenannte Krupton das erste Zeichen des Krups sei, dass er, wenigstens im Beginne der Krankheit, durch die krampfhafte Zusammenschnürung im Kehlkopfe hervorgerufen werde, wodurch auch die Athmungsbeschwerden und die veränderte Stimme bedingt sind. Der konstante Torpor des Magens beim Krup ist unbestritten ein reines Symptom der Nierenaffektion. Sodann sprechen noch für den Krampf die oben erhobenen Ausstellungen bei denjenigen Erscheinungen, woraus die Entzündung bewiesen werden soll; und endlich die Erfolglosigkeit der antiphlogistischen Behandlung in bei weitem mehr Fällen von Krup als bei Anwendung des schwefelsauren Kupferoxydes, eines Mittels, das man nirgends zu den antiphlogistischen rechnet. Nicht unberührt darf die Beobachtung bleiben, dass andere krampfhafte Leiden der Respirationsorgane zuweilen in wirklichen Krup übergehen. So sah Kopp *) bei einem anderthalbjährigem Kinde, das bereits 14 Tage an Keuchhusten litt, diesen allmählig in Krup übergehen. Anfangs war der Husten mehr noch dem Keuchhusten ähnlich; die Symptome desselben schwanden aber mit dem Steigen des Krups, der Husten wurde selten und hohl. Ein starkes Brechmittel bewirkte kein Erbrechen, Blutegel brachten einige Erleichterung, Kalomel, Sal volat. Corn. Cerv. mit Kampher hatte keinen Erfolg. Das Kind starb nach 3 Tagen. Hesse in Emmerich **) beobachtete den Uebergang des Asthma thymicum in Krup, welchen er mit Cupr. sulph. heilte, wodurch denn auch die ursprüngliche Krankheit beseitigt war. Aehnliche Wahrnehmungen sind auch von Anderen gemacht, dass man den Laryngismus stridulus als die chronische und Krup als die akute Form einer und derselben nervösen Kehlkopfskrankheit angesehen hat, — eine Behauptung, welche besondere Beachtung verdient. Auch Scharlau identifizirt beide Krankheiten. Ich selbst sah bei einem Knaben, den ich fast ein volles Jahr an Asthma Millari behandelt hatte, 7 Wochen nach dem letzten schwachen Auftreten dieser Krankheit den Krup, von dem derselbe noch viermal innerhalb dritthalb Jahren heimgesucht

---

*) S. dessen Denkwürdigkeiten.

**) Vereinszeitung 1839. S. 51.

wurde *). Auch in anderen Fällen habe ich eine nervöse Konstitution als Disposition zum Krup beobachtet.

Was den Sitz des Krampfes betrifft, so kann es wohl nicht in Zweifel gezogen werden, dass derselbe in denjenigen Muskeln des Kehlkopfes zu suchen sei, durch deren Kontraktion die Stimmritze verengt wird, in Musculus arytaenoideus obliquus et transversus, wohin ihn auch Scharlau verlegt. Bei anderen Autoren habe ich vergeblich nach der Angabe des speziellen Ortes des Krampfes gesucht, sie verlegen ihn einfach in die Muskeln des Kehlkopfes; doch scheint mir diese Frage nicht unerheblich zu sein, sowie auch, ob er sich stets nur auf dieselben Muskeln erstreckt, oder auch auf andere ausdehnt oder verbreitet, sowie auch, ob beim Spasmus glottidis dieselben oder andere Muskeln ergriffen sind **), es würde dadurch die Frage über die Identität beider Krankheiten zur Entscheidung gebracht werden.

Der Krup wird in den meisten Fällen durch atmosphärische Einflüsse hervorgebracht, durch östliche Windrichtung, zumal in den Monaten September bis April. Welchen Eigenschaften oder Veränderungen des Ostwindes dieses jedoch zuzuschreiben ist, bedarf noch der Aufklärung, nur so viel lehrt die Erfahrung, dass derselbe als solcher nicht immer daran Schuld ist; denn zuweilen kommen trotz längere Zeit anhaltenden Morgenwindes keine Krupfälle vor, zuweilen nur vereinzelte, zuweilen in epidemischer Ver-

---

*) Von diesem Knaben ist noch anzuführen, dass derselbe mit einer so hochgesteigerten Hirnthätigkeit begabt ist, dass er vom Schulunterrichte (er ist jetzt 7 Jahre alt) fern gehalten werden muss, um Ueberreizung zu verhindern, die sich schon einigemal sogar mit Delirien und Krämpfen geltend gemacht hat. Unheimlich ist es anzuhören, wenn er sich in die Gespräche Erwachsener, selbst über abstrakte Gegenstände, z. B. Religion mit Einwürfen, mischt, die von ausserordentlichem Scharfsinne zeugen. Drei Geschwister dieses Knaben starben im Alter von einem bis zu drei Jahren unter allgemeinen Krämpfen; eine ältere Schwester hat bis zum Alter von 7 Jahren den Krup 10 Mal überstanden; auch die Mutter leidet an mancherlei Krampfzufällen.

**) Clarke (Commentaries on the Diseases of Children) verlegt den Krampf beim Spasmus glottidis in die Stimmritzenbänder. Ebenso Caspari, Pagenstecher, Rösch, Hackmann. S. Kinderkrankheiten von Coley.

breitung*). Auch zeichnen sich manche Orte ganz besonders durch Häufigkeit dieser Krankheit aus, während sie in anderen fast unerhört ist. So habe ich von einem Kollegen im Thal bei Kulm in Böhmen die Versicherung erhalten, dass er während seiner dortigen vieljährigen Wirksamkeit noch nicht Einen Krupkranken gesehen habe.

Mitunter genügt ein ganz kurzer Aufenthalt disponirter Kinder im Freien bei Ostwind zur Entstehung der Krankheit, auf der anderen Seite habe ich nie beobachtet, dass solche Kinder erkrankt wären, wenn man sie während des Morgenwindes im Zimmer behielt. Die Frequenz der Krankheit in den Monaten Mai bis incl. August gegen die übrigen 8 Monate differirt sehr bedeutend. In Berlin starben innerhalb der 10 Jahre 1838 bis 1847 während der Sommermonate an Krup 232, also jährlich 23,2, und monatlich 5,8 durchschnittlich, dahingegen in den Monaten September bis incl. April 772, d. i. im Durchschnitte jährlich 77,2 und monatlich 9,65, mithin verhielt sich die Häufigkeit in den beiden Zeitabschnitten wie 100 : 164,6. In meiner Praxis kommen von 90 Fällen auf die beiden Zeiträume resp. 21 und 69, d. i. auf den Monat im Durchschnitte 5,25 und 8,62 oder im Verhältnisse wie 100 : 164,3. Diese beiden Resultate stimmen merkwürdig überein, doch ist dabei zu erwägen, dass das erstere sich auf Todesfälle, letzteres auf Krankheitsfälle bezieht.

Zu den Dispositionen zum Krup gehört vor Allem das kindliche Alter und zwar vom Anfange des 2. bis zum Ende des 7. Lebensjahres. Vor Ablauf des ersten Jahres habe ich ihn unter 90 Fällen nur 6 mal beobachtet; nach dem 7. Jahre 7 mal. In dem ebenerwähnten Zeitraume von 10 Jahren starben in Berlin nur 6 in einem Alter über 15 Jahren und 1004 unter 15 Jahren. In Verhältnisszahlen ausgedrückt verhalten sich in meiner Praxis die Krupfälle im ersten Lebensjahre zu der Gesammtzahl wie 100 : 1500, und die nach dem 7. Jahre wie 100 : 1285,7.

Ferner gehört zu den Dispositionen das männliche Geschlecht. Von 1004 an Krup im mehrerwähnten Zeitraume in Berlin verstorbenen Kindern waren 545 Knaben und 459 Mädchen oder im Verhältnisse von 108,7 : 100. Nach einer Mittheilung von An-

*) Albers sah zu Bremen im August bei warmer Witterung eine fast epidemische Verbreitung des Krups.

dral*) kamen auf 293 Knaben 218 Mädchen oder 134,4 auf 100. In meiner Praxis stellt sich das Verhältniss wie 47 zu 43, d. i. wie 109,3 : 100 heraus.

Ob die einmalige Erkrankung eine Disposition zurücklasse, oder ob die häufigeren Erkrankungen auf einer individuellen Disposition zum Krup beruhen, wage ich nicht zu entscheiden; wahrscheinlich findet beiderlei statt. Jedenfalls aber steht fest, dass Kinder, welche einmal vom Krup befallen wurden, davon später öfter heimgesucht werden. Die Bestätigung hat wohl jeder beschäftigte Arzt in seiner Praxis gefunden. Es ist nichts Ausserordentliches, dass ein Kind 10 mal vom Krup befallen wird; mein eigenes dreijähriges Kind hat ihn innerhalb 1 $^{3}/_{4}$ Jahren schon 7 mal gehabt. Nicht selten disponiren alle oder mehrere Kinder derselben Familie zum Krup und werden innerhalb kurzer Zeit davon befallen, so dass Gölis, Kopp, welcher innerhalb 14 Tagen 14 Kinder derselben Familie an dem Krup sterben sah, Rosenstein und Marcus Kontagiosität behaupten, welcher Andral und Andere widersprechen. Auf der anderen Seite lehrt die Erfahrung, dass von mehreren Geschwistern unter denselben schädlichen (Witterungs-) Einflüssen das eine vom Krup befallen wird, während das andere mit einem leichten Katarrh davon kommt. Nach Berndt soll der Krup in wohlhabenderen Ständen seltener vorkommen, als in ärmeren; meine Wahrnehmung widerspricht dem, denn während 62 Kinder wohlhabenderen Eltern angehörten, hatten 28 diesen Vorzug nicht, genossen nicht die erforderliche Sorgfalt und Pflege wie jene. Auch kamen gerade unter den ersteren fast nur allein wiederholte Anfälle bei denselben Kindern vor, obgleich sich dadurch die Sorgfalt um diese Kinder immer mehr steigerte. In manchen Fällen trug vielleicht eben diese vermehrte Sorgfalt die meiste Schuld.

Als Gelegenheitsursache sind vorzugsweise Krankheiten zu betrachten, welche den Kehlkopf und die Luftröhre treffen, wie Scharlach, Masern, Pocken, Keuchhusten, Influenza, Katarrh, Bronchitis, so wie Erkältungen, vorzüglich topische. Autenrieth sah nach einer Ueberschwemmung der Ammer eine epidemische Verbreitung des Krups während mehrerer Monate.

Der Krup gehört unstreitig zu den bedenklicheren Kinderkrankheiten und fordert alljährlich viele Opfer; doch scheint die

---

*) Cours de pathol. interne. Edit. H. Bruxell.

Zahl derselben gegen früher sich verringert zu haben, was wir wohl einer rationelleren Behandlung der Krankheit zu verdanken haben. Viele Kinder unterliegen, weil die Krankheit von den Eltern nicht gekannt und für unbedeutend in ihrem Beginne gehalten wird. Je allmähliger sie sich entwickelt, oder je mehr die Remissionen den Intermissionen sich nähern, um so später wird ärztliche Hülfe gesucht. Auch den unerfahrensten Eltern fällt der seltsame Ton beim Husten auf, aber es ist Nacht, das Kind schläft nach dem Anfalle wieder ruhig, zeigt ausserdem keine beunruhigenden Symptome, ja gegen Morgen wird sogar der Husten selten, das Kind erwacht ziemlich heiter, hat Appetit, spielt und gebehrdet sich wie in gesunden Tagen; aber in der nächsten Nacht erneuern sich die Anfälle mit gesteigerter Heftigkeit; noch ist vielleicht Hülfe möglich, wenn sie nicht abermals bis zum nächsten Morgen oder noch weiter verschoben wird. Aber leider geschieht dieses gar zu oft, und der Arzt kommt nun entweder zu einem sterbenden Kinde oder die Krankheit ist doch schon zu einem solchen Grade entwickelt und die Kräfte sind schon so weit erschöpft, dass er den tödtlichen Ausgang nur selten noch zu verhüten vermag. Am günstigsten stellt sich die Prognose, wenn die Hülfe gleich im Beginne der Krankheit gesucht und geleistet wird; je später, desto bedenklicher wird sie. Ferner kommt in Betracht, ob die Krankheit einfach oder komplizirt ist; Scharlach, Masern, Pocken, Keuchhusten, Influenza verschlimmern sie bedeutend; Katarrh macht sie eben nicht gefährlicher; wird der Krup beseitigt, so pflegt der Katarrh noch einige Zeit fortzubestehen und keine erhebliche Berücksichtigung zu erheischen. Kurz vorhergegangener Anfall von Krup bedingt die Bedeutung des nächsten keinesweges, da die Patienten sich sehr rasch von dem Sturme erholen; bei schwächlichen und kränklichen Kindern macht dieses freilich eine Ausnahme. Das Alter hat nach meiner Erfahrung keinen wesentlichen Einfluss auf den Verlauf der Krankheit, doch möchte das früheste Lebensalter wohl hiervon eine Ausnahme machen; aber glücklicher Weise kommt sie in den ersten Lebensmonaten nur äusserst selten vor. Aeltere Kinder, etwa über 4 Jahre, erleichtern die Behandlung sehr, weil sie Vorstellungen und Drohungen schon zugänglich sind, wohingegen bei jüngeren Kindern das Beibringen von Arznei, des widerwärtig schmeckenden, schwefelsaueren Kupferoxydes, oft bedeutende Schwierigkeiten verursacht. Auch von Seiten der Konstitution des Kindes habe ich keinen Einfluss auf die Krankheit wahrgenommen; die Ansichten sind darüber jedoch getheilt, Einige halten die Krankheit bei kräftigen Kindern, Andere bei schwächlichen für gefährlicher.

Von der grössten Wichtigkeit für die Prognose ist der Charakter der Epidemie. Zuweilen tritt die Krankheit mit ganz ausgezeichneter Heftigkeit und rapidem Verlaufe auf, zuweilen entwickelt sie sich langsam und erreicht erst nach einigen Tagen die Höhe, welche in anderen Fällen schon nach eben so viel Stunden erlangt wird. In manchen Epidemieen neigen fast alle Fälle zur Ausschwitzung; diese zu verhindern, d. h. vorher zu heilen, oder sie wieder zu entfernen, ist die unerlässliche Bedingung, der Heilung. Hat man den Krup beseitigt und vermag die Pseudomembran nicht wegzuschaffen, so tritt der Tod unfehlbar ein; die Membran aber wegzuschaffen gelingt auf medikamentöse Weise nicht oft und erfordert die Operation, wenn es dazu nicht auch schon zu spät ist.

Naturheilung ist beim Krup gewiss äusserst selten, wird von Vielen sogar gänzlich in Abrede gestellt, doch hat Jurine Beispiele angeführt.

Die Sterblichkeit richtet sich nach den obigen Momenten, besonders nach dem Charakter der Epidemie; sonach sind auch die verschiedenen Resultate der Behandlung zu beurtheilen. So hatte Gölis unter 252 Krupfällen 56, ein anderes Mal (im Jahre 1808) unter 47 Fällen 8 Todesfälle; Autenrieth rettete in einer Epidemie Alle. In Berlin starben in den 10 Jahren 1838—1847 am Krup 1004 bei 91807 Todesfällen überhaupt und bei 48982 Todesfällen im Alter unter 15 Jahren, mithin verhalten sich die an Krup Verstorbenen zu diesen beiden Zahlen wie 1:91,4 und wie 1:48,8. Es starben mithin im Durchschnitte jährlich in diesem Zeitraume 100,4. Im Jahre 1850 betrug diese Sterblichkeit in 9 Monaten 186. Um einen Maassstab zur Beurtheilung der Bösartigkeit des Krups in Berlin zu gewinnen, bedürfte es allerdings der Kenntniss, wie viele Kinder in dem angeführten Zeitraume überhaupt an Krup erkrankten; jedenfalls aber ist aus diesen Angaben zu entnehmen, dass diese Krankheit dort ziemlich häufig vorkommen muss und viele Opfer fordert, wenn man erwägt, wie in Berlin in ärztlicher Hinsicht für alle Klassen der Bevölkerung durch Krankenanstalten, Krankenvereine, Armenärzte u. s. w. gesorgt und ärztliche Hülfe bei der enormen

Anzahl von Aerzten leicht und schnell zu erreichen ist. In meiner Praxis kommen auf 90 Fälle von Krup 13 Todesfälle; von diesen sind jedoch 8 Fälle in Abzug zu bringen, wo meine Hülfe entweder in einem Stadium der Krankheit in Anspruch genommen wurde, das jede Aussicht auf Lebensrettung ausschloss, oder wo andere Krankheiten oder Nachlässigkeit in der Ausführung meiner Anordnung den günstigen Erfolg vereitelten. Es bleiben sonach 5 Todesfälle bei 82 Erkrankungen d. i. 1:16,4 = 6,1 pCt.

Ob es eine Prophylaxis des Krups gibt, wage ich nicht zu entscheiden. Einigemal habe ich Kindern mit bedeutender Disposition zu dieser Krankheit längere Zeit kleine Gaben schwefelsaures oder essigsaures Kupfer nehmen lassen. Das eine Kind hatte die Krankheit bereits 9 mal überstanden, als es das Schutzmittel bekam; ein halbes Jahr nachher hatte es noch einen leichten Anfall; seit der Zeit (5 Jahre) ist es davon befreit geblieben. Ein zweites Kind hatte die Krankheit 6 mal gehabt, als ihm das Prophylaktikum gereicht wurde, es bekam ebenfalls nachher noch einen schwachen Anfall, doch ist seit demselben die Zeit noch zu kurz, um über den Nutzen des Schutzmittels ein Urtheil fällen zu können. Ueberhaupt müssten in dieser Hinsicht noch weitere Erfahrungen gemacht werden.

Unerwähnt will ich hierbei nicht lassen, dass im Volke das Tragen eines blauseidenen Florbandes um den Hals als Schutzmittel gegen Bräune überhaupt betrachtet wird, mit welchem Rechte, weiss ich nicht.

In leichteren Fällen von Krup genügt sehr häufig zur Beseitigung desselben warme Milch mit vielem Zucker, die man den Kranken reichlich zu trinken gibt, wodurch ein baldiges Schweiss erzeugt wird, in schweren Fällen reicht man aber damit nicht aus. Hiermit hat Dr. Itzigsohn*) noch die sogenannten Priessnitz'schen Umschläge um den Hals verbunden und will auf diese Weise alle Krupfälle geheilt haben. Nach einem Aufsatze in der medizinischen Vereinszeitung vom Jahre 1848 hat er jedoch zugleich auch noch schwefelsaures Kupferoxyd gereicht, ebenfalls mit ausschliesslich günstigem Erfolge. Die Milch- und Wasserkur scheint doch wohl nicht überall ausgereicht zu haben. Ich selbst habe mich in manchen Fällen der nassen Umschläge nebenbei bedient, doch mit Hinweglassung der Milch, da dieselbe mit dem Kupfer-

*) Vossische Zeitung Stück 23. 1846.

vitriol sich nicht verträgt; einen besonderen Werth kann ich diesen Umschlägen jedoch nicht beilegen, wahrnehmbare Besserung trat immer nur erst nach dem Gebrauche des Kupfers ein.

Auch die oft gewechselten kalten, nassen Umschläge sind in leichteren Fällen hin und wieder allein ausreichend.

Der kalten Uebergiessungen nach Lauda habe ich mich in verzweifelten Fällen neben dem Gebrauche des Kupfers zuweilen bedient, jedoch mit glücklichem Erfolge nur in einem Falle, dessen ich unten noch ausführlicher gedenken werde. Allein darauf mich zu verlassen, habe ich noch nicht gewagt, auch würde man dabei gewiss auf grosse Schwierigkeiten stossen, da die Eltern einem so ausserordentlichen Mittel nur sehr schwer ihre Zustimmung geben würden, bevor nicht schon andere erfolglos angewendet sind. Gleichen Widerstand würde man begegnen, wollte man den Luftröhrenschnitt als das hauptsächlichste Hülfsmittel beim Krup in Anwendung bringen, wie es von mehreren französischen Aerzten, namentlich Brétonneau und Trousseau, zu geschehen scheint. So lange wir noch mit anderen Mitteln ausreichen, dürfte die Operation hauptsächlich für die Fälle aufzubewahren sein, wo wir eine Pseudomembran auf andere Weise nicht zu entfernen vermögen*); doch dürfen die Versuche, sie durch Brechen zu entleeren, auch nicht zu lange fortgesetzt werden, am allerwenigsten so lange, bis kein Erbrechen mehr erfolgen will, weil alsdann schon Lähmung des Vagus eingetreten ist. Ueber die Erfolge des Luftröhrenschnittes der französischen Aerzte fehlt es mir an genaueren Angaben aus der neueren Zeit, diejenigen aber aus früherer Zeit durch Rilliet und Barthez**) sind keinesweges als besonders günstig zu betrachten, falls die Operation nicht erst nach erfolgter Anwendung anderer Mittel in Ausübung kam, was in Betracht der grossen Vorliebe für diese Operation wenigstens bei Brétonneau und Trousseau sich kaum voraussetzen lässt. Von 159 Operationen waren nur 39 oder 24,53 Prozent mit glücklichem Erfolge gekrönt, 120 oder 75,47 Prozent endeten dagegen tödt-

*) Handbuch der Kinderkrankheiten. Deutsch von Krupp. Leipzig 1844.

**) An welchem Zeichen ist zu erkennen, ob beim Krup Pseudomembran sich gebildet habe, oder nicht, — wie weit sie sich erstrecke, ob sie durch Erbrechen wegzuschaffen u. s. w.?

Behrend.

lich. Nichtsdestoweniger ist die Tracheotomie als ein vortreffliches Mittel in der Behandlung des Krups zu betrachten, das selbst da noch manchem Kinde das Leben zu retten vermag, wenn andere uns im Stiche lassen, namentlich wenn nach Beseitigung des Krampfes die Lebensrettung von der Entfernung der Pseudomembran abhängt. Von der äussersten Wichtigkeit für die Operation ist unstreitig die richtige Bestimmung des Zeitpunktes ihrer Anwendung; zu spät angewendet ist sie unnütz, wenn man sie nicht als Mittel zur Erleichterung der oft äusserst qualvollen letzten Lebensstunden betrachten will; zu früh in Anwendung gebracht ist sie unstreitig ein viel bedenklicherer Missgriff, da der operative Eingriff keineswegs so unbedeutend ist, als er von Manchen dargestellt wird. Es werden sich schwerlich allgemein gültige Merkmale für den Zeitpunkt der Operation angeben lassen, so viel muss aber meiner Ansicht nach festgehalten werden, dass die Brechen erregende Wirksamkeit des Kupfers noch nicht gänzlich erloschen sein darf, in welchem Falle bereits Paralyse eingetreten ist; auf der anderen Seite aber, wenn das Kupfer noch seine volle Wirkung äussert, sind wir noch berechtigt, zu hoffen, durch dasselbe allein Hülfe zu schaffen, den Fall jedoch ausgeschlossen, wo, wie bereits erwähnt, eine Pseudomembran nur auf operativem Wege entfernt werden kann. Ich selbst bin etwa viermal in der Lage gewesen, die Lebensrettung von der Operation erwarten zu müssen, da der Krampf beseitigt war, die Pseudomembran aber, von deren Anwesenheit ich glaubte überzeugt sein zu dürfen, auf andere Weise nicht entfernt werden konnte; aber ungeachtet aller Vorstellungen konnte ich die Erlaubniss zur Operation nicht erlangen und die Kinder erlagen der Krankheit; nur in Einem Falle durfte ich mich nach dem Tode von der Anwesenheit der Membran überzeugen.

In den von mir behandelten Fällen habe ich nur ein Mal Blutegel neben dem Kupfer angewendet, weil sie bereits von einem anderen Arzte verordnet waren, jedoch erfolglos, das Kind starb. In zwei anderen Fällen habe ich noch Moschus verordnet, weil ich vom Kupfer keine Hülfe mehr erwarten konnte, jedoch ebenfalls erfolglos. Auch Goldschwefel und Tinct. Pimpinellae vermochten in einem Falle nichts, wo das Kupfer erfolglos blieb. In allen übrigen Fällen habe ich mich für den innerlichen Gebrauch allein auf schwefelsaures Kupferoxyd beschränkt. Anfangs gab ich dasselbe in Pulverform zu gr. jj p. d., fand die Auflösung aber bald geeigneter, weil man die Gabe leichter nach der jedesmaligen Empfänglichkeit des Körpers für das Mittel zu modifiziren vermag. Ich lasse die Auflösung in einer Stärke von 6 bis 8 Gran auf die Unze destillirtes Wasser bereiten und reiche davon, je nach dem Alter und je nachdem leichter oder schwerer Brechen erfolgt, einen Kaffee — oder halben bis ganzen Esslöffel voll; wenn das Erbrechen nicht in einigen Minuten eintritt, so wird noch eine Gabe hinterher geschickt und das nächste Mal gleich eine grössere Quantität gegeben. Das Brechen ist nicht der Zweck, sondern das Maass, in welcher Stärke das Kupfer zu geben sei, obgleich die Erschütterung beim Brechen selbst ebenfalls zur günstigen Wirkung beiträgt. Je heftiger die Krankheit ist, desto rascher und häufiger lasse ich die Gaben auf einander folgen. Anfangs pflege ich alle 10 bis 15 Minuten eine Dosis zu geben und zwar 4—6—8 mal, je nachdem sich früher oder später Nachlass der heftigeren Symptome wahrnehmen lässt. Zuerst wird der Husten, wenn er überhaupt häufig und heftig war, mässiger und seltener, dann der Athem leichter und die Beängstigung geringer. Dieses tritt mitunter schon nach dem ersten Löffel Arznei ein. Es hat oft grosse Schwierigkeit, den Beginn der Besserung wahrzunehmen, doch hat es auch nichts auf sich, ob man eine Gabe mehr reicht. Am spätesten tritt eine Veränderung des Kruptones ein, die sich an einem feinen Knistern erkennen lässt. Doch hüte man sich, ein deutliches Schleimrasseln damit zu verwechseln, welches nicht selten nach dem Erbrechen durch Husten hörbar gemacht wird, der Schleim befindet sich oberhalb des Kehlkopfes und wird im Rachen durch das Kupfer theils gelöst, theils erzeugt. Nach mehrmaligem Erbrechen, wenn sich der Athem gebessert und der Husten aufgehört hat, ist man bei kleinen Kindern, die nicht auf Geheiss husten, nicht vermögend, sich über den Stand der Krankheit Aufschluss zu verschaffen, da wir diesen nur durch die Beschaffenheit des Tones erlangen können. Zu diesem Behufe ist man gezwungen, Arznei zu reichen, weil beim Brechen in der Regel einigemal gehustet wird, oder wir erreichen unseren Zweck auch schon durch die Drohung mit Arznei, weil die Kleinen aus Furcht vor dem üblen Geschmacke weinen und hierbei der Ton hörbar wird. Aeltere Kinder husten auf Verlangen und man lässt sie zuvor tief einathmen und die Luft kräftig ausstossen. Sind die angegebenen Merkmale der Besserung eingetreten, so reicht man die Arznei seltener, alle 20 bis 30 Minuten, und geht immer weiter zurück, je weiter die Besserung vorschreitet; doch pflege ich in schwereren Fällen die Arznei auch dann noch zweistündlich fortzugeben, wenn auch kein Zeichen des Krups mehr wahrzunehmen ist, weil am nächsten Abende zuweilen ein Rückfall auftritt; geschieht dieses dennoch, so müssen die Gaben sich wieder rascher folgen; bleibt er aus, so wird nun auch keine Arznei weiter gereicht. Es ist selbstverständlich, dass man auch die Quantität der einzelnen Gaben verringert, wenn die Krankheit zurückschreitet, weil damit die Torpidität des Magens abnimmt und das Brechen daher leichter und schneller erfolgt. Es ist anzuempfehlen, die kleinen Patienten in der zweiten, selbst dritten Nacht nicht ausser Obhut zu lassen, um einem etwaigen neuen Anfalle sogleich zu begegnen, der jetzt kaum mehr als zwei Gaben Arznei in Anspruch nimmt. In ganz schweren Fällen, wenn nach 12 und noch mehr Stunden in der Beschaffenheit des Tones eine Aenderung kaum wahrgenommen werden kann, lasse man den Muth nicht sinken; oft tritt ganz unerwartet und plötzlich eine auffällige Besserung ein und man wird für seine Mühe und Sorgfalt auf das Glänzendste belohnt. In solchen Fällen besserten sich zwar schon Anfangs alle Symptome, nur der verhängnissvolle Ton blieb derselbe, aber er muss uns auch warnen, in unserem Eifer nicht zu erkalten, denn der Feind schläft nur und kann jeden Augenblick, wenn wir sorglos das Weitere der Natur überlassen wollen, mit erneuter Heftigkeit hervorbrechen und uns die Beute zu entreissen drohen, die wir schon sicher geborgen wähnten. Tritt dieses ein, nun, dann nur kräftig wieder eingeschritten; ist die Torpidität des Magens nicht bedeutend höher gestiegen, erfolgt nur auf reichliche Arzneigaben noch ergiebiges Erbrechen, so haben wir bald wieder festen Fuss gefasst und dürfen die Hoffnung des Sieges nicht sinken lassen. Sollte aber kein Erbrechen oder nur unbedeutendes erfolgen, so steht die Sache allerdings schlimm und wir können vom Kupfer nun kein Heil mehr erwarten. Dann mögen wir zwischen Tracheotomie, kalten Uebergiessungen und Moschus wählen. Letztere Mittel stellen zuweilen die Erregbarkeit des Magens wieder her. Einen Fall, wo durch Moschus unter den ungünstigsten Umständen das Leben noch gerettet wurde, erzählt Stubenrauch in seiner Inauguraldissertation. Da dieselbe nicht in den Buchhandel gekommen ist, so dürfte es angemessen sein, den Fall etwas näher mitzutheilen.

Blutentziehungen, Brechweinstein, schwefelsaures Kupfer, Blasenpflaster, Quecksilber in Salbe und Pulver hatten Besserung gebracht, aber diese steht plötzlich still, es tritt eine bedrohliche Wendung zum Schlimmeren ein; Patientin kollabirt, das Gesicht wird livid, die Kräfte schwinden, der Puls wird weich und frequent, die Respiration mühsam und sehr vermehrt, der Husten tritt paroxysmatisch in kürzeren Zwischenräumen mit solcher Gewalt auf, dass Erstickung zu drohen scheint; die Auskultation ergibt in beiden Lungen vesikuläres Rasseln, in Kehlkopf und ... aber pfeifendes Rasseln. Jetzt wurde zum Moschus geschri... und davon viermal des Tages 4 Gran gegeben — mit dem gl...lichsten Erfolge: Abends schon hatte der Puls Frequenz und Weichheit verloren, die Augen waren nicht mehr matt, die Athmung war freier. Während der Nacht wurde mit derselben Behandlung fortgefahren, und innerhalb 8 Tagen war die Gesundheit vollständig wieder hergestellt. — Die kalte Uebergiessung stellte in einem anderen Falle, dessen unten noch näher Erwähnung geschehen wird, die fast erloschene Reizbarkeit des Magens wieder her; es erfolgte kein Erbrechen mehr, vielmehr äusserte das Kupfer seine Wirkung auf den Darmkanal, wobei die Krankheit sich verschlimmerte. Als der Durchfall aufgehört hatte, konnte wieder zum Kupfer gegriffen werden, doch wurden die Uebergiessungen beibehalten und trugen offenbar zum glücklichen Ausgange der Krankheit bei. Nicht so glücklich war der Erfolg der kalten Uebergiessungen in einigen anderen Fällen; sie endeten mit dem Tode. Von dem einen ist erwähnungswerth, dass die beschwerliche, weithin hörbare Inspiration durch die Uebergiessung plötzlich leiser, kaum in der Nähe hörbar wurde, und doch fand sich nach dem Tode eine Pseudomembran. Wodurch wurde der Athem beengt? Und wie ist die plötzliche Erleichterung zu erklären? Doch wohl nur durch den augenblicklichen Nachlass des Krampfes! Auch hier war an Stelle des Brechens Durchfall getreten und erst nach der Uebergiessung wirkte das Kupfer wieder. Die indizirte Operation wurde verweigert.

Ich kann nicht oft genug erinnern, wie viel in schweren Fällen von der Thätigkeit und Energie des Arztes abhängt. Er darf sich nicht darauf beschränken, die pünktliche Darreichung der Arznei nur zu empfehlen, nein, er muss selbst darüber wachen. Im Anfange muss er sie selbst so lange darreichen, bis die Angehörigen aus dem Nachlasse der Symptome Hoffnung gewinnen und Muth fassen, die widerliche Arznei ihrem kranken Kinde selbst mit Aufwand von Strenge und Gewalt beizubringen, was selten einem Einzelnen gelingt und zuweilen drei kräftige Personen in Anspruch nimmt. Die eine hält das Kind an Armen und Beinen fest auf den Schooss, die andere fixirt den Kopf und drückt die Nase zusammen, während die dritte die Medizin einflösst. Hierbei ist zu rathen, den Löffel nicht früher aus dem Munde zu entfernen und die Nase nicht eher frei zu lassen, bis wirklich Schlucken erfolgt ist, weil sonst die kleinen Patienten schlauerweise die Arznei im Munde behalten und sie dann von sich sprudeln. Uebrigens nimmt der Widerwille und der Widerstand allmählig ab, weil der Geschmack der Arznei Zunge und Gaumen nicht mehr so unangenehm affizirt, da Schleimhaut und Drüsen bereits davon imprägnirt und die Geschmacksnerven abgestumpft sind. Nichtsdestoweniger muss der Arzt den Kranken möglichst oft besuchen und jedesmal in seiner Anwesenheit die Arznei reichen lassen. In sehr schweren Fällen ist es sogar gut, wenn er auch Nachts noch einen Besuch macht, weil dann nicht nur die Gefahr der Krankheit, sondern auch der Vernachlässigung grösser ist. Krupkranke neigen zum Schlafe, besonders aber wenn sie nun durch die Darreichung der Arznei in demselben oft unterbrochen werden und durch das häufige Brechen allmählig ermatten. Auch die Angehörigen verlangen nach Schlaf, wenn ihre Wachsamkeit schon die zweite oder dritte Nacht in Anspruch genommen wird. Unter solchen Umständen muss zuweilen der Arzt seine ganze Kraft aufbieten, um die Apathie und die Indolenz der Angehörigen des Kranken zu überwinden. In solchen Fällen ist es einleuchtend, dass bei grösserer Entfernung des Arztes, in der Landpraxis, der Erfolg der Behandlung ein sehr zweifelhafter sein muss, wenn er es nicht entweder mit verständigen, folgsamen Leuten zu thun hat, oder so lange bei dem Kranken bleiben kann, bis der Erfolg gesichert ist. Ich habe auf diese Weise drei Patienten auf dem Lande verloren, weil meine Anordnungen nur mangelhaft ausgeführt wurden.

Es kann die Frage aufgeworfen werden: wie lange denn das Kupfer gereicht werden dürfe? Ich antworte einfach: bis die Krankheit gehoben ist, oder das Mittel seine Wirksamkeit versagt. Bis zu welcher Menge man steigen darf, habe ich bereits oben angeführt, so wie, dass ich nirgends Erscheinungen wahrgenommen habe, welche einer schädlichen Wirkung des Kupfers zuzuschreiben gewesen wären. Leichte Fälle sind mitunter mit einigen Gran zu beseitigen, ein- oder zweimaliges Brechen ist hinreichend, wo hingegen schwere Fälle einige hundert Gran in Anspruch nehmen und mehr als 80—100maliges Erbrechen nothwendig machen können. Hieraus geht auch hervor, dass man das Kupfer, will man es nicht als spezifisches Krupmittel, sondern nur in seiner Eigenschaft als Brechmittel betrachten, durch kein anderes Brechmittel ersetzen kann, namentlich nicht durch Brechweinstein, der bald durch grossen Kollapsus und profuse Darmausleerungen kontraindizirt wird.

Einer Nachbehandlung bedarf es nur selten, da mit dem Aufhören des Krups in der Regel der volle Gesundheitszustand zurückgekehrt ist. Zuweilen, wenn Katarrh vorausgegangen, besteht derselbe auch nachher noch einige Zeit mit Husten und lockerem Auswurfe fort. Will man dagegen Arznei reichen, so genügt Salmiak mit Kermes. Zeigen sich Entzündungssymptome, Bronchitis oder Pneumonie, so verfährt man je nach Intensität und Krankheitsgenius. Erforderte der Krup durch Grad und Hartnäckigkeit eine längere Behandlung, so bleibt mitunter ein bemerkbarer Schwächezustand zurück, der sich durch blasse Gesichtsfarbe, verminderte Munterkeit, Verdriesslichkeit, mangelhaften Appetit und Adergeräusche charakterisirt. Ein leichtes Eisenpräparat, z. B. Ferrum pomatum, beseitigt denselben in kurzer Zeit.

Zum Schlusse mögen noch einige Krankheitsgeschichten folgen.

1) M. S., 2 Jahre alt, sehr wohlgenährt, hatte bereits zwei Abende einen eigenthümlich klingenden Husten gehabt, am Tage aber ihr gewohntes munteres Betragen gezeigt und mit gutem Appetit gegessen. Am dritten Abende, den 27. Febr. 1852, wurden die Eltern jedoch bedenklich und hatten Verdacht, dass ihr Kind wohl die Bräune haben könne, den ich denn auch bestätigt fand. Es wurden in Zwischenräumen von 15 Minuten 5 Löffel Kupfersolution gereicht, die etwa 9 Gran Cupr. sulphuric. enthielten. Es erfolgte jedesmal rasch und leicht Erbrechen. Die Krankheit war damit beseitigt, mit Ausnahme eines leichten Katarrhs befand sich das Kind am anderen Tage ganz wohl.

2) C. D., ein zweijähriger, übrigens gesunder Knabe, befand sich nach Aussage der Eltern am 23. Febr. 1852 ganz wohl, namentlich ohne Zeichen von Krup, die ihnen wohlbekannt waren, da sie an dieser Krankheit schon ein Kind verloren hatten. In der folgenden Nacht gegen 4 Uhr trat derselbe jedoch plötzlich in sehr heftigem Grade auf. Gegen Morgen fand ich den voll-

ständigen Kruphusten und kurze beschwerliche Respiration, so dass der Körper bei jedem Athemzuge auf- und abgeschoben wurde. Fieber fehlte. Die Arznei wurde Anfangs alle 10 Minuten, dann viertelstündlich und halbstündlich gereicht und jedesmal Erbrechen flockiger, schleimiger Massen bewirkt. Abends 9 Uhr war kaum einige Besserung wahrzunehmen, weshalb mit der Arznei stündlich in der Nacht fortgefahren wurde. Gegen 4 Uhr soll der Zustand sich auffällig gebessert haben, der Athem leichter, der Husten lösend geworden sein und der Patient Appetit geäussert haben. Gegen Mittag hatte der Husten jedoch wieder den Krupton, kam aber selten; der Athem war weniger beschwerlich. Die Arznei wurde zweistündlich gereicht, bewirkte aber nur geringes Erbrechen, vielmehr stellte sich allmählig Durchfall ein, weshalb sie gegen Abend, da der Husten ganz aufgehört hat, das Kind sehr hinfällig ist und beim Athmen Rasseln wahrzunehmen ist, ganz ausgesetzt wird. Der Puls zählt 128 Schläge bei 28 Athemzügen in der Minute. Am anderen Morgen ist der Husten locker, klanglos. Das Kind hatte in der Nacht gut geschlafen, es hatte Appetit, war munter, aber noch matt und durchfällig. Es wurde Salmiak mit Kampfer und Kermes gereicht, womit die Behandlung geschlossen wurde. Der Knabe erholte sich in wenigen Tagen gänzlich; er hatte überhaupt 80 Gran Kupfervitriol bekommen.

3) J. H., ein zweijähriger kräftiger Knabe, wurde in der Nacht zum 12. Juli 1852 vom Krup befallen; am Tage vorher soll er noch gesund gewesen sein. Ich fand früh den eigenthümlichen Kruphusten, kurzen, pfeifenden, etwas knisternden Athem; Pulsschläge 120, kein Fieber. Die Arznei wird viertelstündlich, dann halbstündlich und zuletzt stündlich gereicht und hat jedesmal Brechen zur Folge. Am anderen Tage ist der Athem weniger beschwerlich, aber pfeifend; der Husten selten, aber bellend. Gegen Abend Verschlimmerung, die vier letzten Arzneigaben bewirkten kein Erbrechen, sondern Durchfall; Puls 144. In der folgenden Nacht plötzlicher Anfall von hoher Athembeklemmung, weshalb keine Arznei mehr gereicht wurde, gegen Morgen wieder einiger Nachlass, weshalb auch wieder Arznei gegeben wird. Die Respiration ist beschwerlich, trocken und pfeifend; Durchfall mit grau-grünlicher sehr fötider Ausleerung. Puls 136. Einblasen von Alumen crudum in den Rachen. Gegen Abend ist zwar etwas Besserung eingetreten, namentlich zeigt der Knabe Theilnahme und verlangt Essen, der Athem ist jedoch noch wie früh.

Es werden kalte Uebergiessungen gemacht und etwa 18—20 Quart Wasser von einiger Höhe in einzelnen Absätzen auf Kopf und Hals gegossen. Der Knabe wird hierauf in ein Tuch gewickelt in's Bett gelegt; nach einiger Zeit tritt Schweiss und Durst ein, der Athem wird freier, der Husten locker und häufiger. Schlaf. Der Durchfall dauert fort, die Arznei bewirkt kein Erbrechen, wird aber dreistündlich gegeben und eben so oft das Pulver eingeblasen. Puls 120. Gegen Abend (den 15.) ist die Stimme heiser, die Athmung wird hauptsächlich durch die Bauchmuskeln bewirkt. Puls 112. Appetit. Uebergiessung. Den 16. Brustathmung, lösender Husten, Appetit, einmaliges Erbrechen.

Den 17. sehr starker Appetit, Heiserkeit, die sich an den beiden nächstfolgenden Tagen vermindert; Husten locker.

Da vier Tage lang sich durchaus kein Zeichen des Krups mehr wahrnehmen liess, so hielt ich die Krankheit für beseitigt. Bisher waren 81 Gran Kupfer verbraucht. Als ich jedoch am 20. noch spät Abends mehr zufällig in's Haus kam, fand ich den Knaben wieder mit sehr beschwerlicher, pfeifender Respiration. Es wurde eine Uebergiessung gemacht und Kupfer gereicht, die Athmungsbeschwerden nahmen am anderen Tage zu und hatten Abends einen höheren Grad erreicht als je zuvor. Die Arznei wird alle 10 Minuten gereicht, später alle Stunden, wobei die Athmung freier und der Husten locker wird, beides jedoch am 22. noch keineswegs zufriedenstellend. Abends Sturzbad. Puls 132.

Den 23. ist der Athem tiefer, weniger pfeifend, Puls 108. Kupfer zweistündlich.

Den 24. Respiration immer ruhiger, ohne Bewegung des Kopfes, Husten rasselnd, Puls 96. Sturzbad. Heiserkeit.

Mit dem Kupfer wurde bis zum 29. fortgefahren, an diesem Tage aber Goldschwefel verordnet. Der Husten ist locker, tritt nach jedesmaligem Trinken auf, wobei ein Theil des Getränkes durch die Nase wieder ausgetrieben wird. Arznei wurde ferner nicht mehr gereicht und der Knabe erholte sich bald, doch war am 15. August noch nicht alle Heiserkeit verschwunden. Zu bemerken ist noch, dass der Knabe während der ganzen Dauer der Krankheit nicht zum Sprechen zu bewegen war. Ueberhaupt waren 189 Gran schwefelsaures Kupferoxyd verbraucht worden.

Unzweifelhaft war die Lebensrettung den Uebergiessungen zu verdanken, da gleich nach der ersten eine entschiedene Besserung des Zustandes eintrat, die auch bei den späteren sich jedesmal einstellte, doch dürfte demungeachtet das Kupfer nicht zu entbehren gewesen sein. Wodurch der Rückfall hervorgerufen wurde, ist unbekannt, nur so viel kann ich versichern, dass es keine blosse Exazerbation des etwa schlummernden Krups, sondern ein vollständig neues Auftreten desselben war. Uebrigens genügt es wohl, anzuführen, dass die Eltern eben keine grosse Sorgfalt für ihr Kind an den Tag legten; obgleich sie meine Anordnungen mit Pünktlichkeit ausführten, so bin ich doch sehr geneigt, zu vermuthen, dass sie den kaum aus Lebensgefahr geretteten Knaben neuen Schädlichkeiten ausgesetzt hatten.

4) M. D., $1^3/_4$ Jahre alt, ein sonst gesundes Mädchen, wurde den 18. August 1852 heiser, hatte pfeifende Respiration und bellenden Husten, am anderen Tage fand ich vollständigen Krup in ziemlich hohem Grade, doch war das Kind dabei munter und hatte normalen Puls. Das Kupfer wurde Anfangs — etwa 6 mal — alle Viertelstunden, dann halbstündlich eben so oft und zuletzt stündlich gegeben, wodurch der Athem leichter und knisternd, der Husten selten und lösend wird. Die Arznei wird regelmässig am anderen Tage fortgegeben, bewirkt aber zuletzt nicht jedesmal Erbrechen, da sich wässeriger, schleimiger Durchfall eingestellt hat. Am 21. ist der Athem wieder beschwerlich und kratzend und der Husten trocken. Eine kalte Uebergiessung von etwa 2 Eimern Wasser macht den Athem ganz leise. Es stellt sich Hitze, aber kein Schweiss ein; gegen Abend ist das Athmen frequent, aber knisternd. Das Kupfer wird fortgegeben. Am anderen Morgen (den 22.) ist der Husten rasselnd und lösend, Abends aber wieder trocken und pfeifend. Die Uebergiessung wird wiederholt, worauf viel Schleim leicht abgehustet wird. Das Kupfer, etwa 24 Stunden ausgesetzt, weil es kein Erbrechen mehr bewirkt, hat jetzt wieder diese Wirkung; trotzdem verschlimmerten sich Husten und Athmungsbeschwerden. Pulsschläge werden 120—144, Athemzüge 56 gezählt. Es unterlag keinem Zweifel mehr, dass sich eine Pseudomembran gebildet hatte, die nur durch den Luftröhrenschnitt beseitigt werden konnte, doch wurde die Erlaubniss dazu verweigert. Am 23. steigert sich der Husten und die Athemnoth immer mehr; Arznei wurde nicht mehr gereicht; gegen Abend verschied das Kind ganz ruhig, ohne Krämpfe. An Kupfervitriol waren 126 Gran gereicht worden. Die Pseudomembran überkleidete Kehlkopf und Luftröhre und reichte noch

eine kurze Strecke in die beiden Aeste derselben, liess sich aber leicht abziehen.

Die viertehalbjährige Schwester der Vorigen erkrankte um dieselbe Zeit. Der Verlauf der Krankheit war sehr ähnlich und die Genesung wurde ebenfalls durch die Pseudomembran verhindert. Aber auch hier wurde die Operation verweigert und das Kind starb am 8. Tage der Krankheit, blieb aber fast bis zum letzten Augenblicke heiter.

5) H. M., 3 Jahre alt, hatte schon 5 Tage den Krup, als ich am 13. Juni 1853 gerufen wurde. Ich fand den Knaben stimmlos und in grosser Athemnoth. Das Kupfer erregte nur ein Mal unvollständiges Erbrechen als Zeichen bereits eingetretener Lähmung des Vagus. Der Tod erfolgte nach einigen Stunden. Kehlkopf und Luftröhre waren blass, ohne Gefässinjektion und ohne Pseudomembran.

6) J. H. hatte im Alter von einem Jahre den ersten Anfall von Krup, der ziemlich heftig war, aber innerhalb 5 Stunden durch 18 Gran Kupfer beseitigt wurde. Sie war an demselben Tage bei rauhem Ostwinde längere Zeit im Freien gewesen. Es ist davon noch anzuführen, dass mit dem Eintritte eines auffälligen Kollapsus und leiser Zuckungen der Gesichtsmuskeln der Krup aufhörte. Drei Monate später wurde sie nach einer Reise bei Ostwind — im Dezember — zum zweiten Male vom Krup befallen, der durch zwei Gaben Arznei gehoben wurde. Nach einem Jahre — den 5. Jenner 1854 — im Alter von $2^1/_4$ Jahren, wurde sie heiser und liess beim tiefen Einathmen den Krupton hören, der aber beim übrigens lockeren Husten nicht wahrgenommen wurde. Die nächste Nacht war der Schlaf unruhig, doch wurde vom Krup nichts gehört, aber früh war beim tiefen Einathmen, beim Lachen und Weinen der Ton wieder deutlich hörbar, beim Husten jedoch nicht, auch löste sich bei demselben Schleim ab. Nun wurde Kupfer gereicht; beim Brechen wird der Ton immer deutlicher und häufiger gehört, etwas später auch beim Husten. Bis Nachmittags 2 Uhr steigern sich die Symptome, dann tritt auffällige Besserung ein. Sechsmal wurde die Arznei alle Viertelstunden, eben so oft alle halbe Stunden, dann stündlich und zuletzt alle 2 Stunden gereicht; Abends 9 Uhr wird damit aufgehört, nachdem noch reichliches Erbrechen erfolgt war, wobei aber der verhängnissvolle Ton nicht mehr gehört wurde, wie noch ganz kurz vorher. Beim letzten Brechen wurden Anfangs Blut-

fasern und zuletzt etwas flüssiges Blut mit entleert. Der Schlaf war in der Nacht ruhig, der Husten locker. Am anderen Morgen erwachte sie heiter und ass mit Appetit, roch jedoch sauer aus dem Munde. In den drei folgenden Nächten stellte sich jedesmal Unruhe, trockene Hitze und frequenter Puls auf etwa drei Stunden ein, den Tag über war sie heiter und fieberfrei. Es wurde nun Tinct. Ferri pomati gereicht, worauf das Fieber schon in der folgenden Nacht ausblieb. An Kupfer waren 34 Gran verbraucht.

Am 9. März war dasselbe Kind bei heftigem Westwinde einige Stunden im Freien gewesen; es wurde sogleich heiser und des Krups verdächtig, weshalb Kupfer gereicht wurde, wobei der Verdacht sich rechtfertigte. Der bekannte Ton wurde bei tiefer Inspiration gehört, Husten fehlte gänzlich. Von Abends 5 Uhr bis 10 Uhr wird regelmässig halbstündlich eingegeben, von da ab die Nacht hindurch stündlich, gegen Morgen ist die Trockenheit beim (freiwilligen) Husten geringer, weshalb die Arznei nur alle 2 Stunden gegeben wird, doch sind jedesmal 2 Löffel voll erforderlich, wenn Erbrechen erzielt werden soll. Der „Ton“ bleibt unverändert bis um 2 Uhr in der Nacht, wo ein sehr reichliches Erbrechen einer flockigen Masse erfolgt und graugrüner, sehr stinkender Durchfall eintritt, wobei das Gesicht plötzlich blass und kühl wird. Der Husten ist selten, ohne verdächtigen Ton und etwas lösend; auch beim Weinen und raschen tiefen Einathmen ist der Ton nicht mehr hörbar. Die Arznei hatte bis zu 12 Gran Kupfer auf die Unze Wasser verstärkt werden müssen, weil vorher (8 Gran auf die Unze) 3 Esslöffel voll erfordert wurden, wenn Erbrechen hervorgebracht werden sollte. Bis zum nächsten Morgen — den 11. — schlief das Kind ununterbrochen (Arznei wurde nicht gegeben) und erwachte heiter. Der Husten ist nicht lösend, aber ohne verdächtigen Klang, der überhaupt durch nichts hervorgerufen werden kann. Patientin ist im Gesichte kollabirt, blass, fieberfrei, hat wenig Appetit und schläft viel. Erbrechen erfolgt schon nach einem Kaffeelöffel voll Arznei, die etwa alle 2 Stunden gereicht wird. Abends 8 Uhr erwachte das Kind mit Heiserkeit und Andeutung des Tones, schläft dann wieder bis 10 Uhr und erwacht nun mit unzweideutigem Krupphusten, der besonders durch die Aufregung vor dem Einnehmen hervorgerufen wird. Nun wurde wieder 4 mal stündlich ein halber Esslöffel voll Arznei gereicht, worauf jedesmal Erbrechen folgt.

Um 2 Uhr wird das bisher geröthete und heisse Gesicht plötzlich blass und kühl wie in der vorigen Nacht und augenblicklich tritt auch wiederum die Besserung ein, die sich durch leicht lösenden Husten ohne Ton kund thut. Der Puls war in dieser Nacht 108—130, der Athem 22—30. Der Rest der Nacht wurde ruhig schlafend zugebracht. Vom Krup wurde nichts mehr wahrgenommen, Patientin war schon am anderen Tage heiter und lustig wie vor der Krankheit. Kupfer hatte sie 120 Gran bekommen.

Drei spätere Anfälle von Krup im April, Mai und Juli waren geringeren Grades und wurden mit resp. 18, 12 und 6 Gran Kupfer beseitigt. Einige Tage nach dem letzten Anfalle stellte sich ein ziemlich heftiges Fieber ein, das jedoch durch einige Gran Kalomel gehoben wurde.

7) A. R., ein dürftig genährtes, schwächliches Kind von 6 Jahren, war schon drei Tage heiser und mit „verdächtigem Husten" geplagt, der Nachts zunahm; besonders aber in der Nacht zum 15. November waren Husten und Athmungsbeschwerden bedeutend, einigemal traten auch Erstickungszufälle und konvulsivische Bewegungen in den Armen ein; doch besserte sich der Zustand gegen Morgen wieder und meine Hülfe wurde erst Abends in Anspruch genommen, als wieder bedeutende Verschlimmerung sich einstellte. Ich fand die Athmungsbeschwerden auf's Höchste gestiegen, der ganze Körper wurde bei jedem weithin hörbaren Athemzuge auf- und abgezogen, die Stimme war ganz klanglos, lispelnd, die vergrösserte Pupille starr, der Augapfel in beständiger Bewegung; der Husten selten, trocken, klingend und bellend. Nach der ersten Arzneigabe entstand eine Vomituration, worauf das Kind die vorgelegte Frage sogleich mit lauter, klangvoller Stimme beantwortete. Die Arznei wurde die Nacht hindurch alle Stunden gereicht, wozu Patientin jedesmal aus dem Schlafe geweckt werden musste. Am anderen Tage wurde mir ein festes, dickes Stück Haut gezeigt, die in der Nacht ausgebrochen sein sollte. Der Husten war locker, doch nicht gänzlich frei von dem eigentlichen Tone. Alle 2 Stunden wurde ein Gran Kupfervitriol und Abends, weil ich damals (1846) noch die giftigen Eigenschaften des Kupfers fürchtete, ein Brechmittel aus Ipecac. und Brechweinstein gegeben. Das Kind schlief die Nacht hindurch ununterbrochen und befand sich am anderen Tage wohl, obgleich beim Husten sich noch ein trockener Nachklang vernehmen liess. Noch nach 8 Tagen soll ein Stück Membran ausge-

brochen worden sein. Mit einer Mixtur aus Kampher und Kermes wurde die Behandlung geschlossen.

8) H. B., $4\,^1/_2$ Jahre alt, wurde vor 5 Wochen von den Masern befallen und hustete seitdem, besonders stark jedoch seit 3 Tagen, wozu sich auch Heiserkeit gesellt hatte. Den 6. März 1848 war der Krup vollständig aufgetreten, ein Kollege hatte 3 Blutegel und stündlich einen Gran Kalomel mit $^1/_8$ Gran Cupr. sulph. verordnet. Nach einigen Stunden war ein Mal Erbrechen und damit auch Besserung eingetreten, die jedoch bald einer immer mehr zunehmenden Verschlimmerung Platz machte. Den 7. Nachmittags wurde ich hinzugerufen und fand die Respiration äusserst mühsam, pfeifend, trocken, kurz, der Husten quälend und mit vollständigem Kruptone. Fieber war nicht vorhanden. Die Kupfersolution wurde alle 5 Minuten zu einem Esslöffel gereicht, dadurch jedesmal Erbrechen erzielt und der Athem sogleich leichter, leiser, tiefer und seltener, die Athemzüge fielen von 40 auf 28 in der Minute. Nachdem 18 Gran Kupfer genommen waren, wurde die Arznei alle Stunden gereicht. Am anderen Morgen war der Husten etwas lösend, aber noch klingend und mühsam. Die Medizin wurde nun 2stündlich bis zum 11. fortgegeben und von da an bis zum 13. nur einigemal täglich. Den Schluss machte ein Linctus aus Kermes und Kampher. An Kupfer waren 150 Gran verbraucht und damit wohl gegen hundertmal Erbrechen erregt worden. Pseudomembranen wurden nicht ausgebrochen, Fieber fand Statt und während der ganzen Behandlung hatte der kleine Patient gute Laune, sehr guten Appetit und Durst nach Weissbier, das ihm auch nicht versagt wurde. Die Stimme blieb noch Monate lang klanglos.

Ueber Anämie im kindlichen Alter, von Prof. L. W. Ritter von Mauthner in Wien.

(S. Journ. für Kinderkr. Juli-August 1854. S. 39.)

Vor einiger Zeit wurde ich zu einem 16 Monate alten Mädchen gerufen, das in heftigen Fraisen lag, die plötzlich eingetreten waren. Ich erfuhr, dass die Eltern (der Vater trug Spuren von ehemaliger Ozaena syphilit. an sich, die Mutter sah ganz kachektisch aus) bereits vier Kinder an ähnlichen Zufällen verloren hatten, und zwar immer um die Zeit, wo die Eckzähne durchbrachen. Man sagte mir, dass bei Allen Eis und Blutegel angewendet worden sei. — Da nun dieses Kind anämisch aussah, und der Kopf nur mässig warm war, so verordnete ich:

Rp. Valer. Zinci Gr. tria
Sacch. alb. Dr. semis. div. in dos. sex,
2 stündlich 1 Pulver.

Das Kopfhaar öfter mit Oel einzuschmieren; Senfteig in's Genick. — Die Fraisen hörten auf, das Kind blieb jedoch wunderlich, fieberte, ohne Esslust, Stuhl blassgelb, dünn; Urin lichtgelb. — Um das Gefässsystem zu beruhigen, verordnete ich: Rp. Acid. sulph. dil. Gutt. X, Syrup. simpl. Unc. unam. S. Kaffeelöffelweise in Wasser zu nehmen. Die zwei folgenden Tage befand sich das Kind besser; am dritten trat Frost mit darauf folgender Hitze und Schweiss ein, welcher Paroxysmus fast vier Stunden dauerte, nach demselben ward das Kind heiter und verlangte zu essen. Verordnung: Rp. Sulph. Chinini Gr. duo, Aqu. destill. Unc. jj. Acid. sulph. dil. pur. Gutt. quatuor. S. In der fieberfreien Zeit stündlich 1 Kaffeelöffel voll zu nehmen. Am dritten Tage kam wieder ein Anfall, der nächste blieb aber aus, das Kind genas, und erholte sich auf dem Lande vollkommen, und ist auch seitdem gesund. Ueberhaupt ist jetzt das Chinin eine wahre Panaçee geworden, und eben so oft, als die wirkliche Intermittens Blutverarmung zur Folge hat, eben so oft kommen nun intermittirende Fieberanfälle bei anämischen Kindern vor, wo ebenfalls Chinin sehr erspriesslich wirkt, und nicht leicht gibt es ein Mittel wie dieses, das in so verschiedenartigen Fällen Anwendung findet. — Bei höheren Graden von Anämie wende ich das von Charles West empfohlene Chininum ferro-citratum zu zwei bis drei Gran des Tages mit dem besten Erfolge an.

Unter den ätiologischen Momenten der Entstehung der Anämie in diesem Lebensalter kann man die so selten beachteten Zahndiarrhöen nicht hoch genug anschlagen. Selbst geringere Grade derselben führen oft unerwartet gefährliche Zufälle herbei. Als Beispiel will ich nur folgenden Fall anführen: Ein kräftiger Knabe, ein Jahr alt, hatte seit dem Entwöhnen an 6 Wochen eine ganz mässige Diarrhoe. Mit einem Male ward er soporös, verdrehte die Augen, die Wangen wurden blass, kalt, ödematös, Hände und Füsse ebenso; die Lippen bläulich, der Puls klein, beschleunigt;

Stuhl ganz farblos, wässerig; Urin sparsam. Ich liess kleine Stückchen Kantharidentaffent in's Genick und an die Schläfe legen, kalte Umschläge auf den Kopf, einen sogenannten Neptunusgürtel um den Bauch anwenden (nämlich ein kalter Umschlag, der nur alle 2 Stunden gewechselt, und damit er erwärme, mit einem anderen trockenen Tuche bedeckt wird); innerlich $^1/_2$ Gran Nitras Argenti in 2 Unzen dest. Wasser abwechselnd mit Aqu. Creosoti Gutt. jj in Decoct. Salep. Unc. jj; Hühnerbrühe und später Ammenmilch als Nahrung. So gelang es, den Knaben zu [illegible] eintretende Besserung kündigte sich durch reichlichen [illegible] und Urin an.

Zuweilen stellt sich die Anämie unter dem Bilde eines typhösen Zustandes dar; denn bei dieser Krase ist immer das arterielle Blutleben deprimirt, das venöse dagegen verwaltend. Daher ist bei anämischen Kindern Anfangs Leber und Milz sehr blutreich; später werden auch diese Organe anämisch; wogegen jene, die im Normalzustande viel arterielles Blut erhalten, wie es beim Gehirne, den Lungen und dem Herzen der Fall ist, mit venösem Blute überfüllt werden. Dadurch wird die Zirkulation schwächer, die Kapillargefässe der Peripherie erhalten weniger Blut, und bleiben zuletzt nur mit einer stehenden Blutsäule angefüllt. Die Innervation der Organe wird allmählig immer mehr beeinträchtigt, und so entstehen Zufälle von Sopor und Athemnoth. Alle diese Vorgänge fanden sich nun in folgendem Falle verwirklicht.

Ein 15 Monate altes Mädchen, noch ziemlich fest, aber blass, welches bisher in einer feuchten Wohnung gelebt hat und stets kränklich war, da es neben der Mutterbrust auch Alles untereinander zu essen bekam, hatte schon bei den ersten Zähnchen, die mit drei Monaten erschienen, Diarrhoe; im sechsten Monate brachen wieder zwei Zähne durch, später drei. Das Kind kann noch nicht gehen, und leidet seit sechs Monaten in Folge von Masern an Husten, und soll vor 4 Wochen geblattert haben. Das Kind war matt, die Gesichtszüge leidend, der Kopf heiss; dünner wässeriger Durchfall; Athmen durchaus stark vesikulär, Perkussionsschall normal, Bauch eingezogen, Puls klein, 160; Lippen und Zunge trocken, Durst vermehrt, Haut warm, trocken; Dahinliegen, ohne zu schlafen. Im weiteren Verlaufe traten gelblich anämische Entfärbung, Sopor, Aufschreien, Pemphigus, Decubitus, Brand der grossen Schaamlippen, übelriechender Athem, russige

Hasenlächer, Meteorismus und murmelnde Delirien ein. Eilf Tage nach ihrer Aufnahme starb die Kleine ganz ruhig. — Was die Sektion ergab, rechtfertigte vollkommen die im Leben gestellte Diagnose: Die Leiche 2 Fuss 1 Zoll lang; Haut und Muskeln blass; Querumfang des Kopfes 9½ Zoll, Längenumfang 10½ Zoll. Scheitelfontanelle über die Norm ausgedehnt, Schädelknochen ungleich dick; Diploe blutreich; zwischen den Meningen und in den Ventrikeln etwas blasses Serum; Dura mater blass (am Schädel angeheftet), in den Sinus dünnes Blut; Gehirnmasse wässerig, blutleer, 1 Pfd. 19 Loth wiegend; Lungen blassgelb, marmorirt, klein, zähe; rechte Lunge etwas ödematös; Thymusdrüse klein und blass; im Herzbeutel wenig Serum; Herz schlaff, blassgelb, ausgedehnt; rechts ein sulzig gelbes, links ein grumöses Gerinnsel enthaltend; Foramen ovale wegsam; Bronchien blass; Epiglottis kreideweiss; Oesephagus blass; Leber derb, blassgelb, fettig entartet; Galle wie weisser Schleim; Milz derb, blass; Magen ausgedehnt, faltenleer, die Schleimhaut erweicht, eine sauer riechende Flüssigkeit enthaltend; Gedärme voll Luft, blass, dünn, weich; im Colon descendens die Schleimhaut bräunlichroth, imbibirt und erweicht; der Dünndarm enthielt eine dunkelgrüne Flüssigkeit und flockig grüne, schleimige Fäkalmassen; Pankreas derb; Niere blass, derb; Blase klein, zusammengezogen, etwas trüben Harn enthaltend.

Während bei der in Folge von Darmatrophie im ersten Lebensalter entstandenen allgemeinen Anämie die Leber blutreich, von dunkelkirschrother Farbe und derber Textur gefunden wird, gehört es zu den gewöhnlichen Sektionsergebnissen anämischer Kinder im späteren Lebensalter, dass die Leber fettig atrophirt und vollkommen anämisch ist. Ob dieses Ursache oder Wirkung der allgemeinen Krase sei, ist schwer zu entscheiden. Jedenfalls verdient diese so häufige Abnormität der Leber, welche man bei den verschiedensten oft dunklen Krankheitsformen findet, die vollste Aufmerksamkeit. *) Kinder, die mit Mehlbrei, Revalenta oder dergleichen überfüttert, oder vorzeitig entwöhnt wurden, erkranken oft unter Erscheinungen, die kein bestimmtes Krankheitsbild geben. Sie husten, während die Lungen ganz normal gefunden werden (Tussis anaemicorum); bald liegen sie subsoporös mit

*) Was Meckel darüber in neuester Zeit in den Annalen des Charitékrankenhauses mitgetheilt, ist von höchstem Interesse.

blassem, gedunsenem Gesichte dahin, bald sitzen sie wieder munter im Bette, die Darmstoffe sind weissgelb, sauer riechend; der Urin ist wässerig und wird in grosser Menge gelassen, der Puls jagt, und doch ist die Temperatur der Haut nicht erhöht; die Kinder erbrechen saure Massen, haben zuweilen heftigen Cardiopalmus, und verkeuchen sich. Später wird die Gesichtsfarbe gelblich, das Aussehen ganz leukämisch; sie fangen an, im Schlafe zu schwitzen, der Schlaf ist leise unterbrochen. Dabei haben sie Appetit, wollen beständig essen, besonders Saures und Gesalzenes, die Zunge ist jedoch belegt, der Mund voll Schleim. So geht es Wochen lange fort, und erst unter dem Einflusse reiner Landluft, nachdem mehrere Zähnchen zum Vorschein gekommen, erholen sich diese Kinder. Dieser ganze Symptomenkomplex scheint diesem Leberkranksein anzugehören, wobei Entwickelungs- oder Dentitionsanämie zu Grunde liegt. Es kommt dieser Zustand nicht allein bei Kindern der ärmeren Klasse, sondern auch in besseren Ständen vor, wenn man ihnen aus Aengstlichkeit zu wenig Nahrung gibt und sie nicht will satt essen lassen, oder sie bis zum dritten Lebensjahre und oft noch länger auf Milch und Zucker beschränkt.

Eine andere Form von Anämie der Kinder verdient auch besondere Aufmerksamkeit. Es kommt nämlich sehr oft vor, dass früher gesunde Kinder um die Zeit kränklich werden, wenn sie anfangen die Schule zu besuchen.

Wenn nun auch in Bezug auf die Schullokalitäten und der Art, wie in denselben geistiges Leben gehegt und gepflegt wird, oft Manches zu wünschen ist; so liegt doch nicht immer darin allein die Ursache dieses Kränkelns, da Aehnliches auch bei Kindern gleichen Alters beobachtet wird, welche diesen Einflüssen nicht ausgesetzt sind. Die Quelle eben dieses Kränkelns liegt vielmehr in der rascheren körperlichen Entwickelung, die mit der Zeit, in welcher die meisten Kinder anfangen, in die Schule zu gehen, zusammenfällt. Zwischen dem sechsten und siebenten Jahre beginnt nämlich der Zahnwechsel; das Wachsthum und die Entwickelung des Körpers erfolgt mit einem stärkeren Impulse, das Kind wird dabei magerer und reizbarer. Wenn es ihm nun in dieser Zeit an Nahrung fehlt, wie dieses in den ärmeren Klassen oft der Fall ist und auch in wohlhabenden Familien aus einer übertriebener Aengstlichkeit nicht selten geschieht, oder wenn schädliche Einflüsse die Nerven des Kindes überreizen und erschöpfen, welches namentlich durch anhaltende geistige Anstrengung, oder durch Onanie bewirkt werden kann (die leider unter den Schulkindern nicht selten ist): dann sind hinreichende Momente zu einer Blutverarmung gegeben.

„Im Ganzen, bemerkt Schultz sehr richtig, geht die progressive Metamorphose des Blutlebens mit der Entwickelung des Organismus parallel und steht in inniger Beziehung zu derselben, indem sich die Wirkungen des Blutes als Keimes aller Bildungen in der Körperentwickelung überhaupt abspiegeln, und Störungen der Blutbildung sehr bald an den Störungen des Bildungsprozesses sich kund geben.“ *)

Man ist in neuester Zeit so gewöhnt, jedes dunkle Krankheitsbild auf Typhus oder Tuberkulose zu beziehen, dass man gar nicht daran denkt, welch grosse Rolle Nerven- und Blutleben in der Zeit des rascheren Wachsthumes auf Erzeugung solcher krankhafter Zustände haben, die lange ohne nachweisbares organisches Kranksein bestehen können. Ein solcher Fall war es, der einst zwei der ersten Praktiker Wiens am Krankenbette eines geistreichen, hochgestellten Knaben entzweite; der Eine erklärte für Typhus, was der Andere für Entwickelungskrankheit hielt. Mit dem Durchbruche der 4 letzten Backenzähne ward der Zweifel gelöst.

Das schematische Bild dieser Entwickelungsanämie ist folgendes: Das Kind, 6 bis 9 Jahre alt, fleissig, ehrgeizig, geht gern in die Schule, hat ausserdem andere Lehrstunden, wächst seit einiger Zeit auffallend, wird magerer, ermüdet leicht, kann über die geringste Kleinigkeit weinen, hat ziehende Schmerzen in den Beinen; ausser dem Bette sieht es blass aus und fröstelt, im Bette glaubt man, es fehle ihm nichts, es zeigt keine Esslust, hingegen aber besondere Gelüste, nach Pöckelfleisch, Schinken, Brod und dergl. Es leidet an Herzklopfen, hat zeitweise Hitze, hüstelt, dabei ist im ganzen Umfange des Brustkastens normaler Perkussionsschall und pueriles Athmen. **) Der Urin zeigt nichts Abnormes, wogegen der Stuhl unregelmässig ist. So geht es wo-

*) Ueber die Verjüngung des menschlichen Lebens S. 242.

**) Bei diesem Husten anämischer Kinder fällt es selbst den Eltern auf, dass er im warmen dumpfigen Zimmer stärker ist, als in der freien Luft, am stärksten aber in der Bettwärme. Emollientia, Antispasmodica, wie Hyoscyamus, Opium, leisten nichts, wogegen Kermes, Salmiak, selbst Goldschwefel oft auffallend gut wirken. Je mehr man die Kinder kasteiet, desto schlechter wird es mit dem Husten, bei guter reizloser Nahrung husten sie dagegen weniger.

chenlang fort, das Kind ist nicht recht gesund und auch nicht krank. Wird aber dieser Zustand nicht gehörig beachtet, das Kind immerfort geistig angestrengt, oder lässt sich der um Rath befragte Arzt wegen einer kleinen Pulsfrequenz und stärkeren Herzschlages verleiten, eine strenge Diät anzuordnen, das Ausgehen zu verbieten, kühlende Salze und Purgantia zu verschreiben, dann kann allerdings zuletzt eine bestimmte Krankheitsform daraus entstehen. Die Zunge wird nun dicht belegt, es zeigen sich Drüsenanschwellungen am Halse und in den Leisten; die Pulsfrequenz nimmt zu; es zeigt sich Schlaflosigkeit, Niedergeschlagenheit, Schreckhaftigkeit, zunehmende Blässe und Schlaffheit der Haut, und in Folge letzterer Prolapsus und Hernien. In höherem Grade wird der Puls und Herzschlag schwirrend, und selbst in den Venen, namentlich in der rechten Jugularis, wird ein Brausen hörbar, das man zum Unterschiede von dem Arteriengeräusche verschwinden machen kann, wenn die Vene oberhalb des Stethoskops komprimirt wird, wobei das in der Arterie vorhandene Schwirren fortbesteht. Von dem Grade und der Schnelligkeit, mit der nun die Blutverarmung zunimmt, hängt es ab, ob in Folge derselben stürmische Erscheinungen im Nerven- oder Blutsysteme, als: Konvulsionen und Sphacelus auftreten, oder ob ein der Hysterie oder Hypochondrie ähnliches habituelles Leiden daraus hervorgehe. Nicht selten passt auf solche mit habitueller Anämie behaftete Kinder das, was Wunderlich von einer gewissen Anämie des späteren Alters sagt: „Mager und dürftig, klagen diese Kranken über alle möglichen Schmerzen und Beschwerden, ohne dass ein örtliches Leiden aufgefunden werden könnte, fühlen sich das halbe Jahr hindurch krank, jede unbedeutende Krankheitsursache wirkt auf sie, an jeder Seuche nehmen sie Theil, jeden Tag sind ihre Klagen anders und steht ihnen ihrer Meinung nach eine neue Krankheit bevor; von Neuralgien der verschiedensten Art werden sie gepeinigt, zu Krämpfen und Ohnmacht jeden Augenblick geneigt, und aus jedem noch so geringen Unwohlsein erholen sie sich äusserst langsam. Besonders häufig leiden sie an Herzklopfen, und oft kann die Meinung einer organischen Herzkrankheit bei ihnen entstehen, sie siechen dahin, während die objektive Untersuchung und die Obduktion nirgends einen genügenden Grund ihrer Leiden zeigt.“ *) Solche Kranke sind wohl auch zu Typhus

*) l. c. Pag. 76.

und Tuberkulose sehr disponirt; wenn es aber in Folge dieser beiden zur Autopsie kommt, bleibt noch immer die Frage offen, ob das eine oder andere Leiden damals schon vorhanden gewesen, als sich im Kinde die ersten Wirkungen der mangelhaften Blutbereitung unter solchen dunklen Störungen des Allgemeinbefindens kund gegeben haben. In vielen Fällen sind selbst derartige organische Veränderungen nicht in einem so hohen Grade vorhanden, um den lethalen Ausgang zu rechtfertigen.

Die Anämie kann aber auch an und für sich zum Tode führen, und dann findet man die meisten organischen Veränderungen in der Leber und in der Milz, wie dieses aus folgendem Falle zu ersehen ist.

Ein 8jähriges Mädchen lebte zu Hause unter den dürftigsten Verhältnissen und befand sich schon seit mehreren Monaten nicht ganz wohl, besuchte jedoch immerfort die Schule, in letzterer Zeit bekam sie Diarrhoe, und da die Kleine dabei täglich magerer und schwächer wurde, nahm ich sie in's Spital. Bei der Untersuchung konnte gar kein Organleiden aufgefunden werden. Am 5. Tage nach ihrer Aufnahme bekam sie plötzlich blutige Stühle, Konvulsionen und verschied. Bei der Sektion fanden sich die Lungen vollkommen gesund, ganz blutleer, das Gehirn wässerig, das Herz leer, welk, in den Gefässen dünnes Blut, die Leber gross, weich, lichtbraunroth, die Milz breiig, die Gedärme gelblich weiss, weich, voll dünner, schaumiger, lichtgelber Flüssigkeit, im Mastdarme die Schleimhaut roth gestreift, aufgelockert; Mesenterialdrüsen normal; Blase leer.

Wenn nun wie hier die objektive Untersuchung und die Obduktion nirgends in den festen Theilen den genügenden Grund des tödtlichen Ausganges darthut, kommen doch auch oft genug in Folge von Anämie Blutentmischungen vor, die das lethale Ende zur Genüge erklären. So gehören die sphazeleszirenden Zellgewebsentzündungen zu den schrecklichsten, und leider nicht seltenen Folgen der Blutverarmung, und die unter dem Namen Noma bekannte eigenthümliche Form dieser Entzündung scheint deshalb von Jahr zu Jahr häufiger vorzukommen, weil eben jetzt die anämische Blutbeschaffenheit zum stationären Krankheitscharakter geworden ist. — Ebenso bedingt die bei der anämischen Krase vorhandene Neigung und Leichtigkeit des Blutzerfalles in seine einzelnen Bestandtheile auch die Häufigkeit der jetzt oft ganz symptomenlosen krupösen Prozesse in den Schleimhäuten bei Kindern, wogegen darin, dass der Bildungstrieb bei der jetzigen anämischen Generation nicht so überwiegend ist, vielleicht der Grund liegen mag, dass dermalen bei Kindern Wurmbildung wirklich seltener als sonst ist.

Die akute Tuberkulose endlich wird zwar meist von Blutfülle der betreffenden Organe, namentlich der Lungen, begleitet, aber nicht selten findet man auch im vollkommen anämischen und emphysematösen Lungengewebe zahllose perlgraue, rohe Miliartuberkeln und nebenbei irgendwo eine unbedeutende ältere tuberkulöse Infiltration, am häufigsten in den Bronchialdrüsen, und in der Milz nebenbei Fettleber und Atrophie der Darmhäute. In diesen Fällen ist es wahrscheinlich, dass die Blutverarmung der akuten Tuberkelablagerung vorausgegangen ist, und dass letztere hätte verhütet werden können, wenn das anämische und skrophulöse Kind gut genährt worden wäre, auf dem Lande in gesunder Luft gelebt hätte, und wenn bei Zeiten die geeigneten Arzneimittel als Eisen, Leberthran angewendet worden sein würden. Wir müssen es als eine wichtige, höchst beachtenswerthe Thatsache hervorheben, dass die Tuberkulose und die Skrophulose ebenso durch hyperämische als durch anämische Blutbeschaffenheit angefacht werden kann, eine Wahrnehmung, die für die Praxis von grossem Belange ist. Uebrigens hat bei dieser Entwickelungsanämie des reiferen Kindesalters die Erfahrung gelehrt, dass der Einfluss der mütterlichen Blutverarmung auch hier nicht selten im Spiele ist, indem gewöhnlich solche Kinder dieser Anämie unterliegen, deren Mütter anämisch oder chlorotisch sind. Sonderbarerweise gibt es Familien, wo Kinder anämischer Mütter in den ersten Kindesjahren blühend aussehen, während sie erst um die Zeit des zweiten Zahndurchbruches in Anämie verfallen.

Nebst den hier besprochenen Arten von Anämie, der angebornen nämlich, und der Entwickelungsanämie gibt es noch bei Kindern Blutverarmung aus einer Menge anderer Ursachen. Wir erwähnen nur der Blut- und Säfteverluste durch künstliche Blutentleerungen, durch Missbrauch von Abführungsmitteln, von Jod- und Quecksilberpräparaten; endlich der Blutverarmung, welche in Folge von Typhus, Variola, Cholera, Intermittens, Scharlach, entzündlicher Exsudationsprozesse mit massenhaften Ablagerungen und chronischer Dermatopathieen im kindlichen Alter so häufig vorkommen. Es gibt aber der Kombinationen, von denen diese konsekutiven Anämieen abhängen, so viele, dass eine Darstellung derselben zu weit führen würde. Bekanntlich ist ja Anämie fast immer das letzte Glied, und gleichsam der Schluss aller akuten und chronischen Krankheiten, und wenn auch oft erst die seröse oder skorbutische Diathese den Tod herbeiführt, so sterben doch in der Mehrzahl der Fälle alle derartigen Kranken schon in der Anämie ab.

Was die Behandlung der anämischen Zustände der Kinder betrifft, so gehört sie oft zu den schwierigsten Aufgaben des praktischen Arztes. Er hat dabei keine grosse Auswahl an Medikamenten, und wenn er schnell der allgemeinen Blutverarmung entgegen wirken will, besitzt er keines, auf das er sich stützen könnte; denn alle wirken langsam, und sind schwer assimilirbar. Bekanntlich sind anämische Kinder mehr als andere lokalen Hyperämieen und heftigen Entzündungen unterworfen, wobei die Reaktionserscheinungen oft so abnorm sind, dass es ungemein schwer ist, den rechten Weg zu finden.

Aber selbst wenn gut konstitutionirte Kinder von entzündlichen Krankheiten befallen werden, tritt sehr oft der Fall ein, wo es nothwendig ist, gegen die Anämie zu verfahren. Die richtige Erfassung dieses Momentes ist für den Kinderarzt von grösster Wichtigkeit, da Kinder nicht so lange wie Erwachsene einen verarmten Zustand des Blutes ertragen. Es gehört viel Takt und Erfahrung dazu, um die Grenzlinie richtig zu treffen, wo die entzündliche Reizung bereits so weit erloschen ist, dass der Uebergang zu einem nährenden und tonisirenden Heilverfahren mit Sicherheit gemacht werden kann. Denn trotz aller rühmlichen Bestrebungen, die Heilkunst zu vervollständigen, und auf sichere Prinzipien zu basiren, wird es doch nie möglich, über diese Frage eine feste Regel aufzustellen, weil eben das Heilen, wie das Malen, eine Kunst ist und ewig eine Kunst bleiben wird. — Uebrigens ist es ein böses Zeichen, wenn Kinder in den ersten Tagen heftiger Entzündungen, besonders von Pneumonieen, schon anämisch werden. Wie oft findet man bei Sektionen die Entzündungsprodukte so weit in Rückbildung begriffen, dass man eher eine günstige Lösung der Krankheit hätte erwarten können, dagegen aber in allen Theilen des Körpers eine solche Blutleere und Blutdünnheit, dass man nur diesem Umstande den tödtlichen Ausgang beimessen kann. In solchen Fällen gelingt es zuweilen noch, bei zeitiger Anwendung eines leicht löslichen Eisenpräparates das Kind zu retten.

Dasselbe ist beim Typhus der Fall. Auch da tritt oft ein Zeitpunkt ein, wo man kräftigend einwirken muss, was bei dem jetzt so beliebten exspektativen Heilverfahren meist versäumt wird, daher sich dann in der Leiche nicht die typhösen Produkte, sondern die Blutbeschaffenheit als Ursache des Todes erweist. In solchen Fällen hat mir Eisen, besonders das chininsaure Eisen — Chininum ferrocitratum zu 2 bis 3 Gran pro die — treffliche Dienste geleistet. Glücklicherweise zeigt hier dem Arzte der im kranken Kinde so rege und richtige Instinkt den rechten Weg. Ich werde es nie vergessen, wie ein fünfjähriges Mädchen in Folge von Enteritis typhosa, auf das Aeusserste herabgekommen, neu auflebte, als ich ihm ein Paar Stückchen Weissbrod in Rothwein getaucht reichte, die es sehnlichst verlangt hat. Nachdem die Kleine dieses mehrere Male nach einander erhalten hatte, nahm die Krankheit eine glückliche Wendung.

Was die Anämie der Neugeborenen anbelangt, so besitzen wir gegen sie in der Milch einer gesunden kräftigen Amme ein wahrhaftes Universalmittel. Es ist traurig, dass Tausende von Kindern zu Grunde gehen, weil sie dieses Mittel entbehren müssen. Ich kenne übrigens keine Art von Anämie bei Neugeborenen, wo nicht die Ammenbrust nützen könnte. Es wird uns dieses leicht erklärlich, wenn wir bedenken, dass, wie Hervieux ganz richtig nachgewiesen hat, die Anämie bei Neugeborenen sehr häufig, nicht allein als Folge anderer Krankheiten, sondern als selbständige Krankheit vorkömmt *); und dass eine schnelle Herstellung der normalen Blutmenge nur durch die Zauberkraft einer passenden Ammenbrust erzielt werden kann, die das Uebel an der Wurzel erfasst und ausrottet. Ich möchte daher in dieser Beziehung als Regel feststellen, dass der Arzt immer, wenn die Eltern kränklich oder abgelebt sind, darauf dringen solle, dass das Kind eine Amme erhalte, und bis zu Ende des ersten Lebensjahres gestillt werde, vorausgesetzt, dass die Eltern in der Lage sind, ein solches Opfer zu bringen.

In den jetzt so häufigen Fällen, wo die Anämie im Neugeborenen durch Syphilis bedingt ist, kann man auch, so lange letztere latent ist, nichts Anderes thun. Die Amme hat nicht zu fürchten, angesteckt zu werden, wenn noch keine bestimmte Form des Krankseins zum Vorschein gekommen ist. Sobald diese

---

*) Gazette méd. 1854 IX Nr. 25.

eintritt, muss das Kind antisyphilitisch behandelt werden. Nebenbei bemerke ich, dass ich seit 18 Jahren in der Syphilis der Kinder mit bestem Erfolge den Mercurius solubilis Hahnem. anwende, von $^1/_6$ Gran pro die angefangen innerhalb acht Tagen bis zu $^1/_2$ Gran steigend. Bei dyspeptischen Zufällen verbinde ich ihn mit etwas Magnesia carbonica, bei Diarrhöe mit Ipecacuanha. Nur wenn der innere Gebrauch des Merkurs durchaus nicht vertragen wird, wende ich eine Art Schmierkur an. Ich lasse nämlich 10 Gran bis 1 Scrupl. Ungt. cinereum auf einen länglichen Leinlappen streichen, diesen um den Oberbauch legen und mit einer Binde befestigen; da man gewöhnlich wegen des Vorhandenseins syphilitischer Eruptionen, Exkoriationen und Ulzerationen an den Extremitäten keine Einreibungen daselbst machen kann. Gegen alle Arten syphilitischer Geschwüre, wie auch gegen die mukösen Tuberkeln am After, an den Genitalien und um den Mund wirkt nichts besser als Sublimat in Solution, 1 bis 2 Gran auf die Unze.

Die Pflege der Haut erfordert bei anämischen Kindern besondere Rücksichten. Sie müssen im Winter feine Flanellhemdchen auf blosem Leibe tragen, in den anderen Jahreszeiten genügt Foulard aus roher, ungefärbter Seide. Wegen des geringen Grades ihrer Eigenwärme, und da sie überhaupt katarrhalischen Leiden sehr unterworfen sind, sollen sie auch nicht zu oft gebadet werden, und nie länger als $^1/_4$ Stunde im Bade verweilen. Auf frühzeitige Abhärtung des Körpers durch kalte Waschungen muss hier verzichtet werden; sie unterliegen gar leicht solchen Abhärtungsversuchen. In diesem frühen Alter passen für anämische Kinder nährende und stärkende Bäder, später kann allerdings Eintauchen und das Abwaschen mit kaltem Wasser erspriesslich sein.

Bei Kindern, die während der Dentition anämisch werden, ist ebenfalls Nahrung, Luft und Hautpflege die Hauptsache. Vor Allem dürfen sie nicht entwöhnt werden, wenn sie an der Brust sind; die Stillende werde gut genährt, und erhalte Wein, wenn sie daran gewöhnt ist, und ihn gut verträgt.

Künstlich aufgefütterte Kinder sollen von gesunden Kühen eine gute, unabgerahmte, mit etwas Wasser verdünnte Milch als Getränk erhalten. Auch Suppen und Panade mit Ei ist zuträglich.

Anämische Kinder bekommen während der Dentition nicht

selten verschiedene nässende chronische Hautausschläge, besonders Ekzem. Die gewöhnliche Behandlung derselben mit kalten Umschlägen oder kalten Douchen, welche bei Erwachsenen, und bei gesunden, kräftigen Kindern erspriesslich ist, verschlimmert hier das Uebel. Die Bedeckung derselben mit Baumwolloder Seidenwatte wirkt dagegen vortrefflich. An Stellen, wo man dieses nicht anwenden kann, wie z. B. am Kopfe oder im Gesichte, nützt folgende Salbe:

Rp. Cetacei Dr. sex
Cerae alb. Dr. duas
Mercur. praecip. rubri Gr. decem
Ol. olivar. apt. Unc. unam et semis.
M. f. leni calore ungtum.

Innerlich nützte das Nussblätterextrakt in Verbindung mit Rheum, wovon ich in solchen Fällen bessere Wirkung, als vom Leberthran, gesehen habe, da ihn derartige Kinder oft gar nicht vertragen, und den Appetit verlieren. Ich bediene mich folgender Formel:

Rp. Extr. fol. Jugland. alcoh. Drj.
Tinct. Rhei aquos. Unc. unam.
Misc. S. Täglich 2 Kaffeelöffel voll.

Die Präparate des Rhabarbers sind überhaupt bei allen Arten anämischer Leiden im kindlichen Alter von unschätzbarem Werthe. Die Autopsie lehrt, dass kein Organ von der anämischen Blutheschaffenheit mehr und eher als die Leber zu leiden habe; denn während man im Gehirne, im Herzen, in der Milz, und nicht selten auch in den Lungen, trotz allgemeinen Blutmangels stets mehr oder weniger Blutfülle findet, ist die Leber immer bei anämischen Kindern vollkommen involvirt. Da nun Rhabarber das wahre Tonicum für die Leber ist, so ist es auch begreiflich, warum der längere Gebrauch desselben anämischen Kindern so zusagt. Ich habe anämische Kinder gekannt, die Rhabarberwurzel instinktmässig kauten, ja wo sie welche fanden, davon naschten.

Wenn der blose Leberthran von den schwachen Verdauungskräften eines solchen Kindes nicht vertragen wird, wenn es ihn entweder erbricht, oder mit dem Stuhle unverändert entleert, dann bediene ich mich nach Umständen folgender Formel:

Rp. Ol. jecoris Aselli
Mucil. gumm. arab.
Syrup. cort. Aurant. ana Unc. semis
Aqu. flor. Tiliae Unc. unam.
M. D. S. Täglich 3 bis 4 Kinderlöffel voll.

Auf diese Weise nehmen ihn die Kinder gerne; man weiss, wie viel sie konsumiren, und sie verdauen gut.

Gegen die venösen Stasen, denen anämische Kinder sehr unterliegen, und die sich bald als Kyanose (Herzstase), bald als Asphyxia periodica (Lungenstase), oder als periodische, klonische und tonische Krämpfe (Gehirn- und Spinal-Hyperämie), endlich bei kapillarer Stase in der Intestinal-Schleimhaut als hellgrünbläuliches und braunrothes Blutpigment, das mit dem Stuhle abgeht, zu erkennen geben, kenne ich aus vieljähriger und vielfältiger Erfahrung nichts Besseres und Wirksameres als das Acidum sulphuricum dilutum. Die Kinder nehmen es in folgender Formel am liebsten:

Rp. Acid. sulph. dil. pur. Gutt. X.
Syrup. simpl. Unc. unam
S. Kaffeelöffelweise.

Ueberhaupt finde ich, dass, während man die Alkalien als säuretilgende Mittel in der Kinderpraxis längst kennt und mit Recht achtet, man den Werth der Säuren in Kinderkrankheiten noch viel zu wenig berücksichtigt. Bei unlöschbarem Durste, wo durch das stete Säugen das Uebel stets noch verschlimmert wird, kenne ich z. B. nichts Besseres als obige Formel, und so gibt es noch viele andere Zustände, wo Säuren trefflich wirken; namentlich leistete mir in manchen Keuchhusten-Epidemieen obige Formel treffliche Dienste.

Während die Intermittens häufig Blutmangel zur Folge hat, bekommen andererseits anämische Kinder nicht selten intermittirende Fieberanfälle. Diese Paroxysmen bezeichneten zwar meist, wenn es zur Autopsie kam, den Anfang der aus der Anämie sich entwickelnden tuberkulösen Krase, indess gelingt es doch zuweilen durch Chinin, besonders wenn das Kind inzwischen auf's Land gebracht wird, dieses traurige Ende hintan zu halten, indem zugleich die Fieberanfälle aufhören. Man lasse sich in solchen Fällen selbst bei dem Vorhandensein von Athembeschwerden und Hüsteln von der Anwendung des Chinins nicht abhalten. Alle diese Zufälle hören oft dabei auf, während man mit den Emollientien nicht weiter kommt.

Obgleich ich mich durch Erfahrung überzeugt habe, dass kalte Waschungen und kalte Bäder anämischen Kindern schaden, während gesunde dadurch erfolgreich gestärkt und abgehärtet werden, bin ich doch sehr dafür, dass man so frühzeitig als möglich auf passende Belebung und Stärkung der Muskularthätigkeit hinwirke. — In Folge des Blutmangels sind anämische Kinder matt, träge, und wollen immer herumgetragen werden. Durch dieses zusammengebückte Sitzen auf dem Arme entstehen sehr leicht, bei der gleichzeitigen Schlaffheit der ligamentösen Apparate, Krümmungen des Rückgrates, die, wenn durch eine dem Alter des Kindes angepasste Gymnastik die Muskelkraft gestärkt wird, oft vollkommen beseitigt werden, während jede Art von orthopädischem Mieder das Uebel nur verschlimmert.

Bei der Entwickelungs-Anämie um die Zeit des Zahnwechsels gelten im Allgemeinen dieselben Rücksichten. Die Alienationen des Nerven- und Blutlebens, welche in diesem Zeitraume eine so wichtige Rolle spielen, sind keineswegs immer durch das anatomische Messer nachweisbar, und nicht Alles ist Tuberkulose, was man dafür hält. Dem praktischen Arzte kommen in diesem Alter eine Menge Störungen des Befindens vor, ohne dass man im Stande wäre, irgend eine eminente organische Veränderung als Ursache aufzufinden. Wie oft hört man folgende Krankheitsgeschichte: Ein 9jähriger Knabe, ungemein fleissig und ehrgeizig, ist nebst den Schulstunden auch zu Hause mit Privatunterricht beschäftigt, wächst seit einiger Zeit auffallend schnell, wird dabei mager, blass, und sehr reizbar. Herumziehende Schmerzen in den Beinen, Frösteln, Mattigkeitsgefühl, Mangel an Esslust und Verlangen nach bestimmten Speisen, Hüsteln, Herzklopfen, träger Stuhlgang. — So geht es Monate lang fort, das Kind ist nicht recht gesund, und doch auch nicht krank. — Geistige Ruhe, Landaufenthalt, und der innere Gebrauch irgend eines Eisenpräparates stellt es wieder her. Wird aber dieses verabsäumt, dann kann es allerdings zur Entwickelung von Tuberkeln kommen.

Wie das Eisen in der Anämie wirkt, kann man sich bis zur Stunde noch nicht erklären. In neuester Zeit hat Hannon*) in Abrede gestellt, dass Eisen überhaupt in's Blut aufgenommen werde, da bekanntlich der Eisengehalt des Blutes im Normalzu-

*) Zeitschrift der k. k. Gesellschaft der Aerzte zu Wien, X. Jahrgang, 8. u. 9. Heft 1854, p. 284.

stande unbedeutend ist, und beim Gebrauche von Eisenpräparaten der grösste Theil derselben mit den Kothstoffen als Schwefeleisen abgeht. Auch hat D. Kletschinsky an sich selbst die Erfahrung gemacht, dass durch Genuss von Eisenpräparaten die in 36 Stunden 8 Centigramm im Mittel betragende Eisenausfuhr wenig oder gar nicht verändert wurde *). Trotz allem Dem müssen wir uns, da über die biochemische Wirkungsweise der Arzneikörper überhaupt noch so wenig feststeht, an die zu Gunsten des Eisens in der Anämie laut sprechende Erfahrung' halten. Dieser zufolge sind die löslichen Eisensalze wirksamer als die Limatura Martis. Bei Kindern wende ich nach Umständen die Tinctura Ferri muriatici, die Flores Salis ammoniaci martialis, die Tinct. Malatis Ferri, das Lactas ferri und das Chininum ferrocitratum an. — Mit einer Gruppe von organischen Stoffen verbunden, die im Thierkörper vorhanden sind, wende ich seit mehreren Jahren das im Wasserbade abgedampfte Ochsenblut an. In dieser Form ist das Eisen nicht allein resorptions-, sondern auch assimilationsfähig, gleichsam ein diätetisches Eisenpräparat, dem gebratenen Fleische und anderen ähnlichen Nährstoffen analog. Nach Berzelius **) ist in der Asche von getrocknetem Blutroth 0,71 Prozent Eisenoxyd. Durch das Abdampfen des Ochsenblutes im Wasserbade gehen 78 Prozent verloren, das Extrakt gibt also 22 Prozent des flüssigen Blutes, und in demselben befinden sich 13,3 Prozent Blutroth. In 100 Theilen dieses Blutextraktes sind nach genauer Analyse 0,433 Prozent Eisenoxyd enthalten. Annäherungsweise befindet sich also in 1 Loth Blutextrakt 1 Gran Eisenoxyd, von dessen Dasein ich mich durch die geeigneten Reagentien überzeugt habe ***). Es ist wohl nicht zu läugnen, dass das Blut

---

*) Lehrbuch der Chemie Bd. 9 S. 81.

**) Zeitschrift der k. k. Gesellschaft der Aerzte zu Wien 1854 S. 286. Daselbst heisst es: „Was nicht resorbirt wird, das kann unmöglich assimilirt werden, folglich ist von all' den zentnerschweren Massen von Eisenpräparaten, mit welchen man im Laufe der Jahrhunderte Anämische und Chlorotische gefüttert hatte, nicht ein einziges Blutkörperchen gebildet worden.

***) Fein pulverisirtes Extr. Sanguinis werde durch Zusatz von etwas Salzsäure in Wasser gelöst, filtrirt, und Ammoniak beigesetzt, wodurch die Proteinmassen präzipitirt werden; filtrirt, durch hy-

keineswegs ein so vortreffliches Nahrungsmittel ist, wie man es vom theoretischen Standpunkte aus glauben sollte. Die geronnenen Faserstoffmassen mögen einigermaassen die Assimilation des Blutes erschweren. Bekannt ist, dass z. B. Blutwürste keineswegs leicht zu verdauen sind. Auch habe ich vom Blutextrakte in der Darmatrophie kleiner Kinder, wo die Verdauung ebenfalls darniederliegt, keine glänzenden Resultate gesehen, und alle günstigen Erfahrungen, die ich in diesem Journale zuerst veröffentlichte, betrafen Kinder des späteren Lebensalters, welche an Anämie nach Typhus, oder in Folge chronischer Diarrhöen, oder profuser Eiterungen litten.

Das Resultat, welches D. Kletschinsky über das Extract. Sanguinis bovini mir mittheilt, spricht übrigens dafür, dass dasselbe vom Thierkörper schnell assimilirt werde. Ich theile am Schlusse die Analyse desselben wortgetreu mit.

In der That habe ich auch bei Kindern, die das Ochsenblut Wochen lang genommen hatten, wenn es zur Sektion kam, in ihren Gedärmen meistens nur kleine Quantitäten des Präparates gefunden.

Gewöhnlich nehmen es die Kinder gerne, besonders in Pulverform mit Zucker. Auch lasse ich es in Zeltchen gebrauchen, nach folgender Formel:

Rp. Sanguinis bovini depur. Gr. tria
Cioccoladae Gr. sex, M. f. l. a. cum Mucil.
Tragacanth. trochisc. N. j.

Schnelle Wirkungen sind jedoch von dem Mittel nicht zu erwarten, geschadet hat es aber noch nie, manche anämische Kinder sind dagegen bei längerem Gebrauche von 1 Drachme pro Tag auffallend besser, ja selbst ganz geheilt werden. Ob dieses auch ohne Extract. Sanguinis geschehen wäre, ist eine Frage, die man bei jedem Medikamente stellen, und bei keinem mit apodiktischer Gewissheit entscheiden kann.

Analyse des Mauthner'schen Blutextraktes.

Das Blutpulver enthält α. koagulirtes Eiweiss (vielleicht auch Fibrin, was sich nicht bestimmen liess), β. koagulirtes Hämatoglobulin, γ. Fett, und zwar an verseifbaren mehr als an den

---

drothionsaures Ammonium entsteht nun ein schmutzig-gelber, bei gelinder Wärme schwarz werdender Niederschlag.

Lipoidin, im Ganzen 0,27 %, *d.* alle Skelett- und Aschensalze des Blutes und Körpers, so weit sie in der eingeäscherten Menge durch die Analyse erreichbar waren: namentlich dreibasisch-phosphorsaures Natron, kohlensaures Natron, Chlornatrium und Chlorkalium, phosphorsaurer Kalk und phosphorsaure Magnesia, Sulfate der Alkalien (Verbrennungsprodukte), Spuren von Fluorverbindungen (Mattwerden der Glastafel über dem mit SO^3 HO erwärmten Aschenbreie von c. 10 Grammes d. Pulv.). *e.* Die Asche enthält Eisenoxyd: und zwar auf das trockene Blutpulver umgerechnet: 0,34 % entsprechend 0,24 % Eisen, nebenbei etwas Mangan bei Prüfung mit NO^5 und PbO^2. Nach eintägigem völligem Fasten wurde das Präparat einem Meerschweinchen eingebracht; am anderen Tage nach 36 Stunden war in dem Magen des getödteten Thierchens eben so wenig wie in dessen Darmkanale irgend welche Spur des rothbraunen oder in grünschwarz verfärbten Blutpräparates zu entdecken; es gehört somit zu den verdaulichen und assimilirbaren eisenführenden Mitteln.

Vorlesungen über die Missbildungen des Herzens, gehalten im St. Thomas-Hospital, von Dr. Thomas B. Peacock, Assistenzarzte des genannten Hospitales.

(Das Studium der Abweichung des Herzens von der normalen Bildung hat nicht nur ein physiologisches, sondern auch ein grosses praktisches Interesse, besonders für die Kinderheilpflege, da die angeborenen Fehler dieses Organes gewöhnlich schon sehr frühe, entweder gleich nach der Geburt, oder doch wenigstens in der Kindheit sich kund thun und den Arzt in Anspruch nehmen. Die hier angegebenen Vorlesungen, welche im Originale in der London Med. Times enthalten sind, werden deshalb ganz gewiss den Lesern unseres Journales willkommen sein, zumal da nirgends dieser Gegenstand systematisch und mit Rücksicht auf das praktische Bedürfniss abgehandelt sich findet.)

Erste Vorlesung.

Die verschiedenen Missbildungen des Herzens zerfallen in

solche, welche auf die Funktionen dieses Organes störend einwirken, und solche, welche nicht nothwendigerweise direkten Nachtheil bringen, aber den Grund zu späteren Krankheiten legen. Die erste und wichtigste Klasse kann in drei Gruppen getheilt werden: 1) diejenigen Fälle, in denen der Entwickelungsprozess schon in einer früheren Periode des Fötuslebens aufgehalten worden ist und das Herz diejenige Beschaffenheit behält, die ihm in den ersten Monaten des Intrauterinlebens zukommt. 2) Diejenigen Fälle, in denen das Herz zwar während des Intrauterinlebens sich vollkommen entwickelt hat, aber nach der Geburt mehr oder minder seinen Fötalzustand beibehält, oder in denen irgend eine Portion des Herzens während des Fötallebens der Sitz einer Krankheit geworden ist, welche es unfähig gemacht hat, die nach der Geburt nothwendigen physiologischen Veränderungen zu erleiden. Endlich 3) diejenigen Fälle, in denen die Entwickelung des Herzens und der grossen Gefässe einen unregelmässigen Gang genommen hat.

Indem wir dieser Eintheilung folgen, sind wir im Stande, das Herz und seine Missbildungen von dem frühesten und einfachsten Zustande bis zu seiner grössten Reife und den komplizirtesten Folgen durchzunehmen, und wenn ich auch nicht versuchen will, alle die bisher bekannt gemachten Abweichungen des Herzens von seiner normalen Gestalt hier zu schildern, so werde ich doch bemüht sein, die Hauptvarietäten vorzuführen, und muss für mehr in's Einzelne gehende Punkte auf systematische Werke über diesen Gegenstand und besonders auf die Aufsätze von Norman Chevers verweisen*).

Erste Klasse.

Herz mit nur zwei Höhlen. Fälle, in denen das Herz nur aus zwei Höhlen, einem Vorhofe und einer Kammer besteht, mit einem einzigen Gefässe, welches sowohl die Pulmonar-, als die Körperarterien abgibt, kommen sehr selten vor. Rechnen wir die 1676 und 1690 von Pozzi und Lanzoni erzählten Fälle aus, welche zu unvollkommen beschrieben sind, um einen sicheren Schluss zuzulassen, so findet sich das erste Beispiel dieser Missbildung in den Verhandlungen der Royal Society für 1798, mitgetheilt von Wilson. Ein als ähnlich erachteter Fall, wel-

*) Die ebenfalls im Journ. für Kinderkr. früher mitgetheilt worden sind.

cher in der Praxis des Dr. Combe vorgekommen war, wurde derselben Gesellschaft 1805 von Standert mitgetheilt, und seitdem sind Fälle von zweihöhligen oder Bilokularherzen von Farre (Mal-formations of the heart 1814, p. 2.), Mauran (Philadelphia Journal of med. and phys. Science 1827, XIV) und Breschet (Repert. d'anatomie et de physiol. II. 9.) berichtet worden und im Jahre 1847 wurde noch von Forster der Londoner pathologischen Gesellschaft ein derartiges Präparat vorgezeigt.

In dem von Wilson berichteten Falle war das Herz sehr verschoben; es lag nämlich, in Folge eines Defektes, im Zwerchfelle auf der konvexen Fläche der Leber in einem Sacke, der vom Brustbeine bis zur Mitte des Bauches hinabragte. Das Herz bestand nur aus einem Vorhofe und einer Kammer und gab ein Gefäss ab, welches nach Absendung der Pulmonararterie, nach vorne unter der Thymusdrüse, hinter dem Brustbeine verlief und daselbst sich in seine gewöhnlichen Aeste theilte. Die Pulmonararterie war viel kleiner als die Aorta. Das Kind war ein ausgetragenes, lebte sieben Tage und war nur dann und wann bläulich gewesen, meistens aber blass; es starb an Ulzeration der Wände des Sackes, der das Herz enthielt.

Im dem Falle von Farre war das Kind bei der Geburt vollkommen ausgebildet und, obwohl es mit einiger Schwierigkeit athmete und etwas bläulich aussah, so schien es doch in den ersten 48 Stunden sich vollkommen gesund zu befinden. Es hatte ein munteres und lebhaftes Ansehen, eine warme Haut und nahm eifrig die Brust. Dann aber begann es, beschwerlich und auffallend schnell zu athmen; das Herz schlug heftig und das Geschrei des Kindes drückte Angst aus; die Haut wurde blass und kalt, am Handgelenke konnte der Puls nicht gefühlt werden und 79 Stunden nach der Geburt erfolgte der Tod. Das Herz bestand nur aus einem Vorhofe, einer Kammer und einem Arterienstamme; beide Hohlvenen öffneten sich in den Vorhof und die Pulmonarvenen in den Appendix, der von dem Sinus deutlicher geschieden war, als gewöhnlich. Es war nur ein Ausgang der Kammer vorhanden. Aus der Kammer entsprang ein Gefäss, welches zuerst die beiden Pulmonaräste und dann die gewöhnlichen Körperarterien abgab, ausserdem aber noch ein Gefäss, welches zum Herzen selber ging und statt der Koronararterien diente. — Ganz ähnlich war der Fall von Forster, nicht nur, was das Dasein eines einzigen Gefässstammes betrifft, sondern auch, hinsichtlich der Art und Weise, in welcher der Lungenkreislauf versehen war; auch die Koronararterien kamen von einem einzelnen Aste aus der Konkavität des Aortenbogens. Das Kind war auch bei Forster zur Zeit der Geburt anscheinend ganz wohl entwickelt; es nahm jedoch die Brust nicht, wurde kalt und bläulich und starb nach mehreren Athmungsnöthen zu Ende der 78. Stunde.

In jedem dieser Fälle befand sich das Herz in einem sehr rudimentösen Zustande und der eigenthümliche Ursprung der Koronararterien scheint anzudeuten, dass die eigentliche Theilung des Bulbus arteriosus noch gar nicht begonnen hat. In den Fällen von Combe und Mauran hatte das Herz schon eine etwas weitere Stufe der Entwickelung erreicht. In dem Combe'schen Falle nämlich lebte das Kind 10 Tage, war fortwährend sehr kyanotisch, obwohl die Respiration und Nutrition ganz gut von Statten zu gehen schienen. Durch die Güte des Dr. Ramsbotham, in dessen Besitze das Präparat sich noch befindet, hatte ich Gelegenheit, es genau zu untersuchen; ich finde an demselben zwei geschiedene Appendices des Vorhofes, und die Theilung des letzteren ist durch ein Muskelband da, wo sich sonst die Scheidewand zu befinden pflegt, angedeutet. Die Kammer ist gross, von etwas vierkantiger Form und gibt die Aorta ab, aus welcher die Koronararterien auf gewöhnliche Weise entspringen. Vorne an dem Ursprunge der Aorta findet sich ein kleiner Blindsack, welcher theilweise von der grossen Kammer geschieden ist und offenbar das Analogon der rechten Herzkammer darstellt, obwohl er mit keinem Rudimente einer Pulmonararterie verbunden ist. Dem Berichte zufolge wurde diese letztgenannte Arterie durch den Ductus arteriosus versorgt; am Präparate ist das nicht mehr zu sehen. — In dem Mauran'schen Falle hatte der Vorhof ebenfalls zwei geschiedene Appendices; die Hohlvenen mündeten sich rechts hinein, die Pulmonarvenen, deren nur zwei vorhanden waren, dagegen links. Der Vorhof öffnete sich mit einer durch eine Trikuspidalklappe geschützten Mündung in die einzige Kammer. Diese Kammer gab die Aorta und die Pulmonararterie ab, aber die letztere war gleich an ihrem Anfange verschlossen und der übrige Theil derselben sowie ihre Aeste empfingen ihr Blut aus der Aorta mittelst eines sehr weiten Ductus arteriosus. Das Kind war bei der Geburt zwar klein, aber es erschien gesund; wenn es bewegt wurde, verfiel es in Athmungsnoth, wobei es eine bläuliche Farbe bekam; in einem solchen Anfalle starb es, nachdem es $10^1/_2$ Monate gelebt hatte.

In den Fällen von zweihöhligen oder Bilokularherzen wird, glaube ich, die Beschaffenheit des Organes wohl immer so sein, wie in den eben beschriebenen Fällen; — Andeutungen einer Scheidung innerhalb des einzelnen Vorhofes oder der einzelnen Kammer werden sich bei genauer Untersuchung mehr oder minder deutlich bemerkbar machen. Mir sind einige Präparate gezeigt worden, in denen das Herz angeblich nur aus zwei Höhlen, einem Vorhofe und einer Kammer, bestand, wo ich aber bei sorgfältiger Prüfung einen viel höheren Grad der Entwickelung erkannte.

Ich will jedoch bei diesen Fällen nicht länger stehen bleiben, sondern zu einer Gruppe von Missbildungen übergehen, die eine höhere Entwickelungsstufe des Herzens bekunden.

Herz, bestehend aus drei Höhlen, nämlich zwei Vorhöfen und einer Kammer. Bei dieser Missbildung, die gewiss nicht seltener ist, als die eben erwähnte, findet sich nicht nur eine mehr oder minder vollständige Scheidewand zwischen den beiden Anhängen und Sinus des Vorherzens, sondern es sind auch zwei geschiedene Aurikulo-Ventrikularmündungen vorhanden, oder wenigstens die Andeutungen, dass solche zwei Oeffnungen ursprünglich bestanden hatten. Ein erstes Beispiel dieser Art ist von Chemineau 1669 (Hist. de l'Acad. des Sciences, p. 37.) erzählt; ein zweites 1815 von Fleischmann (Meckel's Archiv für Physiologie I, 284.); dann Fälle von Tiedemann, Hein, Wolf, Kreysig, Wittcke und Thore (Arch. génér. de médecine 1842 p. 316). Vor Kurzem wurde ein Fall vom Professor Owen aus der Praxis des Herrn Clark (Lancet, 1848, II. 664.) beschrieben und ein ähnliches Präparat von Crisp später der Londoner pathologischen Gesellschaft vorgelegt.

In den Fällen von Chemineau und Clark lebten die Kinder nicht lange nach der Geburt. In dem Falle von Crisp lebte das Kind 10 Wochen; in dem von Fleischmann 21 Wochen; in dem von Thore 4 Monate und in dem von Tiedemann erzählten Falle wurde der Knabe, der fortwährend an Blausucht litt, 11 Jahre alt. Das Subjekt des Hein'schen Falles (de istis cordis deformationibus, quae sanguinem venosum cum arterioso misceri permittunt, Diss. inaug.) litt von Geburt an an Athmungsnoth und Blausucht und starb im 16. Jahre an Phthisis.

In dem Falle von Kreysig (Krankheiten des Herzens III. 260.) wurde der junge Mann 22 Jahre und in dem Falle von Wittcke sogar 24 Jahre alt. Die Beschaffenheit des Herzens in allen diesen Fällen war sich ziemlich ähnlich. Es bestand aus zwei, mehr oder minder vollkommen geschiedenen Vorhöfen, die beide entweder mit einer durchaus einfachen oder mit einer, mit sehr rudimentöser Scheidewand versehenen Kammer kommunizirten. Die Kammer gab ein einzelnes Gefäss ab, aus welchem sowohl die Pulmonar- als die Körperarterien hervorkamen, wie in den drei ersterwähnten Fällen, oder beide geschieden heraustraten, wie in den anderen Fällen. Der Fall von Crisp ist dadurch von Interesse, dass er den Uebergang von der einzelnen Höhle in die Doppelhöhle darstellt; die Sinus und Anhänge des rechten Vorhofes waren sehr gross, während der linke Vorhof sehr klein war. Beide Vorhöfe waren durch eine rudimentöse Wand geschieden und beide öffneten sich in eine grosse Höhle, welche eigentlich die rechte Kammer war und diese kommunizirte oben und nach links hin mit einem zweiten, kleineren Sacke, aus welchem die Aorta hervorkam. Die Aorta gab die Pulmonaräste ab, wie es schien, mittelst des Ductus arteriosus, worüber jedoch etwas Genaueres sich nicht angeben lässt, da diese Gefässe am Präparate sich nicht mehr befinden. Die kleine Höhle an dem Ursprunge der Aorta in diesem Falle ist offenbar das Rudiment der linken Kammer und die rudimentöse Pulmonararterie, die ohne Zweifel ihr Blut vom Ductus arteriosus empfing, kommunizirt nicht mit der grossen Kammer, sondern ist an derselben verschlossen. In dem Falle von Thore scheint der Vorhof zwei geschiedene Anhänge oder Ohren gehabt zu haben und nahm, wie gewöhnlich, die Pulmonar- und die Körpervenen auf; die Kammer gab zwei Gefässstämme ab, welche theilweise durch eine Muskelsäule von einander getrennt waren; die Pulmonararterie war viel kleiner als die Aorta und an ihrem Ursprunge, rechts an der Kammer, fand sich eine kleine Höhle, welche ein Rudiment der trichterförmigen Portion darstellte; ein Ductus arteriosus war nicht vorhanden. — Im vorigen Halbjahre zeigte Herr Hale der pathologischen Gesellschaft in London ein ebenfalls in diese Kategorie gehöriges Präparat. Das Kind, von dem es genommen war, wurde 19 Wochen alt und hatte während seines Lebens keine Spur von Blausucht gezeigt. Das Herz war gross; es hatte zwei geschiedene Vorkammern, aber mit sehr offen stehendem Foramen ovale; nur eine einzige Kammer war vorhanden, mit welcher die beiden Vorhöfe auf gewöhnliche Weise kommunizirten; die beiden Vorhofsmündungen waren daselbst ganz normal gestaltet und mit ihren gehörigen Klappen versehen; die Kammer hatte nicht einmal ein Rudiment von einer Scheidewand, aber sie gab zwei geschiedene Gefässstämme ab, eine grosse Pulmonararterie und die Aorta, die kleiner war als erstere. — Im Museum des St. Thomas-Hospitals findet sich ein Präparat, das eine ganz ähnliche Gestaltung darbietet, dessen Geschichte jedoch nicht notirt ist; das Herz hat zwei Vorhöfe, aber die rechte Aurikulo-Ventrikularöffnung ist vollkommen verschlossen, so dass alles Blut durch das weit offen stehende eirunde Loch aus dem rechten in den linken Vorhof und von da erst in die Kammer hatte seinen Gang nehmen müssen; die vorhandene Klappe gleicht in ihrer Form mehr der Mitral-, als der Trikuspidalvalvel; die Kammer ist eine einzige Höhle, hat aber eine Andeutung von einer Scheidewand in Form einer dicken, fleischigen Säule, welche sich bis zur hinteren Wand hinab erstreckte und zwischen den Ursprüngen der beiden Gefässe, nämlich der Aorta und der Pulmonararterie, sich befand, die aus der Kammer hervorkamen, und zu bemerken ist, dass das erstgenannte Gefäss, nämlich die Aorta, an der Vorderseite der Kammer hervortrat, wo sonst die Pulmonararterie zu entspringen pflegt, wogegen diese, die grösser war als erstere, aus dem hinteren Theile der Kammer heraustrat. — Ein fast identischer Fall ist von Thore berichtet (Arch. génér. de médecine, 1843), wo nämlich ebenfalls zwei getrennte Vorhöfe mit einem offenen, eirunden Loche sich befanden, der rechte Vorhof in seiner Oeffnung zur Kammer verschlossen war und eine einzige Kammer existirte, mit einer rudimentösen, nur angedeuteten Scheidewand zwischen den Ursprüngen der beiden Arterienstämme; das Kind, von dem dieses Präparat genommen war, befand sich im Findelhause in Paris und ist 11 Tage alt geworden; es hat an Athmungsnoth gelitten und ist bisweilen unter Erstickungsanfällen, namentlich von Verschlucken der Flüssigkeiten, bläulich geworden.

Missbildungen des Herzens, wie sie hier erwähnt sind, obgleich vorzugsweise in einer gehemmten Entwickelung bestehend, sind sehr häufig mit Transposition der Eingeweide verbunden, und es scheint fast, als ob eine Transposition der Arterienstämme, wie sie in den letztgenannten Präparaten deutlich dargestellt ist, davon den Anfang oder vielleicht den Grund bildet und dass diese

Transposition der Arterienstämme wieder von einer unregelmässigen Theilung des Bulbus arteriosus abhängig ist. In dem sehr interessanten Falle von Clark, den Professor Owen beschrieben hat, bestand das Herz aus zwei Vorhöfen mit geschiedenen Anhängen und einer Kammer, aber die Oeffnung des linken Vorhofes in diese letztere war verschlossen, so dass der eben genannte Vorhof nur vermittelst des eirunden Loches und des rechten Vorhofes mit der Kammer kommunizirte, und das Präparat ist noch dadurch merkwürdig, dass die Koronararterien mittelst eines gemeinsamen Stammes aus der rechten Arteria subclavia hervorkamen.

Herz, bestehend aus zwei Vorhöfen und zwei Kammern, die aber nur durch eine unvollkommene Scheidewand getrennt sind. Hierin erkennt man schon eine um eine Stufe weiter gehende Ausbildung des Herzens. Die Unvollkommenheit der Ventrikularscheidewand kann so weit gehen, dass sie, wie in den zuletzt angeführten Fällen, nur durch ein in das Innere etwas hervorragendes Muskelband, gleichsam durch eine Art Balken oder Leiste, angedeutet ist. Im Gegensatze kann aber auch die genannte Scheidewand schon so weit sich ausgebildet haben, dass sie in ihrem oberen Theile nur noch eine kleine Oeffnung darbietet oder dass die Höhle, aus welcher die Aorta entspringt, sich theilweise von dem grösseren Theile der Kammer als kleine Kammer abgeschieden hat, wie z. B. in dem Crisp'schen Falle. Ist die Kammer unvollkommen getheilt, so kann das Herz äusserlich seine normale Form haben; häufiger aber ist es dann grösser, als gewöhnlich, so dass es in seiner Figur dem Schildkrötherzen gleicht. In einigen Fällen der Art findet man die kleinere Kammer links etwas hervorragend und von der grösseren oder rechten Kammer durch eine mehr oder minder deutlich markirte Spalte geschieden. Auch hat man die Spitze des Herzens zweitheilig, d. h. durch eine Furche in zwei Spitzen oder Gipfeln geschieden (Cor bifidum) angetroffen, ohne dass dabei eine andere Missbildung existirte, — wie in dem von Bartholinus berichteten Falle und in einem anderen Falle, über welchen Parise der anatomischen Gesellschaft zu Paris berichtet hat. Diese Gestaltung des Herzens ist analog der des Dugong (Seekuh).

Ist die Scheidewand der Kammern mangelhaft, so existirt die Unvollkommenheit meistens an der Basis, wo während des Fötuslebens die Scheidung der Herzhöhlen zuletzt hergestellt wird.

Hier ist bei dem vollentwickelten Herzen bei normaler Gestaltung ein Raum, in welchen die Kammern nur durch fibröses Gewebe geschieden sind, das an jeder Seite vom Endokardium bedeckt ist und es ist dieses genau auch die Stelle, wo bei der Schildkröte eine permenente Kommunikation zwischen den beiden Aortenkammern existirt. Ist nun an dieser Stelle im Menschenherzen eine Oeffnung vorhanden, so kommunizirt die linke Kammer und der Ursprung der Aorta mit dem Sinus der rechten Kammer. Die genannte Oeffnung hat bisweilen eine dreieckige Form; ihre Kanten und Spitze sind von einem fibrösen Saume umfasst, an welchem zwei der Aortenklappen befestigt sind, während die Basis des dreieckigen Loches von der Muskelsubstanz der Scheidewand gebildet ist. In anderen Fällen sitzt die Oeffnung der Kammerscheidewand etwas tiefer und ist oval oder zugerundet; nach der linken Kammer ist sie gewöhnlich grösser, als nach der rechten. In der rechten Kammer sitzt die Oeffnung meistens dicht unterhalb des Ringes der rechten Aurikulo-Ventrikularmündung und ein Theil der Trikuspidalklappe wird häufig durch die Blutsäule, welche von der linken Kammer während der Systole einströmt, so erweitert und auseinandergetrieben, dass sie einen oder mehrere kleine Säcke bildet, wie in dem von Turnham in seiner Abhandlung über die Aneurysmen des Herzens erwähnten Präparate, welches sich in dem Museum des Kollegiums der Wundärzte in London befindet: auch hat es sich vermuthlich in dem von Pereira (im zweiten Bande der London Med. Gazette 1845) beschriebenen Falle ebenso verhalten. In einigen Fällen jedoch hat die Oeffnung von der linken Kammer in die rechte Herzhälfte ihren Sitz oberhalb der rechten Aurikulo-Ventrikularmündung, so dass das Blut aus der linken Kammer in den rechten Vorhof strömt. Ein Beispiel dieser Art wurde vor Kurzem von Balby der Hunter'schen Gesellschaft in London vorgezeigt und ich hatte Gelegenheit, dieses Präparat genau zu untersuchen.

Die Mangelhaftigkeit der Ventrikularscheidewand beschränkt sich indess nicht blos auf den hinteren und oberen Theil desselben. Bisweilen, jedoch meiner Untersuchung nach sehr selten, ist die Scheidung zwischen der linken Kammer und der trichterförmigen Portion der rechten durchbohrt, so dass zwischen der ersteren und dem Ursprunge der Pulmonararterie eine Kommunikation stattfindet. In einigen Fällen finden sich Oeffnungen näher

den angeborenen oder zufälligen Ursprung dieser Perforation zu unterscheiden; erstere sind, ganz abgesehen von dem fast immer gleichzeitigen Vorhandensein noch anderer Missbildungen, an der gewöhnlich runden Form der Oeffnung und ihrer Klappen und ihrer glatten, polirten Fläche zu erkennen.

Defekt in der Kammerscheidewand, Ursprung der Aorta theilweise aus der rechten Kammer, Obstruktion der Pulmonarmündung. Wo die Kammerscheidewand so nach links gedrängt ist, dass die Aorta eine Kommunikation mit der rechten Kammer erlangt, findet sich gewöhnlich die Pulmonararterie an ihrem Ursprunge oder nahe demselben oder irgendwo in ihrem Laufe verschlossen. Der erste Fall dieser Art scheint von Sandifort 1777 veröffentlicht worden zu sein (Observ. anatomico-pathologicae); er betraf einen $12^1/_2$ Jahre alten Knaben, welcher an Athmungsnoth und Herzpochen gelitten hatte und von seinem ersten Jahre an blau gewesen war; bei der Untersuchung fand sich die Mündung der Lungenarterie in Folge der Verwachsung der Klappen so verengert, dass nur eine sehr dünne Sonde hindurchgeführt werden konnte; die Kammerscheidewand unvollkommen, so dass die Aorta theilweise aus der rechten Kammer entsprang; das eirunde Loch offen. — Einen ähnlichen Fall berichtete Hunter 1783 (Medic. observations and Inquiries, VI); er betraf einen Knaben, den er mehrere Jahre zu beobachten Gelegenheit gehabt hatte, und der von der Geburt an die gewöhnlichen Symptome eines Herzfehlers darbot; der Knabe wurde $13^1/_2$ Jahre alt; im Herzen fand man die Mündung der Lungenarterie sehr verengert und die Kammerscheidewand unvollkommen, wie in dem Sandifort'schen Falle; des eirunden Loches ist nicht gedacht und darum mag es wohl verschlossen gewesen sein. — Einen dritten Fall machte Pulteney (Med. Transactions, III) 1785 bekannt; er betraf einen Knaben, der, $13^3/_4$ Jahre alt, an der Ruhr gestorben war. Die Symptome waren denen der beiden oben genannten Fälle ähnlich; die Lungenarterie war verengert, die Kammerscheidewand mangelhaft, das eirunde Loch vermuthlich geschlossen. — Einen anderen Fall berichtete 1793 Abernethy (Surgical Essays, II, 157), in welchem das Kind jedoch nur 2 Jahre alt wurde; die Symptome traten wie im Hunter'schen Falle kurz nach der Geburt hervor; die Lungenarterie war dünn, die Aorta entsprang aus der rechten Kammer, die Kammerscheidewand unvollkommen und das ciramde Loch weit offen. Seit der Zeit sind sehr viele Fälle der hier eben beschriebenen Missbildungen des Herzens bekannt gemacht worden, und in der That scheint von Allen diese Missform am häufigsten vorzukommen, wie auch Farre schon bemerkt hat.

Gewöhnlich ist die Verschliessung der Pulmonararterie an ihrer Herzmündung abhängig von Missbildung der Klappen, deren einzelne Zacken entweder mangelhaft und in zu geringer Zahl, oder in zu grosser Zahl, oder übermässig vorhanden sind. Im letzteren Falle sind 4 halbmondförmige Klappen gefunden worden, die entweder an Grösse sich gleich waren oder verschiedene Dimensionen darboten. Im entgegengesetzten Falle fanden sich nur 2 Klappen oder sogar nur eine einzige in Form eines Ringes oder Queerfelles. Sind nur zwei Klappen vorhanden, so ist die eine Zacke gewöhnlich viel grösser als die andere und zeigt deutlich, dass sie ursprünglich aus zwei geschiedenen Zacken bestanden hat, indem sie auf der Seite nach der Kammer zu eine Furche oder Grube, und auf der anderen Seite eine Leiste oder einen erhöhten Streifen gewahren lässt, welcher sich bis zur Seitenwand der Arterie erstreckt. Es ist anzunehmen, dass, je mehr die Zacken in ihrer Grösse übereinstimmen, und je geringer in dem eben erwähnten Falle die Spuren ihrer ursprünglichen Theilung sich noch bemerklich machen, desto früher die Verwachsung der Klappen stattgefunden haben müsse. Sind die Klappen ganz und gar miteinander verwachsen, so bilden sie eine Wand, welche wie ein Queerfell die Einmündung der Arterie verschliesst und sogar in ihr Inneres hineinragt, und man sieht dann gewöhnlich auf der oberen Fläche drei Streifen oder Bänder, welche die unvollkommen entwickelten Valsalva'schen Sinus von einander trennen.

Die Einmündung in die Arterie variirt in ihrer Form, je nach der Zahl der Klappen. Existiren nur zwei, so hat sie gewöhnlich die Form einer Schlitze, die von einer Seite des Gefässes zur anderen sich erstreckt. Sind alle Klappen mit einander verwachsen, so hat sie im Gegentheile entweder eine dreieckige oder gerundete Form. Auch in ihrer Grösse ist sie verschieden, so dass sie bisweilen kaum eine Sonde durchlässt, bisweilen aber, wenig enger, als sie sein sollte, einen dicken Bleistift oder die Spitze des Zeigefingers einlässt. Gewöhnlich ist die Einmündung permanent offen oder kann nur sehr unvollkommen geschlossen werden, und dieses ist besonders dann der Fall, wenn, wie bisweilen geschieht, kein deutlicher Klappenapparat existirt und nichts weiter vorhanden ist, als eine Duplikatur der inneren Haut oder ein Bündel von Muskelfasern, das ringförmig die Mündung umfasst. In den meisten Fällen sind aber die Klappen nicht nur verwachsen, sondern auch anderweitig sehr erkrankt; sie sind verhärtet, verdickt und selten mit frischen Fibrinablagerungen belegt. Der Stamm der Lungenarterie ist in einigen Fällen erweitert; in anderen kleiner als gewöhnlich und seine Häute sind gewöhnlich verdickt. Manchmal finden sich die Klappen ganz wohlgestaltet, aber die Einmündung in die Arterie ist ungewöhnlich klein, so dass das Blut aus der Kammer nicht in vollem Strome eindringen kann und alle Folgen einer vollständigen Verschliessung hervortreten. In allen diesen Fällen wird die rechte Kammer vergrössert und in ihren Wänden derb und verdickt; auch der rechte Vorhof ist erweitert, wogegen der linke Vorhof gewöhnlich klein und die linke Kammer noch weniger geräumig ist und dünnere und schwächere Wände hat, als die rechte Kammer. Dabei ist das eirunde Loch gewöhnlich, wenn auch nicht immer, unvollkommen geschlossen und der Ductus arteriosus häufig noch wegsam. Diese Fehler, so wie auch die unvollkommene Beschaffenheit der Kammerscheidewand, müssen der verhinderten Bluteinströmung aus der rechten Herzhälfte während des Fötuslebens in Folge der Erkrankung oder Mangelhaftigkeit der Klappen zugeschrieben werden. Es kann jedoch daraus nicht geschlossen werden, dass diese Merkmale einer verhinderten Bluteinströmung in die Lungenarterie auch immer da vorhanden sein werden, wo die Kammerscheide unvollkommen ist; im Gegentheile finden sich Beispiele, und ein solches hat Richerand mitgetheilt, wo die Lungenarterie nicht nur gar keine Verengerung oder Verschliessung erlitten hat, sondern, wo sie sogar ungewöhnlich weit gewesen ist und doch die Kammerscheidewand gewisse Unvollkommenheiten darbot, obwohl das Herz sonst normal gestaltet war und der Kranke während seines ganzen Lebens kein Symptom eines Herzleidens darbot.

Im Museum des Thomas-Hospitales befinden sich verschiedene Präparate, welche eine Mangelhaftigkeit der Kammerscheidewand mit Obstruktion der Pulmonarmündung zeigen. Ein Herz dieser Art (Nr. 1435) ist von einem 12 Monate alt gewordenen Kinde entnommen, welches von Geburt an an Athemnoth und Blausucht gelitten und häufige Krampfanfälle gehabt hat; die Lungenarterie ist von kleinem Kaliber und ihre Einmündung mit nur zwei Klappen versehen; die Kammerscheidewand ist unvollkommen, so dass die Aorta mit der rechten Herzhälfte in Kommunikation steht; die Scheidewand zwischen den Vorhöfen ist ebenfalls mangelhaft; der linke Vorhof unvollkommen entwickelt und dabei zwei obere Hohlvenen. — Ein ähnliches Präparat (Nr. 1437), wie es scheint, von einem 9 bis 10 Jahre alt gewordenen Menschen, dessen Geschichte leider nicht notirt ist, bietet dieselbe Mangelhaftigkeit dar. — In einem dritten Präparate (Nr. 1439) findet sich die Pulmonarmündung sehr verengert, und zwar in Folge der beiden Klappen, womit sie versehen ist; die Kammerscheidewand ist mangelhaft und die Aorta entspringt über dem abnormen Loche, so dass sie mit beiden Kammern in Kommunikation steht; das eirunde Loch und der Ductus arteriosus sind beide geschlossen; das Herz kam von einem Knaben, der 9 Jahre und 5 Monate alt geworden ist, und dessen Geschichte Farre in seinem Werke über Missbildungen des Herzens mitgetheilt hat. Bei der Geburt dieses Kindes war nichts Ungewöhnliches bemerkbar, aber wenige Monate nachher wurde es dunkelfarbiger, und als es $2^1/_2$ Jahr alt war, erschien es bläulich, und die bläuliche Farbe seiner Lippen und Wangen steigerte sich bei leidenschaftlicher Erregung und bei Einwirkung der Kälte; von dieser Zeit bis zum Tode war der Knabe immer auf ähnliche Weise affizirt und nicht nur steigerte sich seine bläuliche Farbe bei der geringsten Gemüthsbewegung, sondern auch selbst bei leichter, körperlicher Anstrengung. Ehe er 3 Jahre alt wurde, verlor er den Gebrauch seiner Beine, erholte sich aber unter der Behandlung des Dr. Babington; er starb an einem Abszesse der rechten Hirnhemisphäre. Dieser Fall ist merkwürdig dadurch, dass die trichterförmige Portion der rechten Kammer vor dem Ursprunge der Lungenarterie eine Verengerung darbot, eine Bildung, woven ich noch später sprechen werde. Endlich zeigt noch ein viertes Präparat (Nr. 1438) eine Mangelhaftigkeit (Loch) an der Basis der Kammerscheidewand; die Aorta entspringt über dem Loche und die Pulmonarmündung ist nicht verengert.

In meiner eigenen Praxis habe ich auch mehrere Fälle dieser Art Missbildungen erlebt. In einem dieser Fälle (mitgetheilt Edinburgh Journal of med. Sciences, VII, 1847) hat das Kind, ein Knabe, von seinem 6ten Monate an deutliche Blausucht dargeboten. Als ich es zuerst sah, 4 Monate vor seinem Tode, waren die Wangen von dunkelrosenrother Farbe, die Lippen bläulich, Hände und Füsse kalt, die Enden der Finger und der Zehen kolbig und von dunkelblauer Farbe. Der Knabe war von sehr reizbarer Gemüthsart und verfiel bei Aufregung oder irgend einer Anstrengung in Anfälle von grosser Athmungsnoth mit heftigem Herzpochen; dann schattirte die blaue Farbe des Angesichtes, der Hände und Füsse fast in's Schwärzliche und alle oberflächlichen Venen wurden strotzend voll. Ein lautes Pusten und etwas rauhes Geräusch, welches den Herzschlag begleitete, hörte man in den Präkordien und über einem grossen Raume des Thorax. Der Knabe starb unter Krämpfen in dem Alter von 2 Jahren 5 Monaten. Die Mündung der Pulmonararterie ist überaus verengert, kaum Spalten ähnlich, in Folge der Verdickung und Verwachsung der zwei vorhandenen Klappen; die Aorta entspringt oberhalb eines Loches, welches an der Basis der Kammerscheidewand sich befindet, so dass dieses Gefäss den Hauptstrom des in die rechte Kammer gelangten Blutes empfangen haben muss; der rechte Vorhof und die rechte Kammer sind beide sehr hypertrophisch und erweitert, während die linken beiden Höhlen ungewöhnlich klein sind und verhältnissmässig dünne Wände haben; das eirunde Loch ist vollkommen geschlossen.

Ein Präparat, das ich in diesem Augenblicke vor mir habe, zeigt eine ganz ähnliche Missbildung, nur mit dem Unterschiede, dass der Ductus arteriosus noch wegsam ist. Das Präparat ist mir von Dr. Oldham zugesendet worden, mit der Bemerkung, dass es von einem 17 Monate alt gewordenen Kinde genommen sei, welches blausüchtig war und an Ergiessung im Gehirne mit vorangegangenem Ikterus gestorben ist. Die Pulmonarmündung ist eng und hat nur zwei Klappen, von denen die eine die gewöhnlichen Merkmale, dass sie ursprünglich aus zwei geschiedenen Zacken bestanden habe, die aber dann verwachsen sind, darbietet. An der Basis der Kammerscheidewand befindet sich ein Loch und die Aorta entspringt über demselben, so dass sie mit beiden Kammern kommunizirt, am meisten aber, wie es scheint, mit der linken; das eirunde Loch war geschlossen, aber die Klappe sitzt nicht fest an; der Ductus arteriosus ist wegsam, lässt aber nur eine dünne Sonde durchgehen.

Wenn die Unvollkommenheit der Kammerscheidewand sehr verschiedene Grade darbietet, so ist das auch mit ihrer Verschiebung der Fall. In einigen Fällen hatte sie eine solche Lage, dass die Aortenmündung nur mit $^1/_3$ oder $^1/_4$ ihres Umfanges in die rechte Kammer hineinsah. In anderen Fällen sass die Aortenmündung gerade über oder auf der unvollkommenen Kammerscheidewand, so dass sie in beide Kammern mit gleichen Theilen hineinschauete, und wieder in anderen Fällen hatte die genannte Scheidewand eine solche Situation, dass die Aortenmündung ganz und gar in die rechte Kammer hineinblickte. Ein hübsches Präparat mit dieser Missbildung wurde von Herren Ward und Parck 1846 und 1847 der pathologischen Gesellschaft in London vorgezeigt. Das Herz war von einem Knaben entnommen, welcher, 13 Jahre alt, an Pneumonie gestorben und von Geburt an blausüchtig gewesen war. Die Klappen an der Pulmonarmündung waren verwachsen, so dass sie ein Queerfell bildeten mit einer kleinen Oeffnung in der Mitte. Die Aorta war von grossem Kaliber und entsprang ganz aus dem Sinus der rechten Kammer; diese war erweitert und dickwandig, wogegen die linke Kammer nur als eine kleine Nebenhöhle erschien und in die rechte Kammer sich öffnete.

Zweite Vorlesung.

Ich gehe in der Betrachtung der Hemmungsbildung des Herzens nunmehr zu immer geringeren Graden über.

Obliteration der Pulmonarmündung des Herzens. Ein sehr hoher Grad dieser Art von Missbildung zeigt sich da, wo die Mündung oder der Stamm der Pulmonararterien vollkommen unwegsam ist. Einen Fall der Art hat Hunter an dem schon erwähnten Orte 1783 beschrieben. Das Kind war im achten Monate der Schwangerschaft geboren, sehr bläulich, hatte heftiges Herzpochen und starb am 13ten Tage unter Krämpfen. Die Pulmonararterie fand sich vollkommen unwegsam und war in einen Strang umgewandelt; die Kammerscheidewand war vollständig; die linke Kammer gross und dickwandig, wogegen die rechte Kammer kaum noch als Höhle sich bemerklich machte; das eirunde Loch offen und die zu den Lungen führenden Aeste der Pulmonararterie von der Aorta durch den Ductus arteriosus versehen worden, aber nur, wie man deutlich ersehen konnte, auf höchst sparsame Weise. — Ein ganz ähnlicher Fall wurde 1812 (London Med. Review, V. 262) mitgetheilt und 1814 wurde über das Präparat dieses Falles, welches Herr Hodgson im Besitze hatte, von Farre ausführlich gesprochen: die Pulmonararterie war in einen unwegsamen Strang umgewandelt, welcher zu einem weiten und offenen Ductus arteriosus führte, der die Verbindung zwischen den Aesten der Pulmonararterie und der Aorta vermittelte; in der Kammerscheidewand fehlten einige der Muskelfasern und die innere Haut der linken Kammer hatte drei Löcher, so dass sie siebförmig aussah; das eirunde Loch war weit offen und die rechte Kammer sowohl, als der Eingang von der rechten Vorkammer in dieselbe war ungewöhnlich klein; dagegen war die linke Kammer ausserordentlich gross; das Kind zeigte gleich nach der Geburt eine dunkle, bläulich-rothe Farbe, athmete schwierig und starb am 7ten Tage unter Krämpfen. Farre verwies 1814 noch auf zwei andere Fälle, welche Langstaff erlebt hat. In dem einen Falle war das Kind todtgeboren, in dem anderen lebte es 6 Monate. Die Haut dieses letzteren Kindes war immer von dunkler Farbe und kälter als gewöhnlich und täglich traten Anfälle von Athmungsnoth ein. Nach dem Tode fand man ausser der vollständigen Unwegsamkeit der Lungenarterie ein Loch in der Kammerscheidewand, aber dieses Loch war von der rechten Kammer aus mit Muskelfasern überwachsen, welche auch diese Kammer ausfüllten. Im Jahre 1816 veröffentlichte Howship einen Fall (Practical Observations in Surgery 1816, p. 193), der mit dem eben erwähnten darin übereinstimmte, dass die Kammerscheidewand mangelhaft war, aber die Aorta hatte ihren Ursprung über dem Loche und die rechte Kammer war ungewöhnlich weit und dickwandig, während die linken beiden Höhlen klein waren; die Pulmonararterie war ganz verschlossen und das Blut in ihren Aesten kam durch den Ductus arteriosus aus der Aorta, welche diese Flüssigkeit aus der rechten Kammer empfing. Das Kind, welches erst Spuren von Blausucht zeigte, als es 15 Tage alt war, lebte doch 6 Monate.

Durch Mittheilung dieser Fälle sind viele andere bekannt geworden, sowohl in England, als auf dem Festlande; indessen ist diese eben beschriebene Missbildung viel weniger häufig, als die zuletzt erwähnte, wo nämlich nur die Pulmonarmündung verschlossen ist.

Diese Obliteration der Pulmonararterie an ihrem Eingange kann entweder in einer Verwachsung der Klappen beruhen, so dass diese, wie bereits angeführt worden ist, eine Art Querfell bilden, welches das Gefäss von der Kammer scheidet, wobei esstores in seinem Stamme zwar klein, aber wegsam verbleibt. In anderen Fällen kann aber der eben erwähnte Gefässstamm selber in einer grösseren oder geringeren Portion in einen ligamentösen Strang umgewandelt sein und diese Obliteration und Umwandlung kann sich von seiner Basis an der rechten Kammer bis zu dem Punkte erstrecken, wo der Stamm der Lungenarterie sich in die beiden Aeste theilt und mit dem Ductus arteriosus sich trifft. Wo die Verschliessung der Pulmonararterie an ihrer Herzmündung durch Verwachsung der Klappen bewirkt wird, da finden sich diese gewöhnlich sehr verdickt und verhärtet, und zeigen in der That gerade die Beschaffenheit, die sie in Folge von Entzündung bei Erwachsenen darzubieten pflegen, so dass wir diese Veränderungen, wenn sie auch in einer früheren Periode des Fötallebens eingetreten sind, doch einem entzündlichen oder wenigstens einem der Entzündung beim geborenen Menschen ähnlichen Prozesse zuschreiben müssen.

Die Verschliessung der Pulmonarmündung des Herzens (des Einganges in die Lungenarterie) kann entweder in den ersteren Monaten des Fötuslebens, ehe die Herzscheidewand vollkommen hergestellt ist, oder in den letzteren Monaten nach dieser vollständigen Bildung sich erzeugen. Ersteres scheint jedoch weit häufiger der Fall zu sein als Letzteres. Von 23 Fällen des eben erwähnten Herzfehlers, die ich genau angemerkt habe, scheinen nur 4, mit Einschluss des von Hunter angeführten Falles, eine Entstehung in den letzteren Monaten des Fötuslebens nachzuweisen, denn nur in diesen 4 war die Kammerscheidewand vollständig, während in den übrigen sie mehr oder minder mangelhaft war. Bildet sich die Verschliessung der Pulmonarmündung des Herzens, während die Kammerscheidewand noch in der Ausbildung begriffen ist, so wird die rechte Kammer geräumig und kräftig, und die Aorta nimmt vermittelst der Oeffnung der genannten Scheidewand den Hauptstrom des Blutes aus dieser Kammer auf, während die linken beiden Höhlen verhältnissmässig klein bleiben. Erzeugt sich aber die Obliteration jener Mündung erst, nachdem die Herzscheidewand vollkommen hergestellt ist, so verliert die rechte Kammer sammt ihrer Einmündung am Vorhofe an Geräumigkeit; sie verkleinern sich in sehr bedeutendem Grade, während die linken beiden Höhlen über die Norm sich ausdehnen. In letzterem Falle ist auch das eirunde Loch nothwendigerweise offen;

wogegen es, falls die Kammerscheidewand noch unvollkommen ist, bisweilen geschlossen sich findet.

In fast allen Fällen von Verschliessung der Lungenarterie empfangen die Lungen ihr Blut durch den Ductus arteriosus aus der Aorta; in der That hat sich in 20 Fällen von 22 dieser Ductus mit Bestimmtheit als ein solcher Vermittelungskanal erwiesen. Von den 2 Ausnahmsfällen kam der eine in der Praxis des Dr. Chambers vor und der andere ist von Chevers beschrieben worden. Der Ductus arteriosus war geschlossen, der Stamm der Pulmonararterie wegsam, obwohl von kleinem Kaliber und schien mit seinen Zweigen durch die linke Subklaviararterie mit Blut versorgt worden zu sein. In dem anderen Falle ist der Ductus auch geschlossen gewesen und die Pulmonararterie erhielt, wie Chevers annahm, das Blut aus derselben Quelle. In einem dritten Falle, der von Babington herstammt und dessen auch Chevers gedenkt, öffnete sich der Ductus arteriosus in den rechten Ast der Pulmonararterie und sendete einen Extrazweig zur linken Lunge, um den linken Ast der Pulmonararterie zu ersetzen, der verschlossen war; daneben erhielten die Lungen noch einen Zuschuss von Blut durch vergrösserte Bronchialarterien. Ein im Museum des London-Hospitals befindliches Präparat zeigt eine Beschaffenheit, die, wie ich glaube, einzig in ihrer Art ist: die Pulmonararterie nämlich, die sich in ihre gewöhnlichen Aeste theilt, ist ausserordentlich klein und kommunizirt mit der rechten Kammer durch eine Oeffnung, die kaum eine Sonde durchlässt; keine Spur eines Ductus arteriosus ist vorhanden, und die Lungen müssen ihr Blut fast ganz durch vergrösserte Bronchialarterien bekommen haben, von denen zwei zur rechten und eine zur linken Lunge führen; die Aorta ist von grossem Kaliber und entspringt oberhalb eines in der Kammerscheidewand befindlichen Loches, so dass sie mit beiden Kammern in Verbindung gestanden haben muss; das eirunde Loch ist geschlossen. Dieses Päparat scheint dasselbe zu sein, welches Ramsbotham im 61. Bande des Med. and Physical Journal beschrieben hat. Es war von einem Mädchen entnommen, welches, 16 Jahre alt, an Schwindsucht gestorben war und während seines Lebens die gewöhnlichen Erscheinungen der Blausucht dargeboten hatte. Fälle dieser Art scheinen von einer theilweisen oder vollständigen Verschliessung des Ductus in einer frühen Periode des Fötuslebens abhängig zu sein, so dass nur eine kleine Menge

Blut durch die Pulmonararterie ihren Weg in die Lungen findet und diese Arterie in einem rudimentösen Zustande verbleibt. Die Lungen können dann allerdings nur nach der Geburt vermittelst der Bronchialarterien, welche mit den Aesten der Pulmonararterie sich anastomosiren, mit Blut versorgt werden. Dieses Resultat wird sich jedoch dann nur ergeben, wenn der Ductus in einer frühen Periode des Fötuslebens, während die Bronchialgefässe noch in der Ausbildung begriffen sind und noch eine genügende Erweiterung erfahren können, die Verschliessung erleidet. Fälle, wie der des Dr. Chambers, haben grosse Aehnlichkeit mit denen, in welchen die Subklaviararterie von der Pulmonararterie abgegeben ist und auf einer fehlerhaften Entwickelung der sogenannten Bronchialbogen, wahrscheinlich als Folge der Obstruktion in der Pulmonararterie, beruhen. In allen Fällen, in denen die Pulmonararterie verschlossen, der Ductus arteriosus aber wegsam ist, muss dieses Gefäss nothwendigerweise der Kanal zur Führung des Blutes in die Lungen werden. Ich besitze das Herz eines Knaben, der 12 Monate alt geworden ist; von Geburt an hatte er häufige Anfälle von Aufregung und Kreischen, während denen das Athmen sehr schwierig und Antlitz und Gliedmassen tiefblau wurden und diese Anfälle endigten in Krämpfen. In dem Herzen fand sich die Pulmonararterie gänzlich verschlossen und in einen festen Strang umgewandelt, der sich vom Herzen an bis zu dem Punkte erstreckte, wo ein von der Aorta kommendes Gefäss hineintrifft; dieses ist offenbar der Ductus arteriosus und von da an theilt sich das Gefäss in zwei Lungenäste; die Vorhöfe sind normal gestaltet, aber das eirunde Loch ist weit offen; die rechte Kammer ist sehr geräumig und besteht fast ganz aus dem Sinus, indem die trichterförmige Portion kaum sich bemerklich macht; die Wände der rechten Kammer sind ausserordentlich dick und derb; die linke Kammer dagegen ist klein und hat dünne Wände; die Kammerscheidewand ist unvollkommen an ihrer Basis und die Aorta, die von grossem Kaliber ist, entspringt über diesem abnormen Loche, so dass sie vorzugsweise mit der rechten Kammer kommunizirt; der Ductus arteriosus kommt aus der unteren Seite des Aortenbogens hervor, ist ungewöhnlich gross und theilt sich, wie gesagt, in die beiden Pulmonaräste. Dieses Herz gewährt ein hübsches Beispiel von der Bildung der Obliteration der Pulmonararterie vor der vollständig geschehenen Bildung der Kammerscheidewand. In der letzten Session der pathologischen Gesellschaft in London wurde von Hare ein Präparat vorgezeigt, welches den selteneren Fall, nämlich die Verschliessung der Pulmonararterie nach vollständiger Bildung der Kammerscheidewand, darbietet. Das Herz ist von einem 9 Monate alt gewordenen Kinde entnommen, welches die gewöhnlichen Charaktere eines Herzfehlers darbot; die Herzmündung der Pulmonararterie fand sich unwegsam; die rechte Kammer sehr klein und in die Muskelsubstanz gleichsam eingebettet; die Oeffnung zwischen dieser Kammer und ihrem Vorhofe war ebenfalls sehr klein und ihre Klappe unvollkommen; dagegen war der Vorhof selber sehr erweitert und das eirunde Loch zwar offen, aber so eng, dass kaum begreiflich ist, wie das Leben so lange dabei bestehen konnte; die linke Kammer war weit und kräftig und die Aorta versah die Pulmonararterie durch den Ductus arteriosus; eine Portion des Stammes dieser Arterie war noch wegsam.

Es ist behauptet worden, dass in allen Fällen, in denen die Pulmonararterie verengert oder verschlossen ist, die Kammer, durch welche der Lungenkreislauf und zugleich der grosse oder Körperkreislauf unterhalten wird, ungewöhnlich kräftig sich gestalte, und es werden in Museen Präparate aufbewahrt, in denen die Muskelwand dieser Kammer nicht nur sehr dick, sondern sie selber sehr verengert erscheint, so dass sie diejenige Beschaffenheit darbietet, welche man konzentrische Hypertrophie der Kammer genannt hat. Es ist ferner noch heutigen Tages behauptet worden, dass in gewöhnlichen Fällen von Hypertrophie des Herzens die ergriffene Höhle entweder ihre normalen Dimensionen beibehalte oder eine Erweiterung erleide und dass eine anscheinende Verengerung dieser Höhle nur da beobachtet werde, wo eine Kammer mit ungewöhnlich kräftigen Wänden in der Agonie, wie z. B. bei tödtlicher Blutung, sich gewaltsam zusammengezogen habe.

Ich will gegen diese Ansicht nichts einwenden, allein man hat dieser konsekutiven konzentrischen Hypertrophie die Bildungsfehler gegenübergestellt, welche eine ähnliche Beschaffenheit der Kammer darbieten und die man deshalb wahre konzentrische Hypertrophie genannt hat. Ich halte dieses jedoch für irrig und glaube, dass auch hier die bedeutende Verdickung der Muskelwände bei Verkleinerung der Höhle nur scheinbar ist. Ich habe mehrmals solche missgebildete Herzen mit dieser Beschaffenheit, gleich nachdem sie aus der Leiche herausgenommen waren, untersucht; nachdem sie aber maserirt waren, bis die Muskelspannung nachgelassen hatte, dehnte sich die Höhle wieder zu einer sehr geräumigen Kammer aus und die Wände verloren in demselben Verhältnisse an Dicke. Der Ausdruck „konzentrische Hypertrophie“ ist auch der verdickten Muskelsubstanz, welche die verengerte Kammer umgibt, in den Fällen beigelegt worden, in welchen der Blutstrom seinen Weg in andere Kanäle genommen hat, aber der Ausdruck passt für diesen Zustand noch weniger, der in der That eher Atrophie als Hypertrophie ist. — Es kann meiner Ansicht nach keinem Zweifel unterliegen, dass die Hypertrophie der rechten Kammer, welche bei dieser Klasse von Missbildungen gefunden wird, aus der Zunahme von Thätigkeit entspringt, welche die Kammer in Folge der an ihrer Mündung verschlossenen Lungenarterie zu vollführen hat, um das Blut auf einem Umwege in die Aorta zu treiben; keineswegs ist sie dem von Bertin und Bouilland angenommenen Eintritte von arteriellem Blute in die Höhle beizumessen, denn in fast allen Fällen ist eine Zumischung von arteriellem Blute zum venösen gar nicht nachweisbar, wohl aber ergibt sich ein Einströmen des venösen Blutes in den Apparat für das arterielle Blut, nämlich in die linke Kammer und jedenfalls in die Aorta.

Die nächste Klasse von Missbildungen des Herzens, die wir in Betracht zu ziehen haben, begreift diejenigen, in denen das Herz normal während des Fötuslebens sich entwickelt hat, wo aber Krankheit eintritt, die die nach der Geburt nothwendig werdenden Veränderungen verhindert, nämlich die Schliessung des eirunden Loches und des Ductus arteriosus.

Zweite Vorlesung.

Zweite Klasse.

Offenstehen des eirunden Loches. Im Jahre 1760 berichtete Morgagni den Fall eines 16 Jahre alten Mädchens, welches von Geburt an kränklich gewesen, an Athmungsbeschwerden gelitten, ein bläuliches Gesicht gehabt und bei dem nach dem Tode die Herzmündung der Pulmonararterie in Folge sehr bedeutender Erkrankung der Klappen so verengert gefunden worden, dass sie kaum grösser als ein Gerstenkorn war; das eirunde Loch war aber so weit offen, dass der kleine Finger eindringen konnte, und der rechte Vorhof war gross. Dieser Fall ist um so interessanter, als Morgagni deutlich die eigentliche Ursache des Nichtverschlossenseins des eirunden Loches richtig auffasste und die

Symptome, die im Leben sich kund gethan hatten, sehr richtig erklärte. Ein sehr ähnlicher Fall wurde von Tacconi der Akademie der Wissenschaften in Bologna 1783 mitgetheilt; dieser Fall betraf ebenfalls ein 15 Jahre altes Mädchen, und seit dieser Zeit sind noch andere Fälle veröffentlicht worden, in denen die mit diesem Herzfehler Behafteten ein höheres Alter erreichten und oft während des Lebens entweder gar keine oder nur sehr unbedeutende Symptome dargeboten haben, bis einige Zeit vor dem Tode vielleicht erst das Uebel sich kund that. Das Präparat, welches ich hier vor mir habe, ist von einem meiner Kranken entnommen, welcher 20 Jahre alt geworden ist und im k. Freihospitale an Phthisis gestorben ist. Angeblich ist er bis zwei Jahre vor seinem Tode in guter Gesundheit gewesen; ich habe ihn nur 11 Tage beobachtet, aber während dieser Zeit bot er, mit Abrechnung einer bläulichen Schattirung an den Händen und im Angesichte, keine sehr markirte Kyanose dar, aber er litt an den gewöhnlichen Symptomen der Schwindsucht mit Nebenerscheinungen, die auf einen Herzfehler deuteten. Die Klappen der Lungenarterie sind in diesem Herzen sehr verdickt und fast ganz mit einander verwachsen, so dass sie vor der Einmündung ein Queerfell bilden, welches in die Arterie ein wenig hineinragt; dieses Queerfell hat eine Oeffnung in der Mitte, die einen dicken Bleistift einlässt; der Stamm der eben erwähnten Arterie ist sehr erweitert, die rechte Kammer geräumig und mit dicken und festen Wänden; das eirunde Loch so weit offen, um den Zeigefinger einzulassen; die linken beiden Höhlen und die Aorta verhältnissmässig klein. In diesem Falle war also die Pulmonarmündung des Herzens noch nicht sehr klein; in anderen Fällen hatte die Verengerung derselben einen weit höheren Grad erreicht. Den höchsten Grad dieser Verengerung, den ich gesehen habe, bietet ein Präparat im Museum des Georgshospitales dar; dieses Herz ist von einem 10 Jahre alten Knaben entnommen, der von Geburt an blausüchtig gewesen ist. An diese Fälle schliessen sich diejenigen an, in denen die Pulmonarmündung des Herzens offenbar durch Krankheit während des Intrauterinallebens verengert worden und doch das eirunde Loch sich vollkommen geschlossen hat. Ein Beispiel dieser Art wurde in der letzten Zeit von Hamilton Roe der pathologischen Gesellschaft in London vorgezeigt; das Herz war von einem Manne entnommen, der wegen seiner Kraft und Lebendigkeit merkwürdig gewesen war und nicht eher Zeichen von Herzleiden dargeboten hatte, als bis kurz vor seinem Tode. Es fand sich die Pulmonarmündung des Herzens in Folge der Verwachsung der Klappen so verengert, dass höchstens die Spitze des Zeigefingers eindringen konnte; die rechte Kammer war sehr hypertrophisch und erweitert. Einen ähnlichen Fall erzählte Craigie aus der Praxis des Dr. Graham in Edinburg; der Mann war 44 Jahre alt geworden und an Bronchitis gestorben, die er sich durch eine lang dauernde Schwelgerei zugezogen hatte; sonst war er aber gesund gewesen und hatte, etwa 7 Wochen bis vor seinem Tode, sein Gewerbe als Schiffer betrieben; auch hier war die Pulmonarmündung des Herzens so verengert, dass kaum die Spitze des kleinen Fingers eindringen konnte. Aus ähnlichen Fällen ergibt sich, dass die Pulmonarmündung gewöhnlich da, wo das eirunde Loch geschlossen ist, viel weniger verengert ist, als da, wo dieses Loch offen geblieben, und findet sich jene Mündung sehr klein, das letztgenannte Loch aber geschlossen, so ist schon daraus zu schliessen, dass die Verengerung an der Pulmonarmündung erst nach der Geburt entstanden ist.

Die hier erwähnten Fälle zeigen hinlänglich, dass das Vorhandensein einer Obstruktion der Pulmonarmündung des Herzens nicht nothwendigerweise ein Offensein des eirunden Loches an sich knüpft. Noch weniger kann erstere in allen Fällen als die Ursache des Nichtgeschlossenseins dieses Loches angesehen werden, weil Fälle beobachtet worden sind, in denen das eirunde Loch weit offen geblieben, ohne dass die Pulmonararterie irgendwo eine Verschliessung oder Verengerung erlitten hat. Ein Präparat, welches ich vor mir habe, gewährt ein Beispiel dieser Art. Es ist das Herz von einem 8 Jahre alten Mädchen, das ich im Hospitale für Brustkranke behandelte. Die kleine Kranke ist immer schwächlich gewesen, aber niemals eigentlich krank, bis sie etwa vor 2 Jahren von den Masern befallen wurde; sie zeigte indessen niemals Merkmale der Blausucht. In diesem Herzen ist die Klappe des eirunden Loches sehr unvollkommen, so dass noch eine Oeffnung vorhanden ist, in welche der Zeigefinger eindringen kann; die Aortenmündung und die Aorta sind klein; die Pulmonarmündung und die Pulmonararterie dagegen weit grösser, als gewöhnlich.

Es ist zweifelhaft, welches in diesem Falle die Ursache der unvollkommenen Schliessung des eirunden Loches gewesen ist. Es ist möglich, dass die Kleinheit der Aortenmündung die Schuld davon ist, aber es ist eben so möglich, dass das kleine Ka-

oder in den Lungen zu unvollkommen durchlüftet wird, um den nöthigen Reiz auf die Muskelfasern ausüben zu können. Die Fälle sind gar nicht selten, in denen das eirunde Loch geschlossen gefunden wird, obwohl das Herz so beschaffen war, dass von der rechten Seite aus ein weit grösserer Druck auf die Klappe ausgeübt worden sein musste, als von der linken Seite aus; diese Fälle würden in der oben erwähnten älteren Theorie nicht ihre Erklärung finden können.

Wegsamkeit des Ductus arteriosus. Das Offenbleiben des Ductus arteriosus ist, wie das des eirunden Loches, meistens mit irgend einer Obstruktion an der Pulmonarmündung des Herzens verbunden. Die Verschliessung des Ductus kann aber auch durch verschiedene andere Ursachen verhindert worden sein. Ich werde später Gelegenheit haben, darzuthun, dass die Wegsamkeit des genannten Ductus gewöhnlich mit Transposition der Aorta und Pulmonararterie verbunden ist und häufig auch da vorkommt, wo die Aortenportion bis zum Ursprunge der linken Subklavia verengert ist. Sehr wahrscheinlich ist auch unvollkommene Expansion der Lungen nach der Geburt und die darauf beruhende Hemmung des Bluteinströmens in dieselben aus der rechten Kammer, ferner eine Fötalerkrankung oder Missbildung der linken Aurikulo-Ventrikularöffnung und der Aortenmündung, wodurch die Abströmung des Blutes aus der linken Herzhälfte gehindert wird, Ursache des Wegsambleibens des Ductus arteriosus. Ich bin indessen nicht im Stande, ein einziges Beispiel anzuführen, wo das Offenbleiben des Ductus arteriosus der Einwirkung der erstgenannten Ursache zugeschrieben werden kann; dagegen bietet ein von Mayne in den Verhandlungen der pathologischen Gesellschaft zu Dublin veröffentlichter Fall ein Beispiel dar, wo das Offenbleiben des eirunden Loches und des Ductus arteriosus von Verengerung der linken Aurikulo-Ventrikularmündung abhängig war. In einem anderen von Babington der Londoner pathologischen Gesellschaft mitgetheilten Falle scheint das Offensein des Ductus von Erkrankung der Aortenmündung die Ursache gewesen zu sein, obwohl, da die Aorta auch jenseits der linken Subklaviararterie verengert war, diese Ursache nicht sehr entschieden dasteht. Das Subjekt, von dem das Herz genommen war, war eine 34 Jahre alte Frau; sie war als Siebenmonatskind geboren und hatte von Kindheit an an sogenannten Herzsymptomen gelitten; sie hatte nie akuten Rheumatismus gehabt; die

Aortenmündung war sehr eng und es waren daselbst 4 Klappen vorhanden, welche sehr erkrankt waren, so dass sie nicht nur dem Blutstrome aus der Kammer in die Aorta ein Hinderniss entgegensetzten, sondern auch den Rückstrom nicht vollständig verhüten konnten. Die Aorta war jenseits der linken Subklaviararterie verengert und unterhalb dieses Punktes bildete eine Oeffnung, von dem Umfange eines Gänsefederkieles, eine direkte Kommunikation zwischen der Aorta und Pulmonararterie.

Eng verbunden mit den eben erwähnten Fällen, in denen die Pulmonararterie zugleich etwas kleiner als gewöhnlich oder gänzlich obliterirt ist, sind diejenigen, in denen während des Fötallebens die anderen Mündungen des Herzens durch Erkrankung verengert oder gänzlich geschlossen werden. So sind Fälle mitgetheilt, in denen die Oeffnung zwischen dem Vorhofe und der Kammer in der rechten oder linken Herzhälfte geschlossen war. Von der ersteren Missbildung habe ich bereits zwei Fälle erwähnt, nämlich des Falles von Thore und des im Museum des Thomas-Hospitales befindlichen Präparates. Von der letzteren Missbildung beschrieben Clarke und Owen einen Fall, und einen anderen Fall berichtet Parise (im Bulletin der anatomischen Gesellschaft zu Paris von 1837). Durch die Güte des Herrn Canton bin ich im Stande, ein noch interessanteres Präparat vorzuzeigen, in welchem die Aortenmündung durch Verwachsung der Klappen gänzlich geschlossen ist; die Aorta wird jedoch unweit ihres Ursprunges wegsam und empfing das Blut vermittelst des Ductus arteriosus; die beiden Vorhöfe stehen in freier Kommunikation mit einander und die rechte Kammer und Pulmonararterie sind ungewöhnlich weit; die Kammerscheidewand ist vollständig und die linke Kammer fast ganz verschlossen. Das Kind, von dem dieses Präparat genommen, lebte 2 Tage, war anscheinend gesund, wurde aber dann von Krämpfen befallen, in denen es starb. Einen sehr ähnlichen Fall erzählt Tiedemann; dieser Fall betraf ein Kind, welches kurz nach der Geburt starb. In allen diesen Beispielen trat offenbar die Erkrankung der Klappen oder Mündungen erst in der späteren Periode des Fötuslebens ein, nachdem die Kammerscheidewand schon vollständig ausgebildet war und die Kanäle, durch welche der Blutlauf vermittelt werden konnte, folglich schon hergestellt waren. Wäre jene Erkrankung vor der vollkommenen Ausbildung der Kammerscheidewand eingetreten, so wäre in dieser vermuthlich eine Oeffnung zurückgeblieben und das Leben hätte sich länger erhalten, da der Blutlauf ungehemmter gewesen wäre.

Zu frühzeitige Schliessung des eirunden Loches. Ein Beispiel hiervon berichtete Vieussens und ein anderes wird von E. P. Smith im ersten Bande der Verhandlungen der Londoner pathologischen Gesellschaft beschrieben. Das Kind erschien bei der Geburt gesund, wurde aber bald bläulich und starb nach etwa 21 Stunden unter Krämpfen. Das eirunde Loch war durch eine derbe Haut festgeschlossen; der rechte Vorhof, die rechte Kammer und der Ductus arteriosus waren ungewöhnlich erweitert, wogegen die linken Höhlen sehr klein und die Aurikulo-Ventrikularöffnung mit einer unvollkommenen Klappe versehen war. — Ebenso kann auch der Ductus arteriosus vorzeitig, d. h. schon während des Fötuslebens verschlossen werden. Chevers zeigte einen Fall der Art der pathologischen Gesellschaft, in welchem der Ductus anscheinend in einem Verengerungsprozesse bei einer siebenmonatlichen Frucht begriffen war, die nur 15 Minuten am Leben blieb. — In Fällen, wo die Aorta und die Pulmonararterie aus einem gemeinsamen Stamme oder aus einer gemeinsamen Höhle entspringen, ist oft gar kein Ductus arteriosus vorhanden, entweder, weil er sich gar nicht entwickelt hatte, oder, weil er frühzeitig verkümmerte.

Alle die hier angeführten verschiedenen Missbildungen stehen mehr oder minder mit einander in Verbindung und beruhen auf einer Hemmung des Entwickelungsprozesses, durch den das Herz, das ursprünglich aus einem Vorhofe, einer Kammer und einer Arterie besteht, allmählig zu dem komplizirten Organe herangebildet wird, wie es der Norm nach beim Menschen vorhanden sein soll. Je nach der Periode nun, in welcher dieser Bildungsprozess den Stillstand oder die Hemmung erleidet, sind die Fehler verschieden, welche das Herz darbietet und die dann auch ziemlich genau jener Periode entsprechen. In einigen Fällen und besonders in denen, wo das Herz einfach in seiner zweihöhligen Beschaffenheit geblieben ist, wie in dem von Wilson angeführten Falle, können wir die Ursache nicht entdecken, der dieser Stillstand des Entwickelungsprozesses zuzuschreiben ist; in den meisten übrigen Fällen aber, wo die Ausbildung des Herzens schon einen höheren Grad erreicht hat, sind wir häufig im Stande, die Ursache vor Augen zu stellen, welche der vollkommenen Ausbildung sich entgegengestellt hat. Es wird dieses besonders deutlich, wenn wir für unsere Betrachtung einen umgekehrten Gang nehmen, d. h. wenn wir das Herz von seinem mehr vollkommenen bis zu seinem rudimentären Zustande abwärts verfolgen.

Hat sich nämlich die Kammerscheidewand bereits vollständig gebildet und wird erst nach dieser Bildung die Pulmonarmündung der Sitz einer Erkrankung, wodurch sie unfähig gemacht wird, dem nach der Geburt gesteigerten Blutstrome in die Lungen einen hinreichend freien Weg zu gewähren, so wird das eirunde Loch, wie Morgagni bereits klar dargethan hat, verhindert werden, sich zu schliessen. Tritt aber die obenerwähnte Erkrankung ein, bevor die Kammerscheidewand vollkommen hergestellt ist, so wird, wie Hunter gezeigt hat, in dieser ein Loch und folglich eine Kommunikation zwischen den beiden Kammern verbleiben. Dieselbe Ursache kann auch ein Offenbleiben des Ductus arteriosus bewirken; denn, ist während des Fötuslebens die Pulmonarmündung sehr verengert oder gänzlich geschlossen worden, so muss das Blut zu den Lungen den Weg durch die Aorta nehmen und der Ductus arteriosus, falls er nicht etwa auch geschlossen ist, dafür den Verbindungskanal darstellen. Aehnliche Wirkungen muss auch eine Obstruktion im Verlaufe der Pulmonararterie oder in der rechten Kammer, wie in den gleich zu erwähnenden Fällen, oder in der rechten Aurikulo-Ventrikularöffnung haben. Umgekehrt wird eine Obstruktion in der linken Herzhälfte, d. h. an der linken Aurikulo-Ventrikularöffnung oder an der Mündung oder dem oberen Theile der Aorta dem Blutlaufe eine Richtung aus der linken Vorkammer oder der linken Kammer in die rechten Herzhöhlen und von da durch die Pulmonararterie und den Ductus arteriosus in die Aorta geben, so dass hierdurch ein Offenbleiben des eirunden Loches und des Ductus arteriosus veranlasst wird, falls die Kammerscheidewand schon vollständig gewesen, oder es wird dadurch eine Oeffnung in dieser letzteren unterhalten, wenn jene Erkrankung in der linken Herzhälfte vor dieser Zeit eingetreten ist. In der That sind die Pulmonararterie und die Aorta vollkommen fähig, sich einander eine Zeit lang zu unterstützen, d. h. sowohl den Pulmonar- als den Blutkreislauf zu übernehmen und wenn eines der beiden Gefässstämme beide Funktionen zu übernehmen hat, so ist die nothwendige Folge Hypertrophie und Erweiterung der ihnen zunächst angehörigen Höhlen und ferner Atrophie und Verengerung der anderen beiden Höhlen, welche dem invalide gewordenen Gefässstamme angehören.

Diese Wirkungen werden, je nach der Periode des Fötuslebens, in welchem die Obstruktion Statt gefunden hat, variiren; ist die Obstruktion der Pulmonararterie vor der vollständigen Abscheidung der beiden Kammern eingetreten, so wird diese Scheidewand nach der linken Seite hin weichen, so dass die Aorta mit der rechten Kammer in Verbindung geräth und dann sowohl die Pulmonar- als die Körperzirkulation durch diese Höhle vorzugsweise besorgt wird. Hat sich aber jene Obstruktion nach der Vollständigkeit der Kammerscheidewand gebildet, so wird das Umgekehrte stattfinden, d. h. es wird der kleine und grosse Kreislauf von der linken Kammer besorgt werden; im ersteren Falle wird die linke Kammer, im letzteren die rechte atrophisch werden. Auch der Grad der Obstruktion wird auf den Gang des Kreislaufes und auf die weitere Entwickelung des Herzens Einfluss ausüben. Ein geringes Hinderniss an oder nahe der Pulmonarmündung, während die Kammerscheidewand noch in der Ausbildung begriffen ist, wird nur Hypertrophie und Erweiterung der rechten Kammer bewirken und zugleich nur eine kleine Kommunikation in der Kammerscheidewand unterhalten. Ein höherer Grad der Obstruktion hingegen wird den Entwickelungsprozess aufhalten und den Haupttheil des Kreislaufes in die linke Kammer werfen, die dann hypertrophisch und erweitert werden wird, während die rechte Kammer, da von ihr der Blutstrom hinweggeleitet ist, im rudimentösen Zustande verbleiben und gleichsam nur eine kleine Anhangshöhle darstellen wird.

Der Einfluss einer Obstruktion an oder nahe der Pulmonarmündung oder in irgend einem anderen Theile des Herzens auf die Modifikation oder die Hemmung des weiteren Entwickelungsprozesses ist also in gewissem Grade sehr klar, aber es ist wahrscheinlich, dass daraus auch die höheren Grade von Missbildung hervorgehen können, in denen die eine oder die andere Höhle ihre primitive Ungetheiltheit behält; denn wenn eine während der Ausbildung der Kammerscheidewand eintretende Obstruktion im Stande ist, das Vollständigwerden derselben zu verhindern, so darf auch geschlossen werden, dass, wenn diese Obstruktion in einer noch früheren Zeit hervortritt, sie die Bildung der Kammerscheidewand überhaupt verhindern werde, so dass entweder beide Kammern oder beide Vorkammern nur eine einzige Höhle bilden, in der die Scheidewand ganz fehlt oder kaum ein Rudiment darbietet. So kann in Folge dieser Ursache das Herz zweihöhlig bleiben, wenn die Scheidewand zwischen den Vorkammern und zwischen den Kammern zugleich unfertig geblieben ist, oder es kann dreihöhlig sein, wenn nur eine von den beiden Scheidewänden fehlt.

Diese Ansichten über die Ursache des Verharrens der sogenannten Fötalkanäle und Oeffnungen in dem Herzen und über die Entstehung noch bedeutenderer Missbildungen dieses Organes haben seit ihrer ersten Ankündigung durch Morgagni und Hunter grosse Anerkennung gefunden und sind in England namentlich von C. J. B. Williams und Craigie, und besonders von Chevers *) noch nicht erläutert worden. Es kann jedoch nicht bestritten werden, dass in einigen Fällen, besonders in solchen, wo das Herz sehr bedeutende Bildungsfehler darbietet, durchaus keine Spur einer Obstruktion gefunden wird, der diese Herzfehler als Folgen zugeschrieben werden könnten. Indessen muss wohl daran gedacht werden, dass das Nichtdasein eines auffallenden Hindernisses in der Zirkulation nach einer sehr langen Zeitdauer, wie bei solchen Menschen, die eine gute Reihe von Jahren gelebt haben, noch kein Beweis ist, dass das Hinderniss nicht existirt habe, als die Abweichung von der normalen Konformation zuerst begann. In der That zeigt, wie schon Chevers bemerkt hat, gerade derjenige Zustand des Herzens, der im ersten Augenblicke das Gegentheil einer Obstruktion darzuthun scheint, nämlich die Erweiterung der Pulmonararterie, bei näherer Betrachtung, dass die Zirkulation irgendwo ein Hinderniss erfahren haben müsse, wenn auch dieses Hinderniss später durchaus nicht mehr zu entdecken ist.

Aus den vorstehenden Bemerkungen wird man erkennen, dass ich die Verwachsung und Verdickung der Klappen, wodurch während des Fötuslebens die Mündung der Pulmonarterie oder irgend eine andere natürliche Oeffnung des Herzens verengert oder geschlossen wird, einer Erkrankung beimesse, die in analoger Weise auch nach der Geburt vorkommt. In der That gestattet die Aehnlichkeit, welche die in missgebildeten Herzen gleich nach der Geburt wahrgenommenen Veränderungen mit denen durch gewöhnliche Entzündung herbeigeführten darbieten, kaum eine andere Annahme. Indessen ist diese Annahme in mancher Beziehung nicht ausreichend oder hat wenigstens ihre Bedenklichkeiten. Beim geborenen Menschen beschränkt sich, wie man wohl weiss, eine

*) S. Journal für Kinderkr. Bd. IX, Juli-Dezember 1847.

innere Erkrankung des Herzens fast immer auf seine linke Hälfte, und wird die rechte Hälfte auch ergriffen, so findet sich hier jedenfalls der Krankheitsprozess viel weniger vorgeschritten, als dort, wogegen bei dem Bildungsfehler oder den angeborenen Herzkrankheiten die rechte Herzhälfte die vorzugsweise ergriffene ist. Worauf beruht diese Verschiedenheit, wenn im Wesen selber eine Identität angenommen wird? Die Verschiedenheit kann nicht darauf beruhen, dass die rechte Herzhälfte während des Fötallebens aktiver ist als die linke Herzhälfte, denn das in den rechten Vorhof eintretende Blut wird ja auf gleiche Weise in beide Kammern vertheilt und es ist kein Grund zu der Annahme vorhanden, dass die Klappen der Pulmonararterie einen grösseren Druck oder einen grösseren Angriff erfahren, als die der Aorta. Auch kann jene Verschiedenheit nicht etwa davon abhängig sein, dass das durch die rechte Kammer und die Pulmonararterie zirkulirende Blut reizender sei, als das, welches durch die linke Kammer und die aufsteigende Aorta strömt. Soll in dieser Beziehung ein Einfluss als geltend angenommen werden, so müsste das Blut, da es aus dem Ductus venosus in die Hohlvene und von da in den rechten Vorhof strömt und dann durch das eirunde Loch in den linken Vorhof und in die linke Kammer gelangt, gerade auf die linke Herzhälfte reizend oder krankmachend einwirken. In der That weiss ich keine hinreichende Erklärung für die grössere Häufigkeit der angeborenen Fehler in der rechten Herzhälfte im Gegensatze zu denen der linken, und ich bin noch im Zweifel, ob nicht diese relative grössere Häufigkeit eine nur scheinbare ist. Es kann nicht geläugnet werden, dass bei Kindern, welche mit ihrem angeborenen Herzfehler Wochen, Monate oder Jahre alt geworden sind, und welche, weil sie von erster Kindheit an Merkmale der Blausucht gezeigt haben, nach dem Tode untersucht worden sind, meistens die Pulmonarterie als der Sitz der Krankheit befunden worden ist; es ist jedoch sehr wohl möglich, dass, wenn in einer viel grösseren Zahl von Kindern, die entweder todt zur Welt gekommen, oder kürzere oder längere Zeit nach der Geburt gestorben sind, das Herz mit seinen Hauptgefässen genau untersucht worden wäre, man hinsichtlich der Häufigkeit der Herzfehler in der rechten und in der linken Herzhälfte wohl schon ein anderes Resultat hätte. Die verschiedenen, von mir angeführten Thatsachen ergeben, dass Abweichungen von dem normalen Entwickelungsprozesse des Herzens in allen Perioden des Fötuslebens sich ereignen können, sowohl in der Periode vor der gehörigen Theilung der Höhlen, als zu der Zeit, wenn diese Theilung vollkommen oder nur partiell geschehen ist. Dürfen aus der im Ganzen nur geringen Zahl der veröffentlichten Fälle Schlüsse gezogen werden, so würde sich daraus ergeben, dass die Herzfehler am häufigsten nach vollkommen geschehener Scheidung der Höhlen sich bilden, oder mit anderen Worten, dass die Erkrankung bei weitem häufiger in der späteren Periode des Fötuslebens eintrete, als in der früheren. Ein solcher Schluss darf aber nicht gewagt werden; seine Richtigkeit ist sehr zu bezweifeln. In je früherer Periode des Fötuslebens der Entwickelungsprozess des Herzens eine Störung erleidet, desto grösser und bedeutsamer wird der Bildungsfehler sich darstellen und desto weniger wird der Organismus im Stande sein, den nach der Geburt nothwendig eintretenden Veränderungen sich anzubequemen und desto weniger wird das Leben dabei erhalten bleiben. Vergleicht man nun die Fälle, in welchen die mit angeborenen Herzfehlern Behafteten eine längere Zeit gelebt haben, mit denen, die in Folge solcher Herzfehler es nicht vermochten, so wird man nur ein sehr geringes Verhältniss herausbekommen. Daraus lässt sich eher schliessen, dass die Missbildung des Herzens am häufigsten in den ersten Perioden des Fötuslebens, wenn der Entwickelungsprozess am thätigsten ist, sich bilden.

(Schluss folgt.)

II. *Kritiken und Analysen.*

Die Syphilis der Neugeborenen und Säuglinge, von Dr. Diday in Lyon.

(*Traité de la Syphilis des nouveau-nés et des enfants à la mamelle, par P. Diday, Ex-chirurgien en chef de l'Antiquaille (Hôpital des Vénériens de Lyon), ouvrage qui a remporté le prix au concours de Bordeaux*), *Paris* 1854, 8, *p.* 434.

(S. dieses Journal September-Oktober 1854, S. 251.)

Zweiter Artikel.

IV. Prognose der angeborenen Syphilis und der Syphilis der Kinder überhaupt.

Dass die Sterblichkeit in Folge angeborener Syphilis überall eine sehr grosse ist, namentlich in den grösseren Städten, ist eine traurige, allgemein anerkannte Wahrheit. Worauf beruht diese grosse Sterblichkeit, da doch bei Erwachsenen Tod in Folge von Syphilis nicht so überaus häufig ist *)? Beruht sie, wie einige Autoren gemeint haben, lediglich auf der Zartheit des Alters und der damit verbundenen geringen Lebensenergie? Beruht sie darauf, wie Andere meinen, dass gerade in einer Zeit, in der die Säfte ganz vorzüglich zur Ausbildung der wichtigsten Organe des Lebens verwendet werden müssen, eine Dyskrasie oder eine Verderbniss eben dieser Säfte eintritt und also gerade dadurch so tiefgreifend wird? Der Verfasser hält diese Annahme nich für richtig. Er meint, dass die Lebenskräfte des Kindes seinem Alter angemessen sind, d. h. dass Kinder den sie befallenden gewöhnlichen Krankheiten gerade so viel Widerstand entgegenstellen können, wie Erwachsene den ihrigen. „Findet sich denn, fragt er, ein so grosser Unterschied zwischen einem zarten Kinde und einem dreissigjährigen Manne hinsichtlich der akuten Krankheiten, z. B. der Pneumonie? Keinesweges; es gibt sogar sehr ernste Affektionen, deren Angriff das Kind noch viel besser aushält, als der Erwachsene, Affektionen, deren Gefahr im Gegentheile mit dem Aelterwerden wächst. Dahin gehören namentlich die Eruptionsfieber und besonders die Pocken; diese letzteren sind hier um so mehr hervorzuheben, als sie in zweifacher Beziehung mit der Syphilis eine grosse Analogie darbieten, indem sie ebenfalls auf einem Virus beruhen und indem ihre Manifestationen besonders die Hautdecken in Anspruch nehmen.“ Wenn also nicht das Alter an und für sich, so doch aber in dem zarten Alter die Schwäche? Allerdings beruht jedes Unterliegen unter einer Krankheit meistens auf Schwäche im weitesten Sinne des Wortes, d. h. darauf, dass der Organismus der Krankheit nicht mehr Widerstand zu leisten, ihr gegenüber sich nicht mehr zu behaupten vermag, aber der Begriff „Schwäche“, in diesem Sinne genommen, ist von gar keinem Werthe. Es muss also das, was man hier Schwäche nennt und wodurch die grosse Mortalität einer Krankheit bedingt wird, die bei Erwachsenen diese Mortalität nicht zeigt, noch näher spezifizirt werden. Trüge das zarte Alter und die damit verbundene geringe Widerstandskraft allein die

*) Im Hospital der Venerischen in Paris ist die Sterblichkeit 1:299 und im Hôtel-Dieu daselbst 1:9. Im Hospital der Venerischen sind nur Erwachsene.

Schuld, so müsste primäre Syphilis, wenn Neugeborene oder Säuglinge davon zufällig angesteckt wären, dieselbe oder eine analoge Tödtlichkeit darbieten. Dem ist aber nicht so. Während die angeerbte oder mit zur Welt gebrachte Syphilis so oft tödtlich wird, hat in den seltenen Fällen, in denen bei kleinen Kindern, die gesund geboren wurden, die Syphilis, die primär übertragen worden ist, keine andere Entwickelung, keinen anderen Verlauf und keine andere Gefahren dargeboten, als bei Erwachsenen.

„Die angeborene Syphilis, bemerkt Herr D. ganz richtig, zeigt weder den Verlauf, noch dieselben Symptome wie die Syphilis der Erwachsenen. Die angeborene Syphilis und die syphilitische Dyskrasie der Erwachsenen sind zwar sich ähnlich, aber nicht identisch, und wenn ihre Prognose sich unterscheidet, so liegt das weniger an der Verschiedenheit des Alters, als an der Verschiedenheit des Charakters oder dem eigenthümlichen Genius. Eine Art Atrophie oder Verkümmerung (rabougrissement) in der Gesammtheit des Individuums erzeugend, bevor noch eine charakteristische Erscheinung sich bemerklich macht, — dann an hundert Punkten fast auf ein Mal hervorbrechend, in den ersten Tagen der Existenz schon mit Störungen innerer Organe sich verknüpfend, die bei der Syphilis acquisita sich nicht finden, — ganz besonders ansteckend, selbst in ihren leichteren Formen, kann die angeborene Syphilis nur mit sich allein verglichen werden und es muss weit mehr dieser grossen Gewalt, als der Schwäche ihrer Opfer der geheime Grund der ganz besonderen Gefahren zugeschrieben werden, die die angeborene Syphilis in sich trägt."

Der Verfasser bemüht sich, diese seine Ansicht noch näher zu begründen. Einestheils ist es, wie er glaubt, die Art und Weise der Entstehung und anderentheils sind es die Bedingungen, unter denen die angeborene Syphilis zum Vorschein kommt, worin jene Differenz zu suchen ist. Dringt syphilitisches Gift in den Körper ein, entsteht konstitutionelle Syphilis, so erzeugt sich eine krankhafte Mischung der Säfte oder das, was wir Dyskrasie nennen; diese Veränderung erzeugt sich in gewöhnlichen Fällen, d. h. bei zufällig erlangter Syphilis nur allmählig, die angeborene Syphilis aber besteht in einer das ganze Wesen der Frucht sofort durchdringenden Dyskrasie. Diese Dyskrasie beginnt entweder schon mit dem Eie, vom Augenblicke seiner Befruchtung an, oder sie wird der Frucht während ihrer Entwickelung so vollständig eingeprägt, dass jede Faser derselben, jedes Molekülchen gleichsam davon durchzogen ist; wenn ferner bei der erlangten Syphilis, nach vorangegangenem Schanker, konstitutionelle Symptome sich entwickeln, so treten sie 2, 3, 4 Monate nachher langsam oder gewissermaassen einzeln auf; es sind, wie bekannt, entweder die kutanen oder die mukösen Gebilde, in welchen sie sich bemerklich machen, während alle übrigen Organe ihre Funktionen mit Kraft versehen. Werden andere Theile des Körpers der Sitz der syphilitischen Symptome, so ist gewöhnlich eine besondere Ursache vorhanden, entweder ein ganz besonderer Reiz, der auf diese Theile gewirkt hat, oder eine vorherrschende und besonders geweckte Lebensthätigkeit in denselben. Während der Entwickelung im Uterus sind alle Theile des Kindes so ziemlich in gleicher Arbeit oder Lebensthätigkeit begriffen und bei der Geburt treten besonders die Eingeweide (Lungen, Leber, Herz, Magen, Darmkanal, Gehirn) in eine erhöhte Funktion, und darin liegt ohne Zweifel der Grund, dass bei Neugeborenen die syphilitische Dyskrasie so rasch in so wichtigen, inneren Organen und zugleich in den kutanen und mukösen Gebilden sich kund thut. Der Verfasser zeigt nun, wie bei der zufällig erlangten Syphilis nach und nach das eingedrungene Gift entweder durch Ausscheidung, oder durch Auseiterung, oder durch eine assimilirende Kraft des Körpers gemildert und allmählig abgeschwächt wird.

„So günstige Umstände, sagt er, walten bei der Frucht im Mutterleibe nicht ob. Das Gift wird auf sie entweder durch den Samen bei der Befruchtung, oder durch das Ei in dessen eigenen Bestandtheilen oder direkt durch das Blut der Plazenta übertragen. Das Gift tritt also unmittelbar mit in die Elemente seiner Bildung oder in sein Gefässsystem hinein, ohne dass es durch jene Lymphdrüsen-Digestion modifizirt werden konnte, welche so oft beim Erwachsenen die traurigen Folgen der syphilitischen Infektion mässigt. Andererseits befindet sich der gegen das syphilitische Gift ganz schutzlose Fötus zugleich ohne die Mittel, der Wirkung zu begegnen, denn die Sekretionen und Exhalationen, durch welche die schädlichen Prinzipien ausgestossen werden können, sind während des Intrauterinlebens gar nicht oder nur im rudimentösen Zustande vorhanden.“

„Kommt nun dieses Gift, welches von jedem Neutralisationsbestreben frei geblieben, durch die unendlich vielen neuen Reize, die das Leben vom Augenblicke der Geburt an herbeiführt, zum Ausbruche, so muss dieser Ausbruch eben so intensiv in seinen Wirkungen, als rasch und extensiv in seiner Manifestation sich charakterisiren. In der That haben auch die Symptome, die dann sich bemerklich machen, alle die Gewalt, von Schicht zu Schicht sich zu verbreiten, alle die Kontagiosität und den akuten Gang der primären Zufälle und dabei die Eigenschaft der konstitutionalen Symptome, zu gleicher Zeit in verschiedenen Theilen und Organen des Körpers hervorzukommen."

Ref. muss dieser Ansicht sich anschliessen, jedoch mit einigem Vorbehalte. Die angeborene Syphilis ist allerdings intensiver, bösartiger, ansteckender, als die konstitutionelle Syphilis Erwachsener, und es scheint in der That, dass alles Das, was bei Erwachsenen extensiv und intensiv, in Raum und Zeit, wenn Ref. sich so ausdrücken darf, weit auseinander liegt, bei Neugeborenen zusammengedrängt ist. Für Ref. scheint aber der Grund grossentheils darin zu liegen, dass die Entwickelung der Körpertheile bei Neugeborenen eine viel raschere und gewaltigere ist, als bei Erwachsenen. Sind letztere ausgebildet, so beschränkt sich die Zuführung von bildenden Säften auf die Erhaltung der gebildeten Organe und die Konsumtion oder Ausscheidung steht in gleichem Verhältnisse zur Produktion oder Aneignung. Bei Neugeborenen und Säuglingen aber überwiegt die Produktion unendlich die Konsumtion; der Entwickelungsprozess hat den höchsten Grad der Lebendigkeit, und es müssen demnach die Folgen, welche ein den bildenden Stoffen beigemischtes Gift, schädliches Element zu Wege bringt, viel entschiedener, ausgeprägter und, um ein fremdländisches Wort zu gebrauchen, eklatanter hervortreten. Dennoch gibt es auch Fälle von angeborener Syphilis, die auf sehr milde Weise sich kund thun und lediglich durch kutane Erscheinungen sich manifestiren, die der Behandlung eben so leicht nachgeben, wie bei Erwachsenen. Auffallend ist freilich, dass, wenn die mukösen Häute, namentlich die Schleimhaut des Mundes und Rachens, der Sitz der syphilitischen Erscheinungen ist, die Heilung viel schwieriger und der Ausgang gewöhnlich viel übler ist, als bei Erwachsenen mit denselben Erscheinungen; allein bei zarten Kindern spielt die Schleimhaut des Mundes und Rachens bis zum Schlunde hinab, so wie die respiratorische Schleimhaut eine viel wichtigere Rolle als bei Erwachsenen, weil sie die Ernährung vermittelt, an die die Natur in diesem Alter eine so gewaltige Anforderung macht. Bei Erwachsenen kommen in Folge syphilitischer Dyskrasie bekanntlich auch Affektionen innerer Organe vor, die dann von sehr ernster Bedeutung, bisweilen tödtlich sind, aber freilich bilden sie sich im Verhältnisse zu der Langsamkeit der Ernährung überhaupt nur langsam, nur nach und nach. Bis jetzt hat man den Gang der syphilitischen Dyskrasie in den verschiedenen Altersstufen noch nicht mit einander vergleichen; Ref. besitzt darüber auch noch keine bestimmten Zahlen, aber ihm ist doch nicht entgangen, dass vor der Pubertät syphilitische Dyskrasie durchschnittlich viel rascher hintereinander und auch viel intensiver ihre verschiedenen Phasen durchmacht, als nach derselben, und dass im späteren Alter der Gang der Syphilis durch ihre verschiedenen Phasen hindurch noch langsamer wird.

Die grössere oder geringere Lebendigkeit des Nisus formativus oder der fortwaltenden Bildungsthätigkeit ist wohl der Hauptgrund, weshalb bei Neugeborenen und Säuglingen die syphilitische Dyskrasie im Vergleiche zu der bei Erwachsenen so übermächtig und anscheinend so intensiv hervortritt. Vielleicht würde man auch einen Unterschied finden, wenn man Individuen von gleichem Alter, bei denen der Bildungstrieb ein sehr reger und lebendiger ist, mit denen vergleicht, bei denen er langsam und träge vor sich geht. Ueber die grössere Kontagiosität der angeborenen Syphilis im Gegensatze zu der der konstitutionellen Syphilis Erwachsener, was von dem Verfasser so entschieden behauptet wird, hat Ref. sich schon im ersten Artikel ausgesprochen. Ref. hält die konstitutionelle Syphilis für ansteckend überhaupt, jedoch nicht durch einmaligen Kontakt oder einmalige Ueberimpfung, sondern durch lange fortgesetzten, wiederholten und innigen Kontakt, wie ihn nur das Säugegeschäft, die Kinderwartung und der eheliche Umgang gewährt. Nach Ref. liegt auch hierin der Grund, dass die angeborene Syphilis ansteckender erscheint, als die konstitutionelle Syphilis Erwachsener, weil bei letzterer die genannte Bedingung als Ausnahme, bei ersterer aber als Regel vorhanden ist.

In dem spezielleren Theile der Prognose bespricht der Verfasser den tödtlichen Einfluss der Syphilis auf die Frucht im Mutterleibe oder auf die Frucht nach der Geburt, und dann die Gefahren, welche für die Mutter, für die Ammen und für fremde Personen daraus entspringen. Ueber den tödtenden Einfluss der Syphilis auf die Frucht im Uterus ist in neuerer Zeit viel verhandelt worden; Ref. hat darüber in mehreren Aufsätzen anderweitig sich ausgesprochen. In neuester Zeit ist freilich noch von Huguier in der Akademie der Medizin zu Paris (am 14. Juli 1840) behauptet worden, dass die Syphilis an sich nicht tödte, und dass sie, sich selber überlassen, keineswegs eine so mächtige Ursache zum Abortus werde, als man gewöhnlich annimmt, dass vielmehr der Abortus bei oder durch die Merkurialbehandlung der Schwangeren eintrete. Diese Ansicht ist schon 1673 von Blegny aufgestellt worden; er wollte (l'art de guérir les maladies vénér., p. 265), dass man eine syphilitische Schwangere nicht eher, als bis die Schwangerschaft weit vorgerückt sei, einer spezifischen Behandlung unterwerfe, weil sonst das noch zu schwache Kind der Einwirkung des Merkurs nicht widerstehen würde. In der That ist diese Ansicht noch jetzt bei vielen Aerzten maassgebend. Sie fürchten sich und zögern, einer Schwangeren, die syphilitisch, und deren Syphilis bereits konstitutionell ist oder es zu werden droht, Merkur zu geben, um dem Kinde keinen Nachtheil zu bringen und nicht Abortus herbeizuführen. Diese Ansicht muss ernstlich bekämpft werden. A priori müsste man schon schliessen, dass, wenn der Merkur wirklich ein Heilmittel gegen die Syphilis der Frau ist, er auch heilsam auf die Frucht wirken müsse, und dass die Krankheit der ersteren auf letztere einen viel verderblicheren Einfluss ausüben werde, als das zum Heilzwecke gereichte Mittel. Von Seiten Derer, welche dem Merkur den erwähnten nachtheiligen Einfluss auf den Fötus zugeschrieben haben, sind übrigens keine Beweise aufgestellt, wogegen die Zahl der Fälle sich immer mehr häuft, in denen durch Syphilis allein, ohne dass der Schwangeren nur 1 Gr. Merkur gegeben ist, Abortus bewirkt worden. Ja Ref. hielt sich seinen Erfahrungen nach für berechtigt, fast alle oder wenigstens die meisten Fälle von sogenanntem „habituellen Abortus" der Syphilis der Eltern beizumessen. Der Verf. stimmt diesem bei, und es hat sich dieses schon dadurch entschieden herausgestellt, dass eine frühzeitige und vorsichtige Merkurialbehandlung der Schwangeren als das wirksamste Mittel sich erwiesen hat, dem habituellen Abortus ein Ziel zu setzen. Ref. verweist auf seine Abhandlung über Syphilis intra uterum (Archiv für Syphilis und Hautkrankheiten von Dr. F. J. Behrend, I. Bd., Berlin 1846, S. 1 u. S. 233). In wie weit mehr die konstitutionelle Syphilis des Vaters oder mehr die der Mutter diesen habituellen Abortus bei letzterer verschulde, ist hier nicht zu erörtern; es ergibt sich aber mit Bestimmtheit aus den gesammelten Thatsachen, dass die syphilitische Behaftung der Frucht, woher sie auch kommen mag, der eigentliche Grund davon ist.

Dass die syphilitische Dyskrasie das Leben der Frucht im Uterus abschwächt, sie tödtet und dadurch Abortus zu Wege bringt, ergibt sich auch aus dem verderblichen Einflusse dieser Krankheit auf die Früchte, die ausgetragen werden und lebendig zur Welt kommen. Ref. hat in seinem vorerwähnten Aufsatze und in einem neueren, welchen er in dem von ihm herausgegebenen Journal für Kinderkrankheiten (Juli — August 1851, S. 17) veröffentlicht hat, versucht, näher zu ergründen, woher in einem Falle durch die angeborene Syphilis die Frucht schon frühzeitig getödtet wird, ohne dass die Frucht zur Reife kommt, und woher in anderen Fällen die Frucht bis zur Reife sich hält und erst während des Geburtsaktes, weil es denselben nicht ertragen kann, stirbt, und endlich, warum wieder in anderen Fällen die Frucht auch die Geburt übersteht und kurze Zeit nach derselben zu Grunde geht oder auch noch länger am Leben bleibt.

Seit den neueren Ergebnissen über die spezifischen Veränderungen der Leber, der Lungen, der Thymus erklären sich alle diese Vorgänge sehr gut und wir können demnach auch diesen ganzen Abschnitt übergehen. — Eine andere Frage ist, ob sich die syphilitische Dyskrasie der Eltern mit der Zeit so abschwäche oder erschöpfe, dass die späteren Früchte weniger davon heimgesucht erscheinen, als die früheren. Simon in Hamburg ist dieser Ansicht und in der That scheinen die Data, die Bertin gesammelt hat, dafür zu sprechen. In einem Falle, den derselbe aufgezeichnet hat, wurde die erste Frucht im 6ten Monate, die zweite im 7ten Monate und die dritte zu $7^1/_2$ Monat der Schwangerschaft abortirt; die vierte Frucht wurde ausgetragen, aber lebte nur 18 Stunden, die fünfte lebte schon 6 Wochen und die sechste endlich 4 Monate ohne Behandlung. Es wäre von grösstem Interesse, wenn sich diese Ansicht bestätigt; es würde das einerseits ein Beweis für die Kraft der Natur sein, allmählig die Dyskrasie zu beseitigen, und andererseits würden die Früchte als die Objekte erscheinen, durch welche die Natur die Elimination des dyskrasischen Stoffes der Mutter bewirkt. Es ist sehr schwer, ein reines und ungetrübtes Resultat in solchen Fällen zu erlangen, da eine Frau, die 6 oder 7 Mal hintereinander schwanger wird und selbst an konstitutioneller Syphilis leidet, oder deren Ehemann damit behaftet ist, selten eine so lange Zeit hindurch ohne alle Behandlung bleibt und folglich der Einfluss dieser Behandlung, der sie oder ihr Mann unterworfen worden ist, sehr ernstlich mit in Frage kommt. So erzählt Lallemand (Journal univ. de médic., p. 27) die Geschichte einer Frau, die an Syphilis leidet, fünf Mal hintereinander geboren hat, und deren Kinder alle, mit Syphilis behaftet, zur Welt kamen, so aber, dass progressiv bei den späteren Kindern die Syphilis immer milder und milder sich äusserte, aber der Vater und die Mutter waren in dieser ganzen Zeit einer mehr oder minder kräftigen, spezifischen Kur, theils durch Quecksilber, theils durch Goldpräparate unterworfen worden. Wir müssen jedoch einen vom Verfasser erzählten Fall, der ganz vor Kurzem vorgekommen ist und dadurch besonderes Interesse darbietet, dass Vater und Mutter nie eigentlich antisyphilitisch behandelt worden sind, wörtlich anführen. Dieser Fall ist von Doyon und Dion in der Antiquaille zu Lyon beobachtet worden (Gaz. hebdom. de médec. et chirurg., Avril 1854).

„Frau D., 46 Jahre alt, kommt am 21. Juli 1853 mit der Bitte, ihr Mittel gegen Syphilis zu geben, womit sie vor 11 Jahren angesteckt worden sei, indem sie ein Kind genährt habe, welches auf dem Rumpfe und auf den Gliedmassen mit Pusteln besetzt war und an allen sichtbaren Theilen der Schleimhäute muköse Tuberkeln zeigte. Sie selbst hätte anfänglich an ihrer Brust solche Pusteln bekommen, dann eben solche an der Vulva; dann hätte sie die Haare verloren, Drüsenanschwellungen im Nacken, am Halse, in den Leisten und in den Achselgruben bekommen; mit einem Worte sie wäre allgemein syphilitisch geworden. Ihr Mann, ein Kirchenaufseher, habe dann, nachdem er mit ihr ehelich gelebt, binnen wenigen Wochen ebenfalls syphilitische Pusteln bekommen, und es könne das nur von ihr gewesen sein, da ihr Mann sehr moralisch und gesund gewesen. Zuerst hätten sich bei ihrem Manne Pusteln am Hodensacke gezeigt, dann Geschwüre am Halse, und darauf noch andere Erscheinungen ähnlicher Art. Diese Frau nun, die vorher, ehe sie von der Syphilis befallen wurde, 4 gesunde Kinder gehabt hat, von denen noch 3 leben und das vierte an Krämpfen gestorben ist, wird, nachdem sie und ihr Mann syphilitisch geworden, wieder schwanger. Sie abortirte nicht, sondern trägt das Kind bis zur Reife und kommt 1844 damit nieder. Das Kind ist ein kleines, gelbes, runzeliges Geschöpf mit grossen Pusteln in der linken Achselgrube und stirbt nach 15 Tagen. Eine neue Schwangerschaft erfolgt 1846; auch dieses Mal wird das Kind ausgetragen, aber es ist ebenfalls ein hinfälliges, mageres Geschöpf, mit runzeligem, greisenhaftem Antlitze; dieses Kind hält sich 2 Monate am Leben und 1 Monat nach der Geburt erst bekommt es Pusteln am After, an den Geschlechtstheilen und im Munde. Im Jahre 1848 wird die Frau abermals und zum letzten Male schwanger; die Schwangerschaft geht nicht nur richtig bis zu Ende, sondern das

Kind, wenn auch etwas mager, erhält sich auch am Leben und war, als dieser Fall niedergeschrieben wurde, 5 Jahre alt. Es erscheint zwar gesund, aber es sieht sehr hinfällig aus, und man hat nicht viel Hoffnung, es zu erhalten. Wohl zu bemerken ist, dass weder Vater, noch Mutter, noch eines der drei letztgeborenen Kinder irgend einer spezifischen Kur unterworfen worden ist."

Den Umstand, dass ein an allgemeiner Syphilis leidender Mann mit seiner Frau zwischen mehreren kränklichen und elenden Kindern auch ein gesundes zeugt, sucht der Verfasser zu erklären, aber es scheint, als ob er dazu viel Kunst gebraucht; der Ref. hat schon im ersten Theile dieser Analyse angedeutet, wie er die Sache auffasst, und er will deshalb in diesen Punkt nicht weiter eingehen. Der Verfasser findet darin einen Unterschied, ob die Syphilis der Kinder von dem Vater oder der Mutter herstamme; im letzteren Falle, vorausgesetzt, dass der Vater von der Krankheit frei bleibt, scheint die Syphilis allmählig abzunehmen, so dass die folgenden Kinder immer lebenskräftiger, gesunder oder weniger heimgesucht erscheinen. Im ersteren Falle dagegen, d. h. wenn der Vater an allgemeiner Syphilis leidet und die Mutter frei bleibt, scheint die Säfteverderbniss in den Kindern eher zuzunehmen, als sich zu vermindern, so dass die später geborenen Kinder elender und schwächlicher oder mindestens eben so elend und verkümmert sich zeigen.

„Worauf beruht dieser Kontrast, fragt der Verfasser? Er kann nur auf eine Weise erklärt werden. Ist die Mutter syphilitisch geworden und hat sie den Vater angesteckt oder nicht, so muss bei Beiden die Dyskrasie allmählig sich vermindern, weil der Vater, der späterhin eine neue Ansteckung von seiner Frau nicht erfahren kann und von der Frucht selber nichts zu empfangen hat, sich allmählig zu regeneriren Gelegenheit hat und auf seine später gezeugten Kinder nicht noch ein neues Infektionselement übertragen wird. Ist aber der Vater durch und durch syphilitisch, so wird er nicht nur immer wieder die Früchte bei seiner Frau vergiften, sondern es wird die Dyskrasie zuletzt auch auf die Frau übertragen werden."

Eine andere, nicht minder wichtige Frage ist die, ob das durch die Zeugung vom Vater aus syphilitisch gewordene Kind die eigene Mutter anstecken könne? Viele bejahen diese Frage, Viele verneinen sie und Letzteren glaubt Ref. sich anschliessen zu müssen. Der Verf. sucht die Möglichkeit auf theoretischem Wege zu erweisen, aber dieser Beweis nützt nichts. Nur die Erfahrung kann die Frage entscheiden, allein es ist sehr schwierig, sehr genaue und unzweifelhafte Thatsachen zu erlangen. Das gesteht auch Ricord ein (Gaz. médic. de Paris 1849, p. 753). Depaul aber spricht mit Entschiedenheit dahin sich aus, dass die vom zeugenden Vater syphilitisch gewordene Frucht die gesund gebliebene Mutter während des Aufenthaltes im Uterus infiziren könne. Späterhin hat auch Ricord in der Sitzung der Akademie der Medizin vom 29. April 1851 entschieden erklärt, dass dieses der Fall sein könne, denn er habe gefunden, dass Frauen, die mit Männern lebten, welche an allgemeiner Syphilis litten, erst von dieser Krankheit ergriffen wurden, als sie schwanger geworden, so dass sie so lange davon verschont geblieben sind, bis sie schwanger wurden. Der Verf. erzählt folgende Fälle:

„1) M. D. hatte vier Mal syphilitische Affektionen gehabt, von denen er, wie es scheint, unvollkommen geheilt worden ist. Er verheirathete sich, war etwas schwächlich, aber ohne bemerkbare Krankheitssymptome. Etwa 1 Jahr nachher wurde seine Frau von einem Kinde entbunden, das anscheinend ganz gesund zur Welt kam, aber in der dritten Woche einen sehr deutlichen, syphilitischen Pustelausschlag zeigte. Von dieser Zeit an begann die Frau zu kränkeln und hatte einen reichlichen, weissen Fluss, Das Kind starb 11 Monate alt. Das folgende Kind, das die Frau gebar, lebte nur 10 Monate, und 4 Jahre nachher bekam die Frau trockene, kupferrothe Pusteln, Fissuren und Rhagaden in den Handflächen. Während der ganzen Zeit ihrer Ehe hatte der Mann kein in die Augen fallendes Symptom von Syphilis gehabt und folglich sich auch keiner Kur unterzogen, aber später bekam er zwei Knochenauftreibungen, dazu kam eine Harnröhrenverengerung und er starb, erschöpft durch diese Leiden (Troncin, de l'Extinction de la malad. vénér. 1834)."

„2) Frau B. verheirathete sich Oktober 1848; sie war bis dahin ganz gesund und blieb es auch eine Zeitlang in der Ehe. Am 30. Mai 1849 wurde sie von einem kleinen, aber lebhaften und wohl aussehenden Kinde entbunden. Sie glaubte, sie sei erst 8 Monate schwanger gewesen. Einige Tage nach der Entbindung wendete sich der Mann an einen Arzt wegen eines alten Kopfausschlages. Der Arzt erkannte syphilitische Pusteln und sehr charakteristische Syphiliden in den Handflächen. Der Mann gestand nun, dass er sich allerdings Syphilis zugezogen, aber mit Bestimmtheit mehrere Monate vor der Hochzeit. Er wurde einer spezifischen Behandlung unterworfen. Das Kind bekam, als es 5 Wochen alt war, Geschwüre hinter den Ohren und auf dem Kopfe; es war abgemagert und hatte ein Greisenantlitz; ein Durchfall kam hinzu und nach wenigen Tagen starb das Kind, vollkommen erschöpft, ohne dass die eingeleitete Behandlung etwas nützte. Das Kind war einer Amme gegeben worden, aber die Mutter bekam nichtsdestoweniger zahlreiche Pusteln an den Nasenflügeln, am Munde, auf der Kopfhaut und an den Genitalien, später einen röthelnartigen Ausschlag über den ganzen Körper, nächtliche Knochenschmerzen und Geschwüre im Rachen. Eine kräftige Anwendung des Quecksilberjodürs und des Jodkaliums brachte vollständige Heilung. Ebenso wurde auch der Mann geheilt, aber etwas langsamer."

So weit die Erfahrungen bis jetzt reichen, glaubt Ref. Folgendes herauszustellen:

1) Wenn ein Mann an syphilitischer Dyskrasie leidet und ein gesundes Mädchen zur Frau nimmt, so wird sie lange Jahre mit ihm leben können, ohne irgendwie zu leiden.

2) Wird sie aber von ihm schwanger und das Kind, was wohl meistens der Fall sein wird, von der syphilitischen Dyskrasie, als Erbstück des Vaters, ebenfalls heimgesucht, so fängt die Mutter von diesem Augenblicke an zu kränkeln. Sie wird welk, hinfälliger, als es sonst gesunde, weibliche Personen nach einer einfachen Niederkunft zu sein pflegen, bekommt Menstrualkoliken, hartnäckigen Fluor uterinus, hier und da kleine Schorfe, verliert das Haar u. s. w.

3) Je öfter durch Umgang mit dem an allgemeiner Syphilis leidenden Manne die Schwangerschaften sich wiederholen, desto mehr nimmt diese Kränklichkeit der Mutter zu und besonders ist dieses der Fall, wenn die Frau die Früchte nicht bis zur Reife austrägt, sondern vorzeitig abortirt.

Der Verf., der alles Dieses in seiner Erfahrung auch erkannt hat, glaubt hier den Grund darin zu finden, dass die Mutter, wie offenbar daraus hervorgeht, mit der Zeit auch dyskrasisch wird, nicht direkt vom Manne das dyskrasische Element erhalte, sondern von ihrer Frucht infizirt werde. Seiner Ansicht nach ist die Frucht der eigentliche Ablagerungsheerd der syphilitischen Dyskrasie des Vaters und von der Frucht geht sie auf die Mutter über. Der Verf. lässt sich hierzu vorzüglich durch sein schon früher erwähntes Dogma bestimmen, dass die Syphilis congenita eine sehr lebhafte Kontagiosität annehme. Ueber diesen Punkt hat sich Ref. schon ausgesprochen und er ist der Ueberzeugung, dass allerdings, wie er auch schon früher erwähnt hat, die Frucht vorzugsweise der Ablagerungsheerd der syphilitischen Dyskrasie des Vaters ist, dass die Mutter Anfangs gesund bleibt, dass sie mit der Zeit zu kränkeln und dyskrasisch zu werden anfängt, dass dieses mit der Zeit zunimmt, dass aber das dyskrasische Element nicht von der Frucht, sondern ihr nach und nach vom Manne direkt zugeführt wird. Wenn Schwangerschaft und Niederkunft dieses Dyskrasischwerden der Frau zu zeitigen und zu steigern scheint, so liegt der Grund lediglich in der durch diese Vorgänge erzeugten, aufgeregteren Lebensstimmung und dann in der durch Geburt und Wochenbett verminderten Reaktionsthätigkeit der Frau.

Ein wichtiger Punkt in der Prognose ist die Uebertragung der Syphilis vom Säugling auf die Säugende. Leidet der Erstere an primärer Syphilis, so ist natürlich die Uebertragung nicht weiter zu bezweifeln. Leidet er aber an angeborener Syphilis, so wird die Uebertragung von sehr gewichtigen Autoritäten (Hunter, Ricord, Cullerier und Anderen) bestritten, von anderen, ebenfalls bedeutenden Autoritäten (Rayer, Cooles, Cooper u. s. w.) behauptet. Die Letzteren führen zum Beweise eine grosse Anzahl von Fällen an; die Ersteren dagegen erklären diese Fälle entweder für nicht authentisch genug, oder, wenn sie die Authentizität nicht zurückweisen können, behaupten sie das versteckte oder übersehene Dasein primärer Syphilis, durch welche die Ansteckung bewirkt worden sei. Es könne, meinen sie, der Säugling in seltenen Fällen durch irgend einen Zufall von einem an primärer Syphilis leidenden Menschen angesteckt worden sein, ohne dass man es richtig erkannt oder es gemerkt, und es könne dann von diesem Kinde die Amme angesteckt worden sein, bei der dann die frische Syphilis auch vielleicht übersehen worden. Meistens aber werde der umgekehrte Fall stattfinden: die Amme nämlich werde entweder schon einen frischen Schanker in den Dienst mitgebracht, oder sie werde sich ihn im Dienste erst von einem Manne, mit dem sie sich eingelassen, geholt und so die frische Syphilis auf ihren Säugling übertragen haben. In dem Glauben, dass das Säugen sie vor Schwangerwerden schützt, gaben sich Ammen nicht selten willig den Umarmungen der Männer heimlich hin und es liege daher die Möglichkeit, dass sie angesteckt werden, sehr nahe. — Diesen Behauptungen gegenüber bemerkt der Verf. mit Recht, dass sie im Grunde weiter doch nichts sind, als Präsumtionen über Präsumtionen, lediglich um das Dogma zu erhalten, dass konstitutionelle Syphilis nicht ansteckend sei. Zuvörderst werden doch fast überall, wo Ammen angenommen werden, dieselben, bevor sie in den Dienst treten, von einem Arzte genau besichtigt und beurtheilt; dann sind die Ammen im Dienste von Herrschaften und im Dienste von Kinderspitälern oder Findelhäusern gewöhnlich unter zu strenger Aufsicht, als dass sie so leicht Männern sich preisgeben können. Endlich aber müsste die primäre Syphilis, wenn sie allein die Uebertragung zwischen Säugling und Amme vermittelt haben soll, bei Ersterem vorzugsweise an den Mundtheilen, bei Letzterer vorzugsweise an den Brüsten ihren Sitz haben und könnte also bei Beiden der Beobachtung kaum entgehen und dann müsste nach der primären Ansteckung erst einige Zeit vergehen, bevor die konstitutionelle Syphilis als Manifestation auf der Kutis und den Schleimhäuten hervorbräche und es müssten jedenfalls indurirte oder anderartige Schankernarben zu erblicken sein. Alles Dieses ist aber keinesweges der Fall. Die leider nur zu häufige Beobachtung hat gezeigt, dass ein mit angeborener Syphilis behaftetes Kind, welches Rhagaden oder muköse Tuberkeln an den Lippen oder Mundwinkeln hat, einer gesunden Amme angelegt, sofort an den Brüsten derselben ganz eben solche Erscheinungen in kurzer Zeit erzeugt, dass darauf bei der Amme noch andere, allgemeine Zufälle folgen und dass die Amme von ihren Brüsten aus dieselbe Krankheit auf einen zweiten Säugling, vielleicht ihr eigenes Kind, welches sie anlegt, überträgt und dass von diesem zweiten Säugling die Krankheit ferner auf dritte ihn wartende und küssende Personen übertragen werden kann. Solche Fälle sind von Colles und Anderen aufgezeichnet und auch Ref. hat dergleichen erlebt. Zwar hat Cullerier in neuester Zeit sich darauf bezogen, dass in Findelhäusern und anderen Kinderpflegeanstalten für Säuglinge, die manifest an angeborener Syphilis litten, Ammen in Dienst genommen wurden und diesen Dienst versahen, ohne irgendwie infizirt zu werden, aber der Verf. erwidert hierauf mit Recht, dass, wenn dem auch so wäre, ein positiver Fall mehr beweist, als zehn negative und Ref. hat schon daran erinnert, dass die strenge Ordnung und die grosse Reinlichkeit, welcher in solchen Instituten die Ammen gewöhnlich unterworfen sind, viel dazu beiträgt, sie vor der Infektion zu schützen. Der Verf. hat diese Frage sehr weitläufig erörtert und in der That ist sie, wie wir später sehen werden, von nicht geringer Wichtigkeit, auch in forensischer Hinsicht.

Kann ein mit angeborener Syphilis behaftetes Kind auf die eigene, gesund gebliebene Mutter die Krankheit übertragen?

Colles hat diese Frage geradezu verneint; auch der Verf. verneint sie und Ref. hat sich ebenfalls in diesem Sinne ausgesprochen. Ganz etwas Anderes ist es, wenn eine Amme, welche durch das Säugen eines fremden syphilitischen Kindes angesteckt wird, darauf ein anderes, gesundes Kind an die Brust bekommt, dieses ihrerseits ansteckt und es dann der eigenen, gesunden Mutter zurückgibt. Von diesem, ihrem eigenen Kinde kann die Mutter auch angesteckt werden, aber es ist dann fremde Syphilis und nicht angeborene, die auf sie übertragen wird.

V. Gerichtlich-medizinischer Theil.

Wenn ein Kind, mit Syphilis behaftet, zur Welt kommt, so kann möglicher Weise eine Klage entspringen; es kann der Vater oder die Mutter angeschuldigt werden, die Syphilis in die Ehe gebracht zu haben, oder es ist denkbar, dass eine Klage auf Scheidung oder Trennung darauf sich gründen könne. Seitens des Arztes wird hier sehr schwer ein bestimmter Ausspruch gethan werden können. Es handelt sich doch bei dem Vater oder bei der Mutter in solchem Falle nicht um primäre Syphilis, die allenfalls demonstrirt werden kann, sondern um konstitutionelle Syphilis, deren Erscheinungen, wenn auch in ihrer ganzen, langen Folgereihe ziemlich bestimmt, doch nicht ganz entschieden als solche sich nachweisen lassen. Da selbst in dem Falle, wo gar keine Erscheinungen vor Augen treten, sich noch nicht mit Bestimmtheit sagen lässt, dass das in Frage stehende Individuum von der syphilitischen Dyskrasie ganz frei sei, so wird selbst dann kein Urtheil gefällt werden können, wenn nur der Vater oder nur die Mutter syphilitische Erscheinungen darbietet und das andere Mitglied der Ehe frei erscheint. Selbst das Dasein oder Nichtdasein von aufgefundenen Schankernarben wird nichts beweisen, da lange Zeit nachher, wenn die charakteristische Induration verschwunden ist, die Narben einen so entschiedenen Charakter nicht mehr darbieten, um von ihnen allein schliessen zu können. — Weit häufiger kommt in forensischer Beziehung die Frage zur Entscheidung, ob das Kind die Amme oder die Amme das Kind angesteckt habe. Einer Amme wird ein Kind übergeben; nach einiger Zeit bekommt die Amme geschwürige Brustwarzen und das Kind zu gleicher Zeit einen geschwürigen Mund und Ausschläge; die Amme wird als ungesund sofort entlassen und vielleicht noch gar angeklagt. Die Amme ihrerseits aber, welche behauptet, ganz gesund gewesen und vom Kinde angesteckt worden zu sein, verlangt Entschädigung; der Arzt soll entscheiden, von wem die Ansteckung ausgegangen, ob vom Säuglinge oder von der Amme. Solche Fälle sind vorgekommen; auch Ref. hat in zwei Fällen sein Gutachten abgeben müssen. Lässt sich feststellen, dass Vater oder Mutter oder Beide an Syphilis früher gelitten haben oder noch leiden, die Amme aber bis zum Augenblicke des Säugens ganz gesund gewesen, so ist die Frage leichter zu entscheiden und in der That wurden lediglich auf diesem Grunde vom Tribunale zu Tulle vom 22. Dezember 1841 die Eltern eines syphilitischen Kindes verurtheilt, der Amme desselben eine Entschädigung von 1000 Fres. zu zahlen. Jedenfalls muss in Fällen der Art die eigene Mutter des Kindes sehr genau untersucht werden, ob nicht Merkmale vorhandener oder vorangegangener Syphilis an ihr aufzufinden seien. Dasselbe muss auch andererseits mit der Amme geschehen. Die Untersuchung des Vaters ist weniger bedeutungsvoll; erkennt man an ihm noch vorhandene oder stattgehabte Syphilis, so ist die Präsumtion sehr bedeutend, dass das Kind von ihm die Syphilis geerbt habe. Erscheint er aber von der Syphilis ganz frei, so ist daraus noch nicht der entgegengesetzte Schluss zu ziehen, denn, wie Ricord bemerkt, ist der gesetzliche Vater nicht immer der natürliche Vater. Der Arzt muss in der Beurtheilung solcher Fälle, wo es sich um das Wohl und Wehe von Personen handelt, sehr vorsichtig sein. Er muss nach sehr genauer Untersuchung des Kindes, der eigenen Mutter desselben, des Vaters und der Amme, den Charakter der vorhandenen Krankheitserscheinungen, ihren Sitz, die Zeit ihres Ausbruches, die Gesundheit oder die Todesart der etwa vorhandenen Geschwister des Kindes, ferner die Beschaffenheit des eigenen Kindes der Amme und endlich die Moralität der Eltern einerseits und der Amme andererseits in Betracht ziehen, bevor er zu einem Urtheile sich herbeilässt. Es sind Fälle vorgekommen und Cullerier und Brachet haben uns dergleichen mitgetheilt, wo Mutter und Grossmutter eines gesunden Kindes demselben am Munde absichtlich durch Aetzmittel Geschwüre beigebracht haben, um den Vater des Kindes, den seine Frau gern los sein wollte, der unmoralischen Aufführung und namentlich der Syphilis zu beschuldigen, die er auf das Kind übertragen hätte.

VI. Behandlung.

Die Behandlung zerfällt in eine vorbeugende und eine heilende.

1. Die vorbeugende Behandlung besteht darin, dass vor Eingehung einer Ehe der Mann oder das Weib oder Beide von der Syphilis befreit werden oder, dass dieses während der Ehe geschieht, bevor Schwangerschaft eingetreten, oder endlich, dass die Schwangere einer Kur unterworfen wird, um das Kind zu schützen. Ueber alles Dieses spricht sich der Verf. sehr ausführlich aus und einige Bemerkungen verdienen hier wohl angeführt zu werden.

a) Einem Menschen, der an primärer oder allgemeiner Syphilis leidet, sollte man streng das Heirathen untersagen, wenn er nicht selbst darauf kommt; erst, wenn er sich einer kräftigen und wohl durchdachten Kur unterworfen und nach der Kur noch 6 Monate etwa gewartet hat, ohne dass neue Erscheinungen nachgefolgt sind, kann man ihm das Eingehen einer Ehe gewähren. Das hier Gesagte gilt vom Manne sowohl, als vom Weibe. Man muss freilich gestehen, dass eine Zeitdauer von 6 bis 8 Monaten, die man abwartet, allerdings nicht sicher genug ist, da Jahre lang die Dyskrasie latent bleiben und doch wieder zum Vorscheine kommen kann, allein ein Termin muss doch gestellt werden, weil es wohl nicht möglich ist, in allen den Fällen, wo Jemand von Syphilis angesteckt worden, das Heirathen für immer zu verbieten. Der Arzt wird allerdings in Verlegenheit gesetzt, wenn er auf sein Gewissen gefragt wird, ob ein junger Mann, von dem er weiss, dass er syphilitisch gewesen, auch gesunde Kinder haben werde? Der Arzt muss mit grosser Vorsicht seine Antwort stellen. Der Verf. erzählt folgenden interessanten Fall:

„Als ich, sagt er, diesen Theil meiner Arbeit niederschrieb, hatte ich ein schlagendes Beispiel von der schwierigen Rolle, die der Arzt in solchen Fällen nicht selten zu spielen hat. Ein junger Mann, den ich vor zwei Jahren wegen einfachen Schankers und vereiterten Bubo's behandelt und hergestellt hatte, wollte heirathen; sein künftiger Schwiegervater wendete sich an mich um nähere Auskunft über den Gesundheitszustand des jungen Mannes. Da er mich sehr drängte, mich auf Ehre und Gewissen beschwor, ihm zu sagen, ob wohl seine künftigen Enkel nichts zu riskiren hätten, und da ich in ihm einen gebildeten, ernsten und vernünftig urtheilenden Mann zu erkennen glaubte, so hielt ich mich nicht zurück, sondern erklärte ihm, bis wie weit es unserer

Wissenschaft gestattet sei, in solchen Fällen eine Garantie für eine gesunde Nachkommenschaft festzustellen. Kaum hatte er vernommen, dass es hier eine absolute Sicherheit nicht gebe, so brach er die Unterhaltung ab, und ich habe nachher erfahren, dass er die beabsichtigte Verbindung nicht zuliess."

Dergleichen Fälle mögen wohl vorkommen, aber es kann alle Vorsicht nichts nützen, weil bei der grössten Aengstlichkeit nicht verhütet werden kann, dass nicht doch syphilitische Dyskrasie von dem Ehemanne oder vielleicht auch von der Ehefrau in die Ehe eingeführt und auf die Nachkommenschaft übertragen werde. Der Verf. hat sich folgende Regeln gemacht: 1) Wenn das Individuum nur Tripper und Schanker gehabt hat, wenn die Schanker nur einfach gewesen sind, wenn seit ihrer Beseitigung 8 Monate vergangen sind, dann sei die Heirath gestattet.

2) Wenn der Schanker ganz frisch ist und nur eine äussere Behandlung erfordert hat, dann mag das Heirathen schon nach 8 bis 12 Wochen gestattet sein.

3) Dasselbe mag gestattet sein, wenn der Schanker indurirt war, aber erst nach einer drei bis viermonatlichen Merkurialkur zertheilt wurde, sobald ein anderes, allgemeines Symptom sich nicht mehr bemerklich macht und sobald, seit vollständiger Beseitigung der Induration, 6 bis 8 Monate vergangen sind.

4) Wenn allgemeine Syphilis sich bemerklich gemacht hat, es sei, so gering auch die Erscheinungen gewesen sind, und welche Kur auch vorgenommen worden ist, das Heirathen nur unter der Bedingung gestattet, dass der Heirathskandidat einer neuen Kur sich unterwerfe, falls die erste unvollständig gewesen; dass er ferner eine Zeit von mindestens 2 Jahren vorübergehen lasse, um sich zu überzeugen, dass nicht neue Zufälle eintreten, und dass er endlich nicht durch ein aufgeregteres Leben, durch gewaltsame Anstrengungen, durch Veränderung des Klimas, durch Benutzung heisser Schwefelquellen gewaltsam die vermuthete Dyskrasie zum Vorschein zu kommen zwingen wolle, sondern dass er vielmehr das Naturbestreben ruhig abwarte.

5) Wenn die Dyskrasie ein Mal oder noch öfter, der anstrengendsten und besten Kuren ungeachtet, wieder hervortritt, wenn sie so tief eingewurzelt erscheint, dass sie in die tertiäre Phase einzutreten beginnt, so sei das Heirathen nicht nur nicht gestattet, sondern auch für immer ganz abzurathen. Selten wird bei so eingewurzelter Dyskrasie eine vollständige Umwandlung

der Lebensverhältnisse, ein Wechsel des Aufenthaltes, eine Jahre lang fortgeführte Sorgfalt eine Veränderung hervorrufen können, die eine gesunde Nachkommenschaft verspricht.

b) Ist die Ehe schon eingegangen, so muss, falls der Mann oder das Weib oder gar beide Erscheinungen von Syphilis darbieten, der Coitus streng untersagt und eine wohl durchdachte, durchgreifende Kur vorgenommen werden. Der Arzt muss, um seinen Anordnungen Folge zu verschaffen, die Eheleute nicht blos auf ihre eigene Gefahr, sondern auch auf die elende, siechende Nachkommenschaft, die ihnen zu erwarten steht, aufmerksam machen.

c) Ist aber schon Schwangerschaft eingetreten, so vermindert sich die Hoffnung, das Kind zu schützen, je nach dem Stadium, in welchem die Schwangerschaft sich befindet oder je nachdem der Vater allein oder die Mutter allein oder Beide von der syphilitischen Dyskrasie heimgesucht sind. Es ist für den Arzt sehr schwierig, sich hier eine bestimmte Regel zu machen. „Hegt man einen Zweifel, sagt der Verf., so gibt es nur einen Plan, den man verfolgen kann, nämlich sogleich eine antisyphilitische Kur zu beginnen und sie mit aller Kraft so weit zu treiben, so weit die Konstitution der Frau sie nur zulässt. Wir haben schon erwähnt, dass Einige den Merkur und namentlich die methodische Anwendung desselben für ein Abortivum oder für ein fruchttödtendes Verfahren halten, während Andere, die allerdings den Merkur bei Syphilis der Schwangeren für nöthig erachten, doch ihre Aengstlichkeit noch so weit treiben, um zu verlangen, dass man mit der Anwendung des genannten Mittels wenigstens warte, bis die Schwangerschaft mehr vorgerückt ist. Zu diesen Letzteren gehört besonders Blegny (l'art. de guérir la malad. vénér. p. 365). Die Erfahrung hat sich aber hierüber längst entschieden. Die Merkurialkur der Schwangeren ist das beste Verfahren, die Vergiftung der Frucht zu verhüten und dem habituellen Abortus, welcher auf Syphilis der Eltern beruht, entgegenzuwirken. Leider hilft sie nicht immer; namentlich wird sie da unwirksam bleiben, wo nicht der an syphilitischer Dyskrasie leidende Vater auch einer antisyphilitischen Kur unterworfen wird." — Der Verf. spricht sich über diesen Punkt folgendermaassen aus:

„Mein eigentlicher Zweck untersagt mir jede Abschweifung in die Lehre, wie die antisyphilitische Behandlung schwangerer Frauen zu führen sei. Indessen kann ich doch nicht umhin, einige von den Ursachen anzugeben, welche dahin wirken, den Effekt der Kur zu vermindern. So hört man viel zu früh auf, wenn die Reizbarkeit der ersten Wege, welche mit der Schwangerschaft fast immer verbunden ist, den innerlich angewendeten Merkur nicht gut ertragen lässt. Man tritt sogleich zurück, ohne durch Prüfungen und wiederholte Versuche sich zu bemühen, diesen Uebelstand zu überwinden, ohne daran zu denken, dass man mittelst Einreibungen, Räucherungen, Klystire und Merkurialbäder auch die Kur bewirken oder vollenden könne. Dieses Hintansetzen der gewöhnlichen Vorschriften bei Schwangeren hat mich in mehr als einem Falle sehr verwundert. — Eine zweite Ursache des Mangels an Erfolg bei den syphilitischen Kuren Schwangerer mag darauf beruhen, dass man nur die Mutter der Kur unterworfen hat. Wenn eine schwangere Frau, die syphilitisch ist, sich an einen Arzt wendet, so glaubt dieser gewöhnlich vollkommen genug gethan zu haben, wenn er die nöthigen Mittel anordnet und deren Wirkung überwacht, bis er glaubt, dass das Gift neutralisirt sei. Indessen gibt es wohl in den meisten Fällen noch etwas mehr zu thun. Es ist auch der Mann, wenn er syphilitisch ist, im Interesse seiner Nachkommenschaft, ganz abgesehen vom Interesse seiner eigenen Person, einer Merkurialkur zu unterwerfen. Freilich sind die bis jetzt aufgezeichneten Fälle noch keineswegs im Stande, den Einfluss des männlichen Samens eines an Syphilis leidenden Mannes auf die im Mutterleibe schon vorhandene Frucht, welchen Hunter und Nisbett angenommen haben, bestimmt darzuthun, aber sie scheinen mir doch von der Art zu sein, um zu Verdacht oder wenigstens zu Zweifel Anlass zu geben. Was mich betrifft, so bin ich immer, wenn eine Frau, die sich an mich wendet, trotz mehrfacher, mit ihr vorgenommener Kuren, immer noch dyskrasische Kinder zur Welt bringt, den Vorschriften von Colles gefolgt, d. h. ich habe nicht nur die Frau, sondern auch den Mann einer antisyphilitischen Kur unterworfen. Letzteres that ich natürlich um so eher, je deutlicher an dem Manne Erscheinungen einer syphilitischen Dyskrasie sich bemerklich machten, und ich sehe gar keinen Grund ein, warum man nicht auch eben so während der Schwangerschaft mit der Frau verfahren sollte, da die Zurückhaltung, welche eine Schwangere schon an und für sich beobachten muss, die Kur sehr bedeutend unterstützt."

d) **Vorbauungsmittel gegen die Affektionen des Kindes während des Geburtsaktes.** Bis jetzt ist entweder noch gar nicht, oder nur sehr unbestimmt durch die Erfahrung nachgewiesen, dass ein an sich gesundes Kind während des Geburtsaktes durch die Geburtstheile der Mutter primär angesteckt worden. Eine solche Ansteckung ist, wie schon früher erwähnt, gar nicht so leicht, selbst wenn auch primäre Syphilis an den

Genitalien der Mutter sich befindet; indessen könnte doch solche Ansteckung erfolgen und der Geburtshelfer muss daher Sorge tragen, ihr zu begegnen. Vor Allem sind hier die mukösen Tuberkeln in Erinnerung zu bringen, die sich nicht selten an den Genitalien einer zur Geburt gehenden Frau finden, welche der syphilitischen Ansteckung ausgesetzt gewesen ist. Ueber die Ansteckungsfähigkeit der mukösen Tuberkel ist noch Zweifel vorhanden; Ricord leugnet sie, allein wenn auch der Stoff eines mukösen Tuberkels, durch künstliche Inokulation übertragen, keine Folgen hat, so kann das Sekret folglicher Weise auf das lange in der Geburt stehende Kind einen nachtheiligen Einfluss ausüben. Jedenfalls also ist es gut, etwas dagegen zu thun, und der Verf. gibt den Rath, die mukösen Tuberkeln mit Chlorauflösungen und Aufstreuung von Kalomel örtlich zu behandeln und zu gleicher Zeit die Geburt des Kindes so viel als möglich zu beschleunigen; ferner, wenn die Geburt noch nicht begonnen hat, die Wasserblase bis zum letzten Augenblicke stehen zu lassen, damit der Abfluss der Wasser kurz vor dem Vorrücken des Kopfes den giftigen Stoff von den Geschlechtstheilen der Mutter abspüle. In den Fällen, wo der Kopf in die Geburtstheile einrückt und auch lange in denselben stehen bleibt, soll der Geburtshelfer, wie der Verf. will, seinen Finger oder eine dünne Platte von erweichtem Elfenbein gegen die infizirenden Stellen (Schanker oder muköse Tuberkeln) aufsetzen und das Kind möglichst gegen deren Berührung schützen, auch zu diesem Zwecke ein häufiges Einspritzen von Oel oder Befeuchten der kranken Stellen mit demselben vornehmen, um die Reibung der Kindestheile gegen sie zu mässigen. Endlich soll das Kind, nachdem es geboren ist, sehr schnell und sehr sorgfältig gewaschen werden, namentlich sollen besonders die Augen, die Lippen, die Nasenlöcher, der After und die Genitalien mit grossem Fleisse gereinigt und jede etwa vorhandene Exkoriation mit Höllenstein kauterisirt werden.

e) Zu den übrigen Verhütungsmitteln gehört auch noch, dass ein gesundes Kind eine gesunde Amme bekomme, und dass ein mit angeborener Syphilis behaftetes Kind auch nicht einer kränklichen Amme gegeben werde. Es versteht sich von selbst, dass die Amme unter strenger Aufsicht zu halten sei. Kann die eigene Mutter das Kind säugen, so ist es am besten, dass sie das Geschäft verrichtet, weil sie sicherlich dieses Geschäft mit grösserer Gewissenhaftigkeit und Liebe versehen wird, als eine gemiethete

Amme, und weil sie selber nicht solche Gefahr dabei leidet als letztere, indem bekanntlich das mit angeborener Syphilis behaftete Kind die eigene Mutter nicht ansteckt. Um aber auch dafür zu sorgen, dass, wenn eine Amme angenommen wird, sie möglichsten Schutz gegen den Nachtheil erhalte, den sie von dem Kinde durch das Säugen desselben haben kann, muss man das Kind genau besichtigen und muköse Tuberkeln oder andere geschwürige Stellen an den Mundtheilen desselben sofort kauterisiren, damit sie ihre Ansteckungsfähigkeit möglichst verlieren. Auch muss die Amme die grösste Reinlichkeit beobachten, vor und nach jedesmaligem Saugen die Brustwarzen waschen, mit kleinen, kalten Kompressen bedecken und, falls eine Brustwarze wund zu werden beginnt, dieselbe schonen und sogleich von einem Arzte kauterisiren lassen.

Der Verf. hält es allerdings für eine Sache von grosser moralischer Bedeutung, dass, wenn eine Amme für ein syphilitisches Kind angenommen wird, ihr das geradezu gesagt werde, damit das ihr anheimgestellt sei, ob sie bei einem solchen Kinde den Dienst annehmen wolle oder nicht, aber er fügt hinzu, dass man dann auch noch zu gewärtigen habe, die Amme werde, wenn sie sich doch entschliesst, den Dienst anzunehmen, ihn nur mit Widerwillen und gezwungen versehen, was dann natürlich zum Nachtheile für den Säugling wäre. In diesem Dilemma zwischen Moral und Politik sei es am besten, Kind und Amme streng zu überwachen und jedenfalls nicht so zu verfahren, wie es in Frankreich so viele Jahrzehende Mode ist, wo die Eltern sich nicht die Ammen in's Haus nehmen, sondern ihre kleinen Säuglinge viele Meilen weit hinaus in ein Dorf zu den Ammen schicken und dort lassen.

2. Kurative Behandlung. Hierbei hat der Verf. eine Reihe von Fragen aufgestellt, die er einzeln zu beantworten sucht.

a) Zu welcher Zeit muss die allgemeine spezifische Behandlung gegen die Syphilis bei den Neugeborenen begonnen werden? Im Allgemeinen müssen hier dieselben Regeln befolgt werden, die bei Erwachsenen geltend sind. In den seltenen Fällen, in denen primäre Syphilis vorhanden ist, wird man sie erst lokal behandeln, bis man sieht, dass entweder die lokale Behandlung nicht ausreicht, oder dass wirklich schon Erscheinungen sich zeigen, welche auf einen Uebergang der primären in die konstitutionelle Syphilis hindeuten, z. B. der indurirte Schanker. Ist aber konstitutionelle Syphilis manifest vorhanden, sei sie angeboren oder erlangt, so ist gar kein Grund ersichtlich, mit der Kur auch nur einen einzigen Tag zu warten. Es erweist sich dieses schon dadurch, dass in den Fällen, in denen man bei einer Schwangeren anzunehmen Grund hat, dass die Frucht, die sie in ihrem Leibe trägt, mit Syphilis behaftet ist, eine spezifische Kur, welcher man diese Schwangere unterwirft, auf das Kind einen sehr heilsamen Einfluss ausübt. Wenn aber das Kind anscheinend ganz gesund, d. h. ohne alle in die Augen fallende Manifestation von Syphilis zur Welt kommt, jedoch aus vorangegangenen Geburten von seiner Mutter, aus dem Befinden dieser Frau oder aus dem Befinden des Vaters doch syphilitische Dyskrasie bei dem Kinde zu fürchten steht? Soll man ohne Weiteres, blos auf diese Furcht hin, das Kind sofort einer spezifischen Kur unterwerfen oder soll man warten, bis an demselben Erscheinungen von Syphilis sich kund thun? Wenn man bedenkt, dass syphilitische Eltern bisweilen unter mehreren dyskrasischen Kindern auch wohl dann und wann ein gesundes bekommen, wenn man ferner bedenkt, dass man immer noch Zeit hat, die Kur vorzunehmen, sobald Erscheinungen hervortreten, so sollte man meinen, dass es besser sei, bis zu ihrem Hervortreten zu warten. Der Verf. ist nicht dieser Ansicht.

„Hat, fragt er, die frühzeitige Anwendung der antisyphilitischen Mittel bei einem solchen Kinde Gefahr? Ich glaube es nicht. Indem man sie gleichsam zur Vorbeugung des möglichen Ausbruches gibt, wird man sie immer ganz gewiss nur mässig anwenden. Dann aber auch treten die Erscheinungen der angeborenen Syphilis im Allgemeinen zu Ende des 1. oder 2. Monates nach der Geburt hervor und es wird diese aus Vorsicht vorgenommene Kur also nicht viel über diesen Termin hinauszuführen sein. Endlich ist man ja auch nicht gezwungen, in solchen Fällen die Kur anhaltend und energisch fortzusetzen und man kann also mit ihr aufhören oder sie unterbrechen, sobald irgend ein Zufall solches erheischt. Man kann auf diese Weise jedem üblen Ereignisse begegnen, und namentlich den bei Erwachsenen nur zu häufigen Uebelstand vermeiden, der aus einer unzeitigen Merkurialbehandlung hervorgeht und der vorzugsweise darin besteht, dass das Zahnfleisch und die Mundschleimhaut der Sitz von Entzündungen und Ulzerationen werden, welche die Wiederaufnahme der spezifischen Kur, wenn die konstitutionelle Syphilis zum Vorscheine kommt, verhindern.“

„Sind also die Gefahren der bei den Kindern, bevor noch syphilitische Erscheinungen sich bemerklich gemacht haben, vorgenommenen spezifischen Kur kaum nennenswerth, so sind die Vortheile eines solchen Verfahrens in meinen Augen sehr gross. Hat man auch die Dyskrasie nicht gänzlich dadurch besiegt, so hat man sie doch ganz gewiss dadurch vermindert und grösstentheils entwaffnet, während man sehr selten über sie Herr wird, wenn man wartet, bis sie selber zum Ausbruche gekommen ist. Man kann freilich nicht sagen, dass die frühzeitige Anwendung des Merkurs ganz sicher alle Manifestationen der Syphilis für die Zukunft verhindert, aber jedenfalls wird dadurch, wie Ricord ganz richtig bemerkt hat, die Zeit ihres Ausbruches hinausgeschoben. Für Erwachsene ist dieses Hinausschieben von nicht grosser Bedeutung, aber von sehr grossem Belange ist sie für ein so schwächliches Wesen, dessen Lebensenergie so überaus gering ist, so dass man wohl sagen kann, dass bei einem von syphilitischen Eltern geborenen Kinde, wenn es auch bei der Geburt nichts eigentlich Krankhaftes darbietet, der Gewinn von einigen Wochen, um welche der Ausbruch der Krankheit verzögert wird, eine Lebensfrage ist. Ausserdem hat man noch bei dem Beginne der Kur vor dem Hervortreten der syphilitischen Symptome den Vortheil, die Gesammtdauer der Kur auf eine viel längere Zeit vertheilen, die Dosen sehr allmählig steigern und folglich die Empfänglichkeit des kleinen Kranken schonen und mehr in Obhut nehmen zu können, als es dann möglich ist, wenn man die Kur bis zu dem Augenblicke verschoben hat, wo die Gefahr mit aller ihrer Kraft hervorbricht."

„Will ich etwa, dass alle Neugeborenen, die von syphilitisch gewesenen Eltern entsprossen, mehr oder minder in sich die syphilitische Dyskrasie argwöhnen lassen, ohne Ausnahme und ohne Unterscheidung merkurialisirt werden? Nein, ganz gewiss nicht, und um so mehr nicht, weil, wie ich schon gesagt habe, man bisweilen von Eltern, die notorisch von der syphilitischen Dyskrasie heimgesucht sind, durchaus gesunde Kinder geboren werden sieht. Man muss deshalb bestimmte Kategorieen aufstellen. Ohne die Anmaassung, über diesen noch ganz neuen Punkt entschiedene Regeln aufstellen zu wollen, würde ich, gleich nach der Geburt, eine spezifische Kur vornehmen: 1) bei einem Kinde, dessen Vater oder Mutter oder Beide die Syphilis hatten, als das Kind gezeugt wurde; 2) bei einem Kinde, dessen Vater oder Mutter zur Zeit der Zeugung unter dem Einflusse einer syphilitischen Dyskrasie sich befanden, welche durch frische und noch nicht spezifisch behandelte konstitutionelle Symptome sich kund that; 3) bei einem Kinde, das, zwar von Eltern entsprossen, die nicht gerade zur Zeit der Zeugung, sondern früher syphilitisch gewesen, das aber vor vollständiger Reife geboren oder, wenn auch ausgetragen, doch bei der Geburt mit einem verkümmerten, greisenartigen Aussehen behaftet erscheint. — Dagegen würde ich die spezifische Behandlung gleich nach der Geburt unterlassen: 1) bei einem Kinde, dessen Vater allein oder dessen Mutter allein

Jahre vorher Syphilis gehabt hat und dann einer spezifischen Kur unterworfen gewesen ist; 2) bei einem Kinde, dessen Mutter während der Schwangerschaft einer vollständigen Merkurialkur unterworfen worden ist, welche mindestens vor dem 6. Schwangerschaftsmonate begonnen hat, und endlich 3) bei einem Kinde, das, wenn auch von verdächtigen Eltern entsprossen, doch bei der Geburt sehr robust, kräftig und gesund erscheint."

„Wohl zu merken ist, dass in den seltenen Fällen, in denen gleich nach der Geburt charakteristische Symptome von Syphilis am Kinde sich bemerklich machen, dasselbe sofort und ohne alles Bedenken einer antisyphilitischen Kur unterworfen werden müsse?"

b) Sind syphilitischen Neugeborenen direkt oder indirekt d. h. durch das Medium der Säugenden die spezifischen Mittel beizubringen? Ueber diese Frage ist der Verf. viel weitläuftiger, als sie es verdient. Es hat eine Zeit gegeben, wo die hier gemeinte indirekte Kurmethode in grosser Gunst stand. Colombier, Doublet, Faguer, besonders aber Bertin, haben ihr das Wort geredet; sie gehen von der Annahme aus, dass die Milch der Säugenden, die dem Gebrauche des Merkurs oder des Jods unterworfen wird, mit den Molekülen dieses Heilmittels imprägnirt und dasselbe dem Kinde in einem schon etwas verarbeiteten, assimilirten, leichter zu absorbirenden Zustande zugeführt wird. Bouchut rathet ganz besonders zu solchem Verfahren. Von älteren Schriftstellern waren Garnier, Astruc, Levret, Fabre, Burton, Rosen u. A. m. sehr dafür. — Ganz auf derselben Annahme beruht die Empfehlung (der besonders Swediaur das Wort redete), einer Ziege auf abrasirte Stellen kräftig Merkurialsalbe einzureiben und mit der Milch des so merkurialisirten Thieres das Kind zu nähren. Allein die Präsumtion, dass die Milch merkurhaltig werde, hat sich bis jetzt durch chemische Untersuchungen gar nicht oder nur sehr zweifelhaft bestätigt. Auf Veranlassung Cullerier's haben zwei Chemiker, die Hrn. Reveil und Personne, die Milch einer unter kräftiger Merkurialkur stehenden Säugenden untersucht; Ersterer hat gar nichts, Letzterer eine kaum nennenswerthe Spur davon gefunden. Mit dem Jod mag es anders sein; nachgewiesen in der Milch einer damit behandelten Säugenden ist es auch noch nicht. Der Verf. will aber, dass man über die Darreichung der spezifischen Mittel durch das Medium der Säugenden nicht gleich so ungünstig aburtheile. Nach Ref. stellt sich aber dieser Punkt folgendermaassen: 1) Die Wirkung des Merkurs auf das Kind durch das Medium der Säugenden oder eines milchenden Thieres ist eine höchst zweifelhafte, jedenfalls sehr unzuverlässige und entspricht durchaus nicht der Gefahr, der man an einem Kinde, welche mit angeborener Syphilis behaftet ist, so energisch entgegenzutreten hat. 2) Die direkte Anwendung des Merkurs, und auch wohl des Jods, wo solches nöthig wird, ist allein als hülfebringend anzusehen. 3) Ist es die eigene Mutter, die das Kind säugt, so kann es nur von Vortheil sein, wenn dieselbe, falls sie auch an allgemeiner Syphilis leidet, derselben antisyphilitischen Kur zugleich unterworfen wird. Dasselbe würde der Fall sein, wenn so unsinnig gehandelt werden wäre, für ein mit angeborener Syphilis behaftetes Kind nicht eine gesunde, sondern eine auch syphilitische Amme anzunehmen. 4) Ist aber die Mutter nicht syphilitisch, so ist es sehr fraglich, ob nicht die Milch derselben an Kräftigkeit und Nährsamkeit noch mehr verlieren würde, wollte man sie ohne alle Umstände einer Merkurial- oder Jodkur unterwerfen; die geringen, durch das möglicherweise in die Milch eingehende spezifische Mittel gewonnenen Vortheile für das Kind würden durch die Nachtheile, welche die Milch selber an Nährkraft und namentlich wegen der strengeren Diät, der die Mutter während solcher Kur sich unterwerfen müsste, an Reichhaltigkeit erleiden würde, sehr überwogen werden. 5) Ist aber eine gesunde Amme für das Kind angenommen, was doch, wo Ammen engagirt werden, gewöhnlich der Fall ist, so ist es moralisch ungerechtfertigt, sie einer so eingreifenden, wahrlich nicht indifferenten Kur ohne Weiteres zu unterwerfen. 6) Ganz abgesehen von allem Diesen ist es für ein an angeborener Syphilis leidendes Kind von allergrösstem Belange, dass es eine kräftige, gute Nahrung erhalte; solche ist aber eine gute, ungefälschte und ungeschwächte Muttermilch, und es ist schon darum verwerflich, durch eingreifende Kuren die Ammen oder die säugende Mutter in ihrer eigenen Ernährung herabzusetzen. 7) Am besten und richtigsten bleibt also die direkte Medikation des Kindes bei guter kräftiger Nahrung durch eine gesunde Frauenbrust.

Auf welchem Wege sind die antisyphilitischen Mittel, namentlich der Merkur, am besten in den Körper des Neugeborenen hineinzubringen, wenn die direkte Behandlung gewählt wird? Der Verf. spricht ein Langes und Breites über die Besonderheiten, welche die Anwendung des Merkurs durch den Magen oder durch die Haut bei Neugeborenen und Säuglingen hat. Bei der Anwendung durch den Magen fürchtet er eine zu grosse Reizung und Störung der Verdauungsorgane; indessen kommt er doch zuletzt darauf hinaus, dass die innere Anwendung des Merkurs den Vorzug verdiene und dass man immer noch auf die äussere Anwendung desselben nur zurückkommen könne.

„Wenn, sagt er, die innere Anwendung den Magen zu belästigen scheint, Durchfall, Auftreibung des Bauches, Wimmern und einen leidenden Ausdruck jedesmal nach der Darreichung einer Gabe des Mittels hervorruft; wenn Erbrechen darauf folgt, wenn Abmagerung immer deutlicher hervortritt, so darf man nicht noch mehr Zufälle abwarten, um die Art der Medikation zu verändern. Der Ersatz der innerlich angewendeten Mittel durch äusserliche ist denn eine Nothwendigkeit, der man sich nicht entziehen darf und man darf mit diesem Entschlusse nicht zu lange zögern".

Zu den inneren Mitteln kann man ja immer noch zurückkehren oder sie, wenn auch in geringem Verhältnisse, mit den äusserlich angewendeten Mitteln verbinden, falls diese örtliche Zufälle erzeugen oder sich unwirksam erweisen sollten. Die Feinheit der Haut in diesem Alter ist keine Gegenanzeige gegen die äussere Anwendung; Colles hat von den Merkurialeinreibungen bei Neugeborenen niemals Erythem u. s. w. entstehen sehen. Es hat auch wirklich Autoren gegeben, die bei so zarten Kindern gar keine andere Anwendung gestatten wollten, als die Einreibungen; Petit-Radel, Lamauve ziehen sie unbedingt der inneren Anwendung des Merkurs vor. In neuester Zeit hat sich Brodie am eifrigsten für die äussere Anwendung des Merkurs bei Kindern ausgesprochen. Er sagt, dass von den Kindern, denen innerlich Merkur gegeben worden, nur sehr wenig geheilt worden sind, dagegen habe er nicht einen einzigen Fall gesehen, wo die äussere Anwendung des Mittels im Stiche gelassen hätte. Auch Cullerier legt auf die Einführung des Merkurs durch die Haut einen grossen Werth, jedoch ist er nicht ausschliesslich dafür.

Was die verschiedenen antisyphilitischen Mittel betrifft, so bleibt doch bei Neugeborenen das Jodkalium und der Merkur das Hauptmittel. Ersteres passt allerdings nur bei solchen Zufällen, die mehr den Charakter der tertiären Syphilis an sich tragen und die der Skrophulosis nahe stehen, also bei geschwürigen Drüsen, subkutanen Tuberkeln und Knochenübeln. Deville hat das Jodkalium auch bei syphilitischer Coryza kleiner Kinder angewendet. Gubler empfiehlt das Jodkalium auch bei der syphilitischen

Affektion der Leber; indessen will er, dass man es auch in Verbindung mit Merkur gebe. Das Hauptmittel bei der Syphilis der Neugeborenen bleibt in den meisten Fällen jedoch der Merkur allein oder in Verbindung mit Jod. Zum inneren Gebrauche empfehlen Doublet und Bertin einen Gummisyrup aus Wasser, 12 Theilen arabischem Gummi und 10 Theilen Zucker, worein das Merkurialpräparat jedesmal gethan werden soll. Henriette empfiehlt sogar die Einführung des Merkurs durch die Nase. Das Kalomel wird vom Verf. gefürchtet, weil es zu sehr purgiren und das Quecksilberprotojodür, weil es zu sehr reizen könnte. Er hält viel vom Sublimat, den er, in einer Flüssigkeit aufgelöst, (ähnlich dem van Swieten'schen Liquor) oder in Syrupform (ähnlich dem Bellet'schen Syrup) darreicht. Wo der Sublimat nicht gut vertragen zu werden scheint, gibt er den Plenck'schen Mercurius gummosus und allenfalls das Quecksilbercyanür. Ref. hat jedoch fast in allen Fällen das Kalomel mit Magnesia oder Kreide, verbunden mit Zucker, in Pulverform oder statt dessen das Hydrargyrum cum Creta, das ein so vortreffliches Kindermittel ist, und das in keiner unserer Pharmakopöen fehlen sollte, bei der Syphilis der Neugeborenen und Säuglinge benutzt und immer sehr wirksam und ansprechend gefunden. Beide Präparate werden von Kindern sehr gut ertragen, reizen die Verdauungsorgane gar nicht, bewirken nicht Speichelfluss, der überhaupt bei so kleinen Kindern nicht eintritt, aber auch nicht Durchfall, falls die Kinder nicht etwa nebenbei unnützerweise zu viel gefüttert oder erkältet werden. Entsteht nach den ersten Paar Tagen der Medikation auch etwas Durchfall, so braucht man mit dem Mittel noch nicht aufzuhören, sondern der Durchfall verliert sich von selber, wenn das Mittel weiter gegeben wird. Nur wenn man sehr schnell einen Stillstand bewirken will, etwa da, wo grosse Gefahr vorhanden ist, z. B. bei Ulzerationen im Rachen und Schlunde, würde Ref. rathen, den Sublimat anzuwenden, da er rascher, obwohl weniger nachhaltig, seine Wirkung äussert; ist die nächste Gefahr aber vorüber, so würde Ref. wieder zum Kalomel oder Hydrargyrum cum Creta ruhig zurückzukehren rathen.

Die äussere Anwendung des Merkurs ist allerdings von grossem Belange bei kleinen Kindern, insofern sie die Verdauung nicht im Geringsten stört, aber es gehört dazu sehr grosse Aufmerksamkeit Seitens der Wärterin. Man hat empfohlen, die Beine der kleinen Kinder mit grauer Salbe einzureiben; Brodie will eine

Flanellbinde, die auf der einen Seite mit der grauen Salbe bestrichen ist, um die Kniee des kleinen Kindes umgelegt wissen; Cullerier verwirft diesen Ort der Anwendung, weil die Kinder sich zu oft beschmutzen; er will, dass die Achselgruben und die Seitenwände des Thorax als Ort der Einreibung benutzt werden. Am besten ist wohl eine Nabelbinde aus Flanell oder Barchent, auf einer Seite mit grauer Salbe bestrichen, um den blossen Leib legen zu lassen, wobei jedoch der Nabelstumpf mit einem reinen Läppchen umhüllt werden muss; diese Nabelbinde wird täglich mit einer frisch gestrichenen gewechselt und dieses so lange fortgesetzt, bis entweder Heilung geschehen ist oder ein Erythem sich gebildet hat. Im letzteren Falle kann man die Stelle reinigen lassen und einen anderen Ort, etwa die Brust, für die Einreibung wählen oder statt ihrer den Merkur innerlich anwenden.

Dann und wann müssen die Einreibungsstellen mit Seifenwasser abgewaschen werden. — Was die Merkurialbäder betrifft, so bilden sie, wie der Verf. auch sagt, ein gutes Hülfsmittel, aber verlassen kann man sich auf ihre Heilkraft nicht, und Ref. hat gefunden, dass der geringe Vortheil, den sie gewähren, gar nicht im Verhältnisse zu den grossen Umständen stehen, die sie mit sich führen. — Was die Dosis der Mittel betrifft, so ist sie nicht im Voraus für alle Fälle zu bestimmen. Man muss es sich im Allgemeinen zur Regel machen, mit einer kleinen, dem Alter angemessenen Dosis zu beginnen und allmählig zu steigen. Die Steigerung sowohl, als die Dauer der Kur überhaupt ist in jedem Falle verschieden und Sache des behandelnden Arztes. In die weitläuftigen Angaben des Verf. hinsichtlich aller dieser Punkte können wir uns eben so wenig einlassen. —

Ref. bemerkt nur, dass er selber Kalomel zu $^1/_4$ Gran pro dosi in Pulverform und ungefähr in derselben Dosis auch das Hydrarg. cum Creta verordnet und davon Anfangs Morgens und Abends ein Pulver gibt und allmählig mit der Dosis höher geht, wenn er eine innere Behandlung vornimmt. Der Sublimat muss in viel geringerer Dosis gegeben werden; Bertin beginnt mit $^1/_{24}$ bis $^1/_{12}$ Gran täglich; Lamauve ist kühner, will jedoch nicht, dass man über $^1/_6$ Gran für den Tag steigt; Bertherand beginnt mit $^1/_{12}$ Gran; Cullerir mit $^1/_{16}$ Gran; Baunies mit $^1/_{30}$ bis $^1/_{20}$ Gran, steigt aber bis auf $^1/_8$ Gran täglich. Bassereau will Das, was vom Merkur Erwachsenen gegeben wird, bei Neugeborenen auf $^1/_4$ oder $^1/_3$ herabgesetzt wissen. — Gegen die

Schorfe in den Nasenlöchern, wodurch diese bei kleinen Kindern verstopft werden, empfiehlt der Verf. täglich 5—6 Einspritzungen mit einer schwachen Sublimatauflösung; ferner Einblasen von Kalomelpulver oder gepulvertem Chlorkalke und endlich Einpinseln einer mit Kalomel oder gelbem Jodquecksilber bereiteten Salbe zum Abweichen der Schorfe (1—2 Th. Kalomel oder $^1/_2$ bis $1^1/_2$ Th. Protojodür auf 30 Th. Fett). — Dicke Schorfe vom Angesichte werden durch Fetteinreibung und Kataplasmen abgeweicht und die zurückgebliebenen Geschwüre mit einer Prodojodürsalbe ($^1/_2$ bis 1 Th. gelbes Jodquecksilber auf 15 Th. Fett) verbunden. — Geschwürige Stellen im Munde sollen, um ihnen ihre kontagiöse Eigenschaft schnell zu nehmen, mit einem Safte aus 1 bis 2 Th. Schwefelsäure und 15 Th. Honig bepinselt oder noch besser mit Höllenstein betupft werden. Dieses muss alle zwei Tage geschehen. — Ausschläge oder Hautgeschwüre am Rumpfe sollen unberührt und nur im Nothfalle mit Emplast. de Vigo bedeckt werden. — Geschwüre, besonders muköse Tuberkeln am After und den Genitalien sollen zweimal täglich mit einer Auflösung von Chlornatron befeuchtet und dann mit Kalomelpulver bepudert werden. Ref. betupft die Stellen mit Höllenstein und befeuchtet sie dann mehrmals täglich mit Aqu. phagedaenica nigra. — Pemphigusblasen und die davon zurückgebliebene Ulceration sollen mit einer schwachen Sublimatauflösung befeuchtet werden; Fissuren und Rhagaden zwischen den Fingern und Zehen sind mit obiger Protojodürsalbe zu bedecken; Knochenanschwellungen sind mit einer Salbe aus 25 Th. Ung. cinereum und 4 Th. Belladonnaextrakt einzureiben. — Gegen Anschwellungen oder Affektionen der Leber Merkurialeinreibungen auf das erste Hypochondrium und das Epigastrium. Bei Lungeneiterungen will Verf. Zinnoberräucherungen versucht wissen, die bei kleinen Kindern, namentlich bei Neugeborenen, doch gewiss auch durchzuführen sein werden.

III. Berichte aus Kliniken und Hospitälern.

Jahresbericht über die Pflege der Gesunden und Kranken im allgemeinen Kinderhause zu Stockholm im Jahre 1852, von Dr. H. A. Abelin, Oberarzte des Hauses*).

Der Bericht des Dr. Abelin zerfällt in zwei Abtheilungen; die erste Abtheilung beschäftigt sich mit dem Oekonomischen und Administrativen, wovon wir nur Dasjenige hier aufnehmen, was uns für die Leser dieses Journales oder für das Verständniss des Folgenden von Interesse erscheint. Dagegen nehmen wir die zweite Abtheilung unverkürzt auf, und lassen die Tabellen vorangehen, auf welche mehrmals Bezug genommen wird.

Aus der ersten Abtheilung verdient erwähnt zu werden, dass im Anfange des Jahres 44 Kinder unter 1 Jahre in der Anstalt sich befanden und im Laufe des Jahres 198 eingeschrieben wurden. Von diesen wurden 44 sofort wieder herausgenommen, 130 wurden von den Ammensälen als gesund ausgeschrieben, 64 starben und 34 befanden sich am Jahresschlusse in der Anstalt. Herr Abelin hat im Gegensatze zu der bis dahin befolgten Praxis alle diejenigen Kinder, welche sofort entlassen wurden, von der Summe der verpflegten Kinder abgezogen und er hat in Folge davon das wirkliche Mortalitätsprozent in der Anstalt angegeben, das daher um 2 bis 3 Prozent das übersteigt, welches nach der früheren Berechnung sich würde ergeben haben. Das ziemlich hohe Mortalitätsverhältniss bei der geringen Anzahl von Kindern wird aus verschiedenen Umständen erklärlich. So war die mittlere Zeit des Aufenthaltes eines jeden Kindes in der Anstalt über 56 Tage, und meint Herr Abelin, dass ein solches langes Verbleiben in der Anstalt immer schädlich auf die Gesundheit der Kinder einwirken müsse.

Ferner trugen zwei Epidemieen — eine im April und die andere im Oktober 1852 — nicht wenig zur Mortalität bei. Endlich wirkte noch der Umstand nachtheilig, dass die meisten der aufgenommenen Kinder von Müttern geboren worden waren, welche entweder krank, oder gestorben oder in Gefängnissen befindlich waren, und die aus Mangel an gehöriger Pflege in den ersten Lebenstagen schon bei ihrer Aufnahme schwach, mit Krankheitsanlage behaftet oder wirklich krank waren. — Die Zahl der kranken Kinder unter 1 Jahre betrug im Jahre 201 und die der Krankheiten 735. Da von jenen ein grosser Theil nur unbedeutend litt, so meint Herr A., sei anzunehmen, dass jedes kranke Kind 4 Krankheiten gehabt habe. — Vom Jahre 1851 waren 18 ältere kranke Kinder übrig geblieben, zu diesen kamen im Laufe des Jahres 202, so dass 220 behandelt wurden. Von diesen wurden geheilt entlassen 180, gebessert 3, es starben 20 und blieben für das folgende Jahr übrig 17. — Das Mortalitätsprozent war unter den behandelten Kranken $9^{22}/_{220}$ gewesen, und unter der ganzen Zahl der verpflegten gesunden und kranken Kinder $6^{88}/_{322}$, geringer als in irgend einem Jahre der letzten Dezennien, was Hr. A. der besseren Bekleidung, den gesunderen Lokalen und der im Allgemeinen sorgfältigeren Gesundheitspflege zuschreibt.

---

*) Mitgetheilt von Dr. G. von dem Busch in Bremen.

Nr. 1. Tabelle über die unter den Kindern unter einem Jahre vorgekommenen Krankheiten, bestimmt nach den Symptomen, welche bei Lebzeiten beobachtet worden.

Krankheiten.	Vom Jahre 1851 in der Anstalt verblieben.	Januar.	Februar.	März.	April.	Mai.	Juni.	Juli.	August.	September.	Oktober.	November.	Dezember.	Für das Jahr 1853 zurückgeblieben.	Summa.
Hyperaemia cerebri	—	1	1	—	—	—	—	1	—	—	—	—	—	—	3
Meningitis	—	—	—	—	2	—	—	—	—	—	—	—	2	1	4
Hydrocephalus acut. et chron.	1	1	—	—	—	—	—	—	—	—	—	—	—	—	2
Coryza et Ozaena	—	—	1	2	6	1	2	1	1	1	—	—	1	1	16
Raucedo	—	—	1	2	1	1	—	—	1	—	—	2	—	—	8
Tracheobronchitis	3	9	10	7	12	5	1	1	2	4	3	11	5	4	73
Bronchitis capillaris	1	3	2	6	3	2	2	—	4	1	1	4	—	—	29
Pleuropneumonia	—	1	2	1	—	5	1	1	1	—	—	4	1	—	17
Tussis convulsiva	—	—	—	—	10	—	—	—	1	—	3	—	1	1	15
Spasmus glottidis	—	—	—	1	—	1	—	1	—	—	—	—	—	—	3
Aphthae	4	5	5	6	5	12	2	2	1	1	6	6	4	—	59
Stomatitis erythematosa	—	2	—	—	—	—	—	2	—	—	1	—	—	—	5
„ follicularis	—	1	1	1	1	1	1	—	1	—	1	1	—	—	9
„ vesiculosa et pustulosa	—	—	—	2	1	—	—	—	—	—	—	1	—	—	4
„ ulcerosa	—	—	1	1	2	—	—	—	1	—	—	—	—	—	5
Rhagades et Ulcera labiorum	—	—	1	2	4	—	—	2	—	—	1	—	—	—	10
Gastricismus	2	11	7	6	10	6	3	2	—	—	3	9	8	3	67
Colica	—	—	1	1	—	—	—	—	—	—	—	1	—	—	3
Cholera et Cholerina	—	1	1	1	4	—	—	2	6	—	1	—	—	—	16
Vomitus habitualis	—	1	—	—	—	1	—	—	—	—	—	1	1	1	4
Diarrhoea	3	7	11	12	7	3	3	8	8	5	2	9	3	—	81

Peritonitis	—	—	—	1	—	—	—	1	—	—	—	—	—	—	2
Icterus	—	1	1	—	3	1	—	2	—	1	1	2	—	—	12
Hypertrophia splenis	—	—	1	—	—	2	—	—	—	—	—	1	—	1	4
Tuberculosis	—	—	1	1	—	—	1	—	—	—	—	—	—	—	3
Atrophia et Anaemia	—	4	4	6	1	4	2	2	3	—	1	1	—	—	28
„ syphilitica	—	—	—	1	—	—	—	—	—	—	—	1	—	—	2
Arteritis umbilicalis	—	—	—	—	—	—	—	1	—	—	—	—	—	—	1
Ulcus umbilic. gangraen.	—	—	—	—	—	—	—	1	—	—	—	—	—	—	1
Inflam. et excrescentia fungiformis umbil.	—	—	—	—	—	—	—	—	—	—	—	1	—	—	1
Hernia umbilicalis	3	3	4	4	1	2	—	3	1	—	4	1	1	2	27
„ inguinalis	—	—	1	—	—	—	—	—	—	1	—	—	—	1	2
Hydrocele	—	—	1	—	—	—	—	—	—	1	—	—	—	1	2
Adenitis	—	—	—	1	—	—	—	—	—	—	—	1	—	—	2
Ophthalmoblennorhoea	1	4	4	3	1	3	—	—	—	—	1	3	1	1	21
Ophthalmia catarrhalis	—	3	—	—	2	—	—	—	—	—	—	—	—	—	5
Keratitis, Leucoma, Prolaps. irid.	2	2	1	—	1	—	1	—	—	—	—	3	—	2	10
Otitis, Otorrhoea	1	1	1	2	1	2	—	—	1	2	—	2	2	3	15
Blennorrhoea vaginae	—	—	—	—	—	—	—	—	—	—	—	—	1	—	1
Cephalaematoma	—	—	—	—	—	—	1	—	—	—	—	—	—	—	1
Teleangiectasis	—	—	1	—	—	—	—	—	—	1	—	—	1	—	3
Inflam. cellulos. subcut.	1	—	—	—	1	—	—	1	—	—	—	1	1	1	5
Erythema, Intertrigo	4	9	2	3	2	8	1	—	1	1	1	2	4	1	38
Erysipelas	—	2	3	—	—	—	1	—	—	—	—	—	—	—	6
„ vaccinarum	1	2	—	3	—	2	—	1	—	—	—	1	—	1	10
Pemphigus	1	—	1	—	1	—	—	1	—	—	—	4	—	1	8
Variolae	—	—	—	—	—	—	—	1	1	—	—	—	—	—	2
Varicellae	—	—	—	—	—	—	—	—	1	—	—	—	—	—	1
Urticaria	—	—	—	—	—	—	—	—	—	—	—	—	—	—	1
Herpes	—	—	1	2	—	2	—	—	—	—	1	—	1	1	7
Transport	28	74	72	78	82	64	22	37	35	19	31	73	38	27	654

Nr. 1. Tabelle über die unter den Kindern unter einem Jahre vorgekommenen Krankheiten, bestimmt nach den Symptomen, welche bei Lebzeiten beobachtet worden.

Krankheiten.	Vom Jahre 1851 in der Anstalt verblieben.	Januar.	Februar.	März.	April.	Mai.	Juni.	Juli.	August.	September.	Oktober.	November.	Dezember.	Für das Jahr 1853 zurückgeblieben.	Summa.
Hyperaemia cerebri	—	1	1	—	—	—	—	1	—	—	—	—	—	—	3
Meningitis	—	—	—	—	2	—	—	—	—	—	—	—	2	1	4
Hydrocephalus acut. et chron.	1	1	—	—	—	—	—	—	—	—	—	—	—	—	2
Coryza et Ozaena	—	—	1	2	6	1	2	1	1	1	—	—	1	1	16
Raucedo	—	—	1	2	1	1	—	—	1	—	—	2	—	—	8
Tracheobronchitis	3	9	10	7	12	5	1	1	2	4	3	11	5	4	73
Bronchitis capillaris	1	3	2	6	3	2	2	—	4	1	1	4	—	—	29
Pleuropneumonia	—	1	2	1	—	5	1	1	1	—	—	4	1	—	17
Tussis convulsiva	—	—	—	—	10	—	—	—	1	—	3	—	1	1	15
Spasmus glottidis	—	—	—	1	—	1	—	1	—	—	—	—	—	—	3
Aphthae	4	5	5	6	5	12	2	2	1	1	6	6	4	—	59
Stomatitis erythematosa	—	2	—	—	—	—	—	2	—	—	1	—	—	—	5
„ follicularis	—	1	1	1	1	1	1	—	1	—	1	1	—	—	9
„ vesiculosa et pustulosa	—	—	—	2	1	—	—	—	—	—	—	1	—	—	4
„ ulcerosa	—	—	1	1	2	—	—	—	1	—	—	—	—	—	5
Rhagades et Ulcera labiorum	—	—	1	2	4	—	—	2	—	—	1	—	—	—	10
Gastricismus	2	11	7	6	10	6	3	2	—	—	3	9	8	3	67
Colica	—	—	1	1	—	—	—	—	—	—	—	1	—	—	3
Cholera et Cholerina	—	1	1	1	4	—	—	2	6	—	1	—	—	—	16
Vomitus habitualis	—	1	—	—	—	1	—	—	—	—	—	1	1	1	4
Diarrhoea	3	7	11	12	7	3	3	8	8	5	2	9	3	—	81

Peritonitis	—	—	—	1	—	—	—	1	—	—	—	—	—	—	2
Icterus	—	1	1	—	3	1	—	2	—	1	1	2	—	—	12
Hypertrophia splenis	—	—	1	—	—	2	—	—	—	—	—	1	—	1	4
Tuberculosis	—	—	1	1	—	—	1	—	—	—	—	—	—	—	3
Atrophia et Anaemia	—	4	4	6	1	4	2	2	3	—	1	1	—	—	28
„ syphilitica	—	—	—	1	—	—	—	—	—	—	—	1	—	—	2
Arteritis umbilicalis	—	—	—	—	—	—	—	1	—	—	—	—	—	—	1
Ulcus umbilic. gangraen.	—	—	—	—	—	—	—	1	—	—	—	—	—	—	1
Inflam. et excrescentia fungiformis umbil.	—	—	—	—	—	—	—	—	—	—	—	1	—	—	1
Hernia umbilicalis	3	3	4	4	1	2	—	3	1	—	4	1	1	2	27
„ inguinalis	—	—	1	—	—	—	—	—	—	1	—	—	—	1	2
Hydrocele	—	—	1	—	—	—	—	—	—	1	—	—	—	1	2
Adenitis	—	—	—	1	—	—	—	—	—	—	—	1	—	—	2
Ophthalmoblennorhoea	1	4	4	3	1	3	—	—	—	—	1	3	1	1	21
Ophthalmia catarrhalis	—	3	—	—	2	—	—	—	—	—	—	—	—	—	5
Keratitis, Leucoma, Prolaps. irid. .	2	2	1	—	1	—	1	—	—	—	—	3	—	2	10
Otitis, Otorrhoea	1	1	1	2	1	2	—	—	1	2	—	2	2	3	15
Blennorrhoea vaginae	—	—	—	—	—	—	—	—	—	—	—	—	1	—	1
Cephalaematoma	—	—	—	—	—	—	1	—	—	—	—	—	—	—	1
Teleangiectasis	—	—	1	—	—	—	—	—	—	1	—	—	1	—	3
Inflam. cellulos. subcut.	1	—	—	—	1	—	—	1	—	—	—	1	1	1	5
Erythema, Intertrigo	4	9	2	3	2	8	1	—	1	1	1	2	4	1	38
Erysipelas	—	2	3	—	—	—	1	—	—	—	—	—	—	—	6
„ vaccinarum	1	2	—	3	—	2	—	1	—	—	—	1	—	1	10
Pemphigus	1	—	1	—	1	—	—	1	—	—	—	4	—	1	8
Variolae	—	—	—	—	—	—	—	1	1	—	—	—	—	—	2
Varicellae	—	—	—	—	—	—	—	—	1	—	—	—	—	—	1
Urticaria	—	—	—	—	—	—	—	—	—	—	—	—	—	—	1
Herpes	—	—	1	2	—	2	—	—	—	—	1	—	1	1	7
Transport	28	74	72	78	82	64	22	37	35	19	31	73	38	27	654

Krankheiten.	Vom Jahre 1851 in der Anstalt verblieben.	Januar.	Februar.	März.	April.	Mai.	Juni.	Juli.	August.	September.	Oktober.	November.	Dezember.	Für das Jahr 1853 zurückgeblieben.	Summa.
Transport	28	74	72	78	82	64	22	37	35	19	31	73	38	27	654
Eczema	1	1	1	—	3	—	1	2	—	1	2	—	—	—	12
Scabies	2	2	2	—	3	1	—	1	—	—	1	1	—	—	13
Impetigo et Ecthyma	—	1	2	1	2	—	—	—	1	—	1	—	—	—	8
Furunculi	—	1	2	1	2	—	—	1	1	—	1	1	—	—	10
Strophulus	1	3	—	1	1	3	2	3	—	4	1	3	—	—	22
Pityriasis	—	1	—	—	—	1	—	—	—	1	—	—	1	—	4
Onyxis	—	—	—	—	—	1	—	—	—	—	—	—	—	—	1
Psoriasis	—	—	1	—	—	—	—	—	—	—	—	1	—	—	2
Ulcera praeputii et scroti	—	—	—	1	—	—	—	—	—	—	—	—	—	—	1
„ syphilitica	—	—	—	1	—	—	—	2	—	—	1	2	—	1	6
Condylomata in ano	—	—	—	1	—	1	—	—	—	—	—	—	—	—	2
Fractura humeri dextri	—	—	—	—	—	—	—	—	—	1	—	—	—	—	1
Zahl der behandelten Krankheiten	32	83	80	84	93	71	25	46	37	26	38	81	39	28	736

Nr. 2. Tabelle über die bei den Leichenöffnungen der Kinder unter einem Jahre vorgefundenen krankhaften Veränderungen nach den verschiedenen Organen vertheilt.

Krankheiten.	Januar.	Februar.	März.	April.	Mai.	Juni.	Juli.	August.	September.	Oktober.	November.	Dezember.	Summa.
Hyperaemia cerebri et meningum	1	1	2	3	—	—	—	—	—	—	—	—	7
Haemorrhagia cerebri c. emollitione	—	1	—	—	—	—	—	—	—	—	—	—	1
Anaemia cerebri et meningum	—	—	2	—	1	—	—	—	—	—	—	—	3
Oedema " " "	2	4	4	3	2	1	—	3	2	—	3	—	24
Emollitio " " "	—	—	1	3	—	—	—	—	—	—	1	—	5
Meningitis exsudat. simplex	—	—	1	1	—	—	1	—	—	—	—	1	4
Hypertrophia cerebri	1	—	1	1	—	—	—	—	—	—	—	—	3
Hydrops ventriculorum cerebri	1	—	—	—	—	—	—	—	—	—	—	—	1
Hypertrophia Thymi	—	—	—	—	—	—	—	1	—	—	—	—	1
Ulcera laryngis	—	—	—	—	1	—	—	—	—	—	—	—	1
Emphysema pulmon. vesiculare	3	4	8	7	2	2	1	3	1	—	2	4	37
" " interlobulare dextr.	—	—	—	1	—	—	—	—	—	—	—	—	1
Emphysema pulmon. interlobulare sinistr.	—	1	—	—	—	—	—	—	—	—	—	—	1
Emphysema pulmon. interlobulare bilateral.	1	2	1	1	—	—	—	—	1	—	—	—	6
Tracheobronchitis	—	—	1	1	1	—	—	—	1	—	—	1	5
Bronchitis capillaris	2	2	5	5	1	3	1	1	1	—	2	3	26
Atelectasis pulmonum	—	—	2	1	—	1	—	—	—	—	—	—	4
Gangraena "	—	—	—	—	—	—	1	—	—	—	—	—	1
Pneumonia lobularis dextra	1	1	—	4	—	—	—	—	1	—	—	1	8
" " sinistra	—	—	—	2	—	—	—	—	—	—	—	—	2
" " bilateralis	—	1	1	—	—	1	1	1	—	—	—	—	5
" loberis bilateralis	—	—	—	—	1	—	—	—	—	—	—	—	1
Hyperaemia pulmonum	—	2	4	4	—	—	—	1	—	—	1	1	13
Oedema pulmonum	—	—	1	—	—	—	—	—	—	—	—	1	2
Haemorrhagia capillaris sub pleura	—	—	1	2	—	—	—	—	1	—	2	—	6
" " pulmonum	—	—	—	—	—	—	—	—	—	—	1	—	1
Pleuritis dextra	1	1	1	3	1	—	—	—	1	—	—	1	9
" sinistra	—	—	—	1	—	—	—	—	—	—	—	2	3
" bilateralis	1	—	1	1	3	1	1	—	—	—	1	1	10
Pericarditis	—	—	—	—	1	—	—	—	—	—	—	—	1
Peritonitis	1	—	—	1	—	—	1	—	—	—	—	—	3
Gastritis acuta	1	—	—	1	—	—	1	2	—	—	—	—	5
" chronica	—	1	—	—	—	—	—	—	—	—	—	—	1
Emollitio et Extenuatio mucosae ventric.	—	1	3	3	2	—	1	2	—	—	—	—	12
Transport	16	22	40	49	16	9	9	14	9	—	13	16	213

Krankheiten.	Januar.	Februar.	März.	April.	Mai.	Juni.	Juli.	August.	September.	Oktober.	November.	Dezember.	Summa.
Transport	16	22	40	49	16	9	9	14	9	—	13	16	213
Emollitio gelatinosa fundi ventriculi	—	—	—	1	1	—	1	—	—	—	—	—	3
Erosioneshaemorrhagicae ventriculi	—	1	4	1	—	—	—	1	—	—	—	—	7
Haemorrhagia mucosae ventriculi	—	—	1	2	1	—	—	—	—	—	2	—	6
Ascaris Lumbricoides in ven-	—	—	—	—	—	—	1	—	—	—	—	—	1
Haemorrhagia intestinalis	1	—	—	—	—	—	1	—	—	—	2	—	4
villosa acuta	—	—	—	—	—	—	1	2	—	—	—	—	3
„ „ chronica	—	1	1	—	—	—	—	—	1	—	—	—	3
„ follicularis chronica	—	1	1	3	1	—	1	1	—	—	—	—	8
Emollitio et Extenuatio mu**cosae intest. tenuis**	1	2	6	4	2	—	1	2	1	—	1	1	21
Colitis follicularis acuta	—	—	—	—	—	—	2	1	—	—	—	—	3
„ „ chronica et Hypertrophia foll.	1	2	2	2	—	1	1	1	1	—	—	—	11
„ „ chronica ulcerosa	—	1	1	—	—	1	—	—	1	—	—	—	4
Emollitio et Extenuatio mucosae intestini crassi	—	1	3	5	2	—	—	2	1	—	1	—	15
Adenitis meseraica chronica	—	—	—	—	—	1	—	—	—	—	—	—	1
Hypertrophia hepatis	—	—	—	—	—	—	—	—	1	—	—	—	1
Atrophia et Anaemia hepatis	2	2	3	2	1	—	1	—	2	—	2	1	16
Pimelosis hepatis	—	—	1	—	—	—	—	—	—	—	—	—	1
	—	—	1	—	—	—	—	—	—	—	—	—	1
Hepatoperitonitis	1	—	—	—	1	—	—	1	—	—	—	—	3
Hypertrophia splenis	1	2	1	3	1	—	1	—	—	—	—	—	9
Emollitio splenis	—	—	—	—	—	—	—	1	2	—	—	—	3
Splenoperitonitis culosa)	1	—	1	1	—	—	—	—	—	—	—	1	4
Nephrolithiasis	—	2	2	5	—	—	—	1	1	—	1	—	12
Transplantitio S Romani	—	1	—	—	—	—	—	—	—	—	—	—	1
Arteritis umbilicalis	—	—	—	—	—	—	1	—	—	—	—	—	1
Tuberculosis meningum c. Meningitide	—	1	—	—	—	—	—	—	—	—	—	—	1
„ pulmonum cruda	—	1	1	1	—	1	1	—	—	—	—	—	5
„ „ c. emollitione	—	1	2	—	—	1	1	—	—	—	—	—	5
„ pleurae c. pleurit. exsudat.	—	—	—	—	—	1	—	—	—	—	—	—	1
„ glandul. bronch. cruda	—	1	2	1	—	1	1	—	—	—	—	—	6
„ „ „ emollitione	—	1	1	—	—	1	—	—	—	—	—	—	3
„ hepatis	—	1	2	1	—	1	—	—	—	—	—	—	5
„ lienis	—	1	1	1	—	1	—	—	—	—	—	—	4
„ „ c. Splenoperitonitis	—	—	-	—	-	1	—	—	—	—	—	—	1
„ renum	-	—	—	1	—	—	—	-	—	—	—	—	1
Transport	24	45	77	83	26	20	24	27	20	—	22	19	387

Krankheiten.	Januar.	Februar.	März.	April.	Mai.	Juni.	Juli.	August.	September.	Oktober.	November.	Dezember.	Summa.
Transport	24	45	77	83	26	20	24	27	20	—	22	19	387
Tuberculosis intestini tenuis	—	1	—	—	—	—	—	—	—	—	—	—	1
„ „ crassi	—	1	—	—	—	—	—	—	—	—	—	—	1
„ glandul. meseraic. cruda	—	1	—	1	—	—	—	—	—	—	—	—	2
„ „ „ c. emollitione	—	—	—	1	—	—	—	—	—	—	—	—	1
Visciditas membran. serosor	1	3	1	2	—	—	—	1	—	—	—	1	9
Malacia ossium cranii c. defect. partial. substantiae	1	—	—	—	—	—	—	—	—	—	—	—	1
Atrophia et Anaemia splenis	1	—	2	2	1	—	1	—	2	—	2	1	12
Summa	27	51	80	89	27	20	25	28	22	—	24	21	414

Nro. 3. Tabelle über die unter den Kindern über einem Jahre vergekommenen Krankheiten, bestimmt nach den Symptomen, welche bei Lebzeiten beobachtet wurden.

Krankheiten.	Januar.	Februar.	März.	April.	Mai.	Juni.	Juli.	August.	September.	Oktober.	November.	Dezember.	Auf's Jahr 1853 verblieben.	Summa.
Meningitis granulosa	—	1	—	—	1	—	—	1	—	—	—	1	1	4
Hydrops ventric. cerebri	—	—	—	—	—	—	1	—	—	—	—	—	—	1
Paralysis extremit. lateris sinistri	—	—	—	—	1	—	—	—	—	—	—	1	1	2
Paresis extremit. inferior	—	—	—	—	—	—	—	—	—	—	—	1	1	1
Laryngo-tracheitis	—	—	—	—	—	1	—	—	—	—	—	—	—	1
Laryngitis exsudativa	—	—	—	—	1	—	1	—	—	—	—	—	—	2
Bronchitis	3	—	—	—	1	—	1	—	2	1	1	1	1	10
Pneumonia sinistra	—	—	—	—	—	1	—	—	—	—	—	—	—	1
Pleuropneumonia	—	—	1	—	—	—	—	—	—	—	—	—	—	1
Congestio pulmonis sinistri	—	—	—	—	—	—	1	—	—	—	—	1	—	2
Pleuritis adhaesiva chronic. sinist.	—	—	—	—	—	1	—	—	—	—	—	—	—	1
Stomatitis ulcerosa	—	—	1	1	1	8	3	3	—	1	—	1	—	20
„ gangraenosa (Noma)	—	—	—	—	—	—	—	1	—	—	—	—	—	1
Caries maxillae superioris	—	—	—	—	1	—	—	—	—	—	—	—	—	1
Angina tonsillaris	1	—	—	1	—	—	—	—	—	—	—	—	—	2
Gastricismus febrilis	—	4	3	2	—	—	2	2	5	1	2	2	—	23
Diarrhoea	1	2	—	1	3	1	4	4	1	1	1	2	—	21
„ dysenterica	—	—	—	—	—	—	3	8	—	—	—	—	—	11
Cholera et Cholerina	—	—	—	—	—	—	2	1	—	—	—	1	1	4
Prolapsus ani	1	1	2	1	—	2	—	2	—	—	—	—	—	9
Peritonitis	—	—	—	1	—	—	—	1	—	—	—	—	—	2
Transport	6	8	7	7	9	14	18	23	8	4	4	11	5	120

Krankheiten.	Januar.	Februar.	März.	April.	Mai.	Juni.	Juli.	August.	September.	Oktober.	November.	Dezember.	Auf's Jahr 1853 verblieben.	Summa.
Transport	6	8	7	7	9	14	18	23	8	4	4	11	5	120
Febris gastrica	—	2	1	—	4	—	1	—	—	1	1	—	—	10
„ nervosa	—	—	2	—	—	—	—	—	—	—	—	—	—	2
„ intermittens	1	1	1	1	—	—	—	—	—	—	—	—	—	4
Hypertrophia splenis	—	1	—	—	—	—	—	—	—	—	—	—	—	1
Incontinentia urinae	—	—	—	—	—	—	—	—	—	1	1	—	—	2
Atrophia	2	—	—	1	2	—	—	2	—	—	—	—	—	7
Rhachitis	—	—	—	1	1	—	1	—	—	—	—	—	—	3
Coxarthrocace	1	—	—	—	—	—	—	—	—	—	—	—	1	1
Hydrocele	—	—	—	—	—	1	—	—	—	—	—	—	—	1
Tuberculosis	1	1	1	1	—	1	1	2	2	—	—	1	1	11
Rheumatismus	—	—	—	—	—	1	—	—	—	—	—	—	—	1
Conjunctivitis	—	2	—	—	—	—	—	—	—	—	—	—	—	2
Ophthalmia scrophulosa	1	—	—	1	—	—	—	—	1	—	—	—	1	3
„ catarrhalis	—	—	—	—	—	1	—	—	—	—	—	—	—	1
Corneitis	—	—	1	—	—	—	—	—	—	—	—	—	—	1
Leucoma	—	—	—	—	—	—	1	—	—	1	—	1	—	3
Nyctamblyopia	—	—	—	—	—	—	—	—	1	—	—	—	—	1
Otitis	—	—	—	—	—	—	—	—	1	—	—	—	—	1
Otorrhoea	—	—	1	—	—	1	1	—	—	—	1	1	1	5
Synovitis genu dextri	—	1	—	—	—	—	—	—	—	—	—	—	—	1
Blennorrhoea vaginae	—	—	—	—	1	—	—	—	—	—	—	—	—	1
Abscessus capitis	—	—	—	—	—	1	—	—	—	—	—	—	—	1
„ colli	—	—	—	—	1	—	—	—	—	—	—	—	—	1
„ dorsi	—	—	—	—	—	—	—	—	—	—	—	1	1	1
„ femoris dextri	—	1	—	—	—	—	—	—	—	—	—	—	—	1
„ „ sinistri	—	—	—	—	—	—	1	—	—	—	—	—	—	1
Vulnera contusa	—	—	—	—	1	—	—	—	—	—	—	—	—	1
Ulcera tonsill. sinist. (syphilitic. ?)	—	—	—	—	—	—	—	2	—	—	—	—	—	2
„ fistulosa colli	—	1	—	1	—	—	—	—	—	—	—	—	—	2
„ cruris	—	—	—	1	1	—	—	—	—	—	—	—	—	2
„ in ano (syphilit. ?)	—	—	—	1	—	—	—	—	—	—	—	—	—	1
Scarlatina	—	—	—	—	—	1	—	—	—	—	—	—	—	1
Varicellae	—	9	—	—	—	—	—	—	—	—	—	—	—	9
Erysipelas faciei	—	—	—	—	—	—	—	1	—	—	—	—	—	1
Intertrigo pone aures	—	1	—	—	—	—	—	—	—	—	—	—	—	1
Scabies et Eczema	10	4	7	7	7	5	4	4	2	2	2	3	5	57
Eczema	2	—	—	—	—	—	—	—	—	—	—	—	—	2
Impetigo et Ecthyma	3	—	3	2	2	2	1	—	1	2	—	3	4	19
Furunculi	—	—	—	—	1	—	—	—	—	—	—	—	—	1
Favus capitis	1	—	—	—	—	—	—	1	—	—	—	—	1	2
Perniones	—	—	1	—	—	—	—	—	—	—	—	—	—	1
Fractura claviculae	—	—	—	—	1	—	—	—	—	—	—	—	—	1
„ olecrani	—	1	—	—	—	—	—	—	—	—	—	—	—	1
Distorsio pedis sinistri	—	—	—	—	1	—	—	—	—	—	—	—	—	1
Summa	28	33	25	24	32	[illegible]	29	35	16	12	10	21	20	292

Nr. 4. Tabelle über die bei den Leichenöffnungen der Kinder über einem Jahre vorgefundenen krankhaften Veränderungen nach den verschiedenen Organen vertheilt.

Krankheiten.	Januar.	Februar.	März.	April.	Mai.	Juni.	Juli.	August.	September.	Oktober.	November.	Dezember.	Summa.
Hyperaemia cerebri et meningum	—	—	—	—	1	—	—	—	—	—	—	—	1
Oedema	—	—	—	—	—	2	1	4	1	1	—	—	9
Emollitio cerebri	—	—	—	—	1	—	—	—	—	—	—	—	1
Hydrops ventric. cerebri	—	—	—	—	1	—	—	1	—	—	—	—	2
Emphysema pulm. vesiculare	1	—	—	—	1	2	—	1	1	1	—	—	7
„ pulmonis sinist. interlobulare	—	—	—	—	—	1	—	—	—	—	—	—	1
Bronchitis	—	—	—	—	—	—	—	1	1	1	—	—	3
Pneumonia lobaris sinistra	—	—	—	—	—	1	—	—	—	—	—	—	1
Gangraena pulmonis dextri	—	—	—	—	—	—	—	1	—	—	—	—	1
Hyperaemia pulmonum	—	—	—	—	—	—	—	2	—	—	—	—	2
Pleuritis bilateralis	—	—	—	—	—	—	—	—	1	—	—	—	1
„ adhaesiva vetus	—	—	—	—	—	1	1	—	—	—	—	—	2
Peritonit. perito- et entero-exsudativa	—	—	—	1	—	—	—	—	1	—	—	—	2
Gastritis chronica	—	—	—	—	—	1	—	—	—	—	—	—	1
Erosiones haemorrhagicae ventriculi	—	—	—	—	—	1	—	—	—	—	—	—	1
Enterocolitis acuta	—	—	—	—	—	1	—	—	—	—	—	—	1
Enteritis follicularis chronic.	—	—	—	—	—	1	1	1	—	—	—	—	3
„ „ „ ulcerosa	—	—	—	—	—	—	—	—	1	—	—	—	1
Emollitio et Extenuatio mucosae intest. tenuis	—	—	—	—	1	—	—	—	—	—	—	—	1
Colitis follic. chronica et hypertroph. follic. ulcerosa c. defect. Mucosae	—	—	—	—	—	—	1	2	—	2	—	—	5
Atrophia hepatis	—	—	—	—	—	—	1	—	—	—	—	—	1
Anaemia „	—	—	—	1	—	—	—	1	—	—	—	—	2
Pimelosis „	—	—	—	—	—	1	—	—	—	—	—	—	1
Hypertrophia splenis	—	—	—	—	—	—	—	—	1	—	—	—	1
Atrophia splenis	—	—	—	—	—	—	—	1	—	—	—	—	1
Anaemia „	—	—	—	1	—	—	—	—	—	—	—	—	1
Nephr. lithiasis	—	—	—	—	1	—	—	—	—	—	—	—	1
Tuberculosis meningum c. Menigitide	1	1	—	—	1	—	—	—	1	—	—	—	4
„ pulmonum	1	—	—	—	3	—	—	—	1	1	—	—	6
„ „ c. emollitione	—	—	—	—	1	—	—	—	1	1	—	—	3
„ pleurae c. Pleurit. exsudat.	—	—	—	—	1	—	—	—	1	1	—	—	3
„ glandul. bronch. cruda	1	1	—	1	3	—	—	—	1	1	—	—	8
Transport	4	2	—	4	15	12	5	15	12	9	—	—	78

Krankheiten.	Januar.	Februar.	März.	April.	Mai.	Juni.	Juli.	August.	September.	Oktober.	November.	Dezember.	Summa.
Transport	4	2	—	4	15	12	5	15	12	9	—	—	78
Tuberculosis gland. bronch. c. emollitione	1	—	—	—	1	—	—	—	1	1	—	—	4
„ hepatis	1	—	—	—	2	—	—	—	1	1	—	—	5
„ lienis	1	—	—	—	2	—	—	—	1	1	—	—	5
„ „ c. spleno-peritonitis	—	—	—	—	—	—	—	—		1	—	—	1
„ renum	—	—	—	—	—	—	—	—	—	1	—	—	1
„ intestini tenuis	—	—	—	—	2	—	—	—	1	1	—	—	4
„ „ crassi	—	—	—	—	—	—	—	—	1	1	—	—	2
„ Gland. meseraic. cruda	1	—	—	1	1	—	—	—	1	1	—	—	5
„ „ „ c. emollitione	1	—	—	—	—	—	—	—	—	—	—	—	1
Summa	9	2	—	5	23	12	5	15	18	17	—	—	106

Nr. 5. Tabelle über die Krankheiten, welche bei den von Seiten des Poliklinikums behandelten Kindern vorkamen.

Krankheiten.	Januar.	Februar.	März.	April.	Mai.	Juni.	Juli.	August.	September.	Oktober.	November.	Dezember.	Summa.
Congestio cerebri	—	—	—	—	—	—	—	—	2	—	—	—	2
Hydrops ventric. chronic.	—	-	—	—	—	—	—	2	—	—	—	—	2
Convulsiones	1	—	—	—	—	—	—	—	—	—	1	—	2
Cephalalgia chronica	—	1	—	—	—	—	—	—	—	—	—	—	1
Cephalaematoma	—	1	—	—	—	—	1	—	—	—	—	—	2
Epilepsia	—	-	—	—	—	—	—	—	—	—	1	—	1
Paresis et Paralysis extremitat.	—	—	—	—	1	1	—	—	—	3	1	—	6
Catarrh. bronch. acutus	—	1	2	3	4	1	2	2	2	11	5	8	41
„ „ chronic.	—	1	3	2	2	2	1	2	1	5	—	—	19
Bronchitis capillaris	—	—	—	—	—	1	1	2	—	1	1	—	6
Broncho-Pleuropneumonia	—	—	—	—	1	—	—	—	2	—	—	1	4
Tussis convulsiva	—	—	—	—	—	—	—	—	—	3	—	—	3
Phthisis pulmonum	—	—	—	1	—	—	—	1	—	2	1	—	5
Atrophia	1	1	1	2	—	—	3	1	3	—	1	—	13
Aphthae	—	1	1	—	—	—	2	—	3	—	—	—	7
Dysodontiasis	—	—	—	—	—	—	—	—	—	—	1	—	1
Stomatitis	—	—	—	—	—	—	—	—	1	4	—	—	5
Gastricismus	—	2	2	1	—	3	3	—	2	2	5	1	21
Vomitus habitualis	—	—	—	—	—	—	—	—	—	1	—	1	2
Diarrhoea	2	3	2	3	3	3	14	3	10	5	1	6	55
Transport	4	11	11	12	11	11	27	13	26	37	18	17	198

Krankheiten.	Januar.	Februar.	März.	April.	Mai.	Juni.	Juli.	August.	September.	Oktober.	November.	Dezember.	Summa.
Transport	4	11	11	12	11	11	27	13	26	37	18	17	198
Diarrhoea dysenterica	—	1	—	—	—	—	2	3	2	—	—	—	8
Obstructio	1	—	—	—	—	1	—	—	—	1	—	1	4
Helminthiasis	—	1	—	—	—	—	—	—	—	2	2	2	7
Cholera et Cholerina	—	—	—	—	—	—	—	—	2	3	1	—	6
Colica flatulenta (ex indigestione)	—	—	—	—	—	—	—	1	—	1	1	—	3
Prolapsus ani	—	—	1	—	—	—	1	—	—	—	—	—	2
Albuminuria	—	—	1	—	—	—	—	—	1	—	—	—	2
Dysuria	—	—	1	—	—	—	—	—	—	—	—	—	1
Lithiasis vesicalis	—	—	—	—	1	—	—	—	—	—	—	—	1
Syphilis	3	—	—	—	1	1	2	2	1	—	1	—	11
Gangraena vulvae	—	—	—	—	1	—	—	—	—	—	—	—	1
Oedema praeputii	—	—	—	—	—	—	—	—	—	1	—	—	1
Febr. intermittens	1	1	—	1	—	—	—	—	1	1	1	—	6
Rhachitis	—	—	—	—	—	—	1	1	—	—	—	—	2
Scrophulosis	—	—	2	—	1	1	—	2	1	—	1	—	8
Lordosis	—	—	—	—	—	—	—	—	—	—	—	1	1
Coxarthrocace	—	—	—	—	—	—	—	—	1	—	—	—	1
Ophthalmia scrophulosa	—	2	2	1	2	—	1	1	1	1	1	—	12
„ catarrhalis	—	—	—	—	1	—	—	—	—	1	—	—	2
Ophthalmo-blennorrhoea	—	2	—	2	1	1	3	2	2	4	1	—	18
Blepharo-adenitis chronic.	—	—	—	—	—	—	—	—	—	1	—	—	1
Otitis et Otorrhoea	—	—	1	—	1	—	1	—	2	4	—	—	9
Necrosis proc. mastoid. ossis tempor. sinist.	—	—	—	—	—	—	1	—	—	—	—	—	1
Caput obstipum	—	—	—	—	—	—	1	—	—	—	—	—	1
Panaritium	1	—	—	—	—	—	—	—	—	—	—	—	1
Adenitis et Abscessus	2	—	2	1	1	3	—	1	3	1	1	4	19
Hernia umbilicalis	1	1	1	—	—	1	—	—	—	—	—	—	4
„ inguinalis	—	—	—	—	—	—	—	—	—	—	1	—	1
Ulcera scroti	—	1	—	—	—	—	—	—	—	—	—	1	2
Variolae	—	—	—	—	—	—	1	—	—	—	—	—	1
Varicellae	—	—	—	—	—	—	1	—	—	—	—	—	1
Erythema intertrigo	1	1	—	—	—	1	—	—	—	1	—	—	4
Erysipelas	—	—	1	—	—	—	—	—	—	—	—	—	1
Pityriasis	—	—	—	—	—	1	—	—	—	—	—	—	1
Ichthyosis	—	—	1	—	—	—	—	—	—	—	—	—	1
Herpes et Eczema	—	3	—	—	—	1	1	—	1	2	—	—	8
Scabies et Ecthyma	—	—	—	—	—	1	1	—	1	—	1	—	4
Impetigo	1	3	—	—	1	—	—	—	—	2	4	—	11
Pemphigus	—	—	—	—	—	—	1	1	—	1	—	—	3
Furunculi	—	1	—	—	—	—	1	—	—	—	—	—	2
Prurigo favosa	—	—	—	—	—	—	—	2	—	—	—	—	2
Teleangiectasis	—	—	1	—	—	—	—	—	—	—	—	—	1
Fractura antibrachii	—	—	—	—	1	—	—	1	—	—	—	—	2
Summa	15	28	25	17	23	23	46	30	45	64	34	26	376

Der Anzeige nach waren gestorben an:

Bronchitis capillaris	1
„ chronica	2
Pleuropneunomie	1
Tuberkulosis	1
Atrophie	2
Gastro - entero - colitis	1
Aphthae et Ophthalmo - blennorrh. bilateral.	1
Syphilis	3
Summa	12

Medizinische Abtheilung.

1. Junge Kinder.

Die Tabelle Nr. 1 ergibt das Verhältniss der bei Lebzeiten der Kinder unter 1 Jahre vorgekommenen Krankheiten.

Die Hirnentzündung (Meningitis exsudativa simplex), welche in mehreren der vorhergegangenen Jahre epidemisch vorkam, hat sich im verflossenen Jahre besonders selten gezeigt. Es dürfte sehr schwer, ja unmöglich sein, irgend einen bestimmten Grund für die Fluktuation in der Häufigkeit der Krankheit anzugeben; es ist indessen nicht zu bezweifeln, dass Uebervölkerung im Kinderhause und herrschende Puerperalfieberepidemieen unter den Wöchnerinnen des allgemeinen Entbindungshauses zur Hervorrufung desselben beitragen. —

Um ein Bild sowohl von dieser als auch einigen anderen hier weiter unten aufgenommenen Krankheitsformen, wie sie im Kinderhause vorkommen, zu liefern, sind nur einige Auszüge aus den im Kinderhause geführten Journalen, sowohl über die bei Lebzeiten beobachteten Krankheitserscheinungen als auch über die Ergebnisse der Leichenöffnungen mitzutheilen.

Das junge Kind W. 219, geboren 21. Okt., aufgenommen 5. Nov. 52

Von der Zeit der Aufnahme dieses Kindes an bis zum 24. Nov. brach dasselbe beständig ungeronnene Milch aus und wollte dieses Erbrechen den gewöhnlichen Mitteln, wie Säuren, Sinapismen und der Höllensteinsolution in Dosen von $^1/_8$ Gran nicht weichen. Um die genannte Zeit trat jedoch Besserung ein, die bis zum 14. Dezember fortdauerte. An diesem Tage ist im Journale verzeichnet worden: „am gestrigen Abende war das Kind unruhig, fieberte bei Nacht, hatte Hitze im Kopfe, gelindes Erbrechen, zwei dünne Stuhlausleerungen, gelinde Hustenanfälle.“

Das Fieber dauert fort, ebenso die Hitze des Kopfes, lockeres sonores Rasseln, guter Perkussionston, Leib weich, nicht empfindlich; das Kind saugt nicht. (Verordnet: Eisumschlag auf den Kopf, warmes Bad, Ol. Ricini mit Salepschleim.)

Am 15. Dezember. Während der vorigen Nacht war das Kind heiss gewesen, hatte mit den Extremitäten gezuckt und gezogen und ohne Veranlassung tüchtig geschrieen; dann und wann hatte es die Augen hastig geöffnet und es wurde angegeben, dass es sich bisweilen ganz steif gemacht und den Kopf dabei hintenüber gebogen hätte. Seit gestern hatte es sich einmal erbrochen und zweimal Oeffnung gehabt. — Das Fieber dauert fort; wenn man die Lage des Kindes verändert, so fährt es zusammen, schreit heftig und schielt vorübergehend mit den Augen; die Pupillen sind gehörig beweglich, der Blick aber ist starr. Brust- und Unterleibsleiden sind nicht zu entdecken. (Verordnet: Am Morgen 2 Kalomelpulver von $^1/_4$ Gran; dann Eisumschlag auf den Kopf; alle 3 Stunden $^1/_4$ Gran Kalomel, heisses Fussbad, Phosphorsäure in Salep als Getränk).

Am 16. Dezember. In der Nacht hatte das Kind keine Ruhe gehabt; es waren zum Oefteren konvulsivische Anfälle mit Zucken und Ziehen der Extremitäten und heftigem durchdringendem Schreien eingetreten. Der Kopf war noch immer heiss, die Nasenspitze, sowie die Hände und Füsse waren aber kalt; Unvermögen zu saugen und erschwertes Schlingen; einmaliges gelbliches Erbrechen; der Leib ist weich; es sind 2 grüne, zähe, stinkende Stuhlausleerungen erfolgt. Die Urinabsonderung war nicht krankhaft; das Kind winselte fast unaufhörlich. —

Am 17. Gestern Nachmittag hatten sich konvulsivische Zuckungen in der rechten Seite eingestellt, nach welchen ein Zustand von Betäubung folgte; während der Nacht trat wieder ein Anfall von Konvulsionen und hiernach ebenfalls Betäubung ein; gegen Morgen war dreimal ein heftiges grünliches Erbrechen eingetreten und kurz nachher war das Kind gestorben.

Leichenöffnung 30 Stunden nach dem Tode.

Das Kind war gehörig bei Fleische. Das Gehirn war angeschwollen, platt gedrückt; seine obere Fläche war mit einem purulenten Exsudate bedeckt, welches besonders nach vorne zu sehr reichlich war und in die Sulci intergyrales drang. Die Pia mater war im Ganzen blutarm, bleich von Farbe und nur an einzelnen Stellen derselben fanden sich einige kleine kapilläre Injektionen; die Hirnsubstanz war weich, teigig, in einem Zustande von Erweichung. Die Hirnhöhlen nicht merklich ausgedehnt, ihr Inhalt nicht in der Quantität vermehrt, aber trübe opalisirend. Bei der mikroskopischen Untersuchung fanden sich Eiterzellen in demselben. Die Plex. choroidei waren bleich; das Ependyma und die umgebende Hirnmasse war stark erweicht, ohne Veränderung der Farbe. Als das Gehirn herausgenommen war, fand man, dass das purulente Exsudat die ganze untere Fläche desselben, so wie das kleine Gehirn, die Pons, die Medulla oblongata und das Rückenmark so weit wie man sehen konnte, einnahm. Die Fossae Sylvii waren zusammengeklebt, aber ohne Spur von Granulationen. Die Lungen waren mit Ausnahme eines partiellen, vesikulären Emphysemas in den vorderen Rändern gesund. Die Pleuren und das Peritoneum fühlten sich klebrig an, zeigten aber keine Spur von Entzündung oder Ausschwitzung; das Blut war dünnflüssig, klebrig; Spuren von Tuberkeln fanden sich in keinen Organen. —

Was die Behandlung anbelangt, so sind verschiedene Mittel versucht worden, aber von keinem hat man eine bestimmte vortheilhafte Wirkung gesehen und kann daher keines vorzugsweise empfohlen werden.

Unter den Brustkrankheiten war im verflossenen Jahre, wie dieses immer der Fall gewesen ist, die kapilläre Bronchitis die am meisten tödtliche. In 29 Fällen ist sie bei Lebzeiten beobachtet worden und in 26 Fällen wurde sie nach dem Tode konstatirt. Also haben nur in 3 Fällen die kleinen Kranken den Sieg über diesen grössten Feind des zartesten Alters davon getragen. Es wird genügen, einen Auszug aus dem Journale über einen von den genesenen Fällen mitzutheilen. Das junge Kind No. 209, geboren am 20. Juli, aufgenommen am 28. Oktober 1852, war bei der Aufnahme gut bei Fleisch und gesund.

Am 7. Nov. Nachdem das Kind gestern Abend gehustet und Schaum vor dem Munde gehabt hatte, fand sich heute eine bedeutend gestörte und stark diaphragmatische Respiration vor; das Vesikulärgeräusch fehlte zugleich; das Kind war unruhig und schrie viel, Fieber war nicht zu bemerken (Verordn. Tart. stibiat. in wiederholten Dosen; Neptunsgürtel).

Am 8. Nach wiederholten und verstärkten Dosen des Brechweinsteins war keine Brechwirkung entstanden. Das Kind war fortwährend unruhig und schreiend; während der Nacht hatte sich Fieber mit kaltem Schweisse und starker Dyspnoe eingefunden, die sich kurz vor dem Besuche bis zu einem Erstickungsanfalle mit aufgehobener Respirationsthätigkeit gesteigert hatte; allgemeine Erschlaffung und kyanotische Hautfarbe. Nach einem Bade wurde das Kind etwas ruhiger; Brechwirkung hatte sich aber noch nicht eingestellt, obgleich noch ferner 2 Theelöffel voll von einer Auflösung von 5/8 Gran Cupr. sulph. gegeben waren. (Verordnet: Warmes Bad; Cupr. sulphur. Tartar. stibiat. dosi refracta; heisse Oeltücher aufzulegen.)

Am 9. Ungeachtet der öfter wiederholten Gaben von Cupr. sulph. war während des Tages kein Erbrechen, wohl aber ein gelinder Durchfall eingetreten, der jedoch aufhörte. Während der Nacht war das Kind ruhiger gewesen, hatte aber oft ohne Veranlassung die Arme bewegt; der Respirationsakt war besser geworden; bei der Auskultation hörte man abwechselnd ein trockenes Pfeifen und ein feuchtes Rasseln; Schläfrigkeit. (Verordnet: Moschus, Cupr. sulphur.)

Am 10. Nachdem zuerst ein Theelöffel voll des Julep e Moscho eine halbe Stunde vor dem Eingeben des Cupr. sulph. gereicht worden war, entstand hiernach Erbrechen. Die Nacht verging ruhig, der Zustand ist heute besser, obschon die Respiration noch beschleunigt ist. Das Kind ist weniger schläfrig, es ist reichliches katarrhalisches Rasseln vorhanden; das Kind saugt und hustet stärker auf. (Die Mittel werden ausgesetzt und es wurde Pulv. gummos. stib. verordnet.)

Am 11. Der allgemeine Zustand war bedeutend gebessert; der Husten hatte sich vermehrt; das Rasseln war reichlicher und lockerer. Am 6. Dez. wurde das Kind, welches wieder gut bei Fleisch war, aufs Land gegeben. Sowohl aus diesem Falle als auch aus einigen anderen scheint hervorzugehen, dass man mit Grund annehmen kann, dass öfters wiederholte Brechmittel, Moschus und warme Bäder die wirksamsten Mittel gegen die kapilläre Bronchitis sind. Terpentin und Antimonialien in kleinen Dosen verdienen auch Beachtung. Das Chloroform ist auch versucht worden, jedoch vergebens. Aeussere Mittel wie der Neptun'sgürtel, heisse Terpentintücher und Oeltücher u. s. w. sind nicht zu vernachlässigen. Von Brechmitteln dürfte das Cupr. sulphuricum im Allgemeinen wohl dem Tartar. stibiat. vorzuziehen sein, welcher, wenn er oft wiederholt wird, zu sehr die Kräfte der Kinder herab bringt und so leicht Unterleibsleiden erregt, welche fast eben so nachtheilig werden können, wie die ursprüngliche Krankheit. Gegen den übertriebenen Gebrauch dieses Mittels kann man daher nicht genug warnen, besonders wenn schon vorher Durchfall vorhanden war. In den Fällen, in welchen nach Brechmitteln kein Erbrechen erfolgen will, ist es oft gelungen, dasselbe hervorzubringen, wenn man eine halbe Stunde vor dem Brechmittel 1 Theelöffel voll Julep e Mosche reichte.

Leider wurden die jungen Kinder im Laufe des Jahres von zwei Keuchhustenepidemieen heimgesucht, von welchen die eine im April, die andere aber im Oktober vorkam. Diese Krankheitsform ist glücklicherweise nur eine selten unter ganz jungen Kindern vorkommende, und waren auch die Fälle, welche während des Jahres unter denselben sich zeigten, obschon ziemlich intensiv, doch nicht besonders zahlreich. In der ersten Epidemie kamen nämlich nur 10, in der zweiten aber nur 6 Fälle vor. — Die kranken Kinder wurden so viel wie möglich sofort von den gesunden getrennt.

Von den vielen verschiedenen Mitteln, welche gegen den Keuchhusten angewendet wurden, unter welchen sich auch die von Vielen empfohlene Kochenille befand, schien die beste Wirkung der Gebrauch der Emulsio hydrocyanica, in Dosen von 5—10 Tropfen, einige Male täglich, in einem Linctus oleosus, zu haben. Auch die Schwefelsäure wurde versucht, jedoch ohne besonderen Nutzen.

Besser zu behandeln waren die vielen Fälle von Entzündung der Schleimhaut der grösseren Luftröhrenäste, welche in der Tabelle unter der Rubrik Tracheo-Bronchitis aufgeführt sind; die meisten Fälle der Art wurden gut geheilt.

Pleuropneumonieen kamen glücklicherweise nur selten vor und fast nur allein als ein sekundäres Leiden nach Bronchitis oder Keuchhusten.

Spasmus glottidis wurde in 3 Fällen beobachtet. Von diesem lief ein Fall sehr schnell tödtlich ab, und wird ein Auszug aus dem Journale über diesen Fall wohl einiges Interesse gewähren.

Das kleine Kind, No. 157, geboren am 30. Juni und aufgenommen am 3. Juli 1852, war, als es aufgenommen wurde, klein und schwach, wahrscheinlich nicht völlig ausgetragen; es hatte Icterus, die Schleimhaut des Mundes war gesund; mit den Kleidern wog es 5 Pfund.

Am 27. Aug. Das Kind, welches gut gedieh und beständig gesund gewesen war, fing nach Angabe der Amme gestern Abend an unruhig zu werden, zuckte ungeduldig die Schultern und drehte den Kopf hintenüber, wobei es eine geraume Weile nicht athmen konnte und dann blau im Angesichte, sowie matt und schlaff wurde. Es wurde sofort eine Klystir und ein warmes Bad gegeben; es wurde mit kaltem Wasser besprengt und erhielt ein Brechmittel von Cupr. sulphuricum, jedoch blieb dieses ohne Wirkung. Die Symptome steigerten sich und es starb das Kind bereits am Morgen.

Bei der etwa 32 Stunden nach dem Tode vorgenommenen Leichenöffnung fand sich ausser einer geringen Hyperämie in den Blutleitern des Gehirns und einem vesikularen Emphyseme in den vorderen Lungenrändern, eine Injektion der Schleimhaut im Umkreise der Stimmritze, sowie eine Thymusdrüse, welche anderthalbmal grösser war als eine Niere des Kindes, fast 2 Loth wog, eine lockere Konsistenz hatte und eine dicke, milchähnliche Flüssigkeit enthielt. Der obere Theil des Herzbeutels und die vorderen Ränder der Lungen waren von der Drüse bedeckt. Die linke Hälfte des Herzens war leer, die rechte Hälfte und die dahin gehenden Gefässe enthielten ein dunkles, flüssiges Blut ohne Fibringerinnsel.

Aphthen kamen wie gewöhnlich sehr häufig vor; alle die 59 Fälle, welche beobachtet wurden, wurden allein örtlich behandelt. — Das zuverlässigste Mittel bei denselben ist ohne Zweifel eine Auflösung von Argent. nitric. gr. X in 1 Unze Wasser, womit die von den Schwämmchen bedeckten Stellen zwei bis dreimal täglich bepinselt werden. Wenn die Schwämmchenbildung ohne Behandlung länger fortgedauert hat, so dass der Beleg dick ist, so werden die Krusten zuerst mit einem feinen Spatel oder dergleichen weggenommen und dann werden die Stellen bepinselt.

Unter der gemeinschaftlichen Rubrik Diarrhoe sind alle die verschiedenen sowohl akuten als chronischen Formen derselben aufgenommen worden. Nur diejenigen, welche einen mehr oder minder choleraartigen Charakter angenommen hatten, sind unter der Rubrik Cholera und Cholerine aufgeführt worden. Auch die in den früheren Berichten vorkommende Rubrik Dysenterie ist mit ausgeschlossen und sind die Fälle, welche derselben vielleicht angehört haben konnten, zur Diarrhoe gezählt. Es lässt sich dieses um so eher verantworten, weil die eine Form oftmals in die andere übergeht oder noch öfter gleichzeitig vorkommt, so dass die differentielle Diagnose in manchen Fällen schwer, in einigen unmöglich zu bestimmen ist. Ausserdem ist es auch wohl vortheilhaft, in der Tabelle nicht mehr Rubriken aufzunehmen, als unumgänglich nöthig waren.

Was nun die Behandlung der Durchfälle anbelangt, so war sie natürlicherweise der verschiedenartigen Beschaffenheit der Krankheit angepasst, allein als Regel für alle Formen lässt sich annehmen, dass beim ersten Ausbruche der Krankheit äussere Mittel (Neptunsgürtel, Terpentintücher, Senfpflaster und warme Grützumschläge) und innerlich Oleosa und Mucilaginosa immer verordnet wurden und niemals ohne Nutzen. Unter den Mitteln, welche in einem späteren Stadium und in hartnäckigeren Fällen mit Vortheil gebraucht wurden, verdienen genannt zu werden die Kaskarille, Ratanhia, Mucilag. cretacea, Emulsio Cerae u. s. w.; vor allen Dingen aber das Opium, welches am häufigsten im Klystire, 5 bis 6 Tropfen der Tinktur, in Verbindung mit Amylum angewendet wurde. Dieses letzte Mittel wurde immer in den schwereren Fällen angewendet und immer mit Vortheil. Sollte ein gelinder Narkotismus eintreten, so schadet solcher nicht; dauert derselbe aber länger als wünschenswerth, so lässt er sich leicht durch Kaffee, durch den Mund oder als Klystir gegeben, beseitigen.

In Fällen von Colitis verdienen die Klystire von Höllenstein die grösste Beachtung. Zu einer Auflösung von 1 bis 5 Gran in einer Unze Wasser; (je nach dem Alter des Kindes und der Beschaffenheit der Krankheit verschieden) muss man wohl etwas Mucilago rad. Althaeae oder Sem. Lini zusetzen, und wenn man die schwächere Auflösung anwendet, so muss das Klystir 2 bis 3mal täglich wiederholt werden; wendet man aber die stärkere Solution an, so wird es nur einmal applizirt.

Bei Neigung zur Dissolutio sanguinis wurden Säuren, wie Schwefel-, Phosphor- und Holzsäure mit Vortheil angewendet. In den 16 Fällen von Cholera und Cholerine, welche vorkamen und welche sich auch alle durch die choleraartigen Ausleerungen nach oben und unten, den rasch eintretenden Kollapsus und die gesunkene Temperatur charakterisirten, hat sich der Kampher theils mit, theils ohne Opium wohlthätig erwiesen. Als ein wirksames, aber bis dahin noch zu wenig versuchtes Mittel dürften in solchen Fällen auch die Senfbäder empfohlen werden können.

Die im frühesten Alter vorkommenden Bauchfellentzündungen sind gewöhnlich Folgen von anderen Krankheiten, z. B. einer Entzündung in den Nabelgefässen, des Erysipelas u. s. w. Im Kinderhause kommt jedoch nicht selten eine von diesen unabhängige Form vor, welche wiederum in einem bestimmten Verhältnisse zu dem Gesundheitszustande der Mütter bei der Geburt zu stehen scheint. Zwei Fälle der Art kamen im Laufe des Jahres vor.

Das junge Kind No. 104, geboren am 18. März, aufgenommen am 23. März 1852, dessen Mutter, welche im Gebärhause entbunden wurde, unverheirathet, 36 Jahre alt, vorher 2 Kinder gehabt hatte, von welchen das eine lebte, das andere im 11. Monate gestorben war; die Mutter selber erkrankte am 2. Tage nach der Entbindung an Metroperitonitis.

Das Kind, welches theils von anderen Frauen, theils künstlich genährt worden war, war bei seiner Aufnahme gesund und gehörig bei Fleisch.

Am 28. März. Es wird angegeben, dass das Kind seit einigen Tagen ungewöhnlich schläfrig gewesen sei und dass es gestern Abend und heute früh zwei Erstickungsanfälle gehabt habe, bei welchen die Haut blau, die Kinnladen krampfhaft zusammengekniffen wurden und das Angesicht sich verzerrte. Das Kind will die Brust nicht nehmen, schluckt mit Schwierigkeit; Erbrechen ist nicht vorhanden, ebensowenig kam konvulsivisches Zucken vor; geringe dunkle Stuhlausleerung. — (Verordnet: Merkurtallaxanz; warmes Bad, kaltes Besprengen, Phosphorsäure in Salep.)

Am 29. Es ist kein Erstickungsanfall heute am Tage vorgekommen; dieselbe Schläfrigkeit, keine Zuckungen, wohl aber bemerkt man ein vorübergehendes Schielen; die Kinnladen sind beständig krampfhaft zusammengekniffen; die Temperatur ist sowohl am Rumpfe als am Kopfe erhöht; heute Morgen hat das Kind etwas gesogen, nicht aber früher oder später; es schluckt ordentlich; die Darmausleerungen sind dunkelgrün, locker; der Rücken scheint etwas hinten übergebogen. (Verordnet: Bad; Phorsphorsäure mit Salep.)

Am 30. Bei Nacht hat das Kind ruhig geschlafen; es stellten sich, nur wenn man das Kind aus der Wiege nahm, periodisch Krampfanfälle, die sich theils als Trismus, theils als Steifigkeit im Nacken und in den Extremitäten äusserten, ein; mitunter Schielen, Pupillen normal, kein Farbenwechsel; die Temperatur am Kopfe nicht erhöht, die Zeichen eines Brustleidens fehlen; es sind 2 grasgrüne Darmausleerungen erfolgt, am Morgen hat sich ein grasgrünes Erbrechen eingefunden, der Leib ist aufgeschwollen, wohl etwas beim Drucke empfindlich; beständig wird ein grasgrüner Stoff aufgestossen; der Urin ist braun und finden sich ziegelfarbige Flecken von feinem Gries in dem Wickeltuche. — (Verordnet: Die bisher gebrauchten Mittel werden ausgesetzt; Vin. Liquirit. theb.; Cataplasma auf den Leib.)

Am 31. Die Nacht war ziemlich ruhig, ohne Schielen, ohne Trismus und ohne konvulsivisches Zucken vergangen; es waren 2 grüne Darmausleerungen und ein Mal grünes Erbrechen erfolgt; der Leib war vom Nabel aufwärts nach der Lebergegend hin hart anzufühlen; der Urin wie gestern. Um 6 Uhr früh starb das Kind.

Leichenöffnung 32 Stunden nach dem Tode. Die Hirnhäute und Hirngefässe waren sehr stark mit Blut überfüllt; dieses war auch ausgeschwitzt und hatte sich im Umkreise der Gefässstämme verbreitet. Die Lungen waren blutreich; in den Pleurasäcken fand sich etwas blutig gefärbtes Serum vor. Die Bauchhöhle enthielt ein reichliches, theils schwach blutig gefärbtes, theils gelbflockiges Exsudat; verschiedene Schlingen der paralysirten Därme waren untereinander verklebt, und dadurch war wahrscheinlich die Härte, welche man bei Lebzeiten am Leibe bemerkt hatte, entstanden. Die Schleimhaut des Magens war stellenweise kapillär injizirt; die Milz war klein und welk; die Leber äusserst welk und mürbe; in beiden Nieren fand sich ein feiner, pulverförmiger Gries.

Das junge Kind, Nr. 162, geboren am 8. Juli, aufgenommen am 12. Juli 1852; seine Mutter war im Gebärhause entbunden worden, 30 Jahre alt und hatte schon vorher ein Kind gehabt. Sie war vorher gesund, erkrankte am 2. Tage nach der Entbindung an Metroperitonitis und starb am 16. Juli.

Das Kind war bei seiner Aufnahme nicht abgemagert, hatte eine gesunde Mundschleimhaut und litt an Icterus.

Am 22. Juli. Während der letzten Nacht war das Kind heiss und unruhig gewesen, hatte sich viel gereckt und heftig geschrieen; die Temperatur des Kopfes unbedeutend erhöht; geringe, gelbgrüne Darmausleerung; die Amme gab an, dass das

Kind seit einigen Tagen schlafsüchtig gewesen sei. (Verordnet: Laxans mercuriale. Eisumschlag auf den Kopf.)

Am 23. Die Schläfrigkeit und das heftige Schreien dauern fort; die Temperatur ist im Allgemeinen erhöht; es duldet den Eisumschlag nicht; saugt nicht; sein Leib ist beim Druke empfindlich, hatte 2 grauliche körnige und schleimige Darmausleerungen. (Verordnet: Kalomel zu $^1/_4$ Gran. Einreibung von Ung. Hydrarg. auf den Leib, sowie Kataplasmen.)

Am 24. Während der Nacht war das Kind nicht so heiss und ziemlich ruhig gewesen, die Temperatur am Kopfe ist aber doch noch erhöht; es hat einige Male die Brust genommen und gesogen; seit gestern Nachmittag hatte es nicht eher wieder Urin gelassen, als bis heute nach Einreibung von Kampherliniment und Auflegen von Kataplasmen. Heute Nachmittag schrie es heftig und anhaltend; der Leib war bedeutend angeschwollen; der Perkussionston war über dem Colon adscendens matt; es hatte vier geringe gallertähnliche, grüne Darmausleerungen. (Verordnet: Opium, Neptunsgürtel.)

Am 25. Gestern erfolgte, gleich nach dem Anlegen des Neptunsgürtels, eine starke Darmausleerung und reichliches Erbrechen einer grünlicher Flüssigkeit, wonach sich der Leib weniger gespannt anfühlte. Am Abende erhielt das Kind $^1/_{16}$ Gran Morphium, wonach es ruhig geworden war und in einem betäubungsähnlichen Zustande mit zusammengezogenen Pupillen gelegen hatte; die Temperatur war veränderlich, die rechte Hand jedoch immer kalt gewesen. Darmausleerung und Urinabgang waren nicht erfolgt; das Kind saugt nicht, schlingt mit Schwierigkeit; der Leib ist weniger empfindlich, aber noch eben so gespannt, und es ergab die Perkussion noch immer denselben Ton. — Das Kind starb in der folgenden Nacht.

Leichenöffnung 36 Stunden nach dem Tode.

An der unteren Fläche des Gehirns, besonders in der Fossa Sylvii, fand sich ein schwaches, opalisirendes Oedem (Exsudat?); die Lungen waren dem Aussehen nach gesund, beim Durchschneiden fanden sich aber einige Stellen in der Nähe der Bronchialdrüsen im Zustande von Gangrän. Die Leber und Milz waren bleich, die letztere im Zustande von Auflösung; die Magen- und Darmschleimhaut war gesund; die ganze Bauchhöhle war mit einem purulenten Exsudate angefüllt, welches theils viele Flocken enthielt, theils sassen solche an der Paritonealbekleidung an. Die Därme waren theils untereinander, theils mit der Leber und Milz durch Pseudomembranen verklebt. Das Ligamentum teres hepatis und die Arteriae umbilicales wurden ebenfalls untersucht, jedoch nichts Krankhaftes darin gefunden.

Die Ophthalmoblennorrhoe gehörte zu den Krankheiten, welche am häufigsten vorkamen. Nicht selten war sie von sehr schwerer Beschaffenheit, indessen gelang es doch immer, sie zu beseitigen, so dass, wenn der Augapfel beim Beginne der Behandlung nicht affizirt war, keine Spur von derselben zurückblieb. In den schwereren Fällen, in welchen bedeutende Geschwulst der Augenlider und reichliche Granulationen auf der Konjunktiva vorhanden waren, wurde die innere Seite der umgestülpten Augenlider immer mit einem Stifte Höllenstein betupft; in den gelinderen Fällen wurde eine Solution von 10 Gran derselben auf 1 Unze Wasser eingetröpfelt. Zwischen den Betupfungen wurden kalte Kompressen auf die Augen gelegt, und wurde der Eiter, welcher sich dennoch unter den Augenlidern ansammelte, fleissig weggespült. Diese Behandlung, welche vielleicht von Denen, die sie nicht versucht haben, für sehr eingreifend gehalten werden mag, kann dennoch nicht genug empfohlen werden.

Die Krätze wurde ausschliesslich und mit grossem Vortheile mit der Salbe von Hebra behandelt.

Eine Fractura humeri, bei welcher der Kleisterverband angewendet wurde, war, wie dieses bei jungen Kindern gewöhnlich geschieht, in 14 Tagen geheilt.

Unter die Rubrik Bronchitis capillaris, welche in der 2. Tabelle aufgeführt ist, sind zwei krankhafte Veränderungen in den Lungen, welche oft mit derselben verbunden sind, und fast immer auf ihr beruhen, gebracht, nämlich der Kollapsus der Lungensubstanz und die lobuläre Eiterinfiltration.

2. Aeltere Kinder.

Die 3. Tabelle zeigt wie es sich mit den Krankheiten, nach den während des Lebens wahrgenommenen Symptomen bestimmt, unter den älteren Kindern verhielt. Die Summe der Krankheiten beträgt nach der Tabelle 292; dazu kommen aber wenigstens noch 18 oder diejenigen Krankheiten, an welchen die 18 vom Jahre 1851 in der Anstalt verbliebenen kranken Kinder litten. Da indessen über die älteren kranken Kinder erst zu Anfange des Jahan 1852 eine vollständige Journalführung begonnen hatte, so kann die Kolumne für die vom Jahre 1851 zurückgebliebenen Krankheiten nicht ausgefüllt werden.

Die Tabelle enthält 4 Fälle von Meningitis granulosa, welche bei Lebzeiten diagnostizirt wurde und einen solchen Fall, der vom Jahre 1851 herrührte, so dass im Ganzen 5 Kranke der Art behandelt wurden. Alle diese Fälle liefen tödtlich ab und wurde die Richtigkeit der Diagnose durch die Leichenöffnungen bestätigt.

Die beobachteten Fälle kommen, sowohl was die Symptome während des Lebens, als was die Erscheinungen in den Leichen im Allgemeinen anbelangt, vollkommen mit den Beschreibungen, welche die meisten Schriftsteller einstimmig über diese Krankheit geliefert haben, überein. Was die Behandlung anbelangt, so richtet die eine Methode eben so wenig aus, wie die andere. Es werden wohl nur wenige, wenn überhaupt irgend welche, sein, welche behaupten wollen, dass sie durch Mitwirkung von irgend welchen arzneilichen Mitteln die vorher existirenden und die Krankheit hervorrufenden Granulationen zur Absorption gebracht haben, und dass es ihnen so gelungen sei, die Krankheit zu heilen! Die Erfahrung hat uns indessen gelehrt, dass die zwar allgemein empfohlene starke antiphlogistische Behandlung durch Blutentziehungen und anhaltend gebrauchte Merkurialien durchaus keinen anderen Vortheil gewährt, als dass sie den immer erfolgenden tödtlichen Ausgang beschleunigt. In einigen Fällen haben wir eine entgegengesetzte Behandlung mit Wein, Reizmitteln und einer nährenden Diät versucht, und sind dadurch mehr befriedigt worden. Man sollte nämlich erwägen, dass die von dieser Krankheit ergriffenen Kinder vorzugsweise schwache Kinder sind, und dass sie in Folge der gleichzeitig vorhandenen, oft in anderen Organen schon weit vorgeschrittenen Tuberkulose mehr als gewöhnlich ausgemergelt sind.

Laryngitis exsudativa kam zweimal vor und ging beide Male in Gesundheit über. Die eine Kranke, ein 6jähriges Mädchen, J. D. Jacobsen, bei der die gewöhnlichen, allgemein bekannten Symptome vorhanden waren, behandelten wir mit Cupr. sulphuric. in wiederholten Dosen von 1 Gran, bis mehrmaliges reichliches Erbrechen erfolgte, und mit Kalomel; ausserdem noch Betupfen im Larynx mit einer Auflösung von 10 Gran Argent. nitric. in 1 Unze Wasser, Umlegen des Neptunsgürtels um den

Hals, und endlich ein Vesikatorium. Blutentziehung wurde nicht angewendet. — Den zweiten Fall, den eines 5jährigen Knaben, P. A. Erikson, wollen wir etwas ausführlicher anführen, theils, weil die Symptome etwas abweichend waren, theils wegen der Behandlung, die nicht ganz die sonst bei uns gebräuchliche war.

Am 20. Juli brachte die Wärterin den Knaben in das Krankenzimmer und gab an, dass derselbe schon einige Tage einen bellenden Husten gehabt habe und in den beiden letzten Tagen so heiser geworden sei, dass er nur mit Mühe sprechen könne. Das Allgemeinbefinden war übrigens nicht sonderlich gestört gewesen, das Kind hatte mit den Uebrigen die Schule besucht und sein gewöhnliches Essen, obschon nicht mit dem gewöhnlichen Appetit, genossen. Bei der Aufnahme in das Krankenzimmer war der Zustand folgender: Das Angesicht etwas aufgetrieben, der Ausdruck desselben ängstlich, Dyspnoe; die Respiration beschleunigt mit verlängerter Inspiration, bei welcher ein zischendes Geräusch, vernommen wurde; die Venen am Halse waren angeschwollen; Empfindlichkeit bei der Berührung des Larynx. Bei der Auskultation der Brust hörte man neben seinem Vesikulärgeräusche, das obengenannte, mühsame, zischende Respirationsgeräusch von der Trachea konsonirend; Lungen gesund; Puls schnell, voll und hart; die Zunge an den Rändern roth, in der Mitte belegt; der Leib nicht empfindlich; gehörige Leibesöffnung; Haut trocken und heiss. (Verordnet: Neptunsgürtel um den Hals, Betupfen des Larynx mit der Höllensteinsolution von 10 Gran auf die Unze; Cupr. sulphur. zu 1 Gr. in wiederholten Dosen und Kalomel.)

Nach zwei Tagen, während welchen der Zustand ununterbrochen derselbe blieb, sich keine Remission oder Exazerbation bemerklich machte und nur ein einziges Mal ein Hustenanfall mit Krupton bemerkt worden war, stellte sich eine bedeutende Besserung ein, indem sich das Fieber minderte und die Respiration ruhiger und weniger beschwerlich wurde. Während des folgenden Tages wechselte der Zustand, bis am 24. um Mittagszeit eine so bedeutende und plötzliche Verschlimmerung sich einstellte, dass Erstickung einzutreten und dem Leben des Kranken ein Ende zu machen drohte, weshalb sofort zur Tracheotomie geschritten wurde. Das Angesicht war nun im höchsten Grade kyanotisch und aufgetrieben; der Blick stier und matt; der Puls äusserst schnell, klein und schwach; Orthopnoe; reichlicher kalter Schweiss bedeckte den Körper; allgemeine Schlaffheit. Nach Trousseau's angegebener Methode wurde die Operation ausgeführt und die Nachbehandlung angeordnet. Als die Luftröhre eingeschnitten war, drangen neben einer geringen Menge Blut und Schleim grosse Stücke einer festen, lederartigen Membran hervor. Als die Operation beendigt und die Röhre eingelegt worden war, veränderte sich der Zustand fast auf ein Mal; die Respiration wurde ruhig, die Farbe des Angesichtes wurde lebhaft roth und der Gesichtsausdruck ruhig; es stellte sich Schlaf ein und hielt derselbe, die kurzen Augenblicke, welche zur Reinigung der Röhre von Schleim und Sekret erforderlich waren, abgerechnet, fast $1^1/_2$ Tag an; ebenso fand sich ein reichlicher, warmer und allgemeiner Schweiss ein. Es wurde mit kleinen Dosen Kalomel und mit Betupfen von Höllensteinsolution fortgefahren. Der Zustand besserte sich immer mehr und schon am 10. Tage konnte die Röhre herausgenommen und die Oeffnung geschlossen werden. Nach noch einigen Tagen war die Wunde geheilt und der Knabe völlig hergestellt.

Die verschiedenen Formen von Lungenentzündung wurden immer ohne alle Blutentziehungen und mehr exspektativ als stark eingreifend behandelt. Wurde irgend ein Quecksilberpräparat angewendet, so war es gewöhnlich Hydrarg. cum Creta, das mildeste Präparat, welches am besten vertragen wird; übrigens wurden auch noch Antimonialien und Terpentin, sowie die gewöhnlichen äusseren Mittel in Anwendung gezogen. Wir haben durchaus keinen Grund, diese milde Behandlungsweise zu bereuen, sondern glauben vielmehr aus guten Gründen, dass sie im Kindesalter, wenigstens in unserem Kinderhause, den Vorzug verdiente *).

---

*) Dieselbe Behandlung der Pneumonie ohne Blutentziehungen, mit Antimonialien, Hydr. c. Creta und Terpentin wird von den Aerzten des Seraphinerlazarethes der Herren Huss und Malmsten seit mehreren Jahren mit bestem Erfolge bei Erwachsenen angewendet und besonders gelobt. Blutentleerungen gebrauchen dieselben höchstens im ersten oder im Stadium der Kongestion, niemals im Stadium der Hepatisation, in welchem sie dieselben für durchaus nachtheilig halten. Auch andere schwedische Aerzte loben dieses Verfahren und besonders auch die Wirkung des Terpentins im letzten Stadium zur Auflösung des Exsudates, Beförderung der Expektoration und Hebung der Kräfte. v. d. Busch.

Stomatitis ulcerosa kam in 20 Fällen vor; immer war dabei ein stinkender Geruch aus dem Munde und eine Neigung, in Gangrän überzugehen, besonders im Monate Juni, vorhanden. Die Mittel, welche ausschliesslich und jederzeit mit grossem Nutzen angewendet wurden, waren: innerlich chlorsaures Kali in Wasser aufgelöst und mit Syrup versüsst in Dosen von 3 Gran, drei- bis viermal täglich für ein Kind von 3 Jahren oder 5 Gran für ein Kind von 5 bis 6 Jahren und darüber, oder aber ein Infus. Chinchonae mit einem Zusatze von irgend einer Säure, äusserlich wurde aber das Pinseln mit verdünnter Salzsäure drei- bis viermal täglich vorgenommen. Eine gute, nährende Diät ist für die schnelle und sichere Kur aber besonders wichtig.

Während der Monate Juli und August kam eine Epidemie von ruhrartiger Diarrhoe vor, welche sich durch stinkende, blutige, mit Schleim und Eiter gemischte Darmausleerungen, die mit graulichen Fasern vermengt waren, charakterisirte, und bei welcher bisweilen Tenesmus und Schmerz vorhanden waren, aber auch wohl fehlten. Die Kräfte sanken rasch; das Angesicht hatte einen leidenden Ausdruck; die Augen waren eingefallen; die Zunge war trocken und fleischfarbig; der Leib mehr oder weniger empfindlich; bisweilen kam Prolapsus ani vor.

Die Behandlung wurde mit den gewöhnlichen inneren Mitteln eingeleitet und wurden innerlich Oleosa und Mucilaginosa, darauf aber ein Infus. Ipecac. mit irgend einer Säure, Emulsio Cerae und dergleichen, hauptsächlich und immer aber das Opium, theils durch den Mund, theils im Klystire mit Amylum angewendet. Auch Klystire aus einer Auflösung des Argent. nitric. wurden mit Vortheil gebraucht, und zum Getränke wurde Salepdekokt mit etwas Säure und Reiswasser gegeben.

In den drei Fällen, welche tödtlich abliefen, waren die Erscheinungen bei den Leichenöffnungen in der Hauptsache übereinstimmend und folgende: ein gelindes Oedem zwischen den Häuten des Gehirnes; die Schleimhaut des Dünndarmes gelinde injizirt, von einem fein granulirten Aussehen, gegen den Dickdarm hin verdünnt; der Darminhalt dünn, wässerig, an Stellen im unteren Theile des Darmes schwach blutig gefärbt. Die Schleimhaut des Dickdarmes fehlte im unteren Theile (im Mastdarme) durchaus, im oberen Theile sass sie noch stückweise fest, hier war sie aber ulzerirt; die Milz war locker und schlaff.

Ausser den in der Tabelle 3 aufgenommenen schwereren

Fällen von Diarrhoe kamen bei fast allen älteren Kindern im Kinderhause während der heissesten Sommermonate Durchfälle in mehr oder minder gelindem Grade vor; und da wir bestimmt zu finden glaubten, dass immer mehrere Kinder an den Tagen erkrankten, an welchen sie zum Frühstücke die sogenannte Biersuppe erhielten, so wurde anstatt derselben Reisbrei gegeben, wonach sich die Zahl der Erkrankungen bedeutend minderte.

Die beiden Fälle von Peritonitis wurden innerlich mit Opium oder Morphium behandelt; äusserlich wurde Ungu. mercuriale mit Extr. Belladonn. zum Einreiben in den Leib und der Neptunsgürtel gebraucht. Beide Fälle liefen tödtlich ab. In beiden Fällen fand man bei der Leichenöffnung in der Bauchhöhle ein theils flüssiges purulentes, theils ein festes Exsudat, wodurch die Darmwindungen und die verschiedenen Organe untereinander verklebt waren.

Ausschlagskrankheiten, besonders die Krätze, kamen sehr häufig vor. Die 57 Fälle von Krätze wurden sämmtlich mit Nutzen mit der Salbe von Hebra behandelt.

Gegen Tinea favosa haben wir kein besseres Mittel kennen gelernt, als die von Alters her wohl bekannte Pechkappe, mit der Modifikation bei der Anwendung, dass nur die Stellen, an welchen sich der Ausschlag zeigte, mit den Pflasterstreifen bedeckt und hier die Haare ausgezogen werden.

Die 4. Tabelle gibt die nach dem Tode vorgefundenen krankhaften Veränderungen, nach den verschiedenen Organen vertheilt, an.

Indem wir diesen Bericht schliessen, wollen wir noch in aller Kürze Einiges über die poliklinische Anstalt, welche seit dem 13. Dez. 1851 im Kinderhause besteht, mittheilen.

Vom 13. Dez. bis 1. Jan. 1852 wurden 27 Kranke angemeldet. Vom 1. Januar bis Jahresschluss betrug die Zahl 313 kranke Kinder, welche an 376 Krankheiten behandelt wurden. Jeder Kranke erhielt 3 bis 4 Besuche, so dass die Zahl derselben etwa 1000 betrug. — Zwölf von den Behandelten wurden als gestorben angezeigt, allein es lässt sich mit Gewissheit annehmen, dass eine gleiche oder grössere Anzahl von Gestorbenen nicht angezeigt wurde. Die bei weitem grösste Zahl wurde jedoch theils als genesen angezeigt, theils besserte sich ihr Zustand, wie wir dieses selbst wahrnahmen. Obschon diese Einrichtung als Krankenverpflegungsanstalt ihren grossen Werth hat, so wird sie aber auch wahrscheinlich als Gesundheitsverpflegungsanstalt auf die bürgerliche Gesellschaft einen grossen und fruchtbringenden Einfluss ausüben. Mütter und Pflegemütter, welche dieselbe mit ihren Kindern besuchen, erhalten nämlich Vorschriften über die zweckmässigste Weise, die Kinder zu kleiden, zu warten und aufzufüttern, um so viel als möglich Krankheit zu verhüten, und wenn diese Vorschriften und Rathschläge allgemeiner bekannt und völlig befolgt sein werden, so wird man mit Grund hoffen können, dass die grosse Anzahl von Kindern, welche alljährlich durch Krankheiten, die durch Vernachlässigung und unvernünftige Wartung erzeugt werden, umkommt, sich sehr bald bedeutend vermindern wird. Wenn es sich durch Privat- oder allgemeine Wohlthätigkeit in's Werk richten liesse, dass den Armen, welche die Anstalt besuchen, freie Arznei verliehen würde, so sind wir überzeugt, dass sich die Nützlichkeit derselben in kurzer Zeit verdoppeln würde.

IV. Gelehrte Gesellschaften und Vereine.

Gesellschaft schwedischer Aerzte in Stockholm. (Verhandlungen in den Jahren 1853 bis 1854.)

Syphilis bei kleinen Mädchen.

Am 27. Juli erwähnte Herr Carlsson, dass ein sechsjähriges Mädchen im Kurhause aufgenommen worden sei, welches grosse Schanker an der äusseren Seite der grossen Labien und an der Commissura superior habe; die Vagina stand fast ganz offen und waren die Theile sehr geschwollen. Man hatte ermittelt, dass, nachdem sich das Mädchen die Ansteckung durch einen versuchten Coitus zugezogen hatte, es den Beischlaf mit 3 oder 4 anderen Mannspersonen ausgeübt habe, weshalb davon eine Anzeige bei der Polizeibehörde gemacht worden sei. — Hr. C. bemerkte, dass junge Mädchen nicht selten syphilitisch befunden werden und sei dieses vielleicht eine Folge von dem Volksglauben, dass die Jungfernschaft ein venerisches Uebel wegzuschaffen vermöge. Das jüngste Mädchen, welches er bis dahin in Folge des

Coitus an Syphilis angesteckt befunden habe, sei 10 Jahre alt gewesen, und habe er sehr oft venerische Uebel bei jungen Mädchen gefunden, welche auf den Strassen oder in den Häusern Sachen zum Verkaufe und dann auch sich selbst ausbieten. — Herr Landberg hat ein achtjähriges venerisches Mädchen gesehen, und bemerkt, dass alte Weiber nicht selten junge Mädchen auf den Strassen anbieten, und die Kinder wahrscheinlich für solche Zwecke in die Pflege nehmen. — Herr A. Retzius bemerkte, man müsse bei der Besichtigung der Genitalien junger Mädchen nicht vergessen, dass ein normales Hymen bei denselben hervorstehend, ähnlich einer Düte und offen ist, und dass es erst in einem gewissen Alter die bekannte Form bekommt, woven er sich durch vielfältige Untersuchungen im Kinderhause und auf der Anatomie überzeugt habe, und versichert es Herr Carlsson, dass auch er dieselbe Beobachtung gemacht habe.

Monstrum duplex monomphalicum.

Am 9. September berichtete Herr A. Retzius über zwei zusammengewachsene Kinder, welche in Noreland von einer 26jährigen Bäuerin lebend geboren waren und zeigte eine Zeichnung davon vor. Dieselben waren etwa 19 Zoll lang, hatten 2 Köpfe von natürlicher Grösse, 2 wohlgebildete Gesichter, welche horizontal gegeneinander standen, 2 Brusthöhlen mit einem in jeder pulsirenden Herzen, 4 gehörig gebildete Arme, einen gemeinschaftlichen zwischenliegenden Magen und einen Nabel an einer Seite des Magens. Vom Gesässe gingen auf der einen Seite 2 schwach gebildete Lenden, Beine und Füsse aus, und an der anderen Seite nur ein dickeres Bein, welches dem Anscheine nach durch 2 zusammengewachsene Schienbeine gebildet wurde, und an dessen äusserstem Ende sich 10 gegen einander gerichtete Zehenspitzen befanden. Es fanden sich 2 nahe bei einander liegende After und 2 ebenfalls dicht zusammenliegende weibliche Genitalien vor. Die zusammengewachsenen Kinder athmeten wechselsweise und nahmen wenig Nahrung zu sich, besonders der eine Mund nicht. Die Bewegungen der Extremitäten waren schwach; der Blutumlauf schien, ungeachtet der Pulsationen der beiden Herzen, ein gemeinschaftlicher zu sein. — Herr R. erwähnte, dass diese Missgeburt zu der Klasse „Monstres dubles monomphales“ von Geoffr. de St. Hilaire und der Unterabtheilung Ichiopagi gehören, den Abbildungen solcher Missgeburten in dessen Werk völlig gleichen, und dass dieses andeute, dass die Natur auch in den Abnormitäten gewisse bestimmte Gesetze befolge.

Mastdarmgeschwulst bei einem kleinen Mädchen.

Am 21. Oktober zeigte Prof. Santesson eine Geschwulst vor, die mittelst eines langen Stieles an der rechten Seite des Mastdarmes, etwa $1^1/_2$ Zoll von der Aftermündung entfernt, bei einem 10jährigen Mädchen vorgekommen und von ihm weggenommen war. Bei der Operation dehnte er den Mastdarm mit dem Speculum aus, hierauf zog er die Geschwulst hervor, um sie abzuschneiden und dann die Wunde zu betupfen. Beim ersten Einschneiden entstand aber eine so profuse, arterielle Blutung, dass er sich gezwungen sah, oberhalb der Wunde Velpeau's Klemmzange und oberhalb dieser eine Ligatur anzulegen, welche nun zugleich als Ablösungsmittel der Geschwulst diente. Das Mädchen war in 8 Tagen geheilt. Die Geschwulst bestand aus kleinen, nach einwärts zu konvergirenden Lokulamenten, welche unter dem Mikroskope sich als hypertrophische, solitäre Drüsen mit reichlichem Epithelialinhalte ergaben. Auf Anfrage des Herrn Malmsten, welche Symptome bei der Kranken vorgekommen wären, erwiderte Hr. S., dass dieselbe niemals am After trocken, sondern beständig von einer kothig riechenden Feuchtigkeit nass gewesen sei. — Herr Berg bemerkte, dass er mehrere Fälle von solchen Geschwülsten bei Kindern beobachtet habe, welche ohne chirurgische Hülfe geheilt wurden, dass er in diesen Fällen dasselbe beobachtet habe, was Hr. S. angegeben hatte, aber ausserdem noch Blutung und einen häufigen Drang zum Stuhlgange. Bisweilen waren die Geschwülste sichtbar gewesen und hatten bisweilen einen Darmverfall verursacht.

Meningitis bei Kindern.

Am 23. Oktober bemerkte Herr Berg bei Gelegenheit der Vorzeigung des Gehirnes einer Person, die an Meningitis gestorben war, dass er mehr als 100 Leichen von Kindern, die an Entzündung der Pia mater gestorben waren, untersucht, und dabei immer gefunden habe, dass die Arachnoidea nur sekundär durch Imbibition gelitten hatte, bisweilen opalisirend, bisweilen vom unterliegenden Eiter gelb gefärbt gewesen sei. Nur ein einziges Mal hatte er eine wirkliche Arachnitis gesehen, nämlich in einem

Falle von Hydrocephalus externus, in welchem der ganze Arachnoidea-Sack verdickt und weiss, und von einer grossen Menge Flüssigkeit angefüllt war.

V. Wissenswerthes aus Zeitschriften und Werken.

Bemerkungen über die Syphilis der Neugeborenen.

In seinen zur Preisbewerbung nach Bordeaux gesendeten Abhandlungen, die zwar nicht den Preis bekommen, aber ehrenvoll erwähnt worden, hat Herr Lafont Gouzi sich entschieden für die Ansichten von Ricord ausgesprochen, der bekanntlich der konstitutionellen Syphilis jede Ansteckungsfähigkeit abstreitet und folglich auch der angeerbten Syphilis. Um zu erproben, ob die letztgenannte Syphilis ansteckend sei, hat er an sich selber Impfversuche gemacht. „Ich habe, sagt er, die Versuche dreimal an mir selber gemacht, weil ich weiss, dass man das Misslingen aller Inokulationen sekundärer Syphilis davon abgeleitet hat, dass man diese Versuche an den eigenen Kranken oder auch an anderen syphilitischen Kranken vornahm.“ Man konnte nun sehr wohl die Einwendung erheben, dass der Organismus schon infizirt sei und folglich eine neue Infektion nicht haften könne; allein die Impfungen, die er an sich selber gemacht hat, blieben auch durchaus erfolglos; die Impfstiche heilten ohne Spur von Eiterung alle am vierten oder fünften Tage. Kurz, Hr. G. spricht sich mit Entschiedenheit gegen die Ansteckungsfähigkeit der angeborenen Syphilis aus und behauptet, dass in allen den Fällen, in denen man eine Ansteckung bemerkt zu haben glaubt, man getäuscht worden sei, und um diese Täuschung zu beweisen, erzählt er einige Fälle, die freilich nicht entschieden als Beispiele gebraucht werden können, da sie sich nicht auf die Uebertragung der Syphilis von Kindern auf Ammen und von Ammen auf Kinder beziehen.

Ueber die Frühoperation der Hasenscharte.

Herr H. Smith in London (London Med. Times vom 25. März) bemerkt, dass man in Frankreich sich entschieden für die Frühoperation der Hasenscharte ausgesprochen hat, während man in England trotz dessen die Operation nicht eher vornehmen will, als bis einige Monate nach der Geburt, weil man von der Frühoperation Gefahr fürchtet. Ihm sind aber eine grosse Zahl von Fällen vorgekommen, die ihn zu der Ueberzeugung gebracht haben, dass die Frühoperotion im Allgemeinen vor der Spätoperation den Vorzug verdiene. In gewissen Fällen ist es sogar dringend nothwendig, möglichst früh die Hasenscharte zu operiren. Zuvörderst ist es ausgemacht, sagt Hr. Sm., dass ein mit Hasenscharte geborenes Kind nicht bequem genug die ihm gereichte Nahrung nehmen kann, selbst, wenn diese ihm künstlich beigebracht wird. Angenommen, es gelinge, in den ersten Tagen nach der Geburt die Hasenscharte zu heilen, so kann das Kind die Brust der Mutter oder einer Amme gebrauchen und es ist dieses dann ohne Zweifel ein sehr bedeutender Gewinn für dasselbe. Dann ist auch wohl nicht zu leugnen, dass die Deformität des Kindes, so lange sie besteht, auf die Gefühle der Mutter einen höchst peinlichen Eindruck machen muss, und dass es in der That nicht ohne Wichtigkeit ist, die Liebe der Mutter und der Angehörigen dem kleinen schutzlosen Wesen nicht abwendig zu machen. Die möglichst frühe Beseitigung der Deformität ist natürlich dazu am wirksamsten. Ein drittes Argument zu Gunsten der Frühoperation besteht darin, dass, weil in der ersten Periode des Lebens das Wachsen am stärksten geschieht, die gespaltene Lippe zugleich mit den anderen Strukturen des Körpers immermehr entwickelt wird und dass folglich, wenn die Operation sehr frühe gemacht worden, diese Entwickelung dazu beiträgt, die vorhanden gewesene Deformität immermehr zu verwischen, wogegen diese bei unterlassener Operation gerade sich vermehrt. Es sind aber vorzugsweise diejenigen Fälle, wo die Hasenscharte mit einer mehr oder minder ausgedehnten Gaumenspalte komplizirt ist, die einer frühzeitigen Operation bedürfen und in denen diese sich ganz besonders wohlthätig erweist. Fergusson und Druitt haben zwar in ihren Werken die Frühoperation der Hasenscharte empfohlen, aber sie haben den Hauptgrund, auf den hier hingedeutet ist, nicht angeführt.

JOURNAL FÜR KINDERKRANKHEITEN.

Jedes Jahr erscheinen 12 Hefte in 2 Bdn. — Gute Originalaufsätze üb. Kinderkrankh. werden erbeten u. nach Erscheinen jedes Heftes gut honorirt.

Aufsätze, Abhandl., Schriften, Werke, Journale etc. für die Redaktion dieses Journales beliebe man derselben od. den Verlegern einzusenden.

[BAND XXIV.] ERLANGEN, MAI u. JUNI 1855. [HEFT 5 u. 6.]

I. Abhandlungen und Originalaufsätze.

Ueber die Ernährung entwöhnter, und der zur Entwöhnung vorzubereitenden Kinder von Hofrath Dr. J. Gumprecht in Hamburg.

Ich veröffentlichte vor mehreren Jahren in diesem Journale einen Aufsatz über den Nutzen des ausgepressten Saftes der Mohrrüben mit Zusatz stärkemehlhaltiger Substanzen zur Ernährung der zum Entwöhnen vorzubereitenden, wie der bereits entwöhnten Kinder. Die Erfahrung hat dieses so milde und leicht verdauliche Nährmittel bereits als seinem Zwecke entsprechend nachgewiesen und bewährt; allein wenn dasselbe sich auch für die grössere Mehrzahl der hieher gehörigen Fälle eignet, so tritt dennoch ein Bedenken gegen die Anwendung desselben bei denjenigen Kindern ein, welche entweder von Natur eine schwache Verdauung mit Neigung zu Durchfällen haben, oder eine solche Disposition durch frühere unzweckmässige Fütterung oder vernachlässigte Zahndurchfälle überkommen haben. In solchen Fällen, wo die Verdauungskräfte an sich sehr darniederliegen, und die Pflanzenkost, welche durch die bei derselben erforderliche Umwandlung in Gummi und Zucker eine normale Aktion der Verdauungssäfte voraussetzt, in ihrer Verdaulichkeit eine wohl zu beachtende Modifikation erleidet, — in solchen Fällen also bedürfen die Kinder einer Kost, welche durch ihre elementare Analogie mit den Bildungselementen des kindlichen Organismus eine möglichst rasche und durchgreifende Assimilation zulässt, ohne vorherige längere Metamorphose des ursprünglichen Nährstoffes und ohne unverdaut bleibende Ueberreste zu hinterlassen. Ich zog zuvörderst das Folgende in Erwägung: Man bedient sich bekanntlich zur Ernährung dieser Kinder der verdünnten Kuhmilch und der stärkemehlhaltigen Substanzen, des Arrowmehles, des Saleps, des Leipziger Grieses u. s. w. Bei dieser Ernährungsweise vergass man indessen Folgendes zu berücksichtigen: Das Stärkemehl löst sich, wie Knapp berichtet, sogar in der Siedhitze und mit vielem Wasser behandelt, nicht vollkommen in Wasser auf. Die äussere dichte Hülle geht nicht in eine wirkliche Auflösung über. Wenn man diese durch vielfaches Fliesspapier filtrirt, so bleiben die erwähnten dichteren Hüllen auf dem Filtrum zurück und das Filtrum hinterlässt beim Verdunsten einen der im Vorhergehenden erwähnten amorphen Masse ähnlichen Rückstand. Schneller als durch einfaches Kochen mit Wasser unter gewissem Luftdrucke geht die Auflösung des Stärkemehles vor sich, wenn das Erhitzen im Papinianischen Digestor oder einem ähnlichen Schliesskessel bei einer Temperatur von 150—160° vorgenommen wird. Eben so wird die kohärente organische Struktur des Stärkemehles zerstört, und dasselbe in Wasser auflöslich gemacht, wenn es in lufttrockenem Zustande auf eine zweckmässige Weise, etwa auf einer gelind erhitzten Platte, oder in einer, der Kaffeetrommel ähnlichen Vorrichtung, erhitzt wird, bis es anfängt, gelblich zu werden. Es verliert hiebei zwischen 16—24 Proz. an Gewicht, und ist nun in Wasser auflöslich. Das eben erwähnte Verfahren, um das Stärkemehl in Gummi und Dextrin zu verwandeln, und um die Hüllen (die kohärente organische Struktur des Stärkemehles) zu zerstören, dasselbe in Wasser auflöslich, und dadurch für die zarten Digestionsorgane der kleinen Kinder digestibler zu machen, — muss daher in Anwendung gebracht werden, wenn man stärkemehlhaltige Substanzen zur zweckmässigen Ernährung für entwöhnte und zur Entwöhnung vorzubereitende Kinder benutzen will, weil man sonst befürchten muss, dass die unauflöslichen Hüllen und ein Theil des ungerösteten Stärkemehles unverdaut mit den Exkrementen abgehen, oder längere Zeit hindurch im Darmkanale liegen bleiben, und dadurch nicht selten Verdauungsstörungen verursachen. Ein französischer Arzt hat sich bei Sektion von Kindern, im Pariser Findelhause, welche mit stärkehaltigen Substanzen ernährt wurden, von der Wahrheit des Obigen oft zu überzeugen Gelegenheit gehabt.

Rawitz in Breslau, der die Veränderungen untersucht hat, welche die Formelemente der gebräuchlichen Nahrungsmittel auf ihrem Wege durch den Darmkanal erleiden, berichtet in der Schrift: „Ueber die einfachen Nahrungsmittel. Ein Beitrag zur rationellen Diätetik, Breslau 1846“ in Betreff des Stärkemehles durch die Digestion des ganzen Darmkanales, Seite 67 Folgendes:

„Die Parenchymzelle zeigte sich als Pflanzenmarkzelle; Amylumzelle, Chlorophyllzelle, und Pflanzenzelle. Die Zellhülle blieb in den meisten Fällen unverändert, so dass dieselben häufig in mehr oder weniger vollkommener Aneinanderordnung zusammenhingen, die Amylumzelle hatte nur zum Theil ihren Amylumgehalt verloren.“

Aus dem Obigen geht, wie es mir scheint, hervor, dass es gewiss zweckmässig sei, bei der Ernährung kleiner Kinder das geröstete statt des ungerösteten Stärkemehles in Anwendung zu bringen. Das entwöhnte Kind, welches im Wachsthum begriffen ist, bedarf indessen, wenn es gedeihen soll, nicht nur der stärkemehlhaltigen Substanzen, sondern auch des Eiweisses im richtigen Verhältnisse, da (wie Moleschott in seiner Physiologie der Nahrungsmittel Seite 156 sehr richtig bemerkt) der Organismus Salze, Fett und Eiweiss enthält als integrirende Bestandtheile seines Blutes und seiner Gewebe, und da Salze, Fett und Eiweiss, oder auch Salze, Zucker und Eiweiss die dreierlei Bestandtheile sind, welche zur Ernährung des Körpers unerlässlich erfordert werden. Ferner sagt derselbe Seite 161: „Das über die Unzulänglichkeit einer einzigen Gruppe von Nahrungsmitteln Gelehrte führt uns bereits von physiologisch-chemischer Seite zu dem Hauptschlusse, dass der Mensch auf gemischte Nahrung angewiesen ist.“ Der als erfahrener Kinderarzt bekannte Prof. Wendt spricht sich in seinem Werke über Kinderkrankheiten, 1826 S. 19 in Betreff der Ernährung der entwöhnten und zur Entwöhnung vorzubereitenden Kinder folgendermaassen aus:

„Der früher herrschende Wahn, dass Kindern unter einem Jahre keine Fleischbrühe gegeben werden darf, machte diese Ernährungsweise (die Wasserkost) noch verderblicher“, und S. 21: „Bei der späteren Beköstigung der Kinder ist eine Wasserkost ebenfalls höchst nachtheilig; dasselbe gilt, wenn Kinder, nachdem sie entwöhnt sind, nur Gemüse und Obstspeisen erhalten. Der Mensch scheint überhaupt an das Fleisch gewiesen zu sein.“ Ferner: „Bei der Ernährung der Kinder sollten die aus Fleisch bereiteten leichten Brühen nicht fehlen. Das entwöhnte Kind erhält eine festere Nahrung, als die blosse Milch war; doch ist es verwerflich, es an der Kost der Erwachsenen Theil nehmen zu lassen. Bei der Ernährung mit stärkemehlhaltigen Nahrungsmitteln ist besonders in Erwähnung zu ziehen, dass es Erfahrungssache ist, dass Fleischnahrung leichter löslich und assimilirbar ist, als Pflanzennahrung, und dass das Stärkemehl auch deswegen schwerverdaulicher ist, weil es, ehe es vom Magen assimilirt werden kann, vorher in Gummi und Zucker verwandelt werden muss."

v. Russdorf sagt in der Schrift: „Populäre Vorträge zur Förderung der Gesundheitskultur" S. 88 Folgendes: „Die nahrhafteste und im Allgemeinen gesundeste Nahrung ist das Fleisch, und der Irrthum ist gross, welcher es für schwerverdaulicher hält, als Vegetabilien, denn das Fleisch wird schon im Magen verdaut, d. h. aufgelöst, und bedarf keiner erheblichen chemischen Umwandlung, um assimilirt zu werden, während die mehrsten, vegetabilischen Nahrungsstoffe erst im Dünndarme verdaut werden, und chemische Metamorphosen erlangen müssen."

Ich stimme im Allgemeinen der obenerwähnten Ansicht Wendt's bei, bin indessen, gestützt auf meine Erfahrungen, der Meinung, dass statt der von Wendt empfohlenen aus Ochsenfleisch bereiteten leichten Fleischbrühen, das rohe Ochsenfleisch vom besten Filet, von allem Fette befreit, und fein zu Brei geschabt, wovon dem entwöhnten Kinde in 24 Stunden etwa 2 Esslöffel voll, oder nach Befinden der Umstände, in 4 Mahlzeiten getheilt, gereicht werden, oder die nach Liebig's Vorschrift bereitete Fleischbrühe, beide verbunden mit Suppen aus gerösteten stärkemehlhaltigen Substanzen, am zweckmässigsten zur Ernährung der entwöhnten Kinder, ganz besonders derjenigen, welche eine Neigung zum Durchfalle haben, benutzt werden können.

Es ist Erfahrungssache, welche von vielen Aerzten bestätigt wird, dass das rohe zu feinem Breie geschabte Muskelfleisch des Ochsens in passender Quantität mit Zucker bestreut oder ohne Zucker, oder auch in die Suppe, aus stärkmehlhaltigen Substanzen bereitet, eingelegt, das beste Mittel ist, um die, oft so hartnäckige und allen Mitteln widerstehende Diarrhoea ablactantium, und in Verbindung mit anderen Mitteln, die Atrophia infantum zu heilen. Wenn nun dieses diätetische Mittel, wie zahlreiche Erfahrungen bewiesen haben, sogar von den Digestionsorganen derjenigen entwöhnten Kinder gut vertragen und verdaut wird, welche (wie bei der Diarrhoe) an einer Krankheit leiden, bei der ein krankhaft gereitzter Zustand der Darmschleimhaut vorhanden ist, so darf man daraus doch wohl, nach meinem Dafürhalten, den Schluss ziehen, dass das rohe zu feinem Breie geschabte Muskelfleisch von Ochsen sich auch zur Ernährung der entwöhnten Kinder, namentlich der schwächlichen und lymphatisch skrophulösen (und leider gehört ein grosser Theil der entwöhnten Kinder in diese Kategorie) sich eigne *).

Da bei der jetzt gebräuchlichen Ernährungsart der entwöhnten Kinder so leicht Durchfall entsteht, welcher, wie bekannt, der Gesundheit derselben so sehr nachtheilig ist, so scheint es mir, dass durch die Ernährung mit rohem zu feinem Breie geschabten Ochsenfleische, verbunden mit Suppen aus gerösteten stärkmehlhaltigen Substanzen, dieser dem Gedeihen der entwöhnten Kinder so grossen Schädlichkeit vorgebeugt werden könne.

Das rohe Fleisch ist ein Nahrungsstoff, welcher den wesentlichen Blutbestandtheilen ähnlich genug ist, um sich durch die Verdauung in dieselben umzuwandeln; und je leichter ein Nahrungsstoff in den Verdauungsflüssigkeiten gelöst werden kann, (wie dieses bei dem rohen Fleische der Fall ist) um so grösser ist seine Verdaulichkeit.

Rawitz, welcher (wie bereits erwähnt) die Veränderungen untersucht hat, welche die Formelemente der gebräuchlichen Nahrungsmittel auf ihrem Wege durch den Darmkanal erleiden, berichtet, dass die animalischen Nahrungsstoffe, vorzugsweise die Muskelmasse wegen ihres leichteren Ueberganges mit dem höchsten Grade der Assimilationsfähigkeit begabt sei. Die gleichartigere und allgemeinere Umwandlung derselben bewirke, dass ihr individuelles formelles Sein in der Lösung über-

*) Die obenerwähnten Erfahrungen stimmen mit folgendem physiologischen Lehrsatze überein.

Um zu bestimmen, welches Nahrungsmittel ein vollkommenes und zugleich ein leicht verdauliches ist, muss man Folgendes erwägen: Die Stoffe, welche der Mensch in seiner Nahrung erhält, sind entweder als solche in dem Blute vorhanden, wie im Fleische, oder aber sie müssen eine bestimmte Reihe von Veränderungen erleiden, wenn sie den Blutbestandtheilen ähnlich werden sollen, wie die stärkmehlhaltigen, und die Vegetabilien. Diese Verwandlungen erfolgen nun unter dem Einflusse des Verdauungsprozesses, dessen Endresultat eben die Bildung des Blutes aus den Nahrungsmitteln ist.

gehe. Er bemerkt, dass aus den Resultaten seiner Untersuchungen ersichtlich sei, dass animalische Kost vor der vegetabilischen (und folglich auch der stärkemehlhaltigen), den Vorzug leichter Löslichkeit und leichter Assimilationskraft habe; ein Umstand, welcher bei der Ernährung der entwöhnten Kinder mit rohem geschabtem Fleische sehr zu beherzigen ist.

Moleschott sagt in der Physiologie der Nahrungsmittel in Betreff der Bestandtheile des Ochsenfleisches Folgendes: „Das Fleisch ist bekanntlich eine morphologische sehr zusammengesetzte Substanz, indem die Muskeln, ausser ihren charakteristischen Elementarformen, Nerven, Gefässe, sogenanntes Zellgewebe, Fett, Blut und ausgeschwitzten Nahrungsstoff enthalten.“

„Wenden wir uns also zu den Substanzen, die das Muskelfleisch der Säugethiere enthält. In dem Nahrungsstoffe, von dem die Muskeln durchzogen sind, finden sich, neben löslichem Eiweisse und Fetten, Kreatin, Kreatinin, Milchsäure, Inosinsäure, phosphorsaures und schwefelsaures Natron, Chlornatrium, vorzüglich Chlorkalium, phosphorsaures Kali, phosphorsaurer Kalk und phosphorsaure Magnesia, sowie mehrere in fester Form vorkommende Stoffe; dahin gehört vor Allem die eiweissartige Substanz der eigentlichen Muskelfasern.“

„In den Nerven kommt die eigenthümliche, halb mechanische Verbindung von Eiweiss mit Fett vor, und zu allen diesen Stoffen treten die bekannten Bestandtheile des Blutes, welchem die Muskelfasern ihre Farbe verdanken.“

Aus dem Obigen ist ersichtlich, dass das entwöhnte Kind in dem rohen Ochsenmuskelfleische nicht nur alle wirksamen Bestandtheile desselben unversehrt erhalte, um daraus Blut und Muskeln bilden zu können, sondern dass letzteres, in dieser Form gereicht, auch leicht verdaulich und assimilirbar sei.

In Betreff der aus stärkemehlhaltigen Substanzen bereiteten Suppen erlaube ich mir, nochmals darauf aufmerksam zu machen, sich zu diesem Endzwecke nur der gerösteten stärkemehlhaltigen Substanzen zu bedienen, weil (wie oben erörtert worden ist) in dem gerösteten Stärkemehle die äussere dichte Hülle desselben, (welche, sogar in siedend heissem Wasser gekocht, nicht in eine wirkliche Auflösung übergeht) — durch die Röstung zerstört, und das Stärkemehl in Gummi und Dextrin (auflösliches Stärkemehl) verwandelt wird, und auf diese Weise für die Digestionsorgane der entwöhnten Kinder digestibel geworden ist.

Auch müssen die Mütter angewiesen werden, die aus gerösteten stärkemehlhaltigen Substanzen bereiteten Suppen mit Sorgfalt zu bereiten. Die stärkemehlhaltige Substanz muss nämlich zuvörderst mit kaltem Wasser angerührt, alsdann die Quantität des kochenden Wassers zugegossen, und unter öfterem Umrühren hinlänglich lange gekocht werden.

Das zweite diätetische Mittel, welches ich zur Ernährung der entwöhnten Kinder, welche Neigung zum Durchfalle haben, wirksam befunden habe, ist die, nach Liebig's Vorschrift bereitete, sehr leicht verdauliche Fleischbrühe mit oder ohne stärkemehlhaltige Substanzen. Letztere wird aus klein gehacktem magerem und fettlosem Ochsenfleische, in der Art, wie man Ochsenfleisch zu Würste zerhackt, bereitet. Man nimmt ein Pfund solches Fleisch, vermischt es mit der gleichen Quantität Wasser und etwas Kochsalz, und setzt es über das Feuer. Man lässt dasselbe $^1/_2$ Stunde hindurch unter öfterem Aufwallen kochen, und seihet alsdann das Gemisch durch eine Serviette. Auf dem Filtrum bleiben das Fett, das geronnene Eiweiss und der Faserstoff zurück, und diese Fleischbrühe enthält alsdann nur die riechenden und schmeckenden Stoffe des Fleisches, das Kreatin, das Kreatinin, die Milchsäure, Inoninsäure und die löslichen anorganischen Stoffe des Fleisches, also vorzugsweise das Chlorkalium, Chlornatrium, phosphorsaure Natron etc.

Ich habe im J. 1849 in Casper's mediz. Wochenschrift einen Aufsatz über die Wirksamkeit dieser, von Fett und geronnenem Eiweisse befreiten Fleischbrühe bei der Dyspepsie veröffentlicht, und bewiesen, dass dieselbe wegen der darin enthaltenen obenerwähnten Bestandtheile und wegen der leichten Verdaulichkeit sich ganz vorzüglich zur Anwendung bei Verdauungsstörungen eigne, und ich habe gefunden, dass solche auch zur Ernährung der entwöhnten Kinder sehr zweckmässig benutzt werden könne, leicht verdaulich und assimilirbar ist.

Für die unbemittelte Volksklasse, welche sich einer, nach Liebig's Vorschrift bereiteten Fleischbrühe zur Ernährung der entwöhnten Kinder bedienen will, bemerke ich, dass letztere an Orten, wo Pferdefleischschlachtereien errichtet sind, eben so gut aus dem Pferdefleische wie aus dem Ochsenfleische hergestellt werden kann.

Diese aus Pferdefleisch bereitete Liebig'sche Suppe mit gerösteten stärkemehlhaltigen Substanzen eignet sich auch zur Ernährung skrophulöser und rhachitischer Kinder armer Leute.

Leichenbefunde aus dem Kinderhospitale zu Frankfurt a. M., von Dr. Friedrich Stiebel jun., Arzt an demselben.

(S. dieses Journal Band XVI, Mai — Juni 1851, S. 364.)

II. Hirntuberkeln.

Das Kapitel von der Hirntuberkulose ist noch so weit von seinem Abschlusse entfernt, dass ich es nicht für unerspriesslich halte, einige Fälle, die sich im Kinderhospitale dargeboten haben, hiermit der Oeffentlichkeit zu übergeben.

Ich muss von vorneherein bekennen, dass ich nicht glaube, dieselben werden ein neues Licht auf diesen so dunkelen Gegenstand werfen, bin aber der Meinung, dass nur durch Vergleichung und Sichtung eines möglichst reichen Materiales eine endliche Klarstellung der Symptome und deren Verschiedenheit je nach dem Sitze und der Entwickelung des Afterproduktes erzielt werden kann.

Ich habe mich bemüht, nach den vorliegenden Tagesberichten die Krankengeschichten ausführlich zu geben; denn wenn auch grosser Werth in der Zahl von Beobachtungen liegt, so ist bei einzelnen genauen Erzählungen oft einem späteren Forscher etwas wichtig, was wir selbst, der scheinbaren Geringfügigkeit wegen, gern übergangen hätten.

Ich hätte sogar Manches der Art aus der Erinnerung nachgeholt, allein ich wollte Dinge, welche mir erst später aufgefallen sind, lieber bei künftigen Fällen in Aussicht nehmen, als an dem einmal Dastehenden nachträglich etwas modeln.

Ich gehe sogleich zu den Fällen über:

Erster Fall.

G. A. Spengler wurde am 13. Oktober in das Hospital aufgenommen. Er ist $5^1/_2$ Jahre alt, seine Eltern und Geschwister sind gesund, er selbst aber war bis zu $^3/_4$ Jahren ein schwächliches Kind, soll später an Keuchhusten und Krämpfen gelitten haben, doch ist über die Art derselben und die Zeit ihres Auftretens nichts Bestimmtes zu erfahren. Der Grund seiner jetzigen Aufnahme ist eine heftige Augenentzündung und ein Ausschlag im Gesichte, welche beide am 6. November als geheilt anzusehen waren. An diesem Tage klagte der Knabe zum ersten Male über Kopfweh und Ohrenschmerzen auf der linken Seite, ohne dass im Gehörgange irgend etwas Abnormes zu entdecken gewesen wäre; im Schlafe soll er oft mit den Zähnen knirschen. Wenn die Kopfschmerzen vorüber waren, fühlte sich der Knabe den folgenden Tag müde und abgespannt. Dieselben wiederholten sich in diesem Monate noch zweimal, kehrten aber dann nicht wieder, so dass er am 21. Januar als geheilt entlassen werden konnte.

Am 28. Februar wurde der Knabe aber wieder in's Hospital gebracht, als an epileptischen Zufällen leidend. Das Kind ist schwächer geworden, hat am linken Oberschenkel und am rechten Oberarme unter der Haut taubeneigrosse Geschwülste, die nicht fluktuiren, verschiebbar und durchaus unschmerzhaft sind. Er erhält Ferrum jodat. cum Sacchar., gr. VI, täglich zweimal ein Pulver. Am 6. März erbricht der Knabe alle Speisen, hat Nachmittags etwas Fieber, Diarrhoe. Es hebt sich dieses Leiden nach Infus. Calam. arom. [e ℥ij] ℥v. — Am 23. März tritt wieder Diarrhoe und Leibschmerzen ein; am 25. geringer Decubitus; doch geht dieses Unwohlsein schnell vorüber.

Am 4. April hatte der Kranke mehrere Anfälle, die sich dahin äusserten, dass er, ruhig, ohne Bewusstsein daliegend, die Augen verdrehte und die oberen Extremitäten krampfhaft bewegte. Jeder Anfall dauerte 10 Minuten. Auch ausser den Anfällen bemerkte man an dem Knaben öfter ein Zittern der linken oberen Extremität. Da diese Anfälle epileptischer Natur zu sein schienen, so wurde verordnet Flor. Zinci gr. $^1/_2$, 4mal täglich. Die Anfälle kehrten am 13. 29. April, am 7. Mai wieder. Anfangs Juli bekam der Knabe ohne äussere Veranlassung eine Parotiden-Geschwulst, in der Mitte desselben Monates eine Ophthalmie, die sich nach kurzer Zeit besserten und geheilt waren.

Am Anfang Oktober bildete sich am Os sacrum eine Geschwulst, ähnlich denen, die das Kind an den Extremitäten hatte; sie ist nicht schmerzhaft, heiss, wird nach und nach weich, bis sie am 13. November durch eine kleine Oeffnung, die etwas erweitert wird, ziemlich viel gut aussehenden Eiter entleert. Ausserdem war der Gesundheitszustand des Knaben befriedigend, nur litt er Mitte Oktober mehrmals an sehr heftigem Nasenbluten, mit vorausgehenden Kopfschmerzen.

In der Mitte des Dezembers begann der Knabe übel auszustehen, ist verdriesslich, apathisch, wird schwerhörig. Sein Appetit ist schlecht, er klagte über heftiges Kopfreissen, doch sind seine Verstandeskräfte gut, auch geht er besser wie früher. Gegen Ende des Monates aber nehmen die Kräfte zusehends ab, der Appetit schwindet, die Kopfschmerzen werden heftiger, die Schwerhörigkeit bedeutender und er stirbt komatös am 1. Januar.

Leichenbeschau 18 Stunden nach dem Tode.

Grosse Abmagerung; rhachitische, stark gekrümmte Unterschenkel, am rechten Oberarme und linken Unterschenkel Unterhauttuberkel, am Kreuzbeine eine gut aussehende Abszessöffnung, Todtenflecke am Rücken; ein kleiner Decubitus am linken Oberschenkel.

Schädelhöhle. Die Venen auf der Oberfläche des Gehirnes sehr blutreich; keine Trübungen, noch Granulationen auf der Arachnoidea. — Beim Herausnehmen des Gehirnes springen aus der 4. Hirnhöhle in einem Strahle etwa 9 Unzen klarer Flüssigkeit. Der rechte Seitenventrikel ist sehr bedeutend ausgedehnt, und misst von vorne nach hinten 6 Zoll; dabei sind die umgebenden Hirntheile in Farbe, Struktur und Konsistenz normal. Die Hirnmasse der ganzen rechten Hemisphäre hat in ihrer grössten Stärke die Dicke von $^3/_4$ Zoll. Der Ventriculus septi pellucidi von Wasser ausgedehnt. Ebenso verhält sich die linke Hirnhälfte, nur dass hier die Hirnsubstanz nicht so stark komprimirt und die Seitenventrikel nicht so bedeutend ausgedehnt sind. Die bei den Seitenventrikel enthalten noch ungefähr 3 Unzen Wasser, so dass also die ganze Menge der in den Hirnhöhlen enthaltenen Flüssigkeit etwa ein Pfund beträgt.

Der Wurm des kleinen Gehirnes und die linke Hemisphäre sind normal. Das Herausnehmen der rechten Hemisphäre des kleinen Gehirnes konnte nur mit Hülfe des Skalpelles Statt haben; die Dura mater war fest mit dem Knochen einerseits und mit der Arachnoidea andererseits verwachsen, so dass eine Trennung der Duramater von der Arachnoidea unmöglich vom Knochen nur mit dem Messer statthaft war. Die ganze rechte Hemisphäre ist in eine homogene käseartige Masse verwandelt, von demselben Ansehen, wie diejenige, die man oft in tuberkulös entarteten Bronchial- und Mesenterialdrüsen findet. Diese Masse geht in gleicher Konsistenz von der Peripherie nach dem Centrum, so dass nur nach dem Wurme zu eine Spur von Hirnsubstanz noch zu sehen ist. Ein Uebergang von der tuberkulösen in die gesunde Masse fand durchaus nicht Statt, sondern beide waren streng von einander abgegränzt.

Brusthöhle. Die linke Lunge an der Spitze leicht verwachsen, eine Bronchialdrüse tuberkulös entartet. Beide Lungen durchaus normal ohne Spur von Knoten. Herz gesund.

Bauchhöhle. Leber normal, aber fest mit dem Peritonäalüberzug der Bauchdecken verwachsen, der Ueberzug der Leber mit hirsekorngrossen Tuberkeln übersäet. Milz, Nieren, Pankreas, Magen und Darmkanal vollkommen normal. Der Peritonäalüberzug der Gedärme und der Blase mit kleinen, theilweise mit schwarzem Pigmente überzogenen Tuberkeln übersät; in der Nähe der Flexura sigmoidea ein grösseres Konglomerat in Erweichung begriffener Tuberkeln.

Wir treffen in diesem Falle die meisten Symptome vereinigt, welche Gehirntuberkeln entweder einzeln oder verschieden kombinirt hervorzurufen pflegen. Der Kopfschmerz, der sich nach Angabe aller Autoren besonders bei Tuberkulose des kleinen Gehirnes fast immer zeigt (nach Andral*) unter 20 Fällen 17mal) war hier im ausgezeichnetem Grade vorhanden. Er zeigte sich 14 Monate vor dem Tode zum ersten Male auf der linken Seite, kam in unbestimmten Intervallen wieder und hinterliess ein Uebelbefinden, das meist einen Tag anhielt; in der Zwischenzeit war der Kranke vollkommen davon befreit und relativ wohl. Diese Kopfschmerzen zeigten sich in grösster Heftigkeit beim Beginne der Krankheit und gegen das Ende derselben, wo sie den intermittirenden Charakter verloren und mit gleicher Stärke andauerten.

Das Symptom, welches nach dem Auftreten der Kopfschmerzen die Aufmerksamkeit am meisten in Anspruch nahm, waren die konvulsivischen Anfälle, die 9 Monate vor dem Tode zum ersten Male beobachtet wurden. Ob dieselben schon früher in derselben Art existirt hatten, konnte von den Angehörigen nicht eruirt werden, ebensowenig genau die Zeit ihres ersten Erscheinens; doch mögen die Krämpfe, an denen der Knabe vor seinem Eintritt in's Hospitale gelitten haben soll, in die Zahnperiode gefallen und vorübergehend gewesen sein. Die Anfälle, welche er in längeren oder kürzeren Intervallen im Hospitale bekam, hatten

---

*) Krankheiten der Nervenheerde S. 274.

mit epileptischen grosse Aehnlichkeit; klonische Krämpfe der oberen Extremitäten und Verlust des Bewusstseins, ein Symptom, das ebenfalls unter den Zeichen der Hirntuberkulose angeführt wird. Das Zittern der Extremitäten ist eine bei Tuberkeln der Nervenzentren nicht seltene Erscheinung, die freilich auch bei Erweichung ohne Tuberkeln vorkommt. So gedenkt ihrer Mauthner in mehreren Fällen, so wie Hauner*) und Willshire**). Dieser Tremor trat bei unserem Kranken nach dem ersten konvulsiven Anfalle auf und dauerte von der Zeit an bis zu seinem Ende fort.

Von den Sinnesorganen scheint nur das Gehör befallen gewesen zu sein. Die Pupillen verhielten sich normal; es waren keine abnormen Verhältnisse in den Hautnerven vorhanden, weder Hyperästhesie, noch Anästhesie. Die Schwerhörigkeit trat im letzten Monate der Krankheit auf und steigerte sich bis zum Schlusse, wo sie mit dem Koma zusammenfiel.

Paralytische Erscheinungen, die nach Rilliet und Barthez***) bei Tuberkeln des kleinen Gehirnes so häufig sind, waren nicht vorhanden.

Wenden wir uns zu dem Resultate der Leichenöffnung, so finden wir bei normaler Arachnoidea einen bedeutenden Wassererguss, der aber erst sehr kurz vor dem Tode zu Stande gekommen zu sein scheint. Dafür spricht wenigstens der Umstand, dass die Wände der so bedeutend ausgedehnten Ventrikel in ihrer Konsistenz nicht verändert, nicht erweicht waren.

Was das Tuberkel selbst betrifft, so war es fest mit der Hirnhaut verwachsen und scheint von derselben ausgegangen zu sein, und das kleine Gehirn vor sich her gedrängt zu haben.

Die Gehirnsubstanz war in der Umgebung des Tuberkels nicht erweicht, sondern nur durch den Druck desselben atrophirt; daher auch die im Verhältnisse zur Grösse des Afterproduktes geringen Erscheinungen. Auch in diesem Falle wie so häufig, entsprach der Sitz des Tuberkels dem Orte, an dem Schmerz empfunden wurde, nicht. Auffallend ist, dass bei dem verbreiteten Tuberkelprozess die Lungen von demselben verschont

---

*) Journal für Kinderkrankheten XIII, 322.

**) Ebendas. XXII, 209.

***) Traité des maladis des Enfants III, 560.

geblieben sind. — Das Anfangs März stattgehabte Erbrechen und Abweichen, hatte wohl seinen Grund in dem zu dieser Zeit geschehenen Tuberkelausbruche der Unterleibsorgane.

Zweiter Fall.

Emilie Wiegand, $2^1/_2$ Jahre alt, das Kind einer an Phthisis pulmonum gestorbenen Mutter, war bei der Geburt kräftig und entwickelte sich gut, lernte zu $1^1/_4$ Jahr laufen, und war nach Aussage der Pfleger bis vor 3 Monaten gesund. Von dieser Zeit an hustete es, wurde schwächlich, so dass es nicht mehr laufen konnte. Sie hat ein aufgedunsenes, bleiches Gesicht, dicken Bauch, abgemagerte Extremitäten. Der Thorax ist schmal, die Perkussion beiderseits etwas matt, mehr nach oben. Die Auskultation ergibt sehr verbreiteten Herzschlag und wechselnde Rasselgeräusche. Verordnet wurde Fleischnahrung und Pulv. Goëlis. gr. v, Lim. Mart. grj zweistündlich. Ausser dem Husten bemerkte man an dem Mädchen ein leises Zittern in den Händen, namentlich in der rechten, welches sich steigert, wenn es in Affekt geräth.

Nach 14 tägigem Aufenthalte im Hospitale ist das Kind am Körper bedeutend abgemagert; das Gesicht ist voll, hat aber einen stupiden Ausdruck; die Haare am Hinterkopfe gehen aus, der Husten ist vermehrt, Puls 156.

Es stirbt am achtzehnten Tage langsam einschlafend ohne vorhergehende Konvulsionen. Das Zittern der oberen Extremitäten hatte bis zum letzten Tage fortgedauert.

Leichenbeschau 17 Stunden nach dem Tode.

Keine Todtenstarre. Die grosse Fontanelle in der Grösse einer Erbse offen. Beim Durchsägen des Schädels entleeren sich ungefähr $1^1/_2$ Unzen einer serösblutigen Flüssigkeit. Die Seitenventrikel sind bedeutend ausgedehnt, die Gefässe der Arachnoidea mit Blut überfüllt. Die Substanz des grossen Gehirnes ist normal. Im kleinen Gehirne auf der linken Seite des oberen Wurmes, sowie an der hinteren Seite des oberen Lappens beider Hemisphären vier nussgrosse Tuberkel, die von der Hirnhaut ausgehend sich in die Mitte erstrecken und die Hirnsubstanz vor sich herdrängen. Die Konsistenz und das Ansehen ist, wie die speckige Tuberkelmasse, die man in entarteten Bronchialdrüsen findet. Ein Uebergang der Tuberkeln in die Gehirnsubstanz findet überall nicht Statt, sondern es sind dieselben scharf begränzt.

Lungen, beide an der hinteren Seite mit der Pleura costalis verwachsen, durch und durch mit Kavernen und kruden Tuberkeln durchsetzt. — Leber, beginnende Fettleber, Nieren gesund. Durch den ganzen Darm die peripherischen Drüsen tuberkulös infiltrirt und erodirt, besonders in der Gegend der Valvula Bauhini.

Obwohl wir in diesem Falle den Sitz der Tuberkeln, wie bei dem vorigen, im kleinen Gehirne sehen, so sind doch die Erscheinungen durchaus verschieden. Wir sehen weder Kopfschmerzen, noch Konvulsionen, sondern die einzigen auf Gehirnleiden hinweisenden Symptome sind der Tremor der oberen Extremitäten und der theilnahmlose und stupide Gesichtsausdruck. Auch bei diesem Kranken war die Tuberkulose des kleinen Gehirnes nicht mit paralytischen Erscheinungen verbunden. Freilich waren die Zeichen der Lungentuberkulose vorstechend genug, um leichte Gehirnsymptome zu verdecken. Der Erguss in die Ventrikel ist wohl auch mehr eine Folge der durch das Allgemeinleiden bedingten Blutmischung, als der ziemlich indifferenten Kleingehirntuberkeln. —

Ich lasse nun einige Krankengeschichten folgen, in denen nichts das Vorhandensein von Aftergebilden im Gehirne verrieth, trotz dessen, dass dieselben in nicht geringem Grade gefunden wurden.

Dritter Fall.

Nikolaus Müller, $1^1/_2$ Jahre alt, wird am 3. April in das Hospital aufgenommen. Seine Mutter ist der Lungenschwindsucht erlegen.

Es ist ein atrophisches Kind mit altem Gesichte, stark aufgetriebenem Leibe, schmutziger welker Haut; durch die Bauchdecken durch lassen sich einzelne knotige Anschwellungen durchfühlen. — Puls klein, 150 Schläge.

(Ordin.: Ferr. jodat. 4 Gran täglich).

Die Schwäche nimmt zu, das Kind stirbt nach 4 Tagen ohne andere Symptome, als etwas Husten, ohne Konvulsionen und Tremor.

Leichenbeschau 20 Stunden nach dem Tode.

Gehirn von normaler Konsistenz, etwas mässig infiltrirt; in der linken Hirnhöhle eine halbe Unze, in der rechten ein Theelöffel Flüssigkeit. An der unteren Seite der rechten Hemisphäre des kleinen Gehirnes sitzt, mit der Arachnoidea verwachsen und in die Hirnsubstanz hineinragend, ein Tuberkel von der Grösse einer Muskatnuss. Lungen mit Miliartuberkeln durchsetzt, die

Bronchialdrüsen tuberkulös entartet. Der grosse Lappen der Thymus besteht aus einem wallnussgrossen, der kleine aus einem haselnussgrossen Tuberkel. Herz normal, eben so Leber, Milz und Nieren.

Die Mesenterialdrüsen sind in eine zwei Fäuste grosse, mit fibrösem Gewebe durchzogene Tuberkelmasse verwandelt.

Darmkanal blutleer normal.

Vierter Fall.

Gustav Löwenstein, $2^1/_2$ Jahr alt, bot am 13. Mai, als er in das Hospital aufgenommen wurde, folgende Erscheinungen dar: Er lag bewusstlos, mit halbgebrochenen Augen, kühler Haut, gerötheten Wangen da. Der Leib war pappig und eingezogen, der Puls klein und langsam. Die oberen Extremitäten wurden von Zeit zu Zeit von konvulsivischen Erschütterungen ergriffen. Den folgenden Tag nach Applikation mehrerer Sturzbäder war der Puls etwas mehr gehoben; die Pupillen aber gegen äusseren Lichtreiz vollkommen unempfindlich, während das Kind im Uebrigen gegen äussere Eindrücke reagirte. Dieser Zustand blieb derselbe bis zum 17., dem vierten Tage seines Eintrittes in das Hospital, indem allgemeine Konvulsionen eintraten, unter denen der Tod erfolgte. Eingezogene Erkundigungen besagten, dass der Knabe früher nie krank gewesen und erst seit 2 Tagen leidend sei.

Leichenbeschau 19 Stunden nach dem Tode.

Keine Todtenstarre. An der Basis cerebri und zwar am Chiasma nervorum opticorum und weiter nach hinten dickes grüngefärbtes tuberkulöses Exsudat. Die Seitenventrikel enorm ausgedehnt, 8 Unzen Flüssigkeit enthaltend; Fornix und Septum pellucidum rahmartig erweicht. — Die Hirnhäute waren nicht besonders blutreich. An der linken Hemisphäre des kleinen Gehirnes, nach unten und aussen eines bohnengrosses Tuberkel, welches, von der Arachnoidea ausgehend, die Hirnsubstanz verdrängt, aber intakt gelassen hat.

Lungen und Herz normal. Der Peritonäalüberzug der Leber und der derselben entsprechende Ueberzug des Zwerchfelles ist mit einer Menge theilweise erbsengrosser Tuberkel bedeckt. Die Lebersubstanz selbst ist mit Tuberkeln von kleinerem Umfange durchsetzt. Dieselben sind gelb, käsig, etwas hart. Ebenso ist die Milz mit Tuberkeln durchschossen, die besonders an der Oberfläche sehr gross sind. Der Peritonäalüberzug an der Milzseite ist normal. — Gekrösdrüsen und Darmkanal sind normal, in dem rechten Nierenbecken etwas Gries.

In den bisher erzählten Fällen war der Sitz des Afterproduktes in dem kleinen Gehirne; ich lasse nun noch einige Krankengeschichten folgen, wo der Krankheitsprozess sich in andere Partieen der Centralorgane fixirt und eben so wenig Erscheinungen irgend einer Art hervorgerufen hatte, als in den beiden letzten Fällen.

Fünfter Fall.

Carl Stroh wurde, 2 Jahre alt, am 12. März in das Hospital aufgenommen. Er war von Geburt an schwächlich gewesen, kränkelte aber besonders von seinem dritten Monate an. Es ist ein Kind von reizbarem ärgerlichem Temperamente, bleicher durchsichtiger Haut, grossen blauen Augen, die gegenwärtig etwas entzündet sind. Auf der linken Hinterbacke eine kleine Verhärtung, von einem Geschwüre zurückgeblieben; an der inneren Fläche des Oberschenkels ein ziemlich grosser Abszess, ebenso ein kleinerer auf dem Rücken desselben; starke eiterige Absonderung aus dem linken Ohre, dessen Muschel geröthet ist.

Er nimmt Calcaria phosphorata mit Eisen und befindet sich dabei im Ganzen recht wohl; die Abszesse schliessen sich, um neuen Platz zu machen; die Otorrhoe dauert fort. Im September macht er den Keuchhusten durch, ohne darum bedeutend angegriffen zu werden; im November bildet sich ein Abszess am Ellbogen, welcher am 7. März eröffnet eine Masse Eiter entleert. Plötzlich zeigen sich am 16. März am Penis und an den Beinen eine Menge von Geschwüren in der Haut, mit rothen Rändern, ziemlich tiefem, eiterigem Grunde, meist regelmässig runder Form von fast syphilitischem Aussehen. Am folgenden Tage ist das Gesicht gedunsen, am nächsten Anasarca und Ascites aufgetreten. Die Geschwüre haben schlechtes Aussehen und Geruch. Ein Sarsaparillendekokt mit Bacc. Juniper. ändern den Zustand nicht; die Urinabsonderung ist sehr gering; kein Eiweiss dabei im Harne. Am 28. März wird beim Gebrauche der Squilla ($^1/_8$ Gran stündlich) die Wasseransammlung geringer, aber nur vorübergehend. Die Stimmung des Knaben ist reizbarer; der Puls kleiner, die Schwäche bedeutender, durch Chinagebrauch nicht gebessert.

In der Mitte des April wird das Kind stille, theilnahmloser, der Ascites dabei geringer und der Tod erfolgte ohne besondere Symptome am 21. April.

Leichenbeschau 24 Stunden nach dem Tode.

Wässerige Infiltration unter der Pia mater. Tuberkulöses Exsudat längs dem Sinus longitudinalis, ebenso an der Basis zwischen dem Chiasma.

In der linken Hemisphäre des grossen Gehirnes nach vorne ein Tuberkel von der Grösse einer starken Kirsche von der Arachnoidea ausgehend; die Hirnsubstanz in der Umgebung gesund.

Das Tuberkel selbst nach aussen hart, nach innen ein erweichter Kern. Die Seitenventrikel ausgedehnt, ihre Wände erweicht. Kleines Gehirn normal, Lungen gesund, bis auf einige Adhäsionen linker Seits, wo auch die Pleura pulmonalis verdickt erscheint. Herz normal. Leber gross, blutreich, Darm gesund. Nieren blutreich, in der ganzen mittleren Schicht die Tubularsubstanz verschwunden.

Sechster Fall.

J. W. Müller, 3½ Jahr alt, wurde von dem behandelnden Arzte am 12. Oktober mit der Diagnose Tuberculosis pulmonum in das Hospital geschickt.

Es ist ein zartgebautes Kind, blond, mit feiner Haut; die Brust läuft nach oben etwas spitz zu, die Schulterblätter stehen flügelförmig vor; die Wirbelsäule ist durch Abmagerung vorspringend. — Die Perkussion auf der rechten Seite normal, das Athmen ebenso, links der Perkussionston besonders nach oben matt; bronchiales Athmen.

Das Kind klagt über heftige Kopfschmerzen in der Stirne, hat die Nacht nicht geschlafen, fortwährend gejammert, nichts genossen. Es bricht wiederholt kleine Parthieen Schleim. Der Puls ist klein, 70 Schläge; die Haut kühl. Wegen des Erbrechens und Hustens wurde gegeben: Liquor Ammon. anis. 6 Tropfen stündlich.

Am 13. befindet sich das Kind noch in demselben Zustande; das Erbrechen und die Kopfschmerzen dauern fort; die Nacht war unruhig, kein Appetit, Puls 96. Es hat bedeutenden Durst, empfindlichen Leib, seit zwei Tagen keine Oeffnung. — Am Abend dieses Tages dauern die heftigen Kopfschmerzen fort, der Knabe hat nicht mehr gebrochen und auf ein Klystir feste Oeffnung gehabt.

Die Nacht auf den 14. war sehr unruhig; der Schlaf unterbrochen, zuweilen leichtes Phantasiren. Die Klagen über heftigen Kopfschmerz werden noch stärker, das Erbrechen und die Empfindlichkeit des Leibes haben aufgehört. Wird das Kind jetzt aufgenommen und auf den Arm gesetzt, so lässt es den Kopf auf die Seite sinken, bekommt Brechneigung und Erbrechen von grüngefärbtem Wasser mit untermischten Schleimballen; die Pupillen sind dabei normal; die Hand des Kindes stützt die Stirn. Die Auskultation ergibt rechts hinten starkes bronchiales Athmen; Puls klein, 84 Schläge, der Leib weich.

Die heftigen Kopfschmerzen, das Erbrechen beim Aufrichten, der kleine, langsame Puls, der pappige Leib lassen die Diagnose mit ziemlicher Sicherheit auf Hydrocephalus acutus stellen. Es wird deshalb ein Vesicans auf den Kopf gelegt.

Am 15. haben die Kopfschmerzen nachgelassen; das Kind liegt auf dem Rücken mit stark nach hinten gebeugtem Kopfe. Am 16. derselbe Zustand; bei ruhiger Lage kein Erbrechen, Puls von 60 Schlägen, leer. Da die Blase nicht gezogen hat, wird eine neue gesetzt, und da am 18. auch diese nicht gewirkt hat, ein Pflaster von Ungu. Tartari stib. und Empl. citrin. ana auf diese Stelle gelegt. — Am 20. hat dasselbe stark gezogen, der Zustand des Kindes sich aber keineswegs gebessert; es hat gebrochen, so oft es etwas zu sich genommen hat; der Puls ist 78. — Am 22. hat das Kind mehrmals heftige Konvulsionen, das Bewusstsein, das bis jetzt ungestört gewesen war, ist am 23. verschwunden; es liegt auf dem Rücken mit starrer Papille, Puls 80 Schläge. — Am 24. hat sich der Puls ganz verändert, er ist voll, jagend, 160 Schläge, das Kind liegt auf dem Rücken, die linke Gesichtshälfte zuckt fortwährend, der rechte Arm gelähmt. Die Nägel sind blau, warmer Schweiss über den ganzen Körper. Beim Aufheben des Kopfes verändern sich die Erscheinungen nicht.

Der Tod erfolgte am Nachmittag desselben Tages.

Leichenbeschau 26 Stunden nach dem Tode.

Keine Todtenstarre; Todtenflecke auf der hinteren Seite des Körpers und am Leibe.

Im grossen Gehirne die Konsistenz normal, eher etwas härter, nicht blutreich. Die Seitenventrikel sind beträchtlich ausgedehnt, enthalten farblose Flüssigkeit in mässiger Menge, die Wände der Ventrikel und die benachbarte Hirnsubstanz sind weich und leicht zu verwischen. An der unteren Seite der hinteren rechten Hemisphäre ein haselnussgrosses, festes Tuberkel, das zwischen der Arachnoidea und der Hirnsubstanz gelagert ist; ausserdem noch einige kleine Tuberkel, die ebenfalls auf der Spinnwebenhaut aufsitzen.

Die linke Lunge in ihren oberen Lappen durchaus mit tuberkulöser Masse infiltrirt, die rechte Lunge mit Tuberkeln durchsetzt, an ihrer unteren Spitze eine nussgrosse Kaverne. Die Bronchialdrüsen sind bedeutend vergrössert und tuberkulös infiltrirt. Herz normal.

Beginnende Fettleber; im Netze erbsengrose Tuberkel; die Milz mit vielen Tuberkeln durchsetzt. Nieren und Darmkanal sind gesund.

Die sechs Fälle, die wir bisher mitgetheilt haben, lassen sich in anatomischer, wenn auch nicht in symptomatischer Hinsicht zusammenstellen. Bei allen waren die Tuberkeln von der Arachnoidea ausgegangen, fest mit derselben verklebt, die Hirnhaut an der Stelle ihres Aufsitzens verdickt. In der Umgebung der Tuberkeln war die Hirnmasse nicht erweicht, nicht verändert, sondern nur verdrängt.

Die Substanz des Gehirnes war nicht in den Krankheitsprozess mit hineingezogen, hatte dem Depositum nicht als Substrat gedient, sondern war einfach von dem fremden Körper verdrängt worden. Bei dem ersten Falle, in dem die tuberkulöse Masse eine sehr bedeutende Grösse erreicht hatte, war nur ein Schwund, nicht aber eine Erweichung oder sonstige Veränderung der Kleingehirnhemisphäre eingetreten.

Wären Tuberkeln von solcher Grösse, wie die beschriebenen, in die Hirnsubstanz selbst eingebettet gewesen, so dürfte kaum zu bezweifeln sein, dass dieselben bedeutendere Funktionsstörungen veranlasst hätten.

Bei dem folgenden Falle wenigstens, in welchem die Autopsie Tuberkeln von kleinerem Durchmesser gezeigt hat, waren verhältnissmässig grosse Störungen zugegen.

Siebenter Fall.

Georg Angelstein, 1 Jahr 3 Monate alt, sieht aus wie ein halbjähriges Kind. Er kann den Kopf nicht aufrecht halten; derselbe ist gross, viereckig, die Stirne flach, die grosse Fontanelle ist weit offen, erhaben und gespannt, der Kopf selbst assymmetrisch entwickelt, rechts hinten, und links vorne vortretend; die Hautvenen an der rechten Seite des Kopfes stark angeschwellt.

Die Bewegung der Glieder ist normal; sie sind auf Reize empfindlich. Er liegt meist mit blödsinnigem Ausdrucke da, die kleinen, aber vorstehenden, blassblauen Augen nach oben gerichtet, lacht nie, schreit zuweilen grell auf ohne Veranlassung, beruhigt sich aber leicht wieder. Starke Schweisse, gieriges Essen, Abweichen mit Verstopfung wechselnd.

Zuweilen zeigen sich eigenthümliche Hustenanfälle, die an Laryngismus stridulus erinnern, und mit den bei weichem Hinterkopfe vorkommenden Aehnlichkeit haben. Dabei schnaubt er heftig durch die Nase und kommt leicht hinter den Athem.

Am 18. August ist er fieberig, trinkt viel, bekommt seine Erstickung drohenden Hustenanfälle häufiger; Haut heiss und trocken. Am folgenden Tage ist mit dem Ausbruche der Morbillen eine heftige Bronchopneumonie auf beiden Seiten aufgetreten, welcher er mit grosser Abmagerung am 27. August erliegt.

Dem Tode gingen klonische Krämpfe voraus.

Leichenbeschau 6 Stunden nach dem Tode.

Bei Eröffnung des Schädels fliesst viel Serum aus; das Gehirn drängt sich über die Schädeldecke vor, ist hypertrophisch.

In der weissen Substanz der linken Hemisphäre finden sich 6 hanfkorngrosse, nicht eingekapselte, graugelbe Tuberkeln, die sich nur durch das Gefühl von der Hirnsubstanz unterscheiden lassen. Die mikroskopische Untersuchung ergibt die Elemente des Tuberkels, besonders viele rundliche Kerne in die Molekularmasse eingestreut, freies Fett, und einzelne Körnerhaufen. Der rechte Seitenventrikel ist ausgedehnt und enthält Flüssigkeit. In beiden Lungen oben starkes Vesikularemphysem, rothe Hepatisation, starke Röthung der Bronchialschleimhaut, und Anfüllung der Bronchien mit blutigschäumigem Sekrete. Im Herzbeutel eine Unze Wasser, Herz normal. Darmkanal, Niere und Milz normal, Leber blutreich.

Wir sehen also in diesem Falle bei bedeutend kleinerem Afterprodukte einen viel grösseren Einfluss auf den ganzen Organismus. Die körperliche Entwickelung des Kindes ist im Ganzen sehr zurückgeblieben, seine geistigen Fähigkeiten — gar nicht entwickelt; der Knabe lacht nie, sondern liegt meist mit blödsinnigem Ausdrucke da, ohne sich mit Spielzeug zu beschäftigen, höchstens saugt er an seinen Fingern. Wären diese Hirntuberkeln bei einem Erwachsenen vorhanden gewesen, so ist kein Zweifel, dass dieselben viel bedeutendere Veränderungen in der psychischen Sphäre hervorgerufen hätten, als bei einem Kinde, wo im Normalen die geistigen Funktionen noch nicht scharf genug entwickelt sind, um die abnormen Abweichungen kund zu geben.

Noch ein anderes Interesse bietet dieser Fall gleich dem fünften dar, nämlich das isolirte Auftreten der Tuberkel im Gehirne ohne Tuberkulose anderer Organe. Nach Mauthner*) kommt dieses unter 32 Fällen nur ein einziges Mal vor.

Wenn wir Tuberkeln in den Centralorganen des Nervensystems nach dem Tode antreffen, ohne dass dieselben durch Erscheinungen im Leben sich kund gegeben, und wir sehen, dass dieselben nicht erweicht waren, die Hirnsubstanz in ihrer Umgebung nicht verändert, so sagen wir: Tuberkel im Gehirne können eben sehr lange bestehen, ohne erkennbare Symptome hervorzubringen und es ist wahrscheinlich, dass sie meist nur im Zustande der Erweichung gegen das Nervensystem reagiren und dann erst durch die gestörte Funktion der Nerven auf ihren Sitz schliessen lassen.

Der nun folgende Fall soll uns aber auch diesen Trost nehmen und beweisen, dass erweichte Tuberkel, die ihre Umgebung mit in den Erweichungsprozess hineingezogen haben, ebenfalls ohne Erscheinungen irgend einer Art bestehen können.

Achter Fall.

Auguste Jahr, 2 Jahre alt, wurde am 25. Oktober in das Hospital gebracht. Das Kind soll während der 9 Monate, in denen es gestillt ward, vollkommen wohl gewesen, von der Zeit an aber zurückgefallen sein, besonders in der letzten Zeit, wo es aufhörte, zu laufen, einen auffallenden dicken Leib bekam, unregelmässigen Appetit und Oeffnung, Ausschläge im Gesichte und am Körper.

Es ist ein blasses Kind mit etwas trüben Augen, gedunsenem Antlitze, trockenen rissigen Lippen, dickem, trommelförmigem Leibe, der in beiden Hypochondrien weithin matten Ton bietet. Die Beinchen sind dünn, welk, die Haut schlaff, einige Haut-

*) Gehirnkrankheiten der Kinder p. 280.

tuberkeln auf dem rechten Arme. Der Puls ist etwas frequent. Es wurde verordnet: Syrup. Ferr. jodat. ʒj und Syrup. simpl. ʒj, Morgens und Abends 1 Kaffeelöffel voll. Nach drei Tagen, während welcher das Kind verdrossen war, viel schrie, öfter aus den rissigen Lippen blutete, hatte sich der Zustand in nichts verändert, als dass die Füsse etwas ödematös wurden. Da seit 36 Stunden keine Oeffnung erfolgt war, wurden einige Kalomelpulver gegeben, die Oeffnung zu Wege brachten, ohne auf den Zustand einen Einfluss auszuüben. Im Gegentheile waren den folgenden Tag die Pulsschläge vermehrt, die noch offene grosse Fontanelle pulsirte heftig, die Lippen waren sehr trocken, bluteten oft, der Durst und die Unruhe gross, Schlaf wenig. Die Unruhe nahm in der nächsten Nacht zu, dabei Seufzen und Aufschrecken aus dem Schlafe. (Verordnet: Pulv. herb. Digital. gr. $^1/_{12}$ und Camphor. trit. gr. $^1/_8$ M. stündlich ein Pulver.).

Am folgenden Tage, dem 7. nach seiner Aufnahme in das Hospital, ist der Puls auf 80 Schläge gesunken; das Kind schläft viel, fährt aber aus dem Schlafe oft auf, trinkt gern; die Augen sind im Schlafe halb geöffnet und nach oben gekehrt; die Pupillen von normaler Weite; keine Konvulsionen, auch nicht direkt vor dem Tode, der in der Nacht erfolgte. Der kurz vor dem Tode gelassene Urin zeigte kein Eiweiss.

Leichenbeschau 13 Stunden nach dem Tode.

Keine Todtenstarre; viel Todtenflecken. — Unter der Kopfschwarte nach hinten etwas gallertartiges Exsudat, nach vorne sehr starke Hyperämie. Grosse Fontanelle einen Quadratzoll weit offen; Dura mater fest am Schädel anhängend. Arachnoidea stellweise trübe.

Gelindes Oedema cerebri; wenig Wasser in den Seitenventrikeln, kaum ein Theelöffel voll. Das grosse und kleine Gehirn normal, nicht sehr blutreich, aber die ganze graue Substanz der Pons Varolii durch einen käsigen in der Mitte etwas erweichten Tuberkel ersetzt. Die denselben umkleidende Substanz der Pons, deren Dicke nicht ganz eine Linie betrug, war nach innen etwas erweicht und gelblich gefärbt. Nicht durchschnitten war der Anblick der Brücke ein durchaus normaler.

Die Thymus ist tuberkulös entartet. Im oberen Lappen der rechten Lunge finden sich einzelne unerweichte Tuberkeln, verschiedene lobuläre Pneumonieen von sehr geringem Umfange, welche letztere sich auch in der linken Lunge finden. Herz gesund. — Leber vergrössert, mit Miliartuberkeln durchsäet. Milz bedeutend hypertrophisch: Länge 5" 8"'. Grösste Breite 3", Dicke 1½", brüchig, aber nicht tuberkulös. — Nieren normal. — Magen und Darmkanal gesund.

In den bisher erzählten Fällen war der Sitz der Tuberkel entweder die Hirnsubstanz allein oder dieselben waren von den Hirnhäuten ausgegangen. In der nun folgenden Geschichte fanden sich grosse Tuberkeln sowohl in der Substanz des grossen und kleinen Gehirnes, als auf der Oberfläche desselben, auf der weichen Hirnhaut aufsitzend.

Neunter Fall.

Emma Elsass, 2 Jahre alt, ward am 11. Febuar in das Hospital aufgenommen. Sie hat noch fünf Geschwister, welche sich alle einer blühenden Gesundheit erfreuen; auch beide Eltern sind gesund. Im siebenten Monate der Schwangerschaft will die Mutter einen grossen Schrecken dadurch gehabt haben, dass ein Kind die Treppe herabfiel. Das Kind war sehr stark, als es zur Welt kam und die Mutter will in den ersten Wochen nichts Auffallendes an demselben bemerkt haben. Es saugte gut, ohne abzusetzen. Als es vier Wochen alt war, bekam es plötzlich unter dem Trinken Zuckungen, wonach es erschöpft einschlief und fast den ganzen Tag schlummerte. Schon einige Zeit vorher war bemerkt worden, dass das Kind mit dem Kopfe in den Kissen bohre. Diese Krämpfe wiederholten sich 8 Wochen lang sehr oft, blieben dann aus, bis sie sich vor 2 Monaten wieder zeigten. Die Oeffnung sei von jeher sehr träge gewesen, beim Saugen viel Speichel aus dem Munde geflossen.

Der Zustand des Kindes bei seiner Aufnahme ist folgender: Der Kopf ist im Ganzen mehr hoch, als breit; — der Hinterkopf sehr wenig hervorragend, keine deutliche Protuberantia occipitalis externa zu fühlen; dafür zwei Tubera, den Ansätzen der Musculi biventeres entsprechend. Diese Mukeln selbst sind sehr stark entwickelt und lassen zwischen sich eine tiefe Grube, in deren Grund sich der Processus spinosus Epistrophei fühlen lässt. Die starke Entwickelung der genannten Muskeln, sowie der beiden MM. sternocleidomastoidei hat vermuthlich ihren Grund in der mangelnden Schwere und ungewöhnlichen Kleinheit des Hinterkopfes im Verhältnisse zum Vorderkopfe, indem sie sich mehr als sonst anstrengen müssen, den Kopf nach hinten zu halten und zu balançiren. Eine Linie, die von der Mitte des Squama occipitis bis zur Spitze des Kinnes gezogen wird, ist viel steiler, als beim gesunden Kinde und der Winkel, den sie mit der senkrechten Achse der Wirbelsäule macht, viel spitzer. An der Stirne ist der obere Theil viel hervorragender, als die Regio supraorbitalis. Das Gesicht hat einen viereckigen Umfang; es mangelt ihm an Ausdruck und Beweglichkeit, die Backen hängen schlaff herunter.

Die Kopfmaasse nach Parchappe sind folgende:

1) Gerader Durchmesser (von der Glabella zur Protuberantia occipitalis) . . . . $5^1/_4$″
2) Queerdurchmesser (dicht über der Oeffnung des Meatus auditorius externus) . . . . $4^3/_4$″
3) Courbe antéro-postérieure (Umfang von der Glabella zur Protub. occip.) . . . . $10^1/_4$″
4) Courbe latérale (von der Glabella zur Protub. occip. seitlich gemessen) . . . . $10^3/_4$″
5) Courbe antérieure (vom Meat. audit. ext. zum anderen über die Stirne) . . . . $8^3/_4$″
6) Courbe postérieure (vom Meat. audit. zum anderen über das Hinterhaupt) . . . . $7^1/_4$″
7) Umfang des Kopfes . . . . 16″

Die Körperbewegungen des Kindes sind unvollkommen und eigenthümlich. Der Kopf hängt meist auf die eine oder andere Seite (vorzugsweise auf die linke, wie es scheint) und wird zuweilen auf eine sonderbare Art hin und hergeschleudert. Bei den Gehversuchen, die mit dem Kinde angestellt wurden, fand sich vorzugsweise das linke Bein unthätig, der linke Arm ist zuweilen mit eingezogenem Daumen nach aussen verdreht. Wird es auf den Boden gesetzt, so wirft es sich auf den Bauch und rutscht dann meist auf der linken Körperseite vorwärts. Die Extremitäten sind immer eiskalt und blau gefärbt, besonders die linke Hand. Das Kind geifert den ganzen Tag; Nasenfeuchtigkeit und Speichel laufen ab, ohne dass sie das Kind abwischt. Die Bewegungen der Augen und Pupillen bieten nichts Abnormes dar.

Das ganze Aussehen des Kindes ist blühend, die Ernährung gut, die unteren Extremitäten im Verhältnisse weniger stark. Es lässt Koth und Harn unwillkürlich gehen; Hunger und Durst zeigt es durch Weinen an. Das ganze Wesen der Kleinen hat etwas Stieres, Ungeordnetes. Sie lacht nie, höchstens macht sie dann und wann eine freundliche Miene, schüttelt den Kopf dazu und schnurrt wie eine Katze oder gluckert mit dem Schlunde. Sie spielt nie mit den anderen Kindern, ist immer für sich. Sie ergreift ein Spielzeug und lässt es schnell wieder fahren, um es dann wieder aufzunehmen; man sieht, sie hat keine Vorstellung, was sie mit diesen Sachen anfangen soll. Das Kind hört nicht auf seinen Namen. Sein Geschmackssinn ist ausgebildet. Gewöhnt, zu Hause Alles, selbst die Suppe, mit Zucker zu geniessen, weigert sie sich, die Spitalkost zu nehmen, nimmt die Speisen nie mit dem Löffel, sondern leckt und saugt sie aus den Gefässen heraus. Ihr Gefühlssinn scheint nicht sehr intensiv zu sein. Sie hämmert oft mit der Ferse und dem Hinterkopfe in einem gewissen Rhythmus und mit solcher Vehemenz wider das hölzerne Stühlchen, in dem sie sitzt, dass ein normal organisirtes Kind Schmerz äussern und den Versuch nicht zum zweiten Male wiederholen würde. Die Herztöne sind zusammengezogen, über die ganze Brust verbreitet.

Nachdem sie drei Wochen im Hospitale zugebracht hatte, wurde sie vom Keuchhusten befallen. Nimmt Alaun, wirft bei jedem Anfalle auffallend grosse Partieen Schleim aus.

April 25.: Die Stimmung des Kindes ist sehr wechselnd, bald tagelanges Schreien und Weinen, bald freundliches Grinsen, beides ohne nachweisbaren Grund.

Mai 2: Sehr starker Foetor oris; seit einigen Tagen keine Oeffnung. Rheum.

Mai 21: Hier und da scheint ein Gegenstand ihre Aufmerksamkeit zu fesseln. Zu ihren Liebhabereien gehört auch, sich die Strümpfe auszuziehen und daran zu saugen. Ueberhaupt liebt sie, wollene Zeuge in den Mund zu stecken, obwohl sie Neigung hat, Alles, was ihr vorkommt, Papier, Holz, Haare, Leder zu verschlingen.

Juni 6.: Heute in der Frühe stellten sich Krämpfe ein, die $^1/_4$ Stunde dauerten, wobei Schaum vor den Mund trat. Extremitäten, Gesicht, Augen waren in lebhafter, unordentlicher Bewegung, Zähneknirschen. Einige Stunden liess sich nichts mehr bemerken, woraus auf die vorausgegangenen Krämpfe hätte geschlossen werden können.

Juni 24.: Wieder öfter Verstopfung mit üblem Geruche.

Juni 27.: Gegen Morgen bekam sie Konvulsionen, und als

diese aufhörten, fing sie an in Absätzen stundenlang laut zu schluchzen und zu weinen. Beim Weinen hatte sie die Augen so krampfhaft geschlossen, dass den folgenden Tag Sugillationen in der den Orbicularis palpebrarum bedeckenden Haut eingetreten sind.

Juli 8.: Sie kann, wenn man sie an beiden Händen führt, ein bischen gehen, wenn auch noch sehr schwankend und ungeschickt.

Juli 14.: Masernausbruch, Urin ohne Eiweiss, hustet sehr heftig, Puls 120.

Juli 16.: Die Abschilferung beginnt, sie wird in's Freie gelassen; ausser dem Husten und der Verstopfung ganz wohl.

August 10.: Vor ein paar Tagen entzündete sich die rechte äussere Ohrmuschel; es kommen zu gleicher Zeit am linken Ohre, an den Seiten des Halses und am linken Beine Eiterpusteln hervor. Verordnet: Calomel c. Sulf. aur. ana gr. $^1/_4$, viermal täglich.

August 14.: Sie beschäftigt sich stundenlang damit, die beiden Zahnreihen aneinander zu reiben und so eine Art wiederkäuende Bewegung auszuführen.

August 15.: Gruppen von Wasserbläschen auf dem linken Arme, die sich mit einem rothen Hofe umgeben und eitern.

August 22.: Die Geschwüre des Vorderarmes und des Unterschenkels gehen bis auf das Rete Malpighii, haben einen speckigen Grund, blaue, scharf abgeschnittene, unregelmässig ausgezackte Ränder, bluten viel. Der schlechte Charakter der Geschwüre scheint mit der blauen und kalten Beschaffenheit der Extremitäten in Bezug zu stehen.

September 10.: Die Geschwüre bedecken sich mit flachen Schorfen.

Oktober 6.: In den letzten Wochen scheint ihre geistige Entwickelung Fortschritte gemacht zu haben; sie reicht aufgefordert die Hand, ist lebhafter, aufmerksamer. Sie hat einen bestimmten Kreis von Angewohnheiten und Spielen, den sie nicht überschreitet. Dahin gehört: Freundliches Grinsen mit der linken Gesichtshälfte, während die rechte ganz ausdruckslos bleibt, oft begleitet von einem Winken der einen oder der anderen Hand. Sie leckt sich die Hände oder beisst hinein, und schreit dann, wenn sie sich wehe gethan hat; sie fährt langsam und zart mit der Handfläche über ihre Kopfhaare hin, sie saugt an den Strümpfen, schüttelt mit dem Kopfe, oder schlägt mit dem Hinterhaupte an die Lehne des Stuhles, worauf sie sitzt. Verhindert man diese Lieblingsbewegung durch Festhalten des Kopfes, so fängt sie an zu schreien; sie reibt die Kiefer aufeinander. Alle diese Manöver wechseln in ununterbrochener Reihenfolge, und das Kind ist nur ruhig, wenn es schläft.

November 1.: Schläft viel, speichelt stark, will durchaus nichts Festes geniessen. Dieses dauert einige Tage.

November 25.: Mitunter Verstopfung und Foetor oris.

Dezember 6.: Schreckliches Geschrei die ganze Nacht.

Februar 13.: Unbedeutende Fortschritte. Sie kann jetzt auf der Erde sitzen, ohne umzufallen, und steht sogar aufrecht, wenn sie sich anhielt.

März 27.: Seit einiger Zeit die alten Uebel, Foetor oris, Verstopfung; Weinen.

April 5.: Vor dem rechten Ohre ein dunkelblaurother Abszess; mehrere offene Geschwüre am Hintern.

April 16.: Abszess in der Gegend der Protub. occipit., fortwährende Appetitlosigkeit, starkes Speicheln.

April 27.: Ungeheilt entlassen, aber schon am

August 1. wieder gebracht.

Das Kind ist jetzt $3^1/_2$ Jahre alt, viel grösser und magerer geworden; im Ganzen kaum mehr zu erkennen. Auf dem Hinterkopfe ein grosser Abszess, der sich von selbst öffnet und eine Masse Eiter und Blut entleerte. Solche Abszesse auf dem Kopfe folgten nach Aussage der Mutter einer dem anderen, seitdem das Kind wieder zu Hause war. Hände und Füsse nur zeitweise blau, Puls 140, klein, spitz. Respiration schnell, mit verlängerter Exspiration. Sehr üble Hautausdünstung.

August 2.: Hat des Tages viermal Oeffnung von ganz normaler Beschaffenheit, isst viel, Durst sehr gross, Speicheln weniger als sonst. Hustet zuweilen, Herzschlag spondäisch.

August 3.: Wimmern sehr viel, will nichts essen, greift sehr häufig, besonders mit der linken Hand, nach dem Hinterkopfe. Inspiration in zwei Absätze getheilt, stellt mit der Exspiration folgenden Rhythmus dar: ◡ ◡ — (Zeichen beginnender Lungenphthise?). Urin weiss, trüb, bleibt so beim Kochen, übelriechend, alkalisch.

August 10.: Die Kräfte nehmen ab; will gar nichts geniessen, 4—5 Mal täglich Durchfall, Husten; — Abends und

Morgens — Urin dunkelgelb, mit Acidum nitric. gekocht wird er grün, dann roth, als wenn Gallenfarbstoff darin wäre; gerinnt nicht.

August 13.: Athem kurz, Diarrhoe, nimmt nichts als Milch; sehr schwach.

August 14.: Machte noch einige schwere Inspirationen, wobei die Extremitäten, auf denen sie nicht lag, konvulsivisch bewegt wurden. Tod.

Leichenbeschau $9^1/_2$ Stunden nach dem Tode. Todtenflecken auf dem Rücken, besonders an der rechten Seite, Oedem der Hände. Keine Todtenstarre.

Kopfmaasse:

1) Gerader Durchmesser	$5^1/_4$''
2) Queerdurchmesser	$4^3/_4$''
3) Courbe antér.-postér.	$11^1/_4$''
4) Courbe latérale	$10^3/_4$''
5) Courbe antérieure	$8^3/_4$''
6) Courbe postérieure	$8^3/_4$''
7) Umfang des Kopfes	$17^1/_2$''

Die Zunahme des Schädels hat also hauptsächlich in der hinteren Krümmung stattgefunden.

Kopfhaut sehr dünn, gangränöser Abszess auf dem Hinterhauptsbeine unter der Galea, dessen Umgegend venös injizirt ist. Das Periost an dieser Stelle sehr verdünnt, überall mit dem Knochen nur sehr lose verbunden, leicht abzuziehen. Die Protub. occip. ext. fehlt ganz, dagegen sind die Tubera occipitalia sehr stark, fast blasig entwickelt. Die Mm. temporales sehr atrophisch.

Gewicht der rechten Hemisphäre des grossen Gehirnes $9^3/_4$ Unzen, der linken $10^1/_2$ Unzen, des kleines Gehirnes 4 Unzen. An dem Gehirne sind zu bemerken: Oberflächliche, von der Arachnoidea ausgehende Tuberkeln: Im vorderen Lobus der linken Hemisphäre und im mittleren Lobus derselben auf der oberen Fläche, ein solcher am vorderen Lobus an der Basis. Auf der oberen Fläche der rechten Hemisphäre besitzt jeder der 3 Lobi ein Tuberkel, ausserdem viele kleine; ebenso ein grosses auf dem kleinen Gehirne an der Basis der rechten Hemisphäre. Im Inneren des Gehirnes finden sich in der linken Hemisphäre 3 grosse Tuberkeln, die im Kerne erweicht sind; in der rechten Hemisphäre sehr viele kleine und ein grosses Tuberkel, ein muskatnussgrosses Tuberkel im Corpus striatum. Die Ventrikel etwas erweitert, deren Gefässe stark angefüllt. In der linken Hemisphäre des kleinen Gehirnes zwei Tuberkeln, deren eines die Gegend des Corpus ciliare einnimmt, der andere mehr nach aussen liegt; in der rechten Hemisphäre ebenfalls zwei bohnengrosse Tuberkeln. — Sehr starke Gefässinjektion der Meningen; an verschiedenen Stellen, namentlich am Chiasma, tuberkulöses Exsudat.

Wenn man die Schädelbasis von innen betrachtet, so tritt eine eigenthümliche Formation in's Auge; der Clivus Blumenbachii ungemein steil abfallend in das Hinterhauptsloch; die Grube für das kleine Gehirn sehr tief; die Pars petrosa ebenfalls sehr steil abschüssig.

Bedeutende Adhäsionen der rechten Lunge; dieselbe, wie die linke, mit unzähligen kruden Miliartuberkeln durchsetzt. Tuberkeln auf der Pleura und beiden Ueberzügen des Diaphragma. Thymus tuberkulös mit kalkigen Ablagerungen, Herz gesund.

Das Mesenterium voller Tuberkeln, der Ueberzug des Dünndarmes an einigen Stellen tuberkulös; Milz oberflächlich tuberkulös; Mesenterialdrüsen in der Nähe derselben ebenfalls mit Pigmentablagerungen.

Nieren normal; in den Eierstöcken Tuberkeln, ebenso in den Ligg. uteri latis.

Dieser Fall zeigt eine ganz andere Symptomenreihe, als die vorhergehenden. Den äusseren Erscheinungen nach gehörte das Kind zu den Kretinen; die anatomische Ursache der Krankheit suchten wir im Leben in nichts Anderem, als in der abnormen Bildung des Hinterhauptes, von der wir auf zweierlei Zustände des Gehirnes zu schliessen berechtigt waren: entweder Gehirnarmuth der hinteren Lappen, entsprechend der geringen Ausbildung des Schädels in der entsprechenden Partie, oder bei Annahme eines normalen Gehirnes Kompression desselben durch den zu kleinen Schädel. Nun bemerkt freilich Guggenbühl *), dass keineswegs immer ein konstantes Verhältniss zwischen den Kopfmassen und der geistigen Thätigkeit sich herausstellt, dass man Blödsinnige mit gutgebildeten Köpfen, dagegen verschobene Köpfe mit entwickelter Intelligenz sieht, und wir können dieses

*) Die Kretinenanstalt auf dem Abendberge. Bern 1853 p. 73.

nur als vollkommen begründet annehmen, indem wir im Hospitale bei sehr vielen gehirngesunden Kindern die sonderbarsten und nach allen Richtungen verschobene und beschränkte Köpfe gesehen und gemessen haben, eine Erfahrung, die auch unser in Bezug auf Schädelbildung so erfahrener Kollege Lucä bei Untersuchungen in der Kleinkinderschule bestätigt hat. Da wir also bei der Leichenöffnung so augenfällige Afterprodukte finden, so können wir nicht umhin, diese als Krankheitsursache anzunehmen, um so mehr, als sich im Verlaufe des Leidens und trotz demselben der Schädel in seiner verkümmertsten Partie ausgedehnt hatte.

Dass die Tuberkelbildung übrigens schon lange, vielleicht schon seit der vierten Woche nach der Geburt, wo die ersten Gehirnerscheinungen auftraten, anfing, lässt sich aus dem Erweichungszustande schliessen, in dem sich einige derselben befanden.

Zum Schlusse erlaube ich mir einen Fall anzuführen, welcher für ein Hirntuberkel gehalten und demgemäss behandelt worden, und bei welchem völlige Heilung eingetreten ist. Ich weiss recht gut, dass ich dadurch mit den grössten Autoritäten im Felde der Kinderkrankheiten in Konflikt gerathe *), will aber trotz dessen den Fall, wie er sich dargeboten, der Beurtheilung vorlegen.

Sollte es das Schicksal wollen, dass der Knabe später dennoch der Obduktion anheimfällt, so werde ich natürlich den schuldigen Beweis, oder das Geständniss der irrigen Diagnose nachliefern.

Zehnter Fall.

Georg Schweitzer, Kind einer gesunden Mutter, eines schwächlichen Vaters, war bis zu $1^1/_2$ Jahren vollkommen gesund. In diesem Alter kam er zuerst wegen eines wahrscheinlich syphilitischen Ausschlages namentlich an den Händen und Füssen, später am Präputium und verschiedenen Stellen des Körpers, in's Hospital. Die ungemeine Hartnäckigkeit des Exanthemes und der darauf folgende Keuchhusten und skrophulöse Augenent-

---

*) Rilliet und Barthez z. B. sagen: *La maladie se termine toujours par la mort; du moins nous ne connaissons dans la science aucun exemple bien constaté de guérison.*

ziehung liessen ihn $1^1/_2$ Jahre im Hause verweilen, nach deren Verlaufe er blühend und gesund entlassen wurde.

Zwei Jahre später, im Juli 1851, wurde der Knabe wieder aufgenommen. Er ist von zarter Hautfarbe, hellblauen Augen, blondem Haare, feinem Knochenbaue.

Der Grund seiner Aufnahme ist eine Geschwulst des linken Hodens, derselbe hat die Grösse eines kleinen Hühnereies, ist nach hinten und unten steinhart, in der Mitte etwas weicher, nach oben in eine harte Spitze auslaufend.

Wegen der früher bestandenen Syphilis wurde Kalomel gr. $^1/_8$, stündlich, verordnet mit einem Decoct. rad. Sarsaparillae und damit konsequent 5 Wochen fortgefahren, bis sich Merkurialsättigung durch schlechten Geruch und ein Geschwür an der Zungenspitze zu erkennen gab. Die Geschwulst ist viel weicher geworden, an Grösse aber noch dieselbe.

Ausser in der Hodengeschwulst zeigte sich jetzt im folgenden Jahre, das er im Hospitale zubrachte, die Skrophelkrankheit in mannigfachen Formen, Hauttuberkeln am Arme, am Backen, Periostitis am Oberarme mit darauf folgenden langweiligen Abszessen.

Am 15. September 1852 findet sich in seiner Krankengeschichte Folgendes aufgezeichnet: Während das Allgemeinbefinden Schweitzer's in der letzten Zeit fortwährend gut ist, die Armwunden sich grösstentheils geschlossen haben, sind seit einigen Tagen beunruhigende Symptome aufgetreten, die den Verdacht auf Hirntuberkulose erwecken. Er soll plötzlich Schwindel bekommen, so dass er sich anhalten muss, dabei die rechte Körper- und Gesichtshälfte von Zuckungen befallen. Die Anfälle sollen 2—3 Mal des Tages kommen.

Nachdem dieselben 8 Tage angedauert, und Tag oder Nacht in derselben Häufigkeit und Stärke angehalten, hatte ich zum ersten Male Gelegenheit, einen solchen Anfall zu sehen, der sich in folgender Weise äusserte: Der Knabe taumelt, sein Gesicht röthet sich; die Augen werden glänzend, er sucht sich anzuhalten, fällt aber hin, sieht starr vor sich hin, ohne die Augen zu verdrehen. Der linke Arm und rechte Fuss werden von Zuckungen befallen, die Daumen nicht dabei eingeschlagen. Nach dem Anfalle steht er gleich auf, taumelt ein wenig, kehrt aber sogleich lächelnd zu seinem Spielzeuge zurück, als ob nichts vorgefallen sei.

Von der Ansicht ausgehend, es habe sich bei dem skrophulösen Knaben eine Hirntuberkulose entwickelt, wird eine vierwöchentliche Jodkur unternommen. Dieses Mittel führte aber durchaus zu keinem günstigen Resultate, im Gegentheile kamen die Anfälle immer häufiger, 6—8 Mal des Tages und in der Nacht. Sein Allgemeinbefinden leidet nicht im geringsten darunter; die skrophulösen Geschwüre schliessen sich.

Durch die Erfolglosigkeit der Jodkur bestimmt, gaben wir dem Kranken eine Zeit lang Antiepileptica (Artemisia, flor. Zinci, Ferr. carbonicum, Arsenik), aber auch dadurch wurde keine Besserung erzielt, sondern es trat im Gegentheile ein Symptom auf, das die frühere Ansicht von der Hirntuberkulose wieder befestigte, nämlich eine Parese des linken Beines. Der Knabe lässt dasselbe beim Gehen nachschleifen, so dass er einen hinkenden Gang bekommt. Dabei dauern die Anfälle fort, das Allgemeinbefinden sehr gut. Nun erhält er Syrup. Ferr. jodat. in steigender Dose. Anfangs Juni klagte er über heftige Kopfschmerzen, fiebert; starke Kongestionen nach dem Kopfe. Auf einige Blutegel verschwinden diese Erscheinungen. Vierzehn Tage nachher, am 17. Juni 1853, war seit langer Zeit der erste Tag, an welchem kein Anfall Statt hatte, und er bleibt 14 Tage davon befreit. Dann treten noch einige, aber mit geringer Intensität, auf, bis sie vom 16. August an vollständig wegbleiben.

Da sich sechs Wochen lang kein Anfall mehr zeigt, so ward er am 29. September 1853 als geheilt entlassen.

Am 3. Oktober 1854 hatte ich wieder Gelegenheit, den Knaben zu sehen. Er ist blühend und kräftig entwickelt, lernt gut, und hat seit jener Zeit keinen Anfall mehr gehabt.

Fassen wir diese Krankengeschichte noch einmal kurz zusammen, so sehen wir bei einem von Jugend auf kachektischen Kinde eines schwächlichen Vaters, bei dem vor Kurzem noch die Skrophulose an verschiedenen Stellen des Körpers ihre Ablagerungen gemacht hat, mit einem Male Anfälle auftreten, die in das Bereich des Nervensystemes gehören: plötzlicher Schwindel, Bewusstlosigkeit, halbseitige gekreuzte Konvulsionen, später Subparalyse der unteren Extremitäten und Kopfschmerzen; den Anfällen selbst ging keine Aura vorher, und folgten keine Störungen irgend einer Art.

Alle diese Symptome finden wir bei Hirntuberkeln und das zuweilen bei denselben vorkommende Muskelzittern ist das einzige, welches wir vermissen, sowie Störungen der Sinnesorgane, welche aber zu den selten beobachteten Erscheinungen gehören.

Wenn überhaupt während des Lebens die wahrscheinliche Diagnose eines Hirntuberkels gestellt werden kann, so war in dem erzählten Falle die Berechtigung dazu gewiss da. Es wird Niemand läugnen, dass an äusseren Theilen Tuberkeln durch Erweichung entfernt werden, auch für die Lungen hat man ja die Heilung tuberkulöser Geschwüre angenommen.

War aber ein Hirntuberkel bei Schweizer Grund der Erscheinungen im Nervensysteme, dann ist offenbar die Resorption der erweichten Tuberkelmasse Anfangs Juni 1853 mit dem enkephalitischen Fieber eingetreten und da seit fünfzehn Monaten vollkommene Gesundheit besteht, dürften wir an die Solidität der Heilung glauben, wenn überhaupt Diagnosen ohne Leichenöffnung gestattet werden sollen.

Vorlesungen über die Missbildungen des Herzens, gehalten im St. Thomas-Hospitale in London von Dr. Thomas B. Peacock, Assistenzarzte des genannten Hospitales.

(Schluss, s. dieses Journal März — April 1855, S. 225.)

Dritte Vorlesung.

In den ersten beiden Vorlesungen habe ich von den Unregelmässigkeiten in der Gestaltung des Herzens gesprochen, welche von gehemmter Entwickelung abhängig sind. Die Missbildungen, zu denen ich mich jetzt wende, sind diejenigen, in welchen die Entwickelung des Herzens oder des Bulbus arteriosus oder der Branchialgefässbogen unregelmässig ist. Von dieser Klasse will ich zuerst diejenigen Fälle in Betracht ziehen, in denen innerhalb der rechten Kammer eine abnorme Scheidewand besteht, da bei denselben sehr häufig eine Obstruktion der Pulmonarmündung des Herzens oder irgend eine andere Missbildung vorhanden ist, wodurch sie gewissermaassen den Uebergang von der vorigen Klasse zu der gegenwärtigen bilden.

Abnorme Scheidewand in der rechten Kammer. Herr Grainger hat vor Kurzem gezeigt, dass bei der Schildkröte und den höheren Reptilien das Herz aus drei unvollkommen geschiedenen Kammern besteht, nämlich einer rechten und einer linken Aortenkammer (aus jeder derselben entspringt eine Aorta), und einer kleineren Pulmonarkammer, mit der rechten Aortenkammer kommunizirend, aber von der linken Aortenkammer vollständig geschieden; — aus der Pulmonarkammer entspringt die Pulmonararterie. Der Sinus und die Infundibularportion der rechten Kammer beim Menschen sind die Analoga der rechten Aortenkammer und der Pulmonarkammer der Schildkröte und hat sich eine abnorme Scheidewand in der rechten Kammer entwickelt, so findet sie sich genau an der Vereinigungsstelle des Sinus und der Infundibularportion, wo bei der Schildkröte die Pulmonarkammer und die rechte Aortenkammer theilweise von einander geschieden sind. Ich habe schon Gelegenheit gehabt, früher eines Präparates zu gedenken, in welchem bei Verengerung der Pulmonarmündung des Herzens die Pulmonararterien aus einer besonderen kleinen, von dem übrigen Theile der rechten Kammer durch eine dicke Muskelsäule geschiedenen Höhle entspringt. In einigen Fällen ist diese Scheidung noch viel vollständiger und sie kann bestehen ohne Verengerung oder andere Unregelmässigkeit der Pulmonarmündung, ja bei sonst ganz gut gestaltetem Herzen.

In den Medico-Chirurgical Transactions (XXX, 113) hat Herr Le Gros Clark das Herz eines Mannes beschrieben, welches die so eben geschilderte Missbildung darbot. Der Mann war 19 Jahre alt geworden und hatte an Herzsymptomen und Blutfärbung des Angesichtes gelitten, und vermuthlich von Kindheit an. In diesem Herzen ist die Pulmonararterie mit nur zwei halbmondförmigen Klappen versehen, aber die Mündung ist nicht verengert, und dicht unter dem Ursprunge dieser Arterie findet sich eine Höhle von kleinem Umfange, welche von dem übrigen Theile der rechten Kammer so geschieden ist, dass zwischen beiden die Kommunikation nur durch zwei kleine Oeffnungen vermittelt wird, die nur mit Mühe einen dünnen Gänsefederkiel durchliessen. Die Umwandung jeder dieser Oeffnungen ist dicht und weiss und hat einige Aehnlichkeit mit dem Hofe um die Aurikulo-Ventrikularöffnungen. Die eigentliche Kammerscheidewand ist an ihrer Basis mangelhaft, so dass zwischen dem Sinus der rechten Kammer und der linken eine Kommunikation vorhanden ist, durch welche das Blut aus der ersteren in die Aorta gelangt sein musste.

Kurz nach der Veröffentlichung dieses eben erwähnten Clark'-

schen Falles berichtete ich ebenfalls in der medizinisch-chirurgischen Gesellschaft (Transactions XXX, 131) einen sehr ähnlichen Fall. Das Herz war von einem 15 Jahre alten Knaben genommen, der, so weit sich ermitteln liess, bis 12 Monate vor seinem Tode, keine merkliche Spur von Blausucht gezeigt hatte; er war in dem K. Freihospitale nach kurzer Krankheit an entzündlicher Obliteration des Stammes der Pulmonararterie unter rheumatischen Zufällen gestorben. In dem Herzen sieht man eine Muskelwand zwischen dem Sinus und der Infundibularportion der rechten Kammer; nur ist die Scheidewand nicht so vollkommen, wie in dem Clark'schen Falle. Die eigentliche Kammerscheidewand ist auch unvollkommen, so dass eine sehr freie Kommunikation zwischen der Aorta und dem Sinus der rechten Kammer stattfindet und während die Wandungen der letztgenannten Höhle sehr hypertrophisch sind, haben die Wände der Infundibularportion ihre normale Beschaffenheit bewahrt. An der Mündung der Pulmonararterie sind nur zwei Klappen vorhanden, die sehr erkrankt sind; diese Arterie selber ist von kleinem Kaliber, hat verdickte Wände und ist im Inneren von festsitzendem Fibringerinnsel vollkommen verstopft. Die Analogie zwischen der Gestaltung des Herzens in diesen beiden Fällen und im Herzen der Schildkröte ist sehr auffallend und es scheint, dass ähnliche Missbildungen auch noch in anderen Fällen gefunden worden sind, welche Holmsted (Medical and Physical Journal XVII, 455), Farre (ebend. 26), Todd und Cramton (Cyclop. of Anat. and phys. I, 614) und Avan (Archiv. génér.) beschrieben haben. In einem Falle jedoch, der im Uebrigen den hier mitgetheilten gleicht und der von Th. Thompson (Med. chir. Transact. XXV, 247) mitgetheilt worden ist, war die Pulmonarmündung des Herzens ungewöhnlich gross und mit vier halbmondförmigen Klappen versehen. Ich selber habe auch einen solchen Fall mitgetheilt (ebend. XXXI, 61), wo innerhalb der rechten Kammer eine Scheidewand existirte, obwohl das Herz in jeder anderen Beziehung vollkommen wohlgestaltet war. Das Kind, welches 5 Jahre alt geworden war, war eine Zeitlang in meiner Behandlung gewesen und hatte, so lange es lebte, auffallend an venöser Kongestion gelitten, war sehr zart und zur Erkältung sehr geneigt. Die rechte Kammer ist durch eine sehr deutliche Wand in zwei Höhlen geschieden und diese Scheidewand hat eine ovale Oeffnung, durch welche die Spitze des Zeigefingers durchdringen kann, und darunter noch einige kleine Oeffnungen. So viel ich weiss, ist dieses das einzige Beispiel, wo die rechte Kammer durch eine Scheidewand in zwei Höhlen getrennt und doch das Herz im Uebrigen vollkommen wohlgestaltet gefunden worden ist. Daraus sowohl, als aus den erwähnten Fällen von Clark und Thompson, ergibt sich, dass die Bildung der abnormen Scheidewand nicht, wie vermuthet worden ist, blos von einer Hypertrophie der Muskelsäulen der rechten Kammer in Folge einer Obstruktion der Pulmonarmündung abhängig sein kann, sondern dass sie, wie Grainger erklärt hat, auf unregelmässiger Entwickelung der beiden Portionen beruht, aus denen urspünglich die rechte Kammer besteht.

Ganz vor Kurzem hatte ich Gelegenheit, ein Herz zu untersuchen, welches diese Form der Missbildung in einem weit höheren Grade darbot, als ich je zuvor gesehen. Das Herz war von Hrn. Keyworth in York einem 12 Jahre alten Mädchen entnommen, welches an Blausucht litt, äusserst empfänglich für Erkältung und zu jeder Anstrengung unfähig gewesen war, so lange es gelebt hatte. Die abnorme Scheidewand in der rechten Kammer ist, wie in den mitgetheilten Fällen, durch in einander verwebte Muskelsäulen gebildet und hat nur eine Oeffnung, gross genug, um eine dünne Sonde durchzuführen; die Verkleinerung der Oeffnung ist vorzugsweise durch Fibrinablagerungen an den Rändern bewirkt. Die Infundibularportion der rechten Kammer bildet eine Höhle von etwa 8 Linien Länge, zwischen der Scheidewand und der Mündung der Pulmonararterie. Die Pulmonararterie ist etwas klein und es sind anscheinend nur zwei Klappen an ihrer Mündung vorhanden. Der Sinus der rechten Kammer ist eine kleine Höhle, die oben mit der rechten Vorkammer kommunizirt und von der linken Kammer nur durch einige Muskelstreifen geschieden ist, so dass sie in Wirklichkeit nur eine Portion dieser letzteren Höhle zu bilden scheint. Die linke Kammer ist sehr gross und hat dicke Wände. Die linke Vorkammer öffnet sich auf normale Weise in diese, welche die Aorta von sich gibt und auch einen indirekten Zusammenhang mit der rechten Vorkammer hat. Die Aorta ist sehr gross; das eirunde Loch ist gänzlich geschlossen und der arteriöse Dukt von der Pulmonararterie an bis nahe zur Aorta wegsam, von da an aber obliterirt. Die Aortenklappen sowohl als die Aurikulo-Ventrikularklappen sind sehr verdickt. Die auffallende Kleinheit der in der Scheidewand befindlichen Oeffnung, wodurch allein in diesem Falle das Blut zu den Lungen geführt werden konnte, ist sehr merkwürdig, wenn man bedenkt, dass dabei das Leben 12 Jahre erhalten blieb.

Die Wirkung der eben beschriebenen Obstruktion muss derjenigen sehr ähnlich sein, welche irgend eine Hemmung oder Hinderung an der Pulmonarmündung des Herzens nach unserer letzten Verlesung mit sich führt. Je nach dem Grade der Obstruktion und der Periode des Fötuslebens, in welcher die Verengerung eintritt, wird das Hinderniss, welches der freie Blutstrom aus dem Sinus des rechten Ventrikels erleidet, verschiedene andere Veränderungen in der Entwickelung des Herzens hervorrufen. In Fällen, die den zuletzt mitgetheilten analog sind, muss die abnorme Scheidewand in der rechten Kammer schon in einer sehr frühen Periode des Fötuslebens, ehe noch die eigentliche Scheidewand des Herzens in der Bildung weit vorgerückt war, eine Ursache bedeutender Obstruktion gewesen sein. Dagegen muss in anderen Fällen, wie in den Clark'schen und in meinem ersten Falle, diese Obstruktion erst eingetreten sein, als die Herzscheidewand fast schon vollendet war; und in dem Falle, in welchem das Herz sonst vollkommen gut entwickelt gewesen, ist zu vermuthen, dass bis kurz vor der Geburt die Zirkulation ungehindert gewesen und dann auch nur eine sehr unbedeutende Hemmung erlitten habe, weil sonst das eirunde Loch und der arteriöse Dukt sehr wahrscheinlich offen geblieben wären.

Es ist klar, dass in allen Fällen dieser Art nicht eigentlich die Zahl der Herzkammern vermehrt, sondern nur eine überzählige Scheidewand hinzugekommen ist, und es ist wahrscheinlich, dass wohl alle Beispiele von Ueberzahl der Kammern oder Vorkammern des Herzens auf ähnliche Weise erklärt werden können. So berichtet Andral, dass er ein Herz mit 4 Kammern und ein anderes mit 3 Vorkammern gesehen habe. Es sind auch Fälle erzählt werden, in denen angeblich die Pulmonararterie und die Aorta aus einer dritten Kammer entsprang, welche mit den anderen zwei Kammern kommunizirte, aber es beruhte dieses wahrscheinlich darauf, dass der Bulbus arteriosus zum Theile vorhanden geblieben ist.

Transposition der Aorta und der Pulmonararterie. Derjenige Bildungsfehler des Herzens, zu dem wir uns nun zunächst zu wenden haben, besteht in der fehlerhaften Theilung des Bulbus arteriosus, so dass die Ursprünge der beiden grossen

Arterienstämme **umgelegt** oder **transponirt** werden, d. h. dass die Pulmonararterie aus der linken und die Aorta aus der rechten Kammer hervorkommt. In den Fällen, wo sämmtliche Eingeweide eine solche Transposition erlitten haben, liegt das Herz in der rechten Brustseite so, dass es in dieser Lage ganz genau sich so verhält, wie bei richtiger Lage der Eingeweide in der linken Brustseite. Bei dieser allgemeinen Umlage hat das rechts liegende Herz in der Regel seine normalen Kammern und Vorkammern, seinen richtigen Klappenapparat und die richtige Stellung der Gefässstämme in Beziehung zu der Umlage, so dass Alles wohl gestaltet ist, nur dass die Seiten gewechselt sind. In den Fällen aber, die ich hier erörtern will, sind nur die grossen Gefässstämme mit oder ohne ihre Kammern, gegenüber den Vorkammern, umgelagert, so dass nur durch hinzukommende Abweichungen von der normalen Gestaltung das Leben ausserhalb des Uterus erhalten werden kann. Den ersten Fall dieser Art hat, so viel ich weiss, **Baillie** 1797 im 2. Bande seiner Morbid Anatomy beschrieben und auf der 6. Tafel abgebildet; das Herz war einem Kinde entnommen, welches 2 Monate gelebt hatte und immer sehr blausüchtig gewesen war; die Kammerscheidewand war vollständig gebildet; der arteriöse Dukt weit genug, um einen Rabenfederkiel durchzulassen, und das eirunde Loch etwas mehr geschlossen, als bei einem neugeborenen Kinde. Im Jahre 1811 berichtete **Langstaff** (London Med. Review IV) einen Fall, in welchem das Kind 4 Monate lebte und wo sich Alles ziemlich ebenso verhielt, wie in dem Falle von **Baillie**, und seit dieser Zeit sind andere Fälle mitgetheilt worden von **Farre**, **Wistar**, **Dugés**, **Tiedemann**, **Walshe** u. s. w. Ich habe 17 Fälle notirt, in welchen die oben genannten Gefässstämme umgelagert waren, während das Herz und die übrigen Eingeweide ihre gewöhnliche Lage bewahrt hatten. In fast allen diesen Fällen war die Kammerscheidewand vollständig vorhanden und das eirunde Loch und der arteriöse Dukt offen, allein Letzteres ist nicht immer der Fall, da manchmal bei Vollständigkeit der Kammerscheidewand entweder das eirunde Loch oder der Dukt sich geschlossen vorfanden. In 4 Fällen, die ich notirt habe, war auch die Kammerscheidewand unvollkommen; in einem dieser 4 Fälle war auch das eirunde Loch und der Ductus arteriosus offen; in zwei Fällen war nur das eirunde Loch in Folge einer

Unvollkommenheit der Klappe offen, der Dukt aber unwegsam, und im vierten Falle endlich war sowohl der Dukt, als das eirunde Loch geschlossen.

In dem Museum des St. Thomas-Hospitales befindet sich kein anderes Beispiel dieser Umlagerung der Arterienstämme, als das Präparat, welches ich schon angeführt habe und das einen sehr rudimentösen Zustand der Herzscheidewand darbietet; in diesem Präparate entspringen die beiden Arterienstämme in umgekehrter Position aus der gemeinsamen Kammer. Im Winterhalbjahre 1850/51 wurde von Herrn Ogier Ward der pathologischen Gesellschaft in London ein Herz vorgezeigt, welches ich genau untersuchte. Das Kind, dem es entnommen, war 18 Tage alt geworden, von Geburt an blausüchtig und kalt. Wie in dem von Baillie angeführten Beispiele war die Kammerscheidewand vollständig, aber eirundes Loch und arteriöser Dukt offen und wegsam. Diese Umlagerung kann sich auf die Gefässstämme allein beschränken, d. h. es kann die Aorta aus der rechten und die Pulmonararterie aus der linken Kammer entspringen. Es können aber auch beide Kammern mit umlagert sein, so dass die Pulmonarkammer, erkennbar an der Trikuspidalform der Aurikulo-Ventrikularklappen links, dagegen die Aortenkammer, erkennbar an den Mitralklappen, rechts liegt. Abgesehen von dieser Umlagerung, pflegen die Arterienstämme auch noch anderweitige abnorme Vertheilungen darzubieten, allein diese Abweichungen sowohl, als ein höherer Grad von Unvollkommenheit des Herzens selber, finden sich häufiger, wo die Eingeweide des Körpers im Allgemeinen eine Umlagerung erfahren haben, als da, wo diese Umlagerung nur die Aorta und die Pulmonararterie betrifft.

Die Entstehung der oben genannten Umlagerung schreibt R. Quain der unregelmässigen Theilung des Bulbus arteriosus zu, so dass die Bronchialgefässbogen, die gewöhnlich bei der Portion des Bulbus ausbleiben, welche die Pulmonararterie bildet, mit der Aorta verbunden werden, während die Bogen selber, die sich mit der Aorta vereinigen sollten, in Konnex mit der Pulmonararterie gerathen; und diese Abweichung kann entweder eintreten nach vollständiger Herstellung der Kammerscheidewand, oder während der Bildung derselben, so dass die Kammern auch umgelagert werden oder ein grösserer oder geringerer Mangel der Kammerscheidewand verbleiben kann. Einer Abweichung von der normalen Position der Herzscheidewand kann jedoch die Umlagerung der Arterien nicht zugeschrieben werden, denn man kann nicht sagen, dass die Pulmonararterie geradezu aus der eigentlich linken Kammer, und die Aorta geradezu aus der rechten Kammer hervorkomme, sondern es ist ein wirklicher Wechsel dieser beiden Positionen der Gefässstämme eingetreten, nämlich so, dass die Pulmonararterie aus dem hinteren und oberen Theile der linken Kammer, und die Aorta aus dem vorderen und oberen Theile der rechten Kammer ihren Ursprung nimmt, und die untere Portion dieses letztgenannten Gefässstammes deckt den Ursprung der Pulmonararterie gerade auf dieselbe Weise, wie die Pulmonararterie gewöhnlich den Ursprung der Aorta umfasst.

Unregelmässige Entwickelung der grossen Gefässe; absteigende Aorta entspringend aus der Pulmonararterie u. s. w. Die Missbildungsformen, welche nun noch zu beschreiben übrig sind, beruhen auf der fehlerhaften Entwickelung der Bronchialgefässbogen, nämlich der Aortenkrümmung und der Krümmung der Pulmonararterie und der aus diesen Bogen entspringenden Gefässstämme. So können zwei Aorten vorhanden sein, wie in dem vom Bertin beschriebenen Falle, oder es können von jedem Aste der Pulmonararterie noch Gefässe abgegeben werden, so dass zwischen dieser letztgenannten Arterie und dem Truncus anonymus oder Brachiocephalicus an der einen Seite und der Aorta an der anderen Seite eine Kommunikation stattfindet, wie in den von Breschet (Rep. d'Anat. et de Phys. II. p. 9.) und Martin (Bull. de la Soc. Anatom. I. 1826. p. 39.) beschriebenen Fällen. Oder es kann die Pulmonararterie von der linken Arteria subclavia abgegeben werden, wie in dem von Hildenbrand (Arch. génér. de Médecine, XIV, 1842. p. 87.) berichteten Falle, oder es kann auch die absteigende Aorta ganz oder zum Theile von der Pulmonararterie ersetzt sein.

Diese letztere Missbildung scheint zuerst von Fare an zwei Präparaten nachgewiesen zu sein, welche von Astley Cooper herkommen und sich im Museum unseres Hospitales befinden. In einem dieser Fälle scheint das Kind bis 14 Tage nach der Geburt nichts Ungewöhnliches dargeboten zu haben. Dann aber fing es an, rasch zu athmen, fiel ab; das Herz pulsirte sehr stark, die Haut war immer blass, Füsse und Hände immer kalt. Die Beine und später das Angesicht wurden ödematös; das Kind wurde 8 Monate alt und starb dann plötzlich. Die Pulmonararterie war grösser, als die Aorta und entsprang so, dass sie mit beiden Kammern zusammenhing, und mittelst des Ductus arteriosus gab sie die absteigende Aorta ab. Die aufsteigende Aorta verzweigte sich in den Truncus anonymus und die linke Carotis und die linke Arteria subclavia und endigte sich dann in ein kleines Gefäss, welches in die absteigende Aorta sich öffnete; das eirunde Loch war sehr erweitert. — In dem zweiten Falle starb das Kind, 9 Tage alt, unter Krämpfen. So lange es lebte, hatte es eine rasche und ängstliche Athmung und eine bläulichrothe Hautfarbe. Die Pulmonararterie entsprang aus der rechten Kammer über einem in der Kammerscheidewand befindlichen Loche und der Ductus arteriosus setzte sich bis in die absteigende Aorta fort; die aufsteigende Aorta entsprang an der gewöhnlichen Stelle, bildete aber, nachdem sie den Bogen gemacht und die aus diesem Bogen hervorkommenden Gefässstämme abgegeben hatte, ein dünn zulaufendes Gefäss, welches gegen die absteigende Aorta hinstrebte, aber unwegsam wurde, ehe es dieselbe erreichte; die Klappe des eirunden Loches war sehr unvollkommen und die Lungenzellen zum Theile noch unausgedehnt (atelektasisch). — Ich habe ein Präparat, welches wie hier beschriebene Missbildungen auch darbietet, obwohl im geringeren Grade, als in dem von Fare herstammenden Präparate. Das Herz ist durch Dr. G. A. Rees der pathologischen Gesellschaft gezeigt worden und kommt von einem Kinde, das im achten Schwangerschaftsmonate geboren, immer schwächlich gewesen und zehn Wochen alt geworden war; es hatte immer Athmungsnoth gelitten, aber niemals eine bläuliche Färbung gezeigt. Die aufsteigende Aorta ist, nachdem sie die linke Arteria subclavia abgegeben hat, plötzlich sehr verengert und zwar bis zu dem Punkte, wo sie vom Ductus arteriosus getroffen wird; von diesem Punkte an wird sie wieder sehr ausgedehnt und hat ihre vollen Dimensionen; die rechte Kammer, die Pulmonararterie und der Ductus sind alle von grossem Kaliber und ein sehr beträchtlicher Theil des in den unteren Theilen des Körpers zirkulirenden Blutes muss immer venös gewesen sein.

Ein von Steidele beobachteter Fall zeigt diese Art von Missbildung in noch höherem Grade. In einem Kinde, welches kurz nach der Geburt starb, entsprang die Aorta aus der linken Kammer und gab die gewöhnlichen Gefässe an den Kopf und die oberen Gliedmassen ab; die Pulmonararterie aber, die aus der rechten Kammer entsprang, gab die absteigende Aorta ab und zwischen dieser und der aufsteigenden Aorta bestand kein Zusammenhang. — Ganz ähnlich war die Missbildung in einem von Gibert mitgetheilten Falle (Bull. de la Soc. anat. XIV, 1839. p. 203.); das Kind hatte 12 Tage gelebt und immerfort an Athmungsnoth und blasser und kalter Haut gelitten. In diesem Falle war die Kammerscheidewand ganz, aber das eirunde Loch weit offen, während in den früher genannten Fällen die Kammerscheidewand mehr oder minder mangelhaft war. Ganz vor Kurzem haben Struthers und Grieg (Edinb. Monthly Journ. 1852) eine ganz ähnliche Missbildung beschrieben, die sie in einem, anscheinend im neunten Monate geborenen, todten Kinde vorfanden. Hier aber war die Kammerscheidewand fast ganz fehlend. Diese Missbildungsform, von der hier eben die Rede gewesen, muss offenbar der Verengerung oder Obliteration des Bronchialtheiles oder Bogens der Aorta zugeschrieben werden, welcher die Verbindung zwischen der aufsteigenden und absteigenden Aorta herstellen soll; der Ductus arteriosus ist dann der einzige Kanal, durch welchen der Blutstrom nach den unteren Theilen des Körpers vermittelt wird und muss also offen bleiben.

An diese Missbildungsform schliesst sich diejenige an, in welcher die Aorta, gleich nachdem sie die linke Arteria subclavia abgegeben hat, sehr verengert gefunden worden ist, obwohl der Ductus arteriosus entweder gänzlich geschlossen, oder bis auf ein sehr kleines Kaliber reduzirt ist. In diesen Fällen ist wahrscheinlich die Verengerung der Aorta, zur Zeit der Geburt, viel geringer, als wenn der Ductus arteriosus offen bleibt; und wenn, wie es wohl gefunden wird, die Verengerung der Aorta sehr bedeutend ist, oder diese ganz unwegsam wird, so ist die Obstruktion höchst wahrscheinlich durch Erkrankung nach der Geburt sehr gesteigert worden. In diesem letzteren Falle ist nicht mehr der Ductus arteriosus der Kanal, durch welchen das Blut in die absteigende Aorta geführt wird, sondern die Arteria subclavia und Interkostalarterien, und deren Aeste erweitern sich, um durch seitliche Anastomosen die Ueberführung des Blutes aus der absteigenden in die aufsteigende Aorta zu vermitteln. Nähere Auskunft hierüber geben die Abhandlungen von Craigie (Edinb. Medic. and Chir. Journ. LXII.) und Tiedemann.

Zu der fehlerhaften Entwickelung des Venenapparates in Verbindung mit den Bronchialbogen der Aorta und Pulmonararterie müssen noch die verschiedenen Anomalien im Verlaufe und in der Zahl der grossen Venenstämme hinzugerechnet werden. So können zwei absteigende Hohlvenen vorhanden sein, wie in einem in unserem Museum befindlichen Präparate. Die hepatischen Venen können direkt in die Vorkammer hineintreten, so dass sie zwei aufsteigende Hohlvenen darstellen, wie in dem von Abernethy berichteten Falle; oder es können zwei absteigende und zwei aufsteigende Hohlvenen vorhanden sein, wie in dem Falle von Breschet. Der Sinus der rechten Vorkammer kann fehlen und die beiden Hohlvenen sich in einem gemeinsamen Stamme vereinigen, mit dem sie geradezu in die rechte Kammer hineintreten. Auch die Pulmonarvenen können unregelmässig sein und in die rechte Vorkammer, wie in dem von Taylor (London Med. Gaz. XXXVI, 19.) oder in die absteigende Hohlvene hineintreten, wie in einem von Meckel erzählten Falle.

Fehlerhafte Lage des Herzens.

Um mich nicht zu weit auszudehnen, will ich die verschiedenen Arten von angeborener Misslage des Herzens nur kurz berühren. Am häufigsten kommt die Misslage vor, in der das Herz in der rechten Brustseite sich befindet, aber genau so als wie es links liegen würde. Bei dieser einfachen Umlage des Herzens pflegen auch, wie schon früher erwähnt, die sämmtlichen übrigen Eingeweide des Körpers umgelagert zu sein; Breschet indessen (Mém. sur l'Ectopie du coeur) führt 4 Fälle an, in welchen, bei Rechtslage des Herzens, die übrigen Eingeweide doch gewöhnliche Position hatten, und auch andere Autoren sollen dergleichen beobachtet haben. Bei dieser einfachen Umlage des Herzens kann dieses Organ in jeder Beziehung wohlgestaltet sein, oder es kann zugleich, wie in einem von Gamage (New-England Journ. of Med. IV. 1815. p. 244) angeführten Falle, die Pulmonararterie und die Aorta ebenfalls umgelagert sein. Oder es kann, wie in den von Breschet, Valleix (Bullet. de la Soc. anatom. IX, 1834, p. 253.), Martin (ebendas. I. 1826, p. 39.) und Boyer (Arch. génér. de Méd. XXIII, 1850. p. 90.) berichteten Fällen das Herz zugleich sehr unvollkommen entwickelt sein, indem die Scheidewand zwischen den Kammern oder zwischen den Vorkammern oder ganz und gar in grösserem oder geringerem Grade mangelhaft ist. Ich selber habe nicht Gelegenheit gehabt, einen Fall dieser Art zu sehen; nur im Jahre 1849 zeigte sich im

City-Hospitale für Brustkrankheiten ein Knabe, in welchem das Herz in der rechten Brusthälfte sass, so dass dessen Spitze $1^1/_2$ Zoll unterhalb der rechten Brustwarze anschlug; die Leber sass dafür nicht rechts, sondern links. Von seinem dritten Jahre an war dieser Knabe schwächlich gewesen und obwohl er, als er sich vorstellte, 18 Jahre alt war, sah er doch viel jünger aus und gewährte den Anblick eines dünnen, mageren, kränklichen jedoch nicht blausüchtigen jungen Burschen. Auch sind Fälle vorgekommen, wo das Herz weder links, noch rechts sass, sondern senkrecht unterhalb des Brustbeines; auch hatte das Herz bisweilen eine horizontale Lage; so dass es sich queer unterhalb des Brustbeines nach einer Seite hin erstreckte.

Die merkwürdigste Abweichung von der normalen Lage des Herzens ist aber diejenige, wo das Herz ausserhalb der Brusthöhle liegt. In solchen Fällen hat das Herz entweder unterhalb des Kehlkopfes oder dicht vor der Luftröhre am Halse seine Lage gehabt (Breschet's Ectopia cordis cephalica) oder es hat unterhalb des Brustbeines oder in Folge eines Mangels der vorderen Brustwand vorne vor dem Thorax gelegen (Weese's Ectopia cordis thoracica) oder es hat in Folge unvollkommener Entwickelung des Zwerchfelles in der Bauchhöhle sich gefunden (Weese's Ectopia cordis sub-diaphragmatica seu ventralis). Von der ersteren Varietät ist ein Beispiel durch Breschet bekannt geworden; von der zweiten Varietät sind viele Beispiele bekannt und von der dritten gewährt das von mir schon mehrmals angeführte Wilson'sche Präparat ein Beispiel. Einen sehr merkwürdigen Fall berichtete Deschamps de Laval (Journ. génér. de Médecine, XXVI. 1806, p. 275); in demselben nämlich lag das Herz, wo sonst die linke Niere zu liegen pflegt.

Alle diese angeborenen Lagen von Veränderung des Herzens haben doch weniger ein praktisches, als physiologisches Interesse und ich wollte sie deshalb nur vorübergehend berühren und verweise auf die schon erwähnte Abhandlung von Breschet zur näheren Belehrung. Ich muss jedoch noch anführen, dass in Fällen, wo das Herz von seiner Normallage keine Abweichung zeigt, auch der Herzbeutel fehlen kann, so dass das Organ lose oder unumhüllt im linken Pleurasacke liegt. Fälle dieser Art sind von Baillie (Transact. of Society for Improvement of medic. chir. Knowledge, I. p. 91) und Curling (Medic. chir. Transact. XXII, p. 222) und ganz neuerlich noch wurde von Baly der pathologischen Gesellschaft in London ein Beispiel vorgezeigt. Auch ich habe Gelegenheit gehabt, einen Fall zu untersuchen, in welchem das Herz theilweise fehlte; dieses Organ war durch das Mediastinum von dem rechten Pleurasacke geschieden, aber links fehlte die Mediastinalwand und das Herz lag lose in direktem Kontakte mit der linken Lunge, mit welcher es Adhäsionen eingegangen war. Das Subjekt war, 55 Jahre alt, an Krankheit der Aortenklappen gestorben; eine genaue Untersuchung der Leiche, wie ich sie wohl gewünscht hätte, war mir leider nicht gestattet.

Ich habe bis jetzt absichtlich auf den sogenannten Entwickelungsüberschuss des Herzens oder den Bildungsexzess desselben gar nicht einmal angespielt, weil die verschiedenen Beispiele, die dafür aufgeführt worden sind, als etwa die Ueberzahl der Herzscheidewände oder das Vorhandensein zweier Aorten oder eines Ductus arteriosus an jeder Seite oder zweier aufsteigenden oder absteigenden Hohlvenen in der That nichts weiter sind, als Ergebnisse mangelhafter Entwickelung. Andere Beispiele von sogenanntem Bildungsübermaasse des Herzens werden nur bei Monstruositäten gefunden, welche unfähig sind, ausserhalb des Uterus zu leben, und daher keine praktische Wichtigkeit haben.

Damit schliesse ich den deskriptiven Theil meiner Vorlesungen und komme nun zu den Symptomen, wodurch sich die Missbildungen des Herzens kund thun und zu den Untersuchungen, in wie weit das Leben in verschiedenen Formen bestehen kann, und was in diagnostischer und praktischer Hinsicht sich feststellen lässt.

Vierte Vorlesung.

Symptome. Die Symptome, durch welche die Missbildungen des Herzens sich charakterisiren, bestehen hauptsächlich in Störungen des Kreislaufes und der Athmung und erst sekundär in verschiedenen Störungen der übrigen Eingeweide. Ein mit bedeutender Missbildung des Herzens behaftetes Kind zeigt bei der Geburt gewöhnlich eine bläuliche Hautfarbe. Sein Athem geschieht unvollkommen und mit Beschwerde, und man bemerkt heftiges Herzpochen. Es kommen jedoch auch Fälle vor, wo bei der Geburt durchaus keine abnorme Erscheinung am Kinde sich kund thut, und es können Monate, ja Jahre vergehen, bever ein

Krankheitssymptom sich bemerklich macht. Sind einmal die abnormen Erscheinungen, welche eine Störung des Blutkreislaufes erzeugen, hervorgetreten, so können sie entweder permanent sein, oder sie können eine Zeit lang währen und dann allmählig nachlassen, sich mildern oder ganz verschwinden, und das Kind kann dann ein gesundes Ansehen erlangen und trefflich gedeihen. In allen diesen Fällen aber pflegen eigenthümliche Anfälle einzutreten, welche die Hindernisse in dem Zirkulationsapparate deutlich bekunden; das Athmen wird schwierig, beschleunigt und japsend (schnappend); die Haut, besonders im Angesichte und an den Gliedmaassen, bekommt eine dunkle, fast schwarze Farbe und ein lautes Kreischen oder Wimmern bezeugt die innere Angst des Kindes. Nicht selten verfällt es in Krämpfe oder Zuckungen und, wenn es sich durch diese Kämpfe hindurch gekämpft hat, so tritt allmählig ein Nachlass ein und die Symptome verschwinden mehr oder minder vollständig, um nach längeren oder kürzeren Unterbrechungen wiederzukehren. Die Intensität dieser Anfälle ist verschieden, je nach dem Grade der Abweichung des Herzens von der Norm, und je nach der Bedeutung, die diese Abweichung für den regelmässigen Gang der Zirkulation in sich trägt. Durch eine sorgfältige Analyse von 70 Fällen, die sich während des Lebens durch deutliche Symptome als Herzfehler charakterisirt hatten, und in denen die Periode, wann diese Symptome zuerst hervortraten, angemerkt worden ist, finde ich, dass in 52 Fällen dieses Hervortreten der Symptome gleich bei der Geburt oder kurz darauf stattfand. In 9 Fällen zeigten sie sich vor Vollendung des ersten Jahres; in 1 Fall im Alter von 16 Monaten; in 1 Fall im Alter von 2 Jahren; in 2 Fällen im Alter von 3 Jahren, und in den übrigen 5 Fällen im Alter von 4, von 5, von 8, von 12 und von 14 Jahren.

Möglich, dass die Symptome erst viel später hervortreten, aber in den Fällen, in denen dieses sich wirklich so verhalten zu haben schien, kann bezweifelt werden, ob nicht dergleichen Zufälle in geringem Grade schon vorhanden gewesen und vielleicht übersehen worden seien. Es ist sehr wahrscheinlich, dass der Zeitpunkt, in welchem die Symptome in solchem Grade hervortreten, dass sie die Aufmerksamkeit erregten, häufig als derjenige bezeichnet wurde, in dem sie zuerst sich zeigten.

In einigen Fällen ist die Thätigkeit des Herzens in den Intervallen zwischen den Anfällen anscheinend ganz ruhig und ungestört; der Puls ist entweder natürlich oder zeigt vielleicht eine geringere Kräftigkeit. In anderen Fällen jedoch bleibt der Puls immerfort rasch und hüpfend, und wird in den Anfällen häufig intermittirend, in Kraft und Häufigkeit sehr unregelmässig, oder bisweilen kaum fühlbar. Die Gefässe am Halse pulsiren bisweilen sichtbar, und es macht sich eine venöse Pulsation bemerklich. Der Impuls des Herzens ist gewöhnlich kräftig und ein abnormes Geräusch ist hörbar. Aehnliche Veränderungen zeigt die Respiration. In einigen Fällen ist nur etwas Dyspnoe vorhanden; in den anderen ist die Respiration zu allen Zeiten beschleunigt und schwierig und gewöhnlich wird die Athmungsnoth durch Anstrengung oder Aufregung gesteigert. Die bläuliche Farbe der Haut kann nur gering sein, so dass nur die Lippen etwas dunkler und die Nägel etwas gefärbt erscheinen; ja auch diese geringen Spuren der Blausucht können fehlen, so dass das Kind ganz normal aussieht, oder im Gegentheile ungewöhnlich bleich ist. Sehr oft ist die Haut auffallend blau oder blauroth; die Lippen, Hände und Füsse haben eine dunkle Purpurfarbe und die Anschoppung der Kapillargefässe charakterisirt sich deutlich durch die Langsamkeit, womit die Farbe an der Stelle der Haut wieder zum Vorscheine kommt, wo sie durch starken Druck entfernt worden ist. Die Blausucht der Haut bietet sehr verschiedene Abschattungen dar, die vom einfachen Rosa oder blassblauen Roth zur tiefblauen, purpurrothen oder schwarzen Farbe hinspielen; die dunkelste Farbe zeigt sich gewöhnlich an den Lippen und unter den Nägeln. Die Kapillargefässe in den Wangen sind deutlich markirt, und die der Bindehaut der Augen mit dunklem Blute erfüllt. Die Dauer der Anfälle variirt von einigen Minuten bis zu mehreren Stunden; sie können sehr häufig eintreten, oder alle 2 bis 3 Tage einmal, oder noch seltener. Bisweilen wird der Anfall durch irgend eine Anstrengung hervorgerufen, z. B. wenn das Kind gewaschen oder angezogen wird, oder durch einen Luftzug, eine Erkältung; bisweilen ist der Anlass ein äusserst geringfügiger, so dass das Kind, wenn es an die Brust gelegt oder aus einem Zimmer in ein anderes von verschiedener Temperatur gebracht wird, in Athmungsnoth, Palpitation und Lividität verfällt. Sehr häufig lernt die Wärterin des Kindes durch eigene Erfahrung irgend eine Art und Weise kennen, wodurch sie dem Anfalle einigermaassen zu begegnen im Stande ist, z. B. dadurch, dass sie das Kind auf den Rücken legt oder queer über ihren

Schooss auf den Bauch legt, oder ihm die Brust komprimirt u. s. w. Die Gemüthsart des Kindes ist gewöhnlich eine sehr reizbare; wird ihm nicht sein Wille gethan, so verfällt es gewöhnlich sogleich in den Paroxysmus. Obwohl dann und wann die äusseren Hautdecken sich infiltriren, so dass das Kind ein etwas volles Ansehen bekommt, so pflegt doch viel häufiger grosse Abmagerung vorhanden zu sein. Gewöhnlich ist der Bauch aufgetrieben und der Kopf gross. Bei einem Kinde jedoch, das ich eine Zeit lang behandelt habe und bei dem ich eine sehr ernste Missbildung des Herzens vermuthe, ist der Kopf auffallend klein.

Ueberlebt das Kind die erste Periode der Kindheit, so bleiben die Symptome sich doch ziemlich gleich. Es ist gewöhnlich kurzathmig, geneigt zu Brustschmerzen, zur Palpitation und mehr oder minder bläulich. Die Extremitäten sind kalt, das Kind ist für den Temperaturwechsel sehr empfindlich und wird beim geringsten Anlasse von den bronchitischen Anfällen heimgesucht. Durch Aufregung, Anstrengung, geringe Erkältung oder irgend eine gastrische Störung wird ein Paroxysmus herbeigeführt. Gewöhnlich lernt das Kind selbst durch eigene Erfahrung bald dergleichen Anlässe vermeiden, so dass es in Spiele mit anderen Kindern sich nicht einlässt und immer im warmen Zimmer zu bleiben strebt. Bisweilen kann das Kind den Eintritt des Anfalles dadurch aufhalten, dass es sich niederlegt, oder dass es die Brust gegen irgend einen festen Körper gegendrückt. Nicht selten leidet das Kind an Kopfschmerz und bisweilen an Krämpfen und ist zu Blutungen geneigt. Meistens findet, wie bereits erwähnt, Abmagerung Statt. Die Finger und Zehen haben eine kolbige Beschaffenheit, und die Nägel sind nach vorn übergekrümmt. Auch pflegen bisweilen an verschiedenen Stellen des Körpers, besonders an den Fingern und Zehen und um den After, üble Verschwärungen sich zu bilden.

Blausucht, Kyanosis. Es gibt wenig Gegenstände in unserer Wissenschaft, die eine grössere Erörterung veranlasst haben, als die Feststellung der eigentlichen Ursache, worauf die sogenannte Blaufärbung der Haut besteht, die eine so auffallende Erscheinung in den meisten Fällen von Missbildung des Herzens ist.

Morgagni hat in dem Falle, den ich angeführt habe, die sehr auffallende Blausucht der allgemeinen Kongestion des Venensystemes zugeschrieben, welche aus der Obstruktion an der Pulmensarmündung des Herzens entspringe. Hunter hingegen, welcher in dem von uns ebenfalls zitirten Falle die Herzscheidewand unvollkommen fand, so dass die Aorta von beiden Kammern versehen würde, und folglich ein grosser Theil des in den Arterien zirkulirenden Blutes venös gewesen sein musste, nahm an, dass die bläuliche Farbe, welche der Knabe während des Lebens gezeigt hatte, in einer Mischung beider Blutströme ihren Grund habe. Beide Ansichten haben ihre Anhänger gehabt. Die Morgagni'sche Ansicht ist von Ferrus und Louis in Frankreich, von Hasse und Rokitansky in Deutschland, von Joy in England und von Stille in Amerika vertheidigt worden. Die Hunter'sche Ansicht dagegen ist, wenn auch mit einigen Modifikationen, von Gintrac und Bouillaud in Frankreich, von Meckel in Deutschland und von Fare, Paget, Williams und Hope in England, unterstützt worden. Corvisart und Laennec scheinen, so viel sich aus ihren Angaben ermitteln lässt, geneigt, für Morgagni zu stimmen und Dr. Chevers, der auch die Blausucht vorzugsweise der Kongestion zuschreibt, glaubt doch, dass die Zumischung des venösen Blutes zu dem arteriellen einen modifizirenden Einfluss auf die Intensität der Färbung habe. Von diesen Autoren haben mehrere ihre Ansichten mit sehr gewichtigen Gründen unterstützt.

Nach sorgfältiger Analyse von 53 Fällen von Blausucht, in denen jedesmal eine mehr oder minder grosse Mischung der beiden Blutströme aufgefunden war, schloss Gintrac, dass die Blausucht von dieser letzteren Ursache abhängig sei, obwohl er einräumte, dass diese Vermischung nicht immer gerade die Krankheit hervorrufe, und dass wohl vielleicht ein anderes Moment dazu nöthig sei. Dagegen haben Louis und Ferrus sich auf diejenigen Fälle von Blausucht gestützt, wo eine Mischung der beiden Blutströme entweder gar nicht, oder wenigstens nicht konstant vorhanden war und weiter noch auf die anderen Fälle, wo zwar solche Mischung existirte, aber sie mit der Intensität der Blausucht durchaus nicht im Verhältnisse stand. Fast ganz dasselbe Resultat gewann Stille in Amerika aus einer sorgfältigen Untersuchung und Vergleichung einer sehr grossen Zahl von Fällen, die sowohl Blausucht, als Missbildung des Herzens betrafen. Er erkannte, dass Blausucht vorkommt, ohne irgend eine vorhandene Mischung der beiden Blutströme, dass in Fällen solcher Mischung mit dem Grade und der Quantität derselben die Intensität der Blausucht in keinem möglichen Verhältnisse steht, dass nämlich sehr bedeutende Mischung des venösen Blutes mit dem arteriellen bestehen kann, ohne Blausucht, und dass bei sehr geringer Mischung wieder sehr bedeutende Blausucht vorkommt, und endlich, dass alle übrigen Variationen in der Ausdehnung der Dauer, des Nachlasses und der grösseren oder geringeren Dunkelheit der Blaufärbung nicht erklärlich sein würden, wenn man nicht noch etwas Anderes annehme, als die Blutvermischung. Von 77 Fällen, die er gesammelt hatte, waren 62 so aufgezeichnet, dass der Zustand der Pulmonararterie genau angegeben war; in 53 Fällen von diesen 62 war die Pulmonararterie verengert, verschlossen oder unwegsam, wogegen in den übrigen 9 Fällen andere Veränderungen vorhanden waren, die eine Kongestion des ganzen Venensystemes veranlassen konnten. Er hielt sich demnach berechtigt, mit Morgagni und Louis den Schluss zu ziehen, dass die Blausucht entweder von Verschliessung oder irgend einem Hindernisse an der Pulmonarmündung des Herzens oder von irgend einer anderen Ursache abhängig sei, welche eine Kongestion des Venensystemes herbeiführt. Die Kongestion des Venensystemes, sagt Stille, erklärt auch noch nicht allein das Zustandekommen der Blausucht, aber sie bildet das Hauptelement derselben. Sie ist immer vorhanden, wo Blausucht existirt, und, wo sie im bedeutenden Grade eingetreten, ist auch Blausucht bemerkbar, wenn nicht andere Momente einwirken, die der letzteren direkt entgegenwirken.

In meinen ersten beiden Vorlesungen habe ich Fälle angeführt, welche für diese Schlüsse des Herrn Stille sprechen. Ich habe eines Mädchens gedacht, bei welchem in der rechten Kammer eine abnorme Scheidewand gefunden wurde, ohne dass sonst eine Missbildung des Herzens bestand, und wo dennoch während der Zeit von mehreren Monaten, in welcher der Kranke bei uns in Behandlung war, sehr auffallende Blaufärbung sich zeigte. Dieser Fall ist also ein entschiedener Beweis, dass einer Mischung der beiden Blutströme es dazu durchaus nicht bedarf; denn bei dem Mädchen war solche Mischung nicht vorhanden. Fälle dieser Art sind jedoch seltener als diejenigen, wo zwar eine solche Mischung Statt findet, aber zwischen ihr und dem Grade der Blausucht durchaus kein Verhältniss sich auffinden lässt. In einem Falle, wo eine abnorme Kammerscheidewand vorhanden war, und den ich auch angeführt habe, entsprang die Aorta zum grossen

Theile aus der rechten Kammer, so dass eine sehr bedeutende Portion des durch die Arterie zirkulirenden Blutes venös gewesen sein muss; dennoch zeigte der Knabe durchaus keine bemerkbare Bläusucht; er war im K. Freihospitale etwa 12 Monate vor seinem Tode wegen einer anderen Krankheit gewesen, und man hatte an ihm durchaus nichts Ungewöhnliches bemerkt. Erst kurz vor seinem Tode trat Blausucht hervor und zwar erst, als, wie man mit Recht annehmen kann, die Pulmonararterie krankhaft ergriffen und noch mehr verengert wurde. In dem von Hale mitgetheilten Falle, in dem nur eine Kammer vorhanden war, und in dem Falle von Reese, in welchem die Pulmonararterie die absteigende Aorta abgab, war auch nicht die geringste Spur von Blausucht zu bemerken, so dass diese Fälle wenigstens beweisen, es könne die freieste Mischung beider Blutströme vorhanden sein, ohne Blausucht zu erzeugen. Diesen Umstand haben selbst die Anhänger der Hunter'schen Ansicht zugegeben und sich bemüht, die Abwesenheit der Blausucht in diesen Fällen zu erklären. Vorzugsweise haben sie sich darauf gestützt, dass, selbst bei wirklicher Kommunikation zwischen den beiden Herzhälften doch keine Mischung der beiden Blutströme Statt finden werde, falls der Druck auf dieselben an beiden Seiten vollkommen gleich ist. Hierauf ist jedoch zu antworten, dass die Kyanose durchaus nicht immer von Geburt an besteht, sondern häufig erst viel später hervortritt, obwohl doch in den erwähnten Fällen die Mischung der beiden Blutströme von Geburt an existirt haben muss.

Endlich kommen Fälle vor, in denen die Wandlung in dem Grade der Blaufärbung durchaus nicht von einer entsprechenden Wandlung in der Zu- oder Abnahme der Blutmischung herrühren kann. Vor Kurzem sah ich ein Kind, welches von Zeit zu Zeit diejenigen Symptome darbot, die gewöhnlich die Missbildung des Herzens zu begleiten pflegen. War das Kind ganz ruhig, so zeigte sich keine Spur von Kyanose, aber, wenn das Kind kalt wurde, trat dieselbe hervor, und dann vernahm man ein lautes, systolisches Geräusch an der ganzen vorderen Brustwand, und besonders links von der Mitte des Brustbeines. Eine milde, alterirende Behandlung besänftigte die Anfälle, machte sie immer sparsamer und schien sie ganz beseitigt zu haben, als das Kind im dritten Monate seines Lebens vom Keuchhusten mit Bronchitis ergriffen wurde, worauf die Anfälle von Blausucht in Begleitung mit den übrigen Herzsymptomen in viel grösserer Intensität sich wieder einstellten. Bei der Untersuchung nach dem Tode fanden sich die Falten der Trikuspidalklappe an einander geklebt, sehr verdickt und verhärtet und mit frischen Fibrinablagerungen besetzt; die rechte Kammer war hypertrophisch und ausgeweitet und die Lungenarterie von grossem Kaliber. An der Basis der Kammerscheidewand fanden sich zwei Oeffnungen, welche dicht unterhalb des Ursprunges der Aorta aus der linken Kammer in den Sinus der rechten Kammer führten. Diese Oeffnungen waren grösser an der linken, als an der rechten Seite, so dass man deutlich sehen konnte, die Blutströmung müsse dadurch aus der linken in die rechte Kammer gegangen sein, wenn sie wirklich durch diese Oeffnungen stattgefunden hat, und wegen ihrer verhältnissmässigen Kleinheit konnten diese Oeffnungen weder einen grossen Blutstrom durchgelassen, noch konnten sie in Folge ihrer harten und unnachgiebigen Ränder im Leben einen bedeutenden Wechsel in ihren Dimensionen dargeboten haben. Es konnte also die Blausucht in diesem Falle nicht dem Eintritte von venösem Blute in die linke Kammer und von da aus in die Arterienströmung zugeschrieben werden, und eben so wenig konnten die auffallenden Variationen in der Blaufärbung, welche das Kind im Leben dargeboten hat, aus einer entsprechenden Variation in dem Betrage der Zumischung des einen Blutstromes zu dem anderen entspringen. Das paroxysmenartige Hervortreten der Blausucht mit den begleitenden Erscheinungen konnte nur den verschiedenen Graden von Kongestionen beigemessen werden, welche das Venensystem in Folge des erschwerteren Durchganges des Blutes durch die Lungen erlitt. In diesem Falle war auch der linke Arm immerfort bläulich und etwas geschwollen, und es fand sich dafür bei der Untersuchung keine andere Erklärung, als dass die Venenstämme der linken Seite durch vergrösserte Drüsen am Ursprunge der Lungen und weiter hinab komprimirt gefunden wurden.

In den Fällen, in welchen, selbst wenn die Mischung der beiden Blutströme auch immer vorhanden gewesen, doch die Blausucht erst verhältnissmässig sehr spät sich bemerklich machte, war dieses Hervortreten derselben fast immer mit einer eingetretenen Krankheit des Herzens oder der Lungen, wodurch die ursprüngliche Obstruktion noch verschlimmert worden, verknüpft gewesen. So kann bei einem geringen Anfalle von Rheumatismus der etwa schon missgebildete Klappenapparat von Entzündung ergriffen werden, so dass die Oeffnung in die Pulmonararterie oder die rechte Kammer noch mehr verengert wird; oder es kann der Rand der Mündung hier so starr und unnachgiebig sein, dass sie sich nicht hinreichend erweitert, um den mit dem zunehmenden Wachsthume sich vergrösserndem Blutstrom durchzulassen; oder es kann ein Anfall von Bronchitis oder Pneumonie, wodurch zu der schon bestehenden Hemmung des Blutlaufes im Herzen eine neue Obstruktion in den Lungen hinzukommt, eine Steigerung der Blausucht bewirken, wenn solche schon vorhanden gewesen, oder sie hervorrufen, wo sie bis dahin noch nicht bemerklich gewesen.

Alle diese Betrachtungen berechtigen, wie mich dünkt, zu dem Schlusse, dass Kongestionen des Venensystemes der eigentliche Grund der Kyanose ist. Ich kann jedoch der Ansicht Laennec's nicht beistimmen, dass die Blaufärbung in Fällen von angeborenen Herzfehlern durchaus sich nicht von derjenigen Blaufärbung unterscheidet, welche die gewöhnlichen Krankheiten des Herzens und der Lungen zu begleiten pflegt, und dass bei gewissen Lungenaffektionen die Färbung der Haut so bedeutend und so allgemein sei, wie bei angeborenen Herzfehlern. Die Kyanose bei den letzteren ist, wenn sie sehr ausgebildet ist, viel intensiver als die Kyanose aus irgend einer anderen Ursache; bisweilen freilich zeigt auch die Blaufärbung bei eingetretenen Lungen- und Herzkrankheiten sich sehr bedeutend. Ich will hier eines 17 Jahre alten Knaben gedenken, den ich 1847 im K. Freihospitale behandelte, und der von Kindheit an Spuren von Blausucht dargeboten hatte; es fand sich aber, dass bei diesem Knaben die Blausucht von unvollkommener Ausdehnung der Lungen in Folge einer Verkrümmung der Wirbelsäule abhängig war; im Herzen war nichts weiter vorhanden, als eine sehr bedeutende Hypertrophie und Ausweitung der rechten Kammer. Wenn die Blausucht, welche gewöhnliche Krankheiten des Herzens und der Lungen begleitet, im Allgemeinen weniger intensiv ist, als die Blausucht bei angeborenen Herzfehlern, so liegt der Grund darin, dass bei ersteren auch die Kongestion des Venensystemes viel geringer ist, denn das Leben würde nicht bestehen können, falls bei irgend einer zufällig eingetretenen Krankheit ein so geringer Antheil der Blutmasse in den Lungen arterialisirt würde, wie in vielen Fällen von Missbildungen des Herzens.

Bei zufälliger Krankheit der Lungen und des Herzens oder der grossen Gefässe sind auch die Hautdecken gewöhnlich mehr oder minder ödematös, so dass die bläuliche Färbung gleichsam maskirt wird.

Stille hat in seinen Beobachtungen zu sehr seine Aufmerksamkeit auf die Verengerung der Pulmonarmündung des Herzens gerichtet, welcher er allein die Entstehung der Kongestionen des Venensystemes, von der die Kyanose abhängig sei, beimaass. Es ist aber schon gezeigt worden, dass die Ursache des Hindernisses, welches die Blutströmung im Herzapparate erleidet, keineswegs immer an der Pulmonarmündung sitzt; ich habe schon Fälle angeführt, in denen das Hinderniss in einer abnormen Scheidewand innerhalb der rechten Kammer bestand, und ich erinnere auch an den eben erzählten Fall, wo eine Abnormität der Trikuspidalklappen, und an den anderen Fall, wo eine unvollkommene Expansion der Lungen dem freien Blutumlaufe ein Hinderniss entgegen setzte.

Andererseits hat Chevers mit Bezugnahme auf einen von Lloyd behandelten Fall bezeugt, dass bedeutende Verengerung der Pulmonarmündung des Herzens, wenn solche erst später im Leben eintritt, nicht immer mit Blausucht verbunden ist. Der von mir schon angeführte Fall von Hamilton Roe zeigt, dass Kyanose gerade nicht nothwendiger Weise eine bedeutende angeborene Verengerung der Pulmonarmündung des Herzens voraussetzt, während der von Craigie beschriebene Fall und ein von mir selbst beobachteter klar darthun, dass zwischen dem Grade des Hindernisses im Herzen und dem Grade der Blausucht durchaus kein bestimmtes Verhältniss vorhanden ist.

In allen den Fällen indessen, in denen der Blutlauf im Herzen oder in den grossen Gefässstämmen ein Hinderniss erfahren hat, und doch Blausucht wenig oder gar nicht merklich ist, wird man, glaube ich, finden, dass die rechte Kammer eine bedeutende Zunahme an Muskelkraft erfahren hat, wodurch sie das Hinderniss, welches der Blutwege entgegensteht, zu überwinden vermag. In dem von mir behandelten Falle ist die Blaufärbung wahrscheinlich dadurch allmählig geringer geworden, dass mit dem Vorschreiten der Phthisis die im Körper zirkulirende Blutmenge überhaupt kleiner wurde.

Aus den bisher vorgebrachten Thatsachen kann nun, wie mir scheint, der Schluss gezogen werden, dass allerdings ein der Blutströmung durch die Lungen oder in die rechte Kammer oder aus derselben entgegenstehendes Hinderniss eine allgemeine venöse Kongestion veranlasst, und dass diese Kongestion des Venensystemes die Hauptursache der Blausucht ist, dass aber die Intensität der Blaufärbung und die Abschattung derselben durch andere Umstände modifizirt wird.

1) Zur Erzeugung einer intensiven Blausucht ist es wahrscheinlich nothwendig, dass, wie Chevers angenommen hat, das Hinderniss der Zirkulation entweder vor der Geburt, wo die Kapillargefässe geräumiger sind, als später, vorhanden gewesen sei, oder dass es wenigstens vor der vollen Entwickelung des Körpers, so lange noch das ganze Gefässsystem nachgiebiger und dehnbarer ist, existirt habe, oder endlich, dass es von sehr langer Dauer gewesen sein muss, so dass die Kapillargefässe nach und nach sich immer mehr ausgedehnt haben.

2) Die eigenthümliche Farbe, welche bei den an Herzfehlern Leidenden bemerkt wird, scheint in gewissem Grade von der Beschaffenheit der Haut abzuhängen. Ist die Farbe tiefblau oder schwärzlich, so findet man die Haut gewöhnlich sehr dünn und den Körper sehr abgemagert. Spielt aber die Farbe in's Röthlichblaue oder gleicht sie mehr einem dunkeln Rosa, so findet man den Kranken nicht sehr abgemagert, vielmehr öfter ziemlich gut genährt, und, wo die Haut bleich ist oder gar keine Farbe darbietet, ist entweder keine bedeutende Kongestion nach den Kapillargefässen vorhanden, oder die Farbe ist durch Oedem der Haut maskirt.

3) Endlich glaube ich noch annehmen zu müssen, dass die Intensität der Blausucht und die Verschiedenheit der Färbung von der Farbe des Blutes innerhalb der Gefässe bedingt sei, so dass, wo nur eine sehr kleine Portion der Blutmasse dem Einflusse der Luft in den Lungen unterworfen wird und die ganze übrige Blutmenge dunkel venös verbleibt, offenbar auch die Farbe der Haut dunkler hervortreten muss.

Lebensfähigkeit der mit Herzfehlern Behafteten. Nach der bisher gegebenen Schilderung der verschiedenen Formen von Missbildung des Herzens, die vorgekommen sind, begreift sich schon von selber, dass der Einfluss auf die Lebensdauer verschieden sein muss. Ist nur eine geringe Unregelmässigkeit in der Bildung des Herzens vorhanden, dass nur eine oder zwei kleine Oeffnungen in der Scheidewand der Kammern oder Vorkammern bestehen, so ist dieser Defekt von sehr geringer

Wichtigkeit. In der That findet man nicht selten in den Leichen ziemlich alt gewordener Menschen solche abnorme Oeffnungen, ohne dass während des Lebens auch nur ein Symptom von Herzkrankheit vorhanden gewesen wäre. Ist dagegen der Bildungsfehler des Herzens ein sehr bedeutender, und mehr oder minder mit Obstruktion des Blutlaufes verbunden, so muss das einen sehr bedeutenden Einfluss auf das Befinden des Kranken haben und dessen Leben mehr oder minder verkürzen. In denjenigen Fällen, in denen die Pulmonararterie eine mässige Verengerung erlitten hat, ohne dass die Herzscheidewand unvollkommen, und ohne dass sonst ein Entwickelungsfehler des Herzens vorhanden ist, kann die gesteigerte Thätigkeit der rechten Kammer die Schwierigkeit, welche das Blut in seinem Lungenkreislaufe erfährt, so weit überwinden, dass die Gesundheit ziemlich gut dabei erhalten werden und das Individuum viele Jahre in voller Kraft des Lebens verbleiben kann. Es zeigte sich dieses deutlich in dem von Hamilton Roe der pathologischen Gesellschaft erzählten Falle, in welchem das Individuum 30 Jahre alt geworden und als Botenläufer sehr bekannt gewesen war. In dem Falle des Dr. Graham wurde der Kranke 44 Jahre alt und hatte bis 6 Wochen vor seinem Tode theils als Schiffer, theils als Eisenbahnarbeiter, Dienste gethan.

Wo das eirunde Loch offen ist, ist die Pulmonarmündung des Herzens gewöhnlich viel verengerter, als in den oben erwähnten Fällen, und es hat dabei das Leben auch nicht eine so lange Dauer. Es sind jedoch Beispiele vorgekommen, in welchem Kranke der Art eine ziemliche Reihe von Jahren gelebt haben. Von 12 Kranken mit dieser Missbildung haben 8 das Alter von 15 Jahren und darüber erreicht; die anderen 4 sind in dem Alter von 29, 34, 40 und 57 Jahren gestorben, und in dem von mir erzählten Falle lebte der Kranke 20 Jahre.

Wo zugleich mit Verengerung der Pulmonarmündung die Herzscheidewand unvollkommen ist, so dass die Aorta mit der rechten Kammer mehr oder minder direkt in Kommunikation steht und wo folglich das Hinderniss in einer sehr frühen Bildungsperiode eingetreten sein muss, war die Lebensdauer noch kürzer. Von 49 Kranken dieser Art überlebten nur 12 das 15te Lebensjahr und zwar wurden zwei 16, einer 18, zwei 20, drei 21, vier 22, einer 23 und zwei 25 Jahre alt. In den zwei von mir erzählten Fällen erfolgte der Tod in dem einen im 17. Monate und in dem anderen im 29. Monate des Lebens. In allen di Fällen dient das Offensein des eirunden Loches und die Unv kommenheit in der Kammerscheidewand nicht dazu, die Gefahr steigern, sondern im Gegentheile dazu, die überfüllte rechte He hälfte entleeren zu helfen, weil sonst das Leben dabei nicht lang bestehen könnte, und es scheint auch nicht, als ob selbst di Schliessung des eirunden Loches die Lebensdauer beträchtlich verkürzt, falls nur die Kommunikation durch die unvollkommene Kammerscheidewand verbleibt. Die mittlere Lebensdauer ist in 35 Fällen, in welchen die Kammerscheidewand unvollkommen und das eirunde Loch offen war, und in 13 Fällen, in welchen eine Oeffnung einer Kammerscheidewand allein vorhanden, das eirunde Loch aber geschlossen war, 10 Jahre gewesen und zwar sowohl in der einen als in der anderen Reihe dieser 48 Fälle. In nur drei von diesen 48 Fällen war der Ductus arteriosus offen und in diesen erfolgte der Tod zu 1 Jahr 5 Monat, zu 3 Jahren und zu 9 Jahren 11 Monaten.

Wo die Pulmonararterie gänzlich unwegsam ist, ist die gewöhnliche Lebensdauer noch kürzer, als in der letztgenannten Kategorie. Von 29 Fällen der Art, in denen die Kranken eine längere oder kürzere Zeit nach der Geburt lebten, starben 9 vor dem dritten Monate des Lebens, 2 zwischen dem 3. u. 6. Monate, 3 zwischen 6. u. 12. Monate, 3 zwischen 12 Monat u. 2 Jahren, 2 wurden 10 Jahre und 1 wurde 12 Jahre alt. In dem Falle des Dr. Hare wurde der Kranke 9 Monate und in meinem Falle $11^1/_2$ Monat alt. In dem von Ramsbotham erzählten Falle, in welchem die Pulmonararterie ganz fehlen sollte, aber wo sie in der That, sehr rudimentös, vorhanden war, wurde der Kranke 16 Jahre alt.

Wo der Bildungsfehler des Herzens noch viel bedeutender ist, so dass das Herz in der That nur aus einer Kammer mit einer oder zwei Vorkammern besteht, kann das Leben nur kurze Zeit sich behaupten. In 11 Fällen, in denen das Herz eine Kammer und zwei Vorkammern darbot, trat der Tod in einem Falle gleich bei der Geburt, in einem Falle 2 Tage, in einem Falle 11 Tage und in 4 Fällen 6 Wochen, 10 Wochen, 17 Wochen und 21 Wochen nachher ein. Sehr merkwürdig aber ist, dass 4 Menschen mit dieser Beschaffenheit des Herzens 11, 16, 23 und 24 Jahre alt wurden. In dem Falle des Dr. Hare wurde der Kranke 20 Monate alt. — In 5 Fällen, in denen das Herz nur und aus einer Vorkammer bestand, wurden die ...n, 79 Stunden, 7 Tage, 10 Tage und $10^{1}/_{2}$ Mo- ...n den beiden letzten Fällen war, wie ich bereits ... das Herz viel weiter ausgebildet, wie in den an- ...abe es bei dieser Aufzählung nicht für nöthig ge- ...n der Fälle von Pozzi und Lanzoni zu gedenken, ...l zu unvollkommen berichtet sind, als dass man daraus ...senschaftlichen Schluss ziehen könnte. Auch will ich ...ges das hier Angegebene hinsichtlich der Lebensfähigkeit ...bensdauer bei allen diesen Herzfehlern als maassgebend ...unumstösslich betrachtet wissen, weil offenbar jeder Fall, ...in Mensch mit so bedeutenden Missbildungen des Herzens ... Reihe von Jahren gelebt hat, als eine Merkwürdigkeit auf- ...irt werden wird, während höchst wahrscheinlich viele todtge- ...borne oder bald nach der Geburt gestorbene Kinder, die solche Bildungsfehler des Herzens haben, unbeachtet oder wenigstens unaufgezeichnet bleiben. Nur zu einem Schlusse sind wir aus den angegebenen Daten berechtigt, zu dem Schlusse nämlich, dass die Verkürzung der Lebensdauer mit dem Grade des dem Kreislaufe entgegenstehenden Hindernisses in geradem Verhältnisse steht, und dass es kaum irgend einen, auch noch so grossen Bildungsfehler des Herzens gibt, bei welchem das Leben nicht wenigstens eine Zeit lang, die sich selbst auf Jahre hinaus erstrecken mag, bestehen könnte.

In der nächsten Kategorie von Fällen, in denen nämlich die Entwickelung des Bulbus arteriosus und des Ursprunges der grossen Gefässstämme unregelmässig ist, ist die Lebensdauer von der speziellen Art der Missbildung abhängig. Wo in der rechten Kammer noch eine überzählige Scheidewand existirt, bestimmt sich die Lebensfähigkeit des Kranken durch den Grad der dadurch bewirkten Obstruktion und verhält sich genau so wie da, wo das Hinderniss die Pulmonarmündung selbst betrifft. So wurden in den Fällen, in denen bei der durch die überzählige Scheidewand bewirkten Obstruktion zwischen den beiden Kammern eine Kommunikution Statt fand, die Kranken 9, 10 und 14 Jahre alt und in meinem ersten Falle starb der Kranke im 15. Jahre seines Lebens. In diesen Fällen war auch die Pulmonarmündung verengert, obwohl das hierdurch bewirkte Hinderniss viel geringer war, als das durch die überzählige Scheidewand gesetzte. In dem Falle von Clark waren die Oeffnungen, die in der Kammerscheidewand sich befanden, sehr klein, aber dafür war die Pulmonarmündung nicht verengert und der Kranke erreichte das Alter von 19 Jahren. In dem Thompson'schen Falle war die Verwachsung in der Scheidewand auch nur mässig und auch die Pulmonarmündung nicht verengert und hier wurde der Kranke 38 Jahre alt. Bei dem Hutchinson'schen Kranken war die Obstruktion grösser, als in irgend einem anderen bekannten Falle und das Herz war auch sonst noch unvollkommen entwickelt, und doch überlebte der Kranke das 12. Jahr. In dem Falle, in welchem, mit Ausnahme der überzähligen Scheidewand, das Herz sonst normal gebildet war, starb der Kranke im 5. Jahre an Blutung aus dem Halse oder dem Magen während eines Scharlachanfalles.

Die Umlagerung der Hauptarterien scheint ein Bildungsfehler zu sein, bei welchem das Leben nicht sehr lange bestehen kann. Von 16 Fällen der Art endigten 3 tödtlich in der 1. Woche des Lebens, 1 in der 2. und 1 in der 3. Woche, 2 nach 2 Monaten, 2 nach 10 Wochen, 1 nach 5 Monaten, 1 nach 7 Monaten und 1 zu 10 Monaten; in den 4 übrigen Fällen wurden die Kranken 15 Monate, 2 Jahre und 6 Monate, 2 Jahre und 7 Monate und 2 Jahre und 9 Monate alt.

Ein gleichzeitig vorhandener Defekt in der Kammerscheidewand, obwohl sehr selten in diesen Fällen, scheint, wie sich auch wohl erwarten lässt, das Leben verlängern zu helfen. Von 4 solchen Kranken wurden 3 von 7 Monaten und 8 Tagen bis 2 Jahre und 9 Monate alt. Die Verschliessung des Ductus arteriosus bei gleichzeitiger Vollständigkeit der Kammerscheidewand scheint das Hinderniss für den kleinen Kreislauf noch zu steigern, so dass das Leben nicht dabei bestehen kann, und dennoch wurde in 2 Fällen, in welchen dieser Zustand existirt haben soll, und es zwischen den beiden Herzhälften keine andere Kommunikation gab, als durch das eirunde Loch, der eine Kranke 15 Monate und der andere 2½ Jahr alt.

Die Lebensdauer bei denjenigen Bildungsfehlern des Herzens, wo die Aorta weit ab von der linken Arteria subclavia verengert ist und die absteigende Aorta vorzugsweise von der Pulmonararterie versorgt wird, ist häufig sehr beschränkt. In den 2 Fällen, die A. Cooper gesehen hat, wurde ein Kind 2 Tage und eines 8 Monate alt; Reese's Kranker wurde 10 Wochen alt. In dem sehr ausgebildeten Falle dieses Fehlers, den Steidele beschrieben hat, starb das Kind bald nach der Geburt; im Gilbert'schen Falle lebte das Kind 12 Tage; im Greig'schen Falle war das Kind todt geboren. Es ist sehr wahrscheinlich, dass in diesen Fällen der freie Abstrom des Blutes aus der Pulmonararterie in die Bauchaorta den freien Eingang des Blutes in die Lungen verhindert und so die kräftige Expansion dieser Organe nicht zu Stande kommen lässt. In den Fällen, die den oben genannten sehr nahe stehen und in denen bei grösserer oder geringerer Obstruktion der Aorta weit ab von der linken Arteria subclavia der Ductus arteriosus entweder sehr verengert oder gänzlich obliterirt ist, kann das Leben sehr lange bestehen. Von 19 solchen Fällen, die von Leeuween gesammelt worden sind, betrafen 16 Erwachsene, und von diesen erreichten 4 das Alter von 50, 56, 57 und 92 Jahren. Ich habe jedoch schon früher bemerkt, dass, wenn auch in diesen Fällen die Verengerung der Aorta in gewissem Grade schon bei der Geburt bestanden haben muss, doch die Obstruktion höchst wahrscheinlich in der späteren Zeit des Lebens sich noch vermehrt.

Was die Lageveränderung des Herzens im Ganzen betrifft, so scheint dieselbe, wenn das Organ sonst wohlgestaltet ist, auf die Lebensdauer keinen Einfluss zu haben und bisweilen sich durch nichts kund zu thun. Es sind Fälle bekannt, in denen das Herz und die übrigen Eingeweide in den Leichen von Personen, die ein ziemlich hohes Alter erreicht hatten, vollständig umgelagert gefunden worden sind, ohne dass während des Lebens die geringste Andeutung davon sich kund that. Einen Fall der Art beschreibt Bosc in dem Bulletin der anatomischen Gesellschaft zu Paris; in diesem Falle wurde der Kranke 84 Jahre alt. In dem von Deschamps angeführten Falle, in welchem das Herz die Stelle der linken Niere einnahm, war es ein Soldat, der viele Jahre in der Armee gedient hatte. Wo das Herz ganz ausserhalb der Brusthöhle liegt, da ist gewöhnlich irgend ein wichtiger Defekt in diesem Organe selber oder in den anderen Eingeweiden zugleich vorhanden, so dass das Leben nur eine sehr kurze Zeit dabei bestehen kann, jedoch in dem von O'Braim erzählten Falle, wo das Herz nur theilweise ausserhalb der Brusthöhle lag, wurde das Kind nur 3 Monate alt.

Fünfte Vorlesung.

Nach dem bisher Mitgetheilten habe ich nur noch die Art und Weise zu erörtern, in welcher der tödtliche Ausgang in diesen Fällen herbeigeführt wird, und von den Zeichen zu sprechen, durch welche die verschiedenen Bildungsfehler des Herzens während des Lebens diagnostizirt werden können, und endlich habe ich noch einige Andeutungen zu geben, wie möglicher Weise das Leben verlängert und die Gesundheit ziemlich erhalten werden kann.

Die nächsten Ursachen des Todes bei den an Bildungsfehlern des Herzens leidenden Kranken sind:

1) Kongestionen des Gehirnes, der Lungen oder anderer Eingeweide; Bluterguss in die Gehirnsubstanz oder profuse Blutung aus den Lungen oder der Digestivschleimhaut.

2) Störung des Blutkreislaufes, in Folge derselben wässerige Ergiessung in das Zellgewebe, die Pleuren, den Herzbeutel und das Bauchfell.

3) Krankhafte Affektion des Herzens, hinzukommend zu dem ursprünglichen Bildungsfehler und das Hinderniss der Zirkulation noch steigernd, zugleich Dilatation der Kammern, mit Schwächung der Muskelkraft, herbeiführend. Endlich

4) allmählig zunehmende Abmagerung und allgemeine Erschöpfung in Folge der mangelhaften Durchlüftung des nur theilweise durch die Lungen geführten Blutes.

Bei Denen, welche die Pubertätsperiode überleben, ist der Tod bisweilen die Folge einer Tuberkelaffektion der Lunge, wie in dem von mir erwähnten Falle, wo der Bildungsfehler des Herzens in Verengerung der Pulmonarmündung und Offensein des eirunden Loches bestand und der Kranke, 20 Jahre alt, an Lungenphthisis gestorben war. Der von Ramsbotham erwähnte Kranke, der eine Obliteration der Pulmonararterie hatte, war, 15 Jahre alt, ebenfalls an Phthisis gestorben; einen ähnlichen Fall erzählt Louis. Ich führe diese Todesursache nur an, weil dadurch Rokitansky widerlegt wird, welcher behauptet hat, dass alle Kyanosen oder vielmehr alle Formfehler des Herzens, der Gefässe oder der Lungen, wodurch Kyanose bewirkt wird, mit Tuberkelablagerung unvereinbar seien, so dass die Kyanose gleichsam einen Schutz gegen die Tuberkulose bilde.

Diagnose. Die Erkennung eines vorhandenen Formfehlers des Herzens ist, wenn der Kranke noch im Beginne des Lebens steht, nicht mit grossen Schwierigkeiten verbunden. Das Dasein von Herzpochen, Athmungsnoth und Blausucht in grösserem oder geringerem Grade, entweder von Geburt an oder bald nach der Geburt sich einstellend, deuten mit Entschiedenheit auf einen Bildungsfehler des Herzens hin und bezeugen, dass irgendwo in demselben oder den grossen Gefässstämmen der Kreislauf ein Hinderniss erleidet. Es können indessen die eben erwähnten Erscheinungen fehlen oder sie können nur im geringen Grade vorhanden sein, oder der Kranke wird erst gesehen, wenn er das Alter der Geschlechtsreife oder der Mannheit erreicht hat und es kann die frühere Geschichte des Kranken gänzlich fehlen oder so unvollständig sein, dass daraus nichts zu entnehmen ist. Die Diagnose wird dann nicht wenig schwierig und ihre Schwierigkeit steigert sich noch dadurch, dass von dem Kranken und seinen Verwandten versichert wird, er habe sich der besten Gesundheit erfreuet, sei zu anstrengender Beschäftigung befähigt gewesen und bis in die letzte Zeit hinein habe er keine Krankheitserscheinungen dargeboten, obwohl gewiss der Arzt solche Erscheinungen gefunden hätte, wenn er von ihm früher untersucht worden wäre. In solchen Fällen kann also die Entscheidung äusserst schwierig sein, ob der Kranke an einem angeborenen Fehler des Herzens oder ob an einer später eingetretenen Herzkrankheit leide und die differenzielle Diagnose begründet sich dann nur durch sorgfältige Untersuchung und Analyse der allgemeinen physikalischen Zeichen.

Angenommen aber, es sei das Herzübel als ein wirklicher Bildungsfehler erkannt, so ist immer die Ermittelung der bestimmten Art oder Form dieser Missbildung mit grossen Schwierigkeiten verknüpft und nicht selten ganz unmöglich. Leidet ein Kind an grosser Athmungsnoth, an Herzpochen und Blausucht von Geburt an, so lässt sich schliessen, dass es irgend einen bedeutenden Bildungsfehler des Herzens haben müsse, welcher von der Art ist, dass er dem Kreislaufe des Blutes ein grosses Hinderniss entgegenstellt, z. B. eine Obliteration oder bedeutende Verengerung der Pulmonarmündung oder Umlagerung der Aorta und Pulmonararterie. Sind im Gegentheile die Symptome gering, und zeigen sie sich nicht gleich bei oder nach der Geburt, so ist eine Missbildung von geringerer Bedeutung zu vermuthen, z. B. eine nur geringe Verengerung der Pulmonararmündung. Von 150 Fällen verschiedener angeborener Fehler des Herzens ergeben fast 70 eine grössere oder geringere Verengerung der Pulmonarmündung und nahm ich diejenigen Subjekte besonders, welche das 15. Jahr überlebten, so fand sich diese Verengerung in noch viel grösserem numerischem Verhältnisse, nämlich in 28 Fällen 24 Mal, so dass, wenn ein Bildungsfehler des Herzens diagnostizirt ist, besonders bei einem Individuum, das älter ist als 15 Jahre, mit grösster Wahrscheinlichkeit eine Verengerung der Pulmonararterie an ihrer Mündung vermuthet werden kann. Ist dieses wirklich der Fall, so wird man in der Herzgegend und besonders in der Linie der Brustwarze, zwischen ihr und dem Brustbeine, ein lautes systolisches Geräusch vernehmen. Besonders deutlich vernimmt man dieses Geräusch im Verlaufe der Pulmonararterie, d. h. von der Basis des Herzens gegen die Mitte des Schlüsselbeines, und weniger deutlich in dem oberen Theile und an der rechten Seite des Brustbeines. Ist die Pulmonarmündung permanent offenstehend, wie meistens in dem Falle, wo die Klappen mit einander verwachsen sind, so wird man wahrscheinlich ein diastolisches Geräusch vernehmen, obwohl wegen der geringen Grösse dieser Oeffnungen in manchem dieser Fälle der rücktreibende Blutstrom zu gering sein kann, um ein deutliches Geräusch zu erzeugen. Meistens ist mit beträchtlicher Verengerung der Pulmonarmündung zugleich ein Defekt in der Kammerscheidewand verbunden und die Aorta empfängt ihren Blutstrom aus beiden Kammern, und ist dieses der Fall, so kann in der aufsteigenden Aorta ein systolisches Geräusch entstehen, welches die übrigen Zeichen modifizirt. Gewöhnlich ist in solchen Fällen die Aorta ungewöhnlich gross und durch die kräftige Reaktion auf die Klappen während der Diastole wird ein zweiter, hellklingender Ton erzeugt, den man am oberen Theile des Brustbeines hört. Neben diesen Zeichen nimmt man auch die der Hypertrophie und Erweiterung der rechten Herzhälfte wahr und häufig wird auch eine deutliche Jugularpulsation bemerkt. Da das Herz gewöhnlich vergrössert ist und seine Wände hypertrophisch sind, so erstreckt sich der matte Perkussionston, welcher die Lage des Herzens bezeichnet, weit über die gewöhnlichen Grenzen hinaus, besonders nach rechts hin; die Präkordien sind etwas aufgetrieben und der Anschlag des Herzens an die Brustwand ist kräftig und nicht selten fühlt man in der Gegend, wo sich die Pulmonarmündung befindet, durch die aufgelegte Hand eine Art Schwirren. Der Puls ist gewöhnlich schnell. Man hat angegeben, dass in den Fällen, wo das dem Blutlaufe entgegenstehende Hinderniss in der rechten Herzhälfte sich befindet, der Kranke geneigt ist, den Kopf niederzubeugen, um die Brust zu komprimiren, dagegen, wenn das Hinderniss in der linken Herzhälfte sitzt, sich hoch aufzurichten und seine Brust zu dehnen; ich habe aber Kranke gesehen, bei denen das Uebel die Aorta betraf und die sich doch in ihrer Athmungsnoth vollständig über den Rand des Bettes hinüberbeugten, so dass diese Regel nicht überall sich als gültig zeigt. Sind wir berechtigt, eine Obstruktion an der Pulmonarmündung in vorkommenden Fällen anzunehmen, so dürfen wir auch schliessen, dass entweder ein Defekt in der Kammerscheidewand oder ein offenstehendes eirundes Loch vorhanden ist, denn eine von beiden Oeffnungen koexistirt fast immer mit dem Zustande. Ein Loch in der Kammerscheidewand ohne andere Missbildung ist wahrscheinlich mit einem Geräusche begleitet, welches durch den Durchgang des Blutes aus der linken Kammer in die rechte durch die abnorme Oeffnung erzeugt wird. Die Wahrnehmung eines systolischen Geräusches an der Basis des Herzens ohne andere Zeichen von Obstruktion an der Pulmonarmündung oder der Aortenmündung kann daher auf die Vermuthung führen, dass eine solche Kommunikation vorhanden ist. Diese Vermuthung wird noch verstärkt, wenn sich ermitteln lässt, dass das Geräusch längs des Verlaufes der Pulmonararterie oder der Aorta sich nicht fortpflanzt und besonders, wenn der Kranke bei längerer Beobachtung konstant dasselbe Zeichen darbot, ohne dass noch andere Erscheinungen, die auf einen Herzfehler deuten können, sich bemerklich machen. Allerdings muss auch der Kranke keine anderweitige Krankheit oder Einwirkung erlitten haben, die eine solche Veränderung in dem Herzen hervorrief, dass ein permanentes Geräusch damit sich verbände. *)

Ich weiss nicht, ob es irgend ein Mittel gibt, das Offensein des eirunden Loches zu entdecken und auch noch andere Bil-

*) In dem von Daldy erzählten Falle wurde ein lautes systolisches Geräusch an der Basis des Herzens 17 Jahre lang vernommen, ohne dass während dieser ganzen Zeit irgend ein anderes sogenanntes Herzsymptom oder irgend eine Krankheit sich zeigte. Nach dem Tode fand sich in der Kammerscheidewand ein Loch, welches die Ueberströmung des Blutes aus der linken Kammer in die rechte Vorkammer gestattete.

dungsfehler des Herzens gibt es, z. B. die Umlagerung der Aorta und der Pulmonararterie, welche während des Lebens nicht diagnostizirt werden können. In manchen Fällen, z. B. wo der Ductus arteriosus oder das eirunde Loch offen geblieben, lässt sich die Diagnose einigermaassen dadurch bestimmen, wenn man ermittelt, dass das Kind vor seiner Reife oder vollkommen reif geboren ist.

Was die ärztliche Einwirkung bei den angeborenen Herzfehlern betrifft, so beschränkt dieselbe sich natürlich auf die Milderung der dringendsten Beschwerden und auf die Abhaltung der verschiedenen Einflüsse, welche den schon vorhandenen Fehler im Herzen noch verstärken oder kompliziren könnten. In allen Fällen muss der Kranke der strengsten Ruhe sich befleissigen und jede Erregung des Gemüthes sowohl, als jede Körperanstrengung vermeiden. Eine mässige Bewegung ist bisweilen von Nutzen, aber Kinder müssen auf den Armen der Wärterinnen, und Erwachsene auf einem bequemen Wagen in's Freie gebracht werden. Der Körper muss gegen Erkältung geschützt werden und es geschieht dies am besten durch Flanell auf den blossen Leib. Die Verdauung muss stets regulirt sein, es sind deshalb unverdauliche Stoffe zu vermeiden und die Ausleerungen stets zu unterhalten und in allen Fällen müssen die Körperkräfte durch eine gut nährende, aber nicht reizende Kost unterstützt werden. Warmes Baden oder Abwaschen, verbunden mit gelindem Reiben der Haut, ist oft von Nutzen, weil es die Thätigkeit der letzteren befördert und so die Respiration unterstützt. Tritt ein heftiger Anfall ein, so ist strenge Ruhe nothwendig und falls dieselbe nicht genügt, sind Antispasmodica und warme Bäder anzuwenden; die heftigen Kongestionen in den inneren Organen sind durch milde Alterantia mit Abführsalzen, oder nach Umständen durch eine mässige, örtliche Blutentziehung zu bekämpfen. Durch dieses Verfahren kann, bei den geringeren Graden der Missbildung des Herzens, das Leben viele Jahre erhalten und ein ziemlich guter Gesundheitszustand bewahrt werden, aber auch unter den günstigsten äusseren Umständen wird dieses Resultat nur ausnahmsweise erreicht und im Allgemeinen ist der Nutzen, den ärztliche Einwirkung verschafft, nur sehr gering. In den Formfehlern des Herzens von grösserer Bedeutung beschränkt sich das Leben von selber auf wenige Tage, Wochen oder Monate und der Arzt kann hier nichts weiter thun, als den Leiden des Kranken einige

Erleichterung zu verschaffen. Es gibt aber eine Reihe von Missbildungen des Herzens, von denen ich im Beginne dieser Vorlesungen gesprochen habe, und die, obwohl sie nicht nothwendigerweise die Funktionen des Herzens beeinträchtigen und auch nicht direkt zu Beschwerden führen, doch häufig zu einer späteren Krankheit den Grund legen. Ich meine hier die Missbildung der Klappen des Herzens bei vollkommener Entwickelung des letzteren.

1) Missbildungen der halbmondförmigen Klappen. Diese Klappen können in zu grosser oder zu geringer Zahl vorhanden sein. Im letzteren Falle bieten sie die von mir in meiner ersten Vorlesung beschriebene Form dar, und zwar sowohl an der Pulmonarmündung, als an der Aortenmündung. In manchen Fällen ist die Oeffnung durch eine einzige Klappe vertheidigt, welche durch die Blutströmung nach vorne getrieben wird; so dass sie die Form eines Trichters annimmt, der an seinem oberen Rande 3 deutliche Bänder oder Einschnitte bildet, wodurch sich eben so viele geschiedene Säcke darstellen, gleichsam die drei getrennten Klappen andeutend. Diese Verwachsung der Klappen zu einer Art Trichter ist häufig an der Pulmonarmündung, aber selten an der Aortenmündung. In allen Fällen muss diese Art der Missbildung der Abströmung des Blutes aus der Kammer ein Hinderniss entgegenstellen und gewöhnlich auch eine Regurgitation oder Rückströmung zulassen.

Eine andere, viel häufigere Missbildung besteht darin, dass nur 2 Klappen vorhanden sind, indem gleichsam 2 an einander grenzende Klappen zu einer sich verschmolzen haben und neben dieser die dritte besteht. In der vereinigten Klappe findet man gewöhnlich die Verwachsung, nicht nur durch ihre ungewöhnliche Grösse, sondern auch durch eine Art Band angedeutet, welches sie gewöhnlich an der oberen oder an der Aortenseite bald mehr bald minder vollständig theilt und dann auch durch eine schwache Furche an der inneren oder Herzseite der Klappe von ihrem unteren Rande bis zu ihrem ober enfreien Rande geht und hier in einen kleinen Einschnitt endigt. Diese Beschaffenheit der Klappen ist von einigen Pathologen einer später eingetretenen Krankheit zugeschrieben worden, oder dem Umstande, dass in Folge irgend einer krankhaften Einwirkung der Anheftungswinkel der Klappe sich verändert habe. Mag es auch der Fall sein, dass durch solche Einwirkung zwei Klappen in eine verwachsen, so kann doch zwischen solcher pathologischen Verwachsung und einer angeborenen Verschmelzung zweier Klappen immer leicht unterschieden werden. Die häufige Koexistenz dieser Beschaffenheit der Klappen mit anderen Bildungsfehlern und der Umstand, dass dergleichen bei Kindern gefunden worden, die bald nach der Geburt gestorben sind, bezeugen hinlänglich den Intrauterinursprung. Vor Kurzem fand ich in dem Herzen einer sonst wohlgestalteten Leibesfrucht, die nicht geathmet hatte, nur zwei Aortenklappen, von denen die eine die Zeichen der Verschmelzung darbot. Die Ungleichheit der beiden Klappen hinsichtlich ihrer Grösse kann zur Bezeichnung der Periode dienen, in welcher die Verschmelzung der einen Klappe geschehen ist. Wo beide Klappen von fast gleicher Grösse sind, geschah die Verschmelzung der einen vermuthlich schon sehr frühe im Fötus; wo aber die Differenz der Grösse sehr beträchtlich ist, geschah sie vermuthlich viel später. Im Edinb. Journal of medical Science (Mai 1853) habe ich mich bemüht, die Art und Weise darzuthun, in welcher diese Missbildung zu späterer Krankheit Anlass gibt. Nothwendigerweise erzeugt sie nicht ein blosses Hinderniss für den Blutlauf oder einen ungenügenden Verschluss gegen die Rückströmung, sondern wird häufig Anlass zu beiden zugleich. Die dritte und am wenigsten häufige Form von Mangelhaftigkeit der halbmondförmigen Klappen besteht darin, dass zwischen zwei grossen Klappen ein kleines Rudiment einer dritten vorhanden ist. Diese Beschaffenheit entspringt daraus, dass die eine Klappe während des Fötuslebens der Sitz einer Krankheit geworden und dadurch in der Entwickelung zurückgeblieben ist.

In allen Fällen von Mangelhaftigkeit in der Zahl der halbmondförmigen Klappen, die mir vorgekommen sind (und ich habe über 50 Fälle notirt), ergaben sich Merkmale der ursprünglichen Dreiheit dieser Klappen, so dass wohl jeder Defekt dieser Art, welche Form er auch darbietet, auf die eine oder die andere Weise, wie ich sie hier angedeutet habe, entstanden sein muss. Soweit will ich freilich nicht gehen, dass ich behaupte, es treten die genannten Merkmale der ursprünglichen Dreiheit immer deutlich genug hervor, allein, wo diese Merkmale nicht mehr wahrzunehmen sind, kann nicht gesagt werden, dass sie noch niemals dagewesen sind. Denn sind statt drei nur zwei halbmondförmige Klappen vorhanden und hat die eine ziemlich genau die Grösse der anderen, so wird man doch wahrscheinlich, wenn man genau untersucht, bei der einen dieser Klappen die ursprüngliche Theilung derselben wahrnehmen; oder, wenn beim Vorhandensein einer rudimentösen Klappe diese so klein ist, dass an ihr der ursprüngliche Bau nicht mehr unterschieden werden kann, so kann doch der Mechanismus der Missbildung derselbe gewesen sein.

Was die Ueberzähligkeit der Semilunarklappen betrifft, so ist diese sehr selten; es kommen jedoch Fälle vor, wo an der Aortenmündung oder an der Pulmonarmündung vier deutliche Klappen sich befinden. Unter den 50 Fällen, deren ich früher gedacht habe, befanden sich 9 Beispiele, und zwar betrafen 8 die Klappen der Pulmonarmündung und nur 1 die Klappen der Aortenmündung. Wo vier Klappen sind, sind sehr oft zwei derselben kleiner als die beiden anderen; bisweilen aber ist neben drei regelmässig gestalteten Klappen eine vierte, überzählige vorhanden, welche zwischen zweien ihren Sitz hat; bisweilen aber ist doch die überzählige eben so gross, wie die drei übrigen. In Ermangelung jeder genauen Kenntniss der Art und Weise, wie die Aortenklappen gebildet sind, ist es nicht leicht, die Ursache anzugeben, woraus diese Ueberzähligkeit entspringt. Ich habe jedoch geglaubt, dass die Form des Klappenapparates im Bulbus arteriosus einiger Fische eine Andeutung geben könne, wie sich die halbmondförmigen Klappen beim Menschen bilden. In dem im Museum des Londoner wundärztlichen Kollegiums befindlichen Präparate des amerikanischen Meerteufels (Devil-fish, Cephalopterus giorna Cuv. *) sieht man drei hervorragende Muskelsäulen, welche sich die ganze Länge des Bulbus arteriosus von ihrem Beginne an der Kammer bis zu ihrer Endigung in die Bronchialarterie verlaufen. In kurzer Entfernung von der Kammer ragen von den Seiten jeder Muskelsäule kleine Doppelfalten hervor, so dass sie sechs unvollkommene Klappen bilden, von denen es mehrere gibt. Je näher dem Ursprunge der Bronchialarterie zu, desto deutlicher werden diese Klappen, bis sie am Ende des Bulbus arteriosus wirklich drei vollständige Semilunarklappen darstellen. Jede Muskelsäule endigt gleichsam im Zentrum einer dieser drei Klappen, so dass es scheint, als ob hier die beiden unvollständigen Seitenklappen in eine einzige vollständige Klappe verschmolzen sind. Eine ähnliche Anordnung des Klappenapparates zeigt sich in dem Bulbus arteriosus einiger anderen Fische,

*) Lophius piscatorius?

namentlich des Skatfisches (Raja batis). Es ist wahrscheinlich, dass beim Menschen die halbmondförmigen Klappen auf analoge Weise sich bilden; jede einzelne Klappe besteht ursprünglich wohl aus zwei Portionen, welche sich mit einander verschmelzen und ihre Centralanheftung an den Seiten der Mündung verlieren. Beweise kann ich allerdings dafür nicht vorbringen, aber es lässt sich die Ueberzähligkeit der Klappen dadurch erklären, dass diese Ueberzähligkeit entweder der unvollkommenen Theilung einer Klappe in zwei, oder dem Vorhandensein einer Supernumerarklappe beizumessen ist, welche von der zunächst gelegenen theilweise sich losgelöst hat. Hiernach wäre die Ueberzähligkeit keineswegs aus einer über das Maass hinausgegangenen Entwickelung, sondern im Gegentheile aus einer Hemmung oder dem Stillstande derselben hervorgegangen. Es wäre hier gerade so, wie in anderen Fällen von scheinbarer Ueberentwickelung oder Ueberbildung, die bei genauerer Forschung und Analyse auch nichts weiter ist, als eine rudimentöse Bildung oder als ein Mangeln derselben, wie wir es auch bei der überzähligen Scheidewand in der rechten Herzkammer gesehen haben.

Von Chevers ist gezeigt worden, dass bisweilen auch Bänder oder Streifen vorkommen, welche sich von den Anheftungspunkten der halbmondförmigen Klappen zu verschiedenen Punkten ihres freien Randes erstrecken, und dass alsdann die Klappen eine auffallende Aehnlichkeit mit der unteren Reihe von Segmenten in den Bulbus arteriosus des Haifisches haben, die das Analogon der Mitralklappe der Thiere mit doppelter Zirkulation sind. Chevers hat vermuthet, dass diese Bildung nicht als das Resultat der Atrophie oder wirklicher Erkrankung der Klappe angesehen werden kann, sondern dass sie wahrscheinlich ein angeborener Fehler ist. Es ist jedoch sehr möglich, dass dieser Zustand in einigen Fällen auch wirklich durch Krankheit erzeugt werden kann, allein meistens ist er gewiss nichts weiter, als das Analogon des Klappenapparates der Fische.

Missbildung der Trikuspidal- und der Mitralklappe. Die drei Segmente der Trikuspidalklappe findet man nicht selten miteinander vereinigt, so dass sie eine Art von Queerfell bilden, welches der rechten Aurikulo-Ventrikularmündung vorliegt und in der Mitte eine kleine Oeffnung, gewöhnlich in Form eines Dreieckes, hat. Diese Beschaffenheit gleicht der schon beschriebenen Missbildung der mit einander verwachsenen halbmondförmigen Klappen, die zwar für Folge von Krankheit angesehen wird, die ich aber für angeboren halte. Man findet sie gewöhnlich in Verbindung mit anderen deutlichen Formfehlern des Herzens, wie in den von Lallemand und Louis beschriebenen Fällen und wie in einem Falle, welchen ich der pathologischen Gesellschaft mitgetheilt habe. In Fällen, wo andere Formfehler des Herzens nicht nachgewiesen werden konnten, waren jedoch von frühester Kindheit an deutliche Symptome eines Herzleidens vorhanden. Ich habe 2 Fälle dieser Art erlebt; in dem einen Falle hatte die Kranke von Kindheit an solche Symptome dargeboten und, obwohl sie 37 Jahre alt war, war sie doch so winzig, wie ein Mädchen von 15 bis 16 Jahren; sie hatte nie an Rheumatismen oder einer anderen Krankheit gelitten, welche etwa eine Affektion des Herzens herbeiziehen konnten. In dem anderen Falle war die Kranke 32 Jahre alt geworden, und hatte zwei Mal einen Anfall von Rheumatismus gehabt, den ersten 13, den zweiten 2 Jahre, bevor ich sie sah. Seit dem ersten Anfalle zeigten ihre Herzbeschwerden eine Verschlimmerung, aber sie erklärte entschieden, dass sie von der frühesten Kindheit an an Herzpochen und Athmungsnoth gelitten hatte. In diesen beiden Fällen war auch die Mitralklappe verwachsen und die Mündung sehr verengert und in einem von Laennec erzählten Falle, den er ebenfalls für angeboren hielt, war eine ähnliche Komplikation vorhanden. Wenn nun, wie ich glaube annehmen zu müssen, die Verwachsung der Trikuspidalklappe ein angeborener Fehler ist, so darf ich deshalb wohl auch schliessen, dass in vielen Fällen auch die Verwachsung der Mitralklappe und die daraus entspringende Verengerung der linken Aurikulo-Ventrikularmündung im Fötusleben entstanden ist. So viel ich weiss, ist Burns der einzige Autor, welcher diese Meinung ausgesprochen hat (Burns, On diseases of the Heart, und Farre, On malformations); sein Ausspruch hat aber wenig Aufmerksamkeit auf sich gezogen. Aus der vollständigen Verschmelzung der Falten der Mitralklappe, wie sie bisweilen gefunden wird, aus dem häufigen Zugleichsein dieses Zustandes mit ähnlicher Abnormität der Trikuspidalklappe und mit anderen Bildungsfehlern des Herzens und endlich aus dem meist sehr frühen Alter, in welchem der Tod erfolgt, ohne dass vorher eine solche Krankheit vorangegangen, aus der sich die Entstehung des Klappenfehlers herleiten lassen könnte, aus allen diesen Gründen halte ich die Ansichten Burns' für richtig, wenigstens in einigen Fällen. Dieser Schluss wird auch noch durch die früher erwähnte Thatsache bestätigt, dass beide Aurikulo-Ventrikularöffnungen bisweilen verengert oder obliterirt gefunden werden, und zwar bei Kindern kurz nach der Geburt, offenbar als Folge einer Krankheit der Klappen. Es ist wahr, dass gewöhnlich bei grosser Verengerung der Mitralmündung in Folge einer Verwachsung der Mitralklappe die Kranken während ihres Lebens an Rheumatismus gelitten haben, und dass dann die auf ein Herzleiden deutenden Beschwerden von diesen rheumatischen Anfällen hergeleitet worden sind; dem mag wirklich so sein, aber es ist wohl zu bedenken, dass, wenn ein Theil des Körpers der Sitz irgend einer pathologischen Thätigkeit ist, derselbe geneigt ist, noch mehr durch analoge Einwirkung affizirt zu werden, und dadurch die frühere Veränderung auch noch zu steigern. Ich spreche hier in dieser Hinsicht allerdings nur eine Vermuthung aus, welche erst durch weitere Untersuchungen und Beobachtungen bestätigt werden muss.

Worüber ich jetzt nur noch zu sprechen habe, ist die Klappe des eirunden Loches, welche, wenn sie auch die Oeffnung ganz bedeckt, doch gegen dieselbe nur angelehnt steht, d. h. mit dem Rande derselben nicht verwachsen ist, so dass eine kleine Spalte bleibt. Unter diesen Umständen soll nach der Geburt, wenn die beiden Vorkammern sehr erweitert werden, zwischen diesen beiden Höhlen eine Kommunikation sich wieder bilden können. Diese Annahme hat viel Wahrscheinlichkeit für sich, allein ich habe viele Fälle gesehen, wo die Klappe auch nur angelehnt und eine schiefe Spalte vorhanden war, und wo dennoch ein Uebergang des Blutes aus der einen Vorkammer in die andere nicht stattgefunden hat. Die Klappe nämlich dehnt sich im Verhältnisse zur allmähligen Vergrösserung der schiefen Oeffnung oder Furche, welche das eirunde Loch darbietet, ebenfalls aus und in einem Präparate, welches ich besitze, sieht man eine sehr auffallende Erweiterung der Klappe, die einen deutlichen Sack bildet, welcher aus der rechten Vorkammer in die linke hineinragt, und obwohl diese Klappe nur angelehnt, d. h. nicht überall verwachsen ist, so hat sich doch keine Kommunikation zwischen den beiden Höhlen gebildet. In manchen Fällen jedoch gibt bei dieser Ausdehnung die Klappe stellenweise nach, so nämlich, dass mehrere kleine Löcher in derselben entstehen und sie ein siebförmiges Ansehen bekommt. Ich habe ein hübsches Präparat der Art gesehen, und es war offenbar, dass ein pathologischer Prozess Statt gefunden hatte. Damit eine Wiedereröffnung des eirunden Loches und eine Kommunikation durch dasselbe nach der Geburt sich bilden könne, müsse die rechte Vorkammer sich erweitern, und in Folge dieser Erweiterung eine starke Blutwoge gegen die Klappe drücken und sie von der Scheidewand abdrängen.

Die Autoren beschreiben noch einige angeborene Herzfehler, welche in einem Missverhältnisse zwischen dem Umfange der Höhlen und ihren Mündungen bestehen sollen. Ich zweifle aber, ob Krankheit daraus entspringen kann. Man findet häufig die Aortenmündung und die Mitralmündung kleiner, als die Pulmonarmündung und die Trikuspidalmündung, allein diese scheinbare Vergrösserung der Oeffnungen in der rechten Herzhälfte ist gewöhnlich die Folge einer früher bestandenen Obstruktion in den Lungen oder der Pulmonararterie, nicht aber die Folge einer fehlerhaften Bildung der linken Herzöffnungen. In dieser Beziehung weise ich auf die interessante Abhandlung von Barlow im Guy's Hospital Reports Nr. 13.

Hiermit schliesse ich meine Vorlesungen. Es ist nicht meine Absicht gewesen, mit grosser Ausführlichkeit alle die verschiedenen Missbildungen des Herzens darzustellen, sondern nur eine Skizze von ihnen zu geben, um Andere zu weiteren Forschungen zu veranlassen. Ich wollte nur den Konnex zwischen den verschiedenen Arten der Missbildung und deren genetischen Prozess beleuchten; ich wollte zeigen, dass sie nicht aus Ursachen entspringen, die nach der Geburt wirken, sondern dass sie von einer pathologischen Thätigkeit während des Fötallebens hergekommen sind, welche mit derjenigen identisch ist, die nach der Geburt in denselben Texturen sich einstellt. Beim ungeborenen, wie beim geborenen Menschen ist der Klappenapparat der häufigste Sitz der Krankheit und die dadurch bewirkte Obstruktion oder Hemmung, welche der Blutstrom erleidet, treibt denselben durch andere Mündungen und Kanäle und, je nach der Periode des Fötuslebens, in welcher diese Erkrankung eintritt, und je nach dem Punkte, welchen sie betrifft, gestalten sich die Missbildungen verschieden. Der allererste Prozess, von dem diese Veränderungen ausgehen, kann nicht in allen Fällen bestimmt dargethan werden, aber aus einer grossen Zahl von Fällen lässt sich sehr wohl entnehmen, dass analoge Ursachen auch da gewirkt haben müssen, wo sie nicht entdeckt werden können. Indem ich mich so ausdrücke, masse ich mir keineswegs die Originalität dieser Anschauungen zu, denn sie sind nicht neu, vielmehr von Anderen eben so gut ausgesprochen, aber sie sind nirgends so vollständig erörtert, dass sie nicht noch eines ferneren Kommentares bedürfen.

II. *Analysen und Kritiken.*

Untersuchungen über die Milch der Frauen im gesunden und kranken Zustande, von Vernois und A. Becquerel.

(*Recherches sur le lait par M. M. Vernois et A. Becquerel, Paris*, 8., 1853 *et Annales d'Hygiène publique et de médecine légale, Tome XLIX*, 2e *partie, Juillet* 1853.)

Die schätzbaren Untersuchungen von Vernois und Becquerel, die zum Theil in Deutschland schon bekannt geworden sind, interessiren so sehr den Zweig der Heilkunde, welchen dieses Journal vertritt, dass wir nicht umhin können, uns mit einer ausführlichen Analyse und theilweisen Uebersetzung der vorliegenden Abhandlung zu befassen.

Ein kurzer historischer Ueberblick zeigt, dass die älteren Autoren keine anderen Anhaltspunkte zur Beurtheilung der Frauenmilch hatten, als die Farbe, den Geschmack, den Geruch, die Dichtheit und die Menge; allenfalls wurde, um das Urtheil zu begründen, die Milch noch mit Essig oder durch Hitze zur Gerinnung gebracht. Es ist begreiflich, dass dieser schwache Grund für die Prüfung der Milch zu einer genauen Kenntniss ihrer Veränderungen im gesunden und kranken Zustande der Frauen nicht führen konnte. Erst mit Einführung der mikroskopischen Studien, dann aber mit den Fortschritten der Chemie begann eine tiefere Einsicht in die Beschaffenheit der Milch und der anderen thierischen Flüssigkeiten Platz zu greifen. Schon Borellus (1656), dann Kircher (1658) gab einige unbestimmte Angaben über das Vorhandensein von Kügelchen in der Milch. Vorzüglich ist es aber der bekannte Leeuvenhoeck (1722), welcher die Milchkügelchen bestimmt nachgewiesen hat; dasselbe thaten Bonnsin, Della Torre (1763), Hewson (1773) und Gruithuisen (1809). Ausserdem beschäftigten sich mit den Zuständen der Frauenmilch mehrere Aerzte und Geburtshelfer, namentlich Mauriceau (1740), A. Leoret (1766), van Swieten u. A. Die wichtigsten Forschungen aber begannen in diesem Jahrhundert und anzuführen sind hier vorzugsweise: Treviranus, Hodgkie und Lister, Weber (1830); Wagner (1837); Burdach, Raspail, Donné, Dujardin, Turpin (1837); Maedl (1839), Gerber (1840), Vogel (1841), Fr. Simon (1838); Guterbock, Muller, Henle, Schultze, Krause, Harting, Nasse, Fuchs, d'Outrepont, Quevenne (1841); Devergie (1841), Romanet (1842).

Die Fortschritte der organischen Chemie haben sich in der neuesten Zeit noch mehr gehoben, und sie sind es, denen wir für unser jetziges Wissen hinsichtlich der Milch allein Dank zu sagen haben. Die erste Arbeit dieser Art war die von Parmantier und Deyeux, dazu kamen dann, nachdem mehrere Andere denselben Weg der chemischen Untersuchung eingeschlagen, Meggenhofen, Payen, Quevenne, die physikalischen Arbeiten von Birt, Regnault und Peggiale über die Strahlenbrechung behufs des Studiums des Zuckergehaltes und wir können heut zu Tage eine ganze Reihe von Autoren anführen, welche sich um die Kenntniss der Frauenmilch grosses Verdienst erworben haben. Ausser den bereits Genannten führen wir noch an: Berzelius, Dupuy, Liebig, Stiprian, Luiscies, Payen, Thenard, Peligot, De Lans, Guersant, Foureier-Pescay und Begin, Billard, L'Heritier, Boussingault, Virey, Bouchut, Barthez und Rillet, Barrier, Berton, Denis, Brachet, Chailly, Cazeaux, Jolly u. A.

Zu bemerken ist, dass Widersprüche bei diesen Autoren, namentlich in Bezug auf die Zusammensetzung der Milch, in verschiedenen Zuständen des Weibes vorzugsweise in den verschiedenen Verfahrungsweisen ihren Grund haben, die zur chemischen Analyse benutzt worden sind. Es gibt bis jetzt kein solches Verfahren, welches ganz vorwurfsfrei wäre und dem man stets folgen könnte.

Die Verfasser der vor uns liegenden Schrift entwerfen ein Schema, wonach das Studium der Frauenmilch zu gehen habe. Dieses Schema stellt sich folgendermaassen dar:

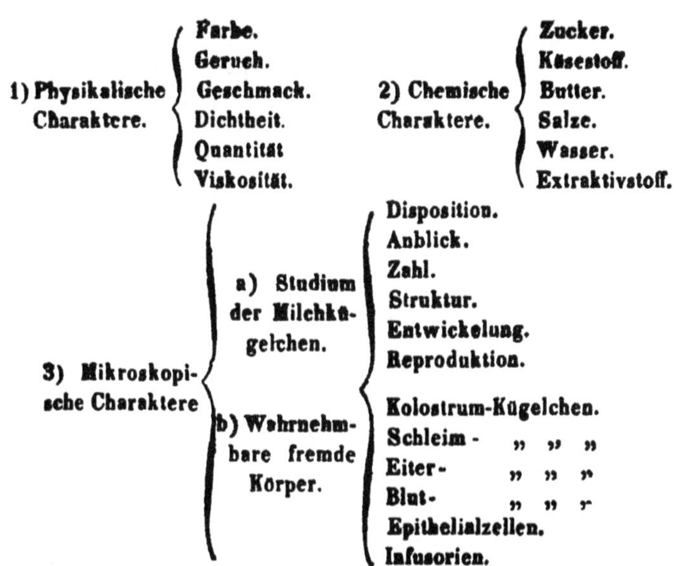

1) Physikalische Charaktere.
Farbe.
Geruch.
Geschmack.
Dichtheit.
Quantität
Viskosität.
2) Chemische Charaktere.
Zucker.
Käsestoff.
Butter.
Salze.
Wasser.
Extraktivstoff.
3) Mikroskopische Charaktere
a) Studium der Milchkügelchen.
Disposition.
Anblick.
Zahl.
Struktur.
Entwickelung.
Reproduktion.
b) Wahrnehmbare fremde Körper.
Kolostrum-Kügelchen.
Schleim- „ „ „
Eiter- „ „ „
Blut- „ „ „
Epithelialzellen.
Infusorien.

4) Optische Charaktere. { Studium der durch die Zuckermenge bewirkten Strahlenbrechungen und Schlüsse daraus.

Nach diesem Schema haben sich die HH. Verfasser gerichtet. Sie haben in verschiedenen Hospitälern und Anstalten von Paris 89 säugende Frauen, welche sich in verschiedenen Zuständen befanden, in Bezug auf ihre Laktation untersucht und mit grosser Genauigkeit jeden einzelnen Punkt notirt. Die Milch, deren sie Behufs der Analyse bedurften, haben sie in gehöriger Quantität durch eine bequeme Milchpumpe abgezogen. In Bezug auf die Anwendung dieser Milchpumpe bemerken sie Folgendes:

„Es gibt keine bestimmte Regel, welche den leichten Austritt der Milch unter der Einwirkung der Milchpumpe voraussehen lässt. Die vollsten, von Milch strotzendsten Brüste sind nicht immer diejenigen, welche leicht und schnell Milch ausfliessen lassen. Es macht sich hier eine ganz eigenthümliche Nervenerscheinung bemerklich. Mehrmals sahen wir, bei der ersten Anwendung der Pumpe, die Frauen von einer Ohnmacht ergriffen werden und während wir bisweilen in wenigen Minuten 80 Grammen Milch abziehen konnten, bedurften wir in anderen Fällen fast einer Viertelstunde, um nur 40 Grammen zu erlangen. Im Allgemeinen jedoch stellte sich heraus, dass, je entwickelter die Brustwarze war und je mehr Kinder die Frau gesäugt hatte, desto leichter die Milch floss. Es verhält sich indessen mit den Mündungen der Milchgänge ebenso, wie mit den Ausführungsgängen anderer absondernder Drüsen; einige von diesen Mündungen und Gängen sind gehörig gross und wohl entwickelt, andere sind klein, verengert und erweitern sich nur mit der Zeit oder vielleicht niemals. Diese anatomischen Verhältnisse, die wir bei unseren Versuchen, die Milch abzuziehen, beobachtet haben, bilden nur eine Unbequemlichkeit für den Arzt, der dergleichen Untersuchungen unternimmt. Das saugende Kind überwindet mit der grössten Leichtigkeit diese erscheinenden Hindernisse; es braucht nur seinen Mund auf die Brustwarze zu legen und es steigt die Milch nach einigen Minuten in die Gänge, so dass man oft genöthigt ist, zu dieser physiologischen Thätigkeit seine Zuflucht zu nehmen, wenn das künstliche Abpumpen nicht die Wirkung hat, sogleich die Milch hervorzulocken. Es muss jedoch der Experimentator, welcher sich Frauenmilch zu seinen Untersuchungen verschaffen will, nicht gleich beim ersten Hindernisse davon abstehen; er muss im Gegentheile unter gewissen Vorsichtsmaassregeln weiter vorschreiten. Zu diesen Vorsichtsmaassregeln gehört, dass der Saugapparat auf die Brustwarze nur leicht aufgesetzt werde, jedoch so, dass nicht Luft eindringen kann; es muss ferner die Brustwarze genau in der Mitte des Endes vom Saugapparate stehen, damit der Druck die Ausführungsgänge der Milch nicht zusammenpresse. Diese kleinen Rücksichten sind wichtiger, als man denkt; ihre Nichtbeachtung ist die alleinige Ursache des erschwerten Milchabflusses. Auch muss man dafür sorgen, dass die Pumpe nur langsam und nach einem gewissen Rhythmus wirke, so dass kleine Pausen entstehen, ungefähr, wie sie das natürliche Saugen des Kindes gewährt. Um mittelst der Pumpe die gewünschte Quantität Milch zu erlangen, muss man der Mutter empfehlen, ihre beiden Brüste 2 oder 3 Stunden vorher von ihrem Kinde ansaugen zu lassen. Man kann allenfalls auf beide Brüste zugleich die Pumpe aufsetzen, weil das Aufsteigen der Milch in beiden Brüsten zugleich geschieht; indessen erlangt man meistens von einer einzigen Brust das nöthige Quantum Milch."

Die Verff. beziehen sich auf die von einigen Autoren gegebenen Vorschriften betreffend die künstliche Abziehung der Milch, namentlich auf die Angaben von Lamperiere (Comptes rendus de l'Acad. des Sciences, Année 1845). Sie selber bedienten sich der Thiers'schen Saugpumpe (Teterelle de Thiers), die sie sehr zweckmässig fanden. Sie schildern nun genau ihr Verfahren mit der auf diese Weise erlangten Frauenmilch. So frisch als möglich wurde die letztere der Untersuchung unterworfen. Eine Quantität von etwa 60 Grammen wurde in 2 Hälften getheilt.

„Die ersten 30 Grammen wurden in einem trockenen Bade bei einer Temperatur von 60 bis höchstens 80° C. bis zu vollständiger Trockenheit abgedampft. Es ist dieses geschehen, sobald der feste Rückstand nicht mehr an Gewicht verliert; man lässt ihn dann noch allenfalls einige Stunden im Bade stehen. Der vollkommen trockene Rückstand wird gewogen und die Differenz dieses Gewichtes mit dem Gewichte der Milch vor ihrer Abdampfung gibt: 1) Die Menge des Wassers und 2) die Menge der in den 30 Grammen Milch enthaltenen festen Theile. Das Ganze wird auf 1,000 zurückgerechnet.“

„Der feste Rückstand wird gesammelt und mit Aether behandelt. Dieses wird so lange wiederholt, bis der durch das Filtrum gehende Aether kein Fett mehr enthält. Diese Operation gibt auf zwiefache, einander sich ergänzende Weise das Gewicht der Butter an. Wird nämlich der nunmehrige trockene Rückstand von Neuem gewogen, so bezeichnet die Differenz gegen das frühere Gewicht die Menge der Butter; wird andererseits der filtrirte Aether abgedunstet, so erhält man als Rückstand die vorhandene Butter. Was nach Wegführung der Butter aus dem festen Milchrückstande verbleibt, besteht in Käsestoff, Zucker, Extraktivstoffen und löslichen und unlöslichen Salzen. Das Ganze wird in einer Platinkapsel eingeäschert und der Rückstand der Verbrennung bezeichnet das Gewicht der in den 30 Grammen Milch enthaltenen Salze, das ebenfalls auf 1,000 zurückgerechnet wird.“

Es bleibt dann noch übrig, den Käsestoff, den Zucker und die Extraktivstoffe zu scheiden.

„Die zweiten 30 Grammen Milch werden durch Erhitzung bis zum Kochen (Frauenmilch kocht bei viel geringerer Hitze als Eselinmilch oder Kuhmilch) unter Zusatz von 1—2 Tropfen Lab und einigen Tropfen Essigsäure zum Gerinnen gebracht. Das Ganze wird filtrirt und die vollkommen klare Flüssigkeit stellt die Molke dar. Die Molke enthält: 1) den Milchzucker, 2) die Extraktivstoffe und 3) die löslichen Salze.“

„Um den Gehalt an Zucker zu erkennen, unterwirft man die Molke dem Polarimeter (die Verff. bedienen sich des Polarimeters von A. Becquerel, den derselbe zum Studium des Albumins und seiner Variationen benutzt hat und Albuminimeter nennt) und indem man genau den Abweichungswinkel des polarisirten Lichtes ermittelt und nach einer voraus festgestellten Tabelle den Zuckergehalt bestimmt, rechnet man denselben auf 1,000 Grammen Milchserum zurück.“

Durch diese beiden Operationen erlangt man also das Gewicht des Wassers, der festen Theile, der Butter, des Zuckers und der Salze. Es fehlt die Bestimmung des Käsestoffes, die sich aber aus dem Kalkül ergibt. Fingirte Zahlen werden dieses deutlich machen. Angenommen, es enthalten 1000 Gewichtstheile Milch 886,67 Wasser und 133,33 feste Theile und es finden sich in letzteren 33,32 Butter, 35,00 Milchzucker und 3,00 Salze, also in Summe 71,22 nachgewiesene Gewichtstheile, so müssen die fehlenden 62,01 Gewichtstheile Käse und Extraktivstoffe sein. Diese mit dem Käsestoffe verbundenen Extraktivstoffe sind aber höchstens mit 6 bis 8 Gewichtstheile in Abzug zu bringen, um den Käsestoff rein zu haben. Da dieser Antheil von Extraktivstoff wegen seiner Geringfügigkeit ganz und gar nicht von Belang ist, so haben die Verff. es für nutzlos gehalten, ihn noch besonders abzuscheiden. Nur bisweilen fühlten sie sich dazu veranlasst, und sie verfahren dann auf die Weise, dass sie den Rückstand der geronnenen Masse der Milch wiederholentlich mit Wasser, Alkohol und Aether behandelten und dann trockneten. Auf diese Weise erlangte man das reine Kaseïn und konnte also danach den Extraktivstoff berechnen.

Beschaffenheit der Milch gesunder Ammen. Von 89 gesunden Ammen ergab die Milch, nach dem Durchschnitte berechnet, folgende Zahlen:

	Mittel	Maximum	Minimum
Dichtheit	1032,67	1046,48	1025,61
Wassergehalt	889,08	999,98	832,30
feste Theile	110,92	147,70	83,33
und zwar Zucker	43,64	59,55	25,22
Käse mit Extraktivstoff .	39,24	70,92	19,32
Butter	26,66	56,42	6,66
und Salze d. Einäscherung	1,38	3,39	0,55

Die erste Zahlenreihe gibt also abstraktiv die Norm.

Das Gewicht der einzelnen Ingredienzien der Milch ist, wie man sieht, auf 1000 berechnet, und die festen Theile sind dann noch näher angegeben. Dasselbe wird man später bei allen übrigen Angaben wieder erkennen. Die hier gemachten Angaben weichen von denen anderer Autoren etwas ab, und die Verfasser haben eine Tabelle beigefügt, welche diese Abweichung näher darthut. Wir fügen des Interesses wegen diese Tabelle hier ein.

Wir bemerken hierzu, dass die Salze, welche durch Einäscherung gewonnen werden, verschieden angegeben sind. Pfaff und Schwarz geben in der Frauenmilch 4,007 Salze auf 1000 Thle. an und bezeichnen spezieller diese Salze folgendermaassen: Kalkphosphat 2,500; Magnesia 0,500; Eisen 0,007; Natron 0,400; salzsaures Kali 0,300; milchsaures Natron 0,300. Nach Vernois und Becquerel stellen sich die Salze folgendermaassen dar:

a) in Wasser unlösliche und in Säuren lösliche Salze 0,775 und zwar: kohlensaurer Kalk 0,069; phosphorsaurer Kalk 0,706;

Heilen.	Donné.	Regnault.	Lehmann.		Vernois und Becquerel.
—	1032,00	—	1030 à 1034		1032,67
910,50	879,00	886,00	897	890	889,08
89,50	121,00	114,00	110	130	110,92
37,50	12,00	49,00	40	60	43,64
—	—	—	—		und Extraktivstoff.
23,00	89,70	26,00	sehr wandelbar.		26,66
—	—	—	1,60 zu 2,50		1,38.

b) in Wasser lösliche Salze 0,225 und zwar: salzsaures Natron 0,098; schwefelsaures Natron 0,074; andere Salze 0,053.

Man sieht, dass hier die Salze gegen einander berechnet sind.

Ferner ist zu bemerken, dass die Frauenmilch auch etwas Albumin enthält; es ist sehr schwer, das Gewicht davon anzugeben, wenn man nicht etwa in viel grösseren Mengen operiren will. Es wird später noch darauf einmal Bezug genommen; hier ist nur zu erwähnen, dass die geringe Menge Albumin auf den richtigen Ausweis des Zuckers keinen Einfluss hat, weil die Frauenmilch nur durch vollständiges Kochen zur Gerinnung gebracht wird, wobei das Albumin auch fest wird.

I. Einfluss des Alters der Amme *) auf die Milch. Bis jetzt findet man nur bei den Autoren wenig oder gar nichts über den Einfluss, welchen das Alter der Säugenden auf die Beschaffenheit der Milch hat. Die Angaben, wie lange in die Jahre hinein das Säugen zweckmässig sei, und wie lange es überhaupt geübt werden könne, sind überhaupt verschieden und gründen sich nirgends auf Thatsachen. Aëtius will, dass eine Säugende nicht unter 20 und nicht über 40 Jahre alt sein darf. Van Swieten hält das Alter von 25 bis 30 Jahren für dasjenige, welches die beste Milch gibt, gesteht aber, dass er vortreffliche Ammen, die 20 Jahre alt waren, gefunden hat. Levret will das Alter von 20 bis 30 Jahren, Mauriceau das von 25 bis 35 Jahren, Chailly und Rosen das von 20 bis 30 Jahren, Tournier Pescay das von 24 bis 30 Jahren, Donné das von 18 bis 34 Jahren, Bouchut und Michel Levy das von 20 bis 35 Jahren.

Um hierüber in's Klare zu kommen, haben die Verff. die von ihnen untersuchten Ammen in 5 Altersperioden gebracht, nämlich: 1) von 15 bis 20 Jahren; 2) von 20 bis 25 Jahren; 3) von 25 bis 30 Jahren; 4) von 30 bis 35 Jahren und 5) von 35 bis 40 Jahren. Die folgende Tabelle gibt nun die Beschaffenheit dieser verschiedenen Altersperioden gegenüber der normalen Beschaffenheit.

*) Amme bezeichnet hier kurz jede säugende Frau.

	von 15 bis 20 Jahren.	von 20 bis 25 Jahren.	von 25 bis 30 Jahren.	von 30 bis 35 Jahren.	von 35 bis 40 Jahren.	Normalbeschaffenheit.
Dichtheit	1032,24	1033,08	1032,20	1032,42	1032,74	1032,67
Wasser	869,85	886,91	892,96	888,06	894,94	889,08
Feste Theile	130,15	115,09	107,04	111,94	105,06	110,92
und zwar Zucker . . .	35,23	44,72	45,77	39,53	39,60	34,61
Käse mit Extraktivstoff	55,74	38,73	36,53	42,33	42,07	39,24
Butter	37,38	28,21	23,48	28,64	22,33	26,66
Salze d. Einäscherung	1,80	1,43	1,26	1,44	1,06	1,38

Hieraus ergibt sich, dass die Dichtheit fast immer dieselbe bleibt. Der Wassergehalt zeigt einige Verschiedenheiten, indem er mit dem Alter zunimmt; jedoch ist die Zunahme nur unbedeutend. In demselben Verhältnisse, wie der Wassergehalt zunimmt, vermindert sich der Gehalt der festen Theile. Es zeigt sich diese Veränderung deutlicher, wenn man die einzelnen Stoffe für sich nimmt. In dem Alter von 15 bis 20 Jahren ist der Käsestoff und die Butter im Verhältnisse zum Zucker etwas grösser, als in späteren Jahren. Die normale Beschaffenheit der Milch wird zwischen dem 20. und 30. Jahre vorzugsweise erreicht, sonst ist das Alter nicht von grossem Einflusse.

II. Einfluss der Dauer des Säugens auf die Beschaffenheit der Milch. Auch hierüber ist noch nichts entschieden festgestellt. Mauriceau hielt die Milch vom 1. oder 2. Monate des Säugens bis höchstens zum 3. oder 4. Monate für die beste. Die alte französische Verordnung über den Ammendienst vom 17. Dezember 1762 verbietet einer Person, vor dem 7. Monate und nach dem 2. Jahre des Säugens einen Ammendienst zu nehmen. Aber schon Levret bemerkte (1766), dass man weniger auf die Dauer des Säugens, als auf die gute Beschaffenheit und gehörige Menge der Milch sehen solle; er fügt hinzu, dass es Frauen gibt, die schon sehr lange gesäugt haben und doch eine sehr gute, reichliche Milch besitzen. Donné hält die Milch vom 4. bis zum 6. Monate für die beste; er würde, bemerkt er, nur ungern ein Kind einer Amme übergeben, die schon länger als 6 bis 8 Monate gesäugt hat. Bouchut räth die Milch einer seit 6 bis 8 Monate Säugenden als die beste an. Chailly will die Milch von einer Frau, die mindestens seit 6 Wochen und nicht über 1 Jahr gesäugt hat, gewählt wissen und Michel Levy sagt, dass die Milch einer Frau, die länger als 10 bis 11 Monate gesäugt hat, für ein neugeborenes Kind nicht mehr passend ist. Die Verff. haben zuerst die Ammen besonders berechnet, welche noch eine kolostrumhaltige Milch besitzen; sie nehmen die Zeit dafür vom 1. bis 15. Tage nach der Niederkunft an, und verfolgen dieselbe bei ihren Untersuchungen tageweise. Später verfolgen sie die Milch monateweise und entwerfen danach zwei Tabellen, aus denen wir jedoch nur die Resultate mittheilen.

Was zuvörderst die kolostrumhaltige Milch betrifft, nämlich die vom 1. bis 15. Tage des Säugens, so zeigte sie: a) partielle Verminderung der Dichtheit; b) konstante Verminderung des Wassergehaltes und folglich c) konstante Zunahme der festen Theile, je älter die Milch wurde; d) fast konstante, aber nur unbedeutende Verminderung des Zuckers; e) merkliche Zunahme des

Käsestoffes; f) sehr auffallende Zunahme des Butterstoffes und g) Zunahme der Salze. Es ist zu bemerken, dass diese Angaben von denen Lehmann's und Simon's abweichen.

Lehmann hat die Zunahme der festen Theile in der Milch während der Kolostrumperiode zu hoch angenommen und Simon hat die Zunahme der festen Theile der Zuckervermehrung zugeschrieben, dagegen eine Verminderung des Käsestoffes angegeben. Die Verff. haben aber gezeigt, dass der Käsestoff sehr auffallend zunimmt und der Zucker auch, aber dass vorzüglich die Butter die Zunahme darstellt. Wir stellen hier die Normalmilch mit der Milch während der Kolostrumperiode zusammen und bedienen uns dazu der von den Verff. angegebenen Tabelle:

	Kolostrum-Milch.			Normalmilch.
	Mittel.	Maximum.	Minimum.	
Dichtheit	1031,34	1032,86	1025,61	1032,67
Wasser	872,45	882,97	890,34	889,08
Feste Theile . . .	127,55	147,70	117,03	110,92
Zucker	41,23	48,46	35,54	43,64
Käse- und Extraktivstoff	44,05	48,66	32,92	39,24
Butter	40,35	56,42	28,89	26,66
Aschensalze	1,92	3,38	1,23	1,38

Vom 15. Tage nach der Niederkunft an ist die Milch noch nicht frei von Kolostrum; der Einfluss desselben erstreckt sich noch bis zum ersten Monate hinaus; indessen muss doch die Kolostralperiode nur für die ersten 14 Tage angenommen werden. Es ergibt sich aus den von den Verff. angestellten Untersuchungen, dass die Frauenmilch, von der Kolostralperiode an bis in die spätere Zeit hinein, folgende Veränderungen darbietet:

a) Die Dichtheit der Milch variirt sehr verschieden und zwar ohne bestimmtes Gesetz und ohne bestimmte Ordnung. b) Die Menge des Wassers ist vermindert von der Niederkunft an bis zum zweiten Monate, erhebt sich dann auf den Normalbestand und steigert sich besonders vom 5. zum 6. und vom 10. zum 11. Monate des Säugens. c) Die festen Theile sind besonders vermehrt vom 1. bis 3. Monate des Säugens. d) Der Zucker ist auffallend vermindert bis zum 1. Monate und vermehrt vom 8. bis 10. Monate des Säugens. e) der Käsestoff ist vermehrt bis zu Anfang des 3. Monates und vermindert vom 10. bis zum 24. Monate des Säugens. f) Die Butter vermehrt sich sehr und zwar auf konstante Weise bis zum 5. Monate und vermindert sich vom 5. bis 6. und 10. bis 11. Monate des Säugens. g) Die Salze vermehren sich und zwar geringer, aber in konstanter Weise bis zum 5. Monate und vermindern sich von da an.

III. Einfluss der Konstitution der Ammen auf die Beschaffenheit der Milch. Die meisten Autoren schreiben der Konstitution der Ammen einen mächtigen Einfluss auf die Güte der Milch zu. Fast Alle verlangen Das, was man eine kräftige Konstitution nennt. Donné allein will sich nicht darauf verlassen, sondern bemerkt, dass die am kräftigsten gebaute Frau Seitens ihrer Brüste oder wenigstens Seitens ihrer Milchabsonderung schlecht versehen sein kann. Die Verff. haben die von ihnen untersuchten Ammen in 2 Klassen gebracht, in die mit starker und die mit schwacher Konstitution. Zur ersteren Klasse haben sie die mit gut entwickelten Muskeln, frischer Gesichtsfarbe und einer mässigen Körperfülle versehenen Ammen gezählt, welche auch meist brunett sind. Zur zweiten Klasse dagegen rechnen sie alle Diejenigen, welche ein mehr welkes Muskelfleisch, eine zarte, weisse Haut und blonde oder röthliche Haare haben und gewöhnlich auch etwas schwächlich aussehen. Aus den von ihnen angestellten Untersuchungen ergibt sich Folgendes:

a) Die Dichtheit vermindert sich ein wenig in der schwachen Konstitution und ist normal in der starken; b) der Wassergehalt vermehrt sich beträchtlich in der starken Konstitution und bleibt fast normal in der schwachen; c) es ist besonders der Zucker und der Käsestoff, der in der schwachen Konstitution normal bleibt, dagegen bei der starken Konstitution sich bedeutend vermindert; dieses Resultat ist allerdings sehr auffallend, da man fast das Gegentheil vermuthet hätte; d) die Butter vermindert sich ein wenig bei der starken Konstitution und vermehrt sich etwas bei der schwachen; e) die Salze sind bei der schwachen Konstitution etwas mehr vorhanden, als bei der starken. Hiernach bieten also die Ammen, welche die Verff. als schwach konstituirt bezeichnen, eine in sich reichere Milch als die robusten oder stark konstituirten Ammen.

Wir bemerken, dass man Aehnliches auch bei Thieren findet; die guten Milchkühe sind nicht die mit starken Muskeln oder Knochen, sondern die mit glatterer Haut und etwas feiner gebauten Kühe und ist vermuthlich bei diesen die Milch deshalb reicher, weil der Muskelapparat bei ihnen weniger thätig ist und nicht so viel von den bildenden Elementen konsumirt.

IV. Einfluss der gehabten Kinder der Frauen auf ihre Milch. Ist die Milch einer Erstgebärenden besser oder schlechter, als die Milch einer Frau, die schon mehrmals geboren hat? Diese Frage ist noch von Keinem erörtert. Donné und die meisten übrigen Autoren rathen, zu einer Amme eine Frau zu nehmen, die schon mehrmals geboren hat, nicht, weil sie ihre Milch für besser halten, sondern, weil sie glauben, dass sie geschickter und erfahrener im Dienste sei. Bouchut ist der Einzige, welcher angibt, dass die Milch einer Mehrgebärenden reichlicher fliesse und in sich reicher sei. Die Verff., die sehr genaue Untersuchungen angestellt haben, haben die Milch der Erstgebärenden und Mehrgebärenden nicht wesentlich verschieden gefunden; nur schien ihnen die Milch der ersteren mehr den Normalstand der Milch zu behaupten, während die der Mehrgebärenden mehr Variationen zeigte.

V. Einfluss der Schwangerschaft auf die Milch. Diesen wichtigen Punkt konnten die Verff. nicht genau feststellen, da nur eine einzige Säugende, die schwanger war, ihnen für die Untersuchung zu Gebote stand. Im Allgemeinen wird die Milch einer Schwangeren von den Autoren als schlecht abgewiesen. Levret nennt solche Milch dick, käsigt und nachtheilig für den Säugling. Mauriceau stellt als ersten Grundsatz auf, dass die Frau, welche säugen will, nicht schwanger sein dürfe. Der Autor des Artikels „Lait“ im Dictionnaire des sciences médic. sagt, dass die Schwangerschaft einer Säugenden nur erst in späterer Zeit nachtheilig wird, wenn nämlich die Frucht im Leibe alle nährenden Elemente an sich zieht. Es gibt viele Fälle, fügt er hinzu, wo eine Schwangere fortfuhr, zu säugen, ohne dass der Säugling einen Nachtheil davon hatte. Es findet dieses besonders auf dem Lande Statt; die Bäuerinnen nähren ihre Kinder 10 bis 12 Monate wenigstens, obgleich sie schon mehrere Monate schwanger sind, und man sieht die heranwachsende Bauernjugend kräftig und blühend. — Es ist auch behauptet worden, dass die Milch einer Schwangeren Rhachitis bewirke; diese Behauptung ist aber von Joubert, Lamotte, Puzos und Anderen zurückgewiesen. L'Héritier und Chailly wollen, dass eine Frau, sobald sie sich schwanger fühlt, aufhöre zu säugen, und in neuester Zeit hat Guillot (Union médicale vom 5. Februar 1852) nachzuweisen sich bemüht, dass die Schwangerschaft der Milch eine schlechte Beschaffenheit gebe. Van Swieten hat aber Frauen gesehen, die bis zu Ende ihrer Schwangerschaft gute und reichliche Milch in den Brüsten hatten, und doch gesunde und kräftige Kinder gebaren. Einen solchen Fall theilte 1852 Horteloup mit: Eine Frau wurde entbunden und hörte nicht eher auf, ihrem letzten Kinde die Brust zu geben, als bis die Niederkunft erfolgt war. Weder das neugeborene Kind, noch der frühere Säugling, noch die Frau selber hatten den geringsten Nachtheil davon. Die gesetzlichen Vorschriften über das Ammenwesen erklären diejenige Person für straffällig, welche sich schwanger weiss und doch noch einen Ammendienst annimmt. In dem einzigen Falle, den die Verff. ihrer Untersuchung unterwerfen konnten, unterschied sich die Milch der Schwangeren wenig von der Milch der Nichtschwangeren, nur etwas mehr Butter und Salze schien sie zu enthalten, wogegen Käsestoff und Zucker etwas weniger zu sein schienen. Die Milch einer Schwangeren wird also, besonders gegen das Ende der Schwangerschaft, reicher, fetter, indem sich der Gehalt an Wasser vermindert; sie ist demnach keineswegs schädlich, obwohl etwas schwerer verdaulich. Es bedarf jedoch noch einer weiteren Untersuchung, um hierüber in's Klare zu kommen.

VI. Einfluss des Volumens der Brüste auf die Beschaffenheit der Milch. Die Angaben der Autoren über diesen Punkt sind theils unbestimmt, theils widersprechend. Mauriceau verlangt von einer guten Amme, dass sie ziemlich grosse Brüste habe. Van Swieten sagt, dass grosse Brüste wenig Milch geben; eine gute Amme müsse mässig gespannte Brüste haben. Bégin verlangt angemessen entwickelte Brüste und versteht darunter, wie es scheint, nicht zu grosse und nicht zu kleine Brüste. Donné sagt, dass die nicht sehr grossen Brüste die beste Milch geben. Die Verff. haben die von ihnen untersuchten Ammen in 3 Klassen gebracht: in solche mit sehr grossen, mit sehr kleinen und mässig entwickelten Brüsten. Sie haben gefunden, dass im Allgemeinen die Entwickelung der Brüste keinen grossen Einfluss auf die Zusammensetzung oder Beschaffenheit der Milch ausübt. Ob aber die Milch in dem einen oder in dem anderen Falle reichlicher fliesse, ist nicht festgestellt, wie überhaupt immer nur von der Beschaffenheit der Milch, und nicht von der Reichlichkeit ihrer Absonderung in diesen Untersuchungen die Rede ist.

VII. **Einfluss des Aufenthaltes der Milch in den Brüsten auf deren Beschaffenheit.** Dieser Punkt ist wohl in Bezug auf Kühe und Eselinnen untersucht, nicht aber in Bezug auf säugende Frauen. Reiset ist der einzige Chemiker, welcher behauptet hat, dass es in dieser Beziehung bei den Frauen eben so sei, wie bei den Hausthieren. „Unsere Untersuchungen, sagen die Verff., haben uns gerade das Gegentheil gelehrt. Hier ist es am Orte, auf den bedeutenden Unterschied der konstituirenden Elemente der Milch, welche in derselben sich in Auflösung, und die, welche in derselben sich blos in Suspension befinden, aufmerksam zu machen“. Die Kenntniss dieses Umstandes und andererseits die mechanische Gestaltung der Brüste bei der Frau und den verschiedenen Thiergattungen ist es, die hier den nöthigen Aufschluss gewährt. Die Euter der Kuh, der Eselin, der Ziege, stellen wirklich nur eine Art Gefäss dar, und bleibt eine Zeit lang die Milch darin aufgehalten, so nimmt die Butter die Position an, welche sie mit der Milch in jedem anderen Behälter annehmen würde, und der erste Abzug der Milch enthält viel weniger Butter, als der zweite und als der folgende, weil die Butter oben steht, aber die anderen Bestandtheile, die sich nicht in Suspension, sondern in Solution befinden, bleiben sich beim ersten, zweiten und dem folgenden Abzuge aus den Eutern gleich. Bei der Frau haben aber die Brüste nicht die abhängige Stellung, und wenn sich auch die Fetttheile oben aufsetzen, so unterscheidet sich doch der Gehalt derselben wegen der horizontalen Stellung der Brüste bei'm ersten, zweiten und folgenden Abzuge wenig von einander. Schon Parmentier hat diese Thatsache näher bezeichnet; die Milch, sagt er, die man zuerst aus dem Euter der Kuh zieht, hat weniger Konsistenz und gibt um $^3/_4$ weniger Butter als die gegen Ende abgezogene Milch. Peligot hat die Butter in der abgemolkenen Kuhmilch folgendermassen berechnet: erstes Drittel 6,45% Butter; zweites Drittel 6,48% Butter und drittes Drittel 6,50%. Reiset sagt, dass, wenn man eine Kuh von 2 zu 2 Stunden melkt, diese Erscheinung des verschiedenen Buttergehaltes sich nicht darstellt. Die Verff., die sehr genaue Untersuchungen angestellt haben, haben in der That alles Dieses auch bestätigt gefunden. Sie fanden die Butter nur wenig verschieden in der ersten und in der später abgezogenen Milch, und ebenso einen kaum merklichen Wechsel in den übrigen festen Bestandtheilen. Der Gehalt an Butter blieb in 12 Fällen bei'm ersten Abzuge 28,22 und bei'm zweiten Abzuge 27,84, und in einer anderen Reihe von Versuchen bei'm ersten Abzuge 28,66, bei'm zweiten Abzuge 27,33, und dann in einer dritten Reihe von Versuchen bei'm ersten Abzuge 27,79, und bei'm zweiten Abzuge 28,35. Der Gehalt an Butter schwankte also um ein Geringes, aber diese Schwankung hatte nichts Bestimmtes. Bei den Kühen dagegen zeigte sich in 5 Fällen der Buttergehalt bei'm ersten Abzuge auf 25,10, und beim zweiten Abzuge auf 60,51, während das Mittel 36,22 ist. Dieses Verhältniss zeigt sich auch deutlich, jedoch bis zu einer gewissen Grenze, wenn in immer längerem Zeitraume gemolken wird. So betrug der Buttergehalt, wenn von Stunde zu Stunde gemolken wurde, im ersten Abzuge 26,45, im zweiten 75,55; bei zweistündlichem Melken bei'm ersten Abzuge 25,25, bei'm zweiten 50,61; bei dreistündlichem Melken bei'm ersten Abzuge 14,21, bei'm zweiten 50,18; von 4 zu 4 Stunden gemolken, gab die Milch bei'm ersten Abzuge dagegen 37,60, und bei'm zweiten 59,99, und endlich von 5 zu 5 Stunden gemolken, gab die Milch bei'm ersten Abzuge 22,02, und bei'm zweiten 68,45. Hiernach würde also, von 3 zu 3 Stunden gemolken, bei der Kuh die Milch die grösste Differenz des Buttergehaltes im ersten und zweiten Abzuge darbieten. Noch viel merklicher macht sich alles Dieses bei den Eselinnen. Während hier nämlich der mittlere Buttergehalt der Milch 18,53 beträgt, zeigt er sich bei'm ersten Milchabzuge auf 6,06 und beim zweiten auf 36,66, und zwar bei einstündigem Zwischenraume zwischen dem ersten und zweiten Melken 4,15 und 23,67; bei zweistündigem Zwischenraume 5,60 und 44,93; bei dreistündigem Zwischenraume 6,52 und 56,55; und bei vierstündigem Zwischenraume 7,97 und 41,79. Das Maximum der Differenz des Buttergehaltes zeigt sich bei der Eselin unter dem dreistündigen Melken.

VIII. **Einfluss der Menstruation auf die Milch.** Auch hierüber sind die Ansichten noch nicht ganz festgestellt. Im Allgemeinen herrscht die Meinung vor, dass eine Amme, bei der die Menstruation wieder eingetreten, zu vermeiden sei. Rosen spricht sich dahin aus, dass eine Amme, welche kräftig säugt, ihre Menstruation nicht bekomme, und dass die Kinder, welche bei einer menstruirten Amme die Brust nehmen, sich schlecht befinden. Mauriceau will, dass eine gute Amme nicht menstruirt sein dürfe. Van Swieten hält es zwar nicht für gut, wenn eine Amme menstruirt ist, will sie aber darum nicht gewechselt haben, weil er den Wechsel viel nachtheiliger für das Kind hält, als die eingetretene Menstruation. Bégin hat einen Fall erlebt, wo die Milch einer Säugenden bei'm Eintritt der Menstruation ihr Ansehen veränderte und das Kind krank wurde. Spätere Schriftsteller jedoch halten die Milch einer menstruirten Amme durchaus nicht für nachtheilig. Donné fand unter dem Mikroskope die Milch einer Amme zur Zeit ihrer Menstruation nicht verschieden von der sonstigen Milch; er will jedoch nicht bestimmt zurathen, eine die Menstruation habende Amme zu nehmen. L'Héritier sagt aber geradezu, dass zu jeder Menstruationszeit die Milch einer Amme seröser werde, die Säuglinge, die diese Milch nehmen, werden blass, bekommen Koliken u. s. w. Er fügt hinzu, dass die guten Ammen niemals, so lange sie säugen, menstruirt werden. Bouchut sagt ungefähr dasselbe und ebenso Chailly, welcher ebenfalls Koliken und Diarrhöen den Säuglingen durch diese Weise beimisst. N. Guillot drückt sich über diesen Punkt folgendermaassen aus (Union médicale 5. Februar 1853):

„Im Allgemeinen wird wohl der Arzt eine Amme, von der er weiss, dass sie ihre Menstruation regelmässig hat, zurückweisen. Obgleich ich ebenso handeln würde, so muss ich doch sagen, dass ich in unseren Sälen gute Ammen gesehen habe, die vollkommen menstruirt waren. Bewiesen ist es mir noch nicht, dass der Eintritt der Menstruation alle die Gefahren für den Säugling mit sich führt, welche man in solchen Fällen zu fürchten Ursache hat. Während der Menstruationszeit fliesst die Milch weniger reichlich. Ein Kind, das nicht sehr gut genährt ist, kann möglicherweise darunter leiden, aber ernste Zufälle sah ich nicht dabei eintreten. Von den 25 Ammen, die im Findelhause angestellt sind, waren bisweilen mehrere zu gleicher Zeit menstruirt und trotz dessen schienen die Kinder, die sie säugten, durchaus nicht dabei zu leiden."

Das Vorurtheil, dass die Menstruation einen nachtheiligen Einfluss auf die Milch hat, ist allgemein; es hat sogar dazu geführt, solche Ammen zu verabschieden. Die Ammen selber verbergen daher die bei ihnen etwa eingetretene Menstruation so viel als möglich und es ist daher schwierig, Objekte für die Untersuchung zu bekommen. Unter den 89 säugenden Frauen, welche die Verff. zum Gegenstande ihrer Untersuchungen hatten, fanden sie nur 10, bei denen die Menstruation eingetreten war, und nur bei dreien von diesen konnten sie sich Milch vor und während der Menstruation verschaffen. Sie behaupten, dass bei einer grossen Zahl der Ammen die Menstruation im 4. oder 5. Monate und bei den meisten im 9. und 10. Monate des Säugens sich einstellt. Da nun viele Kinder 12 bis 14 Monate gesäugt werden, so folgt daraus, dass eine grosse Anzahl derselben eine Zeit lang unter dem Einflusse der Menstruation sich nährt. So viel sich bis jetzt feststellen lässt, hat die Menstruation der Säugenden durchaus keinen nachtheiligen Einfluss auf die Gesundheit der Säuglinge. Die Verff. haben die Milch von Ammen, die niemals menstruirt sind, mit der Milch der wenigen verglichen, die die Menstruation gehabt haben und sind zu folgenden Ergebnissen gelangt:

a) Die Dichtheit vermindert sich mit dem Eintritte und der Gegenwart der Menstruation;

b) der Wassergehalt vermindert sich ebenfalls und noch merklicher mit dem Eintritte und der Gegenwart der Menstruation und in demselben Verhältnisse steigert sich der Gehalt der festen Theile;

c) der Zucker vermindert sich progressiv, dagegen vermehrt sich auffallend der Käsestoff und um ein Weniges auch die Butter, und

d) die Salze vermindern sich nur um ein Geringes und steigern sich auch bisweilen.

Demnach wird die Milch durch die Menstruation in sich fetter, weicher, aber etwas schwerer verdaulich, indessen ist diese Veränderung nicht bedeutend und nur sehr schwächliche, zarte Kinder, deren Verdauungsorgane nicht in gutem Stande sind, können dadurch einigen Eintrag erleiden. Man darf deshalb nur solche Kinder weniger oft saugen lassen und ihnen dazwischen etwas Zuckerwasser geben, um alle Nachtheile zu verhüten.

XI. Einfluss der Farbe des Haares auf die Beschaffenheit der Milch. Diejenigen, welche gewisse Normen aufgestellt haben, wie eine gute Amme beschaffen sein müsse, haben besonders die Farbe des Haares in Betracht gezogen. Dunkles Haar hat im Allgemeinen den Vorzug erhalten, weil gewöhnlich eine kräftige und starke Konstitution damit verbunden ist; aus demselben Grunde sind Ammen mit blondem oder rothem Haare zurückgewiesen worden. Genaue Untersuchungen darüber fehlten aber. Donné erklärt, dass er zwischen der Milch der Blondinen und der Brünetten keinen Unterschied gefunden. Devergie gibt an, dass die Beschaffenheit der Milch und die Beschaffenheit des Haares in keiner Beziehung zu einander stehen. L'Héritier fand, dass die Milch der Blondinen weniger Wasser und mehr feste Theile, ferner mehr Zucker, mehr Butter, mehr Salze und weniger Käsestoff enthält, als die Milch der Brünetten. Die Verff. dagegen fanden bei ihren Untersuchungen, dass die Milch der Brünetten dichter ist als die der Blondinen, und dass, wenn sie auch mehr Wasser enthält als im Normalgehalte, sie auch reicher an festen Theilen ist. Alle Elemente, mit Ausnahme der Butter, die etwas geringer sich zeigt, sind in der Milch der Brünetten in grösserem Verhältnisse vorhanden, als in der Milch der Blondinen und demnach ist die Milch der Brünetten vorzuziehen, weil sie mehr der Normalbeschaffenheit der Milch sich nähert und dann, weil sie, wie man zu sagen pflegt, tüchtiger und reifer ist, als die Milch der Blondinen.

X. Einfluss der Nahrung auf die Milch. Man hat die Milch der fleischfressenden Thiere mit denen der pflanzenfressenden verglichen, und daraus einige Schlüsse gezogen. Diese Schlüsse können auf die Frauenmilch wenig oder gar keinen Bezug haben. Direkte Untersuchungen in dieser Beziehung sind sehr schwierig, da bei den zur Untersuchung gestellten Ammen selten die Fleisch- oder Pflanzenkost lange Zeit die alleinige bleibt. Nur bei Lehmann und dann bei Dumas und Bensch finden wir die Bemerkung, dass die Frauenmilch nach Fleischnahrung käsehaltiger wird, als nach Pflanzennahrung. Die Verff. glaubten zu einem praktisch wichtigen Aufschlusse zu kommen, wenn sie den Einfluss einer sogenannten reichen Nahrung, wie sie gewöhnlich in wohlhabenden Familien grosser Städte geführt wird und die vorzugsweise aus Fleischkost besteht, mit dem so genannter mässiger Nahrung verglichen, wie sie bei den Landleuten meistens üblich ist und vorzugsweise in Pflanzenkost besteht. Unter der reichen Nahrung befanden sich von den untersuchten Ammen 68 und unter der mässigen Nahrung 21. Gegen die Normalbeschaffenheit der Milch, und mit einander verglichen zeigte sich bei reicher Kost wenig Veränderung und bei der mässigen Kost nur eine Zunahme von Wasser und unter den festen Theilen eine verhältnissmässige Abnahme von Käsestoff und Butter.

XI. Ueber die Nährkraft der Frauenmilch. Gibt es ausser den bisher betrachteten Einflüssen noch welche, die die Nährkraft der Frauenmilch modifiziren? Es ist dieses eine wichtige

Frage. Jeder Arzt weiss, dass bei einer anscheinend ganz gesunden Amme, deren Milch, chemisch und auch mikroskopisch untersucht, sich als recht gut erweist, doch der Säugling nicht gedeiht, und dass es solcher Amme niemals recht gelingt, Säuglinge gut zu nähren. Die Verff. behaupten, indem sie diese Thatsache zugeben, dass die Ursache in dem abnormen quantitativen Verhältnisse der Elemente der Milch gegen einander liege. Sie haben demnach die 89 Säuglinge der gesunden und ihnen zur Untersuchung gestellten Ammen in zwei Klassen geschieden: in gut gediehene und schwächlich gebliebene, und behaupten nun Folgendes ermittelt zu haben:

„Wenn der Säugling gut gedeiht, so findet man in der Zusammensetzung der Milch der Säugenden gegen die Normalmilch eine sehr geringe Differenz, die kaum in Bezug auf den Wassergehalt eine Einheit, und in Bezug auf den Buttergehalt noch weniger als eine Einheit beträgt. Findet sich im Gegentheile der Säugling schlecht oder will er nicht recht gedeihen, so zeigt die Milch der Säugenden immer: In der Dichtheit Verminderung (dieses beruht auf einer Zunahme des Buttergehaltes); im Wassergehalte Verminderung; im Gehalte der festen Theile Vermehrung; im Zucker- und Käsegehalte keine Veränderung; im Buttergehalte beträchtliche Zunahme; im Gehalte der Aschensalze Zunahme um einige Hundertel.

Demnach ist es vorzugsweise die Zunahme der Butter, welche der Milch die abnorme Beschaffenheit gibt und das volle Gedeihen des Säuglinges nicht aufkommen lässt. Diese Erkenntniss ist von grosser praktischer Wichtigkeit. Würde sich in einem Falle ergeben, dass die Milch zu reich an Butter ist, (wie in einem Falle der Gehalt derselben bisweilen 56 statt 26 betrug), so dürfte die Amme nicht weiter nähren, wenn sie sich auch ganz wohl befindet und kräftig aussieht. Bei der Frau verhält es sich eben so, wie bei der Kuh. In den grossen Melkereien unterscheidet man sehr wohl zwischen Käseküben und Butterkühen; die Milch der ersteren gibt vorzugsweise viel Käse und die Milch der letzteren vorzugsweise viel Butter, und zwischen Denen, die nur Käse bereiten und Denen, die nur Butter produziren wollen, geschieht nicht selten ein Austausch mit diesen Kühen und es ist bemerkenswerth, dass es selbst von Kennern vorher den Kühen nicht angesehen werden kann. Beide Arten von Kühen befinden sich ganz gut, aber bei ganz derselben Nahrung und bei ganz denselben äusseren Umständen behält die Milch der einen Kuh den Butterreichthum und die der anderen Kuh den Käsereichthum. Es ist dieses eine individuelle Naturthätigkeit. Ist es ebenso mit dem Weibe? Allerdings; wenigstens können wir, nach den von uns gewonnenen Thatsachen, daran nicht zweifeln. Bis jetzt konnte zwar die mikroskopische Analyse das Uebermaass an Butterkügelchen darthun, aber nicht das Uebermaass an Käsestoff; dieses wurde schon darum nicht erreicht, weil man annahm, dass der Gehalt an Butter und an Käse immer zusammen entweder steige oder sich vermindere. Demnach muss man in allen Fällen, wo man weder in der Konstitution der Amme, noch in dem äusseren Ansehen der Milch, noch in den Organen des Kindes selber irgend einen Grund auffinden kann, der das fortwährende Kränkeln des Letzteren zu erklären vermag, eine quantitative chemische Analyse der Milch vornehmen, bei der man höchst wahrscheinlich den eigentlichen Grund, nämlich einen übermässigen Butter- oder Käsegehalt finden wird."

Die Verff. geben sehr interessante Tabellen über die Beschaffenheit der Milch bei den nach dem Gesundheitszustande abgetheilten beiden Kategorieen von Säuglingen und man erkennt daraus, dass sowohl bei gesunden, als bei kränklichen Ammen es vorzüglich der verhältnissmässige Buttergehalt der Milch ist, welcher ihre Verdaulichkeit, und der verhältnissmässige Käsegehalt, welcher ihr Nährfähigkeit bestimmt. Eine zu butterreiche Milch erzeugt Koliken, Erbrechen, Durchfälle, kurz fortwährende Störungen der Verdauung und diese Störungen mehren sich, wenn der zu reiche Buttergehalt noch mit zu reichem Käsegehalte verbunden ist. Eine butterarme, aber käsereiche Milch wird, wenn sie gut verdaut wird, sehr nährend, aber sie verträgt sich nur mit gesunden Verdauungsorganen des Kindes. Bei einem kränklichen Kinde vermehrt auch diese Milch die Störungen der Verdauung. Eine butterarme und zugleich käsearme Milch ist nicht nährend genug, aber leicht verdaulich.

XII. Einfluss der Reichlichkeit der Milch auf ihre Beschaffenheit. Ist eine reichlich fliessende oder rasch zuschiessende Milch zugleich reich an nährenden Bestandtheilen? Muss eine gute Amme auch viel Milch haben, oder ist dieses eher ein Nachtheil als ein Vortheil für das Kind? Hierüber herrschen ebenfalls nur vage Ansichten; Einige haben gemeint, dass eine sehr reichlich fliessende Milch auch gewöhnlich sehr dünn und wässerig sei und dem Kinde eher Nachtheil bringe, z. B. Diarrhöen, als Vortheil; Andere haben wieder gemeint, eine sparsam fliessende Milch sei zu dick und zu fett und sei darum eine reichlich fliessende Milch jedenfalls vorzuziehen. Die Verff. haben sehr genaue Untersuchungen angestellt; sie haben die von ihnen untersuchten Ammen in solche geschieden, bei denen die Milch leicht und reichlich, und in solche, bei denen sie sparsam und schwer floss. Sie haben gefunden, dass bei reichlicher Milch die Dichtheit nicht variirt, der Wassergehalt sich um ein sehr Geringes vermindert; der Zucker, der Käsestoff und die Butter sich um ein Weniges vermindern; ferner, dass bei sparsam fliessender Milch die Dichtheit zunimmt, sowie der Wassergehalt, dagegen der Gehalt an festen Theilen, an Zucker- und an Käsestoff sich vermindern, die Butter sich etwas vermehrt. Im Allgemeinen stellt sich als das Resultat heraus, dass die reichlich fliessende Milch meistens der Normalmilch weit mehr sich nähert, als die sparsam fliessende Milch, indem letztere mehr Wasser und Butter, dagegen weniger Zucker, Käse und Salze enthält.

Schlusssätze des ersten Theiles.

1) Unter normal beschaffener Milch oder Normalmilch ist eine solche zu verstehen, welche möglichst der Zusammensetzung sich nähert, die als eine Durchschnittsberechnung der Analysen der Milch von einer grossen Anzahl ganz gesunder säugenden Frauen gewonnen ist. Diese Normalbeschaffenheit hat eine Dichtheit von 1032,67 und enthält, wie erwähnt, in 1000 Gewichtstheilen 889,08 Wasser und 110,92 feste Theile. Diese festen Theile sind 43,64 Zucker, 39,24 Käse- und Extraktivstoff, 26,66 Butter und 1,28 Aschensalze.

2) Das Alter der Amme scheint auf die Dichtheit, den Gehalt an Wasser und festen Theilen keinen merklichen Einfluss zu haben; nur die Extreme des Alters zeigen sich darin verschieden; mit verhältnissmässig zu weit vorgerücktem Alter pflegt die Butter zuzunehmen. Die Ammen im Alter von 15 bis 20 Jahren geben gewöhnlich eine Milch, die mehr feste Theile enthält, als die Milch der Ammen in dem Alter von 35 bis 40 Jahren. Der normalen Beschaffenheit am meisten nähert sich die Milch der Ammen, welche in dem Alter von 20 bis 30 Jahren sich befinden.

3) Das Alter der Milch selber oder die Dauer der Laktation zeigt vom 1. bis zum 15. Tage eine geringe Verminderung der Dichtheit, eine konstante Abnahme des Wassergehaltes und dagegen eine verhältnissmässige Zunahme der festen Theile, nämlich Zunahme des Käsestoffes, der Butter und der Aschensalze bei Verminderung des Zuckers.

4) Der Kolostralzustand vermehrt besonders die Menge der Butter.

5) Verfolgt man die Laktation während ihrer Dauer vom

1. bis 24. Monate, so zeigt die Milch: a) in der Dichtheit keine regelmässige Zu- oder Abnahme, höchstens eine Schwankung von etwa 2 Einheiten mehr oder weniger ohne bestimmte Regel; b) der Wassergehalt steigert sich merklich vom 5. bis 6. und vom 10. bis 11. Monate des Säugens und nimmt ab vom 1. Tage bis zu Ende des 1. Monates; c) der Inhalt an festen Theilen zeigt sich in entgegengesetzter Richtung, nimmt aber besonders zu vom 1. bis 3. Monate; d) Zucker mehrt sich auffallend vom 8. bis 10. Monate des Säugens und vermindert sich vom 1. Tage bis zu Ende des 1. Monates; e) der Käsestoff vermehrt sich vom ersten Tage bis zu Ende des zweiten Monates und vermindert sich vom 10. Monate an bis später; f) die Butter mehrt sich vom ersten Tage bis Ende des zweiten Monates und mindert sich vom 5. bis 6. und vom 10. bis 11. Monate; g) die Salze vermehren sich langsam und schwach vom 1. bis 5. Monate und vermindern sich allmählig zu anderen Zeiten.

6) Die Zusammensetzung der Milch bleibt bei schwachen Konstitution fast normal; bei starken Konstitutionen vermindert sich der Gehalt an festen Theilen und es betrifft diese Verminderung vorzugsweise den Zucker und den Käsestoff.

7) Vom chemischen Standpunkte aus beurtheilt, nähert sich die Milch der Erstgebärenden im Allgemeinen mehr dem physiologischen Stande, als die Milch Derer, die schon mehrmals geboren haben.

8) Die Schwangerschaft vermehrt gegen Ende den Gehalt an festen Theilen der Milch; im Anfange verändert sie deren Zusammensetzung nicht.

9) Die grössere oder geringere Entwickelung der Brüste hat keinen merklichen Einfluss auf die Beschaffenheit der Milch.

10) Was die Menstruation der Säugenden betrifft, so scheint sie im Allgemeinen jedesmal, wenn sie eintritt, die Dichtheit der Milch zu vermindern, und zwar den Gehalt an Wasser oder Zucker herabzusetzen, dagegen den Gehalt an Käsestoff und an festen Theilen um ein Geringes zu vermehren und auf die Butter und die Salze nicht modifizirend zu wirken. Während aber die Menstruation vorhanden ist, vermindert sich der Gehalt an Wasser und an Zucker immer mehr, wogegen der Käsestoff sich vermehrt.

11) Die Milch der brünetten Frauen verdient im Allgemeinen vor der der blonden den Vorzug, weil sie mehr der physio-

logischen Zusammensetzung sich nähert und in jeder anderen Beziehung besser ist.

12) Die Milch der reichlich (mit guter Fleisch- und Pflanzenkost) genährten Ammen gleicht mehr der der normal beschaffenen Milch. Die magere oder vorzugsweise aus Vegetabilien bestehende Nahrung macht die Milch wässeriger, vermindert ihre Dichtheit und die festen Theile und es ist vorzugsweise der Käsestoff und die Butter, welche diese Abnahme erleiden.

13) Wenn der Säugling gut gedeiht, so findet man in den Zahlenverhältnissen, welche die Zusammensetzung der Milch darstellt, nur sehr geringe Abweichungen von dem Normalverhältnisse. Ist im Gegentheile das Kind siech, will es nicht recht gedeihen, so zeigt die Milch fast immer verminderte Dichtheit, Verminderung des Wassergehaltes, Vermehrung der festen Theile, und zwar besonders der Butter in beträchtlichem Verhältnisse, während Zucker und Käsestoff gewöhnlich sich nicht verändert zeigen.

14) Das reichliche Zuströmen der Milch hat auf ihre Dichtheit keinen Einfluss; der Wassergehalt vermindert sich etwas; der Zucker vermehrt sich dabei ein wenig, ebenso der Käsestoff; die Butter, sowie die Salze vermindern sich dabei ein wenig. Da hingegen, wo die Milch sehr sparsam fliesst, ist sie im Allgemeinen wässeriger; in den festen Theilen vermindert sich dabei der Zucker und der Käsestoff und die Butter nimmt zu.

15) Der erste und nächstfolgende Milchabzug variirt bei der Frau nicht so sehr, wie bei der Kuh oder der Ziege, wo der zweite Abzug in der Regel butterhaltiger ist, als der erste.

16) Sowie es bei den Kühen Butterkühe und Käsekühe gibt, so gibt's auch bei den Frauen welche, deren Milch von der Natur aus vorzugsweise käsehaltig und Andere, deren Milch vorzugsweise butterhaltig ist.

Wir kommen zum zweiten Theile der Abhandlung; dieser Theil befasst sich mit der Untersuchung der Milch von Frauen, die sich in einem wirklich pathologischen Zustande befinden. Hierüber besitzt die Wissenschaft noch weniger Kenntniss, als über die Milch gesunder Frauen in den verschiedenen Phasen ihres Lebens. Mittelst des Mikroskopes sind zwar unter Umständen verschiedene Körperchen in der Milch aufgefunden worden, die sich nicht darin befinden sollten, allein ein genügender Aufschluss ist dadurch nicht erlangt werden. Bis jetzt gilt fast überall die Regel, einer Säugenden das Kind abzunehmen, sobald sie krank geworden ist. Ob man dazu gehörigen Grund habe, ist nicht untersucht und doch ist dieses Absetzen des Kindes von der gewohnten Brust nicht nur für dasselbe, sondern auch für die Säugenden oft von der allergrössten Wichtigkeit. Es war besonders Donné, dessen Untersuchungen die Aufmerksamkeit der Aerzte auf die Veränderungen hingerichtet hatten, welche die Milch bei Krankheiten der Frau erfahren kann. Unter dem Einflusse derselben fand sich oft eine Zunahme an Butter, wogegen die Verfasser des Artikels „Lait“ und „Allaitement“ in dem grossen Dictionnaire des sciences médicales behaupteten, dass sie beträchtlich an Menge abnehme. Bouchut spricht in allgemeinen Ausdrücken dahin sich aus, dass die meisten Krankheiten eine in sich arme Milch darstellen; er gibt jedoch zu, dass sehr oft der Säugling durch das Weitersaugen an der Brust einer krank gewordenen Amme keinen Nachtheil erlitten habe und dass im Allgemeinen er über die Veränderungen, welche die Milch während der Krankheiten erfährt, nicht viel wisse.

Die Verff. der vor uns liegenden Schrift, die schon im Jahre 1850 Einiges über das Verhalten der Milch bei akuten, fieberhaften Krankheiten der Säugenden in der Société médicale des Hôpitaux in Paris mitgetheilt haben, haben in verschiedenen Hospitälern 46 säugende Frauen, von denen 19 an akuten, fieberhaften Krankheiten und 27 an verschiedenen chronischen Krankheiten litten, ihren Untersuchungen unterworfen.

Wir müssen es uns versagen, dem Verfasser in alle Einzelnheiten ihrer sehr genauen und sorgfältigen Untersuchung zu folgen und begnügen uns daher mit der Mittheilung der allgemeinen Folgerungen und Schlüsse.

1) Bei den akuten, fieberhaften Krankheiten gibt die Milch der Frauen in 1000 Gewichtstheilen: 884,91 Wasser und 115,09 feste Theile. Letztere sind 33,10 Zucker; 50,40 Käse- und Extraktivstoff; 29,86 Butter und 1,37 Aschensalze, bei einer Dichtheit von 1031,20. Hiernach ist also gegen den Normalstand der Frauenmilch der Gehalt der festen Theile besonders vermehrt und zwar bezieht sich diese Zunahme auf die Butter, den Käsestoff und die Salze, während der Zucker in demselben Verhältnisse abnimmt.

2) Enteritis, Kolitis, Pleuritis, Metro-Vaginitis,

Metro-Peritonitis zeigen eine sehr auffallende Gleichförmigkeit in diesen Resultaten.

3) Nicht eben so ist es mit dem Einflusse der heftigen Gemüthsaffekte und dem typhösen Fieber, wo alle festen Theile der Milch, mit Ausnahme des Käsestoffes, welcher sein Verhältniss zu bewahren pflegt, sich vermindern. Der Zucker nimmt progressiv ab, aber die Butter, die sonst bei Krankheiten gewöhnlich zunimmt, erleidet auch eine sehr geringe Abnahme.

4) In den chronischen Krankheiten mit keinem oder mit wenig Fieber zeigt die Milch eine Dichtheit von 1031,47 und in 1000 Gewichtstheilen 885,50 Wasser und 114,50 feste Theile; letztere sind: 43,37 Zucker, 37,06 Käse- und Extraktivstoff, 32,57 Butter und 1,50 Aschensalze. Demnach vermindert sich, wie bei den akuten Krankheiten, so auch bei den chronischen, der Wassergehalt der Milch, und die festen Theile vermehren sich im Verhältnisse; der Hauptunterschied liegt in der Abnahme des Käsestoffes, welcher bei den akuten und fieberhaften Krankheiten sich auffallend vermehrt.

5) Ophthalmieen, Diarrhöen, Lokalentzündungen, welche nicht fieberhaft sind, Brustabszesse, Lungentuberkel im Allgemeinen, geben zu analogen Resultaten Anlass. Jedoch muss bemerkt werden, dass in Fällen von Kolliquation, wo Durchfälle und Abmagerung eingetreten, auch die festen Theile der Milch sich beträchtlich vermindern, und dass mit der Abmagerung ganz besonders sich die Butter verliert.

6) Bei der syphilitischen Dyskrasie oder der konstitutionellen Syphilis vermehrt sich gewöhnlich die Dichtheit der Milch ausserordentlich, und zwar vermindert sich die Butter, und die Salze nehmen zu. Merkurialbehandlung scheint den Buttergehalt der Milch zu vermehren." —

Wir müssen nun wieder einen sehr bedeutenden Theil der Arbeit übergehen, welcher sich mit einer sehr sorgfältigen Untersuchung der Dichtheit der Milch und den verschiedenen Bestandtheilen derselben in ihrer Zu- und Abnahme und in ihrem Einflusse auf einander beschäftigt. Näher interessirt uns die von den Verfassern aufgestellte Frage: wie die Wahl einer guten Amme zu bestimmen sei?

„Das, was die Wahl einer Amme, sagen die Verff., besonders bestimmen muss, ist die Vereinigung derjenigen chemischen Charaktere der Milch, wodurch diese der von uns aufgestellten

Normalbeschaffenheit derselben am meisten genähert wird. Viele Autoren haben geglaubt, dass man das Alter der Milch, d. h. die Zeitdauer der Laktation, dem Alter des Kindes anpassen müsse. Einige sind so weit gegangen, zu behaupten, dass man auch noch die Amme, ganz entsprechend der Konstitution der Mutter des Säuglinges, wählen müsse; ja, man hat sogar gemeint, dass die Milch einer Erstgebärenden für das Kind einer Erstgebärenden, und die Milch einer Mehrgebärenden für das Kind einer Mehrgebärenden gewählt werden müsse. Unsere bisherigen Untersuchungen haben bereits gezeigt, was man unter guter Frauenmilch zu verstehen habe.“ — Eine gute Amme muss zwischen 20—25 Jahre alt, seit etwa 4 bis 5 Monaten entbunden, schon mehrmals niedergekommen sein, nicht zu volle, sondern mässig entwickelte Brüste, einen brünetten Habitus, gute animalische Kost genossen, und einen nicht überquellenden, sondern mässigen Milchzufluss haben. Besser ist, wenn die Menstruation nicht vorhanden ist; ist sie aber vorhanden, so hat sie nicht sehr grossen Einfluss. Es versteht sich, dass eine gute Amme von körperlichen und psychischen Krankheiten oder krankhaften Diathesen frei sein muss. Eine gute Amme darf nicht allein auf Pflanzenkost gesetzt werden, sondern muss gute animalische Kost dabei haben.

Einen Anhang bildet die Untersuchung über die Beschaffenheit der Kuhmilch und deren Verfälschung. Diese Untersuchung ist von Wichtigkeit, da die Kuhmilch im gewöhnlichen Leben für die Kinder, die Frauenmilch gar nicht, oder nicht in genügender Menge erhalten können, den eigentlichen Ersatz bildet. In neuester Zeit ist die Kuhmilch auch deshalb Gegenstand vielfacher Untersuchungen gewesen; namentlich hat man die Art der Fütterung der Kühe und deren Alter als Momente hervorgehoben, die von bedeutendem Einflusse auf die Milch und die damit genährten Kinder seien. Es ist noch gar nicht lange her, dass Klencke behauptet hat, die Milch von Kühen, welche nur Stallfütterung haben, besonders wenn sie mit der sogenannten Schlampe aus Brauereien oder Brennereien genährt werden, erzeuge bei ganz kleinen Kindern Skropheln. Die Verff. der vorliegenden Abhandlung haben sich zuerst eine Norm für die Zusammensetzung der Kuhmilch zu verschaffen gesucht. Sie haben es hier gemacht, wie bei der

Frauenmilch; sie haben nämlich die Milch von 30 vollständig gesunden, munteren, im besten Alter befindlichen Kühen analysirt und aus diesen Analysen den Durchschnitt gezogen. Die so erhaltenen Zahlen geben die Normal-Kuhmilch und stellen sich folgendermaassen dar: Dichtheit 1033,38. In 1000 Gewichtstheilen finden sich 864,06 Wasser und 135,94 feste Theile. Letztere sind: Käse- und Extraktivstoff 55,15; Zucker 38,03; Butter 36,12; Aschensalze 6,64. Es ist hierbei zu bemerken, dass die Kuhmilch auch einen geringen Antheil an Albumin hat; in 1000 Grammen Milchserum finden sich bei langsamer Gerinnung 3,67 Albumin und bei schneller Gerinnung 2,54, so dass man Albumin auf letzteres wohl ansetzen kann. Es ergibt sich hieraus, dass die von den Verff. erlangten Ergebnisse von denen anderer Autoren, welche Analysen der Kuhmilch vorgenommen haben, sich unterscheiden; die Differenz liegt theils in der Art der Analyse, theils auch wohl in der Art der Kühe und der Beschaffenheit ihrer Fütterung. — Die Verff. haben ferner den Einfluss der verschiedenen Fütterung, den Einfluss ihrer Trächtigkeit, des reichlichen Milchzuschusses und die Dauer der Milchung einer Untersuchung unterworfen. Wir wollen die von ihnen erlangten Ergebnisse, wie sie aus ihren Tabellen sich uns darstellen, kurz mittheilen:

1) Die Milch der in Paris genährten Kühe enthält mehr Wasser und weniger feste Theile, als die Milch der Kühe aus der nächsten ländlichen Umgebung. Alle Elemente der Milch werden von dieser Verminderung betroffen, besonders aber die Butter. Dennoch ist dieser Unterschied viel geringer, als man sich denken möchte.

2) Das Alter der Kühe hat nur geringen Einfluss auf die Beschaffenheit der Milch; die Verff. haben die Milch vier- bis zehnjähriger Kühe mit einander verglichen und gefunden, dass die Norm der Kuhmilch durchschnittlich am meisten erreicht wird: hinsichtlich der Dichtheit bei achtjährigen Kühen; hinsichtlich des Gehaltes an festen Theilen bei sechs- bis achtjährigen Kühen; hinsichtlich des Wassergehaltes ebenso; hinsichtlich des Zuckergehaltes ebenso und auch bei zehnjährigen Kühen; hinsichtlich des Buttergehaltes bei fünf- bis achtjährigen Kühen und hinsichtlich des Gehaltes an Aschensalzen bei fünf- bis neunjährigen Kühen. Hieraus ergibt sich, dass die Normal-Kuhmilch besonders bei sechs- bis achtjährigen Kühen sich findet, wiewohl die Milch ganz junger Milchkühe nicht viel davon abweicht.

3) Was den Einfluss der Trächtigkeit der Kühe auf ihre Milch betrifft, so steigert sich, je weiter diese vorrückt, die Dichtheit immer mehr. Im ersten Monate der Trächtigkeit ist sie 1031 und in acht Monaten ist sie 1039. Der Wassergehalt vermindert sich von 867 im 1. Monate bis 752 im 8. Monate der Trächtigkeit. In demselben Verhältnisse vermehren sich die festen Theile und zwar alle so ziemlich auf gleiche Weise. Die Land- und die Stadtkühe haben in diesen Verhältnissen unter einander keinen Unterschied dargeboten. Ist der Uterus der Kuh ganz leer; d. h. ist sie gar nicht belegt, so verhält sich ihre Milch zu der der belegten Kühe, deren Uterus voll ist, in folgender Weise: Während die Milch der Kühe mit leerem Uterus sich der Normal-Milch vollkommen nähert, vermindert die Vollheit des Uterus die Dichtheit der Milch; der Gehalt an Wasser in derselben nimmt ab; der Gehalt an festen Theilen nimmt zu, und diese Zunahme betrifft nach und nach alle konstituirenden Elemente.

4) Bei sparsam fliessender Milch vermehren sich die festen Theile, indem der Wassergehalt sich vermindert; die Zunahme betrifft besonders den Käsestoff und die Butter. Bei sehr reichlich fliessender Milch findet das Gegentheil Statt.

5) Je entwickelter die Euter sind, desto besser ist im Allgemeinen die Milch, obgleich es scheint, dass dabei die Butter etwas sich vermindert.

6) Was die Ernährung betrifft, so verglichen die Verff. den Einfluss der Winterfütterung (Stallfütterung) mit dem Einflusse der Sommerfütterung (Weide), und zwar bei Landkühen. Die Winterfütterung besteht in der Umgegend von Paris in Häcksel, trockenem Klee oder Luzerne, Rüben und Kleie mit Wasser; sie dauert von November bis Mai. Die Sommerfütterung von Mai bis November besteht in der freien Weide, wo die Kühe grünen Klee, Luzerne, frisches Gras, frischen Mais u. dgl. erhalten. Es hat sich ergeben, dass bei der Winterfütterung d. h. bei der Ernährung mit sogenantem trockenen Futter der Gehalt an Wasser in der Milch sich vermindert, der Gehalt an festen Theilen sich aber vermehrt; diese Vermehrung betrifft aber nur die Butter, indem der Gehalt an Käse und Zucker sich nicht verändert, sondern eher noch etwas abnimmt. Die grüne Fütterung dagegen vermehrt den Gehalt an Wasser, vermindert also das Verhältniss an festen Theilen und diese Verminderung betrifft

merkwürdigerweise den Käsestoff, den Zucker und die Salze, so dass die Butter ganz ungewöhnlich zunimmt.

7) Die Dauer der Milchung hat, wie es scheint, keinen grossen Einfluss. Bei lange bestandener Milchung scheint sich der Wassergehalt ein wenig zu vermehren und der Gehalt an festen Theilen ein wenig abzunehmen, und diese Abnahme scheint besonders den Käsestoff zu betreffen, dagegen eher noch eine Zunahme des Zuckers und auch in etwas der Butter zuzulassen.

8) Was die Verfälschung der Kuhmilch betrifft, so ist solche angeblich durch Zusatz von Wasser, von Mehlzucker, von Mehl oder Amylum, von Dextrin, von Aufgüssen mehlhaltiger Stoffe, von Gummiauflösungen, von Eiweiss oder Eigelb, von Rohrzucker, von Karamel oder Kassonade, von Gallerte oder Hausenblase, von Lakritzensaft, Rübensaft, zerriebenem Kalbsgehirne, von Blutserum und verschiedenen Salzen bewirkt worden. Man hat Mittel angegeben, alle diese Verfälschungen zu entdecken, und bekannt sind der Laktometer oder Crêmometer von Quevenne und Dinacourt, der Laktodensimeter von Quevenne und der hundertgradige Galaktometer von Chevalier. Zu erwähnen ist noch das Laktoskop von Donné und endlich die Polarisationsapparate von Poggiale und Soleil zur Ermitteluug des Zuckergehaltes. Die Hauptverfälschung der Kuhmilch ist aber die durch Zusatz von Wasser und die Verff. der vorliegenden Abhandlung haben zu diesem Zwecke ein Instrument angegeben, welches sie Hydro-Laktometer nennen. Dieses Instrument gibt die Dichtheit der Molke oder die Menge des Milchwassers an. Wird aber der Zusatz von Wasser zur Milch mit Zusatz von etwas Dextrin oder Natrum bicarbonicum verbunden, so wird die Molke dichter und das Hydro-Laktometer gibt keine richtige Auskunft mehr. Die Verff. haben demnach diesen Apparat dahin verändert, dass sie ihn mit einem Saccharometer verbunden haben, wovon sie eine genaue Beschreibung beifügen. Es versteht sich, dass die Polarisation der Lichtstrahlen hier vorzugsweise benutzt wird, um den Zucker ganz festzustellen. Ist der Gehalt an Zucker ermittelt, so lässt sich dann leicht der Gehalt an Wasser berechnen. Die Verff. geben aber zu, dass dieses Verfahren immer ein sehr komplizirtes ist und dass, wenn der Zusatz von Wasser zur Milch nicht ein gar zu grosser ist, diese Fälschung nicht leicht evident nachgewiesen werden kann.

Abhandlung über die häutige Bräune von Dr. J. Emmerich, Arzt zu Mutterstadt in der Pfalz, Neustadt, Verlag von A. H. Gottschick's Buchhandlung, 1854, 8., 58 Seiten.

Die vorliegende Abhandlung war, wie die Vorrede sagt, eigentlich bestimmt, in der letzten Generalversammlung des Vereines pfälzischer Aerzte vorgetragen zu werden, konnte aber wegen Mangel an Zeit nicht mehr vorkommen, und der Verf. zog es vor, sie durch den Druck zu veröffentlichen. Die Arbeit ist ganz gut, aber wir finden im Allgemeinen wenig darin, was nicht schon bekannt ist. Indessen ist sie gerade deshalb, weil sie den Gegenstand einfach und ohne Prätension darstellt, und nicht gewaltsam originell sein oder Neues erstreben will, zu empfehlen. Wir wollen nur bemerken, dass der Verf., vom Jahre 1840 anfangend, bis zum Erscheinen dieser kleinen Schrift, 53 Fälle aufgezeichnet hat, die ihm selber zur Behandlung gekommen waren. Von diesen 53 Kranken sind 39 gestorben, 14 genesen, und zwar waren darunter 33 Knaben, von denen 21 gestorben, 12 genesen, und 20 Mädchen, von denen 18 gestorben und 2 genesen waren. Im Ganzen also stellte sich das Verhältniss der Genesenen zu den Gestorbenen wie 1:3, und zwar bei Knaben günstiger als bei Mädchen. Der Verf. ist der Ueberzeugung, dass dieses überaus ungünstige Verhältniss nur davon herkommt, dass er mit grosser Schärfe die Fälle von ächtem Krup von denen vom Scheinkrup oder der einfachen Blutüberfüllung der engen Luftwege unterschieden hat, was andere Autoren, z. B. Jurine, nicht gethan haben. — Nur was die Behandlung betrifft, verdient der Verf. spezieller angeführt zu werden.

„Im Zeitraume der einfachen Blutüberfüllung, sagt der Verf., der Schleimhaut bei bloser Heiserkeit, rauhem Husten, wenn sowohl die Zeichen der häutigen Rachenbräune als sonstige auf Krup deutende Fehler oder auch Anfälle von Athemnoth damit verbunden sind, aber aus der Jahreszeit, früheren Anfällen u. dgl. auf den sogenannten falschen Krup mit grosser Wahrscheinlichkeit geschlossen werden kann, wendet man blos Mittel an, welche die flüssige Ausscheidung auf der Schleimhaut befördern. Ich gebe in solchen Fällen: Vini stibiati gr. 20—60. Aq. flor. Aurant. ʒjj, Syr. Alth. ℥jj theelöffelweise. Treten aber Erscheinungen auf, welche den Verdacht beginnender häutiger Ausschwitzungen anregen, so säume man nicht, ein entsprechendes Verfahren einzuleiten, vermeide aber die allzu stürmische Anwendung schwächender Mittel, wie der Blutentziehungen, wodurch, statt eines vorübergehenden Zufalles, manchmal ein längeres Kranksein herbeigeführt wird, sondern beschränke sich auf die Darreichung eines Brechmittels, wodurch in günstigerem Falle der Zweck erreicht, und, wenn sich wirklicher Krup entwickelt, nichts versäumt wird."

Die Brechmittel stellt auch der Verf. in erste Reihe; sie bewirken in den günstigsten Fällen Lösung und Ausstossung der falschen Membran und in den anderen Fällen jedenfalls eine heilsame Umstimmung; sie beseitigen häufig, wenn sie reichliches Erbrechen erzeugen, die Erstickungsanfälle und wenden die dringendste Lebensgefahr ab.

„Welches Brechmittel man anwendet, sagt der Verf., das scheint im Allgemeinen weniger von Belang. Wird man frühzeitig zu dem Kranken gerufen und sind die Erscheinungen weniger heftig, so kann man, nach meiner Ansicht, die Behandlung füglich mit dem Brechweinstein beginnen, wobei man den Vortheil hat, dass ihn die Kinder gerne nehmen, und man bei wiederholt nöthiger Anwendung des Brechmittels dieses wechseln kann und dadurch die nachtheiligen Folgen, welche ein in grösseren Mengen giftig wirkendes Metallsalz möglicherweise haben kann, vermeidet. Ist aber die Krankheit, wenn sie in Behandlung kommt, schon weit vorgeschritten, sind die Erscheinungen drohend oder versagt der Brechweinstein seine Wirkung, oder ist er schon in ziemlich grosser Menge angewendet worden, so ist der Kupfervitriol, welcher sicherer Erbrechen erregt und auch vielleicht nicht ohne günstige örtliche Wirkung beim Verschlucken ist, vorzuziehen. Wo das Brechmittel gegen die Krankheit wirksam ist, tritt die Erleichterung unmittelbar nach häufigem und reichlichem Erbrechen ein und ist manchmal anhaltend, öfter aber nur vorübergehend, weil sich die falschen Häute, selbst wenn sie ausgestossen werden, gewöhnlich mehrmals auf's Neue erzeugen."

Den Aetzmitteln spricht der Verf. sehr ernst das Wort; er bedient sich des Höllensteines in sehr kräftiger Auflösung, nämlich Gr. 40—60 auf die halbe Unze; diese gesättigte Auflösung wendet er aber nur zweimal täglich an, um das Kind nicht zu oft in Unruhe zu versetzen. Die Operation hat ihre Schwierigkeiten, aber bei einiger Gewandtheit lässt sie sich von jedem Arzte ausführen.

„Es nimmt Jemand das Kind auf den Schooss und hält ihm Hände und Füsse, worauf der Arzt, wenn es den Mund nicht freiwillig öffnet, mit einem Mundspatel oder dem Stiele eines

Esslöffels zwischen die Zähne desselben zu gelangen sucht und dann die Zunge niederdrückt. Während er nun letzteres Geschäft einem Gehülfen überlässt, ergreift er ein Fischbeinstäbchen, an dessen vorderem in etwas stumpfem Winkel gebogenen Ende ein passend zugeschnitztes Stückchen Schwamm befestigt und mit dem Aetzmittel getränkt ist, führt dieses unter Leitung des linken Zeigefingers unter den Kehldeckel und drückt es rasch in die Stimmritze. Man kann auch zwischen die Zähne einen Korkstöpsel bringen und die Zunge selbst mit dem leitenden Finger niederdrücken, wodurch der Gehülfe überflüssig und Raum gewonnen wird. Zieht man nun das Schwämmchen zurück, so ist es mit Schleim und häutigen Fetzen dick überzogen und durch Husten, Würgen oder Erbrechen, welche gewöhnlich der Aetzung auf dem Fusse folgen, werden noch ansehnliche Mengen dieser Stoffe herausbefördert zur grossen Erleichterung des Kranken, welche aber erst nach mehrmaliger Wiederholung der Operation von Dauer ist. Folgt aber weder darauf noch auf das Brechmittel Erleichterung oder nicht einmal Gegenwirkung, so kann der Kranke als rettungslos verloren betrachtet werden, wenn nicht im Luftröhrenschnitte vielleicht noch ein letzter Hoffnungsstrahl für ihn leuchtet.“

Den Alaun hält der Verf. für viel weniger wirksam, als den Höllenstein; die Blutegel verwirft er, lässt sie höchstens bei kräftigen und vollblütigen Kindern zu und hält sie auch da für zweifelhaft. Das Kalomel hält er für empfehlenswerth, theils seiner abführenden Wirkung wegen, und theils als ein Mittel gegen die eigenthümliche Blutkrasis, welche die diphtheritische Ausschwitzung zur Folge hat. Das Kalomel abwechselnd mit Alaun zu reichen, wie Miquel in Amboise will, hat der Verf. wirksam gefunden; er gibt diese Mittel so lange, bis die ausgeschwitzten Stoffe sich lösten und der Husten rasselnd wurde. Zur Unterstützung der Wirkung lässt der Verf. die graue Salbe reichlich in den Hals einreiben, und zwar die sehr starke oder doppelte, welche aus gleichen Theilen Fett und Quecksilber besteht. Ist der Husten feucht und rasselnd geworden, so empfiehlt der Verf. den Goldschwefel, um den Auswurf zu befördern; allenfalls auch den Mineralkermes; die Schwefelleber wird man Kindern selten beibringen können. Um bei erschöpften Kindern später den Auswurf zu befördern, gibt der Verf. Senega allein oder in Verbindung mit Ammonium oder mit Squilla. Moschus hat der Verf. versucht, aber den tödtlichen Ausgang dadurch nicht abzuwenden vermocht. Als Unterstützungsmittel der Kur rühmt der Verf. die warmen Bäder. Chloroform hat er auch einathmen lassen, — „kann ihm aber weder Gutes, noch Schlimmes nachsagen.“ Naiv ist, was der Verf. über die Anwendung des kalten Wassers gegen den Krup sagt:

„Die kalten Uebergiessungen und Einwickelungen in nasse Tücher nach der Kaltwasserheilmethode verdienen alle Beachtung; doch besitze ich darüber keine Erfahrungen, da ihrer allgemeineren Anwendung namentlich auf dem Lande bis jetzt noch grosse Hindernisse in dem Wege stehen.“

Woher schliesst der Verf. nur, dass sie alle Achtung verdienen? Es ist gefährlich, in einer Krankheit, wo äusserst schnell Hülfe geleistet werden soll und jeder Zeitverlust unersetzbar ist, durch solche Aeusserung zum Experimentiren zu ermuthigen. Wie Guersant, hat auch der Verf. von blasenziehenden Mitteln nie eine günstige Wirkung gesehen; dagegen schien ihm die Anwendung des Asafötidapflasters eine gute Wirkung zu haben, wenigstens nach Ausstossung der falschen Haut die Entzündung zu beschwichtigen und die Wiederholung der häutigen Ausschwitzung zu verhindern. — Ueber den Luftröhrenschnitt bei dem Krup scheint der Verf. eigene Erfahrung nicht zu haben. Seiner Ansicht nach ist die Operation dann angezeigt, wenn weder auf das Brechmittel, noch auf das Aetzmittel auch nur vorübergehende Erleichterung erfolgt, bevor der Kranke durch weitere Heilversuche sehr geschwächt ist. Der Verf. bemerkt:

„Der Umstand jedoch, dass sich die in die Luftröhre eingelegte Doppelkanüle bisweilen durch die Auswurfsstoffe verstopft, kann jeden Augenblick die Hülfe eines Sachverständigen nothwendig machen. Die Operation wird daher auf dem Lande, entfernt vom Wohnorte des Arztes, nicht wohl ausgeführt werden können, so lange es nicht gelingt, die Wunde durch andere geeignete Mittel offen zu erhalten.“

Die Heilgymnastik in Schweden und Norwegen. Nach eigener Anschauung für Aerzte und Turnlehrer, dargestellt von Edmund Friedrich, Dr. der Medizin und prakt. Arzte zu Dresden. Dresden, Verlag von Adler und Dietze, 1855, 8., 49 Seiten.

Es wird endlich Licht in der sogenannten schwedischen Heilgymnastik, die mit allerlei Selbsttäuschung und Blendwerk das

Gute, das sie hatte, zu umgeukeln und ganz in Misskredit zu bringen drohte. Der vor uns liegende Bericht gibt eine gründliche Darstellung des jetzigen Zustandes dieser Disziplin, und wir sind dafür dem Verf. zu vollem Danke verpflichtet. Die Schrift ist allen Denen ernstlich zu empfehlen, die für Orthopädie und Gymnastik Interesse haben und in die Weihrauchdämpfe, womit sich in Deutschland theilweise die sogenannte schwedische Heilgymnastik zu umgeben trachtete, einen klaren Blick hinein thun. Es ist Schade, dass wir nicht der Schrift in allen Punkten genau nachfolgen können; wir wollen jedoch Einiges, was uns besonders werth erscheint, mit kurzen Worten hervorheben. In Schweden selber ist die schwedische Heilgymnastik, wie es scheint, lange nicht so blühend, ja nicht einmal unter diesem Namen so bekannt wie in Deutschland. In Stockholm gibt es drei heilgymnastische Anstalten, nämlich das von Ling dem Vater gegründete, vom Staat unterstützte und jetzt unter Branting's Leitung stehende Zentral-Institut, an welchem Ling, der Sohn, beschäftigt ist; ferner das Institut von H. Sötherberg und die Anstalt eines Herrn Brouhn, welcher Schüler von Branting gewesen. Aus dem Berichte ergibt sich, dass das Institut von Sötherberg auf viel höherer Stufe steht, als das von Branting, obwohl letzteres im Auslande vielleicht bekannter geworden. Sötherberg ist ein wissenschaftlich gebildeter Arzt, der sich nicht hat dazu bringen lassen, die Heilgymnastik zu überschätzen. Er gibt auch anderen Mitteln ihr Recht, unter Umständen den Maschinen, den Streckapparaten und dem einfachen Turnen. Die Aeusserungen Sötherberg's, die der Verf. anführt, zeigen deutlich, dass er in Einsicht und medizinischem Wissen weit über Branting steht. Branting ist nicht Arzt, Brouhn auch nicht; in Upsala wird die Gymnastik von zwei Hauptleuten betrieben; in Norrköping Krankengymnastik von einem Lehrer Pohlmann. Der Verf. berichtet:

„Das Institut Sötherberg's zu Stockholm ist das einzige heilgymnastische in Schweden, welches unter ärztlicher Leitung steht, und in diesem einzigen Institute wird allerdings, wie aus dem Angeführten zur Genüge hervorgeht, die Heilgymnastik unter einem anderen Gesichtspunkte aufgefasst, und unterliegt in demselben in ihrer Ausübung so ganz wesentlichen Abänderungen, dass die schwedischen Heilgymnasten in Deutschland, wollen sie anders konsequent an ihren oft wiederholten Glaubenssätzen festhalten, Sötherberg nicht als Heilgymnasten, sein Institut nicht als heilgymnastisches anerkennen können. Auf Seite Sötherberg's aber fand ich alle Männer der Wissenschaft, die es mir vergönnt war, entweder persönlich kennen zu lernen, oder deren Ansicht, theilweise selbst in längeren Aufsätzen, motivirt vorliegt, und von denen ich als solche, deren Namen zum Theil selbst weit über die Gränzen ihres skandinavischen Vaterlandes hinaus bekannt sind, nur nenne: Huss, Retzius, Nymann, van Düben, Sanden u. s. w. Annahmen, wie man hat annehmen wollen, es sei Neid und Missgunst der schwedischen Aerzte, dass Branting, ohne selbst Arzt zu sein, den Professorentitel führt und ärztlich behandelt, — annehmen, es seien so unlautere Motive, die sie in Opposition gegen jenen gebracht und jetzt für Sötherberg gestimmt hätten, das hiesse die Aerzte Schwedens sehr niedrig stellen, das ist eine Anschuldigung, die von allen den obengenannten Männern unbeantwortet bleiben kann."

Nachdem der Verf. noch über Norwegen und namentlich über Christiania berichtet hat, wo ihn die Methode von Kjölstad besonders interessirt hat, fährt er folgendermassen fort:

„Aus dem Wenigen schon, was ich über die Heilgymnastik in Schweden und Norwegen sagen konnte, kann man einige, wie mir scheint, wohlberechtigte Schlüsse auf den Werth der sogenannten schwedischen Heilgymnastik, wie sie in neuerer Zeit in Deutschland aufgetreten ist, ziehen. Absichtlich enthielt ich mich alles Urtheiles über das pädagogische Turnen nach Ling's Systeme, einmal, weil es mir so wenig wie Anderen, die dasselbe in Schweden selber kennen lernen wollten, gelang, etwas daran zu sehen, da es etweder der Jahreszeit oder gerade einfallender Ferien wegen überall ausgesetzt war, anderentheils, weil das schwedische pädagogische Turnen hinlänglich von Sachverständigen besprochen und mit dem deutschen pädagogischen Turnen verglichen worden ist. Dass der Vergleich im Allgemeinen stets zu Gunsten des letzteren ausgefallen, ist eine Thatsache, an deren Bedeutung es nichts ändern kann, wenn neuerer Zeit einige Aufsätze, von denen man wirklich sagen kann: man fühlt die Absicht und ist verstimmt, sich bemüht haben, das Gegentheil darzuthun. Die Stimme der Vertreter der sogenannten schwedischen Heilgymnastik in Deutschland kann hier durchaus nicht in das Gewicht fallen, weil sie meines Wissens mit nur einer einzigen Ausnahme eingestandenermaassen und, wie aus ihren Schriften hundertfach ersichtlich, das deutsche pädagogische Turnen so wenig, wie das Turnen überhaupt, kennen, oder es nur zu kennen meinen, wenn sie wissen, dass sich auf den Turnplätzen Reck, Barren und Pferd findet. Das ist eine sehr traurige Thatsache, die an und für sich geeignet wäre, Misstrauen auch gegen andere Angaben unserer schwedischen Heilgymnasten zu erwecken. Lassen wir darum die pädagogische Gymnastik und kehren wir zur Heilgymnastik zurück". . . . . . .

„Die schwedische Heilgymnastik wurde durch ihre Vertreter in Deutschland als die einzige, auf Anatomie und Physiologie begründete, und darum auch einzig rationelle Gymnastik eingeführt, die, durch die neuen duplizirten und passiven Bewegungsformen und durch spezifische Einwirkung auf die verschiedenen Systeme und Organe des Körpers und auf dessen Funktion zu heilgymnastischen Zwecken sich allein eigne und somit auch allein den Namen „„Heilgymnastik““ verdiene; den in der deutschen Turnkunst meist bräuchlichen aktiven Bewegungen wurde anfänglich nur eine sehr beschränkte und bedingte, später durchaus keine Brauchbarkeit zu Heilzwecken zugesprochen. Wie verhält es sich nun zunächst mit den Bewegungsformen der schwedischen Schule, den Mitteln, durch die sie ihre Zwecke erreichen will? Sind die duplizirten und passiven Bewegungen wirklich neu, noch nicht gekannt und noch nicht angewendet?“

Keinesweges! Der Verf. zeigt nun, wie auch schon beim gewöhnlichen Turnen und namentlich beim Widerstande durch Maschinen und Gewichte überhaupt, bei den Leibesübungen, wie sie zur Stärkung und Kräftigung und zur Beseitigung mancher Krankheiten längst in Deutschland Statt hatten, duplizirte Bewegungen vorhanden waren; auch sogenannte passive Bewegungen: Knetungen, Ziehungen, Reibungen, Drückungen, Walkungen u. s. w. waren im Volke und auch selbst bei Aerzten in Deutschland längst gebräuchlich. Die physiologischen Wirkungen, welche die Enthusiasten der schwedischen Heilgymnastik, wie Herr Neumann, den duplizirten und passiven Bewegungen beimessen, sind Hirngespinnste und auch von klardenkenden Orthopädisten, wie Eulenburg, Richter und besonders von H. W. Berend, der durch seine langjährige und grosse Erfahrung gewiss ein sicheres Urtheil hat, längst in das Reich der Hypothesen und Irrthümer verwiesen. Auch der Verf. dieser Schrift erhebt sich dagegen und verweist auf eine sehr treffende Aeusserung von H. W. Berend in seinem sechsten Berichte über sein Institut (Berlin 1853, 4.). Die Enthusiasten für schwedische Heilgymnastik in Deutschland thun, als ob sie vornehm auf jede wissenschaftliche Kritik hinabschauen, die gegen sie geübt wird. Wo sie nichts zu entgegnen wissen, da wittern sie entweder Feindschaft oder Neid, oder Widerwillen gegen Neues oder behaupten geradezu, sie würden nicht recht begriffen und verstanden. Der Verf. muss ähnliche Erfahrungen gemacht haben.

„Soll, fragt er, die schwedische Heilgymnastik allein das Recht haben, sich der Prüfung ihrer Prinzipien zu entziehen?

Warum sollte man hier schweigen? Haben derartige pathologische Ansichten die anatomisch-physiologische Begründung, welche die deutsche Turnkunst von der schwedischen Heilgymnastik erhalten sollte? Glücklicherweise (??) sind die deutschen „„schwedischen Heilgymnasten““ spezifisch schwedischer geworden, als die Schweden selbst, denn letztere haben, wie ich nachgewiesen, den Standpunkt bereits verlassen, den man jetzt in Deutschland als den Höhenpunkt der Heilgymnastik preist. Branting selbst, Schüler Ling's, obwohl noch vielfach auf des Letzteren Prinzipien fussend, ist doch weit entfernt von der Ueberschätzung der Heilgymnastik, wie sie zu deren eigenem Schaden in unserem Vaterlande heimisch werden sollte“. . . . . .

„Ungleich weiter aber noch von den Ling'schen Lehren abgewichen sind die beiden einzigen Aerzte, die in Schweden und Norwegen die Heilgymnastik betreiben: Sötbering zu Stockholm und Kjölstad in Christiania. Beiden steht, mit einzelnen wenigen Ausnahmen, die ganze ärztliche Welt des skandinavischen Königreiches zur Seite, und unter ihrem ungetheilten Beifalle läugnet der Eine einen grossen Theil der ursprünglich von Ling, zum Theil auch von Branting aufgestellten, jetzt in Deutschland von den spezifisch schwedischen Heilgymnastikern angepriesenen Pathologie und Therapie, während der Andere die schwedische Heilgymnastik für ungenügend erklärt und sich vollständig von ihm abgewendet hat; Beide endlich stimmen darin überein, dass bei Behandlung der so überaus wichtigen orthopädischen Leiden die schwedische Heilgymnastik das bei weitem nicht leisten kann, was sie in Deutschland durch den Mund ihrer begeisterten Anhänger und, setzen wir der Wahrheit gemäss hinzu, einer Anzahl von Spekulanten verspricht, die, wie sie heute zur Fahne der schwedischen Gymnastik schwören, morgen einer jeden anderen folgen würden, die ihnen ein tüchtiges Handgeld und reiche Beute verheisst.“

Wenn die schwedische Heilgymnastik, wie sie in Deutschland auftritt, in ihrer Prätension und Dünkelhaftigkeit nicht abgekühlt oder gedämpft wird, so wird sie bald mit anderer Wundersüchtelei, mit Pietismus und Mystizismus sich verschwägern und eine von den Ausgeburten werden, von denen die Gegenwart schon Makel genug zu tragen hat.

„Man sollte meinen, sagt der Verf., dass jenen erwähnten Thatsachen gegenüber die schwedische Heilgymnastik in Deutschland um so bescheidener und unter um so gewissenhafterer Anerkennung des früher auf heilgymnastischem Gebiete Geleisteten auftreten würde, als sie auch anderwärts sich nicht in der erwarteten Weise aufgenommen gesehen hat.“

Der Verf. zeigt nun, dass weder in Frankreich, noch in England, noch in Russland, noch, wie schon erwähnt, in Skandinavien selber die eigentliche schwedische Heilgymnastik als solche, für sich allein etwas Besonderes geleistet hat, wenigstens nicht viel mehr, als das gewöhnliche deutsche Turnen, und dass sie nur in richtiger Verbindung mit anderen bekannten Heilmethoden und Kurverfahren wirklichen Nutzen schafft.

„Trotz der angeführten Thatsachen, bemerkt der Verf. am Schlusse, hat die schwedische Heilgymnastik von ihrem ersten allgemeineren Auftreten in Deutschland an nur Schmähungen und Gehässigkeiten für neuere Medizin und besonders auch für die frühere Heilgymnastik und Turnkunst und ihre Erfolge gehabt. Vor Allem aber sind es jene Industriellen, Denen ohne Kenntniss sowohl der anatomischen und physiologischen Wahrheiten der neueren medizinischen Schule, als der Heilgymnastik und Turnkunst, es sehr bequem kam, deren Werth schlechtweg auf die Autorität einiger Führer hin läugnen zu können. Sie namentlich waren und sind es, die die verkehrtesten Ansichten über die, ihrer Geldmacherei allerdings höchst gefährliche deutsche Turnkunst in die Welt schickten. . . . . „Für alle Diejenigen, welche, wohl ohne die Sache allseitig genau und in ihren Uebertreibungen und möglichen Konsequenzen zu kennen, die schwedische Heilgymnastik zuerst in Deutschland einführten, wie Alle, welche überhaupt ein warmes Herz für Heilgymnastik haben, Diejenigen miteingerechnet, die auch nur für die schwedische Schule aufrichtig schwärmen, Alle müssen sich von solch' widerwärtig spekulativem Treiben mit Abscheu abwenden. Und dennoch tragen auch hier die meiste Schuld die Häupter der schwedischen Schule, deren einseitiges Erheben und Ueberschätzen ihrer Sache einestheils, eben so einseitiges Verdammen der früheren Heilgymnastik und des deutschen Turnens andererseits natürlich das Signal für ihre Nachbeter wurde, rücksichtsloser noch, weil ohne alle Sachkenntniss, abzuurtheilen. Auf diesem Wege lässt sich für die Sache der „„rationellen Heilgymnastik““ nichts erreichen! So unläugbar durch die schwedische Schule einzelne Krankheitsformen der Heilgymnastik zugänglicher gemacht wurden, die ihr früher fremder blieben, wie einzelne Arten von Lähmungen und Eingeweidebrüche (obwohl Ling letztere nur im Beginne heilen oder wenigstens ihre Ausbildung hindern zu können glaubt und obwohl auch das deutsche Turnen in einzelnen Reck- und namentlich Barrenübungen die Mittel zu ihrer Behandlung hat), so unläugbar ferner einzelne spezielle Krankheitsfälle die Anwendung der früher in beschränkterem Maasse angewendeten passiven und duplizirten Uebungen, entweder allein oder in Verbindung mit aktiven wünschenswerth und erfolgreich machen können, so wenig kann die schwedische Heilgymnastik sich rühmen, etwas durchaus Neues oder auch nur zum Theile Vollendetes gebracht und die frühere Heilgymnastik überflüssig gemacht, oder auch nur ihre Bedeutung vermindert zu haben, so wenig endlich kann sie sich rühmen, über dem deutschen Turnen zu stehen und dessen Werth und Bedeutung in irgend welcher Beziehung beeinträchtigen zu können. Hat daher schon Neumann zu Berlin für sein Institut die Bezeichnung als ein Institut für schwedische Heilgymnastik fallen lassen, weil die Schweden „von der Kultivirung derselben mehr zurückgetreten" seien „und dieselbe namentlich deutschen Aerzten überlassen zu haben scheinen", und hat derselbe dafür das Banner der „rationellen Heilgymnastik" aufgepflanzt, so dürfte es in Zukunft angemessener noch sein, nach H. E. Richter's Vorschlage nur von Heilgymnastik zu sprechen, von einer Heilgymnastik also, die das Gute und Brauchbare sich aneignet, wo es sich findet, und unbekümmert darum, woher es kommt, die ohne Selbstüberschätzung dem bisher Geleisteten gerechte Würdigung zu Theil werden lässt, am wenigsten aber Etwas verdammt, ohne es zu kennen. Das ist der Weg, den Schreiber, H. W. Berend, Richter eingeschlagen, dem Eulenburg in seinem: Versuche einer wissenschaftlichen Begründung der schwedischen Heilgymnastik folgen zu wollen versprach, der Weg endlich, den zu gleichem Ziele von anderem Standpunkte aus Sätherberg geht. Fortbauend auf dem, was bisher geleistet wurde, fussend auf den anatomisch-physiologischen Wahrheiten der deutschen wie der schwedischen Schule, so wird sie erstehen die neue, die echte und rechte „Heilgymnastik."

III. Gelehrte Gesellschaften und Vereine.

Gesellschaft schwedischer Aerzte zu Stockholm.

(Verhandlungen in den Jahren 1851 bis 1854.)

Hartnäckiger Ausschlag nach Vaccination.

Am 2. Februar zeigte Herr Abelin ein zweijähriges Mädchen vor, welches nach der Vaccination im verflossenen Herbste einen eigenthümlichen, allen Mitteln der Kunst trotzenden Ausschlag bekommen hatte. Derselbe fing in Form von Papeln an; diese füllten sich allmählig mit Eiter, hinterliessen einen rothblauen Fleck, der lange verblich und war im Anfange mit starkem Jucken verbunden gewesen. Die Mittel, welche gebraucht wurden, waren: verschiedene Arten Bäder, Aethiops antimon., Leberthran innerlich und äusserlich, Jodkali und gelinde auflösende Mittel. Das Kind, welches früher gesund und gut bei Fleisch gewesen war, war, seitdem der Ausschlag begann, bedeutend abgemagert. Herr A. wünschte den Rath der Gesellschaft über die Behandlung des Falles zu erhalten und zu hören, welcher Natur der Ausschlag sei, und ob derselbe in einem ursächlichen Verhältnisse zur Vaccination stehe? — Herr Malmsten bemerkte, dass die chronischen Ausschläge, welche oft nach der Vaccination entstehen, und wegen welcher diese oft angeklagt wird, wohl weniger auf die Natur des Vaccinestoffes, als vielmehr auf individuellen Verhältnissen des Vaccinirten beruhen dürften. Was den in Rede stehenden Ausschlag anbelangt, so hielt er dafür, dass er nicht syphilitischer Natur sei, sondern seiner Form nach am meisten dem Ekthym gleiche, aber nicht, wie Herr M. Retzius meinte, ein Ecthyma lucidum sei, indem dieses dunkler, blute und bei sehr kachektischen Subjekten vorkomme. Was die Behandlung betreffe, so wollte Herr M., dass zuvörderst untersucht werden möge, ob nicht vielleicht Acari vorhanden seien, zu welcher Vermuthung wohl das Jucken Anlass geben könne, obschon andere Umstände dagegen sprächen. Sollten sich solche Parasiten nicht finden, so riethe er, Chinin mit Rheum und Bäder von Kamillenwasser zu gebrauchen, von welcher Behandlung er oft sehr guten Erfolg gesehen hatte und erst kürzlich sehr bald einen Pemphigus, der bei Kindern nicht selten ist, heilte. Herr Carlsson sah den Ausschlag ebenfalls nicht für syphilitisch oder durch die Vaccine hervorgerufen an, und hatte früher solche Fälle mit Bädern, einer geordneten Diät und Aethiops antimonialis behandelt, auch einige Male Hydrargyr. cum Creta angewendet. — Herr M. Retzius bemerkte, dass die Engländer gegen das Ecthyma lucidum das Antimon mit Resina Guajaci anwenden, und dass er selbst eine glückliche Erfahrung von diesen Mitteln gemacht habe. Herr Gravenhorst hatte einen ganz ähnlichen Fall, der auch nach der Vaccination entstanden war, mit Merkur und Rheum, so wie mit Bädern behandelt, und war der Kranke allmählig besser geworden. — Herr Abelin glaubte nicht, dass der Ausschlag auf Acari beruhe, weil er gleichzeitig am ganzen Körper ausgebrochen sei, und er keine solche bei der Untersuchung habe finden können.

Chloroform bei Konvulsionen der Kinder.

Am 15. April entstand bei Gelegenheit der Mittheilung des Aufsatzes von Simpson über den Gebrauch des Chloroforms bei Konvulsionen der Kinder, bei anderen krampfhaften Krankheiten bei Pneumonie u. s. w. eine Diskussion. — Herr Malmsten glaubte, dass die wohlthätige Wirkung des Chloroforms in Entzündungen auf dem Einflusse desselben auf das Blut beruhe und glaubte, dass es besonders im Krup versucht zu werden verdiene, wenn man nämlich nicht durch die gewöhnlichen Mittel, Brechmittel u. s. w. die Krankheit heben könne. Wenige entzündliche Krankheiten hätten ein so deutlich ausgedrücktes spasmodisches Moment, als der Krup, und könne das Chloroform hier in gleicher Weiser theils als ein Antispasmodicum, theils als ein Alterans des Blutes, und theils durch den direkten Einfluss auf das örtliche Krankheitsprodukt, die Pseudomembran, wohlthätig wirken. — Herr A. Retzius erinnerte an die von Hunter und Paget aufgestellte Ansicht, dass, wenn irgend eines von den vielen Momenten, aus welchen der Entzündungsprozess zusammengesetzt ist, auf irgend eine Weise in seinem normalen Gange gestört wird, der ganze Entzündungsprozess unterbrochen werden könne. Er bemerkte ferner, dass Herr Hamberg angegeben habe, dass nur das in zwei Fabriken zu Edinburg bereitete Chloroform vollkommen gut sei, und dass derselbe das in anderen z. B. deutschen Fabriken bereitete Chloroform mitunter giftig befunden habe. — Herr Berg glaubte, dass die in Simpson's Aufsatze erwähnte grosse Häufigkeit von tödtlichen, nicht von den Nervenzentren ausgehenden, sondern exzentrischen Konvulsionen bei Kindern etwas für England Eigenthümliches sein müsse. Er versicherte, viele spasmodische Affektionen bei Kindern mit tödtlichem Ausgange beobachtet zu haben, dass aber nur eine geringe Zahl exzentrischer Natur gewesen sei. Wenn dieses nun im Allgemeinen für Schweden Gültigkeit habe und wenn das Chloroform nur allein in den nicht immer leicht zu diagnostizirenden Konvulsionen, welche ihren Grad in einer primären Affektion der Nervencentra haben, anwendbar sein sollte, so dürfte der Nutzen dieser Behandlungsweise wohl in Schweden nicht sonderlich gross sein. — Da man inzwischen anführte, dass Entzündung nicht die Anwendung des Chloroforms kontraindizire, sondern dieser Anwendung eine solche Ausdehnung gebe, dass das genannte Mittel fast in allen Blutkrasen gebraucht werden könne, so würde die Erfahrung vielleicht zu ganz entgegengesetzten Resultaten gelangen. Er schenkte nicht blos dem Vorschlage Malmsten's, das Chloroform im Krup zu versuchen, seinen Beifall, sondern versprach auch, das Mittel in anderen Brustkrankheiten, namentlich in der Bronchitis capillaris der Kinder versuchen zu wollen. Er bemerkte noch, dass es sehr merkwürdig sei, dass man das Mittel gegen zwei so ungleiche Krankheitszustände, wie Entzündung und Konvulsion, mit Nutzen gebrauchen könne, indem es im ersten Falle das Blut defibriniren, im zweiten Falle aber eine entgegengesetzte Wirkung haben solle, weil bei Konvulsionen, wenigstens alsdann, wenn sie die Verzweigungen der Luftröhre ergreifen, eine Hyperkarbonisation des Blutes Statt fände. — Herr Santesson und Herr M. Retzius versicherten keine nachtheilige Wirkungen von deutschem Chloroform gesehen und nie eine grössere Quantität desselben zur Hervorbringung der Anästhesie bedurft zu haben.

Karies des Felsenbeines.

Am 20. April theilte Herr Santesson einen Fall von Karies des Felsenbeines bei einem Erwachsenen mit, und bemerkte Herr Malmsten, dass er mit Herrn S. durchaus der Meinung sei, dass man jede Otitis und Otorrhoe sorgfältig beachten müsse, indem dabei leicht Karies des Schläfenbeines und Meningitis entstehen könne. Dergleichen Ohrenkrankheiten seien bei Kindern, und selbst bei sehr jungen Kindern nichts Seltenes und müssten sie bei diesen sehr sorgfältig beachtet werden, denn die Unruhe der Kinder in Verbindung mit Fiebersymptomen beruhe oft auf einem Ohrenleiden, welches nur durch genaue Untersuchung zu entdecken sei. Herr Berg versicherte, dass er im Kinderhause oftmals eine Entzündung des äusseren Gehörganges beobachtet und gefunden habe, dass bei derselben solche intensive Symptome vorkommen können, dass man das Uebel mit einem idiopathischen Hirnleiden verwechseln könne. Wenn kein Ausfluss aus dem Ohre vorhanden ist, so sei die differentielle Diagnose nicht immer leicht, jedoch könnten in solchen Fällen ein gelindes Drücken im Umkreise des Ohres, welches dem Kinde schmerzhaft sei, das Schiefhalten des Kopfes von Seiten des Kindes oder andere instinktartige Bewegungen desselben dem Arzte oftmals den gehörigen Aufschluss gewähren.

Chloroformeinathmung bei Bronchitis, Pneumonie und anderen Krankheiten der Kinder.

Am 27. April erwähnte Herr Malmsten, dass er zwei Fälle von Pneumonie und einen Fall von Bronchitis capillaris durch Einathmungen von Chloroform geheilt habe. Herr Abelin bemerkte, dass er die Inhalationen von Chloroform ebenfalls dreimal bei Keuchhusten junger Kinder versucht, davon aber keine so glücklichen Resultate als Herr M. gehabt habe. Ein Kind mit einer allgemeinen Bronchitis capillaris war nach der ersten Inhalation etwas besser geworden, so dass die Zahl der Athemzüge sich von 152 auf 100 in der Minute verminderte, allein die Krankheit hatte sich wieder verschlimmert, und lief ungeachtet der wiederholten Anwendung des Chloroforms tödtlich ab. Ferner versuchte er das Mittel in 2 Fällen des Keuchhustens; der eine Fall, welcher mit Bronchitis capillaris komplizirt war, lief schnell tödtlich ab; der andere Fall, welcher rein spasmodischer Natur war, schien in den ersten beiden Tagen sich etwas zu bessern, so dass die krampfhaften Anfälle von 32 auf 14 am Tage sich minderten. Am 3ten Tage trat aber gerade unter dem anästhetischen Zustande ein solcher Anfall ein, und nachdem derselbe aufgehört hatte und die Anästhesie anfing nachzulassen, erfolgte ein zweiter Anfall. Herr A. setzte daher den Gebrauch des Chloroforms aus und es starb das Kind bald nachher. Bei den Leichenöffnungen dieser drei Kinder wurden in keinem Falle Kongestion oder eine hypostatische Blutanfüllung im Gehirne und in den Lungen gefunden. Die Inhalationen waren im ersten und letzten Falle gleich nach dem Ausbruche der Krankheit angewendet worden. — Herr Berg bemerkte in Bezug auf den örtlichen Einfluss der Inhalationen des Chloroforms in Pneumonie, dass dieses einen sehr wichtigen Punkt berühre, nämlich die grosse Bedeutung des örtlichen Leidens und die Nothwendigkeit, bei der Behandlung sorgfältig darauf zu achten. Man habe bisher vielleicht, wenn es sich um die Pneumonie handelte, gar zu sehr sein Augenmerk auf die Blutkrankheit gerichtet und die örtliche Affektion weniger berücksichtigt. Es würde daher sehr wichtig sein, wenn fernere Beobachtungen über die Wirkung des Chloroforms in dieser Hinsicht gemacht würden, denn, wenn es festgestellt sei, dass das örtliche Leiden eine grosse Rolle spiele, so müsse man auch der örtlichen Behandlung ein grosses Gewicht zuerkennen. Mit der Beobachtung, welche Herr Malmsten machte, dass die Auskultationserscheinungen kurz vor und gleich nach den Inhalationen verschieden waren, wolle er die Beobachtungen, welche er selbst in einem von den Fällen, die Herr Abelin erwähnte, gemacht habe, vergleichen. Das Kind war sehr heftig von Bronchitis capillaris ergriffen, welche durch die gewöhnlichen Zeichen diagnostizirt wurde, nämlich hurtige Respiration, Husten, kyanotische Farbe, Depressio virium und äusserst schwaches, kaum vernehmbares Vesikulargeräusch u. s. w., Rasseln wurde aber nicht gehört, so dass, wenn ein Sekret vorhanden gewesen, dieses wenigstens nicht beweglich war. Am Tage nach der Anwendung des Chloroforms hörte er überall ein reichliches, subkrepitirendes Rasseln, welches Herr Berg damals nicht der direkten Einwirkung des Chloroforms zuschrieb, nun aber glaubte, dass es, da Herr Malmsten ein Gleiches beobachtete, wahrscheinlich von der Einwirkung des Chloroforms hergerührt haben möge. Vielleicht könne die Indikation für die Inhalationen des Chloroforms so festgestellt werden, dass man es in solchen Krankheiten anwenden solle, in welchen es sich darum handele, ein nicht-bewegliches Sekret flüssig zu machen, sie aber nicht anzuwenden, wenn dieses beweglich sei. — Herr Carlsson erinnerte daran, dass Ramadge schon vor längerer Zeit auf die Wichtigkeit der Anwendung örtlicher Mittel in der Lungenschwindsucht aufmerksam gemacht habe, und dass auch er dieselben anwende. Herr Huss glaubte, dass, wenn eine örtliche Wirkung des Chloroforms sich finde, diese nur Folge der Allgemeinwirkung sei, und dass der Nutzen desselben in entzündlichen Brustkrankheiten theils auf dem Einflusse desselben auf die Blutkrasis, theils auf dem Vermögen, das nervöse Moment zu heben, beruhe. — Herr Malmsten hielt den allgemeinen Einfluss des Chloroforms auf das Blut in diesen Krankheiten für das Hauptsächlichste, glaubte aber doch, dass sich in Leiden der Respirationsorgane sein direkter örtlicher Einfluss auf das Exsudat selbst nicht verkennen lasse.

Meningitis tuberculosa.

Am 27. Juli berichtete Herr Nymann Folgendes über eine von ihm gemachte Obduktion eines Kindes, welches an Meningitis tuberculosa gestorben war. Die Kranke war ein dreijähriges Mädchen, welches von Herrn V. Lundberg behandelt wurde. Es war früher gesund gewesen und erst vor einem Monate fing es an, unruhig, verdriesslich und verstimmt zu werden, worauf nach einigen Tagen die Symptome von Meningitis sich einfanden, welche am 14ten Tage den Tod herbeiführten. Herr N., der die Kranke einmal besucht hatte, fand auch bei derselben das von

Trousseau als konstant für diese Krankheit angegebene Symptom, nämlich eine gemehrte Vaskularität in der Haut sowohl am Rumpfe, als an den Extremitäten, welche Vaskularität sich durch die geeignete Berührung zu erkennen gibt und 20 Minuten bis $^1/_2$ Stunde anhält. Die Obduktion ergab alle die für diese Krankheit charakteristischen Erscheinungen: eine besonders voluminöse Hirnsubstanz, die Gyri abgeplattet und die feinen Häute sehr klebrig und gefässreich und an verschiedenen Stellen an der Stirn fest sitzend. An der Basis cranii, unter dem Chiasma der optischen Nerven fand sich ein gelatinöses Exsudat, welches sich über die Fossa Sylvii erstreckte, in welchem eine Menge kleiner eiterähnlicher Streifen, welche dem Laufe der Gefässe folgten, sich zeigten. Auf dem konvexen Theile der rechten Hemisphäre und in den Foss. Sylvii auf beiden Seiten fanden sich die distinkten Granulationen in der Pia mater, welche die charakteristischen Merkmale der Meningitis tuberculosa bilden. Sie waren klein, spitzig, hart, nicht sehr zahlreich, und waren zerstreut und isolirt. Man hat diese Granulationen für Tuberkeln gehalten, allein unter dem Mikroskope findet man bei denen, die klein sind, keine Tuberkelmaterie, sondern blos verdicktes Zellgewebe und fibroplastische Elemente. Sind sie grösser, wie Nadelköpfe oder Erbsen, so enthält das Innere derselben Tuberkelmaterie und das Aeussere wird von einer fibroplastischen Kapsel gebildet. Dieses gab zu der Vermuthung Anlass, dass das fibroplastische Element die Matrix für die Tuberkelmaterie sei, welches Herr Nymann aber nicht in allen Theilen gelten lassen mag, indem er dreimal kleinere Granulationen fand, welche nur allein aus Tuberkelstoff, ohne eine solche Kapsel bestanden. Er bemerkte, dass man oft auch noch andere dem Aeusseren nach ganz gleiche Granulationen finde, welche sich mit blossen Augen nicht von jenen unterscheiden liessen, welche aber weder Tuberkelmaterie, noch fibroplastisches Gewebe enthalten, sondern aus konkretem Eiter bestehen. Dasselbe Verhältniss soll auch bei den unter der allgemeinen Benennung von Miliartuberkeln in den Lungen vorkommenden Granulationen Statt finden, und hat Herr N. einige Male solche in Erbsengrösse gefunden, die keine Tuberkelmaterie enthielten. Die mikroskopischen Untersuchungen haben aber dargethan, dass die Granulationen, welche bisher für Miliartuberkeln gehalten wurden, nicht immer Tuberkelmaterie enthalten, sondern statt ihrer von einer Menge ungleicher anatomischer Elemente gebildet werden, deren Natur sich nur durch das Mikroskop entdecken lässt. — In den Hirnhöhlen fand sich eine unbedeutende Menge klarer Flüssigkeit. Man hat behauptet, dass das Vorhandensein von Wasser in den Hirnhöhlen das Wesentliche für die erwähnte Krankheit sei, eine Behauptung, welche in neuerer Zeit nicht bestätigt worden ist; dagegen fand man aber immer Exsudat an der Oberfläche des Gehirnes, zwischen den Häuten, sowie eine weisse Erweichung im hinteren Horne der Ventrikel, die so bedeutend ist, dass die Substanz bei der geringsten Berührung auseinander fällt. Eine solche Erweichung breitet sich manchmal über die ganze weisse Substanz aus. So verhielt es sich auch in dem von Herrn N. untersuchten Falle, obschon das Kind noch kurz vor dem Tode in einem gewissen Grade das freiwillige Bewegungsvermögen behalten hatte. Das kleine Hirn war normal. Beide Pleuren waren mit Granulationen übersäet, und einige fanden sich in den Lungenspitzen. Ausserdem wurden auch noch die für diese Art der Meningitis charakteristischen Auftreibungen einer oder einiger Bronchialdrüsen, die mit Tuberkelmasse angefüllt sind, vorgefunden; unter diesen war eine, die die Grösse einer Kastanie hatte und bedeutend grösser als die übrigen war. Auf der Oberfläche der Leber und Milz, und in diesen Organen fanden sich auch viele Granulationen, aber Anschwellung der Mesenterialdrüsen fand man nicht. Die Granulationen der Leber, Milz und Lungen zeigten unter dem Mikroskope fibroplastische Tuberkelmaterie. Diese Erscheinung, welche völlig mit dem übereinstimmt, was Herr N. mehrmals in den Pariser Hospitälern beobachtete, zeigt, dass bei dieser Krankheit eine allgemeine und akute Tuberkelabsetzung in fast allen serösen Häuten Statt findet. — Herr Abelin, der verschiedene Fälle der Art gesehen hatte, hatte auch im Allgemeinen eben solche Erscheinungen bei den Leichenöffnungen, wie sie Herr N. angegeben, gefunden, glaubte aber doch, dass man mit Grund die in den Hirnhäuten vorkommenden Granulationen für Tuberkeln halten könne, selbst wenn es der mikroskopischen Untersuchung bisher nicht gelungen sei, in denselben Tuberkelstoff (corpuscules tuberculeuses) zu entdecken. Da man nicht immer diesen Stoff in den bei Erwachsenen in den Lungen vorkommenden Miliartuberkeln findet, diese pathologischen Gebilde aber nichts desto weniger von unbestreitbarer tuberkulöser Natur sind, so konnte Herr Abelin nicht einsehen, weshalb die in den Hirnhäuten und Lungen der Kinder vorkommenden Granulationen nicht für Tuberkeln gehalten werden sollten, indem sich in solchen Fällen immer Tuberkelmasse in irgend einem Organe, z. B. in den Bronchialdrüsen, fände, und um so mehr, da Herr N. selbst äusserte, dass Tuberkelmasse sich in den Granulationen der Hirnhäute fände, welche eine grössere Entwickelung erreicht hätten. — Was die von Trousseau angegebene vermehrte Vaskularität der Haut anbelange, so hatte Herr Abelin einige Male versucht, auf die von Tr. angegebene Weise die Diagnose ferner zu bekräftigen, hatte aber nicht gefunden, dass die Methode bei jungen Kindern einen besonderen Werth habe. Ergäbe sich die erwähnte Röthe auch bei Versuchen an Kindern, welche an anderen akuten Krankheiten leiden, so fände man dasselbe Verhältniss, und dürfte die Ursache davon in der grossen Sensibilität der Haut der Kinder, welche in den meisten Krankheiten erhöht ist, zu suchen sein.

Perforation des Wurmfortsatzes.

Am 7. September zeigte Herr A. Retzius ein Präparat eines in Folge eines Fäkalkonkrementes perforirten Processus vermiformis bei einem dreijährigen Mädchen vor, welches Dr. C. R. Ackermann zu Strömsholm eingesendet hatte, und theilte folgende ihm von Herrn A. gegebene Krankheitsgeschichte mit. Von den Eltern des Kindes erfuhr Herr A. weiter nichts, als dass dasselbe öfters über Leibschmerzen geklagt habe, die aber vorübergehend gewesen seien, und dass man geglaubt habe, das Kind leide an Würmern. Seine letzte Krankheit begann am Donnerstag Abend mit Erbrechen, Leibschmerzen und gelindem Fieber, welche Erscheinungen am Freitage fortdauerten, am Nachmittage sich aber so verschlimmerten, dass die Eltern zu Herrn A. sendeten. Als derselbe um 10 Uhr Abends in der entfernten Wohnung ankam, war die Krankheit schon so weit gediehen, dass keine Hoffnung zur Rettung des Kindes mehr vorhanden war. Die Extremitäten waren kalt und das Gesicht mit kaltem Schweisse bedeckt; der Puls war klein, schwach und frequent; das Erbrechen dauerte mit derselben Heftigkeit, wie bisher, fort, und war gallig geworden; der Leib war überall beim Drücken empfindlich, jedoch nicht in dem Grade, wie dieses oft bei der Peritonitis der Fall zu sein pflegt. Dieser Umstand, so wie besonders auch das anhaltende heftige Erbrechen, liessen Herrn A. vermuthen, dass eine Gastritis vorhanden sei, jedoch ergab die Obduktion, dass diese Ansicht irrig gewesen sei. Das Kind starb 24 Stunden nach seinem Besuche und bei der $1^1/_2$ Tage später vorgenommenen Obduktion fand er bei Eröffnung der Bauchhöhle alle Eingeweide in der rechten Seite von einem dicken, eiterähnlichen Exsudate überzogen, und den Processus vermiformis perforirt, und in demselben fühlte man ein hartes Konkrement, welches auch noch in dem Präparate gefunden wurde. Alle übrigen Organe waren gesund. — Weil dergleichen Fälle bei Kindern und bei Weibern (?) im Allgemeinen selten vorkommen, so hielt er diese Perforation bei einem 3jährigen Kinde für der Mittheilung werth. — Herr Retzius bemerkte in Hinsicht des Präparates, dass die Häute des Blinddarmes und Proc. vermiformis etwas verdickt wären; das Konkrement hatte die Grösse eines grossen Kirschkernes, war rund, halbweich, und bestand grösstentheils aus feinkörnigem Fette, Epithelialzellen, Gallenzellen und vegetabilischen Fragmenten in dem Zustande, in welchem sie gemeiniglich in den Faeces vorkommen. Die Perforation oder Ruptur hatte nahe am Ende des Processus Statt gefunden, ging queer über die Stelle hin, an welcher das Konkrement belegen war und breitete sich über mehr als den halben Umfang desselben aus. — Herr Santesson bemerkte, dass die von Herrn R. durch das Mikroskop ermittelte Zusammensetzung des Konkrementes besondere Beachtung verdiene, indem die Fragmente von Nahrungsmitteln, welche sich in denselben fanden, andeuteten, dass etwas von dem Darminhalte in den Processus vermiformis gedrungen sei, ein Verhalten, welches sonst niemals Statt finde, weil dieser Processus, der aus einem Aggregate von Drüsen besteht, nur gleichsam einen Anhang des Darmes ausmacht, und scheine dieses zu beweisen, dass hier eine mangelhafte oder krankhafte Thätigkeit in den Wänden des erwähnten Darmanhanges vorhergegangen sein müsse, wodurch die Gegenwart von anderen für diese Stelle fremdartigen Stoffen bedingt worden sei. — Herr Malmsten hält das Präparat für besonders interessant. Unter allen Fällen, die angeführt sind, finde sich keiner, der bei einem so jungen Individuum vorgekommen sei, wie in diesem Falle. Die Angaben über die Zusammensetzung solcher Konkremente seien verschieden; Einige behaupteten, dass sie am häufigsten und hauptsächlich von einem harten Kerne gebildet würden, welches Andere verneint hätten, wie z. B. Volz, welcher anführte, dass er niemals so etwas gefunden habe. Von den Konkrementen, welche

Herr Malmsten gesehen hatte, bestanden einige aus Faeces, andere aber aus Steinbildung. Er glaubte, dass es wohl noch nicht ausgemacht sei, ob nicht der Darminhalt in den Proc. vermiformis dringen könne und bemerkte, dass man bisweilen den Ausführungsgang desselben weit offen stehend, bisweilen aber dicht verschlossen, ja obliterirt gefunden habe, und dass dieses zuletzt genannte Verhältniss die Möglichkeit darzuthun scheine, dass eine Steinbildung aus der Flüssigkeit, welche im Proc. vermiformis abgesondert würde, ebenso wie die Gallensteinbildungen der Galle, allein erfolgen könne, und würde diese Möglichkeit um so wahrscheinlicher, weil man in verschiedenen Konkrementen aus den Proc. vermiformis durchaus keine Spur von Faeces gefunden habe. — Herr Sundewall erinnerte an einen Fall der Art, welcher vor einigen Jahren in der Praxis des Herrn Gravenhorst vorkam und der Gesellschaft mitgetheilt wurde. In diesem Falle machte Hr. S. die Obduktion und fand im Proc. vermiformis einen Ballen von der Grösse einer grossen Erbse, der aus Fäkalmaterie und Ueberresten von Pflanzentheilen bestand. Der Blinddarm war stark von Faeces ausgedehnt und die Verbindung zwischen denselben und dem Proc. vermiformis bedeutend. Er hatte sich die Sache so erklärt, dass, da der Blinddarm manchmal von Faeces ausgedehnt worden sei, so sei etwas von denselben in den Proc. vermiformis gepresst worden und daselbst zurückgeblieben. Dieses Konkrement hatte keinen Kern. Herr Nymann glaubte, die Gegenwart von Faeces im Proc. vermiformis lasse sich so erklären, dass flüssige Fäkalmaterie in denselben gelange, und daselbst in Folge einer Lähmung in den Wänden zurückgehalten und allmählig verhärtet werde.

Merkwürdige Geschwulst am Kopfe eines Kindes, durch Operation entfernt.

Am 28. Sept. theilte Herr Santesson einen ihm zugestellten Bericht des Dr. Björk in Waldemarsvik über eine eigenthümliche Geschwulst, welche derselbe vom Kopfe eines fünf Tage alten Kindes entfernte, mit. Die Geschwulst hatte ihren Ausgangspunkt von der kleinen Fontanelle, welche ungewöhnlich weit und offen war, und über welche sie mit einer ziemlich breiten, aber deutlich begrenzten Basis hinlief. Dem Ansehen nach hatte sie die meiste Aehnlichkeit mit einer Darmschlinge, war blauroth von Farbe und an ihrer Spitze gleichsam schneckenförmig gewunden. Im Umkreise der Geschwulst, besonders über derselben, war die Hautbedeckung deutlich von einer unterliegenden Flüssigkeit angeschwellen. Da keine Symptome eines Hirnbruches vorhanden waren, so entschloss sich Herr B. dieselbe abzuschneiden, weil die Ligatur wegen der breiten *Basis* nicht ohne Schwierigkeit angelegt werden konnte. In der deutlich vorhandenen Grenze zwischen der Geschwulst und übrigen Haut wurde ein kreisförmiger Einschnitt gemacht, und als Herr B. sich überzeugt hatte, dass sich keine Hirnsubstanz vor dem Messer befand, schnitt er die ganze Geschwulst auf einmal weg, wobei eine starke kapillare Blutung entstand, welche, nachdem beständig kalte Kompressen aufgelegt worden waren, nach einer Stunde stand, worauf der Verband angelegt wurde. Als dieser am dritten Tage abgenommen wurde, fand man eine reine Wunde mit gesunden, aber wuchernden Granulationen, welche mit Höllenstein betupft wurden. Das Kind war und blieb ruhig. — Seitdem waren 4 Monate verstrichen, während welchen die Mutter des Kindes täglich die vorhandenen Wucherungen mit Höllenstein betupft hatte, welche bisweilen einschrumpften, wo dann eine klare Flüssigkeit oberhalb der Geschwulst aussickerte und die hier ausgespannte Haut ebenfalls zusammenfiel, später aber bei dem Nachlassen der Aussickerung wieder hervortrat. Als Herr B. seinen Bericht niederschrieb, war die Geschwulst noch bedeutend und liess sich wohl eine Ligatur anwenden; es fand sich aber eine bedeutende Ansammlung von Flüssigkeit, welche die Kopfhaut oberhalb der Exkreszenzen ausdehnte. Die kleine Fontanelle ist gleichweit, ohne Zeichen von einem Interstitium und hatte in beiden Durchmessern etwa 4 bis 5 Zoll. — Herr Santesson hatte diesen Bericht Herrn A. Retzius mitgetheilt und hatte dieser geäussert, dass der Beschreibung nach die Geschwulst viele Aehnlichkeit mit einer Spina bifida und dem Ueberbleibsel einer Encephalocele zu haben scheine. Herr Santesson glaubte aber, die Geschwulst sei eine eigene Kyste oder das, was Chelius einen Wasserbeutel nennt, gewesen, wollte jedoch nichts Näheres darüber bestimmen, indem der Bericht nicht die zu einer näheren Diagnose nothwendigen Aufschlüsse enthalte. — Herr Elliot versicherte, niemals eine solche Geschwulst gesehen zu haben und schlug vor, dass man gegen die noch immer bestehende Wunde den Cauterium actuale anwenden möge. (Die Anwendung des Glüheisens in der Nähe des Gehirnes und auf dem Kopfe eines kaum halbjährigen Kindes dürfte doch wohl sehr gewagt sein und wahrscheinlich die übelsten Folgen haben. Ref.)

Akademie der Medizin zu Paris.

Ueber die Syphilis der Neugeborenen und die Uebertragbarkeit derselben zwischen Säugling und Amme.

Ueber diesen Gegenstand hielt Herr Cullerier, Arzt an der Lourcine, einen Vortrag, den wir mit wenigen Abkürzungen hier wiedergeben wollen. „Ist, fragt er, der Unterschied zwischen primärer und konstitutioneller Syphilis, der sich besonders in den Erscheinungen und der Art und Weise der Uebertragung bei der erlangten Syphilis oder der Syphilis Erwachsener so deutlich kund thut, eben so deutlich und entschieden auch bei der Syphilis der Neugeborenen und Säuglinge? Diese Frage, die nicht nur in praktischer, sondern auch in theoretischer Beziehung von Wichtigkeit ist, bedarf eines genauen Studiums. Herr Cullerier versuchte zuerst die Angaben der wichtigen Autoren historisch zusammenzustellen. Schon Jakob Cataneus, welcher im Anfange des 16. Jahrhunderts schrieb, hat die Syphilis der Säuglinge beobachtet; seine Worte sind: „*Vidimus plures infantulos lactantes tali morbo infectos, plures nutrices infecisse*"; er hat also die Ueberzeugung gehabt, dass Ammen von Säuglingen angesteckt worden seien und alle folgenden Schriftsteller, behauptet Herr C., haben ihm nachgeschrieben, ohne auf die Natur der Symptome eine Rücksicht zu nehmen und so ist die Syphilis der Neugeborenen in den Ruf grosser Kontagiosität gelangt. Zwar habe Cataneus nicht gerade zu der Zeit gelebt, in der die Syphilis in voller Wuth epidemisch herrschte, aber doch kurz darauf, als die Krankheit noch eine Ansteckungskraft besass, mit der ihre heutige Kontagiosität gar nicht mehr verglichen werden kann. Damals genügte die geringste Berührung, selbst das blosse Zusammenwohnen in einem und demselben Zimmer, um die Krankheit von einem Menschen auf den anderen zu übertragen, und es ist daher leicht begreiflich, dass auch diese Ueberpflanzung zwischen Säugling und Ammen damals leicht geschehen musste. In dem Maasse aber, meint Herr C., wie man sich von dieser Epoche der Epidemie immer mehr und mehr entfernt, wird die Ansteckungsfähigkeit auch gemässigter und der Verlauf der Syphilis ruhiger, langsamer und gehaltener. Indessen blieb bis auf Hunter noch eine grosse Verwirrung hinsichtlich der Bedeutung und der Kontagiosität der verschiedenen Erscheinungen, welche die Syphilis in ihrem langen Verlaufe darbietet; zwar hatte man schon seit Fernel die Symptome in primäre und sekundäre unterschieden, aber man hatte deren Charaktere nicht genau definirt. Erst mit John Hunter beginnt die neuere Syphilodologie; sein Werk ist gleichsam der Kanon, auf welchen unsere neue Lehre sich stützt und man kann wohl sagen, dass auch Ricord offenbar seine Ansichten von Hunter entlehnt und dann geistvoll weiter ausgearbeitet hat. Hunter zeigte durch Experiment und genaue Krankenbeobachtung zuerst, dass die Syphilis nicht in allen ihren Perioden ansteckend ist, und dass sie nur in ihrer ersten Manifestation durch Ueberimpfung fortgepflanzt werden kann. Hunter lehrte, dass dasselbe von der Syphilis der Kinder ebenso gelte, wie von der Syphilis der Erwachsenen. Unter seinen Zeitgenossen fand jedoch Hunter mit diesen seinen Behauptungen wenig Anklang und namentlich sind sie hinsichtlich der Syphilis der Neugeborenen ernstlich bestritten worden, wie die Arbeiten von Fagner, Doublet und besonders Bertin erweisen. Nach dem letzt genannten Autor kann ein Kind durch die Brust seiner Mutter oder einer Amme, die an Syphilis leidet, oder durch unreine Küsse syphilitisch angesteckt werden, mögen die Erscheinungen primäre oder konstitutionelle gewesen sein. Diese Uebertragung der Syphilis, sagt Bertin, ist so allgemein erkannt, so einstimmig zugegeben, dass es überflüssig wäre, noch darüber zu sprechen, wenn nicht gerade hier noch die Ansichten Hunter's zu bekämpfen wären. Um den geringen Werth der Experimente zu beweisen, welche Hunter als die Hauptstütze für seine Ansichten aufgestellt hat, bemerkt er, dass er in seinem Hospitale mehrmals versucht habe, frischen Schankereiter zu impfen, und dass er sowohl, wie Bru, damit eben so wenig Erfolg gehabt hat, wie mit Ueberimpfung des Sekretes von konstitutionellen Symptomen. Dem Einflusse der atmosphärischen Luft schreibt er die Schwächung der Ansteckungsfähigkeit des frischen Schankereiters zu, und namentlich betrachtet er den Umstand, dass die

Inokulation nicht auf einen gesunden Menschen, sondern immer nur auf einen kranken gemacht worden, und dass sie nicht mit derjenigen vitalen Reibung oder bedeutenden Aufregung geschehen ist, welche den sogenannten unreinen Beischlaf begleitet.

Endlich bemerkt Bertin, dass aus dem Misslingen der Inokulationsversuche mit dem Sekrete sekundärer syphilitischer Geschwüre noch nicht zu schliessen sei, dass dieses Sekret, auch mit den Lippen oder mit dem Munde in genauen Kontakt gebracht, keine eigentlichen Folgen haben werde. Herr Cullerier giebt zu, dass Bertin die Syphilis der Neugeborenen sehr genau beobachtet und studirt, aber er tadelt, dass er eine gewisse Unklarheit in die schon etwas gelichteten Vorstellungen über den Unterschied der primären und konstitutionellen Syphilis wieder hineingebracht habe. Die Syphilis der Neugeborenen und Säuglinge habe er durchaus nicht hinreichend erörtert und dasselbe gelte von Lagneau, welcher eben solche Ansichten hat. Von den neueren Schriftstellern ist es besonders Cazenave, der diese Lehre von der Ansteckungsfähigkeit zu erweisen sich bemüht, allein seine Theorie wird dadurch zweifelhaft, dass er ausserdem neben dem primären Schanker auch noch die mukösen Tuberkeln für ansteckend erklärt, die er bald für primär, bald für konsekutiv ansieht. Herr C. erwähnt nur noch zweier Autoren, die die Kontagiosität der Syphilis, der Neugeborenen behaupten, nämlich die Herren Bouchut und Bouchacourt, allein er scheint auf die Angaben derselben sehr wenig Werth zu legen. Seiner Ansicht nach bedarf der Gegenstand noch einer sehr genauen Prüfung und er habe nicht angestanden, diese Mühe zu übernehmen.

„Seit sieben Jahren an der Spitze der Klinik der Säuglinge und Wöchnerinnen in der Lourcine stehend, durfte ich, sagte Herr Cullerier, eine so günstige Gelegenheit nicht vorübergehen lassen, um die hier angeregte Frage genauer zu studiren. Ich habe mich diesem Studium, wie dem hinsichtlich mehrerer anderer Punkte der Syphilis mit der vollständigsten Unbefangenheit hingegeben und mich bemüht, von den empfangenen Lehren vollständig abzusehen und nur die ungetrübte Wahrheit in's Auge zu fassen. Mich trieb dazu nicht blos das Interesse für die Wissenschaft, sondern auch die Pflicht der Menschenliebe. Ich hatte nämlich oft gesehen, dass die Verwaltung anscheinend gesunde, aber von syphilitischen Müttern geborene Kinder gesunden Ammen nicht übergeben wollte, um Letztere nicht einer Ansteckung auszusetzen, und konnten nun die eigenen Mütter entweder aus Unlust oder wegen Krankheit nicht selber säugen oder waren sie vielleicht im Wochenbette gestorben, so gingen ihre Kinder auch meistens zu Grunde, weil ihnen die nöthige Nahrung fehlte, indem das sogenannte Päppeln oder künstliche Ernähren in Hospitälern, wo viele Kinder sich befinden, nur sehr schwer und unvollkommen durchzuführen ist. In der That ist eine Rücksichtsnahme der Verwaltung sehr achtbar, weil sie auf eine allgemein angenommene Ansicht sich stützt; wenn sich nun aber zeigt, dass diese Ansicht selber eine irrige ist, so muss sie mit aller Kraft bekämpft werden. Die wissenschaftliche Argumentation reicht dazu allein nicht aus; es bedurfte der positiven Beweise und ich habe mich in den Stand gesetzt, die unter meinen Augen vorgekommenen Fälle zu sammeln und zu ordnen. Die erste Kategorie begreift fünf Fälle von syphilitischen Frauen, deren Kinder gesund geblieben. Von diesen Ammen litt eine an nächtlichem Kopfschmerze, Alopecie, syphilitischer Roseola und sekundären Geschwüren der Mandeln, hatte aber gesunde Brüste. Die zweite litt an mukösen Tuberkeln an der Vulva und dem Rachen; auf der äusseren Haut hatte sie nichts; die Brüste waren auch gesund. Die dritte Frau litt an einer sehr bedeutenden Roseola auf dem ganzen Körper und auf den Brüsten bis zum Hofe der Brustwarzen; zugleich hatte sie muköse Tuberkeln an den Genitalien, eben solche an den Mundwinkeln. Die vierte Frau hatte an verschiedenen Gegenden einen syphilitischen Lichen und an der Basis der Brustwarze ein geschwüriges, muköses Tuberkel, welches den grössten Theil des Hofes einnahm. Bei der fünften Frau war das Angesicht, der Bauch und die Brust mit Ekthympusteln bedeckt; auch die beiden Brüste zeigten solche und an den Brustwarzen waren sie geschwürig und durch das Saugen des Kindes immer mehr aufgerissen worden."

„In zweien dieser Fälle datirte die Syphilis der Mutter schon aus sehr früher Zeit; sie hatte die Krankheit schon zur Zeit der Schwangerschaft, so dass man möglicher Weise einwerfen könnte, es sei nichts Besonderes, dass das Kind, welches schon während des Intrauterinlebens der syphilitischen Infektion ausgesetzt gewesen war, nicht fähig, von einer neuen Infektion heimgesucht zu werden. Dieses würde allerdings den Ideen Ricord's entsprechen, welcher annimmt, dass eine vorhandene oder vorhanden gewesene konstitutionelle syphilitische Behaftung eine zweite nicht aufkommen liest. Es würde dieses auch Manchem als ein Resultat des eigenthümlichen Zustandes gelten, den man in neuester Zeit Syphilisation oder, wie Castelnau will, syphilitische Saturation genannt hat. Aber abgesehen davon, dass diese Ansichten noch nicht durch genügende Thatsachen als vollkommen richtig nachgewiesen sind, ist wohl nicht zu bezweifeln, dass eine dagewesene oder noch vorhandene sekundäre Syphilis keineswegs eine neue Ansteckung von einem primären Symptome verhindert, und dass folglich ein an angeerbter Syphilis leidendes Kind der Ansteckung nicht entgehen werde, wenn das syphilitische Uebel bei einer Säugenden wirklich ein übertragbares ist. Sieht man nicht täglich bei Erwachsenen, die wirklich noch an sekundärer oder tertiärer Syphilis leiden, frische Schanker durch neue Ansteckung entstehen? Gelingt nicht die künstliche Ueberimpfung mit frischem Schankerstoffe bei einem an konstitutioneller Syphilis leidenden Menschen? Wenn dieses aber mit wirklich ansteckenden Schankern sich so verhält, warum sollte das nicht auch mit den konstitutionellen Symptomen der Fall sein, denen man eine besondere und gesteigerte Virulenz zuschreibt?

Kann mir dieser zuletzt angeführte Einwurf zu Gunsten zweier Fälle gemacht werden, so kann ich drei dagegen aufstellen, in denen die Infektion bei den Müttern, nachdem sie ein von jeder angeborenen Syphilis freies Kind geboren hatten, nach der Entbindung stattgefunden hat, und wo doch während der ganzen Dauer der Behandlung der Säugenden, nämlich während einer Zeit von 3 bis 4 Monaten, nicht die geringste Manifestation der Krankheit beim Säuglinge beobachtet wurde, und wo also dieser dem unmittelbaren ansteckenden Kontakte entgangen war. Man könnte freilich noch annehmen, dass die Milch einer solchen syphilitischen Frau die Syphilis zu übertragen im Stande sei, und dass diese Krankheit schon späterhin bei dem Säuglinge sich auf üble Weise äussern werde. Dagegen habe ich nur zu antworten, dass die Infektion eines Kindes blos mittelst der Milch einer an Syphilis leidenden Frau noch erst bewiesen werden muss, trotz der Behauptung mehrerer Autoren, welche lediglich Rosen nachgesprochen haben."

Erster Fall. Frau Remy, 27 Jahre alt, kam am 24. Januar 1850 in die Lourcine. Sie ist seit Oktober 1848, nachdem sie von einem Manne geschwängert worden, der zur Zeit seiner

Verheirathung einen vereiterten Bubo gehabt hat, kränklich gewesen. Sie behauptet, damals an ihren Genitalien nichts Krankhaftes gehabt zu haben; erst gegen Ende ihrer Schwangerschaft habe sie bei'm Urinlassen Schmerzen empfunden und einen reichlichen, purulenten weissen Fluss an sich bemerkt. Als sie das Hospital betrat, hatte sie eine Röthung des ganzen Rachens, muköse Tuberkeln auf den beiden Mandeln, rosenrothe Flecke auf dem Bauche und der Brust, Alopecie, die, ihrer Aussage nach, bald nach der Zeit ihrer Entbindung begonnen hatte, fast konstante Kopfschmerzen und eine sehr deutliche Anschwellung der Halsdrüsen. Sie behauptet, diese Krankheit von einem fremden Kinde bekommen zu haben, welches sie während der Monate November und Dezember 1849 an die Brust genommen hatte. Sie habe aber in derselben Zeit auch ihr eigenes Kind gesäugt, und dieses Kind, welches sie immer mit sich herum getragen, und das zur Zeit der Aufnahme der Frau noch die Brust hatte, ist nie krank gewesen, sondern befand sich sehr wohl. Die Frau wurde mit dem van Swieten'schen Liquor und dann mit Pillen aus gelbem Jodquecksilber behandelt. Am 19. März war die Frau vollkommen geheilt und hatte nur noch etwas Anschwellung des Mutterhalses zurückbehalten, aber ihr Kind ist gross und stark und ist während des Aufenthaltes der Frau im Hospitale niemals krank gewesen.

Zweiter Fall. Frau Galiste wurde am 26. September 1850 in die Lourcine aufgenommen; sie war 22 Jahre und ihr Kind 5 Monate alt. Sie hat ein lymphatisch-sanguinisches Temperament, eine ziemlich kräftige Konstitution, ist in der Provinz geboren und in ihrem 18ten Jahre nach Paris gekommen. Seit ihrem 15ten Jahre war sie regelmässig menstruirt; nachdem sie schwanger geworden, bekam sie im letzten Monate der Schwangerschaft etwas weissen Fluss und wurde am 15. Mai 1850 von einem kräftigen und gesunden Knaben entbunden. Sie blieb darauf in der Maternité als Amme während 6 Wochen nach ihrer Entbindung und dann lebte sie von Neuem mit dem Vater ihres Kindes zusammen. Etwa 3 Wochen, nachdem sie die Maternité verlassen hatte, bemerkte sie einen Ausfluss und ein ziemlich lebhaftes Jucken an der Vulva, dann 3 Wochen später zwei rothe Pusteln an der Vulva. Seitdem litt sie an Kopfschmerz und hatte einige angeschwollene Drüsen am Halse; sie hatte immer ihr Kind gesäugt, das doch nicht im Geringsten erkrankte. Sie berichtete, dass der Mann, mit welchem sie zusammenlebte, während ihrer Abwesenheit einen Schanker und Tripper bekommen habe, wegen dessen er immer in das Hôpital du Midi gegangen war; sie aber hätte vor ihrem Eintritte in die Lourcine keinerlei Behandlung erfahren. In diesem Hospitale bemerkte man an der Frau muköse Tuberkeln an der Vulva, zwei Geschwüre, die Schanker zu sein schienen, auf dem Wege der Vernarbung, und zwei andere Geschwüre mit grauem Grunde, die sehr gross, aber nicht schmerzhaft waren, in den Afterfalten; dabei Anschwellung der Halsdrüsen und Leistendrüsen, Röthe und Trockenheit des Halses. Der Säugling ist kräftig, feist und befindet sich wohl; er hat durchaus keine Spur von Syphilis. — Am 5. Oktober entdeckt man an der Frau eine Ulzeration des Mutterhalses und man kauterisirt sie mit Höllenstein. Die Frau erhält jetzt den van Swieten'schen Liquor. Am 8. Oktober wird er, weil er Magenschmerz macht, durch Jodquecksilberpillen ersetzt. Die mukösen Tuberkeln an der Vulva sind fast ganz verschwunden, die Schanker vernarbt, der Hals roth, aber ohne Ulzeration oder muköse Tuberkeln. Am 15. Oktober ist der Mutterhals oberflächlich ulzerirt und etwas geschwollen; die mukösen Tuberkeln an der Vulva nur noch wenig vorhanden. Am 19. Oktober ist auf der linken Mandel eine geringe Ulzeration zu bemerken; kurz, es zeigen sich alle Zeichen einer vollständigen, jedoch auf dem Wege der Heilung befindlichen Syphilis. Das Kind aber ist immer gesund geblieben.

Im dritten Falle war es eine 24 Jahre alte Wäscherin, welche in ihrer Ehe 4 Kinder gehabt hat, von denen das erste an Krämpfen gestorben, die anderen drei aber gesund gewesen sind. Das jüngste Kind, das mit im Hospitale war, war 6 Monate alt und zeigte bei der aufmerksamsten Untersuchung keine Spur von Syphilis. Die Frau selber erzählt, dass sie einen Monat lang ein fremdes, sehr schwächliches Kind an der Brust gehabt habe, welches jedoch weder äusserlich, noch im Munde irgend krank gewesen. Diesem Kinde schiebt die Frau ihre Krankheit zu, wegen der sie das Hospital betrat. Die Krankheit bestand in einem indurirten Schanker an der Spitze der linken Schamlippe, in Leistendrüsenanschwellung, mukösen Tuberkeln an der Vulva und am After, syphilitische Roseola auf dem Körper, einem kleinen mukösen Tuberkel im Mundwinkel und Alopecie mit angeschwollenen Halsdrüsen. Die Syphilis war also nicht zu bezweifeln; die Frau behauptete aber steif und fest, dass sie ihre Krankheit von dem fremden Säuglinge bekommen, und dass sie während dieser ihrer Krankheit mindestens 20 Mal mit ihrem Ehemanne Umgang gehabt, welcher, genau untersucht, durchaus gesund war, aber läugnet, mit ihr auch nur ein einziges Mal zu thun gehabt zu haben, während sie krank war. Er sagt seiner Frau im Gegentheile in's Gesicht, dass der fremde Säugling nur ein Vorwand sei, und dass sie von einem anderen Manne angesteckt worden. Genug, die Frau ist syphilitisch, ist es schon seit 2 Monaten gewesen, wird einer Merkurialkur unterworfen und verlässt, vollkommen geheilt, das Hospital nach etwa drei Monaten. Ihr Kind war und blieb vollkommen gesund.

Der vierte Fall betraf die Frau eines Schäfers aus der Nähe von Paris, die, immer gesund und kräftig, mit Feldbau sich beschäftigte; ihrer Aussage nach hat sie die Syphilis, wegen der sie in's Hospital kam, von einem Säuglinge bekommen, der ihr von Paris zugeschickt worden, und den sie 6 Wochen gesäugt habe. Sie hatte frische, oberflächliche Schanker an der Vulva, von denen einige schon vernarbt waren, angeschwollene Drüsen in der Leiste, an der rechten Brustwarze ein mukösen Tuberkel mit harter Basis und einen syphilitischen Papelausschlag. Ihr eigenes Kind, das 10 Monate alt war, und welches sie mitgebracht hatte, war von ihr fortwährend gesäugt worden und durchaus frei von jeder Spur von Syphilis. Nach mehreren Wochen verliess sie, grösstentheils geheilt, das Hospital, das Kind blieb immer gesund.

Der fünfte Fall betraf eine 22 Jahre alte Näherin, die blond war und etwas schwächlich aussah. Sie hatte bei ihrer Aufnahme kleine Pusteln mit breiter Basis auf dem ganzen Körper und besonders auf dem Antlitze und auf Brust und Bauch; die Brustwarzen waren von kleinen, oberflächlichen Geschwüren umgeben. Ihrer Angabe nach war sie während ihrer ganzen Schwangerschaft gesund und ihre Krankheit sei erst einen Monat alt. Fortwährend säugte sie ihr Kind, das auch nicht die geringste Spur von Syphilis zeigte, obgleich die Brustwarzen, an denen es sog, geschwürig waren. Die Frau wurde geheilt, nachdem sie zuerst van Swieten'schen Liquor und dann Jodquecksilberpillen bekommen hatte; ihr Kind war auch späterhin immer gesund geblieben.

Die zweite Kategorie begreift 10 Fälle, in denen die Säugenden Mütter gesund geblieben sind, obwohl die Säuglinge syphilitisch waren. In 4 von diesen Fällen hatten die Kinder ausser anderen Symptomen allgemeiner Syphilis auch muköse Tuberkeln an den Lippen und eines davon sogar solche auch auf der Zunge und ein anderes zugleich eine chronische Coryza mit sehr reichlicher Sekretion. Die Säugenden hatten auch nicht die geringste Exkoriation oder Röthe an ihren Brüsten bekommen. In diesen 4 Fällen waren es die eigenen Mütter, welche ihre Kinder säugten. Im ersten Falle war die Mutter nie syphilitisch gewesen und bei dem Kinde brach die Krankheit erst hervor, als es 8 Monate alt war. Im zweiten Falle war die Mutter während der Schwangerschaft und des Säugens auch ganz gesund, aber drei Jahre vorher syphilitisch gewesen; an ihrem Kinde brach die Krankheit hervor, als es drei Wochen alt war. Im dritten Falle war die Mutter auch 3 Jahre vor der Schwangerschaft syphilitisch gewesen, hatte aber nach deren Heilung keine Spur Syphilis mehr gehabt; beim Kinde brach die Krankheit hervor, als es 8 Monate alt war. Im vierten Falle war die Mutter, wie sie angab, nie syphilitisch gewesen, aber auch ihr Mann habe nie Syphilis gehabt; an ihrem Kinde brach die Syphilis hervor, als es etwa 6 bis 7 Monate alt war.

Auch die drei folgenden Fälle sind der Erwähnung werth. Eine ganz gesunde Frau, die nie krank gewesen, kam vor 17 Monaten mit einem todten Kinde nieder, welches schon lange abgestorben zu sein schien. Sie wurde zum zweiten Male schwanger und gebar ein gesundes und kräftiges Kind, welches anfänglich künstlich gefüttert und dann einer Amme übergeben wurde. Bei dieser wurde es aber elend und schwächlich, bekam Affektionen des Mundes und Erythem zwischen den Hinterbacken. Es wurde der Amme fortgenommen und von der eigenen Mutter gesäugt, die noch Milch hatte. Einen Monat darauf betrat die Frau mit dem Kinde das Hospital und es zeigte sich, dass letzteres vollkommen syphilitisch war. Die Mutter fuhr fort, das Kind zu säugen, ohne im Geringsten von Syphilis behaftet zu werden. Das Kind wurde einer spezifischen Kur unterworfen und geheilt. — Im zweiten Falle war die Mutter ganz gesund und auch der Vater soll nie syphilitisch gewesen sein. Das Kind aber war syphilitisch und zwar brach die Krankheit hervor, als es $4^1/_2$ Monate alt war. Eine Wärterin, der das Kind anvertraut gewesen, soll an Syphilis gelitten und das Kind angesteckt haben;

die Mutter säugte das Kind während der ganzen Dauer der Behandlung und blieb gesund.

„Alle die hier erzählten Fälle, sagt Hr. Cullerier, die sehr genau beobachtet und während einer ziemlich langen Zeit sehr aufmerksam verfolgt worden sind, beweisen sehr peremtorisch die Unübertragbarkeit der sekundären Symptome zwischen Säuglingen und Säugenden. Für eine Frage von solcher Bedeutung ist diese Zahl von Fällen vielleicht noch gering, aber ihre Wichtigkeit liegt darin, dass viele Autoren, welche die Frage ebenfalls speziell behandelt haben, auf eine eben solche Zahl sich stützen. Ich hätte die Freundlichkeit von Kollegen und klinischen Assistenten in Anspruch nehmen und die von ihnen gesammelten Fälle in eine sehr grosse Zahl zusammenfassen können, aber ich habe nur diejenigen geben wollen, die ich selber erlebt habe, und für die ich die volle Verantwortlichkeit übernehmen kann. Indessen gibt es gewisse Data, die ich jedenfalls mittheilen muss, da sie durch die Art und Weise, wie sie gesammelt worden sind, eine besondere Wichtigkeit erlangen. So hat Nonat, der bei'm Ammenbüreau der Hospitalverwaltung angestellt gewesen ist, an 4000 Säuglinge an sich vorübergehen sehen, von denen viele deutlich syphilitisch waren, ohne dass die Mütter, von denen sie gesäugt worden, im Geringsten von der Krankheit heimgesucht zu sein schienen.

Auch Natalis Guillot hat, seitdem er am Findelhause angestellt ist, schon in einer grossen Zahl von Fällen die vollständigste Immunität zwischen syphilitischen Kindern und gesunden Ammen beobachtet. Liest man Bertin, Gilbert und mehrere andere Autoren, welche die Ansteckungsfähigkeit der sekundären Syphilis behaupten, so wird man finden, dass sie unter den Fällen, die sie zum Beweise für sich anführen, auch immer noch einige haben, bei denen die Immunität zwischen Amme und Kind sich deutlich darthut. Die anderen Fälle, die als bestimmtere Beweise dienen sollen, lassen, wenn man sie genauer ansieht, auch Zweifel genug übrig. So z. B. berichtet Bertin, dass in einem Falle, welchen er lang und breit erzählt, um zu beweisen, dass ein Kind seine Amme anstecken kann, es der Speichel gewesen sei, wodurch die Ansteckung bewirkt worden, das Kind nichts an den Lippen, im Munde oder am Halse gehabt habe; indessen ergibt sich, dass dieses Kind höchst wahrscheinlich Schanker gehabt habe, welcher durch eine Verwandte, die an Syphilis litt, übertragen worden; allein, da die Mutter, die das Kind säugte, später konstitutionelle Symptome bekam und das Kind ebenfalls solche darbot, so hat man ohne Weiteres angenommen, dass die konstitutionelle Syphilis sich übertragen habe, und man vergass oder übersah die vorangegangenen Schanker des Kindes; man vergass ferner, zu untersuchen, ob nicht zur Zeit, als das Kind den Schanker hatte, die Mutter irgend eine Exkoriation oder eine wunde Stelle an der Brustwarze gehabt hat, durch welche das Gift in ihren Organismus eingeführt worden sein konnte. Und diesen Fall, der in seinen wichtigsten Punkten ungenau ist, will Bertin geradezu als einen Beweis zur Geltung bringen, der im Stande sei, das ganze Hunter'sche Lehrgebäude von der Syphilis umzustürzen. Diese Lehre aber hat sich nicht nur immer mehr begründet, sondern sich auch dadurch erweitert, dass das, was bei Hunter nur im Keime vorhanden war, nun fast vollständig zur Reife gebracht worden ist. Es ist in der That überraschend, dass trotz dessen in neuester Zeit dieselben Einwürfe wieder erhoben worden sind, und dieselben Thatsachen zu ihrer Unterstützung sich wieder geltend gemacht haben. Es bedarf eines neuen Kampfes gegen dieselben, und wenn ich diesen Kampf aufnehme, so ist es blos die Gewalt der Wahrheit, die mich dazu treibt."

„Man hat Fälle vorgebracht, in welchen mit Bestimmtheit die Ansteckung der Kinder durch die Ammen, oder der Ammen durch die Kinder behauptet worden ist, und wo ich dennoch, wenn ich auch das Gegentheil nicht nachweisen konnte, keine positiven Beweise für die Ansteckung vorfand. Eines Tages wurde ich in der Lourcine angegangen, einer Frau ein Attest auszustellen, die Abends vorher aufgenommen worden war, und welche behauptete, von einem Säuglinge angesteckt worden zu sein. Sie wollte auf Grund dieses Attestes eine Entschädigungsklage gegen die Angehörigen des Säuglinges einreichen. Ich untersuchte die Frau und fand den Hof um beide Brustwarzen mit konfluirenden mukösen Tuberkeln bedeckt. Auf mein Befragen, woher das Uebel gekommen sei, gab die Frau an, dass sie 14 Tage lang einem fremden Kinde, welches inzwischen in Folge von Syphilis gestorben sei, die Brust gegeben hätte. Ich begnügte mich am ersten Tage anscheinend mit dieser Antwort. Am Tage darauf fragte ich die Frau von Neuem aus; ich erhielt dieselbe Antwort. Sie hatte, wie sie angab, nichts weiter an ihrem Körper; sie war verheirathet und versicherte, dass ihr Mann, der ihr vor Kurzem beigewohnt, keine Spur von Syphilis hätte. Auch an diesem Tage zögerte ich mit meinem Ausspruche, und bei fernerem Examen der Frau erlangte ich immer mehr die Ueberzeugung, dass sie mich täuschte. Bei der dritten Visite endlich entschloss ich mich, die Genitalien der Frau zu untersuchen, und was fand ich? Einen Schanker, der fast vernarbt war, an den Schamlefzen eine beträchtliche Drüsenanschwellung und auf dem Bauche und auf der inneren Fläche der Oberschenkel die prächtigste syphilitische Roseola. Jetzt sagte ich der Frau gerade in's Gesicht, dass sie mich belöge, und ich traf sogleich alle Anstalt, über den Gesundheitszustand ihres Ehemannes Auskunft zu erlangen. Es ergab sich, dass dieser Mann im Hospitale in der Klinik von Ricord sich befand und an einem indurirten Schanker litt. Hier zeigte sich also der Zusammenhang ganz deutlich: Es war eine Ansteckung zwischen Mann und Frau durch primäre Syphilis erfolgt, und bei letzterer hatte sich konstitutionelle Syphilis entwickelt; von einer Ansteckung der Frau durch ihren in Pflege genommenen Säugling war also weiter nicht die Rede, und endlich gestand auch die Frau selber ein, dass sie mich habe täuschen wollen, um eine Entschädigung durch die Eltern des Kindes zu erlangen. Solche Fälle kommen ganz gewiss häufig vor; nur hat man nicht immer Gelegenheit, genau die Quelle der Ansteckung zu ermitteln. In 2 Fällen, wo die Frauen an allgemeiner Syphilis litten, die von ihnen gesäugten Kinder aber gesund blieben, fand ich bei ersteren die Spuren vorhanden gewesener Schanker."

„Im Monat Juni 1850 brachte man mir ein 6 Monate altes Kind, das ulzerirte muköse Tuberkeln an den Genitalien und an den Leistenfalten hatte, und ausserdem auf dem mittleren Theile der Unterlippe ein ziemlich tiefes, scheckiges, halb in Vernarbung begriffenes Geschwür darbot. Sonst war das Kind ziemlich gut bei Kräften und seit 2 Monaten, seitdem es an Syphilis gelitten hatte, war es nicht abgemagert. Seine Amme, ein Mädchen vom Lande, etwas lymphatisch, hatte an der rechten Brust um die Brustwarze herum einen charakteristischen indurirten Schanker, eine beträchtliche Anschwellung der Achseldrüsen und rosenrothe Flecke auf der Brust, dem Bauche und den Oberschenkeln. An den Geschlechtstheilen war das Kind gesund. In diesem Falle war es keinem Zweifel unterworfen, dass das Kind die Amme angesteckt hatte, um so mehr, als die Eltern desselben einräumten, es sei schon krank gewesen, als es der Amme übergeben worden. Hier schien nun Alles dafür zu sprechen, dass die konstitutionelle Syphilis des Kindes ansteckend gewesen sei und einen indurirten Schanker an den Brüsten der Amme zu erzeugen vermocht habe."

„Indessen war mir das Geschwür, welches das Kind an seiner Unterlippe hatte, gar nicht so angethan, dass ich es für ein Symptom konstitutioneller Syphilis halten konnte; es hatte verhärtete Ränder und einen speckigen Grund und die nächstgelegenen Drüsen waren angeschwollen. Auch war die Syphilis dem Kinde erweislich nicht angeboren; seine Eltern waren nie syphilitisch gewesen, und es war schon von zwei Ammen gesäugt worden, ohne eine von ihnen angesteckt zu haben. Aus allen diesen Umständen bin ich zu dem Schlusse geneigt, dass es eine frische Syphilis am Kinde gewesen, welche dasselbe mehrere Wochen nach seiner Geburt erlangt und auf die Amme übertragen habe. Dazu kommt noch ein Umstand, welcher meinem Schlusse viel Gewicht gibt: Der Vater des Kindes nämlich war Unteroffizier, die Mutter aber Schenkmädchen bei der Kaserne und die Soldaten hätschelten und spielten mit dem Kinde, indem sie sich darüber neckten, wer der Vater desselben sei. Sehr wahrscheinlich ist das Kind von einem der Soldaten geküsst worden und hat auf diese Weise an seiner Lippe einen Schanker bekommen."

Herr Cullerier erzählt noch einen anderen Fall, wo ebenfalls eine Ansteckung zwischen Säugling und Amme, von konstitutionellen Symptomen des ersteren ausgehend, erfolgt zu sein schien, und wo sich späterhin ziemlich deutlich ergab, dass die Amme frische Syphilis mitgebracht und dieselbe auf das Kind übertragen hatte, und dass dann bei beiden Individuen zur Zeit, als Herr C. sie sah, konstitutionelle Symptome sich entwickelt hatten. Herr C. glaubt nun nach allem Dem zu dem Schlusse kommen zu müssen, dass bei der Syphilis der Kinder beinahe genau dieselben Gesetze obwalten, wie bei der Syphilis der Erwachsenen, d. h. dass nur die primäre Syphilis ansteckend oder übertragbar ist, nicht aber die konstitutionelle Syphilis.

Western Medical and Surgical Society in London.

Ueber die Behandlung der Gefässmuttermäler durch Brechweinstein.

Nach einem Hinblicke auf die verschiedenen Verfahrungsweisen zur Beseitigung der Gefässmuttermäler bemerkt Hr. Cumming, dass die Methode am sichersten zum Ziele führe, welche darauf ausgeht, eine Entzündung in diesen Gefässgeschwülsten zu erzeugen. Die Entzündung müsse aber von der Art sein, dass Eiterung darauf folgt. Hodgson habe bekanntlich durch Vaccination diese Geschwülste zu beseitigen versucht, aber der Erfolg ist nicht sicher genug; es haben sich wohl zwei oder drei Vaccinepusteln gebildet, und bei ganz kleinen Geschwülsten haben sie auch genügt; bei grösseren Geschwülsten aber haben sie nur eine partielle Obliteration bewirkt und den Grund des Tumors unverändert gelassen. Viel wirksamer zeigt sich die Anwendung des Brechweinsteins. Ein 9 Monate altes Kind hatte an der rechten Schläfe ein sehr bedeutendes Gefässmuttermaal; die Ränder und eine kleine Partie in der Mitte des Tumors waren durch Vaccination geheilt worden, aber ein grosser Theil des Maales blieb unverändert und gab zu gefährlichen Blutungen Anlass. Druck, Kälte und adstringirende Wässer wurden vergeblich angewendet. Hr. C. entschloss sich, den Brechweinstein anzuwenden, in der Hoffnung, dass die durch denselben erzeugten Pusteln viel energischer wirken werden, als die Vaccinepusteln. Eine Drachme Galbanumpflaster, mit fünfzehn Gran Brechweinstein gemischt, auf Leder gestrichen, wurde auf das Maal aufgelegt. Am dritten Tage hatte es etwas Entzündungsröthe bewirkt, ohne dass das Kind Schmerz zu empfinden schien. Am siebenten und achten Tage zeigten sich Pusteln auf dem Tumor, aber das Pflaster wurde nicht weggenommen, sondern nur fester angedrückt. Am neunten Tage wurde es entfernt; die Pusteleruption war sehr bedeutend entwickelt; die Pusteln bersteten, wie gewöhnlich, es bildete sich ein Schorf, der Schorf stiess sich ab und nun zeigte sich eine Geschwürsfläche, die kräftig granulirte und schnell vernarbte. In acht anderen Fällen brachte dieses Verfahren denselben guten Erfolg; nur in einem Falle war die Kur eine partielle; aber der Tumor sass hier so nahe am Winkel des Auges, dass das Pflaster nicht gehörig angewendet werden konnte. In den geheilten Fällen waren die Narben kaum sichtbar.

Ueber die Anwendung des Goldes bei der Skrophulosis.

Herr Chatterley hatte schon einmal Gelegenheit, über diesen Gegenstand sich vernehmen zu lassen; jetzt theilt er folgenden Fall mit:

Ein 6 Jahre altes Mädchen, sehr abgemagert, hatte Anschwellungen der Hals- und Gekrösdrüsen und ein kachektisches Ansehen. Merkurialien, Antimonialien und Antiacida waren dem Kinde verordnet worden, ohne ihm viel zu nützen, bis sich Herr Ch. entschloss, das Aurum natronato-muriaticum zu versuchen. Nach drei Tagen bekamen die Ausleerungen eine bessere Beschaffenheit. Eine Entzündung der Augen, die sich bis dahin nicht verlieren wollte, verschwand, die Drüsenanschwellungen nahmen ab und der ganze Zustand besserte sich dermaassen, dass das Kind nach sechswöchentlicher Behandlung nichts weiter nöthig hatte. Das Goldpräparat wandte Herr Ch. in folgender Weise an: Er liess $^1/_{24}$ Gran, mit etwas Althäazucker gemischt, dem Kinde auf die Zunge einreiben und zwar mittelst eines mit weichem Leder überzogenen Hölzchens. Diese Einreibung geschah ein Mal täglich vor dem Mittagessen. — Später versuchte Herr Lane dasselbe Mittel im St. Mary's Hospitale und zwar bei einem Knaben, der sehr skrophulös war und ein Hüftgelenkleiden hatte. Er verordnete ihm $^1/_{12}$ Gran Aurum natronato-muriaticum, drei Mal täglich auf die Zunge einzureiben. Nach 14 Tagen aber musste damit aufgehört werden, weil Entzündung des Magens einzutreten drohte. Das Mittel schien gut gethan zu haben. — Es wurde auch bei einem anderen skrophulösen Kinde versucht, hatte auch einigen Erfolg, musste aber ebenfalls wegen des Eintrittes von entzündlichen Symptomen ausgesetzt werden. Herr Ch. glaubt, dass in diesen letzteren Fällen das Mittel zu stark angewendet worden sei; es dürfe nicht höher, als zu $^1/_{24}$ Gran, ein-, höchstens zweimal täglich, angewendet werden. Durch Einreibung auf die Zunge wirke es alterirend, ohne so herabzusetzen, wie der Merkur, und scheine demnach bei kachektischen, skrophulösen Kindern sehr passend zu sein. Vielleicht ist das Goldcyanür, wie Herr Ch. glaubt, für die Anwendung noch geeigneter; es käme auf den Versuch an.

Royal Society in London.

Ueber die Surrogate des Leberthranes, und namentlich über die Benutzung des Kokosnussöles statt desselben.

Herr Th. Thompson suchte in der Sitzung vom 27. April 1854 zu erweisen, dass der Leberthran zwar nicht vom Mandelöle oder Olivenöle ersetzt werden könne, wohl aber vom Kokosnussöle. Erstere beide Oele haben bei seinen Versuchen im Hospitale für Brustkranke nichts geleistet. Die Versuche bestanden darin, dass die Kranken vor und nach längerem Gebrauche der Oele sowohl als des Leberthranes gewogen und die Differenzen des Gewichtes in's Auge gezogen wurden, und dass ferner einige Tropfen Blut vorher und nachher von demselben Kranken untersucht wurden. Das angewendete Oel war das reinste Kokosnussöl oder vielmehr das reine Elain, welches aus dem im Handel befindlichen aus Ceylon und von der Malabarküste kommenden Kokosnussöl bereitet wurde. Dieses im Handel befindliche Oel wurde durch Behandlung mit einem Alkali und durch Auswaschung mit destillirtem Wasser behandelt. Das Elain brennt mit schwacher, blauer Flamme, da es nur ein geringes Quantum Kohlenstoff enthält und sehr schwer trocknet. Die Untersuchung des Blutes der Kranken geschah mit grosser Sorgfalt vom Herrn D. Campbell und ergab Folgendes:

		Rothe Blutkörperchen	Fibrin
Erstes Stadium, vor dem Gebrauche des Leberthranes	männliche	129,26	4,52
	weibliche	116,53	13,57
Erstes Stadium, nach dem Gebrauche des Leberthranes	männliche	141,53	5,00
	weibliche	136,47	4,70
Drittes Stadium, nach dem Gebrauche des Leberthranes	männliche	138,74	2,23
Drittes Stadium, nach dem Gebrauche des Kokosnussöles	männliche	139,95	2,31
	weibliche	144,94	4,61.

Royal medico-chirurgical Society in London.

Skrophulöse Karies des linken Astragalus, Ausschneidung, Heilung mit Bildung eines frischen Gelenkes.

Herr Statham, Wundarzt am Hospitale des University-College, theilt folgenden Fall mit: Heinrich C., 5 Jahre alt, von skrophulösem Habitus, seit der Geburt einer Schwäche des linken Fussgelenkes unterworfen, bekam Weihnachten 1851 eine Anschwellung unterhalb und an der äusseren Seite der Ferse, gegen welche Blasenpflaster angewendet wurden. Seit dem Mai 1852 war er im Hospitale; es hatte sich zuletzt Eiter um das Gelenk gebildet, die Haut brach auf und es erzeugten sich Fistelgänge, durch welche eine Sonde bis zum Astragalus geführt wurde, der kariös war. Am 27. August 1852 wurde der Kranke chloroformirt und der kariöse Knochen weggenommen. Es geschah dieses mittelst eines 3 Zoll langen Einschnittes parallel an dem äusseren Rande der Streckschnen der Zehen, und mittelst eines zweiten Schnittes, der ihn auf dem Rücken des Fusses im rechten Winkel traf; der Knochen wurde in seinem Halse durchsägt, vom Os calcis losgelöst und entfernt und hierauf eine passende Schiene angelegt. Der Fall verlief glücklich und der Operateur, der einige Bemerkungen daran knüpfte, glaubt, dass die Operation auf diese Weise noch nie gemacht worden sei. — Herr Solly erklärt, dass er wohl ähnliche Fälle gesehen habe, dass er es aber nicht für nöthig hielt, den ganzen Astragalus zu entfernen, sondern dass nur der kariöse Theil weggenommen zu werden brauche. In dem von Statham mitgetheilten Falle sei das Gelenk selber nicht affizirt gewesen, und es konnte wohl mit einer geringeren Entfernung der kranken Knochenportion Heilung erreicht werden; wenigstens habe er bei einem Knaben auf diese Weise den besten Erfolg erreicht. Bei der Operation, wie sie Herr St. gemacht hat, mussten wichtige Sehnen durchschnitten werden, was sehr wohl unterbleiben konnte. — Herr Copland, der den weggenommenen Knochen gesehen hat, erklärt, dass er ganz kariös gewesen und Herr Quain, der den Knaben nach der Heilung sah, fand das Resultat sehr befriedigend. — Herr Fergusson spricht sich dahin aus, dass die Chirurgie heutigen Tages den Grundsatz festhalten müsse, vom Gesunden so viel zu erhalten wie möglich. In dem mitgetheilten Falle war allerdings der grösste Theil des Astragalus krank, aber man hätte sich begnügen können, dieses Krankhafte wegzunehmen und den gesunden Rest stehen zu lassen. — In der weiteren Diskussion wird besonders hervorgehoben, dass bei skrophulöser Karies die Wegnahme einer blosen Portion des Astragalus oder irgend eines anderen kurzen Knochens nicht so gut sei, als wenn der ganze Knochen herausgehoben wird, und dass man jedenfalls nicht eher operiren dürfe, als bis die Konstitution durch innere Behandlung eine Verbesserung erfahren hat.

Ueber die Behandlung der seitlichen Krümmungen der Wirbelsäule mittelst eines neuen Apparates.

Herr Broadhurst leitet die Seitenkrümmung der Wirbelsäule von folgenden Ursachen her: 1) von Hypertrophie gewisser Muskeln; 2) von Atrophie; 3) von Muskelkrampf; 4) von Erschlaffung und Ausdehnung der Intervertebralbänder; 5) von Rhachitis; 6) von einer Längenverschiedenheit beider Beine; 7) von einer Differenz in der Geräumigkeit beider Brusthälften und 8) von angeborenen Defekten. Er bemüht sich, zu zeigen, dass in den meisten Fällen eine konsekutive Neigung der Wirbelsäule in Folge der primären Krümmung derselben eintrete, und dass zur Heilung der hieraus entspringenden Deformität mechanische Mittel durchaus nöthig sind. Nachdem er die Formveränderungen geschildert hat, welche die in der Verkrümmung begriffenen Theile erleiden, kommt er darauf hinaus, dass ein Druck auf die Konvexität der Kurve eher nachtheilig, als vortheilhaft sei, dass vielmehr eine streckende oder dehnende Kraft auf die Konkavität in der Art wirken müsse, um die Krümmung gleichsam auseinander zu biegen. Der Apparat, welchen Hr. Br. dazu empfiehlt, besteht in einem um das Becken gelegten Gurte, auf welchen Krücken sich stützen, die bis in die Achselgruben reichen, und die oben so verbunden sind, dass ein zweiter Gurt, welcher sie oben zusammenfasst, auf das obere Ende der primären Kurve wirkt. Es entsteht auf diese Weise ein vollständiges Stützwerk für den Rumpf. Hinten ist noch eine Art Hebel mit einer Pelotte angebracht. Ohne Abbildung ist die Beschreibung nicht verständlich. Aus letzterer lässt sich nur so viel entnehmen, dass Hr. Br. in den Fällen, wo die Seitenkrümmung der Wirbelsäule in einer zu weit gehenden Neigung der primären Kurve besteht, einen Apparat anwendet, welcher vorzugsweise dahin strebt, von der konkaven Seite aus die Krümmung zu dehnen oder gleichsam gerade zu biegen. Im weiteren Verlaufe der Diskussion erklärt er, dass ein Druck auf die Konvexität der Krümmung die Wirbelkörper mehr zusammendrücke und an einander quetsche und dadurch das Uebel noch verschlimmere. Auch habe gerade dieser Druck auf die Konvexität eine Rotation der Wirbelsäule um ihre Achse verschuldet. Man habe eine ganz falsche Vorstellung, wenn man die Wirbelsäule als eine krumme Ruthe ansieht, die man gerade zu biegen habe. Einen gekrümmten Stab oder eine krumme Ruthe kann man allerdings auf eine Platte legen mit der Konkavität nach unten und durch einen Druck von oben auf die Konvexität den Stab gerade machen, allein der Stab oder die Ruthe ist eine stetige Masse, von einem Ende bis zum anderen von gleicher Solidität; die Wirbelsäule aber ist gegliedert. Die kurzen Wirbelkörper sind durch Zwischenknorpel und Bänder mit einander verbunden; diese Verbindungen sind die nachgiebigen oder elastischen Theile, wogegen die Wirbelkörper gar keine Elastizität besitzen. Angenommen nun, dass die so gestaltete Wirbelsäule eine schnurgerade Richtung habe, so dass alle Wirbelkörper genau senkrecht auf einander sitzen, so wäre immer noch fraglich, ob es, wenn solche Wirbelsäule eine Krümmung erfahren hätte, rathsam wäre, auf die Konvexität dieser Krümmung zu pressen, zumal wenn die Krümmung mit ihrer Konvexität nach Hinten oder nach der Seite zu steht; der Druck würde zunächst auf die Fortsätze oder Wirbelringe wirken; die Wirbelringe sind aber in einander gefugt und durch elastische Bänder mit einander verbunden. Der Druck würde also höchst wahrscheinlich nur auf diejenigen Wirbel sich beschränken, auf die gerade gedrückt wird; seine Wirkung würde sich aber den Enden der Kurvatur nicht mittheilen und die Folge würde sein, dass die gedrückten Wirbel sich noch mehr verschöben. Nun ist aber die Wirbelsäule nicht einmal eine schnurgerade Ruthe, sondern sie hat ihre natürlichen Krümmungen; die Wirbelkörper stehen also nicht senkrecht auf einander, sondern bald mehr, bald weniger gegen einander geneigt. Erfährt nun eine abnorme Krümmung dieser Säule einen Druck von aussen auf ihre Konvexität, so kann die Wirkung dieses Druckes noch weniger nach den Enden der Kurvatur hin sich äussern; es tritt entweder gar keine Wirkung ein, oder die Wirkung besteht in grösserer Verschiebung der Wirbelkörper und folglich in Verschlimmerung der Deformität. Eine Dehnung der Krümmung von ihren beiden Endpunkten aus wird viel eher zum gewünschten Ziele führen, da dann die Bänder wenig mitzuwirken haben.

IV. *Das Wissenswertheste aus den neuesten Zeitschriften und Werken.*

Ueber die Behandlung der Chorea durch Blasenpflaster.

Herr Delaharpe in Lausanne ist, wie er in der Gazette hebdom. de Médecine vom 19. Januar 1855 mitgetheilt, durch drei Fälle auf die vorerwähnte Behandlungsweise aufmerksam geworden; diese drei Fälle finden sich in der medizinischen Zeitung des Vereines für Heilkunde, 1847 Nr. 34, und sind von Dr. Vandesleben in Stromberg beobachtet worden. Schon einige Jahre vorher und dann wieder im Jahre 1850 hat Dr. Jenni in Ennede, im Kanton Glarus auf den Nutzen der Blasenpflaster gegen den Veitstanz aufmerksam gemacht, und Herr Delaharpe hat Gelegenheit gehabt, durch mehrere Beobachtungen von der grossen Wirksamkeit derselben zu überzeugen. „Ich verfahre, sagt er, auf folgende Weise: ist der Veitstanz, was doch fast immer der Fall zu sein pflegt, an einer Seite des Körpers heftiger, als an der anderen, so wähle ich zur Anlage des ersten Blasenpflasters das Bein der am meisten ergriffenen Seite. Hier lege ich das Blasenpflaster unterhalb der Tuberosität der Fibula, wie bei der Ischias; darauf lege ich ein zweites Blasenpflaster auf den Arm, und zwar unterhalb des Ansatzes des Deltoideus (ungefähr da, wo gewöhnlich vaccinirt wird). Diese Blasenpflaster lasse ich liegen, bis die Blase vollkommen gebildet ist; dann nehme ich die Haut ab und verbinde die Stellen, wie man gewöhnlich zu thun pflegt. Meistens erzeugt das erste Pflaster eine Verdoppelung der Anfälle, aber diese Wirkung dauert nicht an, und am zweiten oder dritten Tage findet man, dass die Veitstanzbewegungen sehr nachlassen, und zwar nicht nur in dem Gliede, welches das Blasenpflaster getragen hat, sondern auch in den anderen Gliedmassen. Nach zwei oder drei Tagen lasse ich jedesmal die Blasenpflasterstelle eingehen oder sobald sie zu eitern aufgehört hat.

Dann setze ich sogleich ein zweites Blasenpflaster dicht daneben. Die Wirkung des letzteren ist noch auffälliger, als die des ersteren Blasenpflasters, denn oft haben schon am sechsten oder siebenten Tage alle krampfhaften Bewegungen sich verloren. Die Kur ist nun vollendet und es bleibt nur noch übrig, mit dem allgemeinen Zustande des Kranken sich zu beschäftigen. Ist der Veitstanz intensiver oder älter, so wird oft noch ein drittes Blasenpflaster nothwendig; ich setze es dann in den Nacken. Ist der ganze Körper überall auf gleiche Weise vom Veitstanze ergriffen, so setze ich das erste Blasenpflaster auf die eine Seite, das zweite auf die andere Seite des Körpers und das dritte in den Nacken. Selten bin ich genöthigt gewesen, bei dieser Kur mich auch noch der antispasmodischen Mittel zu bedienen. Je magerer und schwächer die Kinder sind, desto wirksamer zeigt sich die krampfstillende Eigenschaft der Blasenpflaster. In den seltenen Fällen, wo die Kranken stark und von guter Muskulatur sind, ist der Erfolg weniger sicher. Ich habe jetzt einen Uhrmachergehülfen von kräftiger und guter Konstitution zu behandeln, bei dem die Blasenpflaster nur eine vorübergehende Besserung bewirkt haben. Ich habe in den von mir behandelten Fällen die Blasenpflaster nicht immer in Zirkelform angewendet, wie es Vandesleben empfiehlt. Ich fand, dass ein gewöhnliches Blasenpflaster von 9 bis 10 Centimeter im Quadrate vollkommen genügt. Daneben eine gute Diät, Bewegung in freier Luft und Beseitigung aller Geistesarbeiten. Zur Nachkur, je nach Umständen, Leberthran, Eisen, Chinin, Analeptica." — Im Allgemeinen ist diese Kur besonders indizirt bei'm Veitstanze der Kinder, weniger bei Erwachsenen.

Uebergang der katarrhalischen Entzündung des äusseren Gehörganges auf die hintere Wand des Ohres, Karies und Affektion des kleinen Gehirnes.

Ein kleines, $3^1/_2$ Jahre altes Mädchen wurde vom Herrn Toynbee am 6. Dezember 1848 in Kur genommen. Nach Angabe ihrer Mutter war die Kleine immer kränklich gewesen; als sie 5 Monate alt war, bekam sie einen dicken, rahmigen Ausfluss aus dem linken Ohre, der zwar nur sparsam, aber sehr stinkend war. Die Kleine klagte nicht über Schmerz, sondern nur über Jucken im Ohre. Im November 1848 hörte der Ausfluss auf; es folgte heftiger Schmerz im Ohre und oberhalb des Mastoidfortsatzes zeigte sich eine Anschwellung, welche die Ohrmuschel etwas vortrieb. Dazu gesellte sich grosse Unruhe und Delirium. Bei der Untersuchung erschien die Haut im äusseren Gehörgange geröthet, von dem Epithelium entblöst, glatt, aber nicht ulzerirt; die Haut war dicker, als gewöhnlich, so dass der Gehörgang nur $^1/_2$ seines gewöhnlichen Kalibers darbot; das Paukenfell fehlte. Die Geschwulst fluktuirte, wurde geöffnet und entleerte etwa ein Weinglas voll sehr stinkenden Eiters. Durch die Abszessöffnung hindurch fühlte man den Mastoidprozess und den Schuppentheil des Knochens rauh und kariös. Leinsamenkataplasmen wurden verordnet. — Am 9. Dezember stellte sich wieder ein sehr reichlicher Ausfluss ein; der Schmerz und die Anschwellung hatte sich bis zum Unterkiefer ausgedehnt, so dass das Kind nur eine kurze Zeit den Mund offen halten konnte. Am 14. hörte der Ausfluss auf; Kopfschmerz und Unruhe nahm bedeutend zu; dazu gesellten sich Delirien und unter fortwährenden Gehirnsymptomen starb das Kind am 29. im hohen Grade abgemagert. —

Bei der Leichenuntersuchung fanden sich die Gehirnhäute gesund. Die Seitenhöhlen des Gehirnes enthielten ungefähr $^1/_2$ Unze vollkommen klaren Serums. Auf dem Gehirne sowohl, als nach der Entfernung desselben bemerkte man nichts Krankhaftes; die Dura mater und die Arachnoidea waren, selbst am oberen Theile des linken Felsenbeines, ganz gesund. Erst bei Entfernung des Tentorium zeigte sich die linke Hemisphäre des kleinen Gehirnes viel weicher, als gewöhnlich, und die mit der hinteren Fläche des felsigen Theiles des Schläfenbeines in Kontakt stehende Portion war dunkel gefärbt und sehr weich, und bei vorsichtiger Hinwegnahme konnte man erkennen, dass diese Portion auf zwei Oeffnungen im hinteren Theile des seitlichen Sinus auflag und von diesem Sinus nur durch die verdickte Arachnoidea und Pia mater geschieden war. Ein beträchtliches Gefäss der Pia mater, gegenüber der Oeffnung, war von einem festen und dicken Thrombus ausgedehnt. Die vordere häutige Wand des seitlichen Sinus fehlte; der an dem Sulcus lateralis im Mastoidfortsatze angrenzende Knochen war kariös; der Sinus selber mit einer dunkelfarbigen, eiterigen Masse angefüllt, auch in den Jugularvenen fand sich Eiter. Die den äusseren Gehörgang auskleidende Haut war weich, angeschwollen und dunkelroth; sie war von ihrem Epithelium entblöst und unter ihr, nach hinten zu war Eiter abgelagert, welcher sie vom kariösen Knochen schied. Das Paukenfell fehlte, aber in der Paukenhöhle war nichts Krankhaftes. Der Knochen war nach vorne zu bis zur Wurzel des Prozessus zygomaticus und bis zur Gelenkgrube für den Unterkiefer kariös; nach oben und hinten erstreckte sich die Karies etwa $1^1/_4$ Zoll weit bis fast zum Rande des Scheitelbeines; an einigen Stellen war nur die äussere Tafel des Knochens kariös; an den anderen erstreckte sich die Karies bis zur Diploë und auch wohl bis zur inneren Tafel.

Interessant ist dieser Fall durch den Fortschritt der Krankheit von Aussen nach Innen, wovon man sich deutlich bei genauer Besichtigung des Knochens überzeugen konnte. Die Krankheit war von dem entzündeten, äusseren Meatus und zwar von seiner inneren Membran ausgegangen und deutlich nach Innen auf den seitlichen Sinus in das kleine Gehirn vorgeschritten und mag dieser Fall zur Warnung dienen, um katarrhalische Entzündungen des Ohres bei Kindern und namentlich chronische, stinkende Ohrenflüsse bei denselben mit grosser Aufmerksamkeit zu beobachten und jedenfalls in der Prognose sehr behutsam zu sein. Die anscheinende Geringfügigkeit des eiterigen Ohrenflusses bei Kindern und die Abwesenheit alles Schmerzes und aller Gehirnerscheinungen darf nicht verleiten, das Uebel so leicht zu nehmen.

Register zu Band XXIV.

(Die Ziffer bezeichnet die Seite.)

JOURNAL

FÜR

KINDERKRANKHEITEN.

Unter Mitwirkung der Herren

DD. Barthez, Arzt am Hospital St. Marguerite zu Paris, **Berg,** Medizinalrath u. Professor der Kinderklinik zu Stockholm, **Hauner,** erster Arzt der Kinderheilanstalt zu München, **Mauthner von Mauthstein,** Ritter u. Direktor des St. Annen-Kinderhospitales zu Wien, **Rilliet,** dirigirender Arzt d. Hospitales zu Genf, **Stiebel,** Geheimerath, Direktor des Christ'schen Kinderhospitales in Frankfurt am Main, **Weisse,** Staatsrath, Ritter u. Direktor des Kinderhospitales zu St. Petersburg, und **Ch. West,** erster Arzt des Kinderspitales in Great-Ormond-Street zu London,

herausgegeben

von

Dr. Fr. J. Behrend, u. **Dr. A. Hildebrand,**

prakt. Arzte und Mitgl. mehrerer gel. Gesellschaften. — k. Sanitätsrathe und prakt. Arzte in Berlin.

Band XXV. **(Juli — Dezember 1855.)**

ERLANGEN. PALM & ENKE.
(Adolph Enke.)
1855.

Druck von Junge & Sohn in Erlangen.

Inhaltsverzeichniss zu Band XXV.

I. Abhandlungen und Originalaufsätze.

Seite

Seite

II. Klinische Vorträge und Berichte.

III. Gelehrte Gesellschaften und Vereine.

IV. Verschiedene Mittheilungen und Notizen.

V. Neueste medizinische Literatur.

Seite

JOURNAL FÜR KINDERKRANKHEITEN.

Jedes Jahr erscheinen 12 Hefte in 2 Bdn. — Gute Originalaufsätze üb. Kinderkrankh. werden erbeten u. nach Erscheinen jedes Heftes gut honorirt.

Aufsätze, Abhandl., Schriften, Werke, Journale etc. für die Redaktion dieses Journales beliebe man derselben od. den Verlegern einzusenden.

[BAND XXV.] ERLANGEN, JULI u. AUG. 1855. [HEFT 7 u. 8.]

I. Abhandlungen und Originalaufsätze.

Mittheilungen aus dem Gebiete der Kinderheilkunde, von Dr. R. Küttner, Arzte der Kinderheilanstalt zu Dresden.

1) Ueber den Kropf bei Kindern.

Die chronische Anschwellung der Schilddrüse, Struma lymphatica, hat nicht blos wegen ihres störenden Einflusses auf die äussere Form des Halses, so wie auf die Funktionen des Athmens und Kreislaufes, sondern als endemisches Leiden wegen ihrer Verbindung mit dem Kretinismus die ärztliche Aufmerksamkeit vielfach in Anspruch genommen. Umfangreiche Forschungen sind über die ursächlichen Verhältnisse ihrer auffallenden Häufigkeit in einzelnen Gegenden und Länderstrichen angestellt worden, ohne dass es jedoch bis jetzt gelungen wäre, zu sicheren Resultaten darüber zu gelangen. Bald hat man die Feuchtigkeit der Luft und des Bodens, bald den Mangel an Sonnenlicht, bald ein an Kalk- und Magnesiasalzen reiches Trinkwasser, bald wieder den Genuss des beinahe chemisch reinen, gefrorenen Schnee- und Gletscherwassers, bald eine vorwaltend aus groben mehligen Stoffen bestehende Nahrung, bald endlich die Sitte des Tragens schwerer Lasten auf dem Kopfe oder vieles Bergsteigen als veranlassende Momente des endemischen Kropfes bezeichnet. Alle diese Einflüsse mögen ihren Antheil daran haben, und der eine hier, der andere dort das ungewöhnlich häufige Auftreten der Schilddrüsenanschwellung vermitteln, allein dass dieselbe Erscheinung auch unabhängig von den genannten

Schädlichkeiten und zwar wenigstens an einzelnen Orten in ziemlicher Verbreitung vorkomme, und dass ihr demnach hier noch ein anderes ursächliches Moment zum Grunde liegen müsse, dafür haben uns die Wahrnehmungen im Kreise unserer Kinderheilanstalt einen unwiderlegbaren Beweis geliefert.

Innerhalb eines 20jährigen Zeitraumes kamen nämlich unter 13,120 Kranken 148 Individuen (unter Ausschluss von 9 Rückfälligen) wegen mehr oder minder ausgebildeter einfacher Kropfgeschwulst in unsere Behandlung, die sich nach Alter und Geschlecht folgendermaassen vertheilten:

im	3. Lebensjahre	standen	1	(1	Mädchen	—	Knaben)
„	4.	„	„	6	(1	„	5 „)
„	5.	„	„	7	(6	„	1 „)
„	6.	„	„	5	(1	„	4 „)
„	7.	„	„	5	(4	„	1 „)
„	8.	„	„	8	(4	„	4 „)
„	9.	„	„	10	(8	„	2 „)
„	10.	„	„	9	(8	„	1 „)
„	11.	„	„	19	(16	„	3 „)
„	12.	„	„	22	(17	„	5 „)
„	13.	„	„	27	(24	„	3 „)
„	14.	„	„	23	(16	„	7 „)
„	15.	„	„	6	(3	„	3 „)
				148	(109	Mädchen	39 Knaben).

Nach dieser statistischen Zusammenstellung gehört mithin der Kropf bei Kindern in Dresden durchaus nicht zu den ganz seltenen Vorkommen, indem sich das numerische Verhältniss der daran Leidenden zu der Gesammtzahl der Kranken wie etwa 1 zu 88 verhielt oder über $1^1/_2$ pr. C. betrug.

Indess scheint sich derselbe vor Ablauf des 2. Lebensjahres nur wenig bemerkbar zu machen, da die jüngste unserer Kranken bereits $2^1/_2$ Jahre zählte. Nur in einem einzigen Falle versicherte die Mutter eines einzigen strumösen Mädchens, dass das Uebel schon von Geburt an wahrgenommen worden sei. Selbst in den nächstfolgenden 6 Jahren (dem 3. bis 8. Lebensjahre) ist uns das Leiden auffallend, nämlich um mehr als das Dreifache seltener vorkommen, als in der späteren 6jährigen Periode (vom Beginne des 9. bis zum Ablaufe des 14. Lebensjahres), indem die Zahl der Kranken aus ersterer 32 (17 M. 15 K.), aus letzterer dagegen 110 (89 M. 21 K.) betrug. Das im 15. Lebensjahre wahrnehmbare rasche Sinken dieses Zahlenverhältnisses in der Tabelle darf jedenfalls als ein blos scheinbares bezeichnet werden, indem, da die Anstalt nur Kranke bis zum Austritte aus der Schule annimmt, die Zahl der Hülfesuchenden aus diesem Lebensalter nothwendig überhaupt eine viel geringere wird.

Von wesentlichem Einflusse auf die Häufigkeit des Kropfes stellte sich uns unverkennbar das Geschlecht dar, denn von sämmtlichen derartigen Kranken waren fast drei Viertheile Mädchen. Dieses Verhältniss war aber wiederum nach den verschiedenen Altersstufen ein wesentlich verschiedenes, in so ferne bis zum Ablaufe des 8. Lebensjahres beide Geschlechter ein fast gleich grosses Kontingent stellten (17 M. 15 K.), von da an dagegen das weibliche Geschlecht beinahe um das Vierfache (92 M. 24 K.) überwog.

Dieses Alles zusammengenommen scheint die chronische Anschwellung der Schilddrüse, obgleich bisweilen schon in früheren Jahren vorkommend, doch namentlich gern eine Begleiterin der Pubertätsentwickelung bei Mädchen zu sein, und wohl in einem sympathischen Verhältnisse mit der in diese Periode fallenden Ausbildung der Brustdrüsen zu stehen. Aus ganz gleichem Grunde sieht man ja auch während der Schwangerschaft so häufig Kröpfe sich ausbilden oder bereits vorhandene grösser werden und nach erfolgter Entbindung freiwillig wieder abnehmen. Ebenso erkannten die alle Störungen der Körperform scharf beobachtenden Alten in einem Dickerwerden des Halses ein Merkmal der Defloration und eingetretenen Konzeption, wie dieses z. B. die Verse Catull's andeuten:

Non illam nutrix orienti luce revisens
Hesterno collum poterit circumdare filo.

Epithal. Pelei et Thetidos. 377.

Uebrigens spricht auch der Umstand, dass Rückfälle der Schilddrüsenanschwellung nur bei Mädchen mit ihrem Eintritte in die Jahre der Pubescenz zu unserer Beobachtung kamen, für die Wahrscheinlichkeit obiger Vermuthung. Ob auch bei Knaben ein solcher Einfluss der Geschlechtsreife auf die Schilddrüse stattfinde, darüber liefert die Tabelle keinen entscheidenden Nachweis, und konnte ihn wegen des späteren, die Aufnahme in unsere Anstalt ausschliessenden Eintrittes dieser Lebensperiode bei dem männlichen Geschlechte auch füglich nicht liefern. Jedenfalls aber dürfte hier das numerische Verhältniss ein wesentlich niedrigeres sein, als bei Mädchen.

Dass diese Form des Kropfes nur als eine Begleiterin der skrophulösen Dyskrasie anzusehen, und in dieser Beziehung auf gleiche Linie mit der Anschwellung z. B. der Lymphdrüsen des Halses zu stellen sei, scheint nach den in der Kinderheilanstalt gesammelten Beobachtungen nicht wahrscheinlich. Allerdings sind bei sehr vielen der unsere Hülfe in Anspruch nehmenden Kinder stärker oder schwächer ausgeprägte Spuren desselben zu finden, was man ohne scharfe nosologische Begrenzung als „lymphatischen" oder „skrophulösen" Habitus zu bezeichnen pflegt, allein dieses war keineswegs bei den Kröpfigen in besonders stark hervortretender Weise der Fall. Im Gegentheile ist nur bei 10 derartigen Kranken (7 M. 3 K.) angemerkt, dass sie skrophulös, und bei 5 (3 M. 2 K.), dass sie rhachitisch gewesen seien, während eine grosse Anzahl derselben blühend, kräftig und frei von allen weiteren krankhaften Erscheinungen war. Ausserdem spricht gegen die behauptete Identität der strumösen Hypertrophie mit skrophulöser oder tuberkulöser Infiltration wohl auch die mit den Mondphasen wachsende und abnehmende Grösse der Kropfgeschwulst sowie die Art ihrer Weiterentwickelung, welche nie zur Erweichung, wie bei Tuberkeln, oder zur Abszessbildung, wie in skrophulösen Drüsen, sondern zur Entstehung von Cysten führt, so dass nur der endliche Ausgang in Verknöcherung oder Verkreidung ihnen gemeinschaftlich bleibt. Es ist mithin wohl anzunehmen, dass die chronische Anschwellung der Schilddrüse nicht in einer wesentlichen und ausschliesslichen Kausalverbindung mit der Skrophelsucht stehe, und dass folglich die Bezeichnung als „Struma scrophulosa" keine richtige sei.

Eine für die Aetiologie dieses Leidens gewiss sehr beachtenswerthe Erscheinung ist es dagegen, dass 83 der Kranken, mithin mehr als die Hälfte, aus den in das Flussgebiet der Weisnitz (eines kleinen, unmittelbar unterhalb Dresden in die Elbe mündenden Flüsschens) gehörenden Stadttheilen, nämlich aus dem unteren Theile der Wilsdruffer Vorstadt und aus der Friedrichstadt stammten, ja dass bei mehreren derselben die Aeltern ausdrücklich erklärten, es sei die Umfangzunahme der Schilddrüse erst seit dem Umzuge in diese Stadttheile an den Kindern bemerkbar geworden. Noch deutlicher gibt sich das häufigere Vorkommen des Struma im Weisnitzgebiete dann zu erkennen, wenn man deren prozentisches Verhältniss zu den Kranken überhaupt in's Auge fasst. Nach einer Zusammenstellung sämmtlicher innerhalb 8 Jahren in die Kinderheilanstalt aufgenommenen Kranken wohnten

im Weisnitzgebiete 1401, unter ihnen 55 Strumöse,
in der übrigen Stadt 1843, „ „ 46 „

Während sich demnach das Verhältniss der Kranken überhaupt aus dem Weisnitzgebiete zu denen aus der übrigen Stadt wie 7 zu 9,25 verhielt, war das der Strumösen dort und hier wie 7 zu 6. Am auffallendsten zeigte sich übrigens diese Erscheinung bei kleineren Kindern bis zum Schlusse des 6. Lebensjahres, indem von den 9 Mädchen dieses Alters 6, von den 10 Knaben 7 die genannte Gegend bewohnten.

Es stellt sich mithin, worauf schon Iphofen in seiner Schrift über den Kretinismus aufmerksam macht, auch bei uns unverkennbar eine Art endemisches Auftreten des Kropfes dar, dem nothwendig lokale Ursachen zum Grunde liegen müssen. Welcher Art dieselben jedoch seien, hat bis jetzt noch nicht ermittelt werden können. Allerdings sind die genannten Stadttheile als die am meisten stromabwärts gelegenen auch die niedrigsten, allein der Unterschied mit den höher liegenden Theilen, der Altstadt, Pirnaer und Seevorstadt, ist in dieser Beziehung so unbedeutend — die grösste Differenz beträgt nach E. J. J. Meyer's Angabe (Versuch einer mediz. Topographie und Statistik der Haupt- und Residenzstadt Dresden, 1840) nur 14 Fuss —, dass ihm unmöglich ein so auffälliger Einfluss zugeschrieben werden kann. Eben so wenig lässt sich die Schuld dem Wasser beimessen, indem das weiche Wasser mit nur sehr wenigen Ausnahmen in der ganzen Stadt Weisnitz- oder Elbwasser ist, das Brunnenwasser aber nach Meyer gerade im Weisnitzgebiete eher ärmer an erdigen Salzen als in der übrigen Stadt, dagegen verhältnissmässig etwas eisenhaltiger erscheint. Endlich sind die Strassen und Wohnungen in diesen Stadttheilen weder lichtärmer noch feuchter, als anderwärts, sondern eher das Gegentheil, auch die Beschäftigungsart und Lebensweise der Bewohner in keiner Weise durch besondere Eigenthümlichkeiten ausgezeichnet. Vor der Hand muss es daher genügen, die Thatsache selbst festgestellt zu haben, während die Ermittelung ihrer Ursachen weiteren Forschungen vorbehalten bleiben möge. Uebrigens ist, Gottlob, mit dem häufigeren Vorkommen des Struma im Weisnitzgebiete Dresdens keine Spur von Kretinismus vergesellschaftet.

Die von uns gegen den Kropf eingeschlagene Behandlung und deren Erfolge anlangend, so erzielten wir die Beseitigung oder wesentliche Besserung der Anschwellung bei 122 (92 M. 30 K.)
dagegen mussten ungeheilt entlassen werden 12 (8 „ 4 „)
u. sind ohne Nachweis des Erfolges weggeblieben 13 (9 „ 4 „).

Rückfälle kamen nur 9 und zwar bis auf einen 11 jährigen Knaben sämmtlich bei Mädchen während des Beginnes der Pubertätsperiode zur Beobachtung.

Unser Heilverfahren bestand fast immer in der gleichzeitigen oder aufeinander folgenden Anwendung der Jodkaliumsalbe und des Clarus-Mead'schen Kropfpulvers (Spongiae ustae part. jj., Nitri dep., Magnes. carbon., Sacch. albi aa. part. j.) täglich zu 2 bis 3 Kaffeelöffeln. Die in der Regel durch genaue Messung kontrolirte Abnahme der Anschwellung trat meist schnell, innerhalb weniger Wochen ein und erfolgte da, wo dieses nicht der Fall war, gewöhnlich nur unvollständig oder gar nicht. Nachtheilige Einwirkungen unserer Behandlungsweise auf das Gesammtbefinden, mochte dieselbe nun erfolgreich sein oder nicht, wurden nie beobachtet.

2) Ueber chronische Kopfausschläge bei Kindern.

Kopfausschläge sind ein Leiden, das zwar kein Lebensalter verschont, aber doch vorzugsweise Kinder heimsucht. Auch im Wirkungskreise unserer Kinderheilanstalt hat sich diese Wahrnehmung bestätigt, denn unter 13000 Aufgenommenen kamen 489 derartige Kranke (mithin 1 auf 26,5 oder beinahe 4 p. C.) zur Behandlung.

Dem Alter und Geschlecht nach vertheilten sich dieselben in folgender Weise:

unter 1 Jahr alt waren				58	(25 M.	33 K.)
zwischen	1	und	2 Jahren alt waren	87	(45 „	42 „)
„	2	„	3 „ „ „	78	(43 „	35 „)
„	3	„	4 „ „ „	59	(35 „	24 „)
„	4	„	5 „ „ „	33	(21 „	12 „)
„	5	„	6 „ „ „	39	(19 „	20 „)
„	6	„	7 „ „ „	24	(13 „	11 „)
„	7	„	8 „ „ „	34	(19 „	15 „)

zwischen	8 und 9	Jahren	alt	waren	14	(11 „	3 „)
„	9 „ 10	„	„	„	23	(19 „	4 „)
„	10 „ 11	„	„	„	20	(16 „	4 „)
„	11 „ 12	„	„	„	8	(7 „	1 „)
„	12 „ 13	„	„	„	6	(6 „	— „)
„	13 „ 14	„	„	„	4	(3 „	1 „)
„	14 „ 15	„	„	„	2	(2 „	— „)
					489	(284 M.	205 K.)

Ein Blick auf diese Zusammenstellung lehrt, dass

einerseits die Häufigkeit der Kopfausschläge im umgekehrten Verhältnisse zu der Zahl der Lebensjahre stand und dass

andererseits das weibliche Geschlecht eine bedeutend grössere Geneigtheit zu deren Entwickelung zeigte. Beide Ursachen sind wohl nicht ohne Interesse für die Aetiologie dieses Uebels.

Kopfausschläge treten nach unserer Erfahrung bei Kindern (vielleicht nur mit Ausnahme des 1. Lebensjahres) um so häufiger auf, je jünger diese sind. Von unseren 489 Kranken hatten nicht weniger als 412, d. i. fünf Sechstheile, das 8. Lebensjahr noch nicht überschritten und unter ihnen gehörten wiederum 282, d. i. mehr als zwei Dritttheile, der ersten 4jährigen Lebensperiode an. Ein so bedeutendes Uebergewicht kann unmöglich auf Rechnung irgend welcher Zufälligkeit gebracht werden, sondern muss nothwendig einen physiologischen Grund haben. Worin anders aber könnten wir diesen suchen, als in den Entwickelungsacten, welche namentlich während der ersten Kindheit so rasch und vielseitig in und an dem Kopfe erfolgen und nothwendig mit einem reichlicheren Blutzuflusse nach diesem Theile verbunden sind. An dieser lebhafteren Blutzufuhr nimmt natürlich auch die allgemeine Hautdecke Theil und wie aus dem angegebenen Grunde Kongestivzustände des Kopfes unter die gewöhnlichsten Krankheitszufälle kleiner Kinder gehören, so findet nicht minder die so häufige Entwickelung pathischer Vegetationsacte auf der Kopfhaut derselben — der Kopfausschläge — darin ihre einfachste Erklärung. Insbesondere hat die Beobachtung den Zahnungsprozess in dieser Hinsicht als einflussreich bezeichnet, indem man wahrgenommen zu haben glaubt, dass nicht blos die Zahnungsperiode vorzugsweise zu derartigen Uebeln geneigt mache, sondern dass auch jedes Hervorbrechen eines Zahnes gewöhnlich von einer Verschlimmerung des vorhandenen Kopfausschlages begleitet sei und dass überhaupt Kopfausschläge, welche mit dem Beginne der Dentition eintreten, nicht leicht vor Beendigung der letzteren vollständig weichen. Bestimmte Erfahrungen hierüber haben wir zwar nicht gesammelt, doch finden diese Sätze im Kreise unserer Beobachtung wenigstens in so weit Bestätigung, als unverkennbar die Jahre der Dentition die meisten derartigen Kranken zählten. Ob jedoch diese Wirkung dem Zahnungsprozesse allein zugeschrieben werden dürfe, bleibt wenigstens fraglich, indem die rasche Entwickelung des Hirnes, der sehr thätige Verknöcherungsprozess des Schädels und das Hervorsprossen einer reichlicheren Behaarung des Kopfes, welche in dieselbe Lebensperiode fallen, doch wohl einen nicht geringeren Einfluss auf die Kopfhaut ausüben möchten.

Ein zweites, mit grosser Bestimmtheit aus obiger statistischen Zusammenstellung hervortretendes Ergebniss ist das starke Ueberwiegen des weiblichen Geschlechtes unter den hier in Rede stehenden Kranken. Diese grössere Geneigtheit der Mädchen zu Kopfausschlägen macht sich jedoch erst nach Ablauf des 8. Lebensjahres, d. h. mit dem Alter bemerkbar, in welchem diese Uebel im Allgemeinen um Vieles seltener vorzukommen anfangen; denn während bis dahin von unseren 412 derartigen Kranken 220 dem weiblichen, 192 dem männlichen Geschlechte angehörten und mithin beide ziemlich gleich stark vertreten waren, erhebt sich mit dem 9. Altersjahre die Ziffer der Mädchen (64) auffallend über die der Knaben (13). Den Grund dieser Erscheinung in der geschlechtlichen Verschiedenheit zu suchen würde wohl irrig sein, um so mehr, als in diesem Alter noch nicht von geschlechtlicher Entwickelung zu sprechen ist. Weit einfacher findet er sich gewiss in der Sitte, welche den Mädchen, sobald sie die erste Kindheit überschritten haben, ein ungestörtes Wachsenlassen des Kopfhaares zuweist, während dasselbe bei Knaben fortwährend unter Schnitt gehalten zu werden pflegt. Diese weit längere und mithin auch dickere Behaarung muss, gleich den verrufenen Pelzmützen früherer Zeit, nothwendig ein grösseres Warmhalten des Kopfes vermitteln und hier auch den Säfteandrang nach der Kopfhaut erhöhen, daher die Entwickelung von Kopfausschlägen begünstigen. Sie gibt aber auch, und dieses ist ein zweites ätiologisches Moment von grosser Wichtigkeit, besonders unter der ärmeren Volksklasse leicht Veranlassung zur Unreinlichkeit, in so ferne dem gründlichen Kämmen und Ordnen des Haares oft nicht die nöthige Zeit und Sorgfalt gewidmet wird und gewidmet werden kann. So entstehen Ansammlungen von Schmutz und mancherlei Sekretionsprodukten, in denen sich nur zu gern Kolonieen von Ungeziefer ansiedeln. Muss schon hierdurch die Kopfhaut in ihrer gesunden Vegetation beeinträchtigt werden, so tragen andererseits das häufige Kratzen und Jucken, zu welchem sich die Kinder gedrängt fühlen, das oft rohe, Verletzungen hinterlassende Verfahren bei dem Ordnen des Haares und die Anwendung schädlicher Verschönerungsmittel gewiss häufig dazu bei, einen dauernden Reizungszustand derselben zu unterhalten und die Entwickelung von Ausschlägen herbeizuführen. So wenigstens dürfte sich das zweite Ergebniss unserer statistischen Zusammenstellung — das in der späteren Periode des Kindesalters auffallend häufigere Vorkommen von Kopfausschlägen bei Mädchen als bei Knaben — wohl am einfachsten und natürlichsten erklären.

Weiter möge nicht unerwähnt bleiben, dass gar nicht selten die Entwickelung eines chronischen Kopfausschlages von den Angehörigen unserer kleinen Kranken als Ueberrest oder Folgeleiden akuter Exantheme, insbesondere der Pockenformen, bezeichnet wurde. Dass die fieberhaften Ausschlagskrankheiten den Impuls zu derartigen sekundären Erscheinungen geben können, ist wohl nicht zu bezweifeln und wird schon durch das Beispiel der Kuhpocken dargethan, auf deren Impfung bekanntlich oft der Ausbruch akuter oder chronischer, allgemeiner oder örtlich beschränkter Hautausschläge dieser oder jener Form folgt. In gleicher Weise ist das Hervorbrechen sekundärer Pusteln von Impetigo oder Ekthyma nach Varizellen, Varioloiden und namentlich nach Variola vera eine vielfach beobachtete Thatsache, während etwas Aehnliches nach makulösen oder vesikulösen Exanthemen allerdings weit seltener vorkommt. Es scheint demnach, als ob durch die Entwickelung akuter Hautausschläge, namentlich der die Organisation des Hautgewebes so tief betheiligenden pustulösen Formen, gleichsam eine länger oder kürzer andauernde exanthematische Disposition hervorgerufen werde. Ihre physiologische Erklärung dürfte diese Thatsache wohl darin finden, dass nach den akuten Ausschlägen meist lokale Hyperämieen und theilweise selbst Exsudate im Hautgewebe, namentlich in dessen drüsigen Gebilden, zurückbleiben, die eine Neigung zum Uebergang in suppurative Entzündung bewahren und somit Veranlassung zu jenen sekundären Ausschlagsformen geben. Ausserdem darf aber auch nicht übersehen werden, dass besonders die pustulösen Exantheme wegen der zurückbleibenden Schorfbildung das Kopfhaar oft längere Zeit einer gründlichen Reinhaltung unzugänglich machen und dass somit auch auf diesem Wege durch sie der Entstehung chronischer Kopfausschläge Vorschub geleistet werden muss.

Ueber die Verbreitung einzelner Kopfausschlagsformen durch Kontagion haben wir keine Gelegenheit gehabt, Beobachtungen zu machen. Von dem anerkannt ansteckenden Favus sahen wir überhaupt im Ganzen nur 9 Fälle (7 M. 2 K.) und dürfen daraus wohl schliessen, dass dieses äusserst hartnäckige Uebel in Dresden nur sehr vereinzelt auftrete. Merkwürdiger Weise kam einmal eine mikroskopisch diagnostizirte Gruppe von Favuspilzen am Vorderarme eines 6jährigen Mädchens vor, dessen Kopf ganz frei von derartigen Parasiten war. Leider enthält das Protokoll keinen näheren Aufschluss über die Entstehung des Uebels. Andere Kopfausschläge von vesikulöser und pustulöser Form sahen wir zwar öfter gleichzeitig bei mehreren Individuen derselben Familie, doch ohne dass wir daraus eine kontagiöse Verbreitung folgern möchten, da die Ursache wohl sehr leicht in der Gemeinschaftlichkeit der erzeugenden Einflüsse liegen konnte.

Eine systematische Scheidung und Gruppirung der verschiedenen Kopfausschläge ist vielfach versucht worden. Man hat dieselben, je nachdem sie in Epithelialabstossungen, Ablagerungen von Sekreten, Bläschen oder Pusteln bestehen, zerstreut oder gruppenweise auftreten, zur Schuppen- oder Borkenbildung führen, mit einer veränderten Ernährung des Haares verbunden sind oder nicht, verschieden klassifizirt. Für die wissenschaftliche Diagnostik sind derartige Unterscheidungen natürlich Bedürfniss, für die Praxis dagegen, d. h. für den Heilungsversuch, haben sie zum grössten Theile nur einen sehr geringen Werth. Ganz besonders gilt dieses von der Sonderung des überwiegend häufigsten Kopfausschlages — des sogenannten gutartigen Kopfgrindes — in eine vesikulöse (Ekzema) und pustulöse (Impetigo) Form. Abgesehen davon, dass es bei den allmähligen Uebergängen zwischen Bläschen und Pusteln im konkreten Falle oft nicht möglich ist, die anatomisch gezogene Grenze beider mit Sicherheit zu ermitteln und dass es mithin oft eine Sache der Willkür bleibt, ob man einen derartigen Ausschlag als Ekzema oder Impetigo bezeichnen wolle, so findet auch bezüglich ihrer

Entstehung, Dauer und Heilbarkeit wohl kaum ein wesentlicher Unterschied Statt. So wenigstens hat sich die Sache unserer Beobachtung dargestellt. Wir sind weder vermögend gewesen, besondere ätiologische Momente, oder eine vorwaltende ätiologische individuelle Geneigtheit für die eine oder andere Form aufzufinden, noch hat sich uns eine Verschiedenheit hinsichtlich des Verlaufes, der Rückwirkung auf den Organismus und der leichteren oder schwierigeren Heilbarkeit beider zu erkennen gegeben. Weit wesentlicher für die einzuschlagende Behandlung und namentlich für die Entscheidung der Frage, ob eine rasche und direkte Beseitigung des Uebels räthlich sei oder nicht, ist es jedenfalls, darauf Rücksicht zu nehmen, ob man es mit einem eigentlichen pathischen Vegetationsprozesse im Hautgewebe, mithin (um das von Schönlein gewählte Bild zu benutzen) mit einer wirklichen exanthematischen Blüthen- und Fruchtbildung, oder nur mit einer blosen Auflagerung von Epithelialtrümmern, Sekretionsprodukten, vegetabilischen Parasiten und Verunreinigungen aller Art auf der Hautoberfläche zu thun habe. Der ersteren Kategorie sind natürlich alle wirklichen Ausschlagsformen von der erythematösen Entzündung der Kopfhaut bis zur vollendeten Bläschen- und Pustelentwickelung beizuzählen, während die zweite namentlich die Kleienflechte, Kopfschabe (Pityriasis), den Gneis (Seborrhoea capillitii infantum), den Favus, eben so aber auch die nach ekzematösen und impetiginösen Kopfausschlägen oft lange zurückbleibenden Schuppen und Krustenbildungen umfasst. Es kann wohl kaum einem Zweifel unterliegen, dass eine ungesäumte und möglichst rasche Entfernung dieser letzteren (was auch der Volksglaube dagegen einwenden möge) völlig unbedenklich, ja sogar wünschenswerth sei, um sekundäre Reizungen der Kopfhaut zu vermeiden, und dass die oft geltend gemachte Schutzkraft chronischer Kopfausschläge gegen andere Uebel sich jedenfalls nur auf die der ersten Kategorie angehörenden beziehen könne.

Ueberhaupt aber ist die so vielfach gerühmte schützende und ableitende Wirkung der Kopfausschläge auf das Hirn und die Sinnesorgane, der wohlthätige Einfluss, welchen sie namentlich in der Zahnungsperiode gewähren sollen, und die Gefährlichkeit ihrer raschen Abheilung wohl oft zu hoch angeschlagen worden und weit mehr geglaubt, als wirklich bewiesen. Dass allerdings während eines sehr üppigen, leicht in das Krankhafte überschlagenden Vegetationsprozesses, wie er in den ersten Lebensjahren physiologisch am Kopfe stattfindet, der Eintritt und das Bestehen einer lebhaften exanthematischen Thätigkeit auf der Kopfhaut ableitend für Kongestions- und Reizungszustände in benachbarten Organen wirken und dass umgekehrt die zähe Unterbrechung einer solchen unter den angegebenen Verhältnissen leicht Reizungserscheinungen der bedenklichsten Art herbeiführen könne, wird Niemand in Abrede stellen. Je neueren Ursprunges daher ein Kopfausschlag, je entzündlicher dessen Charakter und je reichlicher die lymphatische oder eiterige Absonderung ist, je vollsaftiger, wohlgenährter das damit behaftete Kind erscheint, je mehr sich dasselbe in der Lebensperiode befindet, welche vorzugsweise zu Hirnreizungen und Kopfkongestionen neigt, oder bereits wirklich krankhaften Zuständen dieser Art unterworfen war, desto sorgfältiger wird auch jeder gewissenhafte Arzt einen derartigen Ausschlag in das Auge fassen und sich vor dessen unzeitiger, übereilter Abheilung hüten. Dass aber auch die bei blutarmen, dürftig genährten Kindern gar nicht selten vorkommenden, oder offenbar durch Unreinlichkeit, Ansteckung und andere äussere Einflüsse erzeugten, oder endlich in ihrer Vegetation längst erloschenen und nur noch aus verschorften Absonderungsprodukten bestehenden Kopfausschläge von gleich wohlthätiger Bedeutung sein sollen, ist, wie fest auch der Volksglaube daran halten möge, gewiss ein Irrthum. Statt solche Ausschläge und Ausschlagsrückstände zu schonen, muss es im Gegentheile ärztliche Aufgabe sein, dieselben möglichst bald zu beseitigen, da sie doch nie als eine gleichgiltige Sache betrachtet werden können. Abgesehen von dem psychisch deprimirenden Einflusse, welchen sie namentlich auf das Schamgefühl grösserer Kinder ausüben müssen, und von der mit ihnen nothwendig verbundenen Erschwerung der Reinlichkeitspflege des Kopfes, bleiben sie auch physisch nicht ohne üble Folgen. Zwar haben wir einen offenbar nachtheiligen Einfluss davon auf die Gesammternährung und die allgemeinen Gesundheitsverhältnisse der Kinder nicht wahrgenommen, indem unsere Patienten eben so oft kräftig und von blühendem Ansehen, als das Gegentheil waren; dagegen fehlte es nicht an Beobachtungen von allerlei örtlichen Folgeübeln. Unter diesen ist zunächst die Beeinträchtigung der Haarvegetation zu nennen, welche auch die einfachen ekzematösen und impetiginösen Kopfausschläge bei längerem Bestehen nicht selten zu begleiten pflegt und sich eben so wohl in der Verschlechterung des Haares, als in dessen wirklichem (wenn auch vorübergehendem) Verluste ausspricht. Hierher gehören ferner die entzündlichen Reizungen der Ohren und Augen durch Verbreitung des exanthematischen Prozesses über diese Theile. Endlich ist als eine fast regelmässige Erscheinung bei veralteten Kopfausschlägen die Anschwellung der Nackendrüsen in Folge des benachbarten Reizungszustandes der Haut und ihrer Lymphgefässe zu nennen. Diese Drüsenanschwellungen sind so konstant, dass wir, sobald uns Kinder wegen solcher vorgestellt werden, stets auf das Vorhandensein eines Kopfausschlages schliessen und uns darin nur selten irren. Oefter verhärten dieselben oder gehen in Abszessbildung über und vermehren hierdurch die Leiden der Kranken. Ihrer Natur nach rein konsensuell, sind sie durchaus nicht als Ausdruck einer etwaigen allgemeinen Dyskrasie, z. B. der Skrophelsucht, zu betrachten, noch lassen sie sich ohne Entfernung des Kopfausschlages beseitigen, wogegen sie selbst nach dessen Abheilung oft noch längere Zeit bemerkbar bleiben.

Die in der Kinderheilanstalt übliche Behandlungsweise der chronischen Kopfausschläge (jedoch mit Ausschluss des Favus, über welchen spezielle Mittheilungen bis zur Ansammlung einer grösseren Anzahl von Beobachtungen aufgespart bleiben mögen) ist eben so einfach als erfolgreich. Stellen sich der ungesäumten Beseitigung des Uebels keine enscheidende Contraindikationen (vgl. darüber oben) entgegen, was verhältnissmässig nur sehr selten der Fall ist, so dringen wir zunächst mit unerbittlicher Strenge auf die vollständige Entfernung der Haare an den Ausschlagsstellen und in deren Umkreis. Hierauf lassen wir Abends reichlich ein mildes Fett, wie etwa ausgewaschene Butter, einreiben, um die festsitzenden Krusten zu erweichen und dieselben sodann am nächsten Morgen durch warmes Seifenwasser, Kamm und Bürste gründlich entfernen. Ist in dieser Weise der Kopf vollständig gereinigt, so wird eine Salbe aus *Piris liquidae* und *Unguenti sulphuris simpl. ana* auf die vom Ausschlage befallenen Stellen, gleichviel, ob dieselben überhäutet, oder wund und selbst geschwürig sind, eingerieben, und hiermit jeden Morgen und Abend nach jedesmaliger vorgängiger Entfernung der in der Zwischenzeit etwa neugebildeten Krusten durch warmes Seifenwasser fortgefahren. Innerlich lassen wir, wo dieses, wie z. B. bei sehr vollsaftigen Kindern oder bei sehr reichlicher Absonderung und lebhafterer Reizung der Kopfhaut, räthlich erscheint, ein kühlendes Abführmittel, namentlich Bitterwasser oder nach Umständen *Pulvis sennae compos.* nehmen.

Bei strenger Ausführung dieser Vorschriften erfolgt die Heilung meist überraschend schnell, und nicht selten haben wir die Freude, unsere kleinen Kranken schon bei der dritten oder vierten Vorstellung von ihrem Leiden befreit zu sehen, wogegen Lässigkeit oder falsches Mitleid Seitens der Aeltern bezüglich der unermüdlichen Reinigung des Kopfes jedes Kurbestreben erfolglos machen. Einen Nachtheil von der Abheilung eines chronischen Kopfausschlages haben wir nie beobachtet, während uns allerdings einigemal darüber Mittheilung gemacht wurde, dass nach dem freiwilligen Verschwinden eines solchen Zufälle von Hirnreizung eingetreten seien. Beobachtungen dieser Art bewahrt die Literatur in grosser Anzahl auf und unverkennbar sind sie es vornehmlich, worauf sich die übertriebene Furcht vor den Gefahren der Beseitigung chronischer Kopfausschläge gründet. Allein der so oft trügerische Schluss des *„post hoc, ergo propter hoc“* mag wohl auch hier nicht selten irregeführt haben, indem ja das Erlöschen der äusseren exanthematischen Thätigkeit auch Erzeugniss desselben inneren Reizungszustandes sein kann, welcher den Eintritt der Konvulsionen und meningitischen Zufälle veranlasst. In ganz gleicher Weise sehen wir bekanntlich auch bei heftigen Erkrankungen (besonders Entzündungen) anderer innerer Organe exanthematische Prozesse vorübergehend oder selbst dauernd zu Grunde gehen.

Dass unsere, in der Hauptsache nur eine fortgesetzte örtliche Reinigung bezweckende Behandlungsweise nicht blos rasch, sondern auch gründlich wirke, dafür spricht gewiss die Thatsache, dass uns unter so vielen Kranken im Ganzen nur 12 Mal Rückfälle vorgekommen sind, von denen 2 Knaben, 10 Mädchen betrafen. Ebenso darf dieselbe wohl als Beweis angesehen werden, dass, wenn Reinlichkeit ein so wesentliches Element für Bekämpfung chronischer Kopfausschläge ist, Unreinlichkeit ein nicht minder bedeutendes für deren Erzeugung und Unterhaltung sein müsse.

3) Ueber den Krup.

Es gibt wohl wenige Krankheiten, die bei so scharf ausgeprägten konstitutionellen und anatomischen Charakteren doch so häufig diagnostische Zweifel angeregt hätten, als der Krup.

Natürlich treffen dieselben weit weniger das Nichterkannthaben dieses mörderischen Feindes der Kindheit, als vielmehr die Uebertragung seines gefürchteten Namens auf andere, weit gefahrlosere Uebel. Insbesondere müssen die Erzählungen von 5-, 10- und mehrmaligen Erkrankungen desselben Individuums an Krup ebensowohl, als die glänzenden Berichte über ganze Reihen von Heilungen desselben durch kalte Wasserumschläge, homöopathische Streukügelchen und dergleichen mehr, welche nicht selten in der periodischen Literatur geboten werden, jeden mit dieser Krankheit Vertrauteren nothwendig die Richtigkeit der gestellten Diagnose bezweifeln lassen.

Unter den Krankheitszuständen, welche in dieser Beziehung häufig zu Irrungen Veranlassung gegeben haben, sind namentlich zwei bemerkenswerth: die asthmatischen Zufälle kleiner Kinder auf der einen und die Katarrhe des Larynx auf der anderen Seite. Aus ersteren ist die Annahme eines krankhaften, spasmodischen Krups, aus letzteren die Lehre von dem Pseudokrup hervorgegangen, welche beide in der Literatur, wie in dem praktischen Leben, mancherlei Verwirrung angerichtet haben. Liegt es nun aber unzweifelhaft im Interesse der Wissenschaft, den Begriffen eine möglichst geringe Breite zu geben, und der wissenschaftlichen Sprache Schärfe und Bestimmtheit zu sichern, so ist es auch jedenfalls wünschenswerth, die Krankheitsbezeichnung „Krup" scharf abzugrenzen und auf eine fest bestimmte Leidensform zu beschränken. In diesem Sinne wird man aber unter „Krup" nur jene Entzündung der auskleidenden Gebilde der Luftwege, insbesondere des Kehlkopfes und der Luftröhre, zu verstehen haben, welche zu einer faserstoffigen, meist membranartig gerinnenden Ausschwitzung auf der Oberfläche dieser Theile führt.

Allein mit dieser, alle rein spasmodischen, paralytischen und einfach katarrhalischen Affektionen der genannten Theile ausschliessenden Begriffsbestimmung ist die Entscheidung über das Wesen des Krups noch keineswegs vollständig gegeben. Vielmehr knüpft sich folgerichtig sogleich die Frage an: ob jedwede Entzündung der Luftwege zu plastischen Ausschwitzungen auf der Schleimhautoberfläche führen und sich mithin als Krup — häutige Bräune — gestalten könne, oder ob diese Eigenthümlichkeit nur einer besonderen Art von Entzündung zukomme, d. h. mit anderen Worten, ob dem Krup ein spezifischer Krankheitsprozess zum Grunde liege, oder nicht? Beide Ansichten haben ihre Verfechter in der Literatur gefunden, und noch neuerlich hat Weber (Deutsche Klinik 1854 Nr. 25 u. 26) sich bemüht, aus seinen Erfahrungen nachzuweisen, dass der Krup in der überwiegenden Mehrzahl der Fälle nichts Anderes, als eine einfache katarrhalische Entzündung sei, mit welcher sich in Folge der grossen Geneigtheit des kindlichen Organismus zu plastischen Exsudationen leicht eine Ausschwitzung gerinnbarer Stoffe verbinde. Andere dagegen beharren mit nicht geringerer Festigkeit auf der Ansicht, die krupöse Entzündung trage entschieden den Stempel der Spezifizität und sei mit der diphtheritischen identisch. Eine Lösung dieser Frage auf anatomischem Wege — anscheinend allerdings dem natürlichsten und sichersten — ist bis jetzt noch nicht, oder wenigstens noch nicht genügend gelungen, und es muss daher zunächst der Abwägung anderer Momente, insbesondere des Vorkommens, der Erscheinungen und des Verlaufes des Krups überlassen bleiben, diesen Punkt möglichst aufzuklären. Als ein kleiner Beitrag für diesen Zweck mögen auch die nachstehenden Mittheilungen aufgenommen werden.

I. Vorkommen. — Es ist eine jedenfalls sehr bemerkenswerthe Thatsache, dass die Häufigkeit des Krups seit den letzten 30 Jahren in auffallender Weise abgenommen hat. Denn während Gölis am Anfange dieses Jahrhunderts innerhalb 5 Jahren 1663 Krupfälle beobachtet haben will und Jurine 1816 die Befürchtung aussprach, dass dieses Leiden bald alle anderen Krankheiten zurückdrängen werde, während ferner alle älteren Aerzte in der Versicherung übereinstimmen, dass bis in die Mitte der zwanziger Jahre der Krup zu den allerhäufigsten, die so manche Nacht in Bewegung setzenden Kinderkrankheiten gehört habe, scheint sich das Verhältniss gegenwärtig und zwar seit ungefähr 30 Jahren allmählig ganz anders gestaltet zu haben. Als Beweis dafür darf es gewiss gelten, dass im Bereiche unserer Kinderheilanstalt innerhalb 20 Jahren unter 13,126 Kranken nur 33 wirkliche Krupfälle, mithin 1 auf etwa 400, vorkamen, wogegen, wie schon bemerkt, dem Ausspruche älterer Kollegen zufolge früher die Proportionszahl in dieser Beziehung eine weit niedrigere war. Allerdings mag sich dieses Verhältniss an verschiedenen Orten verschieden gestalten; doch sind Lage und Klima Dresdens wohl kaum solche, denen man in dieser Beziehung einen besonders günstigen Einfluss zuschreiben dürfte. Wenigstens deuten die häufigen Katarrhe und Pneumonieen unter unserer Bevölkerung gewiss hinreichend darauf hin, dass entzündliche Leiden der Respirationsorgane bei uns zu den gewöhnlichsten Krankheitszuständen gehören. Auch stimmen die Erfahrungen vieler anderer Beobachter so entschieden mit diesem Ergebnisse überein, dass dessen allgemeinere Gültigkeit kaum in Zweifel gezogen werden kann. Es ist dieses epochenweise zahlreichere und seltenere Auftreten des Krups ein Beweis, dass entweder die erregenden Bedingungen für diese Krankheit nicht fortwährend gleichmässig vorhanden seien, oder dass die Geneigtheit des Organismus zur Entwickelung des von demselben abhängigen pathischen Prozesses in manchen Zeiten stärker, in anderen schwächer werden müsse. Vielleicht, dass sich solche Epochen einer grösseren Häufigkeit des Krups an das allgemeine Walten eines entzündlichen Krankheitsgenius knüpfe, wie er z. B. im ersten Viertheile unseres Jahrhunderts herrschte, während die gegenwärtige Seltenheit dieser Krankheit entschieden mit einer allgemeinen adynamischen Konstitution zusammenfällt. In wie ferne die hier gegebene Thatsache dafür spreche, dass dem Krup ein pathischer Prozess eigener Art zum Grunde liege, und dass er keineswegs blos aus der Steigerung jedweden Entzündungszustandes der Larynckeal- und Trachealschleimhaut — wie insbesondere des katarrhalischen — hervorgehe, ist schwer zu entscheiden. Jedenfalls aber liefert dieselbe einen Beweis dafür, dass Mittheilungen aus neuerer Zeit über sehr zahlreiche, von Einzelnen beobachtete Kruperkrankungen, sobald dabei nicht ganz besonders begünstigende Umstände obwalteten, in Bezug auf die Genauigkeit der Diagnose immer etwas verdächtig erscheinen müssen.

Wie aber wahrer Krup gegenwärtig im Allgemeinen zu den selteneren Krankheiten gehört, so ist auch dessen m e h r m a l i g e s A u f t r e t e n bei demselben Individuum nach dem Ausspruche der gewichtigsten Autoritäten verhältnissmässig eine Seltenheit. Das gleiche Ergebniss haben auch wir gewonnen, indem sich unter unseren 33 Kranken nur ein einziges Kind befand, welches den Krup angeblich schon früher einmal überstanden haben sollte. Der Krup zeigt in dieser Beziehung offenbar eine gewisse Aehnlichkeit mit den akuten Exanthemen, dem Keuchhusten und Typhus; er scheint sich weniger auf eine besondere Anlage, auf eine fortdauernde Disposition (wie etwa die Katarrhe) zu gründen, sondern gleich jenen weit mehr das Erzeugniss besonderer äusserer Einflüsse zu sein, die entweder selbst zu den seltenen gehören, oder aber für ihre Wirkung nur selten die geeigneten Bedingungen im Organismus finden. Wesentlich erhöht wird dieses verwandtschaftliche Verhältniss noch dadurch werden, wenn sich die von mehreren Seiten behauptete Kontagiosität des Krups durch zahlreichere und zuverlässige Beobachtungen bestätigte. Wir selbst haben in dieser Beziehung keine bejahende Wahrnehmung gemacht, dagegen ist eine von Lachmund (Hannöv. Korresp. Blatt 1854, V, 2) veröffentlichte Mittheilung in so ferne beachtenswerth, als sie die Inokulationsfähigkeit des krupösen Produktes beweist. Derselbe hatte sich nämlich bei Untersuchung des Kehlkopfes aus einer Krupleiche einen kleinen Stich in den Finger zugezogen und bemerkte auf der Anfangs schmerzlosen Wunde am 3. Tage ein Bläschen, dessen Grund nach Entfernung der Epidermis eine linsengrosse Pseudomembran zeigte. Trotz Kauterisation mit Höllenstein bildeten sich im Umkreise noch zweimal ähnliche Bläschen, und erst der dritten Kauterisation gelang es, den Prozess zum Erlöschen zu bringen, worauf eine pockenartige Narbe zurückblieb.

Was übrigens die von manchen Aerzten ausgesprochene Versicherung anlangt, dass die öftere Wiederkehr von Krupenfällen bei demselben Individuum nicht so selten vorkomme, so ist, soferne sie sich dabei auf die Berichte von Laien gründen, ihrer Angabe kaum irgend ein Gewicht beizulegen, soferne sie sich aber auf eigene Beobachtung berufen, wenigstens der Zweifel nicht ganz unberechtigt, dass bei der grossen Dehnbarkeit, welche man dem Namen „Krup“ eingeräumt hat, wohl ein Leiden anderer Art von ihnen unter dieser Benennung aufgeführt worden sein könne.

Allgemein anerkannt ist eine gewisse Abhängigkeit des Krups von bestimmten klimatischen Verhältnissen, Jahreszeiten und Witterungszuständen. In ersterer Beziehung ist es als ausgemachte Thatsache zu betrachten, dass die Krankheit in den nördlicher gelegenen Ländern Europa's unverhältnissmässig häufiger vorkommt, als in den südlichen, und dass sie sich namentlich in dem Küstengebiete der Nord- und Ostsee weit heimischer zeigt, als in den Abdachungen gegen das Mittelmeer. Ob, wie behauptet worden ist, diesem entgegen der Krup in England seltener sei, als in Frankreich, bedarf wohl noch gründlicherer Forschung.

Die Jahreszeiten anlangend, so tritt der Krup zwar in jeder derselben, am häufigsten jedoch während des Winters und Vorfrühlings auf. Von unseren 33 Fällen kamen auf den

Januar 5 (2 (*)	Mai —	September 3
Februar 3	Juni 3	Oktober 2 (1)
März 5 (1)	Juli 1 (1)	November 2 (2)
April 1	August 2 (1)	Dezember 6.

Es wurden mithin 19 d. i. weit über die Hälfte derselben in den 4 Wintermonaten beobachtet, während sich die Zahl in den übrigen Jahreszeiten auffallend geringer stellt.

Unter den Witterungsverhältnissen wird nicht ohne Grund das Wehen scharfer Ost- und Nordwinde als besonders begünstigend für die Entstehung des Krups bezeichnet, indem dadurch eine stärkere Reizung der Luftwege und namentlich ihrer Eingangspforte veranlasst wird. Auch wir haben bei mehreren Kranken diese Annahme in auffallender Weise bestätigt gefunden, wie denn überhaupt bei 6 unserer Patienten dem Ausbruche der Krankheit unmittelbar eine starke Erkältung vorangegangen war.

Niemals dagegen ist uns während dieser 20 Jahre ein wirklich epidemisches Auftreten des Krups vorgekommen, von welchem manche Berichte sprechen. Die Wirklichkeit solcher Epidemieen kann den darüber gemachten Mittheilungen zufolge nicht in Zweifel gezogen werden. Jedenfalls aber scheinen dieselben in früherer Zeit weit häufiger und insbesondere numerisch weit bedeutender gewesen zu sein, als gegenwärtig, wo sie meist sehr beschränkt bleiben. Wir haben nur 1mal 5, 1mal 4, 1mal 3, 8mal 2, 5mal 1 und 4mal gar keinen derartigen Kranken in Jahresfrist zu Gesicht bekommen.

Anlangend das Lebensalter, so zeigt sich der Krup bei weitem am häufigsten in der zweiten Periode der Kindheit, nach dem Schlusse des Säuglingsalters bis gegen das 9. Lebensjahr. Von unseren Kranken standen:

im 2.	Lebensjahre	1	im 7.	Lebensjahre	3 (1)
„ 3.	„	5 (2)	„ 8.	„	3 (1)
„ 4.	„	10 (1)	„ 9.	„	2
„ 5.	„	6 (2)	„ 10.	„	—
„ 6.	„	2	„ 11.	„	1 (1)

*) Die in Klammern nebenan stehende Ziffer bezeichnet jedesmal die unter der Gesammtzahl befindlichen Fälle von sekundärem Krup.

so dass sich mithin die grösste Häufigkeit, d. i. zwei Drittheile sämmtlicher Fälle, auf das 3. bis 5. Lebensjahr konzentrirte; ein Ergebniss, welches genau mit den von Heidenreich (Revision der neueren Ansichten u. Behandlung von Krup; Erlangen 1844) gemachten Zusammenstellungen übereinstimmt. Das Vorkommen einzelner Krupfälle im Säuglingsalter, namentlich aber bei Erwachsenen (wovon Heidenreich a. a. O. S. 27 mehrere Beobachtungen anführt), ist zwar unzweifelhaft, gehört jedoch unter die pathologischen Seltenheiten.

Ein Grund, warum gerade die oben bezeichnete Lebensperiode so vorwiegend zur Entwickelung des Krups hinneigt, liess sich bis jetzt nicht auffinden. Namentlich kann derselbe schwerlich in dem physiologischen Verhalten des Kehlkopfes gesucht werden, da die höhere Entwickelung dieses Organes erst der 5 bis 6 Jahre später eintretenden Pubertätszeit angehört. Eigenthümlich ist dem hier in Rede stehenden Lebensalter nur die Ausbildung des 2. und 3. Backenzahnes, sowie die Vorbereitung für den Zahnwechsel. Sollte man diese wohl hierbei anschuldigen können?

Ausgemacht ist es ferner, dass der Krup weit häufiger Knaben als Mädchen befällt. Auch von unseren Kranken gehörten 21 (6) dem männlichen und nur 12 (2) dem weiblichen Geschlechte an. Dass diese Erscheinung wohl kaum von einer örtlichen Verschiedenheit des Kehlkopfes und der Luftröhre, wie namentlich von einer stärkeren Entwickelung derselben bei Knaben, abhängen könne, dafür spricht das Lebensalter, welchem die Mehrzahl der Kranken angehört. Es muss vielmehr eine allgemeine Anlage, vielleicht eine fibrinreichere Blutmischung sein, welche die Knaben geneigter zu derartigen Entzündungen macht. Wichtig für Begründung dieser Ansicht würde natürlich der Nachweis werden, dass auch andere krupöse Entzündungen, z. B. die des Rachens, Dickdarmes, häufiger bei Knaben auftreten, als bei Mädchen.

Vielleicht aus derselben Ursache ergreift der Krup besonders kräftige, gesunde Kinder. In den über unsere Kranken geführten Protokollen ist bei 16 (2) ausdrücklich angemerkt, dass sie blühend und kräftig, dagegen nur bei 2 (1), dass sie kränklich oder schwächlich gewesen seien, während bei 15 (5) leider jede Notiz hierüber fehlt. Zugleich spricht diese Thatsache entschieden gegen die von manchen Seiten aufgestellte Vermuthung, dass der Anlage zum Krup eine dyskratische Säftemischung und namentlich die allezeit vorgeschobene Skrophelsucht zu Grunde liegen möge.

Endlich sei hier noch der Art des Aufretens als primärer und sekundärer Krup gedacht. Die primäre Form — der ächte Krup im engsten Sinne des Wortes —, welcher 25 von unseren 33 Beobachtungen angehörten, erscheint entweder jähe, bei voller Gesundheit und zwar fast immer Abend bis gegen Mitternacht nach einer unter Tages erlittenen Erkältung, oder es gehen ihm bald längere, bald kürzere Zeit einfache Katarrhalsymptome voran, welche dann plötzlich oder allmählig den Krupcharakter annehmen. Ersteres (den Ausbruch ohne Vorboten) haben wir 8 mal (5 Knaben, 3 Mädchen) und zwar fast ausschliesslich (6 mal) während der 4 Wintermonate, letzteres 17mal (10 Knaben, 7 Mädchen) beobachtet, so dass demnach die zweite Entwickelungsweise die gewöhnlichere war.

Die sekundäre Form ist hauptsächlich nur als Begleiterin oder Folgeleiden exanthematischer Fieber beobachtet worden. Auch wir fanden dieses bestätigt, indem wir solche Erkrankungen 6 mal (5 Knaben, 1 Mädchen) bei und nach Masern, 1 mal nach Scharlach auftreten sahen. Ein Fall endlich entwickelte sich im Verlaufe des Keuchhustens.

II. Erscheinungen. — Unter den Erscheinungen, durch welche sich die Gegenwart des Krups ausspricht, gibt es nur eine einzige, ihn für sich allein sicher charakterisirende: Die Ausstossung pseudomembranöser Gerinnungen aus den Luftwegen während des Lebens, oder deren Auffindung in den betreffenden Organen nach dem Tode. Leider erfolgt jedoch ersteres — das Auswerfen von Pseudomembranen — verhältnissmässig nur selten und immer erst nach einer gewissen Zeitdauer der Krankheit (im Durchschnitte nicht leicht vor dem 3. oder 4. Tage), daher eine nur auf dieses Moment sich gründen wollende Diagnose häufig resultatlos bleiben, jedenfalls aber stets eine kostbare, für die erfolgreiche Bekämpfung des Leidens unersetzliche Zeit verlieren würde. Rilliet und Barthez sahen diese Erscheinung bei etwa dem dritten Theile ihrer Kruppatienten eintreten, wogegen dieselbe unter unseren 33 Kranken nur in 5 (1) Fällen zur Beobachtung kam, während bei 16 (5) blos der Entleerung schleimiger Massen Erwähnung geschieht. Ob letztere vielleicht ebenfalls unvollkommen geronnene Faserstoffexsudate enthielten, was nach Hegewisch dadurch vermittelt werden soll, dass das Ausgeworfene dann in heissem Wasser zu membranartigen Flocken gerinnt, haben wir leider nicht untersucht. Auch ist bekanntlich Hegewisch's Angabe durch die Versuche Anderer (z. B. von Jansecowich) nicht bestätigt gefunden worden. Wenn übrigens Rilliet und Barthez die Ausstossung von Pseudomembranen nur bei dem primären Krup beobachteten, so hatten wir wenigstens in einem Falle Gelegenheit, diese Erscheinung auch bei der sekundären Form wahrzunehmen.

Das Auswerfen der Pseudomembranen geschah bald spontan unter heftigen, würgenden Stockhustenanfällen, bald, und zwar häufiger, durch das künstlich erregte Erbrechen. Immer folgte demselben eine merkliche, wenn auch oft bald vorübergehende Erleichterung der Athmungsbeschwerden. Ihrer Form nach stellten diese bald weisslichen, bald mehr graugrünlichen Faserstoffgerinnungen entweder blos häutige Fetzen, oder wirklich röhrenförmige, bisweilen verzweigte Abdrücke der Bronchien von verschiedener Dicke und Konsistenz vor. Die auf ihrer Aussenseite manchmal sichtbaren Blutpunkte, welche Einige als Zeichen einer beginnenden Gefässentwickelung gedeutet haben, sind wohl weit wahrscheinlicher ecchymotischen Ursprunges.

Abgesehen von der nur in der Minderzahl der Fälle beobachteten Ausstossung des pseudomembranösen Krankheitsproduktes sind es aber namentlich drei Symptome, welche in ihrer Verbindung das Bild des Krups zusammensetzen und dessen Diagnose sichern: die Athmungsbeschwerden, der Husten und die Heiserkeit.

Die Athmungserschwerung ist eine bei keinem ächten Krup fehlende Erscheinung. Ihren Grund findet dieselbe theils in der entzündlichen Schwellung der Schleimhaut und später in der durch die Bildung membranöser Exsudate bedingten Verengung der Luftwege, theils in der häufig mit dem Krup verbundenen Entzündung des Lungengewebes, theils aber auch gewiss in der lebhaften Reizung der der entzündeten Schleimhaut angehörenden Nerven und in der davon ausgehenden Erregung eines Kehlkopfkrampfes. Diese Erschwerung des Athmens ist schon mit dem Beginne der Krankheit wahrnehmbar und zeigt mehrere Eigenthümlichkeiten. Zunächst ist das Athmen in hohem Grade beschleunigt und zwar die Inspiration merklich langgezogen, die Exspiration kurz und abgestossen. Sodann spricht sich in dem ganzen Wesen des Kranken, in dem beständigen unruhigen Umherwerfen desselben, dem hastigen Greifen nach dem Halse oder der Zunge, dem Rückwärtswerfen des Kopfes mit Vordrängung der Kehlkopfgegend, in der angstvollen Miene, dem weiten Aufblähen der Nasenflügel und der gewaltigen Anspannung aller Inspirationsmuskeln die ungeheure Anstrengung aus, welche der Respirationsakt erfordert. Weiter zeichnet sich das Athmen Krupkranker durch das damit verbundene Geräusch aus, welches Anfangs mehr in einem Pfeifen, später bei stärkerer Schleimhautschwellung oder eingetretener Exsudation in einem Rasseln oder Sägen besteht und als seinen Sitz deutlich den Kehlkopf erkennen lässt. Endlich wird die Dyspnöe Krupkranker noch durch ihre zeitweise Steigerung zu ausgebildeten Steckanfällen charakterisirt. Solche Steckanfälle begleiten namentlich die stärkeren Hustenparoxysmen oder bei vorhandener Schlingbeschwerde die Schlingversuche, treten aber auch bisweilen mit einem wirklich typischen Charakter (z. B. alle 2 Stunden) auf. Durch das künstlich erregte Erbrechen werden sie, sowie überhaupt die Dyspnöe, häufig für längere Zeit gemildert oder ganz beseitigt, kehren jedoch dann von Neuem wieder und verlieren sich im Falle eines günstigen Krankheitsausganges immer nur allmählig.

Der Husten Krupkranker hat in der Regel so viel Charakteristisches in seinem bekannten Klange, dass Laien und selbst Aerzte ihn häufig für ausreichend halten, um das Vorhandensein des wahren Krups zu erweisen. Allein während einerseits in einzelnen, allerdings seltenen Fällen von Krup der Husten gänzlich fehlen kann (wovon Mauthner 2 Beobachtungen berichtet), oder wenigstens nicht jenen charakteristischen Klang zeigt (wovon wir selbst ein Beispiel — Krankengeschichte Nro. 2 — besitzen), ist es andererseits unbestreitbar, dass ein dem krupösen ganz ähnlicher Hustenklang auch nicht selten, ja sogar ziemlich häufig bei ganz unschuldigem Laryngealkatarrh auftritt. Darf ich meinen Beobachtungen trauen, so ist es eine Eigenthümlichkeit mancher Kinder, bei jedem Katarrh Anfangs in dieser rauhen, bellenden Art zu husten, die ihren Grund in einem besonderen Verhalten, vielleicht einer eigenthümlichen Schlaffheit der tonbildenden Organe oder in einer grösseren Trockenheit der Stimmbänder während des ersten Stadiums des Katarrhs haben mag.

Nach Mauthner nimmt besonders bei sehr fetten, kurzhalsigen und feinstimmigen Kindern der Husten, selbst des einfachen Bronchialkatarrhs, leicht einen Krupton an; ebenso bei manchen Wurmkranken, besonders den an Bandwurm leidenden. Uebrigens habe ich diese Erscheinung nicht blos bei einzelnen Individuen, sondern sogar bei sämmtlichen Kindern mancher Familien wahrgenommen. Meist verlor sich die Neigung dazu allmählig mit zunehmendem Alter. Solche Hustenanfälle nun, besonders, wenn sie in der Nacht mit Fieber, beschleunigtem Athmen und etwas Heiserkeit hervortreten, sind es, was wir unter dem Namen des Pseudokrups oder der Krupine (Hufeland) zu verstehen haben, und dem so viele glänzende Berichte über Krupheilungen und die Erzählungen von oftmals überstandenen Krupanfällen wohl allermeist angehören. Sie weichen gewöhnlich bald einem reizmildernden, befeuchtenden und diaphoretischen Verfahren, dem die Vorsicht wohl auch ein Brechmittel oder einen reizenden Priessnitz'schen Umschlag um den Hals beifügt, und gehen dann in einen gewöhnlichen Katarrh über. Direkte Beweise, dass derartige Krankheitszustände nicht wirklicher Krup in seinem ersten Stadium gewesen seien, lassen sich für den Einzelfall, besonders wenn man dagegen ein sehr energisches Heilverfahren einschlug, allerdings nicht geben, ausser, dass die Erfahrung lehrt, dass wahrer Krup, selbst unmittelbar nach seinem Ausbruche zur Behandlung gekommen, kaum je so leicht und schnell beseitigt wird. Ob der Husten des Pseudokrups sich immer durch eine tiefere Tonlage von dem des wahren Krups unterscheiden lasse, wie ich mich irgendwo gelesen zu haben erinnere, indem ersterer mehr dem im Einathmen ausgesprochenen U, letzterer dem auf gleiche Weise erzeugten Tone des I gleiche, wage ich nicht zu entscheiden. Uebrigens ist eine Verwechselung des pseudokrupösen Hustens mit dem wirklichen Kruphusten auch nur in dem ersten Anfange der Krankheit möglich, da bei wahrem Krup der anfangs rauhe, bellende Husten bald einen eigenthümlichen scharfen, tieferen Ton, den man mit dem Krähen junger Hähne verglichen hat, annimmt und bei steigender Krankheit ganz klanglos wird, ja zuletzt oft völlig erlischt. Wendet sich dagegen die Krankheit zur Besserung, so erhält der früher trockene Husten allmählig einen feuchten Klang und geht in einen einfachen katarrhalischen über.

Die Heiserkeit, das dritte der von uns bei jedem wahren Krupkranken beobachteten Symptome, stellte sich bald nur als ein Schwächerwerden der Stimme — Lispeln —, bald als eine scharfe, krähende Verunreinigung des Tones dar und stieg, besonders im späteren Verlaufe der Krankheit, oft bis zur völligen Stimmlosigkeit. Sehr charakteristisch ist das häufige längere Fortbestehen der Heiserkeit nach Beseitigung der Krankheit, dessen Grund wohl weniger in eingetretenen organischen Veränderungen, als vielmehr in einer zurückbleibenden paralytischen Schwäche der Kehlkopfmuskeln zu suchen ist. Unter unseren 13 (4) Genesenen wird dieser Erscheinung bei 6 (2) ausdrücklich Erwähnung gethan, wogegen nur bei 2 (1) eines baldigen Verschwindens der Heiserkeit gleichzeitig mit den übrigen Krankheitssymptomen gedacht ist.

Von weit untergeordneterer Bedeutung als die genannten drei sind alle übrigen Erscheinungen, wie namentlich der Kehlkopfschmerz und die Schlingbeschwerden, indem sie nicht blos viel weniger konstant auftreten, sondern auch nichts Eigenthümliches darbieten.

Der Kehlkopfschmerz gibt sich theils spontan, theils nur während des Hustens oder bei äusserem Drucke zu erkennen. Wir finden ihn bei 7 (1) unserer Kranken erwähnt, während bei 6 sein Nichtvorhandensein ausdrücklich angemerkt ist. Nach Rilliet und Barthez tritt er bei sekundärem Krup minder häufig auf, als bei dem primären, eine Annahme, welche auch durch unsere Erfahrungen eher bestätigt als widerlegt wird.

Ueber vorhandene Schlingbeschwerden ist nur bei 5 unserer Kranken berichtet, von denen jedoch 2 gleichzeitig an Rachenkrup litten. Veranlasst wurde dieselbe theils durch Schmerzempfindungen, theils, und zwar am häufigsten, durch die sich während der Schlingversuche steigernden Athmungsbeschwerden, sowie durch die sich gern damit verbindenden Steckhustenanfälle.

Anschwellung der Nacken- und Submaxillardrüsen, welche von einigen Beobachtern als eine konstante Begleiterin des wahren Krups bezeichnet worden ist, haben wir leider unbeachtet gelassen. Nur in einem einzigen Falle geschieht ihres Vorhandenseins Erwähnung. Ich wage daher nicht zu entscheiden, ob diese Drüsenanschwellungen wirklich als Begleiterinnen der Krankheit auftreten, oder etwas Zufälliges, bereits früher Entstandenes, sind. Aber selbst im ersteren Falle möchte ich dieselben (wenigstens die Drüsengeschwülste im Nacken) weit eher mit einer gleichzeitig vorhandenen Diphtheritis des Rachens, als mit der krupösen Entzündung der Respirationswege in ursächliche Verbindung bringen, indem die anatomischen Verhältnisse bei ersterer ihr Entstehen weit leichter erklären, als bei letzterer.

Eine Frage, welche in neuerer Zeit vielfache Erörterungen veranlasst hat, ist die über die Verbindung des Rachenkrups (Diphtheritis) mit dem Krup der Luftwege. Bekanntlich ward diese Verbindung von französischen Aerzten und zwar zunächst von Bretonneau als konstant bezeichnet, so zwar, dass die pseudomembranöse Bildung stets in den Schlingwerkzeugen beginne und erst von hier aus nach dem Kehlkopfe und der Luftröhre herabsteige. Mögen nun örtliche Verhältnisse oder epidemische Einflüsse eine solche Kombination begünstigen und in Frankreich zu deren häufiger Beobachtung geführt haben, so ist doch unzweifelhaft, dass sie keine nothwendige, ja nicht einmal eine so gewöhnliche sei, als man behauptet hat. Letzteres möchte auf Grund der alljährlich zur Veröffentlichung kommenden zahlreichen Mittheilungen von Krupfällen wenigstens in Bezug auf Deutschland ausgesprochen werden dürfen. Auch im Kreise unserer Beobachtung hat sich dieses bestätigt, indem nur bei 6 unserer Kranken das gleichzeitige Vorhandensein einer Diphtheritis aufgezeichnet ist. Ob dieselbe in den ersten Jahren und bevor die Aufmerksamkeit der Aerzte durch Bretonneau allgemeiner darauf gelenkt wurde, nicht bisweilen unbeachtet geblieben sein könne, will ich zwar nicht in Abrede stellen, dass sie jedoch bei uns wenigstens keine stete Begleiterin des Krups gewesen sei, ergibt sich daraus, dass in 3 Fällen ausdrücklich das Fehlen jeder Spur einer diphtheritischen Rachenaffektion angemerkt ward.

Fassen wir nun das über die Symptomatologie des wahren Krups Gesagte zusammen, so ergibt sich daraus, dass dessen Diagnose, da das einzige pathognomonische Zeichen desselben, die Ausstossung von Pseudomembranen, nur in der Minderzahl der Fälle zur Wahrnehmung gelangt, sich vorzugsweise auf die Beschaffenheit des Athmens, Hustens und der Stimme gründen müsse. Auch bieten diese drei in ihrer Verbindung so viel Charakteristisches dar, dass sie genügen, um das Urtheil wenigstens des erfahreneren Arztes sicher zu leiten, während die Beachtung nur eines einzelnen dieser Symptome, namentlich des rauhen, bellenden Hustenklanges, leicht täuschen und weit geringfügigere Uebel für ächten Krup ansehen lassen kann. Alle übrigen phänomenologischen Momente, deren im Vorhergehenden gedacht wurde, ebenso wie die bald bleiche, bald mehr rothe, oft ziemlich kyanotische Hautfärbung, die reichliche Schweissabsonderung, die manchmal eintretenden Krampfzufälle, das Fieber, sind von untergeordneter Bedeutung, sie können die Diagnose wohl unterstützen, aber für sich allein dieselbe nie bestimmen.

Was aber insbesondere die differentielle Diagnose des Krups von anderen, eine bald grössere, bald geringere Aehnlichkeit mit demselben zeigenden Krankheitszuständen anlangt, so hat sich dieselbe wohl hauptsächlich auf folgende Momente zu stützen:

a) Die einfache Laryngitis und Tracheitis sind, wenn sie einen höheren Grad von Intensität erreichen, leichter anatomisch als funktionell vom Krup zu unterscheiden, indem hier nur die Abwesenheit der pseudomembranösen Bildungen den Ausschlag geben kann. Höchstens würde das gleichmässige Fortbestehen und Ansteigen der Athmungsbeschwerde ohne merkliche periodische Steckanfälle, wie sie bei Krup aufzutreten pflegen, ein Merkmal für das Vorhandensein ersterer abzugeben vermögen. Einen Fall, welchen wir bei aller Aehnlichkeit mit Krup für einfache, aber intensive Laryngitis ansehen mussten, liefert die beigefügte Krankengeschichte Nr. 3.

b) Der Katarrh der oberen Luftwege mit krupösem Hustentone, der sogenannte Pseudokrup, welcher durch sein meist plötzliches Auftreten in den späteren Abendstunden und kurz nach dem Einschlafen so häufig die Besorgniss eines wahren Krupanfalles veranlasst, unterscheidet sich von diesem zunächst durch die Gelindigkeit oder selbst das Fehlen der übrigen Krankheitssymptome, namentlich der Dyspnöe und der Stimmlosigkeit. Meist ist damit nur die gewöhnliche febrilische Athmungsbeschleunigung verbunden, die Inspiration nicht tönend, keine Steckung während der Hustenanfälle bemerkbar. Aus diesem Grunde geben sich an dem Kranken auch nicht jener Ausdruck von Angst und Unruhe, sowie die mimischen Erscheinungen der Dyspnöe zu erkennen, welche wirkliche Krupkranke ohne Ausnahme zeigen. Das begleitende Fieber, welches bei wahrem Krup meist sehr heftig ist, tritt hier nur mild auf oder fehlt ganz. Endlich verbindet sich mit dem Pseudokrup gewöhnlich ein Nasenkatarrh, während bei ächtem Krup die Nasenschleimhaut auffallend trocken zu sein pflegt.

Wollte man trotz aller hier aufgeführten Verschiedenheiten behaupten, der Pseudokrup sei nichts Anderes, als eine leichte

Form oder das erste Stadium des wahren Krups, so würde diese Ansicht allerdings nur dadurch zu widerlegen sein, dass solche pseudokrupöse Anfälle, so weit darüber (mir bekannt gewordene) Mittheilungen vorliegen, selbst bei einer rein exspektativen Behandlung nie in ausgebildeten ächten Krup übergegangen sind, sondern sich bald wieder unter Zurücklassung eines einfachen Katarrhalzustandes zu verlieren pflegen, während andererseits der wahre Krup, selbst wo er ein katarrhalisches Vorläuferstadium hat, sobald einmal der charakteristische Hustenklang eingetreten ist, weit ernstere, qualvollere Symptome hervorruft. Es würde die obige Annahme nicht begründeter sein, als wenn man in jedem Darmkatarrh eine mildere Form oder das Eintrittstadium eines Abdominaltyphus erkennen wollte.

c) Das Oedema glottidis kann in seinen Erscheinungen die täuschendste Aehnlichkeit mit dem Krup annehmen, wie dieses die Mittheilung eines von uns beobachteten Falles (Krankengeschichte Nr. 4) bestätigt. Ebenso glauben wir in einem zweiten Falle (Krankengeschichte Nr. 5) ein Glottisödem vor uns gehabt zu haben. Als diagnostisches Moment dürfte neben der örtlichen Untersuchung durch Auge und Finger vielleicht die von uns dabei wahrgenommene Ansammlung einer blasigen Schleimmasse im Rachen zu benutzen sein. Ueber letzteres Symptom erinnere ich mich nicht, bereits anderwärts Mittheilungen gelesen zu haben, daher ich dessen Beachtung wohl um so mehr empfehlen darf, als dasselbe unbedingt von grosser diagnostischer Wichtigkeit sein würde.

d) Auch das Eindringen fremder Körper in die Luftwege, besonders wenn dieselben in deren oberem Theile festsitzen, kann eine dem Krup sehr ähnliche Gruppe von Erscheinungen veranlassen. Gibt hier die Anamnese nicht den nöthigen Aufschluss, so würde wenigstens der Mangel allgemeiner Krankheitszufälle, namentlich des Fiebers und das durch die physikalische Untersuchung zu ermittelnde Gesundsein der Lungen für das Nichtvorhandensein eines Krups sprechen. Bei längerer Dauer des mechanischen Athmungshindernisses dürften freilich durch die Entwickelung von Reaktionserscheinungen auch hierin Aenderungen eintreten.

e) Der Glottiskrampf und Laryngismus könnten nur dann Veranlassung zu einer Unsicherheit in der Diagnose geben, wenn man die Existenz eines rein nervösen d. i. nur auf

Krampf beruhenden Krups ohne alle Entzündung und ohne pseudomembranöse Bildung annehmen wollte. Da jedoch durch eine solche Annahme zwei ganz verschiedene Krankheitszustände unter einen Namen zusammengedrängt werden würden, so ist sie, obgleich mehrfach ausgesprochen, gewiss wissenschaftlich zu verwerfen. Der Krup kann sich wohl mit einem Krampfzustande in den Eingangspforten der Respirationsorgane verbinden, ja er thut dieses sogar fast ohne Ausnahme, allein er bleibt seinem Wesen nach doch immer eine Krankheit, die in der Plastik des Gewebes selbst wurzelt und zu stofflichen Produkten führt. Aus diesem Grunde können auch rein spastische oder paralytische Leiden, wie die oben genannten, eigentlich kaum einen diagnostischen Zweifel veranlassen. Das Lebensalter (alle diese Neurosen treten hauptsächlich nur während des ersten Lebensjahres auf), die Fieberlosigkeit, das blos paroxysmenweise Auftreten mit völligem Wohlsein in den oft langen Zwischenzeiten würden diese Zustände schon hinreichend vom Krup unterscheiden, wenn nicht die Erscheinungen während des meist kurzdauernden Anfalles selbst schon genügen sollten, jede Verwechselung unmöglich zu machen.

III. Verlauf. — Der Verlauf und Ausgang des Krups rechtfertigen im vollsten Maasse die grosse Furcht, welche sein Name in den liebenden Aelternherzen erweckt. Sind ja doch den prunkenden Berichten über zahlreiche (aber eingebildete) Krupheilungen gegenüber manche Aerzte so weit gegangen, den ausgebildeten wahren Krup als unbedingt zum Tode führend zu bezeichnen. Dass letzteres, Gottlob, unbegründet sei, hat auch uns die Erfahrung bewiesen, indem von unseren 33, theilweise unter sehr ungünstigen Verhältnissen lebenden Kranken 13, mithin mehr als ein Dritttheil, genasen. Es befanden sich übrigens unter diesen Genesenen keineswegs bloss mildere oder sogleich nach ihrem Hervortreten zur Behandlung gekommene, sondern theilweise bis zur vollsten Entwickelung gediehene Fälle, wie dieses das mitgetheilte Beispiel (Krankengeschichte Nr. 1) beweisen mag.

Bezüglich seiner Dauer gehört der Krup den akutesten Krankheiten an, indem namentlich die tödtlich verlaufenden Fälle oft kaum nach Tagen, sondern nur nach Stunden zu bemessen sind. Von unseren Kranken erlag einer noch vor Ablauf von 24 Stunden, 2 nach kaum 30 Stunden, während 9 am 3. Tage und nur 8 später starben. Unter letzteren befand sich ein verhältnissmässig äusserst langsam verlaufender Fall, der erst am

17. Tage und zwar nicht durch die unmittelbaren Wirkungen der krupösen Ausschwitzung auf Respiration und Kreislauf, sondern durch hektisches Fieber und Erschöpfung tödtlich endete (Krankengeschichte Nr. 2). Dagegen konnte

bei	2	schon	am	4. Tage
„	1	„	„	5. „
„	1	„	„	6. „
„	2	„	„	7. „

der Eintritt der Genesung erklärt werden.

Für die Prognose haben unsere Beobachtungen folgende Ergebnisse geliefert:

Die Jahreszeit scheint auf den Ausgang der Krankheit keinen besonders begünstigenden oder verschlimmernden Einfluss zu üben, indem uns im Januar von 5 Kranken 2

im	Januar	von	5	Kranken	2
„	Februar	„	3	„	2
„	März	„	5	„	2
„	April	„	1	„	—
„	Mai	„	—	„	—
„	Juni	„	3	„	3
„	Juli	„	1	„	—
„	August	„	2	„	—
„	September	„	3	„	2
„	Oktober	„	2	„	1
„	November	„	2	„	2
„	Dezember	„	6	„	6

starben und mithin das Verhältniss der Erkrankten und Gestorbenen während der 4 Wintermonate Dezember bis März gleichmässig etwas über die Hälfte der Gesammtzahl aller 12 Monate betrug.

Von entscheidenderem Einflusse auf die Prognose zeigte sich uns das Lebensalter, in so ferne die Jahre, in denen der Krup vorzugsweise aufzutreten pflegt, sich auch durch ein unverhältnissmässig grösseres Sterblichkeitsverhältniss auszeichneten. Es unterlagen nämlich

von	dem	1	Kranken	im	2.	Altersjahre	1
„	den	5	„	„	3.	„	3
„	„	10	„	„	4.	„	8
„	„	6	„	„	5.	„	4
„	„	2	„	„	6.	„	1
„	„	3	„	„	7.	„	1

von den 3 Kranken im 8. Altersjahre 1
„ „ 2 „ „ 9. „ 1
„ „ 1 „ „ 11. „ —

so dass mithin von 22 Fällen zwischen dem 2. bis 5. Lebensjahre 16, d. i. etwa drei Viertheile, von 11 zwischen dem 6. bis 11. Jahre dagegen 4 oder etwa ein Dritttheil tödtlich endeten.

Das Geschlecht der Kranken scheint, wenn wir unseren, allerdings nur eine beschränkte Zahl umfassenden Erfahrungen folgen, keinen Einfluss auf die Prognose zu äussern. Während sich nämlich unter unseren 33 Kruppatienten 21 Knaben und 12 Mädchen befanden, gehörten von den 13 Genesenen 9 dem männlichen und 4 dem weiblichen Geschlechte an, wogegen unter den 20 Gestorbenen 12 Knaben und 8 Mädchen waren. Es stellte sich somit für die Erkrankungs-, wie für die Genesungs- und Todesfälle ziemlich genau dasselbe Zahlenverhältniss der beiden Geschlechter heraus, indem die Mädchen etwa 1, die Knaben 2 Dritttheile ausmachten.

Die Konstitution der Erkrankten anlangend, so starben von den 16 als kräftig bezeichneten Kranken 11, wogegen die 2 schwächlichen und bereits früher kränklichen Kinder beide erlagen, so dass mithin eine minder kräftige und bereits geschwächte Konstitution auch die Prognose des Krups wesentlich zu verschlechtern scheint.

Einen wichtigen Einfluss auf den Ausgang der Krankheit zeigte die Art ihres Auftretens, indem die primäre Form merklich ungünstigere Resultate lieferte, als die sekundäre. Unter 25 Fällen der ersteren Kategorie endeten nämlich 16, d. i. fast 2 Dritttheile, tödtlich, während von 8 sekundären Krupkranken nur 4, mithin die Hälfte starben. Wiederum war aber die Sterblichkeit an primärem Krup verschieden, je nachdem die Krankheit sich jäh oder unter vorgängigen Katarrhalsymptomen entwickelte, denn die erstere Eintrittsweise lieferte unter 8 Erkrankungen 3, letztere dagegen unter 17 nicht weniger als 13 Todesfälle, so dass mithin unserer Beobachtung nach die allmählig sich ausbildende primäre Krupform unter allen die bei weitem gefahrdrohendste sein würde.

Ueber den Werth einzelner Krankheitssymptome für die Prognose gewährt unsere Erfahrung keine sehr augenfälligen Ergebnisse. Athmungsbeschwerden, Husten und Heiserkeit waren in den zur Genesung wendenden, ebenso wie in den tödtlich endenden Fällen konstant vorhanden, ohne dass der Ausgang nach dem Grade ihrer Intensität mit Sicherheit vorhergesehen werden konnte. Ebenso lieferte die Heftigkeit des Fiebers in dieser Beziehung keinen zuverlässigen Anhaltspunkt. Dass der Kehlkopfschmerz wenigstens keine ungünstige prognostische Bedeutung habe, lässt sich daraus abnehmen, dass von 7 Kranken, bei denen dessen Vorhandensein angemerkt ist, nur 3 starben, während 6 andere, welche ausdrücklich als frei davon bezeichnet sind, sämmtlich erlagen. Als eine bedenklichere Begleiterin der Krankheit gab sich uns dagegen die Schlingbeschwerde zu erkennen, denn unter 5 Fällen, bei welcher derselben Erwähnung geschieht, endeten 4 tödtlich. Die Unwirksamkeit der Brechmittel, eine bei ächtem Krup vielfach beobachtete Erscheinung, kam auch uns bei 2 Kranken vor, die beide starben. Dieses Symptom muss natürlich in zweifacher Beziehung von übelster Bedeutung sein, indem es einestheils ein sehr tiefes Gesunkensein des Nervensystemes und beginnende Paralyse anzeigt, anderentheils aber die Hülfe eines der erfolgreichsten Heilakte vereitelt. Dass übrigens die künstlich erregte oder freiwillig erfolgende Ausstossung von Pseudomembranen durchaus nicht so grossen Werth für die Prognose habe, als man im speziellen Falle zu hoffen geneigt ist, wurden wir gleich Anderen hinreichend belehrt, indem von den 5 Kranken, bei welchen eine solche theilweise sogar mehrfach stattfand, nicht weniger als 4 starben. Unter den 16, welche nur schleimige Massen erbrachen, entrannen dagegen 5 dem Tode.

Gedenken wir hier endlich noch der Komplikation mit Diphtheritis, so sind uns die Fälle dieser Art wesentlich gefahrdrohender erschienen als die des einfachen Krups. Während nämlich von 6 Kranken der ersteren Art nur ein einziger genas, wurden 3, bei denen das Nichtvorhandensein diphtheritischer Entzündung und Exsudatbildung ausdrücklich angemerkt ist, sämmtlich gerettet.

IV. Leichenbefund. — Die in 13 (2) Fällen angestellte Leichenöffnung ergab bei 11 (1) die Anwesenheit mehr oder weniger ausgebreiteter und ausgebildeter Pseudomembranen in Larynx und Trachea, jedoch nur bei 5 bis in den Bronchien herabreichend und bei 3 (1) gleichzeitige diphtheritische Ablagerungen im Pharynx. Nur ein einziges Mal bei einem 8jährigen Mädchen erstreckte sich die pseudomembranöse Bildung vom Pharynx bis in die Bronchien herab, wo sie zuletzt in eiterschleimige Massen überging, während die Lungen durchaus krepitirend und nur etwas blutreicher erschienen. Blos auf Rachen und Kehlkopf beschränkt ohne Theilnahme der Trachea fanden wir den krupösen Prozess ebenfalls nur ein einziges Mal bei einem 3jährigen Knaben, ebenso Pseudomembranen in der Trachea allein ohne Mitbetheiligung des Larynx nur in einer einzigen Leiche. Dagegen zeigten sich die Bronchien für sich allein nie, sondern immer nur in Verbindung mit Luftröhre und Kehlkopf krupös affizirt, so dass uns mithin ein Beispiel blossen Bronchialkrups nicht vorgekommen ist. Von der Erfahrung Guersant's des Aelt., wie sie Rilliet und Barthez mittheilen, weicht die unsrige in so ferne ab, als jener in 2 Dritttheilen der Fälle die Pseudomembranen auf Larynx und Trachea beschränkt und nur in einem Dritttheile auch auf die Bronchien ausgedehnt fand, während Letzteres bei uns weit häufiger, nämlich beinahe in der Hälfte der Fälle vorkam. Ob die zweite Behauptung von Rilliet und Barthez sich ganz stichhaltig halte, dass bei sekundärem Krup die örtlichen Entzündungserscheinungen, die Röthe der Schleimhaut, deren Erweichung, Verdickung und die Veränderung der Glätte ihrer Oberfläche viel in- und extensiver, als bei der primären seien, die Pseudomembranen dagegen kleiner, dünner, weniger fest aufsitzend, weicher, nie aus mehreren Schichten bestehend und oft mit einer eiterigen oder schleimigen Flüssigkeit gemischt erschienen, dass sie ferner selten den ganzen Larynx, sondern meist nur dessen Eingang und die Innenseite der Epiglottis überzögen, während um so häufiger Diphtheritis damit verbunden sei, können wir nicht entscheiden, da sich uns überhaupt nur ein einziger Fall von sekundärem Krup mit pseudomembranösen Bildungen (und zwar auf Larynx und Trachea beschränkt) zur Untersuchung darbot, während in dem zweiten, nach Scharlach eingetretenen, deutlich zusammenhängende Pseudomembranen überhaupt nicht aufgefunden wurden.

Röthung der Schleimhaut der Luftwege ward im Larynx 8mal, in der Trachea 10mal, in den Bronchien 6mal angetroffen. Mit Ausschluss eines einzigen Falles, der jedoch die diphtheritische Rachenaffektion zeigte und wo Larynx und Trachea zwar geröthet, aber ohne pseudomembranösen Ueberzug erschienen, war bei allen gleichzeitig auch krupöse Hautbildungvorhanden. Rauhheit und theilweise geschwürige Erosionen der Schleimhaut unter dem Exsudate kamen 3mal zur Beobachtung.

Pneumonie, meist beider Lungen, verband sich in 8 Fällen

mit der pseudomembranösen Affektion der Luftwege, fehlte dagegen bei 4 und ist in 1 Falle unerwähnt gelassen.

Entzündlich angeschwollene, dunkelrothe Bronchialdrüsen wurden bei 5 Kranken gefunden, ebenso bei 3 eine sehr umfangreiche Thymus und bei 2 ein emphysomatischer Zustand der Lungen.

V. Behandlung. — Ueber die von uns eingeschlagene Behandlung habe ich nur wenig zu sagen, da dieselbe im Wesentlichen nicht von der gebräuchlichen abwich. Wir wurden dabei von der Ueberzeugung geleitet, dass der Krup zu denjenigen Krankheiten gehöre, welche ein entschiedenes und energisches ärztliches Eingreifen fordern. Als oberstes Mittel betrachteten wir wiederholte Emetica aus Tartarus stibiatus oder Cuprum sulphuricum, die jedoch in 2 Fällen ganz ohne Wirkung blieben und überhaupt bei 8 Kranken keine merkbare Erleichterung brachten. Alle diese Patienten erlagen der Krankheit. Ob das Cuprum sulphuricum, welches zwischen den brechenerregenden Gaben gewöhnlich in refracta dosi fortgebraucht wurde, eine vom Tartarus stibiatus verschiedene, vielleicht spezifische Wirkung auf die krupös erkrankten Organe äussere, wage ich nicht zu entscheiden, jedenfalls aber zeichnete sich dasselbe durch die Sicherheit seiner brechenerregenden Kraft, ohne gleichzeitig Durchfall hervorzurufen, aus. Blutegel wendeten wir bei 19 Kranken an, von denen jedoch nur 6 genasen; Kalomel bei 17, von denen 7 gerettet wurden. Ausserdem kamen Hautreize, Kataplasmen, kalte Umschläge und kalte Uebergiessungen mehrfach in Gebrauch, letztere nur in 3 bereits verzweifelten Fällen, die auch sämmtlich mit dem Tode endeten. Die Tracheotomie ist leider nie von uns versucht worden.

I. Geheilter ächter Krup.

Christian Greiner, 4 Jahre alt, hatte vor Kurzem den Keuchhusten überstanden, zeigte sich aber jetzt munter und blühend. Bei der rauhen Januarswitterung sorglich zu Hause gehalten, war er nur am 16. Januar 1840 für kurze Zeit in's Freie gekommen. Er schlief die nächstfolgende Nacht gut, und schien auch am Morgen vollkommen wohl, bis Nachmittags 5 Uhr plötzlich ein heftiger Hustenanfall mit Erstickungsangst eintrat, wozu sich rasch Heiserkeit und Fieber gesellten. Um 7 Uhr stellte sich ein zweiter, bedeutend heftigerer Anfall ein, der die Aeltern zum Aufsuchen ärztlicher Hülfe drängte. Herr Dr. Kohlschütter, welcher das Kind Abends 9 Uhr besuchte, war Zeuge eines dritten Anfalles. Der Husten erschien heiser, mäckernd, keuchend, er war mit deutlichen Erstickungszufällen, Herumwerfen der Arme sowie mit einem Ausdrucke gewaltiger Angst in Blick und Miene verbunden, und unterschied sich in jeder Beziehung wesentlich von dem früheren Keuchhusten. Trotz offenbarer Anstrengungen zum Erbrechen vermochte das Kind doch nichts emporzufördern und schien in Wahrheit dem Erstickungstode nahe zu sein. Endlich nach etwa 5 Minuten legte sich der Husten, wobei jedoch ein rauher Athmungston und eine bedeutende Heiserkeit zurückblieb. Das Kind fiel sogleich in einen dumpfen Schlaf. Der Puls zeigte sich im Anfalle voll, hart, eher verlangsamt, als beschleunigt, dann fieberhaft; die Haut war brennend heiss. Auch klagte der Kranke viel über Halsschmerz. Stuhl war unter Tages mehrmals erfolgt, die Zunge rein. Die Krankheit sogleich als einen Krup erkennend verordnete Dr. K. 6 Blutegel an den Hals, ein Emeticum aus Cuprum sulphuricum, sodann Kalomelpulver und Senfteige an die Waden. Nach dem Ansetzen der Blutegel und zweimaligem Erbrechen besserte sich der Zustand auffallend, so dass nur noch wenige und schwächere Anfälle erschienen. Das Erbrochene enthielt zwar keine koagulirten Häute oder Röhren, aber eine Menge anscheinend aus plastischer Lymphe bestehender Klümpchen bis zur Grösse eines Kirschkernes und einige Fäserchen. Gegen Morgen verfiel Patient in ruhigen Schlaf und zeigte sich sodann bis auf etwas Fieber ganz munter. Der weit weniger ängstlich klingende Husten hatte jedoch noch immer einen bellenden, heiseren Ton, auch war die Stimme noch sehr belegt. Ueber Halsschmerz wurde nicht weiter geklagt. Verordnung: Cuprum sulph. zu 1 Gran bei wiederholtem Husten zu geben, ausserdem eine abführende Mixtur mit Tart. stib. und Einreibungen von Unguent. ciner. in den Hals.

Am 18. Mittags trat wieder ein heftiger Anfall ein. Ein Pulver aus Cuprum sulph. veranlasste etwas Erbrechen und beseitigte die Gefahr. Abends war der Knabe ziemlich wohl.

Am 19. Fieber und Heiserkeit dauerten zwar fort, doch erschienen nur seltene und mässige Hustenanfälle. Dagegen stellte sich Abends 9 Uhr wieder ein furchtbarer Paroxysmus ein, der mehrmals repetirte, bis endlich gegen 3 Uhr Nachts, nachdem abermals durch einige Kupferpulver Erbrechen erregt worden war, ruhiger Schlaf begann. Die Digestionsfunktion bis auf grosse Brechneigung in Ordnung, etwas Fieber, übrigens am 20. munter.

Die Heiserkeit dauerte fort, auch wurde wieder mehr über Halsschmerz geklagt. (4 Blutegel an den Hals, Cuprum sulph. zu $^1/_2$ Gr. 2 stündlich, Kalomel 1 Gr. 4 stündlich.) Von hier an besserte sich der Zustand gleichmässig, doch blieben Heiserkeit und Halsschmerz noch längere Zeit zurück, so dass erstere selbst am 3. Februar noch nicht völlig gewichen war.

II. Chronisch verlaufender Krup.

Otto Karte, 7 Jahre alt, ein durchaus gesunder Knabe, litt am 19. September 1845, wo er der Anstalt zur Behandlung übergeben wurde, bereits seit 7 Tagen an Halsschmerz, Husten, Heiserkeit, beschleunigtem Athmen und Schlingbeschwerde. Am Morgen seiner Aufnahme hustete der Kranke unter starkem Würgen eine fingerlange, sehr zähe, weissliche, fast zollbreite Pseudomembran aus. Das Athmen zeigte sich bei der Untersuchung sehr mühsam und beschleunigt, die Gegend des Kehlkopfes gegen Druck empfindlich. Ebenso klagte Patient über Brustschmerz und Schmerz beim Schlingen. Die Halsdrüsen waren angeschwollen, die Jugularvenen strotzend. Die Perkussion liess nichts Abnormes, die Auskultation starke, ungleichblasige Rasselgeräusche wahrnehmen. Selten nur nahm der Husten einen krampfartigen, keuchhustenähnlichen Ton an. Der Appetit war ziemlich gut, die Zunge feucht und nur hinten weisslich belegt, der Stuhl regelmässig. Dabei schwitzte der Kranke sehr stark, hatte einen sehr erregten Puls, heisse Haut, bedeutenden Durst und fühlte sich sehr matt. Uebrigens lag er ziemlich ruhig auf der Seite. Verordnung: viertelstündlich 2 Gr. Cuprum sulph. bis zu eintretendem Erbrechen und ein Vesikator auf die Brust.

20. September. Es war dreimaliges Erbrechen erfolgt und danach abermals eine Krupmembran ausgehustet worden, die eine von vielem Schleime umgebene, fingerlange, allmählig dünner werdende Röhre darstellte, deren unteres, engeres Ende scharf abgeschnitten war und die Weite eines dicken Federkieles hatte. Sie erschien weiss, sehr zäh, nicht leicht zerreissbar, liniendick, vollkommen geruchlos und zeigte auf der Aussenseite hier und da rothe Pünktchen. Die Respiration ward danach ein wenig freier, der Husten, welcher bisher noch nie den charakteristischen Krupton hatte, etwas seltener, die Stimme sono-

rer. Die Schlingbeschwerde hatte sich verloren. Uebrigens dauerte der gestrige Zustand fort. Mit dem Emeticum wurde fortgefahren. Hierauf trat abermals mehrmaliges Erbrechen von vielem Schleime und Fetzen geronnenen Faserstoffes ein, unter denen sich zwei pseudomembranöse Konkremente in der Grösse eines kleinen Fingers von der bereits geschilderten Beschaffenheit befanden. Respiration weniger beschwerlich, Husten selten, Kehlkopfschmerz noch andauernd, Zunge feucht, Appetit gering, Haut schwitzend, ruhiges Verhalten und grosse Mattigkeit. Kataplasmen am Halse; *Sulph. ant. aur. gr. iij*, *Calomel. gr. Vjjj*, *Extr. hyosc. gr. ij*, *Sacch. ʒβ*, *div. in part. Vjjj*, 2stündl. 1 St. zu nehmen.

21. Sept. Es ist wiederum eine faserstoffige Membran ausgehustet worden. Kehlkopfschmerz und Schwäche dauern fort, der Husten ist geringer und locker, die Stimme noch heiser, Abdominalrespiration, Gesichtsfarbe wechselnd, Puls frequent und voll, viel Schweiss. 4 Blutegel an den Hals; Wiederholung des Brechmittels und obiger Pulver. Abends sehr beengte Respiration, hochrothes Gesicht, heftiges Fieber, beginnender Zungenbeleg. Da die Blutegel irrthümlich in die Schlüsselbeingegend gesetzt worden waren, so wurden deren noch 6 Stück verordnet. Wenig Schlaf, grosse Unruhe, erschwertes, sogleich Hustenreiz erregendes Sprechen.

22. Sept. Mehrmaliges Erbrechen grünlicher, schleimiger Massen ohne Konkremente; trotzdem ist die Respiration sehr beengt und beschleunigt. Grosse Schwäche, heftiges Fieber, leichtes Auswerfen theils dünner Membranen geronnenen Faserstoffes, theils grüner, schleimiger, den *Sputis coctis* ähnlicher Massen. Zuweilen ruhiger Schlaf, starker Schweiss, der Husten seltener, die Stimme noch sehr matt. Die Auskultation lässt grobe Rasselgeräusche, die Perkussion überall den normalen Ton wahrnehmen. Wiederholung der Pulver aus *Sulph. aurat.* und Kalomel.

23. Sept. Stimme noch matt und heiser, grosse Kraftlosigkeit und Blässe, Husten gering, Expektoration mässig, Empfindlichkeit beim Drucke auf Kehlkopf und Rachen noch vorhanden. Respiration frequent, doch freier, Zunge feucht, Durst, Durchfall, Puls weniger beschleunigt, aber klein. Einreibungen von *Unguent. ciner.* in den Hals und erweichende Kataplasmen. *Decoct. althaeae* mit *Vinum stib.* und *Ammon. muriat.*

24. Sept. Aeusserste Mattigkeit, kleiner, sehr frequenter Puls, sehr beschleunigte Respiration mit Aufblasen der Nasenflügel, Blässe, Einsinken der Schläfe, wenig Husten, schwache

Stimme. Einmaliges Erbrechen, Zunge feucht, Lippen trocken, Haut feucht und warm, turgeszirende Hautvenen. Die Diarrhoe hat nachgelassen, der Schlaf ist leidlich gewesen. Trotz dem lässt der Ausdruck des Gesichtes einen schlimmen Ausgang befürchten.

25. Sept. Zwar war gestern Abend der Zustand zufriedenstellend, dagegen geht es heute um so schlechter. Zeitweise stellt sich ein Krampf der Stimmritze ein, der die Respiration in hohem Grade beeinträchtigt. Auch ausserdem ist das Athmen sehr frequent, der Husten zwar selten, aber auch keine Expektoration vorhanden. Der Kranke nimmt nichts zu sich, ist äusserst matt, die Kehlkopfgegend fortwährend empfindlich. Die tiefliegenden Augen sind nur halb geschlossen, der Schlaf unruhig. Zwei breiige Stühle, Haut heiss und feucht. *Infus. senegae* mit *Liq. c. c.* und *Vinum stib.*; ausserdem *Liq. ammon. caust. Spirit. vini ana ℥j Camphor. ʒj* als Riechmittel.

26. Sept. Nacht ziemlich ruhig, auch sonst nichts verändert. Ein grosser todter Spulwurm ist gestern mit dem Stuhle abgegangen.

27. Sept. Ruhige Nacht, Stimme sehr matt und heiser, Fieber stark. Ein kleines Vesikator auf den Hals; *Emuls. papav.*; das Senegainfusum erneuert.

28. Sept. Starke Abmagerung, hektisches Fieber mit deutlicher abendlicher Exazerbation; Stimme matt, Husten selten und trocken. Gesichtsblässe, grösste Schwäche, Durchfall, beständiges Umherwerfen, Respiration mässig beschleunigt. Der Kranke geniesst nur etwas Milch und antwortet kaum auf die an ihn gerichteten Fragen. In der Nacht trat der Erschöpfungstod ein.

III. Einfache Laryngitis.

Julius Strohbach, 6 Jahre alt, erkrankte am 6. Febr. 1841 an einer fieberhaften Brustaffektion, wogegen die Aeltern eine ihnen empfohlene Lösung von *Tart. stib.* in Gebrauch zogen. Das dadurch erzeugte Erbrechen schien zwar Anfangs einige Besserung herbeizuführen, doch verschlimmerte sich der Zustand am 9. Febr. so, dass man ärztliche Hülfe bei uns suchte. Das Kind lag am 10. mit rückwärtsgebogenem Kopfe, geröthetem und stark schwitzendem Gesichte da, hatte eine ziehende, pfeifende, beschleunigte Respiration, häufigen Husten von bellendem Klange und eine heisere Stimme. Durch die Hustenanfälle wurde eine grosse Menge dicken, gelben, geformten, kritischen Schleimes entleert. Der Larynx war gegen Druck nicht empfindlich, die Zunge schleimig belegt, feucht, der Stuhl sparsam, der Puls sehr aufgeregt. Verordnung: 4 Blutegel an den Hals, sodann Leinmehlumschläge auf denselben, 2stündlich 1 Gr. Kalomel bis zu eintretendem Durchfalle, ausserdem eine Mixtur aus *Tart. stib.* und *Oxymel squillae*. Das hierauf eintretende reichliche Schleimerbrechen machte die Respiration etwas freier und ruhiger, doch blieb dieselbe noch immer zischend, der Husten bellend. Appetit und Schlaf waren gut, Stuhlgang trat erst nach Verbrauch von 5 Gran Kalomel in reichlicher Menge ein. Am 11. gegen Abend exazerbirte das Fieber, auch steigerte sich der bellende Husten, doch ward der grösste Theil der Nacht ruhig verschlafen. Am 12. zeigte sich die Respiration normal, nur mit starkem Schleimrasseln verbunden; der noch immer bellende Husten förderte mit Leichtigkeit eine Menge einfacher katarrhalischer Sputa, der Harn setzte ein sehr reichliches Sediment ab. Husten und Heiserkeit dauerten bis zum 17. Febr. fort, das übrige Befinden bot nichts Krankhaftes mehr dar.

IV. Oedema epiglottidis.

Anna Klingner, ein bisher stets munteres Kind von $1^1/_2$ Jahren, ward am 25. November 1840 Abends plötzlich und ohne wahrnehmbare Veranlassung von Husten, heftiger Dyspnoe, mit tönender Inspiration und höchster Heiserkeit befallen, wozu sich etwas Fieber, Appetitlosigkeit und ein Unvermögen, Getränke zu schlingen, gesellte. Am 27. November wurde die Hülfe der Anstalt für sie in Anspruch genommen und vorläufig — ohne noch die Kranke gesehen zu haben — in der Meinung, dass man es mit einer intensiven *Angina tonsillaris* zu thun habe, ein Emeticum aus 4 Gran *Tart. stib.* nebst Einreibungen von *Unguent. ciner.* in den Hals verordnet. Bei der am nächsten Morgen in der Behausung der Patientin vorgenommenen Untersuchung zeigten sich jedoch die Tonsillen frei von Anschwellung, dagegen trat sogleich eine grosse Menge blasigen Schleimes in den Pharynx empor und machte die Prüfung der tiefer liegenden Theile unmöglich. Uebrigens konnte das Kind jetzt gut schlingen, nur bewirkte der Versuch dazu leicht Hustenanfälle. Die heftige Dyspnoe war nicht vermindert, das Athmen jagend, rasselnd, die Inspiration laut und pfeifend, die Stimme unterdrückt und starker Husten vorhanden. Man diagnostizirte daher einen Krup von katarrhalischem Charakter mit Anhäufung grosser Schleimmassen in der Luftröhre. Paroxysmenweise traten Erstickungsanfälle ein, wobei das Gesicht blau, der Körper steif und mit kaltem Schweisse wie übergossen war. Das Kind zeigte sich angstvoll, warf sich herum, litt keine Bedeckung und bog den Kopf etwas rückwärts. Der Puls liess sich kaum wahrnehmen. Der *Tart. stib.* hatte nur einmaliges Erbrechen mit sehr geringer Erleichterung bewirkt. Ein jetzt gereichtes zweites und drittes Emeticum aus *Cuprum sulphuricum* (gr. vj) blieb, obgleich rasch hintereinander verbraucht, erfolglos und das Kind starb bald darauf am 28. November suffokatorisch.

Die 16 Stunden nach dem Tode angestellte Sektion zeigte die Mundhöhlenschleimhaut bis zum Pharynx bleich, mit gelblichem, zähem Schleime überzogen, die Tonsillen und das Gaumensegel nur wenig angeschwollen, der Pharynx voll dicken, zähen, weissgelben Schleimes. Der Kehldeckel hatte mehr als das Doppelte seiner normalen Dicke, war geröthet, die Schleimhaut verdickt, rauh, mit vielem Schleime überzogen. An seinem oberen freien Rande befand sich eine fast senfsaamengrosse geschwürige Stelle, bedeckt von einem grauen, fest anhängenden Schorfe, ähnlich einer Aetzung durch Höllenstein. Die gesammte Schleimhaut des Larynx, der Stimmbänder und Taschen war angeschwollen und uneben, geröthet, der Kehlkopf selbst von Schleim erfüllt, ebenso die Trachea. Dagegen liess sich ein plastisches Exsudat nirgends auffinden. Die Lungen erschienen grösstentheils karnifizirt, mit dickflüssigem, schwarzem Blute erfüllt. Letzteres fand sich auch in allen venösen Gefässen der Brust und des Halses. Die sehr grosse Thymus reichte bis zur Bifurkation der Luftröhre und schien die unterliegenden grossen Gefässstämme komprimirt zu haben.

V. Oedema glottidis?

Edmund Köhler, 9 Monate alt, bis vor 4 Wochen gestillt und leidlich genährt, bekam im Januar 1843 Husten mit etwas Hitze, Unruhe und Verstopfung. Es ward dagegen *Vinum stibiatum* mit *Syrupus sennae* verordnet. Am 3. Januar nach einer unruhigen Nacht war das Athmen sehr beschleunigt, mühsam, pfeifend, die Stimme heiser, der im Ganzen nicht sehr häufige Husten locker. Dabei zeigte das Kind grosse Unruhe und Erstickungsangst. Das Gesicht erschien bleich, angstausdrückend, die Temperatur nirgends erhöht, der Bauch ausgedehnt, knurrend. Ein Vesikator auf die Brust, *Vini stib. Liquor. mind. ana ℥j Oxym. scill. ℥jj Syrup. sennae ℥jβ* stündlich zu einem Kaffeelöffel. Hierdurch schien am 4. allerdings einige Erleichterung erzielt worden zu sein, doch erregte der Husten noch immer Erstickungszufälle. Am 5. nach einer sehr unruhigen Nacht zeigte sich ein fortwährendes Röcheln und förmliches Kochen in der Luftröhre, die grösste Angst und Athmungsnoth, sowie eine fast vollständige Unterdrückung des Hustens. Das Gesicht war blass, gedunsen, die Augen weit geöffnet, der Puls kaum fühlbar, der Stuhlgang reichlich, wässerig. Um bei der dringenden Gefahr eine möglichst schnelle Entleerung der Luftröhre zu bewirken, wurde eine Lösung von 8 Gran *Cuprum sulph.* verordnet. Obgleich hiervon innerhalb einer Stunde etwa zwei Dritttheile verbraucht waren, stellte sich doch nicht der geringste Brechreiz ein. Dagegen stieg das Röcheln bis zur drohenden Erstickung. Im hinteren Theile der Mundhöhle gewahrte man eine blasige, kochende Schleimmasse. Um das hier unerlässlich erscheinende Erbrechen hervorzurufen, wurde jetzt viertelstündlich der dritte Theil eines Pulvers aus 1 Gr. *Tart. stib.* und 15 Gr. *Ipecacuanha* gereicht, nach dessen vollständigem Verbrauche endlich mehrmaliges Erbrechen einer sehr zähen, durchsichtigen, eiweissähnlichen Schleimmasse ohne alle Spur von Pseudomembranen erfolgte. Hierauf trat eine Erleichterung des Athmens und Röchelns, sowie allgemeine Ruhe ein, die jedoch noch vor Ablauf einer Stunde in den Tod überging.

Leider wurde die Sektion durch die Ueberführung der Leiche in das Todtenhaus unmöglich gemacht.

Ueber Hydrokephalus, von Dr. Luzsinsky, Direktor des öffentlichen Krankeninstitutes zu Mariahilf in Wien.

In den Handbüchern der Pädiatrik ist kein Kapitel verworrener als das über Hydrokephalus. Dieser wird bald als selbstständige Krankheit abgehandelt, bald sieht man ihn, wie ein Gespenst, bei der Hirnkongestion, Hyperämie, Meningitis, bald in grellem Kontraste dazu, bei der Anämie und Tuberkulose herumspuken. Es werden ihm Symptome zugeschrieben, die demselben nicht eigenthümlich sind, sondern den letzterwähnten Zuständen angehören, wodurch sein Bild verworren erscheint; er wird verschiedenen Klassifikationen unterworfen, die seiner Natur nach unbegründet sind, und sich in der That wunderlich ausnehmen. Aber auch die Ansichten, welche die Autoren von der Wesenheit des Hydrokephalus hegen, sind so mannigfaltig, und sich so widersprechend, dass der Versuch, hier einige Klarheit hineinzubringen, wahrhaftig der Mühe werth erscheint.

Bei der scheinbaren Mannigfaltigkeit des Hydrokephalus sind die ihn bedingenden Momente stets dieselben, und sonderbar genug, dass sie, bei so vielen fleissigen Beobachtungen, so vielen sorgfältigen Forschungen in dieser Krankheit, noch keines Schriftstellers nähere Aufmerksamkeit an sich gezogen hatten. Bevor ich mich in eine weitere Erörterung derselben einlasse, will ich über einige Punkte kurz sprechen.

1) Dem Begriffe des Hydrokephalus muss ich viel engere Grenzen anweisen als es bis jetzt geschah. Denn Wasserkopf bedingt, seinem Wortsinne gemäss, eine Ansammlung wässeriger Flüssigkeit in der Kopfhöhle, welche für seine Wesenheit so nothwendig ist, wie das faserstoffige Infiltrat bei der Pneumonie, wie die pseudomembranösen Bildungen beim Laryngealkrup und Enteritis; wie also diese Krankheiten mit der Exsudation beginnen, und an sie nothwendig gebunden sind, so beim Hydrokephalus, dessen Diagnose sonst ein Unding ist. Da sich die Wasseransammlung im Arachnoidealsacke, das Oedem des Gehirnes und seiner Häute gewöhnlich mit der Hirnhöhlenwassersucht (Hydrokephalie) kombiniren, diese auch klinisch nicht gesondert werden können, will ich alle jene Formen unter dem Namen des Hydrokephalus zusammenfassen.

2) Die übliche Stadieneintheilung des Hydrokephalus ist demnach unbegründet. Den Irrthum, eine Entzündung des Gehirnes oder seiner Häute als Vorläufer des Wasserkopfes anzunehmen, hatte bereits Cohen nachgewiesen; nicht anders geht es mit der aktiven Hyperämie. Jede Sektion kann uns belehren, dass Hyperämie ohne seröse Exsudation und diese ohne Hyperämie bestehen könne, und dass diese Wasseransammlung demnach eine weit andere Ursache haben müsse *). Diese Thatsache ist für

---

*) Um das eben Gesagte zu konstatiren, sehe man in Dr. Bed-

die Diagnose sowohl als für die Therapie von grösster Wichtigkeit: denn wie man bei jeder Gehirnhyperämie Wasserergiessung unnöthig befürchten würde, wie man irren würde, bei zertheilten Hyperämieen einen Hydrokephalus geheilt, oder demselben wenigstens vorgebeugt zu haben (leider eine häufige Schwäche unserer Praktiker!), so ist es ein noch unheilvollerer Irrthum, wenn man, die Hyperämie für einen Vorläufer des Hydrokephalus betrachtend, diesem stets mit dem antiphlogistischen Apparate entgegenzieht, wodurch gewiss manches Opfer zu beklagen ist.

3) Wie in den erwähnten entzündlichen Krankheiten ein gewisser Grad vaskulöser Aufregung gewöhnlich vorauszugehen pflegt, so beobachtet man häufig eine ähnliche Erscheinung auch beim Hydrokephalus, nur ist diese Aufregung hier nervöser Natur (durch Gehirnerethismus begründet); die wesentlichsten Erscheinungen beim Wasserkopfe sind die des Gehirndruckes. Freilich ist hier die Diagnose schwieriger, denn kein Stethoskop, kein Plessimeter, kein Mikroskop geben Aufschlüsse; die Symptome des Hydrokephalus können durch starke Hyperämie, durch Meningitis und andere simulirt werden und täuschen oft selbst den geübteren Praktiker; solche Fälle nannten dann unsere Väter, um nicht inkonsequent zu werden, *Hydrocephalus siccus*.

Ich will versuchen im Folgenden, so weit eine richtige Deutung der Symptome möglich ist, das Bild des Hydrokephalus zu entwerfen. — In vielen Fällen, jedoch nicht bei allen, beginnt die Krankheit erwähnter Maassen mit einem mehr oder weniger deutlichen Zustande nervöser Aufregung: Kinder, die sonst fromm und gutmüthig waren, werden mürrisch, ärgerlich, ja böse, Gegenstände, die ihnen früher angenehm waren, erfreuen sie nur kurze Zeit, oder sie verabscheuen diese ganz und suchen selbe zu zerstören, sonst theuere Personen wollen sie nicht leiden, und misshandeln diese auf die mannigfachste Art, ja sie toben und wüthen gegen sich selbst *); auch im Schlafe finden die Kleinen

nar's Werke nach, welches einen grossen Schatz pathologisch-anatomischer Beobachtungen enthält: Die Krankheiten der Neugeborenen und Säuglinge etc. pag. 50, 56, 61, 65 und 74.

*) Ich erinnere mich hierbei eines schönen etwa vier Jahre alten Blondinchens, welches ich am Hydrokephalus behandelte. Es war das einzige Kind einer sehr gebildeten Frau, die es trefflich erzog: in seiner Krankheit wurde das sonst gute sanfte Mädchen in so hohem Grade reizbar, dass es fast unausstehlich

keine Ruhe, sie zucken, fahren untereinander, schreien auf, und wenn sie erwachen, sind sie oft unermüdlich im Weinen. Die Physiognomie, nirgends ein treuerer Spiegel des Seelen- und Körperzustandes als bei Kindern, drückt diese Aufregung am deutlichsten aus, und hat oft Aehnlichkeit mit der eines Wahnwitzigen: die Augen glänzen, sind lichtscheu, krampfartig verzogen, dem Ohre ist der angenehmste Ton zuwider, der Mund wird unter Zahnknirschen wie beim Kauen bewegt, die Gesichtsmuskeln zucken, ähnliche Erscheinungen treten bald an Armen und Beinen auf, die oft in Konvulsionen ausarten. Grössere Kinder klagen über Kopfschmerz, kleinere geben ihn dadurch zu erkennen, dass sie nach dem Kopfe greifen, ihn schlagen, an der Stirne zupfen, oder in Augen, Mund, Nase und Ohren hineinbohren. Der Kopf — stets wärmer bei Kindern als bei Erwachsenen — ist nicht heiss, oft unter das Normale temperirt, der Durst ist mässig, Appetit fehlt. Ein frühzeitiges, höchst wichtiges Symptom in dieser Periode ist das Erbrechen einer grünen, schleimigen, wässerigen Flüssigkeit unter Uebelkeit und Würgen, wodurch es sich vom Erbrechen aus Dyspepsie unterscheidet; minder konstant ist Obstipation. Die diesen Zustand häufig begleitende schnellere Blutbewegung ist kein eigentliches Fieber, wohl aber ein, durch die nervöse Aufregung verursachter Orgasmus, indem jene mit diesem ab- und zunimmt.

Früher oder später, nach den eben erwähnten Erscheinungen, oft auch ohne diese, kommen die charakteristischen Erscheinungen des Hydrokephalus zum Vorschein. Die Kinder treten aus dem Zustande ungewöhnlicher Aufregung in den einer auffallenden Ruhe, oder verlieren gleich vom Anfange her ihre gewohnte Heiterkeit, werden apathisch, somnolent, wie betäubt, fürchten zu fallen, oder glauben, das Zimmer und die umherliegenden Gegenstände bewegen sich; der Kopf wird ihnen schwer, die Bewegung der Arme und Beine beschwerlich, der Gang daher schwankend,

---

war (ich hatte dabei Gelegenheit, die Liebe und Aufopferung einer guten Mutter zu bewundern), Blumen, die das Kind leidenschaftlich liebte, zerriss es mit einer Wuth, zerkratzte die Mutter, welche von der Kleinen sonst angebetet wurde, gab ihr Schimpfnamen, die das Kind sonst nie gehört hatte, in deren Erfindung es unerschöpflich war, und eine teuflische Bosheit zeigte. Welches Feld für Reflexionen bietet solch' ein Fall dem Psychologen, dem Psychiatriker, dem Juristen!!

schlotternd. Die Kranken empfinden keinen, oder nur dumpfen Schmerz, klagen nicht, liegen gedankenlos dahin, die erschlafften Gesichtsmuskeln geben ihrer Physiognomie ein indolentes Aussehen, ihre Aufmerksamkeit ist schwer zu fesseln, das Denken mühsam, mit offenbarer Anstrengung verbunden, es erfordert geraumere Zeit, bis die Kranken eine gegebene Frage beantworten; die Sprache ist schwer, langsam, lallend, das Sehen getrübt, doppelt, die Gegenstände erscheinen in falscher Richtung oder Distanz, welches sich durch ein unsicheres, unrichtiges Darnachtappen verräth; der Geruch vermindert sich; das Gehör bleibt lange wach, am spätesten schläft das Gefühl ein *). Bei kleinen Kindern fallen die meisten dieser Wahrnehmungen hinweg, auffallender ist aber bei ihnen der Uebergang von Aufregung zur Ruhe, von Schlaflosigkeit zur Schlafsucht, ihr Gesicht ist ausdruckslos, ohne ein besonderes Leiden, einen Schmerz zu verrathen **). Höchst wichtig ist der Zustand der Pupille, welche Anfangs der Exsudation zwischen unregelmässiger Kontraktion und Expansion schwankt, zuletzt aber weit ausgedehnt bleibt, ohne vom grellsten Lichteinflusse affizirt zu werden, Strabismus begleitet in der Regel dieses bedeutungsvolle Phänomen. Häufig beobachtet wird ein automatisches Kauen und Schlingen, die Kranken essen ohne Sättigungsgefühl, und würden so lange Speisen zu sich nehmen, bis der Magen zum Schlunde vollgefüllt wäre. Die Respiration ist unregelmässig, langsam, durch tiefes Seufzen unterbrochen, oft mit einem eigenen Tone, Wimmern oder Schrei verbunden, manchmal aussetzend, darauf durch einige schnelle Züge ersetzt.

*) Diese Beobachtungen konnte ich unter anderen bei einem sechs Jahre alten Mädchen anstellen; dieses Kind wurde von einer muthwilligen Weibsperson mit dem Kopfe an eine Mauer der Art geschleudert, dass es bewusstlos liegen blieb. Es traten zwar langsam, aber unmittelbar darauf — ohne besondere Gehirnreizung — die Symptome des Hydrokephalus — des Gehirndruckes nämlich — ein. Die Sektion bestätigte die Diagnose. Das Mädchen war im Uebrigen sehr glücklich organisirt.

**) Das ist das wenige Gute bei diesem vielem Uebel, dass die Kranken kein Leiden fühlen; und man kann die Eltern, die ihr Kind deshalb bejammern, damit mit vollem Rechte beruhigen, dass der psychische Schmerz ob ihrem Liebling, der Schmerz des gefühlvollen Arztes, der seine Kunst ohnmächtig weiss, gegen solches Leiden, weit grösser sei, als der physische Schmerz des Kranken.

Wie Anfangs an den Pupillen, sehen wir den Kampf zwischen Kontraktion und Streckung in der übrigen Muskulatur, namentlich den Extremitäten, hervortreten, bis auch diese Sphäre der Lähmung anheimfällt. Der Puls ist klein, wellenförmig, langsam und unregelmässig, die Haut des Körpers kühl, blass, im Gesichte nur manchmal von flüchtiger Röthe gefärbt, welk durch Verlust des Turgors, aus dieser Ursache fällt auch die Fontanelle etwas ein, wenn sie nicht durch eine grosse Menge Exsudates erhoben ist, der Glanz der Augen erlischt, die Cornea runzelt sich, und der Bauch fällt ein. Bei Fraisen und dadurch gesteigerter Blutbewegung wird das Gesicht roth, der Kopf heiss, die Haut warm und schwitzend, der Puls klein und beschleunigt. Der Stuhl ist in vielen Fällen zurückgehalten, manchmal aber dünn und kopiös, Urin mangelt nicht immer, ist oft sogar reichlich. Die grosse Abmagerung, welche manche Autoren, wie Mauthner, als Characteristicum beim Hydrokephalus aufstellen, wird häufig vermisst, und gehört gewiss anderen Komplikationen an, oder sie ist der längeren Krankheitsdauer zuzuschreiben, während welcher die Kranken wenig Nahrung absummiren; Hüsteln, übelriechender Athem, Mangel an Darmgas, klebrige Schweisse, und mehrere dergleichen Symptome, welche man in den Handbüchern aufgezeichnet findet, können wohl nicht füglich dem Hydrokephalus zugeschrieben werden. Merkwürdig ist das Schwanken der Erscheinungen im Verlaufe des Wasserkopfes, so dass zeitweise eine merkliche Besserung eintritt, was oft nahe zum Tode auffallend erscheint, doch nur dem kurzen Aufflackern einer Flamme gleicht, welche für immer erlöschen soll; man lasse sich daher nicht durch eine solche Besserung (wenn sie nicht durch mehrere Tage fortschreitet) zu einer frühzeitigen Hoffnung hinreissen, die schnell, wie ein Nebelbild, zerfliesst.

Die geschilderten Phänomene des Hydrokephalus finden in der serösen Ergiessung im Centralorgane des Nervensystemes ihre physiologische Erklärung. Dass bei einem Exsudate auf das Gehirn, namentlich auf dessen Höhlen beschränkt, die Organe des Geistes und der Sinne vornehmlich affizirt werden müssen, ist einleuchtend; bei Krämpfen und Lähmungen habe ich stets eine mehr oder weniger bedeutende Menge Serum in dem Rückenmarkskanale angesammelt gefunden. Von grosser Wichtigkeit ist die, beim Hydrokephalus häufig vorkommende Markerweichung im Gehirne: je rascher sich diese ausbildet, desto rascher tödtet die

Krankheit; bei langsam sich ausbildendem sogenanntem chronischem Hydrokephalus sehen wir eine höchst merkwürdige Erscheinung der Hirnhöhlenwände: eine oft lederartige Verdickung derselben, welche die Natur einem Damme gleich dem andringenden Wasser entgegenbildet, und dadurch die edlen Gebilde des Gehirnes vor Mazeration schützt; wir sehen in der That solche Kinder oft mit einer enormen Menge von Wasser im Kopfe nicht nur lange üppig vegetiren, sondern auch noch ziemlich im Besitze geistiger Fähigkeiten bleiben.

Wenn wir die, den Hydrokephalus bedingenden Momente einer genauen Analyse unterwerfen, so fällt uns auf:

I. eine krankhafte Erregung des Gehirnes, nicht etwa in Folge aktiver Hyperämie, wie noch fast allgemein angenommen wird, sondern ein Erethismus, eine gesteigerte nervöse Thätigkeit. Beweis hiefür liefert:

1) Das häufige, fast ausschliessliche Vorkommen des Wasserkopfes im Kindesalter, wo das Nervensystem bekanntlich reizbarer ist. „Durch die hohe evolutive und funktionelle Spannung, in welcher sich das kindliche Gehirn befindet, durch sein Uebergewicht im Verhältnisse zur Masse des übrigen Körpers, durch die, diesem zarten Alter eigenthümliche hohe Reizbarkeit des Nervensystemes, ist das kindliche Gehirn schon an und für sich geneigt, Anziehungspunkt für Anomalien des vegetativen Lebens zu werden", sagt Canstatt (die spezielle Pathologie und Therapie, Bd. 3 Pag. 128).

2) Disponiren zum Hydrokephalus insbesondere reizbare Kinder nervöser Konstitution, rhachitischen Habitus, mit Hypertrophie des Gehirnes begabte, häufigen Fraisen unterworfene, geistig frühreife Individuen, bei allen diesen ist die Hirnhyperämie ein seltener Zustand. (Stokes, Brachet).

3) Die Ursachen des Hydrokephalus sind der Art, dass sie nicht leicht Hyperämie, sondern nervöse Aufregung des Gehirnes veranlassen, als: Anstrengungen des Geistes, Gemüthsbewegungen *), Insolation, schweres Zahnen, Gehirnerschütterungen, organische Reize.

---

*) In einer Sommernacht des Jahres 1852 zog ein starkes Gewitter über unsere Stadt. Der Blitz fuhr in die Wohnung eines Fabrikarbeiters gerade neben dem Bette herab, in welchem die Mutter mit ihrem vier Jahre alten Töchterchen schlief. Durch den

4) Die Sektionen zeigen in den Leichen Hydrokephalischer vielfältig nicht nur keinen Reichthum, sondern Armuth, ja Mangel an Blut im Gehirne (vrgl. Bednar l. c.). Dass Hyperämieen dieses Organes öfter beim Hydrokephalus vorkommen, ist nicht zu läugnen, doch sind sie dann sekundär, oder, wie andere gleichzeitig vorkommende Krankheitszustände, eine zufällige Komplikation, gewöhnlich passive Stasen, die anderen aus dem Kadaver leicht zu ermittelnden Ursachen mit Recht zugeschrieben werden können. Blutreichthum ist ein, für das Kinderhirn naturgemässer Zustand, und mehr als zwei Dritttheile aller Kinderkrankheiten sind mit einem vermehrten Blutzuflusse nach dem Gehirne verbunden, ohne dass seröse Ausschwitzung dabei erfolgen würde, dass aber letztere ohne Hyperämie stattfinden könne, lehrt am deutlichsten der sogenannte Hydrocephalus chronicus.

II. Das zweite Element bei Bildung des Hydrokephalus ist eine fehlerhafte Blutmischung, eine seröse Dyskrasie desselben. Schon Seyffer und Scharlau nehmen eine abnorme Blutbeschaffenheit — ein depauperisirtes Blut — als Ursache des Hydrokephalus an, reduziren jedoch dieselbe blos auf Skrophulose. Dass die seröse Blutmischung überhaupt zum Wasserkopfe disponire, leuchtet aus Folgendem ein:

1) Ist es bekannt, dass das Blut bei Kindern im Allgemeinen reicher an serösen Bestandtheilen ist, als bei Erwachsenen.

2) Die meiste Anlage zum Wasserkopfe haben solche Indi-

---

herabfallenden Mörtel der Wand, und den heftigen Lärm, welchen das herumgeworfene Zimmergeräth, dann die zerbrochenen Fensterscheiben, vom starken Donner begleitet, verursachten, erwachte das Kind mit Entsetzen, welches sich noch mehrte, als es das Zimmer durch die brennende Decke hell erleuchtet sah. Vom Schlafe, Angst, und einem, die Wohnung erfüllenden Schwefeldampfe betäubt, stürzte die Mutter mit der Kleinen in das Freie. Das Kind war sprachlos und fing erst nach geraumer Zeit zu weinen an, seit diesem Augenblicke wurde es aber gegen alle Gewohnheit traurig, schlief unruhig, klagte über Kopfweh, welche Erscheinungen übrigens von den Eltern unbeachtet blieben, bis sich der Hydrokephalus mit seinen schweren Symptomen offenbarte. Ob in diesem Falle durch Schreck allein, oder durch die heftige Einwirkung der Elektrizität die fragliche Krankheit verursacht worden sei, will ich nicht entscheiden.

viduen, wo jene Blutmischung zu einem höheren Grade gediehen ist, üppige, saftreiche Kinder, sanguinischen Temperamentes, durch blonde Haare, blaue Augen, eine feine weiche Haut ausgezeichnet.

3) Krankheiten, die das Blut depauperisiren, begründen in der Regel den Hydrokephalus. Die Sektionen zeigen uns bei am Wasserkopfe Verstorbenen entweder Affektionen von Organen, welche der Blutbereitung und Blutveredelung dienen — des chylopoëtischen, Respirations- und zirkulatorischen Systemes — wie langwierige Lungenkatarrhe, Pleuro-Pneumonieen, Herzkrankheiten, Katarrhe und Entzündungen der Gedärme, „in deren Koëxistenz wohl nur die veränderte Qualität des Blutes zu suchen sein wird, indem nicht in allen Fällen eine Hyperämie der Gehirnhäute nachzuweisen ist" sagt Bednar (Krankheiten der Neugeborenen und Säuglinge Band 2). Nach demselben Autor sind die genannten Komplikationen selten als zufällig koëxistirende Leiden, sondern meistens als solche zu betrachten, welche sich zu der Wasserausschwitzung wie Wirkung zur Ursache verhalten (l. c. pag. 62). Oder es sind primäre Bluterkrankungen vorhanden, wie Pyämie, Anämie, Hydrämie, Dissolution des Blutes; nichts ist aber häufiger als Tuberkulose, indem diese von mindestens zwei Dritttheilen aller Wasserköpfe die Schuld trägt; bei ihr sind aber auch beide genetischen Momente zum Hydrokephalus am eklatantesten ausgesprochen: depauperirtes Blut durch Ablagerung von Tuberkelmasse, und Reiz im Gehirne durch die abgelagerte Tuberkelmasse *).

4) Der gewöhnlich ungünstige Erfolg der antiphlogistischen Therapie im Hydrokephalus dürfte ein wichtiges Zeugniss für die angeführte Behauptung geben. Blutentziehungen, Purganzen, Diuretica, insbesondere Salze, Exutorien, als Vesikanzen etc. depauperiren offenbar das Blut, und versetzen dadurch das Nervensystem in den Zustand erhöhter Reizbarkeit. Schon Breschet eifert gegen die Brech-, Laxir- und Wurmmittel nicht minder gegen den häufigen Blutverlust, wodurch die Sensibilität gestei-

*) Das überaus häufige Vorkommen der Tuberkulose hat bereits Schwenninger dargethan, dasselbe beobachtete Piet, Cohen, Seyffer. Nach Green würde sich das Verhältniss der Tuberkulose zum Hydrokephalus wie 93 : 100 herausstellen. Es gibt Kinderärzte, die den Hydrokephalus stets durch Tuberkulose bedingt glauben.

gert und das Nervensystem für einwirkende Reize weit empfänglicher gemacht wird.

Wir sehen demnach bei der Bildung des Hydrokephalus zwei Faktoren thätig: eine potenzirte Reizbarkeit des Gehirnes, und eine depotenzirte Qualität des Blutes. Je grösser die Differenz zwischen diesen Polen ist, je rascher sie eintritt, desto schneller erfolgt die Entwickelung des Hydrokephalus. Welcher Grad übrigens der qualitativen Veränderungen des Cerebral- und Blutlebens dazu gehört, damit es zur Wasserbildung im Gehirne kommen könne, das lässt sich mit mathematischer Genauigkeit nicht ermitteln; wie in tausend anderen Erscheinungen, so hat auch hier die Natur uns die Bedingnisse dazu gezeigt, doch den Maassstab daran zu legen nicht gestattet, vielleicht wird sie uns auch nie so weit begünstigen, denn wahr sind immer die Worte Haller's geblieben:

In's Inn're der Natur
Dring't kein erschaff'ner Geist,
Genug, wenn sie ihm nur
Die äuss're Schaale weis't.

Wenn man die vielfältigen Ursachen des Hydrokephalus bedenkt: eine unglückliche Anlage in der Organisation, welche die Kinder in manchen Familien zur Welt bringen, und der sie — gleich einer verfolgenden Eumenide — bei aller Vorsicht nicht entrinnen können *), wenn man die mannigfachen schweren Leiden berücksichtigt, auf denen der Wasserkopf wurzelt, wenn man unter diesen Leiden die Tuberkulose, ein an sich schon mörderisches Uebel, als häufigstes erkennt, wenn man erwägt, welche

*) Ich kenne ein Elternpaar, mit Wohlstand gesegnet, mit einem rüstigen gesunden Körper und einem trefflichen Herzen begabt, mit einem Worte: mit allen Eigenschaften ausgestattet, um ihren Kindern ein glückliches Dasein zu geben, und durch die Kinder glücklich zu sein; dennoch verloren sie ihre ganze männliche Nachkommenschaft, drei oder vier schöne, blonde, muthige Knaben zwischen dem zweiten und dritten Lebensjahre, am Wasserkopfe. Die Erziehung der Kleinen liess nichts zu wünschen übrig, die Sorgfalt für ihre Gesundheit konnte nicht grösser sein, das leiseste Krankheitsymptom blieb nicht unbeachtet. Zu jedem Erkrankten wurde ein anderer renommirter Arzt genommen, in der Hoffnung, er möge glücklicher sein als der frühere, umsonst — die unerbittliche Parze forderte sie alle zum Opfer.

Störung und Zerstörung das Gehirn durch Druck und Mazeration in Folge der ausgeschwitzten Flüssigkeit erleidet, wenn man berücksichtigt, dass das Gehirn in seinem knöchernen Gehäuse abgeschlossen, den Heilmitteln eine nur sehr mittelbare Wirkung gestattet, — — so wird man bei diesen riesigen Hindernissen leicht einsehen, dass Heilung des Hydrokephalus beinahe an Unmöglichkeit grenzt, und dass die Prognose fast stets lethal ausfallen müsse. Dennoch gibt es unzweifelhafte Fälle von erfolgter Heilung. Unter vielen tausend Kranken meiner Beobachtung, zu denen der Hydrokephalus kein unbedeutendes Kontingent lieferte, habe ich sechs Mal diesen günstigen Erfolg erlebt.

Der eine dieser Fälle war das zwei Jahre alte, blonde, üppige Töchterchen einer anscheinend gesunden Familie. Der hydrokephalische Zustand, an dem es gelitten, war so deutlich ausgesprochen, dass er als klinisches Muster gelten konnte. Da das Kind im Spitale lag, war es vergönnt, ein therapeutisches Experiment an ihm zu versuchen: es absummirte eine Quantität verschiedener Arzneien, die eben unter den verschiedenen Umständen indizirt schienen. Die Kleine erholte sich langsam, aber vollständig.

Der zweite Fall betraf ebenfalls ein Mädchen, an Alter und Körperbeschaffenheit ähnlich dem früheren. Die klar ausgedrückten Erscheinungen des Hydrokephalus liessen die Diagnose mit aller Ueberzeugung stellen. Da ich wenig Hoffnung zum Aufkommen der Kranken hatte, mir auch ihr Wohnort — vor der Stadtlinie — zu weit war, übernahm sie ein in ihrer Nähe wohnender Chirurg, der mit den mannigfaltigsten, heterogensten Mitteln die Krankheit bombardirte. Mehrere Tage hindurch lag das arme Kind bewusstlos dahin in den fürchterlichsten Fraisen; die dürftigen Eltern, welche noch mehrere, mit der Skrophelsucht behaftete Kinder (hievon schien auch unsere Kranke nicht ganz frei) zu ernähren hatten, baten Gott, sie von ihrem Uebel zu erlösen, wurden aber in ihrem Sinne nicht erhört — das Kind genas vollkommen.

Eine dritte Kranke dieser Art, jünger als die vorigen, vollsaftig, stammte aus einer skrophulösen Familie, deren Eltern jedoch in guten Umständen lebten, daher ihr nichts mangelte, was Pflege und Medizin bieten konnten; sie entrann der mörderischen Krankheit in so weit, dass sie an Geist und Körper gelähmt blieb. So vegetirte das Kind, ein vollkommener Kretin, sieben Jahre, wo es den Masern erlag; die Aeltern liessen es in letzterer Zeit von einem anderen Arzte behandeln, und zu meinem Bedauern ist die Sektion unterblieben.

Vor mehreren Monaten wurde ich zu einem noch nicht drei Jahre alten Knaben gerufen. Er lag soporös dahin, mit weit ausgedehnten Pupillen, kleinem, langsamem Pulse, eingefallenem Bauche u. s. w. Die Mutter, eine arme Wittwe, erzählte mir, dass der sonst sehr muntere Knabe vor etwa vierzehn Tagen im Hofe rücklings schwer gefallen sei; seit jener Zeit war er traurig, wunderlich, erbrach grüne Flüssigkeit u. s. w. Die Verschlimmerung des Zustandes nahm mit jedem Tage zu, trotz der pünktlich befolgten ärztlichen Verordnungen, und seit drei Tagen liegt das Kind bewusstlos dahin, ohne etwas Nahrung oder Medizin zu sich zu nehmen. Ich glaubte der Mutter unter diesen Umständen keinen besseren Rath geben zu können, als, dem hinlänglich gequälten Kranken Ruhe zu gönnen. Nach ein Paar Wochen kam eine Frau aus demselben Hause in meine Ordination, ich fragte nach dem Kinde, und erfuhr zu meinem Erstaunen, dass es gesund geworden, und durch welches Mittel? Nachdem die Mutter hörte, dass an seinem Aufkommen sehr gezweifelt wurde, überliess sie ihn buchstäblich seinem Schicksale, welches ihn nicht verderben liess.

Der fünfte Fall war ein neun Monate altes mit rhachitischer Anlage behaftetes Knäbchen, welches ich an Peritonitis behandelte; es hatten sich nicht nur die Entzündungserscheinungen verloren, sondern auch das Bauchexsudat bedeutend zertheilt, als beinahe plötzlich alle Symptome eines Wasserergusses im Kopfe eintraten. Auf den Wunsch der Aeltern konsultirte ich mit zwei renommirten Aerzten, welche den Hydrokephalus bestätigten, und die Prognose absolut lethal stellten. Nach beiläufig zehntägiger Dauer des letztgenannten Zustandes fing der Knabe sich zu erholen an, welcher nun vier Jahre alt, seither gesund und kräftig ist; er hört aber schwer und spricht aus diesem Grunde schlecht, obwohl er sonst auch in geistiger Beziehung seinen Geschwistern nicht nachsteht.

Einen interessanten Fall von Hydrocephalus chronicus hatte ich kürzlich in Behandlung. Das sieben Monate alte Töchterchen einer gesunden Drechslerfamilie wurde während des Durchbruches der ersten Zähne, nach länger vorausgegangenen Erscheinungen einer Gehirnirritation, von Hydrokephalus befallen, welcher einen solchen Grad erreichte, dass man jeden Tag den eintretenden Tod befürchtete. Merkwürdig war in dieser Zeit der Opisthotonus, indem die Fersen beinahe den Kopf berührten, und das Rückgrat unmöglich gestreckt werden konnte. Der Kopf vergrösserte sich nun nach allen Dimensionen, die kleine Fontanelle ging auf, die grosse erweiterte sich mehr und mehr, die Nähte wichen auseinander, und man konnte in den häutigen, gespannten Zwischenräumen die Schwappung der Flüssigkeit deutlich wahrnehmen. Das Kind lag dabei ruhig, weinte nur, wenn es durstig war, saugte kräftig an der Brust, und nahm an Körperfülle so zu, dass sie sich zur Plysarzie steigerte; die Zähne erschienen nach einander ohne bedeutende Störungen, auch der Starrkrampf löste sich. Die fleissig angestellten Messungen des Kopfes ergaben endlich, dass desselben Umfang nicht mehr zunehme, während der Körper in die Länge und Breite wuchs, die Exsudation stand also still. Der Kopf, welcher sonst wie Blei da lag, konnte mit der Zeit bewegt, endlich aufgerichtet werden, das apathische Gesicht bekam Ausdruck, die stieren Augen wurden beweglich, und das Kind äusserte Theilnahme. Zuletzt hatte ich das Vergnügen, die Nähte und Fontanellen sich verkleinern, und die Kopfdurchmesser etwas abnehmen zu sehen. Das Kind ist munter, sitzt auf dem Arme der Mutter ganz gerade, lacht, wenn sie mit ihr schäckert, hat reine, kluge Augen, scheint aber wenig noch zu sehen. Nach diesen bedeutenden Fortschritten könnte man glauben, dass das Kind seiner völligen Genesung endlich zugeführt werde. Merkwürdig ist die Gestalt des Schädels dadurch, dass er nicht, wie bei Hydrokephalischen, die Kugelform darbietet, sondern ein langes Oval bildet; der Längendurchmesser prävalirt am meisten, diesem folgt der Höhendurchmesser, endlich kommt der Querdurchmesser, daher die Missbildung des Kopfes im Profile am meisten auffällt, en face weniger, wo zwischen der hohen, etwas gewölbten Stirne und dem länglichen, schön geformten Gesichte die Abnormität weniger hervorspringend ist. Während der Behandlung dieses Falles hatte ich mich hauptsächlich an Squilla und Jodkali in grossen Dosen gehalten, musste jedoch diese Mittel wegen verursachter Dyspepsie frühzeitig weglassen, so, dass sich die Therapie einfach auf das diätetische Verhalten beschränkte.

Einen ähnlichen Fall bei einem Knaben beobachtete einer meiner Kollegen, welcher mich versichert, dass der enorm ausgedehnte Schädel fast ohne Zuthun der Kunst, auf seinen normalen Umfang reduzirt worden sei. Die Kappe, welche das Kind in seinem hydrokephalischen Zustande trug, und welche die Mutter zur Erinnerung daran aufbewahrt, ist ihm jetzt, nach Jahren, für den Kopf zu gross.

Eine andere lehrreiche Krankheitsgeschichte habe ich der Mittheilung des Herrn Dr. Lederer zu verdanken. Er behandelte vor vier Jahren einen früher stets reizbaren, zwei Jahre alten Knaben aus einer kräftigen, gesunden Familie. Nach einem muthmaasslichen Falle entwickelte sich bei ihm ein hoher Grad von Gehirnirritation; der Ordinarius, damals seit Kurzem Assistent an der hiesigen Kinderklinik, glaubte, nach der daselbst herrschenden Methode, die Krankheit antiphlogistisch behandeln zu müssen, er liess sich demnach verleiten, nebst Anwendung einiger in diese Kategorie gehörenden Arzneien, Blutegel auf den Kopf zu setzen. Es folgten bald heftige Konvulsionen, der Kranke verlor das Augenlicht, und lag soporös dahin, dieser Zustand machte den Ordinarius muthlos, und da er von einer Therapie nichts mehr hoffte, empfahl er den Kranken blos der mütterlichen Pflege. Drei Wochen lag das Kind in diesem desolaten Zustande, dem Tode ungleich näher als dem Leben, endlich erholte es sich und ist seit der Zeit vollkommen gesund.

Mehrfältige Heilungen Hydrokephalischer sind mir von anderen Aerzten berichtet worden; aber ich gestehe, dass ich solche Berichte mit Misstrauen hinnehme; da, wie ich oben bemerkte, Hydrokephalus durch andere Zustände simulirt werden könne, und nur der geübte Praktiker eine richtige Diagnose zu stellen im Stande ist; sagt doch Henoch (Supplementband zu Canstatt's spezieller Pathologie und Therapie), dass man die Febris gastrica remittens infantum (?) vom Hydrokephalus nicht unterscheiden könne. Prof. Mauthner*) fürchtet, den Hydrokephalus mit der Febris verminosa (?) zu verwechseln! Ich sah am Krankenbette bei dem ausgesprochensten Hydrokephalus einen renommirten Arzt hinsichtlich der Diagnose häsitiren, da nach seiner Meinung Hydrokephalus mit Typhus leicht zu verwechseln sei (?). Bei einem ähnlichen, von mir behandelten Falle hatte ein Herr Consiliarius (zu meiner Beschämung) mit vieler Gelehrsamkeit für einen Hy-

---

*) Die Krankheiten des Gehirnes und Rückenmarkes bei Kindern.

drokephalus einen Volvulus herausphilosophirt; indessen belehrte uns das Resultat eines anderen. Der Ritter von der traurigen Gestalt verwechselte die Windmühle mit einem Riesen!

Da bei den erzählten Krankheitsfällen die Heilung unter den verschiedenartigsten Umständen erfolgte, bei guter, schlechter und mangelnder Pflege, und einer eben so beschaffenen Therapie, so lässt sich auf die heilende Potenz nicht schliessen; wahrscheinlich haben die Arzneien alle nichts gefruchtet, und die Autocratia naturae unbeirrt von ihnen allein die Heilung vollendet; wenn diese auch so selten erfolgt, dass sie dem grossen Treffer aus einer Lotterie gleicht, so steht doch die Thatsache fest: dass der Hydrokephalus heilbar sei; wie die Natur dabei zu Werke geht, ist noch ein unergründetes Geheimniss, welche Veränderungen im Gehirne vorhanden, und bis zu welchem Grade sie gediehen sind, konnte bisher nicht ermittelt werden. — Hier liegt noch ein mächtiger Sporn für die künftige Forschung!

Den Hydrokephalus heilen, kann bis jetzt nur so viel heissen: ihn zu verhüten suchen — Prophylaxis ist hier Alles. Man sehe an der Quelle der ihn bedingenden krankhaften Zustände, dass der Strom nicht in jene zumeist tödtliche Ergiessung auslaufe, welche jenen ominösen Namen trägt. Vor Allem erheischt die Konstitution des Kindes Rücksicht. Einer fehlerhaften Blutmischung wird durch passende Diät am zweckmässigsten entgegengewirkt, das an festeren Bestandtheilen arme Blut bereichere man durch eine kräftigere Kost aus Fleisch und Mehlnahrung, in richtigem Verhältnisse gewählt, gestatte dem Kinde freie Luft, lasse es fleissig kühl waschen und baden, am besten in kochsalzhaltigem Wasser, daher kommt mit Recht das häufige Baden und Schwimmenlernen bei unserem modernen Erziehungssysteme in Aufnahme. Unterstützt kann diese Kur, wo nöthig, durch tonisch-roborirende Arzneien werden, vorzüglich Rheum, China und Eisen. Dem gereizten Gehirne entspreche eine geeignete Seelendiät; man warne die Aeltern vor zu früher, oder intensiver geistiger Anstrengung ihrer zarten Sprösslinge, da jene die Eitelkeit, Wunderkinder zu besitzen, mit der Gesundheit, ja mit dem Leben der letzteren zahlen müssen. Jede Erschütterung ihres Geistesorganes, sowohl durch mechanische Gewalt als durch Gemüthsbewegungen, ist sorgfältig zu verhüten, der Genuss aller aufregenden Nahrungsmittel werde untersagt, darunter ist wohl auch der Kaffee, in vielen Familien ein für unentbehrlich gehaltenes Lieblingsgetränk zu rechnen; selbst Surrogate desselben, wie gebrannte Gerste, wirken für manche Kinder erregend, mittelst des beim Rösten dieser Stoffe sich bildenden empyreumatischen Oeles (Lehmann). Man schütze den Kopf vor Einfluss starker Sonnen- oder Ofenhitze, das Lager solcher Kinder bestehe nicht aus Federbetten, mindestens soll der Kopf nicht darauf liegen. Die kühlen Waschungen, welche der Faser einen grösseren Tonus verleihen, sind zugleich für den Erethismus des Nervensystemes von ausgezeichneter Wirksamkeit, daher sollen tägliche kühle Waschungen, insonderheit des Kopfes bei reizbaren, nervösen Kindern, nicht verabsäumt werden. Treffliche Wirkungen sah ich in dieser Beziehung von der kalten Douche, namentlich Regendouche, selbst bei vorgerücktem Uebel, wie mir ein Fall dieser Art stets im Gedächtnisse bleibt, welchen man im bewusstlosen Zustande, in Ermangelung eines anderen Apparates zu wiederholten Malen unter einem Röhrbrunnen — zum grössten Entsetzen der Hausmitbewohner — reichlich begoss, welches Verfahren von dem besten Erfolge begleitet war.

Wo die stärkere Aufregung der Hirnthätigkeit ein energischeres Eingreifen erheischen sollte, greife man ohne Scheu zu den Narcoticis, unter denen das Kirschlorbeerwasser und Morphium unstreitig die vorzüglichsten sind. Wie unbegründet die Furcht vor ihnen ist, wie nützlich sie im Gegentheile angewendet werden können, habe ich in meinem Aufsatze „Ueber die nützliche Anwendung des Opiums in Kinderkrankheiten" (siehe Journal für Kinderkrankheiten 1852 Heft 5 u. 6) nachgewiesen.

Die den Wasserkopf bedingenden Krankheiten müssen nach bekannten Regeln der Kunst behandelt werden, wobei ich die eindringliche Mahnung nicht unterlassen kann, mit den Antiphlogisticis und Evacuantibus, mit denen in der Kinderpraxis ein grosser Missbrauch geschah und noch geschieht, mässig und umsichtig zu sein; dieses gelte vorzüglich von den Blutentziehungen. Die Qualität des Blutes bei Kindern, und die ihrer steten Entwickelung adäquate Quantität desselben erträgt dieses Verfahren nicht immer ohne Nachtheil, und leicht sind dadurch die Bedingungen zum Wasserkopfe gesetzt, wie es Marshall Hall in seinem sogenannten Hydrenkephalid gezeigt hat. Den Herren der alten Schule mag man es verzeihen, wenn sie an ihrer Scholle kleben bleiben, und mit dem Strome des Zeitgeistes nicht vorwärts können, doch was soll man von einem neueren Schriftsteller sagen, wenn er sich in dem jüngsten Nachtrage zu einem grossen Werke, welches vielen Aerzten als Canon ihrer Praxis dient, dermaassen äussert: „Mit innerem Widerstreben gehe ich an die Anwendung der althergebrachten antiphlogistischen Methode (beim Hydrokephalus), die von der Erfahrung tausendfach verworfen, immer noch ziemlich allgemein Mode ist.“ Bei fünftausend kranken Kindern, welche ich jährlich in meiner Ordination und Privatpraxis behandle, bin ich kaum ein Paar Mal genöthigt, Blutegel setzen zu lassen, und doch habe ich weniger Hydrocephali aufzuweisen als andere Institute. Auch Entzündungen verlaufen ohne Blutegel am glücklichsten.

Was ich von den Blutentziehungen sagte, möchte ich auf die Vesikanzen und andere Exutorien anwenden, von denen schon Cohen sagt, dass sie den Erethismus des Gehirnes oft erhöhen und das Blut depauperiren helfen; sie vermehren nur die Qual der armen Kranken und verursachen den Aeltern doppelten Schmerz, wenn sie ihren Liebling mit geschundener Haut in das Grab legen müssen. Man sollte glauben, dass in unserer Zeit, wo helle Geister das unfruchtbare Feld der Therapie sattsam erleuchteten, alle jene unnützen Grausamkeiten daraus verschwunden sind, welche die alte Schule brandmarkten und in Verruf brachten; dennoch gibt es heutzutage manchen Arzt, von dem man etwas lernen zu können wähnen sollte, der sich nicht entblödet, beim Hydrokephalus, wo die untrüglichsten Zeichen des Exsudates den trostlosesten Zustand beurkunden, die Kranken mit den mannigfaltigsten Exutorien zu quälen. So wurde ich vor längerer Zeit zu einer solchen unglücklichen Kleinen gerufen, welche an dem ausgesprochensten Hydrokephalus dahinlag, und deren Kopfhaut der Ordinarius durch die Taffeta vesicans ganz aufziehen liess; das Kind trug das Zeugniss seiner Barbarei hinab zum Orkus.

Den gleichen Bann wie die Vesikanzen verdient die Autenrieth'sche Salbe. Auch dieses Ueberbleibsel der alten Tortur findet noch seine Anhänger. Ich kam einmal zu einem Kinde, dessen Brust und Rücken nach dem Rathe des renommirten Ordinarius durch die Autenrieth'sche Salbe aufgeätzt waren, ohne dass sie im mindesten genützt hätte. Ich kenne einen schönen herangewachsenen Knaben aus einer guten Familie, welcher am Hydrokephalus gelitten haben soll, und der in Folge der barbarisch angewandten Autenrieth-Salbe für sein ganzes Leben theilweise kahl geworden ist; über dieses offenkundige Zeugniss ärztlicher Grausamkeit tröstet sich die gute Pflegemutter damit, dass dadurch ihr Liebling allein vom sicheren Tode errettet werden konnte. Wäre sie eines Besseren belehrt, würde sie wenig Dank ihrem Hausarzte wissen! Zur innigsten Betrübniss findet man auch Henoch am angef. Orte als Panegyricus für die Pustelsalbe auftreten: „Am meisten möchte ich die konsequenten Einreibungen der behaarten Kopfhaut mit Ung. Tart. emet. anempfehlen, und zwar vom Anfange an, sobald nur irgend ein Verdacht der drohenden Krankheit auftaucht." Auch Bouchut spricht sich für die blasenziehenden Mittel am Kopfe beim Hydrokephalus aus; so droht unter den armen Kindern die Alopezie bald heimisch zu werden! Soll man von diesen Herren noch immer lernen, was nicht zu thun ist!!

Kein günstigeres Wort, als den genannten Mitteln, kann ich den innerlichen sogenannten ableitenden Arzneien sprechen. Die Diuretica, Eccoprotica, Sudorifera etc., mit denen man das Wasser aus dem Kopfe zu entfernen glaubt, sind ohnmächtige Arzneien; indem man der Natur einen Dienst durch Eröffnung aller Kolatorien zu erweisen wähnt, damit sie ihre Krisen um so leichter bewerkstelligen könne, geht der Kranke unter kopiösen Stühlen, häufiger Diurese und der reichlichen Transspiration zu Grunde. Nebst diesen noch einen Schein von Rationalität für sich habenden Mitteln gibt es andere, von welchen man nicht weiss, wie sie in das therapeutische Register beim Hydrokephalus kommen; so erzählte mir ein junger Arzt, in einer Kinderheilanstalt bei einem vermeintlichen Hydrenkephaloid, Franzbranntwein mit Kochsalz nach dem Rathe des bekannten William Lee anwenden gesehen zu haben! Unberücksichtigt lasse ich daher die übrigen beim Hydrokephalus angerühmten Arzneien, von denen insgesammt man füglich das sagen kann, was Dr. Lederer (welchen ich meinen gegenwärtigen Assistenten mit Vergnügen nenne) von einem ihrer eben so wahr als witzig sagt: „Der Sublimat, welchen Staatsrath Weisse in Petersburg empfiehlt, nützt in Wien nichts"*).

Die ganze Therapie des Hydrokephalus beschränkt sich demnach nach dem Standpunkte unserer heutigen Wissenschaft auf

*) Ueber Gehirntuberkulose der Kinder, in der Wiener medizin. Wochenschrift.

palliative Linderungsmittel; denn obwohl die Natur auch in verzweifelten Fällen, wie gezeigt, Wunder übt, um zu beweisen, wie allmächtig sie ist, so liess sie sich doch den Prozess, welchen sie zur Besiegung eines so mörderischen Uebels, einschlug, nicht ablauschen, und die Mittel, durch welche jener zu Stande gebracht werden könne, sind daher unbekannt. Vielleicht wird es der künftigen Forschung gelingen, hier den Stein der Weisen zu finden! —

Prof. Trousseau in Paris, über die Ausführung der Tracheotomie in dem letzten Stadium des Krups. Aus dem Französischen übersetzt von Stud. Giese und mit Notizen versehen von Prof. Dr. Bardeleben in Greifswald *).

Gar oft haben Aerzte, und zwar sind es vorzüglich die jüngeren — eine grosse Leidenschaft für bestimmte Heilmittel und operative Heilverfahren. — Fast immer sind es solche, die ihrer Kunst vertrauen und mit Eifer für die Fortbildung derselben arbeiten. — Werden sie älter und somit erfahrener (eine im Ganzen richtige Konsequenz), so gewinnen alle Bestrebungen, — selbst die edelsten, — eine mildere ruhigere Form. Es entwickelt sich ein zu grosses Selbstvertrauen oder gänzlicher Mangel daran. Die eigene Meinung ist die allein maassgebende oder man verzweifelt an den Bemühungen aller übrigen. Die weiteren Forschungen hören auf; es folgt der Moment des Stillstandes — das untrügliche Zeichen einer beginnenden Unthätigkeit. —

Wenn aber der Arzt durch eine lange Reihe von Jahren für

---

*) Diesen kleinen Aufsatz hat Herr Giese auf meine Veranlassung aus den *Archiv. génér. de Méd.* 1855 übersetzt. Er scheint mir von grosser praktischer Bedeutung zu sein. Trousseau hat unzweifelhaft über Krup und Tracheotomie unter allen Lebenden die reichste Erfahrung und seine Darstellung ist so prunklos und bescheiden, dass sie vielleicht manchem Zweifler Vertrauen einflösst. Ich erlaube mir Letzteren neben den Trousseau'schen Arbeiten den trefflichen Aufsatz von Carl Weber in Darmstadt (Henle und Pfeufer Zeitschrift 1852 p. 8) zu empfehlen. Bardeleben.

die Verallgemeinerung eines Heilverfahrens gearbeitet hat, für dessen Durchführung mit jedem Jahre zahlreichere Thatsachen beweisend auftreten und welches bei seiner Anwendung immer grössere Erfolge begleiteten, — dann endlich wird er hartnäckig im Predigen, und kämpft, so lange er Kräfte hat, für die Sache, welche er zu der seinigen gemacht hat.

Es ist dieses eben mein Fall in Bezug auf die Ausführung der Tracheotomie in dem letzten Stadium des Krups. —

Bretonneau, mein Lehrer, zeigte die Wichtigkeit dieser Operation, als er sie zum ersten Male und mit Erfolg ausführte. Demnächst brachte ich sie nach Paris. — Es sprach für sie aus jener eine glückliche Fall und man wird leicht einsehen, wie sehr ich, — ein damals so junger erfahrungsloser Mann, welcher der Chirurgie so ferne stand und welcher am wenigsten irgend welche Autorität beanspruchen durfte — zu kämpfen hatte, um einer so wenig bekannten und so übel empfohlenen Operation Anerkennung und Aufnahme in das Gebiet der Chirurgie zu verschaffen.

Es ist auffallend, aber gewiss begründet: die unüberwindlichsten Schwierigkeiten wurden mir gerade von den Chirurgen in den Weg gelegt. Ja, noch heute weist die grössere Mehrzahl derselben, (mit einziger Ausnahme des Dr. Guersant) diese Operation von der Hand; — nicht etwa, als wären sie für ihre Ausführung nicht hinlänglich geschickt, sondern nur, weil sie meinen, die günstigen Erfolge seien noch wenig genügend.

In einzelnen Ländern Europa's, und zwar vorzüglich in England, ist die Ausführung dieser Operation beim Krup noch eine so seltene, dass sie gewiss in dem ganzen Britannien nicht so häufig ausgeführt wird, wie allein in Paris. —

Ich fragte mich nach der Ursache dieses eigenthümlichen Widerstrebens und finde sie nur in dem durchaus grundlosen Vorurtheile, dass die Tracheotomie in dem letzten Stadium des Krups nur selten mit Erfolg ausgeführt werde.

Leider vertraut man, wenn es sich um Beurtheilung einer chirurgischen Operation handelt, dem Ausspruche derjenigen am meisten, welche in der Chirurgie die erste Stelle einnehmen. Wenn nun hervorragende Männer über Operationen sprechen, welche sie selbst ausgeführt und sich dabei auf ihre eigene Erfahrung beziehend so vieler Unglücksfälle erwähnen, so überträgt sich ihre Entmuthigung unmittelbar auf diejenigen, welche von ihnen lesen oder hören.

Und wenn nun gar Leute, wie Herr Bretonneau und ich, die eben nur Aerzte sind und welche ihr ganzes Leben hindurch für die Ausführung grösserer Operationen keine Gelegenheit hatten, mit den Koryphäen der Chirurgie in die Schranken treten, — welche Autorität dürfen sie da beanspruchen? —

Unsere Unfähigkeit, bei chirurgischen Streitfragen zu stimmen, ist bekannt, und wir wollen sie auch nicht läugnen. Deshalb misstraut man unserer Partheilichkeit in Betreff einer Operation, die wir vielleicht aus Halsstarrigkeit zu empfehlen fortfahren. Dennoch aber bin ich, für mein Theil, entschieden, mich niemals entmuthigen zu lassen und mit desto mehr Ueberzeugung die Tracheotomie zu empfehlen, je zahlreicher ihre Erfolge werden. Bleiben sie aber so günstig, wie sie es bereits seit 10 Jahren sind, dann werde ich immer wieder der Tracheotomie das Wort reden und ich werde niemals aufhören, sie für eine Pflicht zu halten, — für eine eben so heilige Pflicht, wie die Unterbindung der verletzten Karotis, welcher gewiss eben so oft der Tod wie die Heilung des Patienten nachfolgte.

Nur in wenigen Worten will ich die Erfolge anführen, welche ich nach Ausführung dieser Operation im Laufe des Jahres 1854 hatte. Ich machte sie bei 9 Kindern, von welchen 2 gestorben, 7 dagegen geheilt und zur Zeit vollkommen munter sind.

Da ich zur Ausführung der Tracheotomie nur in der Praxis meiner Kollegen Gelegenheit hatte (indem ich meist nur konsultativ thätig bin), so werde ich hier neben den Namen derjenigen von ihnen, welche mich bei der Behandlung des Krups hinzuzogen, auch die Familien anführen, in welchen der Kranke meinem Heilverfahren überlassen wurde *).

Es hatten unter den 9 hier aufgeführten Operationen 7 den besten Erfolg und es ist dieses Verhältniss das glücklichste, welches ich bis dahin zu erreichen vermochte.

Ich gebe zu, dass ein weniger günstiges Verhältniss, als das oben aus dem Jahre 1854 gegebene, stattfinden mag. Dennoch aber bleiben, nach Zusammenfassung der 27 Operationen, welche ich in den letzten 4 Jahren ausführte, 14 Heilungsfälle — d. h. also mehr als die Hälfte.

---

*) Die Angaben der Familien sind, da sie uns nicht interessiren, weggelassen, die Aerzte waren: die DD. Deschamps, Pelletier, Ratonnier, Lemarchand, Charpentier, Brossard und Horteloup

in dem Hospitale für kranke Kinder wurde 5 Jahre hindurch der 4. Theil der Erkrankten geheilt. Ich lasse die offizielle Bestätigung dieses Verhältnisses von Seiten des Hospitales selbst folgen:

Im Jahre 1850 erfolgte unter 29 Fällen, bei welchen die Tracheotomie gemacht worden, sechs Mal die Heilung. Es ist dieses annähernd der 3. Theil.

Im Jahre 1851 genasen von 31 Operirten 12, also mehr als ein Drittheil.

Im Jahre 1852 von 59 nur 11; fast der fünfte Theil.

Im Jahre 1853 von 61 nur 7; kaum der neunte Theil.

Im Jahre 1854 von 44 11; gerade der 4. Theil.

Somit kommen auf die Totalsumme der 216 Fälle 47 glückliche, also annähernd der vierte Theil.

Es ist dieses bei Berücksichtigung der Verhältnisse, unter welchen Kinder, die in's Hospital geschickt werden, lebten, ein überwiegend günstiges Resultat. Man bedenke, wie arge Pein diese Kinder schon unter den unkundigen Händen der Pfuscher, Hebammen und alten Weiber, deren Rath allemal der Zuziehung des Arztes vorangeht, — erdulden mussten! Man erinnere sich ferner an die unglücklichen Verhältnisse des Hospitales selbst, in welchem die operirten Kinder in die unmittelbarste Nähe der heftigsten und mannigfaltigsten kontagiösen Krankheiten gebracht werden, dergestalt, dass gar nicht selten gerade diejenigen, welche nach Ausführung der Tracheotomie auf dem besten Wege der Rekonvaleszenz sich befanden, durch Scharlach, Pocken, Masern, Keuchhusten auf's Neue in Lebensgefahr gerathen.

Gerade aus diesem Grunde glaube ich, dass man in der Privatpraxis die Wiederherstellung der Hälfte aller derer, welche operirt wurden, als das gewöhnliche Resultat hinstellen darf, — wenn übrigens die Verhältnisse die Einleitung einer Behandlung noch zulassen.

Diese Einschreitung aber ist wesentlich; — denn, wo bereits der ganze Organismus in Mitleidenschaft gezogen, wo die Erscheinungen der Lokalentzündung weit über die Halspartie verbreitet, wo die Frequenz des Pulses, das vorhandene Delirium und das schnelle Sinken der Kräfte die Krankheit auf ihrem Höhepunkte erkennen lassen, wo also voraussichtlich der Untergang des Kindes weit mehr durch das Allgemeinleiden, als durch die Erkrankung des Kehlkopfes oder der Luftröhre bedingt ist, —

dort darf man niemals zur Operation schreiten. Es folgt ihr unausbleiblicher Tod. — Im entgegengesetzten Falle aber, wo die wichtigsten Krankheitserscheinungen lokale bleiben, schreite man zur Tracheotomie, — und wäre die Erstickungsgefahr so nahe, dass das Kind nur noch wenige Minuten zu leben hätte — fast ganz mit demselben glücklichen Erfolge, wie wenn sie 3 oder 4 Stunden früher gemacht worden wäre *).

Es leuchtet ein, dass jeder gewandte Operateur besser mit dem Messer zu verfahren weiss, als ich. Mag ich auch einige Geschicklichkeit in der Ausführung einer Operation erworben haben, die ich bereits zum zweihundertsten Male gemacht, so gestehe ich dennoch offen, dass Auge und Hand anfangen, mir unsicher zu werden und ich schätze mich glücklich, wenn ein Chirurg von Profession oder ein junger Arzt mit meinen Instrumenten unter meiner Leitung operirt. Die Ausführung der Operation aber hat durchaus keine Schwierigkeit. Es wird sie Jeder gerade so gut machen wie ich, vorausgesetzt, dass er sie recht fleissig geübt. Denn Uebung erfordern selbst die einfachsten Dinge in der Chirurgie. Mag auch die Tracheotomie eben so leicht zu machen sein wie der Aderlass, so wissen wir dennoch, dass Jedermann nur demjenigen die Eröffnung der Mediana überlässt, welcher sie zu finden und zu öffnen und zugleich die möglichen Fährlichkeiten dieser winzigen Operation zu vermeiden weiss. —

---

*) Die oben angedeutete Diagnose scheint mir überaus schwierig. Ich habe die Tracheotomie bisher nur 6 Mal gemacht; in allen 6 Fällen lagen die Kinder, nach dem Urtheile anderer Sachverständiger, im Sterben, — ob aber durch Allgemeinleiden, oder durch Versperrung der Luftwege (welche doch auch ein Allgemeinleiden bedingt), war uns nicht möglich zu entscheiden. In allen 6 Fällen lebten die Kinder sofort wieder auf, nahmen Getränk und Speisen mit Begierde und erschienen den umstehenden Laien nach dem gewöhnlichen Ausdrucke: „gerettet." Fünf aber starben in den nächsten 3 Tagen unter pneumonischen Erscheinungen (eine Sektion des Thorax habe ich nicht erlangen können). Dieses waren Kinder unter 4 Jahren. Der Einzige unter meinen Operirten, der (obwohl kyanotisch, puls- und bewusstlos vor der Tracheotomie) keine Pneumonie hatte oder bekam, war ein Knabe von 7 Jahren; er genas sehr schnell.

Bardeleben.

Eben dieses Verhältniss finden wir wieder bei der Tracheotomie. Wir müssen wissen, wie und mit welchen Instrumenten sie zu machen ist.

Man hat die Luftröhre zu öffnen und eben nur die Luftröhre. Viele Praktiker wollen das Messer in das Spatium cricothyreoideum führen, und demnächst die Cartilage cricoidea mit den beiden ersten Luftröhrenringen durchschneiden. Es ist leicht ersichtlich, dass man durch ein solches Verfahren unmittelbar in den Kehlkopf selbst dringt. Ist man nun in diesem Falle gezwungen, die in die Wunde geführte Kanüle mehrere Wochen hindurch liegen zu lassen, so ist eine theilweise Nekrose der Cartilago cricoidea et thyreoidea die nächste Folge, welche wiederum ausser anderen wesentlichen Nachtheilen eine unheilbare Veränderung der Stimmbänder erzeugen kann.

Daher wiederhole ich es: Man muss die Luftröhre und nichts Anderes als die Luftröhre öffnen.

Der Operationsmethoden gibt es verschiedene: die glänzendste von allen gab Heister an.

Von ihm soll man in einem Zuge durch die mit einem Troikar versehene Kanüle in die Luftröhre dringen, das Stilett sogleich zurückziehen, die Kanüle aber darin zurücklassen.

Van Swieten empfiehlt ein weniger stürmisches Verfahren: „*Tentari aliquoties in cadavere et in vivis animalibus, hanc methodum sed admodum difficilis mihi videbatur neque carere periculo ne quandoque valida vi adactum instrumentum deviaret. Unde crederem, priorem methodum, licet magis operosam praeferendam esse.*“ Aug. Bérard verfuhr eine Zeit lang ähnlich wie Heister es angibt. Nachdem er nämlich die Luftröhre zwischen dem Zeige- und Mittelfinger fixirt hatte, ging er am unteren Rande der Cartilago cricoidea mit dem Messer so weit ein, bis die Luft zischend hervorströmte. Wenn er somit von der Eröffnung der Luftröhre überzeugt war, verlängerte er seinen Schnitt nach unten durch 3 oder 4 Ringe und schob schnell die Kanüle ein. In dieser Weise war die ganze Operation das Werk eines Augenblickes. Als aber gefährliche Blutungen Bérard gelehrt hatten, dass das schnellste Verfahren nicht immer das beste sei, entsagte er gegen Ende seines Lebens dieser schnellen Methode ganz, um sich demnächst der gewöhnlichsten, aber sichersten, anzuschliessen.

Auch Paul Guersant (Chirurg des Kinderspitales) hatte

dieses Geschwindverfahren versucht. Nachdem er sich aber von den damit verbundenen Gefahren überzeugt hat, geht er jetzt — wenn gleich schneller und geschickter, als wir Nichtoperateurs, — weit mehr langsam und vorsichtig zu Werke, um eben die üblen Zufälle zu vermeiden, welche von allen bedeutenderen Chirurgen erkannt und hervorgehoben sind.

Ich weise um so mehr auf die Nothwendigkeit des allmähligen Vordringens durch die Gewebe, auf die gehörige Zurückhaltung der Gefässe und der Muskel durch Haken und auf die völlige Bloslegung der Luftröhre vor ihrer Oeffnung hin, als die Tracheotomie für die Zukunft eine der gewöhnlichsten Operationen zu werden verspricht und gewiss häufiger durch Aerzte als durch Wundärzte ausgeführt werden wird. Dann aber wehe dem Kranken, wenn ein weniger gewandter Operateur es sich nicht zum ersten Grundsatze macht, langsam zu operiren! Niemals sah ich üble Zufälle bei der Tracheotomie, wenn der Operateur bedächtig, sehr häufig aber, wenn er übereilt zu Werke ging, mochte er immerhin recht geschickt operiren.

Ich gedachte ganz besonders auch der erforderlichen Instrumente. Man bedarf aber eines geraden oder geballten und eines Knopfbistouris, zweier Muskelhaken und eines Dilatators. Von wesentlicher Bedeutung ist die Beschaffenheit der Doppelkanüle: sie muss hinlänglich weit, aber auch nicht zu weit sein, um ungehindert in die Luftröhre geführt werden zu können. Diese Doppelkanüle ist unumgänglich nothwendig, und man fragt in der That nicht mit Unrecht, warum wir selbst sie so lange ausser Gebrauch lassen konnten, da doch van Swieten nach dem Beispiele des Engländers Martine sie so dringend empfiehlt und da ferner Herr Bretonneau, nach dem Gelingen seiner ersten Operation, immer die Doppelkanüle anwandte.

Am wenigsten zu entbehren aber sind von diesen Instrumenten: das gerade Bistouri, die Haken, der Dilatator und die Doppelkanüle *). Ein einziges Mal verlor ich ein Kind während der Operation. Es war ein Knabe, welchen mein ehrenwerther Kollege der Dr. Barth, behandelt hatte. Bei meiner Zuziehung zur Kon-

---

*) Das Instrument von Garel, welches als Inzisionsmesser und Dilatator zugleich dienen soll, habe ich einmal versucht; es hat sich mir aber eher hinderlich als nützlich erwiesen.

Bardeleben.

sultation fand ich das Kind mit dem Tode kämpfend, ohne vorher von seinem Krankheitszustande unterrichtet zu sein. Herr Barth hatte eine Kanüle und ein Bistouri zur Hand. Einen Dilatator hatten wir nicht. Ich war ausser Stande, die Gefässe zurückzuschieben, was ich unter anderen Verhältnissen gethan haben würde. Während ich nun lange Zeit umhertappte, ehe ich in die Luftröhre eindrang, hatte eine so grosse Masse Blutes die Bronchien erfüllt, dass das Kind erstickte, — ein Unglück, welches sicher vermieden worden wäre, wenn die Anwendung eines Dilatators das unmittelbare Eindringen in die Luftröhre ermöglicht hätte *).

Ist man einmal in der Luftröhre, denn gilt es wirklich ganz gleich, wie man dahin kam. Ob die Operation geschickt oder ungeschickt, schnell oder langsam geschah, bleibt so lange ohne alle Bedeutung als Blutungen nicht eintreten. Ein heftiger Blutverlust aber bedingt allemal recht unangenehme nachhaltige Folgen der Operation.

Ein höchst wichtiger Punkt ist die vorausgegangene Behandlung des Kranken. Gerade dieser Punkt war und wird für die Behandlung des Krups stets von der grössten Bedeutung sein, um so mehr, da gewisse Aerzte mit der hartnäckigsten Konsequenz ihre derartigen Patienten dem Grabe zuführen, andere dagegen die Hälfte derselben zu erhalten pflegen.

Glücklicherweise ist zur Zeit — ich sage dieses aus voller Ueberzeugung — die Mehrzahl unserer Aerzte von der Unzulänglichkeit der Arzneimittel im Allgemeinen, insbesondere aber von der Unsinnigkeit der antiphlogistischen Methode überzeugt und die armen Kinder werden nicht mehr durch Blutentziehungen und Vesikatorien erschöpft. Ich habe daher die feste Ueberzeugung, dass die Erfolge, welche ich seit einer Reihe von Jahren nach Ausführung der Tracheotomie gehabt, eben so sehr der angemes-

*) In ähnliche Verlegenheit bin ich gleichfalls ein Mal gerathen, als mir die Dilatationszange fehlte und die vorhandenen Wundhaken für das Auseinanderhalten der Muskeln erforderlich waren; jedoch vermochte ich den einen derselben noch frühe genug in die Luftröhre einzusetzen, um die Erstickung zu verhüten. — Ein Mal bin ich der *Art. thyreoidea ima* begegnet; sie pulsirte deutlich und musste, da sie in der Schnittlinie lag, doppelt unterbunden werden. Dr. Rieck hat diesen Fall in seiner Dissertation (Greifswald 1854) beschrieben. Bardeleben.

senen Behandlungsweise meiner Kollegen, wie meiner Operation zuzuschreiben sind. —

Der Arzt muss zunächst, nachdem die Operation geschehen, das diätetische Verhalten des Patienten berücksichtigen. Bei allen akuten Krankheiten spielt die Diät eine wichtige Rolle und gerade bei den Kinderkrankheiten darf sie am wenigsten vernachlässigt werden.

Die Hungerkur, welche zuerst Broussais vorschrieb und welche nach ihm eine grosse Anzahl von Aerzten empfahlen, die nicht Kraft genug besassen, die bestaubten Prinzipien der alten Schule fallen zu lassen, — diese Hungerkur ist eine der furchtbarsten Komplikationen aller Krankheiten. Sie ist das wirksamste Mittel, den Organismus in sich selbst zu vernichten, sie öffnet die Thüre für jedes Miasma, welches den Körper von aussen bedroht, wie für die Absorption der krankhaften Exkrete, die er in sich selbst gebildet. Sie ist der geradeste Gegensatz zu allem Dem, was die Rekonvaleszenz befördern und die Genesung ermöglichen kann.

Es soll hiermit keineswegs gesagt sein, dass man die Kinder mit Speisen vollstopfen soll. Ich meine nur, dass man ihrem Appetit nachkommen und, wenn er fehlt, sie bewegen muss, irgend etwas aufzunehmen. Ich habe in solchen Fällen häufig den Schein von Härte angenommen und sie gezwungen, zu essen, und gerade hierdurch eine Behandlung ermöglicht, welche mir unter anderen Verhältnissen unmöglich schien. Milch, Eier, Crême, Chokolade und Suppen sind die Speisen, auf welche ich in dieser Beziehung am meisten aufmerksam mache. —

Was ich so eben anführte, verbietet von vorneherein eine weitere Anwendung der Mittel, welche vor der Einführung der Operation mehr oder weniger vortheilhaft zu sein schienen, d. h. des Kalomels, des Alauns, der Brech- und Purgirmittel. Sie treten mit einer Diät, wie ich sie angab, in direktem Widerspruche.

Auch der Weglassung der Vesikatorien habe ich nicht mehr zu erwähnen. Sie würden um so mehr nachtheilig sein als sie durch Blosslegung der äusseren Haut für die Aufsaugung verderblicher Stoffe und somit für eine allgemeine Infektion Gelegenheit geben könnten.

Nur zu oft ist man ferner genöthigt, nach Anwendung der Vesikatorien Ungt. ratanhiae mit Ungt. plumbi auf die Haut zu streichen, oder wohl gar sie recht kräftig mit Arg. nitric. zu betupfen, wenn sie in Folge dieses so thörichten Verfahrens entblösst und mit diphtheritischem Exsudate bedeckt ist.

Wenn ich auf die Einzelheiten des Verbandes nochmals zurückkomme, so mag es scheinen, ich lege einen übertriebenen Werth auf dieselben. Die Zeit aber hat mich gelehrt, dass gerade in der ganzen Therapie Kleinigkeiten von weit grösserer Bedeutung sind, als man es anzunehmen pflegt.

Man darf also zunächst nicht vergessen, zwischen die Haut und die eingeführte Kanüle eine Scheibe von Wachstaffet oder Kautschuk zu legen, um so die Ränder der Kanüle und die Bänder, welche sie festhalten, von der Haut zu entfernen, um eine Reizung der Wunde durch dieselben zu vermeiden.

Die Eltern des Kindes müssen angewiesen werden, die innere Röhre behufs der Reinigung alle 2 oder 3 Stunden aus der Wunde zu nehmen und sie dann wieder in dieselbe zu legen *).

Der Hals des Kindes muss in ein wollenes gestricktes Tuch oder in ein starkes Stück Mousseline gesteckt werden, so, dass das Kind in dieses Tuch exspirirt und die mit dem exspirirten warmen Dunste gesättigte Luft wieder inspirirt. Diese Vorschrift ist wesentlich. Man vermeidet dadurch zunächst das Trockenwerden der inneren Oberfläche der Kanüle und der Luftröhre; dann aber wird jede Reizung der Schleimhaut und die Bildung zäher Krusten, wie sie auf der Schleimhaut der mit der Koryza behafteten Subjekte gefunden werden, verhütet. (Es sind dieses häutige Gebilde, welche sich in Form von deutlich geformten Röhren oder doch von Bruchstücken solcher losreissen und die heftigsten Erstickungszufälle, ja selbst den Tod durch Verstopfung der Kanüle zur Folge haben.)

Bevor Guersant und ich dieses Verfahren beobachteten, ging eine grosse Anzahl unserer Kranken an der Pneumonia catarrhalis zu Grunde, was zur Zeit weit seltener geschieht. Es liegt auf der Hand, dass die den Bronchien zugeführte feuchtwarme Luft recht mild auf dieselben wirkt.

Eine andere praktische Nothwendigkeit, ohne welche die Heilung nur selten gelingt, ist noch die Kauterisation der Wunde. Es müssen nämlich die Schnittflächen in den 4 ersten Tagen recht kräftig touchirt werden. Man geht dadurch einem recht üblen

*) Dazu möchten sich bei uns nur selten Eltern geeignet finden!
Bardeleben.

Zufälle, der Diphtheritis der Wunde, aus dem Wege. Die Lokalentzündung verbreitet sich (wenn Diphtheritis auftritt) auf das benachbarte Bindegewebe, erzeugt dort ein bösartiges tiefgehendes Erysipel, in Folge dessen lokaler Brand und heftige fieberhafte Erscheinungen auftreten, welche nur selten ohne Nachtheil vorübergehen.

Was nun weiter die Abwartung des Patienten angeht, so muss ich noch einige Augenblicke bei der Entfernung der Kanüle und nachfolgendem Verschlusse der Wunde verweilen.

Man darf niemals vergessen, dass die früheste Wegnahme der Röhre die beste ist. Nur in seltenen Fällen darf sie vor dem 6. und eben so selten vor dem 10. Tage entfernt werden, wenngleich es vorkommt, dass der gänzliche Verschluss des Larynx die Anwendung der Kanüle 14, 20, ja selbst 44 Tage lang nothwendig macht. Einen Fall letzter Art sah ich bei einem jungen Mädchen, welches dessenungeachtet geheilt wurde. Gegen das Ende der ersten Woche entfernt man die Kanüle mit möglichst grosser Vorsicht, um die Kinder nicht zu erschrecken und weinen zu machen. Die armen Kleinen haben sich so sehr an die Respiration auf künstlichem Wege gewöhnt, dass sie beim Verschlusse dieser Oeffnung (indem man sie zuhält und so die Luft zwingt, durch den Larynx einzutreten) ihrer Verwunderung durch allerlei lebhafte Bewegungen, durch Schreien und ängstliches Athmen Ausdruck geben. Der Larynx ist jetzt noch ein wenig verschlossen, theils durch wenig festsitzende Exsudate, theils durch Schleim, theils durch eine gelinde Anschwellung seiner Schleimhaut. Vielleicht haben auch die Muskeln des Kehlkopfes ein wenig verlernt, gleichmässig für die Respiration zu wirken. Es erzeugt dieser Umstand nicht selten eine gewisse Unruhe, die aber durch freundliches Zureden der Kinder — eine Pflicht, welche mehr für die Mutter als für den Arzt passen dürfte, — leicht beseitigt wird. Hat man nun den Verschluss der Wunde durch Auflegen von Heftpflasterstreifen besorgt, und ergibt sich aus der Art des Hustens, der Respiration, aus dem Tone der Stimme oder des Schreies, dass die Oeffnung des Kehlkopfes verhältnissmässig gross ist, so ändert man den Verband nicht. Geht aber nur eine geringe Quantität Luft durch den Kehlkopf, so legt man statt eines festen Verbandes ein Blatt durchlöcherter Leinwand, die vorher mit Cerat. simplex überstrichen war, darauf und wartet mit dem festen Verschlusse bis zum nächsten Tage. Geht endlich gar keine Luft durch den Kehlkopf, so setzt man die Kanüle wieder ein, um nach 2 oder 3 Tagen den Versuch zu wiederholen. Von der Zeit an aber, wo die Respiration trotz des Verschlusses der Wunde gut von Statten geht, wiederholt man die Anlegung des Verbandes 2 oder 3mal am Tage, und findet endlich die Luftröhre gegen Ende des 4. oder 5. Tages verheilt. Es bleibt uns dann die Behandlung der äusseren Hautwunde zu besorgen, welche sich nach Anlegung eines einfachen Verbandes bald schliesst. Ein Zufall von nicht geringer Bedeutnng, auf den ich bereits seit längerer Zeit und ganz neuerdings auch Herr Archambault vorzüglich aufmerksam machte, sind die Schlingbeschwerden. Sie treten auf beim Hingleiten von Flüssigkeiten über den Grund der Zunge. So oft das Kind zu trinken versucht, dringt ein Theil des aufgenommenen Getränkes in die Luftröhre und die Bronchien. In demselben Momente aber treibt es ein heftiger krampfhafter Husten in springenden Strahlen durch die Kanüle nach aussen. Ausser allen übrigen Unannehmlichkeiten, die der Erguss dieser Flüssigkeiten — die nicht selten unlösliche und in Folge dessen reizende Stoffe enthalten — über die Schleimhaut der Bronchien erzeugt, geht daraus nicht selten eine gänzliche Abneigung gegen alle Speise hervor, so dass das Kind lieber verhungert, als nach Speise verlangt. Nur zu oft trat in Folge dieses Uebelstandes nach der Tracheotomie der Tod ein, als ich noch nicht wusste, wie man ihm entgegenarbeiten konnte. Am besten aber lässt man dünnflüssige Nahrungsmittel ganz weg und beschränkt sich vielmehr auf einen in Milch oder Bouillon abgekochten Nudelbrei von einer Konsistenz, welche das Aufnehmen desselben mit einer Gabel gestattet, auf hartgekochte Eier und auf nicht zu weiches Fleisch, welches man in grossen Stücken verabreicht. Jedes Getränk aber ist zu vermeiden. Sollte jedoch der Durst zu heftig sein, so gebe man den Kindern wenig, kaltes Wasser und zwar stets lange Zeit nach der Mahlzeit oder unmittelbar vorher. In dieser Weise wird man das Erbrechen am leichtesten vermeiden. Man wird indessen bald bemerken, dass die angeführten Uebelstände erst am 3. oder 4. Tage nach der Operation auftreten, und dass sie nur in seltenen Fällen länger als 10 oder 12 Tage anhalten. In einigen hartnäckigen Fällen sah ich sie allerdings weit längere Zeit fortbestehen.

Von vorneherein dürfte man nun wohl annehmen, dass der Eingang des Larynx, welcher doch für Getränke und dünnflüssige

Nahrungsmittel offen ist, eben so leicht einer Quantität Luft, wie sie für die Respiration nöthig ist, den Zugang gestatten müsste. Dieser Schluss ist durchaus unrichtig. Nach Entfernung der Kanüle bemerkt man bald, dass die Oeffnung des Kehlkopfes noch wenig genügt. Es treten heftige Zufälle ein, welche sich selbst, wenn man nach einigen Tagen einen Schlussverband auf die Wunde zu bringen versucht, stürmisch wiederholen.

Es ist nicht eben leicht, die Ursachen dieses Zufalles aufzufinden. Herr Archambault, welcher meinte, dass das Kind, nachdem es einige Tage durch die Kanüle geathmet, es verlernt habe, durch denselben Willen die entsprechenden Muskeln den Kehlkopf schliessen und den Bissen in den Schlundkopf treiben zu lassen, hat ein recht sinnreiches und ebenso praktisches Verfahren für die Beseitigung dieses Uebelstandes angegeben. In demselben Augenblicke nämlich, wo er das Kind etwas verschlucken lässt, schliesst er mit dem Finger die Oeffnung der Kanüle und nöthigt es so, den Kehlkopf zu öffnen; ein Verfahren, durch welches sich bald das gleichmässige Zusammenwirken der Muskeln wiederherstellt. — Nur in einigen Fällen missglückte dieser Kunstgriff gänzlich. Dass dieses der Fall sein kann, beweist auch schon der Umstand, dessen ich oben gedachte, dass nämlich, wenn nach Entfernung der Kanüle die Wunde vollkommen geschlossen ist, die Schlingbeschwerden fortbestehen können, wenngleich die Respiration durch den Kehlkopf vollkommen frei und regelmässig ausgeführt wird. —

Ich habe in Vorstehendem nur das wiederholt, was ich bereits theils in verschiedenen Zeitschriften, theils in meinen Vorträgen ausgesprochen. Gerade um die einfachsten und gewöhnlichsten Dinge pflegen wir uns am wenigsten zu bemühen und sie am leichtesten zu vergessen. Man darf es daher niemals unterlassen, sie möglichst oft in das Gedächtniss derjenigen zurückzurufen, welche sich durch glänzendere, aber auch seltenere Erscheinungen, bestechen lassen. —

Einige Bemerkungen über den Krup. Von Oberamtswundarzt Dr. Nädelin in Waiblingen (Würtemberg.)

Der Krup, eine der wichtigsten, weil gefährlichen, Affektionen des Kindesalters, fesselt fortwährend die Aufmerksamkeit der Aerzte, und trotzdem dass schon ausserordentlich viel seit beinahe 50 Jahren darüber geschrieben wurde, bietet die Krankheit immer noch Stoff genug, um dem aufmerksamen Beobachter das Bekannte zu bereichern oder zu reformiren. Ich erlaube mir, aus meinen Erfahrungen Folgendes mitzutheilen.

Unter Krup verstehe ich blos den krupösen Exsudationsprozess zunächst des Larynx, der sich auf die Trachea, Bronchen und Bronchien und deren Zweige, so wie auf die Fauces, besonders die Mandeln, zu gleicher Zeit werfen kann; er ist die Laryngitis crouposa. Diese Entzündungsform von anderen Affektionen entzündlicher Natur, die aber weniger lebensgefährlich sind, im Anfange zu erkennen, ist eine alte Aufgabe des Arztes am Krankenbette. Man versuchte es, die verschiedenen pathologischen Zustände des Larynx in Einklang mit bestimmten Symptomen zu bringen, allein vergebens. Die Gefährlichkeit des Krups und die Gefahrlosigkeit anderer entzündlicher Larynxaffektionen, die dem ächten Krup in Beziehung auf Symptomenkomplex gleichen, geben Veranlassung, einen wahren und falschen Krup, Pseudokrup, zu unterscheiden. Guersant d. Ae. hat zuerst diesen Unterschied gemacht, allein wenig Gutes dadurch gestiftet, indem er alle übrigen entzündlichen Affektionen unter dem Namen Pseudokrup zusammenwarf, ja sogar den ersten Anfang des Krups mit einem Pseudokrup auftreten lassen musste. Der Pseudokrup umfasst folgende Zustände: 1) die katarrhalisch-entzündliche Affektion (Laryngitis acuta, inflammatoria); es ist die häufigste Form, unter denen die Larynxschleimhaut erkrankt, sie befindet sich im Zustande der Entzündung, zeigt Hitze, leichte Schwellung, Röthe und aufgehobene Sekretion; sie kommt sporadisch wie epidemisch vor; folgt oft aus der einfachen katarrhalischen Form, zurückgetretenem Schnupfen, und bildet den Vorläufer, wenn auch nur kurze Zeit, von der krupösen Laryngitis; diese Form wird gewöhnlich mit dem Namen Pseudokrup bezeichnet. 2) Die einfache katarrhalische Laryngitis (Laryngitis catarrhalis serosa); die Schleimhaut befindet sich im Zustande der Schwellung, ohne bedeutende Röthe, ohne erhöhte Temperatur, dagegen mit vermehrter Sekretion. Wenn dieser Zustand besonders die den Aditus laryngis umschwebenden Ligamenta aryepiglottica befällt, so entsteht eine Varietät: der sogenannte Schaafhusten. 3) Das Oedem der Glottis kommt bei Kindern selten vor, ist mehr begleitendes Symptom anderer Krankheiten. 4) Den Spasmus glottidis halten manche Schriftsteller für die Wesenheit des Pseudokrups — allein mit Unrecht. Es kann möglich sein, dass die entzündliche katarrhalische Laryngitis einen Reiz, dessen Folge ein Spasmus der Stimmbänder ist, hervorrufen kann, das erschwerte Athmen und der eigenthümliche Hustenton lassen sich aber eben so gut durch die Schwellung der Laryngealschleimhaut als durch einen Spasmus erklären. — In neuerer Zeit (Riecke Journal f. Kinderkrankh. 1852) hat man gesagt, dass einfache Bronchitiden für Krupe gehalten würden, weshalb Manche so günstige Resultate in der Abhandlung des Krups bekämen. Ich kann nicht begreifen, wie man eine Bronchitis mit einem Krup verwechseln kann; dass übrigens Fälle vorkommen, wo der Krup nicht erkannt wurde, denn die Sektion wies keine Krupmembran nach, ist bekannt.

Diese oben angegebenen, auf anatomisch-pathologische Zustände begründeten Affektionen kommen nicht nur zum Theil neben einander vor, oder folgen einander, sondern es ist oft äusserst schwer, sie zu diagnostiziren. — Der Schaafhusten ist am leichtesten zu erkennen, er ist rauh, hohl, etwas flottirend; man kann vernehmen, dass eine dicke Luftsäule bis zum Ausgange des Larynx dringt, er befällt mehr ältere Kinder. — Da der Krup auf eine entzündlich-katarrhalische Affektion (Pseudokrup) folgen kann, so lassen sich diese beiden Affektionen Anfangs nicht unterscheiden; später hört man, dass der Hustenton kreischender wird, nach Santlus (Journ. f. Kinderkrankheiten 1854) mehr ziehend, wenn die Stimmbänder und die Intralaryngealschleimhaut mit der Krupmembran belegt sind, wo dann die Resonanz des Hustentones fehlt. Diese muss natürlich auch fehlen, wenn die Trachea und Bronchien krupöses Gerinnsel einschliessen, wo sofort auch das Respirationsgeräusch nicht mehr vernommen wird. — Zur Diagnose des Krups hat man in neuerer Zeit (Guersant, Gaillard, Betz u. s. w.) und in neuester Zeit K. Weber (Henle und Pfeufer N. F. Bd. Bd. III) krupöse Exsudationen in den

Fauces gesucht und gefunden. Andere Beobachter, wie A. Weber (Deutsche Klinik 1854), konnten diesen Faucealkrup nicht finden. Es lässt sich nicht annehmen, dass obige Aerzte sich getäuscht hätten; ich habe diesen Rachenkrup auch nicht beobachtet —, vielleicht liegt das Vorkommen der Rachenkrups als Begleiter des Laryngealkrups in der Epidemie, oder das Fehlen darin, dass man zu bald untersuchte, wo sich noch kein krupöses Exsudat gebildet hatte. Die pathologische Anatomie nimmt allerdings an, dass der Krup immer (?) vom Pharynx in den Larynx, die Trachea u. s. w. abwärts steige, somit wäre eine Besichtigung der Fauces zur Fixirung der Diagnose immerhin gerechtfertigt. Auch darf man jedenfalls annehmen, dass, wenn man auf den Mandeln u. s. w. Krupexsudate sieht, die Laryngealaffektion auch eine krupöse ist. — Einen sogenannten aufwärtssteigenden Krup, welcher aus einer krupösen Entzündung der Bronchialschleimhaut sich herausbildet, wie z. B. Hirtz in Strassburg einen solchen Fall gesehen, habe ich nie beobachtet. — Es ist unbestreitbar, dass in manchen Familien der Krup erblich ist, d. h. dass die Kinder mancher Familien vorzugsweise zu Laryngitis geneigt sind. Albers, Jurine u. A. m., denen sich auch Canstatt anschliesst, glauben, dass die Skrophulosis die Prädisposition zu Krup, wahrscheinlich wegen Uebermaasses von Albumin in den Säften einer solchen Familie, abgebe (Canstatt's Handbuch der med. Klinik 1843), allein diese Annahme ist blos eine Hypothese; ich habe vielmehr die Erfahrung gemacht, dass die oft wiederkehrende Laryngitis gewöhnlich nicht ächter Krup ist, sondern mehr katarrhalische Affektion, dass diese Laryngitis gewöhnlich ungefährlich ist, und dass es vorzugsweise Kinder sind, deren Vater oder Mutter an habituellen Mandelanschwellungen leiden, und diese Kinder später auch zu Anginen disponirt werden. Es ist solcher vermeintliche Krup katarrhalische Entzündung der Fauces, die sich auch auf die Schleimhaut des Larynx ausdehnt. Vielfache Okularinspektionen haben mich zu dieser Ansicht geführt. Die Rachenhöhle dieser Kinder ist gewöhnlich auffallend enge. — Mit der Skrophulose hat der Krup nichts gemein. — Was den Eintritt der Krupsymptome betrifft, so findet er gewöhnlich bei Nacht unter stürmischer Form Statt. Man hat dieses Eintreten als dem Pseudokrup eigen bezeichnet, dem ist jedoch nicht so; allerdings sind solche Fälle mehr einfache katarrhalische Entzündungen des Larynx, weil diese zum Glück überhaupt häufiger sind, aber es kann aus einer solchen Laryngitis doch ein Krup sich herausbilden, wie ich schon eben erwähnte. — Anfangs ist beim Krup das Hustengeräusch noch lauter, heller, weil das Krupexsudat das Flottiren der Schleimhaut weniger genirt, und die Larynxhöhle weniger ausfüllt, — deshalb findet man, obwohl der Hustenton schon rauh ist, doch noch keine heisere Sprache. Später wird der Hustenstoss leiser, nur noch schwach zischend bei zu Stande gekommener Stenose. — Anfangs ist die Inspiration rauh, weil die Schleimhautfalten am Aditus, angeschwollen durch die inspirirte Luftmasse, die vom weiteren Raume in einen engen dringen muss, nach einwärts in die Larynxhöhle gepresst werden, während bei der Exspiration die den Larynx passirende Luftsäule gleichförmig ist und die Schleimhautfalten des Aditus leichter nach Aussen umbiegen. Dass die Exspiration bei Zunahme der Krankheit auch kreischend und rauh wird, brauche ich nicht zu erwähnen. — Ein Umstand, auf welchen schon Oesterlen (Würt. med. Korresp.-Bltt. Bd. 8) aufmerksam gemacht hat, aber nicht die verdiente Berücksichtigung von Seiten der Aerzte erfuhr, ist der Einfluss des Schlafes beim Krup. Die Krupkranken schlafen gewöhnlich mit halboffenem Munde. Geschieht dieses lange, so trocknet die Schleimhaut des Larynx und des Rachens aus und die Kinder bekommen dann einen heftigen, beinahe konvulsivischen Hustenreiz nach dem Erwachen. Deshalb ist es gut, die Patienten nicht zu lange schlafen zu lassen. — Fälle, wo eine baumförmig gebildete Krupmembran ausgehustet wurde, sind mir auch vorgekommen. Je stärker die Trachea, Bronchien und Bronchiolen verstopft sind, um so mehr verschwindet das puerile Athmen. Obwohl die Auskultation beim Krup nur wenig liefert, so erkannte ich doch einmal das Flottiren der abgerissenen Krupmembran durch das Stethoskop und diese Diagnose wurde durch die Sektion bestätigt. Das Aushusten der Krupmembran hat wenig prognostischen Werth. Ich habe es einige Male beobachtet, und die Kinder starben doch, weil die Kruprühre an dem Larynx abriss, wodurch zwar Trachea und Lungen befreit waren, aber die Larynxhöhle blieb verstopft, denn hier sitzt die Membran sehr fest in den Schläuchen der Schleimdrüsen. Die Ramifikationen des Krupexsudates fand ich hohl; Rokitansky behauptet dagegen, dass sie in den feinsten Verzweigungen solide Zylinderchen werden. — Ein Symptom des Krups, auf welches noch kein Schriftsteller Werth legte, das gleichwohl nicht übersehen werden darf, ist die Dysphagie. Beim Beginne des Krups trinken die Kinder noch gern; sobald sich die Krankheit aber steigert, verweigern sie das Trinken, und sobald sie besser werden, fangen sie dasselbe wieder an. Es ruht diese Dysphagie nicht darauf, dass der Husten sie nicht schlingen lässt, sondern dass sie in der Angst vor dem Verschlucken fehlschlucken. Beim Krup nimmt die Epiglottis mehr oder weniger Theil, belegt sich entweder mit Krupexsudat oder die Schleimhaut derselben schwillt auf; sie bleibt aufrecht stehen, das Zurückklappen wird erschwert. Bei Abnahme der Entzündung wird sie wieder mobiler, und die Kinder trinken wieder lieber. — Als Nachkrankheiten des Krups bemerke ich noch die mehrere Monate dauernde Heiserkeit, welche ohne Zweifel die Aufstellung eines chronischen Krups veranlasst hat.

Was nun die Behandlung des Krups betrifft, so halte ich im Allgemeinen das gewöhnliche Verfahren für zu stürmisch, und bin überzeugt, dass viele an Krup leidende Kinder nicht an dieser Krankheit, sondern an der Kur sterben. Meine Behandlung ist darauf gerichtet, mit Mass und Ziel Brechmittel, Blutegel und Quecksilber u. s. w. zu verordnen. Das erste Mittel bleibt immerhin ein Emeticum, im Anfang gegeben, entweder aus Tart. emet. oder Cupr. sulphuric. Hierdurch wird die Herzthätigkeit herabgestimmt, das Blut tritt von der Kapillarität der entzündeten Schleimhaut zurück, der Schweiss tritt hervor und wirkt zugleich ableitend auf den Magen und Darm, an welchen Ort ein Katarrh hervorgerufen wird. Ein starker Senfteig von einer halben Stunde wird um den Hals gelegt, welcher schneller wirkt, als Blasenpflaster und weniger schmerzhaft ist, als in siedendes Wasser getauchte Tücher. In entfernten Orten, wo nicht gleich Senfmehl bei der Hand ist, können diese Tücher angelegt werden; ferner lasse ich ein heisses Fussbad nehmen von Asche und Salz oder Senf, hierauf warme, wollene Strümpfe anziehen. Auf die Erwärmung der Füsse halte ich viel, denn an sporadischen Krupfällen sind häufig Erkältungen der Füsse Schuld, wenn die Kinder in der Nässe herumgehen. Ferner lasse ich Sorge tragen, dass eine mehr warme als kühle Luft im Zimmer herrscht, Ausdünstungen von heissem Wasser, nach Wanner, Elsässer u. A. A. machen die Luft weicher, die Patienten transpiriren leichter. Nebenbei wird den Patienten warmes Getränke, Fliederthee, mit Zuckerwasser verdünnte warme Milch gegeben. — Dieses ist die Behandlung in der ersten Zeit, die Anordnung des ersten

Besuches gleichsam und ich füge nur noch bei, dass, wenn das Erbrechen nicht gehörig und schnell eintritt, wie es z. B. der Fall ist, wenn man zu einem schon merklich ausgebildeten Krup kommt, ich mit einem Finger in den Pharynx dringe und so das Brechen beschleunige. Nehmen die Symptome nicht bald ab, so schreite ich zu Blutentziehungen bei älteren Kindern durch die Venäsektion, bei kleineren durch Blutegel. Man glaube jedoch nicht, dass man durch Blutentziehungen die Entzündung beherrschen kann. Ist Verstopfung da, werden einige Dosen Kalomel mit Resin. Jalap. gereicht. Dauert trotz dessen die Entzündung fort, so gebe ich das Cupr. sulphuric. in kleinen Gaben weiter. Gegen den trockenen Husten fand ich das Einathmen feuchtwarmer Luft durch Schwämme sehr gut; ein Verfahren, welches meines Wissens noch von keinem Arzte angegeben wurde. Ich lasse grosse Waschschwämme in heisses Wasser eintauchen, auspressen und dann so nahe als möglich vor den Mund des Patienten halten. Dieses Verfahren ist jedenfalls viel wirksamer, als das Ausdünsten in grossen Schüsseln. Die Patienten bleiben in Schweiss, die Krupmembranen sind durchfeuchteter und zur Ausstossung geeigneter. Ist die Krupmembran gebildet, so hat man keine zuverlässigen Mittel mehr, es sei denn, dass man, wenn sie lose wird, durch das zweite Brechmittel sie mechanisch herauszubefördern sucht; allein ich habe oft die Erfahrung gemacht, dass in späteren Zeiten die Emetica, welche sie auch sind, nicht mehr wirken wollen. — In dieser Periode sind schon ein ganzes Heer von Medikationen angewendet worden: Handbäder, Merkurialfriktionen, Vesikantien um den Hals, Rücken, Waden, Kataplasmen um die Füsse, Einpinselungen von Jodtinktur in vordere Halsgegend u. s. w. u. s. w. Walter empfiehlt (Würt. med. Korresp. 1853) seine Opiumsalbe. Allein alle diese Mittel sichern keinen Erfolg. Bei sehr heftiger Dyspnoe kann man durch Opium innerlich einige Erleichterung verschaffen. — Noch muss ich der guten Wirkung der Harder'schen Begiessungen gedenken, welche in einzelnen Fällen, wo die Tracheotomie bevorstand, also der ganze Heilapparat fruchtlos angewendet war, die Rettung der Patienten bewerkstelligten. — Ueber die Tracheotomie sind mir keine Erfahrungen zu Theil geworden, nur bemerke ich zum Schlusse, dass, obwohl der Krup eine der gefürchtetsten Krankheiten mit Recht ist, doch bei schonender rationeller Behandlung rettungslos geschienene Patienten wieder genesen.

Beobachtung eines angeborenen Defektes beider Augen, von Dr. Bartscher jun., prakt. zu Osnabrück.

Das Vorkommen eines angeborenen Mangels beider Augen wurde schon von vielen älteren Pathologen mitgetheilt, und zugleich die Beobachtung gemacht, dass eine solche Monstrositas per defectum gewöhnlich an demselben Individuum nicht allein stehe, sondern noch fernere begleitende Monstrositäten vorhanden seien. Abgesehen von dem gleichzeitigen Mangel des par nerv. II, III, IV und VI und dem Fehlen eines Foramen opticum, oder der Thränendrüse, sind Spaltungen der Lippe, des harten und weichen Gaumens als die häufigsten Begleiter beobachtet. Nachfolgender Fall, den ich vor Kurzem beobachtete, bietet ein doppeltes Interesse für die pathologische Anatomie, indem er neben dem angeborenen Defekte beider Augen und der Faux lupina eine Monstrositas per excessum ist. —

Das Kind der Ehefrau C. M. hieselbst, 3 Tage alt, schwach entwickelt, wurde (am 24. Sept. vorigen Jahres) zu mir gebracht, um die angeborene Verwachsung der Augenlider an beiden Seiten zu heben, und die beträchtliche doppelte Hasenscharte zu operiren.

Die Augenlider waren beiderseits bis zur Stelle der Puncta lacrymalia am Lidrande verwachsen; die Gränze des oberen und unteren Lidrandes durch eine deutliche Kontur bezeichnet; die horizontal vom Lidrande abstehenden Cilien lagen auf einander; die kleine Oeffnung am Canthus internus war deutlich von einer rothen aufgewulsteten Schleimhaut umsäumt; doch wurde kein Hervortreten einer Flüssigkeit beobachtet. Die Wölbung der Augenlieder fehlte; auch gaben sie beim sanften Drucke leicht nach, und liessen sich, ohne auf einen Widerstand zu stossen, in die Orbita drücken.

Die Hasenscharte war komplet und umfasste einen ziemlich breiten, hervorstehenden Pürzel, der nur mit dem vorderen Rande des Vomer, abgesehen von der Verbindung der Weichtheile, in Verbindung stand.

Das Palatum durum war nur durch eine schmale bogenförmige, knöcherne Kante an beiden oberen Maxillen angedeutet, so dass der untere Rand des Vomer und die unteren Flächen der

Labyrinthe des Os ethmoideum sichtbar wurden; die Fissur erstreckte sich eben so ausgedehnt nach hinten, so dass nur zwei schmale Schleimhautfalten als Arcus veli palat. das Velum bezeichneten.

Der Körper des Neugeborenen war wohlgebildet, ohne Fissuren, Defekt oder Atresien; die Extremitäten zeigten beiderseits einen Polydaktylus, indem an beiden Händen vom Ulnar-Rande aus neben dem Digitus minimus ein sechster Finger mit 2 Phalangen sich präsentirte, der an beiden Gelenken beweglich, auch zur starken Abduktion fähig war.

Die Auskultation der Brust ergab pueriles Athmen; die Herztöne bisweilen durch ein interkurrirendes Blasengeräusch unterbrochen. Der Bauch war mässig gespannt; die Geschlechtstheile vollkommen; der rechte Hoden hatte seinen Descensus vollendet; der linke Hoden spielte noch im Canalis inguinalis, war jedoch aus der Apertura inferior leicht hervorzudrücken.

Die Operation der Hasenscharte wurde von den Aeltern bis zum 27. Sept. aufgeschoben; doch überhob mich schon der am Tage vorher erfolgte Tod des Kindes einer Operation, die das Kind vielleicht nicht überlebt, oder, wenn sie Erfolg gehabt hätte, das Kind einem jämmerlichen Leben erhalten haben würde.

Die Sektion, welche im Beisein einiger geschätzter Herren Kollegen vorgenommen wurde, ergab in den äusseren Bedeckungen und dem Schädeldache nichts Abnormes.

Die Augenlider waren an ihrer bezeichneten Gränze bereits etwas unzart getrennt, und hatten eine leere, mit einer Schleimhaut ausgekleidete Orbitahöhle geöffnet; die Ansicht des Ciliarrandes beider Lider bestätigte, dass die korrespondirenden Ränder mit beiden Kanten verklebt waren, also ein Anchyloblepharon congenitum beider Seits existirt hatte, wobei der Rivus lacrymalis an dem Lidrande mangelte. Insoweit wäre dieser Fall den von Botin und Fischer beobachteten durchaus ähnlich, indem auch sie ein Anchyloblepharon bei beiderseitigem Mangel der Augen beobachteten, wobei eine am inneren Augenwinkel befindliche Oeffnung in die leere Orbita führte.

Das Thränenorgan war von der Natur eben so mangelhaft versorgt; statt der Thränendrüse lag in der Fossa lacrymalis ein hypertrophisches Fettgewebe, worin sich keine azinöse Spur auffinden liess. Die Puncta lacrymalia waren nicht angedeutet; doch liess sich vom eingeschrumpften Saccus lacrymalis aus, der hinter einem ziemlich starken Lig. palpebr. int. lag, ein unteres Cornu lacrymale bis zum Lidrande verfolgen, während der Sack an der oberen Hälfte abgeschlossen war, und ein obliterirter faseriger Streifen, von ihm ausgehend, sich in's Zellgewebe des oberen Lides verlor. Das Os unguis war vorhanden; an ihm und der hinteren gefurchten Fläche des Process. nasalis des Oberkiefers verlief der obliterirte Canalis lacrym. membran.

Die Dura mater drang durch das Foramen opticum in die Orbita und endete blind; die Muskelinsertionen an der inkompleten Vagina fehlten; der Levator palpebr., so wie die Augenmuskeln, waren nicht vorhanden. Die Nervi optici waren normal gelagert, und verliefen bis dicht vor das Foramen opticum, wo sie, ohne in den Blindsack der Dura mater zu treten, konisch endeten. Vom Ganglion ciliare war neben ihm keine Spur aufzufinden; der Nervus oculomotorius und trochlearis fehlten; der Abducens schlang sich um den hinteren Rand der Pons herum, schien jedoch nur bis in die Nähe des Sinus cavernosus zu verlaufen. Im Gehirne war, so viel sich im nicht erhärteten Zustande erkennen liess, nichts Abnormes zu erkennen; die Ventrikel waren mit einem glänzenden Ependyma bekleidet, und enthielten wenig Flüssigkeit; die Thalami und deren Corp. geniculata waren normal; im kleinen Hirne und Rückenmarke war nichts besonders bemerkenswerth.

Der Nervus acusticus drang durch den Meat. aud. inf. neben dem Par VII in die Pars petrosa; die Gehörknöchelchen hatten ihre normale Stellung an der glänzenden Membr. tympani; die Cellulae mastoideae waren noch sparsam vorhanden; die Tuben ragten mit ihrem Ostium pharyngeum gegen den schmalen Arcus pharyngopalatinus, vor dem ausgebildete Tonsillen lagerten.

Das aus seiner Verbindung mit dem vorderen Rande des Vomer getrennte Os incisivum enthielt 3 Alveolen, in denen Zahnsäckchen zu erkennen waren.

Die Sektion der Brust und Bauchhöhle wurde leider nicht gestattet. —

Einige Zeit nach diesem Vorfalle erzählte mir die Mutter des Kindes, die natürlich eine Ursache für die Missbildung auffinden musste, und unglücklicherweise Gelegenheit gehabt hatte, dieselbe auf ein sogenanntes Versehen schieben zu können, dass sie sich beim Anblicke einer verlängst von mir operirten doppelten Hasenscharte, zu welcher Zeit sie im 3. Monate schwanger gewesen sein will, entsetzt habe, auch im Befinden durch diesen Schrecken auf längere Zeit eigenthümlich alterirt sei. —

II. Klinische Vorträge.

Ueber Cholera bei Kindern. Klinische Notizen von Prof. Mauthner in Wien.

M. HHrn. Nicht leicht bewahrheiten sich bei den Bestrebungen der praktischen Medizin Göthe's bekannte Worte „der Geist der Medizin ist leicht zu fassen, ihr durchstudirt die gross' und kleine Welt, um es am Ende gehen zu lassen, wie's Gott gefällt" irgendwo mehr und augenfälliger als bei der Cholera. Ich habe bereits fünf Epidemieen dieser Geissel mitgemacht, und indem ich Ihnen, m. HHrn., Das, was ich über dieselbe, als sie im Herbste v. J. unter den Kindern herrschte, erfahren, mitzutheilen beginne, klopft schon eine zweite, und wie es den Anschein hat, ausgebreitetere Epidemie, an die Thüre des Kinderspitales. Merkwürdig ist das Geschrei der Kinder, welche von Cholera befallen wurden; es ist so charakteristisch, dass ich unter 50 Kindern, die im Vorhause mit ihren Müttern sich befanden, im Ordinationszimmer sitzend, alsogleich darunter ein cholerakrankes erkannte, bevor ich das Kind gesehen hatte. — Die Fälle kommen zu oft vor, wo es heisst, Vater und Mutter sind an der Cholera gestorben, und darauf ist das Kind erkrankt; als dass man an eine Uebertragung oder Mittheilung der Krankheit nicht glauben sollte; denn bei so kleinen Kindern kann doch von den Wirkungen der Furcht und des Schreckens nicht die Rede sein. Das Geschlecht macht keinen Unterschied, wohl aber werden Neugeborene und Säuglinge viel eher von der Cholera ergriffen, als ältere Kinder. Eine besondere Disposition haben fette und rhachitische oder leberkranke Kinder. Die Krankheit beginnt bei Kindern seltener, wie bei Erwachsenen, mit einer vorläufigen fäkalen Diarrhoe, sondern es tritt gleich kapiöser, schleimiger, galliger, fettiger und mitunter auch von braunem Blute tingirter Durchfall ein. Die stromweise abgehende Flüssigkeit nimmt nicht immer die reiswasserähnliche Form und Farbe an. Die meisten Kinder erbrechen reines Wasser, welches sie gierig trinken. Die Cholera tritt mit diesen ihren ersten Erscheinungen nicht selten ohne alle nachweisbare Ursache auf. In einem Falle, wo die Cholera sich bei einem gut genährten, vollkommen genesenen, schon mehrere Tage zur Entlassung bestimmten Kinde im Spitale entwickelt und in wenig Stunden mit dem Tode geendet hat, konnte man nicht einmal die Spur einer möglichen Infektion auffinden. Das befallene Kind ist entstellt, kalt, blau, starr, dahinliegend. Zeitweise rafft es sich auf — ein schauerlicher Anblick — voll Angst, voll Unruhe sich bäumend, und eine Stärke entwickelnd, die man dem Sterbenden nicht zugemuthet hätte, wobei es ein eigenthümliches, durchdringendes, heiseres, gedehntes, klägliches Geschrei ausstösst. Die Augen sind tief eingefallen, der Hauch kalt, die Mundhöhle und Zunge kühl, der Puls kaum zu finden. Unter diesen Erscheinungen erfolgt nun entweder in wenig Stunden der Tod, oder es tritt eine Remission ein, wodurch jedoch nur in seltenen Fällen mehr als ein Aufschub des tödtlichen Ausganges gewonnen wird.

Während des Anfalles lassen die Kinder keinen Urin, und diejenigen, welche in diesem ersten Stadium der Cholera gestorben sind, zeigten nicht einen Tropfen Harn in der Blase und in den Nieren; beide Organe sind so trocken, als wenn man sie mit einem Schwamme ausgewischt hätte. Bei denjenigen aber, wo es gelingt, den ersten Anfall zu überwinden, tritt als ein günstiges Zeichen nach wenig Tagen ein wahrer Diabetes insipidus ein. Die kephalischen Erscheinungen, welche bei der Cholera der Kinder so wichtig sind, scheinen, nach den Befunden zu schliessen, von der Dickflüssigkeit des Blutes, und von der geschehenen Konsumtion der cerebrospinalen Flüssigkeit, und der Trockenheit der Gehirnsubstanz herzurühren. Die Marksubstanz ist zuweilen so derb, dass man beim Durchschneiden derselben das Gefühl hat, als schnitte man in eine weisse Rübe ein, die Meningen sind trocken, glänzend, und die Gefässe derselben enthalten dickes blauschwarzes Blut.

Wie schon oben bemerkt, findet man selbst in Fällen, wo man an dem Dasein der Cholera nicht zweifeln kann, keinen Abgang von reiswasserähnlicher Flüssigkeit. Der erste Cholerafall der jetzigen Epidemie, der gestern uns Gelegenheit zur Obduktion gegeben hat, beträgt ein 4 Monate altes Kind; Vater und Mutter sind binnen wenigen Stunden an der Cholera gestorben, das Kind verlor dadurch die Mutterbrust, erkrankte mit Erbrechen und Diarrhoe, und war kaum 24 Stunden im Spitale. Die Obduktion ergab das Gehirn weich, blutreich, hinreichend durchfeuchtet, die Haut ungemein fettreich, in beiden Lungen nach hinten frische, rothe, ganz luftleere, ziemlich ausgebreitete Hepatisationsmassen (die rechte Lunge dieses Kindes hatte die angeborene Eigenthümlichkeit, aus 4 deutlichen Lappen, die linke aus drei zu bestehen).

Die Herzhöhlen fast leer; beim Einschneiden in die linke Kammer drangen viele Luftblasen hervor (die Sektion ist an 24 Stunden nach dem Tode gemacht worden, und die Fäulniss war keineswegs weit vorgerückt). Der Magen ganz macerirt; von Epithelium und Schleimhaut war nichts zu sehen, als grauliche Fetzen; die Muskelfasern weisslich, der Mageninhalt eine schmutzig grau-grüne Flüssigkeit. Die Gedärme von Luft sehr ausgedehnt. Vom Mastdarme bis zum Blinddarme zahllose folliculäre, mit graupigmentirten Gefässkränzen umgebene Schwellungen (offenbar ein Befund, der auf das Dasein eines früheren Darmleidens hindeutet. An der Valvula Bauhini im ganzen Ileum die Peyer'schen Drüsen sehr stark weissgelb geschwellt, strangartige Netze darstellend, die Darmhäute so mürbe und schlaff, dass man sie bei der grössten Vorsicht alle Augenblicke durchstiess. Der fäkale Inhalt war eine grosse Masse gelb und gelbgrüner schleimiger Flüssigkeit, welche bis zum Duodenum hinauf den Kanal anfüllte. Hier hat sich also offenbar die Cholera zu einer früheren Darmaffektion gesellt, und hat in der kurzen Zeit ihres Entstehens schon eine entzündliche Stase in den Lungen gesetzt, woran leider so viele Kinder, die der Cholera entgehen, als Opfer fallen.

Höchst merkwürdig ist die Schnelligkeit, mit der diese Krankheit manche Kinder dahinrafft. Es muss in diesen Fällen eine ganz besondere Empfänglichkeit zu Grunde liegen. In der Regel findet sich dieselbe bei sehr herabgekommenen siechen Kindern; nicht selten trifft man sie aber auch bei ganz gut genährten, scheinbar gesunden. Ein an Ecthyma luridum infantile leidendes, abgezehrtes Kind fängt beim Frühstück an sich zu erbrechen; die Gesichtszüge entstellen sich; in wenig Stunden ist es blau, kalt, pulslos, starr und todt. Ein der Cholera verdächtiger Kranker hat in demselben Zimmer einige Tage gelegen; alle übrigen Kranken blieben frei. — Eine ältliche Person, welche in diesem Zimmer Wärterin ist, ward aber von Cholera befallen, und war in 12 Stunden eine Leiche. — Ueberhaupt finde ich, wenn ich die Entwickelung der sechs Choleraepidemieen überblicke, die ich durchgemacht, dass die Krankheit immer entschiedener kontagiös auftritt, und mir scheint die Cholera, als Pandemie betrachtet, noch das Akme ihrer Intensität nicht erreicht zu haben. Die Sektion dieses in wenig Stunden verstorbenen Kindes ergab eine feine, kapilläre venöse Injektion der Meningen, Dilatation der mit trübem Serum gefüllten Hirnhöhlen (der Cholera nicht angehörend, sondern Folge seines früheren Leidens), emphysematöse, welke, bläuliche Lungen mit lobulärem Infarctus, speckige zum Theil tuberkulöse Axillar- und Bronchialdrüsen (der Cholera vorausgegangen) im Herzen und im Sinus longitudinalis feste Fasergerinnsel; Leber rehbraun, derb; Gallenblase strotzend von dünner, grünlicher Galle; Milz klein, anämisch; Magen ausgedehnt, faltenlos, gelbweiss; sämmtliche Häute bis auf die Muscularis grau erweicht; der Inhalt eine wolkige, grün-weisse Flüssigkeit; in demselben Zustande befinden sich sämmtliche ungemein schlaffe, blasse Gedärme mit massenhaftem Inhalte einer reisswasserähnlichen Flüssigkeit; an der Valvula Bauhini und im Ileum die Peyer'schen Drüsen sehr angeschwollen, ganz weisse, strangartige Netzwerke darstellend*), die solitären Drüsen waren nicht zu sehen; die Nieren blass und trocken; die Blase wie ausgewischt; die Mesenterialdrüsen klein. — So trostlos nun auch im Ganzen es mit der Therapie bei der Cholera der Kinder aussieht, habe ich doch in mehreren exquisiten Fällen die Kranken gerettet. Die Mittel, von denen ich Erfolg gesehen habe, sind: kleine Stückchen Eis, Nitras Argenti $^1/_2$ Gr. in 2 Unzen Aqu. destill. viertelstündlich, welches Mittel ich dann, wenn kapilläre Stasen im Gehirne eintreten, mit der Radix Arnicae wechselnd, gebe. Bei Kongestionen nach Kopf oder Brust wende ich Blutegel an, bei konsekutiver Darmblennorrhoe Mixtura ex

---

*) Selbst die Schwellung der solitären Drüsen der Schleimhaut ist bei Kindern in der Cholera nichts Konstantes; es gibt Fälle, wo die solitären Drüsen des Kolons, und nicht die des Ileums, in anderen endlich, wie hier, wo die solitären Drüsen gar nicht gequollen sind.

Therebinthinae (Gutt. X—XV pro die). Von wirklichen Cholerafällen entkommt bei Kindern kaum der vierte Theil, die Cholerinen natürlich nicht eingerechnet. — Das einzige Schutzmitttel gegen die Krankheit ist die Mutter- und Ammenbrust; wird ein Kind während der Choleraepidemie schnell entwöhnt, dann verfällt es auch sicher der Krankheit. Die meisten Kinder, welche in die Anstalt gebracht werden, sind solche, wo die Mutter, entweder an Cholera und an einer anderen Krankheit erkrankt, unfähig wurde, fortzustillen. Darum möchte ich die warnende Regel aufstellen, während einer Choleraepidemie Kinder niemals zu entwöhnen.

III. Berichte über Heilanstalten.

Kurzer Bericht über die 25jährige Wirksamkeit der orthopädischen Heilanstalt in Cannstatt. Von dem Gründer und Vorsteher Hofrath J. v. Heine, M. D., Ritter, Cannstatt 1854. 4. 48 Seiten.

Der Vater derjenigen Disziplin, die unter der Benennung Orthopädie eine so bedeutende Position gewonnen hat, Prof. J. G. Heine in Würzburg, war der Oheim des Berichterstatters. Bei demselben bekleidete Letzterer, nachdem er 1827 promovirt worden, $1^1/_2$ Jahre die Stelle eines Assistenten, wo er reiche Gelegenheit hatte, sich für das spezielle Fach auszubilden, und eröffnete dann im J. 1829 in Cannstatt unter theilweisem Beistande der Würtembergischen Regierung seine orthopädische Anstalt. Anfangs war dieselbe nur klein, aber in dem Maasse wie ihr Ruf von Jahr zu Jahr in Deutschland und im Auslande sich hob, hob und vergrösserte sich auch das Institut und jetzt ist es eines der ersten in der gebildeten Welt und es treten viele Umstände zusammen, welche ihm vor vielen anderen orthopädischen Instituten den Vorzug sichern. Vorerst die vortreffliche Lage, die reine und stärkende Luft, und dann besonders die mit der Anstalt in Verbindung stehende salinische Eisenquelle, welche auf das Kräftigste und Beste, wie kein anderes, vom Apotheker oder vom Dreguisten hergeholtes Mittel vermag, die Anwendung der Gymnastik, der Maschinen, Lagerungen, Operationen u. s. w. zu unterstützen. In der That wird die Anstalt auch von weither in Anspruch genommen und zwar nicht nur aus Theilen Deutschlands, sondern auch aus der Schweiz, Belgien, England, Russland, Amerika. Während des 25jährigen Bestehens sind 1368 Kranke aufgenommen worden, von denen 625 vollständig geheilt, die übrigen 743 aber bedeutend verbessert wurden. — Speziell war das Verhältniss der vorgekommenen Fälle folgendes:

1) Klumpfüsse 263, davon 41 paralytischen Ursprunges und 222 angeborene. Doppelte waren darunter 75, einfache 72, und von letzteren 45 mal rechts und 27 mal links. Männlichen Geschlechtes waren 97, weiblichen 47.

2) Kontrakturen der Arme und Beine mit Klumpfüssen und Klumphänden — 2 Fälle (einen Knaben und ein Mädchen).

3) Luxatio congenita: 27 Kranke im Alter von 3 bis 20 Jahren, davon 8 männl. und 19 weibl.; 5 an beiden Seiten, 22 an einer Seite und zwar 8 links, 14 rechts. Konsultirt wurde der Berichterstatter ausserdem noch in 40 Fällen von Luxatio congenita, die ebenfalls meistens Mädchen betrafen, so dass das weibliche Geschlecht bei diesem Uebel sehr überwiegt.

Die nach der Geburt entstandenen Abnormitäten begriffen:

1) Verkrümmungen der Beine in Folge von Bänder- und Muskelschwäche — 65 Fälle, und zwar eingebogenes Knie (genu valgum) 50 Fälle (46 männl., 4 weibl.), 8 mal auf einer Seite, 42 mal auf beiden Seiten; ausgebogenes Knie (genu varum) 3 Fälle (2 Mädchen, 1 Knabe); Plattfuss (pes valgus) 12 Fälle (8 mal an beiden, 4 mal an einer Seite).

2) Skoliosen. An der gewöhnlichen Skoliose 655 Kranke (632 weibl., 23 männl.); darunter waren 532 Dorsalkrümmungen, nach rechts, 73 nach links, 9 primäre Lumbarkrümmungen nach rechts 9, nach links 41. In 189 Fällen blieb es bei der einfachen Dorsalkurve, in 466 aber hatte sich eine 2. und oft sogar eine 3. Ausgleichungskurve gebildet. In 84 Fällen litt die Mutter, seltener der Vater an Skoliose; in 21 Fällen waren Vater und Mutter an Lungentuberkulose gestorben. — An der rhachitischen Skoliose (Erweichungsprozess der Knochen) 24 Kranke und zwar 16 mit der Konvexität nach links und 8 nach rechts. — An der konsekutiven Skoliose in Folge von Empyem 3 Kranke (2 Knaben, 1 Mädchen).

3) Deformitäten in Folge entzündlicher Krankheitszustände der Gelenke.

a) Deformität der Wirbelsäule (Kyphosis) mit Krümmung nach hinten 68 Kranke (im Halstheile 2, im Dorsaltheile 30, im Dorso-Lumbartheile 24, im Lumbartheile 10, paralytische Kyphose 2). Von den 68 Kranken waren 40 männlichen und 28 weiblichen Geschlechtes.

b) Deformität des Hüftgelenkes in Folge von Koxalgie: 84 Fälle (38 männl., 46 weibl.).

c) Deformität des Kniegelenkes in Folge von Gonalgie: 120 Kranke (69 männl., 51 weibl.).

d) Deformität des Fusses in Folge von Podalgie: 5 Kranke.

e) Deformität des Schultergelenkes in Folge von Omalgie: 1 Kranker.

f) Deformitäten des Ellenbogengelenkes in Folge skrofulöser oder rheumatischer Entzündung: 7 Kranke.

4) Deformitäten der Beine in Folge spinaler Lähmungszustände: 100 Kranke und zwar Paraplegie 34, Hemiplegie 26, lähmungsartige Rückwärtsbiegung des Kniees (genu recurvatum 4, lähmungsartige Vorwärtsbiegung des Rückgrates (Lordosis) 4, lähmungsartiger Klumpfuss 41, lähmungsartiger Plattfuss 12, lähmungsartiger Hackenfuss (Pes calcaneus) 3 und lähmungsartiger Pes equinus 36.

5) Deformitäten in Folge cerebraler Störungen: a) beider Beine (Paraplegia spastica) 8 Fälle und b) eines Beines (Hemiplegia spastica) 10 Fälle.

6) Schiefstand des Kopfes, Caput obstipum: 16 Kranke im verschiedenem Grade und zwar nach rechts 7, nach links 9.

7) Fingerkrümmungen durch Rheumatismus oder Gicht: 5 Kranke.

8) Schielen: 4 Mädchen.

Bemerkungen. Da uns der Raum nicht gestattet, den Bericht vollständig mitzutheilen, so heben wir einige Sätze, die uns für unseren Leser interessant erscheinen, in Form von Aphorismen hervor.

1) Während die Kranken beim angeborenen Varus selbst im höchsten Grade der Deformität nur mit dem äusseren Rande auftreten, schlägt der paralytische Varus sich ganz um und macht den Rücken des Fusses zur Sohle, ein Umstand, der, abgesehen von grösserer Schwäche, bläulicher Hautfarbe, sowie sonstiger Lähmungserscheinungen, als wesentlicher Unterschied zwischen den beiden scheinbar gleichen Deformitäten gelten kann.

2) Bei der angeborenen Hüftgelenkverrenkung ist zwar eine Verlängerung des Gliedes und Zurückführung des Schenkelkopfes zur Defektuosenpfanne sehr bald erzielt, aber eine Fixirung daselbst mit keinem Apparate ganz möglich. Die einzige Aushülfe scheint darin zu bestehen, dass, nachdem das verkürzte Bein auf passende Weise bis zur Länge des gesunden gestreckt worden, das Wiederhinaufgleiten des Schenkelkopfes durch einen zwischen dem Trochanter und Beckenrande fest angelegten ledernen Gürtel mit Schenkelriemen bis zu einem gewissen Grade verhindert und die Muskeln und Bänder des Hüftgelenkes durch kalte Mineral- und Douchebäder gestärkt werden.

3) Was den Zeitpunkt betrifft, in welchem die ersten Symptome der einfachen Skoliose auftreten, so sind zwei Perioden zu nennen. Die erste fällt in's 2. bis 6. Lebensjahr, und kommt besonders bei rhachitischen und entschieden skrofulösen oder solchen Kindern vor, deren Mütter an ausgebildeter Skoliose oder Lungenschwindsucht gelitten haben. Die zweite Periode umfasst die Zeit vom 10. bis 15. Lebensjahre, von wo an die Skoliose immer seltener wird.

4) Aetiologische Momente der Skoliose sind vorzugsweise: a) entschieden zarte körperliche Organisation; b) entweder auffallendes Zurückbleiben des Wachsthums, sowohl in longitudinaler als peripherischer Beziehung, oder c) eine schnell und schlank aufgeschossene Konfiguration mit ausgesprochener Schwäche des Spinalsystemes; d) mehr oder weniger schmal gebauter, abgeplatteter Thorax; e) eine scheinbar blühend und kräftig aussehende, bei näherer Beobachtung aber schwammige, lymphatische Konstitution mit unkräftiger Innervation; f) Scrophulosis, die sich weniger durch Drüsenanschwellungen, als vielmehr durch weichen (?) Knochenbau, gleichsam als Knochenskrofeln (Rhachitis?) ausspricht; g) unkräftige Reproduktion, Magerkeit, bleichsüchtiges Aussehen, schlaffe Muskulatur.

5) Eine gewisse pathologische Relaxation des spinalen Bänderapparates scheint der Entstehung der Skoliose eigentlich zu Grunde zu liegen. Diese Vermuthung findet darin einige Unterstützung, dass bei skoliotischen Mädchen die Fussgelenkbänder häufig sehr erschlafft und darum leichte Grade von Valgus bei ihnen angetroffen werden.

6) Die pathologische Schlaffheit des spinalen Bänderapparates und die auf der Wirbelsäule ruhende Last von Thorax mit

Schultern und Armen konkurriren zusammen, um die Skoliose zu Wege zu bringen. Einen Beweis gibt die Thatsache, dass jede noch wenig entwickelte Seitenkrümmung der Wirbelsäule in horizontaler Lage des Körpers ganz verschwindet oder sich doch sehr vermindert. Da die rechte Schulter, der rechte Arm und überhaupt die rechte Körperseite von Jugend an bei aller Thätigkeit prävalirt, so erklärt sich auch daraus, warum die meisten Skoliosen nach rechts gehen.

6) Die Behandlung der Skoliosen besteht in Kräftigung der Konstitution durch Eisen, Eisenschlammbäder, Jod, Leberthran, Chinarinde, kräftige Nahrung, Bewegung und Gymnastik; dann Anwendung des orthopädischen Bettes mit gelinder Extension während 2—3 Stunden täglich; bei aufrechter Stellung Tragen leichter, nicht drückender Stütz- oder Richtapparate oder Korsets.

7) In Betreff der auf Entzündung beruhenden Kyphose ist zu bemerken, dass mit Ausnahme der Kyphose des Nackentheiles (Kyphosis cervicalis) bei allen anderen Formen und Graden die Kranken beim Drucke auf die Dornfortsätze nie über schmerzhafte Empfindungen klagen, was um so auffallender ist, als bei entzündlichen Leiden der meisten übrigen Gelenke, z. B. des Hüft-, Knie- und Fussgelenkes in der Regel heftige Schmerzen vorhanden sind. Eben so bemerkenswerth erscheint, dass alle Kyphotischen für ihr Alter besonders geistig entwickelt erscheinen.

8) Bei den Deformitäten der Beine in Folge spinaler Lähmungszustände (über die der Herr Berichterstatter bereits 1840 eine Schrift: „Beobachtungen über Paralysen der unteren Extremitäten“ veröffentlicht hat) erweist sich die Tenotomie sehr nützlich.

9) Von den spinalen Paraplegieen und Hemiplegieen sind die cerebralen zu unterscheiden, bei denen sich zugleich eine Mittheilnahme des Gehirnes bemerklich macht, nämlich durch gleichzeitig spastische Lähmung und Kontraktur eines Armes, beschränkte Geistesthätigkeit, stupides Aussehen, nicht selten schielenden Blick, Hemmung im Sprechen und Schwäche des Gesichtes und Gehöres. Auch bei diesen Paralysen hat die Tenotomie sich noch sehr nützlich erwiesen.

Zweiter Bericht über die orthopädische Heilanstalt in Bamberg von Johannes Wildberger, Gründer und Lehrer derselben. Bamberg 1855, 8. 46 Seiten.

Die Anstalt ist im Juni 1849 gegründet, und besteht nun 5 Jahre. Im Jahre 1852 ist der erste Bericht ausgegeben. Vom Juli 1852 bis Ende 1854 sind behandelt worden: a) Skoliosen 42 (7 männl., 35 weibl.); davon geheilt 20 (2 männl., 18 weibl.) und zwar binnen 6 Monaten bis 2 Jahren; gebessert wurden 8 (2 männl., 6 weibl.); die übrigen noch in Behandlung. b) Kyphosen 2 (1 Knabe, 1 Mädchen). c) Lordosen 2 Mädchen. d) Kontraktur im Hüftgelenke 1; im Kniegelenke 2; Knickbein 1; Verkürzung der Achillessehne 1; Talipes varus 1. e) Spontane Luxationen im Hüftgelenke 10 (5 männl., 5 weibl.) im Alter von 6—16 Jahren.

Die Maschinen-Orthopädik ist als die wirksamste erkannt und wird vorzugsweise kultivirt und angewendet, — „und zwar, wie der Berichterstatter sagt, mit gänzlicher Umgehung der Heil-Gymnastik." „Wenn schon, bemerkt er, ich den Werth nicht verkenne, welcher derselben zukommt, wo es sich darum handelt, bei jugendlichen Subjekten, welche Anlagen zu diesem Leiden zeigen, krankhafte Ausbiegungen des Rückgrates und sonstige Deformitäten zu verhüten, ja selbst geringe Grade derselben zu heilen oder wenigstens ihr Fortschreiten zu verhindern, so glaube ich doch bei allen Fällen dieser Art von einiger Bedeutung, unter welchen Verhältnissen sie doch gewöhnlich erst in den Anstalten zur Behandlung kommen, der orthopädischen Mechanik den Vorzug vor derselben unbedingt einräumen zu müssen, vorausgesetzt, dass sie auf eine Weise gehandhabt wird, die jede schädliche Nebenwirkung auf den Organismus zu vermeiden sucht." — Der operativen Orthopädie gab der Berichterstatter nur dann Raum, wenn er mit seinen Apparaten nicht auskommen konnte, mit denen er jedoch, wie er behauptet, selbst gegen Kontrakturen der Gelenke und gegen Schiefhals viel ausgerichtet hat. Die Apparate, welche in der Anstalt in Anwendung kommen, sind von Dr. Wierer in der deutschen Klinik 1850, Nr. 41—43 beschrieben und der Berichterstatter verspricht in der nächsten Zeit ein Brochürchen über die Heilbarkeit veralteter spontaner Luxationen durch eine eigene Methode. Behandelt wurden vom Juli 1852 bis Ende 1854:

A. Rückgratsverkrümmungen und zwar: 1) Skoliosen 42, wovon 7 bei männlichen und 35 bei weiblichen Kranken, geheilt wurden 2 männl., 18 weibl. und zwar binnen 6 Monaten bis 2 Jahren; gebessert wurden 2 männl. und 6 weibl., die übrigen blieben noch in Behandlung. Zu bemerken ist, dass nur bei einer Kranken die grösste seitliche Ausbeugung der Wirbelsäule in der Rückengegend nach links hin gerichtet war; bei allen übrigen war sie nach rechts hin gerichtet. — 2) Kyphosen 2 Fälle, bei einem 11jährigen Knaben und einem 7jährigen Mädchen. — 3) Lordosen 2 Fälle bei Mädchen von 8 und 12 Jahren, beide wurden geheilt. B. Kontrakturen der verschiedenen Gelenke: 5 Fälle. C. Verkürzung der Gliedmassen: 2 Fälle und D. spontane Hüftgelenkverrenkungen: 10 Fälle (5 bei männl. und 5 bei weibl.) — Im Ganzen wurden behandelt in der Anstalt in dem erwähnten Zeitraume: 65, nämlich 17 männl. und 48 weibl. Patienten. Davon geheilt 32, nämlich 5 männl. und 27 weibl.; gebessert 2 männliche und 2 weibliche.

Berichte über das Kinderhospital zu St. Petersburg, die Jahre 1846—1851 umfassend, von Dr. J. F. Weisse, Direktor und Oberarzt der Anstalt.

Der verdienstvolle, bei uns in Deutschland in gutem Ansehen stehende und an dieser Zeitschrift seit Jahren mitthätige Herr Dr. Weisse, vieljähriger Direktor des Kinderhospitales in Petersburg, hat über diese Anstalt jedes Jahr einen Bericht abgefasst. Von diesen Berichten sind einige in unserer Zeitschrift früher bereits veröffentlicht. Die uns jetzt vorliegenden 5 Berichte (15. bis 17. Jahresbericht) umfassen die Jahre 1846 bis einschliesslich 1851; sie sind des Weiteren bereits in der achten Sammlung der Abhandlungen der Gesellschaft praktischer Aerzte in Petersburg enthalten; da aber diese in Kommission bei R. Hartmann in Leipzig buchhändlerisch vertriebene Sammlung von Abhandlungen wohl wenig in die Hände unserer Leser kommen dürfte, so theilen wir mit Erlaubniss des Herrn Verfassers das Wesentlichste aus seinen Berichten mit.

Jahr 1846 (12. Jahresbericht.)

Typhöse Fieber vom Jahre 1846, sich hinüberziehend bis in den Sommer 1847, nicht selten in petechialer Form, richteten grosse Verheerungen an; von 134 Ergriffenen starben 40. Epidemisch kamen vor Pocken und Scharlach, selten Masern und Keuchhusten; sonst häufig chronische Durchfälle, Dyspepsieen, Skrofeln, Katarrhe.

Jahr 1847 (13. Jahresbericht.)

In den ersten 2 Monaten rheumatisch-katarrhalische Affektionen; von den Exanthemen besonders Scharlach bis zum Februar, daneben sehr selten Pocken und Masern. Vom März an gastrische Affektionen.

Jahr 1848 (14. Jahresbericht.)

Dieses Jahr war durch die sehr heftige Cholera charakterisirt. Auffallend war zuerst das Auftreten der Wechselfieber (März — Juni), die sonst im Kinderhospitale nur sehr selten sich zeigten; mit ihnen oder vielmehr gleich nach ihnen (Juni — August) die Cholera, die die Kinder sehr heimsuchte und viele Opfer nahm. Vor und während der Cholera der Scharlach (bis September); von da an wieder statt des gastrischen Charakters der Krankheiten der entzündliche rheumatisch-katarrhalische und damit zugleich statt des Scharlachs die Masern; Keuchhusten vom März bis Oktober; Variole sehr vereinzelt.

Jahr 1849 (15. Jahresbericht.)

Im ersten Quartale katarrhalisch-entzündlicher Krankheitscharakter zugleich mit häufigen Masern. Diese verloren sich gegen den Mai; — dann erneuertes Auftreten der Cholera zugleich mit gastrischem Krankheitscharakter, der sich durch gastrisch-nervöse Fieber und hartnäckige Durchfälle aussprach und den ganzen Sommer über währte. Im Herbste und Winter wieder katarrhalisch-rheumatische entzündliche Affektionen, denen die Cholera gänzlich Platz machte. Scharlach nicht häufig, aber das ganze Jahr in mehreren Fällen vorkommend; auch Variole häufiger als sonst.

Jahr 1850 (16. Jahresbericht.)

Vorherrschend der Keuchhusten während des ganzen Jahres; seine Akme erreichend im Juli, August und September. Neben ihm der Scharlach fast in jedem Monate, obwohl nicht in grosser Verbreitung; die meisten Scharlachfälle auch im August. Dagegen Masern, im Jahre vorher noch so häufig, ganz in den

Hintergrund tretend. Oefter aber Variole und Varizellen, besonders in den letzten Monaten des Jahres.

Jahr 1851 (17. Jahresbericht.)

Keuchhusten fortdauernd epidemisch, mit Eintritt des Sommers ein wenig nachlassend, im Juni aber wieder sich steigernd und dann auf gleicher Höhe bis fast zu Ende des Jahres sich haltend. „Man hat, sagt Herr Weisse, so oft die Bemerkung gemacht, dass diese Plage der Kinder den Masern-Epidemieen entweder vorangehe oder ihnen auf dem Fusse nachfolge. Dieses Jahr gibt aber den Beweis, dass beide Krankheiten sich nicht immer ausschliessen, sondern auch gleichzeitig epidemisch vorkommen*); ja hinsichtlich des Fallens und Steigens der Extensität selbst gleichen Schritt mit einander halten können, was aus nachstehender Tabelle hervorgeht.

	Jan.	Febr.	März	April	Mai	Juni	Juli	Aug.	Sept.	Okt.	Nov.	Dez.	Summa.
Keuchhusten . .	12	3	16	8	18	41	43	38	36	39	28	13	296
Masern	3	5	1	12	29	73	54	25	12	6	3	20	245

Scharlach in jedem Monate vereinzelt vorkommend; Variole sehr abnehmend, Varizelle dagegen häufiger.

Ueber die in den erwähnten 6 Jahren vorgekommenen Krankheiten gibt die beistehende Generaltabelle Auskunft.

A. Im Kinderhospitale.

Namen d. Krankheiten	Bestand von 1845	1846	1847	1848	1849	1850	1851	Summa
Febr. typhosa . . .	11	134	37	40	39	23	31	315
„ gastrica . . .	5	37	49	67	43	25	38	204
„ rheum. catarrh.	3	57	41	34	44	49	31	259
„ intermittens . .	„	3	6	9	4	„	4	26
Encephalo-Meningitis	„	3	„	3	„	„	„	6
Otitis	„	„	„	1	„	„	„	1
Pneumonia-Pleuritis .	„	4	6	7	1	2	5	25
Angin. mebranac.	„	4	1	2	6	4	5	32
„ parotidea . .	1	7	6	15	12	18	15	74
Hämoptoe	„	„	„	2	„	„	„	2
Diphtheritis	„	„	„	„	3	„	„	3
Enteritis	„	„	„	„	2	„	„	2
Variola	1	13	5	6	4	4	1	34
Varicella	3	„	1	2	4	5	4	19
Transport	24	262	162	88	162	130	134	1062

*) Letzteres wurde mehr behauptet als Ersteres. Dr. Behrend.

Namen d. Krankheiten	Bestand von 1845	1846	1847	1848	1849	1850	1851	Summa
Trausport	24	262	162	188	162	130	134	1062
Scarlatina	1	31	72	35	22	42	28	231
Morbilli	„	2	1	65	39	6	61	174
Erysipelas	2	6	2	9	5	5	4	33
Exanthem. alia acuta .	„	„	„	„	4	3	1	8
Rheumatismus . . .	1	11	2	9	8	4	11	46
Icterus	„	2	„	„	1	3	2	8
Scorbutus	„	5	1	1	5	2	3	17
Morbus macul. Werlh.	„	1	1	„	„	„	„	2
Stomacace	1	1	„	„	„	3	4	8
Noma	„	„	1	„	3	1	1	6
Dysenteria	„	4	4	3	2	5	2	20
Diarrhoea	4	34	16	22	44	14	30	164
Cholera	„	„	„	54	18	„	1	73
Atrophia	1	10	3	3	5	2	9	33
Phthisis	„	15	22	1	6	6	9	59
Hydrops	„	12	18	9	10	10	10	69
Hydrocephalus . . .	„	1	„	2	2	2	4	11
Hydrocele	„	1	„	4	3	1	„	9
Scrophulosis. . . .	8	57	51	50	48	49	66	327
Rhachitis	„	„	5	1	3	2	2	13
Tinea capitis . . .	„	3	6	14	3	8	3	37
Scabies	12	59	43	44	29	38	40	275
Herpes et Impetigin.	3	5	13	8	9	5	2	45
Epilepsia	„	3	3	„	1	3	4	14
Chorea	„	4	5	1	2	1	2	15
Tussis convulsiva . .	1	12	17	37	13	21	16	117
Convulsiones . . .	„	„	1	„	2	1	„	4
Fracturae	1	6	6	6	7	5	8	39
Contusiones	„	2	10	2	13	5	4	36
Vulnera, abscessus, Ulcera, Tumores	4	26	33	18	45	41	44	211
Paedarthrocace . . .	2	„	2	7	„	3	„	14
Coxalgia	„	5	7	3	2	5	6	28
Paralysis, Paresis . .	„	3	4	1	1	3	„	12
Morbi varii chronici	3	3	2	2	7	3	8	28
„ oculor. varii .	2	11	4	3	11	19	11	61
„ vesic. urinar., Lithiasis	„	5	3	8	„	7	2	25
Syphilis	3	14	16	12	15	24	21	115
Total	73	616	529	642	560	492	563	3475

B. Im Ambulatorium.

Im Ganzen wurden daselbst behandelt:

1846	1847	1848	1849	1850	1851
6326	6818	6580	6000	6610	7500

Diese litten vorzugsweise an katarrhalisch-rheumatischen Fiebern, gastrischen Fiebern, Wechselfiebern, Keuchhusten, Scharlach, Masern, Dyspepsieen und Durchfällen, Cholera, Skrofeln,

Rhachitis, Atrophie und Syphilis. Auffallend ist die verhältnissmässig grosse Anzahl von Angina parotidea; erklärlich ist sie nur durch das Vorherrschen des Scharlachs, der im Allgemeinen in Petersburg häufiger epidemisch waltet, als die Masern. — Operationen wurden sehr viele gemacht. — In Petersburg scheint auch von Natur den Menschen die Zunge mehr gefesselt zu sein, als anderswo; denn wirklich auffallend ist das grosse Verhältniss der wegen Angewachsenseins dieses Organes nöthigen Operationen (1846: 47 mal, 1847: 68 mal, 1848: 88 mal, 1849: 90 mal, 1850: 88 mal, 1851: 124 mal). Namentlich ist dem männlichen Geschlechte in Russland die Zunge festgeheftet; in den 6 Jahren musste dieses Organ bei 325 Knaben und gegen 177 Mädchen gelöst werden. —

Aus dem speziellen Theile des Generalberichtes sind folgende Notizen von Interesse.

Gegen Hydrargyrose mit Zittern bei einem 14 J. alten Vergolderburschen zeigte sich Ferrum carbonicum von Wirkung.

Gegen Psoriasis guttata bei einem 12 J. alten Knaben wirkte das Goldoxyd sehr heilsam; dasselbe wurde mit Seidelbast gegeben (Rec. Auri oxydati gr. ʒj, Extr. Cortic. Mezerei ʒjj, Mf. cum pulv. rad. Liquir. q. s. pil. nr. 60). Von diesen Pillen Anfangs täglich eine, dann allmählig steigend bis auf 12 täglich. Darauf gastrische Beschwerden, weshalb Aussetzen der Pillen. Später werden diese wiedergegeben, täglich 3 und alle 2 Tage eine mehr, so dass bis Ende der 4. Woche der Kranke täglich 15 nahm. (S. Journal für Kinderkr. Band II, S. 20.)

Strychninvergiftung. Ein 8jähriges Mädchen litt an Paresis der rechten Extremitäten; dabei Empfindlichkeit der Dornfortsätze der Halswirbel und geringe gastrische Beschwerden. Brechmittel, dann an die Halswirbel Blutegel, später graue Salbe, endlich innerlich Brechnussextrakt und hierauf Strychninnitrat in allmählig steigenden Dosen. Nach einiger Zeit ernste Strychninvergiftung, sich kund gebend durch die bis zum höchsten Grade gesteigerte Empfindlichkeit u. s. w. Gegen diese Erscheinungen nach Bertini in Turin essigsaures Morphium, Dunkelheit des Zimmers, grösste Stille. Die Intoxikationssymptome verschwanden, aber die Parese blieb, und wollte auch anderen Mitteln nicht weichen. In einem anderen Falle von Paresis der Beine half aber das Strychnin.

Verbrandung der äusseren Genitalien bei kleinen Mädchen. Als bestes Verbandmittel wurde erkannt eine Salbe aus Balsam. peruv. mit Eigelb; dabei Umschläge mit Goulard'-schem Wasser und Kampherspiritus. Innerlich nach Umständen Aufguss von Arnica, Serpentaria mit etwas Phosphorsäure *).

Arthrogryposis spastica (Küttner). Ueber diese seltene Krankheit findet sich eine nähere Angabe im Journal für Kinderkr. Bd. II, 1844. Ein tonischer und bleibender Krampf der Hände und Füsse zeigte sich bei einem 11 J. alten Knaben, wie es schien, in Folge von Erkältung. Hr. Weisse nannte das Uebel früher (a. a. O.) Dactylotonus. Abführmittel, Einreibungen mit warmem Oele und Dampfbäder brachten Heilung.

Aurum muriaticum gegen Lepra zeigte sich besonders wirksam bei einem 13 J. alten Mädchen, welches schon viele andere Mittel vergeblich gebraucht hatte. Ein Gran dieses Goldpräparates mit 2 Drachmen Wallnussblätterextrakt in 60 Pillen vertheilt und Morgens und Abends eine Pille, — alle 5—6 Tage eine Pille mehr, bis Patientin 8 Pillen Morgens und Abends nahm.

Gegen Psoriasis gyrata Willan zeigte sich das Anthrakokali e sulphure sehr nützlich.

Ueber Konvulsionen im Scharlach bemerkt Herr Weisse, dass er sie für kritische Naturbestrebungen hält, die die Wirkung haben, den Hydrops nicht aufkommen zu lassen. Er bezieht sich auf eine Mittheilung aus England im Journal für Kinderkrankheiten XIII, Heft 3—4, Sept. — Okt. 1849 und berichtet dann einige recht interessante Fälle. Die Krämpfe sind eklamptischer oder epileptischer Art.

Fetteinreibungen nach Schneemann gegen Scharlach. „Wir haben dieselben in den Jahren 1850—51 bei 77 Kranken mit aller Sorgfalt vorgenommen und allerdings gefunden, dass sie den Kranken angenehm sind, weil sie die brennend heisse Haut abkühlen und deren Spannung mindern. Einen besonders abgeänderten Verlauf der Krankheit haben wir aber nicht bemerken können; auch sahen wir in 25 Fällen eine Abschuppung in grossen Lappen nachfolgen. Auch den Tod konnten sie in einigen verzweifelten Fällen nicht abwenden.

---

*) Ich fand in solchen Fällen am besten: innerlich Ungarwein, Fleischbrühe und dabei aromatische Bäder. Aeusserlich Kauterisation mit Argent. nitric. oder verdünnter Salpetersäure.

Behrend.

Abortivbehandlung des Erysipelas durch Bestreichen mit Kollodium. Dieses von Spengler angegebene Verfahren ist besonders zu loben bei der skrophulösen Gesichtsrose, welche bei den Kindern so häufig vorkommt. Schon im Verlaufe von zwei mal 24 Stunden erblasst dieselbe, unter der luftdichten Decke. Rezidive verhütet das Mittel jedoch nicht.

Jahresbericht des allgemeinen St. Annen-Kinderspitales in Wien für 1854.

Die Zahl der in diesem, von Prof. Mauthner begründeten und noch heute dirigirten Kinderkrankenhause, welches das erste in Wien ist, verpflegten Kinder war im J. 1854 grösser als je vorher; ihre Zahl betrug 1080, während gewöhnlich kaum 900 in einem Jahre verpflegt werden sind. Der Grund davon war, dass 1854 weit mehr Kinder mit schnell verlaufenden oder akuten Krankheiten einkamen, was stets sehr zu wünschen ist, da es dem Zwecke der Heilanstalt ganz besonders entspricht. Nur wachsendes Vertrauen veranlasst die Angehörigen, ihre Kinder, wenn dieselben an akuten oder fieberhaften Krankheiten leiden, von sich zu lassen und sie einer Anstalt anheimzugeben; bei chronischen, langwierigen, fast unheilbar erscheinenden Krankheiten der Kinder verstehen sich die Familien schon eher dazu. Es ist das also, wie gesagt, ein erfreuliches Zeichen, macht dem Institute alle Ehre und steigert dessen Nutzen für das Gemeinwohl. —

Im Hospitale selber vom J. 1853 Bestand	76
Dazu im J. 1854	4687
in Summa	4763.

Davon sind geheilt 3724, gestorben 397. Von den Ambulanten (aus der Poliklinik) wurden in's Hospital aufgenommen 370; ausgeblieben sind 176. Ende 1854 blieben im Hospitale als Bestand 96. Das Ordinationsinstitut, welches eine besondere Abtheilung bildet, ist hier mitgerechnet. — Die stehende Klinik hatte, wie gesagt, 1080 Kranke, das Ambulatorium (Poliklinik) 3683. Das Sterblichkeitsverhältniss im Hospitale betrug 23 pCt., was bei so vielen kleinen Kindern ein günstiges ist, denn es waren 222 unter einem Jahre (30 Ammenkinder), 304 ein bis drei Jahre und 554 drei bis zwölf Jahre alt. Auf jedes kranke

Kind kamen durchschnittlich im Hospitale 17 $^{1}/_{2}$ Verpflegungstage.

Der klinische Unterricht, der mit dem Hospitale verbunden ist, wird überall höchst rühmend anerkannt. Ph.

IV. *Verhandlungen gelehrter Gesellschaften und Vereine.*

Harveian-Society in London.

Ueber die Uebertragung der konstitutionellen Syphilis auf den Fötus im Uterus.

Hr. Tyler Smith, Geburtshelfer am St. Mary's Hospitale in London, hielt über den vorerwähnten Gegenstand einen Vortrag. Er entwickelte darin die jetzigen Streitpunkte in Betreff der Ansteckungsfähigkeit der konstitutionellen Syphilis. Während Ricord, Cullerier und viele Andere der angeborenen oder ererbten Syphilis jede Ansteckungsfähigkeit abstreiten, halten Andere sie für sehr infektiös und Manche gehen so weit, zu behaupten, dass nicht nur ein mit solcher Syphilis behaftetes Kind seine Amme und diese wieder andere Kinder anstecken könne, sondern dass von einer an allgemeiner Syphilis leidenden Mutter selbst die Milch infiziren könne. Zu dieser letzteren Ansicht bekennen sich in England Whitehead (On hereditary Diseases, London 1851. 8.) und E. Wilson (in seinem 1852 erschienenen Werke — über Syphilis). Der letzgenannte Autor unterscheidet sich überhaupt in vielen Punkten von der jetzt allgemein üblichen Ricord'schen Lehre. So erklärt er den Tripper und Schanker für identisch und meint, dass alle Folgen eines Schankers auch nach einem Tripper vorkommen, ohne dass bei letzterem ein Urethralschanker vorhanden gewesen. Dieses jedoch nur beiläufig, da Hr. Wilson über die Ansteckungsfähigkeit der angeerbten Syphilis sich eben so entschieden ausspricht. Die Fälle, welche Herr Smith erzählte, sind kürzlich folgende:

Erster Fall. Eine gesunde, junge Frau, die schon drei gesunde Kinder gehabt hat, wurde im Dezember 1850 wieder schwanger. Das Kind, das sie gebar, hatte kurz nach der Geburt rothe Flecke auf Hals und Angesicht und eine Eruption auf den

Hinterbacken; ferner einen stinkenden Ausfluss aus der Nase. Als es 7 Wochen alt war, starb es, wie es hiess, an Bronchitis. Im Jahre 1852 kam die Frau mit ihrem fünften Kinde nieder; dieses war anscheinend bei der Geburt ganz gesund, aber als es $3\frac{1}{2}$ Monate alt war, bekam es Keuchhusten und 4 Wochen darauf wurde es in einem höchst elenden Zustande in St. Mary's Hospital gebracht. Sehr bedeutende Sugillationen hatten sich um Augen und Mund gebildet; die Nase und die Ohren waren mit geronnenem Blute angefüllt und auch aus dem After hatte das Kind Blut entleert. So oft das Kind einen Hustenanfall bekam, blutete es aus allen seinen Oeffnungen und es war so erschöpft, als es in das Hospital kam, dass man jeden Augenblick den Tod besorgte. Die angewendeten Mittel nützten nichts; das Kind starb und wurde, als an Anämie in Folge von Keuchhusten gestorben, notirt. Ein Verdacht auf Syphilis war zu dieser Zeit noch nicht vorhanden, da man die Geschichte der Mutter zu der Zeit noch nicht kannte. Im Jahre 1853 kam dieselbe Frau wieder mit einem neugeborenen Kinde zu Hrn. Smith; dieses Kind war einige Wochen alt. Seine Hinterbacken waren mit grossen, exkoriirten Stellen besetzt; der Hodensack sah aus, wie mit einem gelben Firnisse überzogen; Mundwinkel und Nasenflügel zeigten geschwürige Risse; die Nasenschleimhaut einen klebrigen Stoff absondernd, ebenso die Bindehaut beider Augen; auf der Mundschleimhaut und auf der Zunge geschwürige Aphthen. Bis zur 6. Woche nach der Geburt war das Kind gesund gewesen; dann hatten sich die Symptome allmählig eingefunden. Die Mutter des Kindes hatte nie einen Ausschlag, Angina, weissen Fluss oder irgend einen Zufall gehabt, der nur im Geringsten auf Syphilis deuten konnte; sie war während der ganzen Dauer ihrer Ehe nie krank gewesen. Ihr Ehemann aber hatte 5 Jahre vorher an konstitutioneller Syphilis gelitten und wurde im Lock-Hospitale einer Merkurialkur unterworfen. Darauf wurde er für geheilt erklärt und als Hr. Smith ihn untersuchte, fand er nur etwas Akne an seiner Stirn, sonst aber nichts; die Frau bekam einen Milchabszess, der jedoch nichts Spezifisches an sich hatte. Dieser Fall erscheint besonders dadurch interessant, dass die syphilitische Dyskrasie bei'm Manne eine lange Zeit getilgt zu sein schien, indem er mehrere Kinder zeugte, die gesund waren, dann aber wieder zu vegetiren begann, woven das letztgeborene Kind das Zeugniss ablegte. Die Frage bleibt freilich noch, ob die Frau nicht getäuscht habe, d. h. ob sie nicht von einem anderen, an konstitutioneller Syphilis leidenden Manne geschwängert worden. So viel steht aber fest, dass sie selber gesund geblieben ist, obgleich sie ein sehr syphilitisches Kind geboren hatte.

Zweiter Fall. Eine Frau wendete sich an das Hospital mit einem fremden Säuglinge, den sie an die Brust genommen hatte. Dieses Kind war 4 Monate alt; es hatte ein gelblich-schmutziges Ansehen; aus Nase und Augen kam ein eiteriges Sekret; die Hinterbacken und der Hodensack waren mit geschwürigen Exkoriationen besetzt; viele Ekthympusteln am Rumpfe; Mundwinkel und After mit tiefen Rhagaden; der Mund des Kindes blutete, so oft es die Brust nahm. Die Frau gab neben dem Säuglinge auch ihrem eigenen Kinde bald die eine bald die andere Brust. Das fremde Kind hatte sie schon einen Monat gesäugt, ohne dass sie im Geringsten affizirt wurde; ihre Brustwarzen waren vollkommen gesund, ebenso ihr eigenes Kind. Der Frau wurde gerathen, eine Brust dem kranken Kinde und die andere dem gesunden zu bewahren, und so wurde sie 3 Monate genau überwacht, während welcher Zeit das kranke Kind einer spezifischen Kur unterworfen wurde. Der Vater dieses kranken Kindes hatte 1849 sich Syphilis zugezogen; eine Merkurialkur bis zur Salivation schien ihn geheilt zu haben. Das in Rede stehende kranke Kind war lange nachher, nämlich im Januar 1853, von einer gesunden Mutter geboren. Zur Zeit dieser Schwängerung schien der Mann gesund zu sein, aber bald darauf fielen ihm die Haare aus und er bekam einen schuppigen Ausschlag auf den Beinen und auf der Stirne, mit heftigen vagirenden Schmerzen und er wurde von Neuem in ernste Kur genommen. Die erwähnte Säugamme aber blieb vollständig gesund und ebenso ihr eigenes Kind. Dieser Fall ist interessant dadurch, dass die angeborene Syphilis sich als nicht ansteckend erwies. So wenigstens schien es eine Zeit lang. Zwar bekam sie nachher, als sie das kranke Kind, unserem Rathe zufolge, auf eine einzige Brust beschränkte, ein grosses flaches Geschwür an dieser Brustwarze; aber dieses Geschwür heilte durch örtliche Behandlung und allgemeine Syphilis folgte nicht darauf. Die eigene Mutter des kranken Kindes litt viel an Menorrhagie, die bei konstitutioneller Syphilis des Weibes häufig ist, aber, wenn andere Symptome fehlen, so ist diese Menorrhagie kein bestimmter Beweis. — Hr. Smith schliesst seinen Vortrag mit folgenden Bemerkungen:

„Ich bin durch vielfache Erfahrungen zu dem Endschlusse gekommen, dass in den Fällen, in denen die Plazenta und die Eihäute so erkrankt sind, dass dadurch Abortus bewirkt wird, das von einem syphilitischen Vater gezeugte Kind selber kein Symptom von Syphilis darbietet, und dass dann die Mutter gewöhnlich von der Krankheit affizirt wird. Wird aber das Kind lebend geboren und zeigt es einige Zeit nach der Geburt die Syphilis, so entgeht die Mutter oft der Ansteckung vollständig. Wird das Kind anscheinend gesund geboren, so erscheint die syphilitische Eruption gewöhnlich erst einige Wochen nach der Geburt und vermuthlich wird sie durch den Reiz der Luft und der neuen Nahrung in ihm zur Manifestation gebracht. Wird das Ei bei der Befruchtung mit Syphilis behaftet, so lässt sich denken, dass das Gift von dem Eie auf das Blut der Mutter übertragen werde; wenigstens ist so die Ansteckung der letzteren zu deuten."

Société médicale des Hôpitaux de Paris.

Ueber die progressive Algidität der Neugeborenen hielt Hr. Hervieux einen Vortrag. Wir theilen nur die Schlüsse mit: 1) es kommt bei den Neugeborenen unter gewissen Verhältnissen ein Zustand vor, der eine entfernte Verwandtschaft mit dem Sklereme hat, aber doch ganz etwas Anderes ist und am besten mit dem Ausdrucke: „zunehmendes Kaltwerden oder progressive Algidität" bezeichnet werden kann. — 2) Dieser Zustand charakterisirt sich nicht nur durch die progressive Abnahme der Temperatur des Körpers, sondern auch durch die gleichzeitig progressive Depression des Blutumlaufes und der Athmung. 3) Die meisten Neugeborenen, die in diesen Zustand gerathen, sind bleich, farblos, oft bis zum Marasmus hinabgebracht und kleinen Greisen ähnlich; ihre Bewegungen sind nicht kräftig, ihr Schreien ist gedämpft und ihre Empfindlichkeit fast ganz abgestumpft. 4) Die drei Hauptursachen, welche die progressive Algidität herbeiführen, sind einerseits angeborene Schwäche, andererseits unzureichende Ernährung und zu lange fortgesetzte horizontale Lage des Kindes. 5) Die Mutterbrust und die sorgsame Mutterpflege ist im gewöhnlichen Leben das Hauptmittel gegen diesen Zustand. In den Findelhäusern, Hospitälern u. s. w. ist es nothwendig, die Zahl der Pflegerinnen für die kleinen neugeborenen Kinder zu vermehren, um das Eintreten der progressiven Algidität zu verhindern.

Später wurde über die erwähnte Abhandlung des Hr. Hervieux von einer dazu ernannten Kommission Bericht abgestattet, der viel Interessantes darbietet. „Die Ursache der thierischen Wärme, sagt der Berichterstatter, Hr. N. Guillot, die Gesetze, denen sie folgt, unter denen sie sich erzeugt, zu- oder abnimmt, die Einflüsse, durch welche sie variirt wird, sind Punkte von solcher Bedeutung in Bezug auf die Angaben des Hrn. Hervieux, dass es nicht möglich ist, die letzteren zu beleuchten, ohne auf jene sich zurückzuwenden. Erschöpfend kann jedoch in diesem Rückblicke auf die Erzeugung und auf die Erhaltung der thierischen Wärme nicht verfahren werden; es wäre dieses eine weit über die Grenzen eines Berichtes hinausgehende Arbeit. Indessen sind doch gewisse Hinweisungen durchaus nöthig, wenn man über die Angaben des Hrn. Hervieux sich ein Urtheil bilden will. Seit den Arbeiten von Lavoisier bis zu den neuesten Untersuchungen von Reiset und Regnauld bezeugt Alles, dass diejenigen lebenden Wesen, deren Leben vorzugsweise die Aufnahme von Sauerstoff bedingt, eine eigene Quelle der Wärmeerzeugung besitzen, die von dem Medium, in welchem sie sich befinden, unabhängig ist. Der Mensch, besonders in der ersten Kindheit, hat in sich diese Quelle der Wärmeerzeugung, in so bedeutendem Grade, dass seine Temperatur zwischen 37° bis 39° C. gewöhnlich sich hält. Die Nahrungsstoffe, die aufgenommen werden und die organischen Materien des Körpers einerseits und die Einwirkung des in das arterielle Blut gelangten Sauerstoffes andererseits, sind, wenn man sich so ausdrücken darf, die Quellpunkte der Eigenwärme.

Diese entsteht mittelst der Bildung des arteriellen Blutes durch fortwährende Erneuerung der Luft in den Lungenzellen. Sowie der Sauerstoff des arteriellen Blutes mit den organischen Materien des Körpers in Kontakt kommt, erzeugt sich gleichsam als erstes Produkt die Wärme, indem zugleich die Materie in den verschiedenen Theilen des Organismus die diesem nothwendige Umwandlung erfährt. Diese Phänomene hat man bekanntlich mit denen der Verbrennung verglichen, eine Vergleichung, die viel für sich hat und in der That auch wissenschaftlich angenommen werden kann. Denn langsam oder schnell vor sich gehend, äusserlich vor unseren Augen oder im Innern der Organe stattfindend,

zeigt sich dieser Verbrennungsprocess wirklich in fast allen seinen Resultaten durchaus identisch. Der Kohlenstoff der Nahrungsmittel und der Materien des Körpers durch Kontakt mit dem Sauerstoffe im Inneren unserer Organe verbrennend, entfesselt, indem er sich in Kohlensäure umwandelt, eben so viel Wärme, als wenn er in einem physikalischen Apparate in Sauerstoff verbrannt oder wenn er in freier Luft der Einwirkung des Sauerstoffes ausgesetzt würde. Die Summe der im Organismus frei gewordenen Wärme, wie solche durch thermometrische Messung dargethan wird, vermehrt oder vermindert sich, je nach der Menge des Sauerstoffes, der in einer gegebenen Zeit mittelst der Athmung in das Blut hineingeführt wird. Die Ergebnisse der Physiologie, Anatomie und Pathologie zeigen dieses deutlich. Geschieht die Respiration andauernd und mit gehöriger Energie, so wird Sauerstoff reichlich verzehrt und die Temperatur des Körpers bleibt in ihrer normalen Höhe. Bei gleichem Volumen zeigen zwei Thiere gleicher oder verschiedener Gattung dieselbe Wärmeentwickelung, wenn sie gleiche Mengen Sauerstoff konsumiren und zeigen mehr oder weniger Wärme, je nachdem dieser Konsum mehr oder weniger abnimmt. Der Konsum des Sauerstoffes steht aber in gewissem Verhältnisse zur Energie oder vielmehr zur Raschheit oder Langsamkeit der Respiration, und in Folge der physiologischen Verbindung des Blutumlaufes und der Athmung wird die Blutbewegung desto langsamer, je mehr die Athmung abnimmt oder sich verlangsamt. Bei den Winterschlafthieren erlischt nach den Beobachtungen von Spallanzani, Saissat, Reiset und Regnauld die Respiration in dem Maasse, wie der Winterschlaf immer tiefer wird; gleichzeitig mit der Abnahme der Respiration nimmt auch die Körperwärme ab, und wenn aller Sauerstoff bis zum letzten Atome konsumirt ist, so sinkt die Eigenwärme des Thieres bis zu der des umgebenden Mediums hinab. Bei solcher Gesunkenheit des Lebens widersteht das Thier, wie gefunden worden ist, der Einwirkung schädlicher Gase oder giftiger Agentien, und ganz dasselbe zeigt sich auch beim Menschen, der durch Krankheit oder andere Einflüsse in einen Zustand versetzt ist, in dem der Konsum des Sauerstoffes sehr hinabgebracht ist. In dem Maasse, wie die Einwirkung des Sauerstoffes geringer wird, wird seine Fähigkeit, schädliche Gase oder giftige Agentien zu ertragen, ohne davon affizirt zu werden, desto grösser. Spallanzani brachte Murmelthiere und Fleder-

mäuse, die sich im Winterschlafe befanden, in irrespirable Gase; sie lagen 4 Stunden darin, ohne dass sie im Geringsten dadurch litten. Da die Athmung und mit ihr der Blutumlauf und die Wärmeerzeugung gänzlich gesunken war, so absorbirten sie nicht, eine Erscheinung, die uns bei den Cholerakranken in ihrer algiden Periode vor Augen tritt, in welcher sie nichts aufnehmen und nicht eher wieder von Mitteln, selbst von Gasen, afficirt werden, bis die Athmung sich wiederhergestellt hat und mit ihr die Oxydation des Blutes und die Wärmeentwickelung wieder eingetreten ist. In allen Klimaten verzehren die Fische und Reptilien, deren Eigenwärme kaum einige Grade höher ist, als die Temperatur des umgebenden Mediums, weniger Sauerstoff als die Säugethiere und der Mensch, dessen normale Eigenwärme 37° bis 39° C. beträgt. Die Säugethiere und der Mensch verzehren weniger Sauerstoff als der Vogel, dessen ganzer Körper eine Lunge ist und der eine Eigenwärme von 40° bis 41° C. hat, eine Temperatur, die beim Menschen nur im kranken Zustande vorkommt, in welchem der Verbrennungsprozess mit abnormer Lebhaftigkeit geschieht. Bei der gewöhnlichen Wärmeentwickelung durch den im Inneren vorgehenden Verbrennungsprozess gleicht der Mensch oder das Thier, gleich jedem anderen erwärmten Körper, mit der Temperatur des äusseren Mediums sich aus, d. h. er nimmt von aussen Wärme auf, wenn die äussere Temperatur höher ist, als die seinige, und gibt Wärme ab, wenn sie geringer ist. Im letzteren Falle tritt Abkühlung ein oder im höheren Grade Erkältung. Diese Abkühlung wird durch die Differenz der äusseren Temperatur und der inneren regulirt; je kälter die Luft ist, in der der Mensch oder das Thier sich befindet, desto rascher und bestimmter tritt die Abkühlung des Körpers ein. Wird die Menge des absorbirten Sauerstoffes durch den veränderten Akt der Athmung gesteigert oder vermindert, so macht sich immer noch der Einfluss der Temperatur des Mediums, in welchem das Thier lebt, geltend. Es sind dieses Alles bekannte Dinge, aber sie sind wenig beachtet worden und verdienen doch die grösste Aufmerksamkeit bei Betrachtung von Krankheiten. — Nur einige wenige Punkte sollen hier hervorgehoben werden. Es ist bekannt, dass das Gewicht jedes Volumens Luft je nach der Wärme, durch welche sie ausgedehnt, oder je nach der Kälte, durch welche sie verdichtet wird, ab- und zunimmt, und es folgt daraus, dass in demselben Volumen warmer oder kalter Luft das Gewicht des

Sauerstoffes ein anderes ist. Da nun die Kapazität der Brust dieselbe bleibt und folglich dasselbe Volumen Luft aufgenommen wird, so muss die Summe des in den Körper eingeführten Sauerstoffes nach den verschiedenen äusseren Verhältnissen in demselben Lande sowohl, als in verschiedenen Breiten sich verändern. Wenn aber der Mensch nicht dasselbe Gewicht Sauerstoff einnimmt, so verbrennt er auch nicht dieselbe Summe Kohlenstoff zu allen Zeiten seines Lebens. Die Berechnung des vom Menschen bei verschiedener, äusserer Temperatur in 24 Stunden verzehrten Sauerstoffes hat ergeben: bei — 10° = 1131 Grammen; bei 0° = 1160 Grammen; bei + 25° = 983 Grammen; bei 35° = 895 Grammen. Je niedriger also die Temperatur, desto reichlicher ist der Konsum von Sauerstoff, desto reichlicher also die Verbrennung von Kohlenstoff und desto grösser die innere Wärmeentwickelung. Es ist dieses aber eine nothwendige Bedingung, weil, je niedriger die äussere Temperatur, desto mehr Wärme abgegeben wird, und also desto mehr Wärme erzeugt werden muss, um die abgegebene Wärme zu ersetzen. Zu welchen ausserordentlichen Ergebnissen würde es nicht führen, wenn man herauszubringen bemüht ist, wie und wodurch in Krankheitszuständen eines Menschen oder eines Thieres dieser innere Konsum des Sauerstoffes gesteigert oder vermindert und folglich die Wärmeerzeugung erhöht und herabgesetzt wird. Es haben bereits tüchtige Forscher sich mit diesem Gegenstande befasst und verdient besonders H. Roger benannt zu werden, der den Weg angebahnt hat, und es muss dem Hrn. Hervieux Dank gesagt werden, dass er auf diesem Wege weiter gewandelt ist. Die Arbeit des Letzteren gründet sich auf direkte Untersuchungen und sucht auf die davon gewonnenen Resultate eine Theorie aufzubauen. Hr. H. hat 11 Kinder im Alter von 8 bis 39 Tagen untersucht. Eine tabellarische Uebersicht gibt die von diesen Kindern, die alle krank waren, dargebotenen Symptome und die in den Leichen wahrgenommenen Veränderungen. Von den 11 Kindern befanden sich 4 im Marasmus, 6 litten an Soor, 1 war zugleich ikterisch und 1 starb an Durchfall.

Bei allen Kindern war vom ersten Tage der Beobachtung bis zum letzten die Eigenwärme unter die gewöhnliche Norm hinabgesunken. Die längste Beobachtung währte 11 Tage, die kürzeste 3 Tage und jedesmal geschah die Wärmemessung ein Mal in 24 Stunden. Bei allen diesen Kindern nahmen die Bewegungen des Thorax und der Puls allmählig ab, bis die Temperatur des Körpers bis zum niedrigsten Grade, nämlich bis + 24° C. gesunken war. Also auch hier gingen Verlangsamung der Respiration und des Blutumlaufes mit dem Sinken der Eigenwärme des Körpers parallel, gerade wie es Spallanzani, Lavoisier et Dulong, Reiset und Regnauld bei ihren Experimenten gefunden haben und schon in dieser Beziehung sind die von Hervieux vorgenommenen Untersuchungen von Interesse.

Was den theoretischen Theil betrifft, so hat letzterer für die zunehmende Abkühlung der Kinder drei Hauptursachen angenommen: 1) angeborene Schwäche; 2) unzureichende Ernährung und 3) lang andauernde Horizontallage. Man kann wohl hinzufügen, dass alle diejenigen Störungen oder Veränderungen im Körper, welche die Respiration und den Blutumlauf zu verzögern oder zu vermindern im Stande sind, dasselbe Resultat haben werden. Hr. Hervieux hat allerdings nichts Neues aufgestellt, aber es ist sein Verdienst, dass er die Anschauung generalisirt hat. Der praktische Schluss, zu dem er kommt, ist der, dass bei den Kindern, welche an der progressiven Algidität leiden, die sorgsamste Mutterpflege das alleinige Mittel ist, sie zu retten, und dass im Findelhause oder in Anstalten, die zur Aufnahme von Neugeborenen bestimmt sind, die fehlende Mutterpflege dadurch ersetzt werden muss, dass die Zahl der Pflegerinnen zu vermehren sei. Indessen ergibt sich, dass auch Kinder auf diese Weise sterben, die von der eigenen Mutter gepflegt werden und die an einer guten Mutterbrust saugen. Die gute Muttermilch nützt ihnen nicht, weil sie sie in Folge innerer Störungen nicht verdauen können, und die äussere Wärme bringt ihnen keinen Vortheil, weil innere Störungen die Eigenwärme-Entwickelung oder vielmehr den inneren Verbrennungsprozess verhindern. Diese Umstände müssen wohl in Betracht gezogen werden und es ist klar, dass das von Hervieux angegebene Mittel, so mächtig es auch ist, nicht ausreichen wird, falls die noch sonst vorhandenen krankhaften Hindernisse nicht beseitigt sind.

An diesen Bericht schliesst sich eine Diskussion an, in der sich zuvörderst Hr. Becquerel gegen den Ausdruck „progressive Algidität" erhebt. Das zunehmende Kaltwerden der Kinder, sagt er, ist doch nur ein Symptom; die Ursachen, welche den nothwendigen inneren Verbrennungsprozess schwächen, verzögern oder vermindern, können sehr verschieden sein und es müsse zu Irrungen führen, wenn ein und derselbe Ausdruck für alle diese Zustände gelten solle. Die Hrn. Barthez und Guérard erzählen Fälle, welche die Wirksamkeit des vom Hrn. Hervieux vorgeschlagenen Mittels vollkommen bestätigen. Die plötzlich kaltwerdenden kleinen Kinder, welche dem Tode verfallen schienen, erholten sich schnell durch Einwirkung äusserer Wärme, namentlich warmer Bäder und Wolleinwickelungen, besonders aber der Bettwärme der Mutter und durch Einflössung von Muttermilch. — Die Bemerkung eines Mitgliedes, dass der Zustand, der hier „progressives Kaltwerden" genannt worden ist, dem Sklereme der Neugebornen nahe stehe, gibt zu verschiedenen Erörterungen Anlass, welche jedoch kein besonderes Interesse darbieten.

Ueber das nichtödematöse Sklerem

sprach sich Hr. Gillette in der Sitzung vom Juli 1854 aus. Diese eben genannte Krankheit, auch unter dem Namen „Induratio telae cellulosae", Zellgewebsverhärtung, bekannt, doch aber eine eigene Art bildend, indem sich die Veränderung nur auf die Kutis und die allernächste Schicht des Zellgewebes beschränkt, ja auf letztere nicht einmal sich ausdehnt, ist vor etwa 10 Jahren von Thirial beschrieben worden. Thirial hat aber nur Erwachsene in's Auge gefasst und daher diese eigenthümliche Krankheitsform Sclerema adultorum genannt. Da sie indessen auch bei Kindern vorkommt, ist der letztere Zusatz unnöthig und der Ausdruck „Sklerem ohne Ergiessung oder nichtödematöses Sklerem" ist passender. Um darzuthun, dass dieses eine Krankheit eigener Art ist, die freilich nur selten vorkommt, bringt Hr. G. zwei Beobachtungen, die er mit den Fällen vergleicht, die zu verschiedenen Zeiten von anderen Autoren notirt worden sind. Die erste Beobachtung betrifft ein 8 Jahre altes Mädchen, welches am 24. März 1854 in das Kinderhospital in Paris gebracht wurde. Dieses Kind, das immer eine gute Gesundheit genossen hatte, bekam ohne bestimmt anzugebende Ursache einige Tage vorher eine Steifigkeit des Halses, die anfänglich für einen sogenannten Schiefhals gehalten wurde; bald aber fühlte sich die Haut hart an und diese Induration der Haut verbreitete sich ganz gleichförmig über Hals, Antlitz, Arme, Brust und Rücken. Die nächste Folge war eine Unbeweglichkeit des Angesichtes; die halbgesenkten Augenlider konnten nicht erhoben werden, die Nasenflügel blieben eingezogen und bewegten sich nicht, der Hals steif, als bestände er aus

Pappe, die Vorderarme blieben halb gebeugt und die Oberarme etwas vom Rumpfe entfernt. Jede Falte am Halse, den Achselgruben, den Armen, den Ellenbogen und auf der Brust waren verschwunden und nirgends konnte man an den genannten Körpertheilen die Haut in eine kleine Falte auffassen. Im Angesichte hatten die Lippen ihre Bewegungen bewahrt und an den Armen die Finger. In der Körperhälfte unterhalb des Zwerchfelles fanden sich nur Spuren dieser eigenthümlichen, in der oberen Körperhälfte so deutlich hervorgetretenen Induration; auf dem Bauche, an den Ober- und Unterschenkeln fanden sich nur einige indurirte Inseln. In den indurirten Theilen gibt die unbewegliche und feste Haut den tastenden Fingern das Gefühl wie eine Substanz, die zwischen Holz und Leder die Mitte hält. Auf den Wangen schimmert sie ein wenig röthlich, an allen übrigen Stellen ist sie blass. Nirgends kann der Finger einen Eindruck bewirken, wenigstens bleibt nigends der Eindruck stehen. Ueberall bewahrt die Haut ihre Empfindlichkeit, ihre Perspirationsfähigkeit und ihre normale Transparenz. An einigen Stellen sieht man am Halse und auf den Armen kleine erythematöse Inseln. Die Gesundheit des Kindes ist während der Dauer dieser Krankheit gut geblieben. Kaum hat es während mehrerer Monate in Folge einer öfter eingetretenen, leichten Bronchitis einige wenige Tage im Bette gelegen. Hr. G. versuchte mehrere Mittel gegen diese eigenthümliche Krankheit, besonders aber Dampfbäder, welche jedoch eine zu grosse Reizung in der Haut bewirkten und unterlassen werden mussten. Dann bediente sich Hr. G. lange Zeit der alkalischen Bäder, der Oeleinreibungen und einer kräftigen Kost. Letztere hatte die Wirkung, die Gesundheit des Kindes zu kräftigen, allein nach Verlauf von mehreren Monaten zeigte sich auch dieses Heilverfahren nutzlos; die Besserung war nur vorübergehend und es trat wieder Verschlimmerung ein. Im Monat Juni war diese Besserung von längerer Dauer. Von guter Wirkung zeigten sich die mit schwefelsaurem Eisen versetzten Bäder (126 Grammen auf das Bad). Nach und nach trat Heilung ein und als Hr. G. den Vortrag hielt, hatte die Haut des Kindes nur hie und da noch etwas Spannung, war aber im Uebrigen ganz gesund.

Der zweite Falle betraf eine erwachsene Frau, welche 42 Jahre alt war und 1853 das Necker-Hospital in Paris betrat. Die Frau hatte sich jedem Witterungswechsel ausgesetzt. Der Zustand war ganz wie bei dem kleinen Mädchen; interessant war, dass die

Brüste der Frau eine fast marmorartige Härte hatten und hohl klangen, wenn man auf sie klopfte. Nach einem Monate wurde die Frau aus dem Hospitale entlassen; die daselbst vorgenommene Behandlung hatte nichts genutzt. — Diese beiden Fälle geben mit denen der HHn. Thirial, Forget, Grisolle, Gintrac, Bouchut, Putegnad, Rilliet u. A. eine Summe von Beobachtungen, die zu folgenden Schlüssen berechtigen:

1) Diese eigenthümliche Krankheit kommt häufiger beim weiblichen, als beim männlichen Geschlechte vor (in 14 Fällen 12 Mal);

2) das Alter scheint keinen Einfluss auf die Krankheit zu haben;

3) die Hauptursache scheint Erkältung zu sein, obwohl diese Ursache mehr vermuthet, als erwiesen ist;

4) die Krankheit hat immer die obere Körperhälfte eingenommen; der Hals ist gewöhnlich der zuerst ergriffene Theil gewesen;

5) die Farbe der Haut hat von der mattweissen bis zur Lohfarbe variirt; die Temperatur der Haut und ihre Empfindlichkeit ist ganz normal geblieben;

6) der Ausgang ist fast immer eine langsame Vertheilung gewesen, hat aber mehrerer Monate bedurft;

7) die gewöhnlichen Komplikationen waren Husten, Abmagerung und Erythem an gewissen Stellen der Haut;

8) der Urin hat niemals Spuren von Eiweissstoff gezeigt;

6) keine Behandlung schien einen entschiedenen Einfluss zu haben; am meisten leisteten noch die eisenhaltigen Bäder; günstig schien die warme Jahreszeit zu wirken.

Diese Induration der Haut unterscheidet sich, wie man sieht, deutlich von der gewöhnlichen „Induratio telae cellulosae" der Kinder, die Unterscheidungsmerkmale sind ihre Beschränkung oberhalb des Zwerchfelles, die Nichtabnahme der Hautwärme, das Nichtdasein innerer, seröser oder blutiger Ergüsse und endlich der glückliche Ausgang.

In der hierauf folgenden Diskussion bemerkt Hr. Guérard, dass er vor Kurzem bei einer 30 Jahre alten reichen Dame, die sehr regelmässig gelebt hatte, aber etwas gichtisch war, nach einer Entbindung an der Oberfläche des Körpers Geschwülste sich entwickeln sah, die durchaus nicht vorsprangen, aber deutlich fühlbar waren; sie fühlten sich wie harte Inseln an, waren selbst bei starkem Drucke nicht schmerzhaft, hatten die normale Hautfarbe und beschränkten sich deutlich auf diese letztere. Sie waren sehr zahlreich an den Armen, am Halse, auf der Brust und an den Schenkeln. Hr. G. glaubte Gicht als Grundlage annehmen zu müssen und verordnete Schwefelbäder, Jodkalium u. s. w., die vollkommen gute Heilung brachten.

Hr. Thirial wirft einen Blick auf die Geschichte dieser Krankheit. Allerdings habe er in neuester Zeit zuerst auf sie aufmerksam gemacht, indessen fänden sich bei verschiedenen älteren Schriftstellern Fälle angeführt, welche beweisen, dass die Krankheit früher schon bekannt war; jedoch habe sich Niemand zu ihrer Bezeichnung des Ausdruckes „Sklerom" bedient; überhaupt habe man ihr keinen bestimmten Namen beigelegt. Hippokrates und Galen haben die Krankheit unter dem Namen „στέγνωσις" (Verdichtung, von στεγνός) angeführt. Später haben Lorry und Alibert davon gesprochen, aber andere Benennungen gebraucht. Wiederholentlich hat man die Krankheit mit der Zellgewebeverhärtung der Kinder verwechselt. Dieses letztgenannte Uebel ist ja auch verschiedentlich bezeichnet worden; bald hat man es als Oedem betrachtet, bald für eine blosse Induration angesehen und Sklerem genannt. Die eigentliche Ursache dieser verschiedenen Benennung liegt darin, dass bei der gewöhnlichen Zellgewebsverhärtung der Kinder wirklich Induration der Haut mit Oedem verbunden ist, und dass daher der Ausdruck „Oedema durum oder Sclerema oedematosum" gerechtfertigt ist. Dem Wesen nach ist sie dieselbe Krankheit wie die eben vom Hrn. Gillette beschriebene, nur dass in den mitgetheilten Fällen das Oedem fehlt, während bei der Zellgewebsverhärtung der Neugeborenen dieses zugleich mit der Induration der Haut vorhanden ist. Hr. Gillette schlägt die Bezeichnung: „nichtödematöses Sklerem" vor, aber man muss sich hüten, diese Benennungen einzuführen, weil sehr leicht Oedem sich hinzugesellen kann, ohne die Krankheit selber zu ändern und es ist vielleicht auch wirklich in einem der beiden erzählten Fälle Oedem in gewissem Grade vorhanden gewesen. Die Krankheit zeigt jedoch zwei Varietäten, die besondere Aufmerksamkeit verdienen, eine weisse und eine braune Varietät. Bei der ersteren ist Induration der Haut vorhanden, sie liegt wie feste Pappe auf den Theilen auf, aber sie hat im Uebrigen ganz das Ansehen der gesunden Haut. In der zweiten Varietät ist die Haut verändert, gebräunt, getrocknet und sieht wie gegerbt aus. Diese Charaktere zeigen sich meistens im chronischen Zustande und es scheint, dass äussere Witterungseinflüsse, namentlich Erkältung, diesen Zustand herbeiführen. Einige Autoren haben daraus eine eigene Krankheit gemacht; Hr. Th. aber kann sie nur für Varietäten von Sklerem ansehen. Ueber die Behandlung habe er wenig zu sagen; denn sie ist fast ohne Einfluss. Bisweilen ist die plötzliche Unterbrechung der Menstruation die Ursache dieser Krankheit. In einem Falle, wo dieses wirklich so zu sein schien, hat die Wiederherstellung der Menstruation die Krankheit jedoch nicht beseitigt; vielmehr ist die Kranke einige Monate nachher an Phthisis gestorben. Die weisse Varietät hält Hr. Th. für gutartig.

Hr. Roger ist der Meinung, dass zwischen der hier beschriebenen Krankheit und der sogenannten Zellgewebeverhärtung der Neugeborenen wohl unterschieden werden müsse.

Letztere kommt vorzugsweise in der Hospitalpraxis vor; in der Privatpraxis ist sie äusserst selten. Hr. R. hat sie in 5 Jahren bei einer Zahl von 4000 Kindern, die in das Ammenbureau gebracht worden sind, und die den unteren Klassen der Gesellschaft angehörten, nur dreimal gesehen und in einer 14jährigen, umfangreichen Praxis in der Stadt sind ihm nur zwei Fälle vorgekommen. Selbst diese geringe Zahl scheint nur Zufall zu sein, denn Männer, wie P. Dubois, Danyau, Moreau, die so sehr beschäftigt sind, haben in der Privatpraxis gar keinen Fall beobachtet. Die Zellgewebsverhärtung der Kinder zeigt sich, wie gesagt, nur in den Hospitälern und vorzugsweise in den Findelhäusern oder Instituten, wo Neugeborene aufgenommen werden; hier zählt man die Krankheit zu Hunderten; wenigstens ist dieses in Paris der Fall. Die Zellgewebsverhärtung ist eine Krankheit, welche sich auf die vier ersten Tage des Lebens beschränkt; in sehr seltenen Fällen ist sie am fünften bis siebenten Tage des Lebens hervorgetreten, wie Denis und Valleix beobachtet haben. Hr. R. selber hat in der grossen Zahl von Fällen, die ihm vorgekommen sind, nur einen einzigen gesehen, wo die Krankheit am neunten Tage des Lebens hervortrat, so dass, wenn die erste Woche des Lebens vorüber ist, man im Allgemeinen die Krankheit nicht mehr zu befürchten braucht. Auch die Aetiologie stellt sich bei dem Sklerem der Neugeborenen anders, als bei dem erwähnten der Erwachsenen. Bei diesem ist es zweifelhaft, ob die Kälte Schuld habe; bei jenem aber zeigt sie einen entschiedenen und mächtigen Einfluss. Vergleicht man die gewonnenen Zahlen, so wird man finden, dass das Sklerem der Neugeborenen in der kalten Jahreszeit häufig, in der warmen dagegen selten ist. Im Findelhause kamen mehr als 150 Fälle von Sklerem jährlich vor Augen und zwar kamen in den Wintermonaten täglich 4 bis 5 neue Fälle zum Vorscheine, während in den heissen Sommermonaten oft Wochen vergingen, ohne dass ein einziger Fall zu sehen war. Auch der anatomische Befund zeigte eine grosse Differenz. Bei dem Sklerem der Neugeborenen ist wirkliches Oedem, d. h. seröse Infiltration des subkutanen Zellgewebes vorhanden, die Induration der Haut scheint erst hinzuzukommen und bezeichnet einen vorgerückten Grad der Krankheit.

Auch sind die inneren Organe der Kinder gewöhnlich sehr ernst erkrankt; es zeigen sich häufige Blutungen, pneumonische Erscheinungen, Kongestionen und Apoplexien der Lungen u. s. w. Alles Dieses ist bei'm Sklerem der Erwachsenen nicht der Fall. — Die Verschiedenheiten, welche die Symptome darbieten, sind nicht minder bedeutungsvoll; der Puls, die Respiration zeigt bei'm Sklerem der Erwachsenen keineswegs diese auffallende Verlangsamung, als bei'm Sklerem der Neugeborenen. Auffallend war ja selbst den Beobachtern, die zwischen beiden Skleremen keinen Unterschied machen wollten, das auffallende und progressive Kaltwerden bei'm Sklerem der Neugeborenen, welches so beträchtlich ist, dass es die Kälte gewisser Krankheiten, selbst die der Cholera, übersteigt. Diese Abnahme der Temperatur, die bei'm Sklerem der Erwachsenen gänzlich fehlt, ist bei'm Sklerem der Kinder so beträchtlich, dass wir die kleinen Wesen bis auf 15° Wärme haben sinken sehen, und dass wir selbst nicht Anstand nahmen, die Krankheit „Oedema algidum" zu nennen. — Dieses allgemeine progressive Kaltwerden ist unserer Ueberzeugung nach ein charakteristisches Merkmal, welches das hier in Anregung gebrachte Sklerem der Erwachsenen und das Sklerem der Neugeborenen streng von einander scheidet. —. Dasselbe gilt hinsichtlich der Prognose; das Sklerem der Erwachsenen ist langdauernd, gutartig und verläuft meist günstig; bei'm Sklerem der Neugeborenen erfolgt der Tod fast unfehlbar in wenigen Tagen, und nach dem, was wir gesehen und gelesen haben, glauben wir nicht, dass man in der grossen Zahl von Fällen, die im Pariser Findelhause Jahr ein, Jahr aus vorgekommen sind, zwei bis drei Heilungen aufführen kann.

V. Verschiedene Mittheilungen und Notizen.

Ueber die Wirkungen der Milch menstruirender Frauen auf die Säuglinge

berichtet Herr Stephon Smith Folgendes: Ein 4 Monate altes Kind war wohlgestaltet, sehr lebhaft und munter, gut bei Fleisch und hatte niemals irgend etwas Krankhaftes gezeigt, als es plötzlich von Krämpfen befallen wurde. Der Vater war ein kräftiger, gesunder Mann, aber die Mutter war eine schwächliche Frau und offenbar phthisisch; an der Spitze der rechten Lunge waren ohne Zweifel Tuberkelablagerungen vorhanden und die Frau hatte häufig Blut gespieen. Als ich zuerst zu dem Kinde gerufen wurde, hatte es gerade den Anfall überstanden und war anscheinend ganz wohl. Bei der genauesten Untersuchung konnte ich durchaus nichts entdecken, was den plötzlichen und heftigen Krampfanfall bewirkt haben mochte. Ich richtete nun meine Aufmerksamkeit auf die Mutter, aber auch sie hatte angeblich in der letzten Zeit keine besondere Krankheit gehabt; ihr Allgemeinbefinden war immer dasselbe gewesen und sie hatte ebensowenig im Essen sich überladen. Da durchaus keine Ursache für die Krankheit des Kindes aufzufinden war, so fiel mir ein, dass die Milch vielleicht dem Kinde nicht passend sein könnte; ich ordnete also an, dass es vorläufig von der Brust genommen werde und gab ihm ein einfaches Digestivmittel. In den nächsten 24 Stunden hatte das Kind noch mehrere kleine Anfälle, aber dann hörten sie ganz auf und es wurde nun wieder an die Brust gelegt. Ich sah es in den nächsten 2 bis 3 Wochen mehrmals und fand es immer ganz wohl, obwohl nicht so kräftig, wie vor dem Anfalle. Etwa einen Monat nach dem zweiten Anfalle wurde ich zum dritten Male zu dem Kinde gerufen. Die Krämpfe waren nun weit heftiger, als früher und da sie fast 12 Stunden angedauert hatten, so war der Tod zu fürchten. Das Allgemeinbefinden blieb jedoch gut zwischen den Anfällen, wenn auch das Kind etwas angegriffen aussah. Die gewöhnlichen Mittel in solchen Fällen wurden angewendet, aber das Kind starb nach 24 Stunden. Die Mutter berichtete mir nun, dass sie während des Säugens ihre Menstruation bekommen, und dass sie sich jetzt genau entsinne, wie der erste Eintritt der Menstruation mit dem ersten Eintreten der Krämpfe des Kindes zusammentraf. Ihre Menstruation sei immer sehr schmerzhaft gewesen und oft sehr reichlich. Der zweite Anfall des Kindes traf mit dem zweiten Eintritte der Menstruation zusammen und ebenso trat der dritte Krampfanfall hervor, als sich bei ihr, nämlich der Säugenden, die Molimina zur dritten Menstruation bemerklich machten. Dieser Mittheilung fügen wir einige Bemerkungen hinzu. Es ist ein allgemeiner Volksglaube, dass, wenn bei einer säugenden Frau Schwangerschaft eintritt, die Milch sich nicht ganz dabei verliert und die Frau fortfährt zu säugen, entweder der Säugling, oder die Frucht im Leibe in Krämpfe verfalle und umkomme. Ueber den Einfluss der Menstruation einer säugenden Frau auf den Säugling gibt es im Volke weniger bestimmte Ansichten. Bald wird die Meinung ausgesprochen, dass weder die Milch, noch der Säugling einen Nachtheil erleide, bald wieder, dass, wenn eine Frau, welche ein Kind säugt, dabei ihre Menstruation erhalte, das Kind in Krämpfe verfalle, sobald sie fortfährt zu säugen.

Die Sachverständigen, nämlich die Aerzte und Physiologen, sind darüber auch noch nicht zu bestimmter Ansicht gelangt. Rosen bemerkt, dass er in vielen Fällen die Säuglinge von Frauen, die während des Säugens ihre Menstruation bekommen hatten, meistens mehr oder weniger habe krank werden sehen. Mauriceau fordert entschieden, dass eine Amme ihre Menstruation nicht haben müsse und dass, wenn sie dieselbe habe, sie zum Säugen eines Kindes nicht angenommen werden dürfe, oder dass, wenn sie inzwischen ihre Menstruation bekäme, ihr das Säugegeschäft zu verwehren sei. Begin hat einen Fall gesehen, wo bei'm Eintritte der Menstruation die Milch ein verändertes Ansehen bekam und das Kind krank wurde. Chailly verlangt von einer guten Amme, dass sie ihre Menstruation nicht haben, auch während des Säugegeschäftes nicht bekommen dürfe, weil dann die Milch einen nachtheiligen Einfluss auf das Kind habe, Koliken, Krämpfe u. s. w. in ihm erzeuge. Noch viele andere Autoren können angeführt werden, die ebenfalls die Milch menstruirender Frauen für schädlich halten. — Diesen gegenüber stehen eben so gewichtige Männer, welche der Menstruation auf die Beschaffenheit der Milch und den Einfluss derselben auf den Säugling nicht den geringsten Nachtheil beimessen. Guillot, ein sehr erfahrener Arzt am Findelhause zu Paris, will zwar, dass menstruirende Ammen nicht angenommen werden sollen, bemerkt aber, dass von 25 Säugammen, welche zu seiner Zeit im Findelhause Dienste thaten, mehrere ihre Menstruation bekamen, ohne dass die von ihnen gesäugten Kinder irgend einen Nachtheil dadurch erlitten. Joux läugnet geradezu, dass die Milch menstruirter Ammen eine nachtheilige Wirkung in den Säuglingen habe und er bezieht sich hierbei auf eine zwanzigjährige Erfahrung. Indessen ist doch in diesem Augenblicke die Ueberzeugung, dass die Milch einer Amme, welche ihre Menstruation hat, nicht gut sei, noch so vorwaltend, dass diejenigen Ammen, welche sich zum Dienste melden, sei es zum Dienste in Findelhäusern oder zum Dienste in Familien, es gewöhnlich zu verhehlen pflegen, wenn bei ihnen sich wieder die Menstruation eingestellt hat. Sehr genaue Untersuchungen in dieser Beziehung hat Donné angestellt und fortgesetzt sind sie von Vernois und Becquerel. Wir haben über diese letzteren in diesem Journale (Mai — Juni 1855, S. 393) sehr genauen Bericht abgestattet. Wir fügen hier nur noch Einiges nachträglich hinzu.

Bei der Diskussion innerhalb der Akademie, der die Resultate von Vernois und Becquerel vorgetragen worden waren, bemerkte nämlich Hr. Roger: Er habe seinerseits dem Gegenstande auch seine grösste Aufmerksamkeit geschenkt und sei zu Schlüssen gelangt, die er hier mittheilen müsse. Tritt bei einer Säugenden die Menstruation leicht ein, ohne Störung und ohne Schmerz, ist die Menge des verlorenen Blutes nicht bedeutend, so wird, wenn noch nicht 12 Monate seit der Entbindung vergangen sind, weder die Quantität der Milch vermindert, noch ihre Qualität verändert und das Kind erleidet nicht den geringsten Nachtheil. Ist jedoch die Menstruation zu reichlich oder zu häufig, so verringert sich die Milch allmählig und verliert sich auch wohl ganz. Dieselbe Wirkung tritt ein, wenn auch langsamer, sobald die Menstruation zwar mässig ist, aber lange Zeit andauert und dadurch der Blutverlust bedeutend wird. Hat das Säugegeschäft schon über den 12. Monat hinausgedauert, so verliert sich die Milch gewiss und meistens sehr schnell, sobald die Menstruation eintritt; geschieht dieses, so ist es das normale Zeichen, dass die Milchabsonderung sich ihrem Ende naht. Wird auf diese Weise, durch zu reichliche, frühzeitige, oder durch später normal eintretende Menstruation die Milch vermindert, so bekommt sie selten den Charakter einer armen Milch; sie wird im Gegentheile, je sparsamer, desto reicher, d. h. sie wird dichter, weisser und bekommt einen viel grösseren Gehalt an Kügelchen; sie wird, mit einem Worte, derber, und schwerer zu verdauen. Tritt aber bei einer Säugenden die Menstruation mit grosser Beschwerde ein, ist sie mit Schmerz, Verdauungsbeschwerden, Koliken, Durchfall u. s. w. verbunden, oder zeigt sich vorher oder nachher weisser Fluss, so leidet das Kind gewöhnlich dabei mehr oder minder ebenfalls, und zwar meistens auch an Verdauungsbeschwerden. Die Veränderung, die hierbei die Milch erleidet, besteht auch vorzugsweise in der Zunahme der Kügelchen, sowohl in der Zahl, als in ihrer Grösse. Diese Veränderung der Milch ist jedoch eben so vorübergehend, wie die Menstruation selber, und die Milch erhält, nach Beendigung der letzteren, ihren normalen Charakter wieder. Die Nachtheile, welche das Kind von der Milch einer menstruirten Amme erleidet, sind nur unbedeutend und im Allgemeinen sehr übertrieben worden.

Neuere Mittheilungen über die Behandlung des Krups.

1) **Heilung des Krups durch Einführung von Höllenstein in den Kehlkopf und in die Luftröhre.** Die folgenden Fälle sind von Hrn. Chapmann, einem Arzte in Brooklyn im Staate New-York, mitgetheilt. (New-York Journal of Medicine, March 1854.) Am 25. Februar 1853 wurde Herr Ch. zu einem Kinde gerufen, welches seit 2 Tagen und 3 Nächten am Keuchhusten gelitten hatte, ohne dass etwas dagegen gethan worden war. Die Eltern hatten geglaubt, das Kind, ein kräftiges, fettes, 2 Jahre altes Mädchen, leide an Katarrh. Die Symptome waren: gellender Keuchhusten, fast vollständige Heiserkeit, lebhaftes Fieber, tiefes, pfeifendes und schwieriges Einathmen. Es war leicht zu erkennen, dass die Luft nur mühsam durch eine verengerte Röhre durchdrang. Die Zufälle hatten eine grosse Höhe erreicht und das Kind war der Erstickung nahe. Verordnet wurden: 3 Blutegel oberhalb des Brustbeines und ein Brechmittel aus Brechweinstein und Ipekakuanha; ausserdem Kalomel zu $^1/_2$ gr. pro dosi. Diese Mittel halfen nichts; die Anfälle nahmen zu, das Kind war dem Ersticken nahe. Herr Ch. verordnete eine Auflösung von 30 gr. Höllenstein in 1 Unze Wasser und führte sie vermittelst eines Fischbeinstäbchens, wor-

an ein kleiner Schwamm befestigt war, in den Kehlkopf ein. Die Einführung des Schwämmchens durch die Stimmritze war nicht schwierig; die Ausziehung erforderte wegen des Krampfes in der Stimmritze einige Anstrengung. Nachmittags wurde die Kauterisation wiederholt. Die Laryngeal-Symptome waren noch so bedeutend, wie früher, jedoch ohne Exazerbation. Gegen 1 Uhr Nachts wurde das Kind aber äusserst unruhig und hatte bedeutende Athmungsnoth und darauf folgte ein Hustenanfall, wobei das Kind etwas aufzuhusten, aber das Aufgehustete niederzuschlucken schien. Hierauf folgte eine Ruhe von einigen Stunden. Am nächsten Tage wurde bei Wiederkehr der Oppression die Einführung der Höllensteinsolution in den Kehlkopf wiederholt. Mit dem Schwämmchen wurde zugleich ein pseudo-membranöser Fetzen von $1^1/_2$ Zoll Länge und $^1/_4$ Zoll Breite und von der Dicke eines Zweigroschenstückes herausgezogen. In Folge der Reizung, welche der Höllenstein bewirkte, fing das Kind an zu erbrechen und das Erbrechen wurde durch die Darreichung von Salzwasser begünstigt; es trat dabei Auswurf vieler Hautfetzen und einer zähen, weisslichen Flüssigkeit ein. Damit schien die plastische Ausschwitzung sich zu lösen; wenigstens geschah das Athmen weniger geräuschvoll. Gegen Abend jedoch verschlimmerte sich der Zustand; es trat wieder eine Art Krupanfall ein; neue Kauterisation mit 1 Drachme Höllenstein in 2 Unzen Wasser; es folgt Erbrechen eines sehr zähen Schleimes mit Hautfetzen. Die Nacht vom 14. zum 15. Februar war ziemlich gut; es machten sich immer noch Krupsymptome bemerklich, aber sehr mässig und milde. Abermals Kauterisation im Inneren des Kehlkopfes mit einer Auflösung von 15 gr. Höllenstein in 1 Unze Wasser; es folgt Erbrechen, wobei ein Hautfetzen von $2^1/_2$ Zoll Länge, der oben breit und unten vollkommen zylinderförmig war, ausgeworfen wurde. Von dieser Zeit an zeigten sich keine Hautfetzen mehr in den erbrochenen Massen und das Kind wurde vollständig gesund.

In einem anderen Falle hatte das Kind eben Bronchitis überstanden, als es vom Krup befallen wurde. Während der ersten 36 Stunden schienen Brechmittel viel Gutes zu thun; dann aber verloren sie ihre Wirkung, der Krup nahm zu und das Kind gerieth in Lebensgefahr. Kauterisation des Inneren des Kehlkopfes, wie im ersten Falle; keine falsche Membran wurde ausgeworfen, da kein Brechmittel gegeben worden war, um die Wirkung des

Aetzmittels zu unterstützen. Dennoch verloren sich alle Krupsymptome, aber die Sublingualdrüsen entzündeten sich schnell, gingen in Eiterung über und verhinderten das Schlucken. Das Kind konnte wenig Nahrung erhalten und 14 Tage, nach dem Aufhören des Krups, starb es an Marasmus. — In einem dritten Falle hatte ein 6 Jahre alter Knabe seit 36 Stunden an heftigem Krup gelitten; die Brechmittel, die man ihm gab, wirkten sehr gut, aber die Symptome wurden dadurch nicht dauernd beseitigt. Kauterisation im Inneren des Kehlkopfes wie früher. Heilung. — Der 4. Fall betraf einen 16 Monate alten Knaben, der, als Hr. Ch. zu ihm gerufen wurde, seit 48 Stunden im Krup gelegen hatte. Die Brechmittel, die gegeben worden waren, hatten nicht gewirkt. Die Kauterisation geschah wie im ersten Falle; am dritten Tage waren alle Krupsymptome verschwunden und Hr. Ch. hielt das Kind für geheilt. Am Tage darauf fand er jedoch das Kind rasch und beschwerlich athmend und es war ihm kein Zweifel, dass die falsche Membran sich bis in's Bronchialgezweige hinab erstreckt hatte. An demselben Abende starb das Kind. Die Untersuchung der Leiche wurde nicht gestattet. — In einem 5. Falle endlich fand Hr. Ch. ein 18 Monate altes Kind, das seit 3 Nächten und 2 Tagen am Krup gelitten hatte, ohne dass etwas dagegen gethan worden war. Das Kind war dem Ersticken nahe; die Gefahr hatte den höchsten Grad erreicht. Sofort wurde, wie früher, die Kauterisation mit Höllenstein gemacht; das Fischbeinstäbchen wurde 4 Zoll tief in die Luftröhre hineingeführt. Fetzen falscher Haut wurden mit dem Schwämmchen herausgebracht und durch Erbrechen wurde noch mehr entleert und das Kind genas vollständig.

2) Behandlung des Krups durch Tracheotomie. Die Idee, gegen den Krup den Luftröhrenschnitt vorzunehmen, wird gewöhnlich Hrn. Bretonneau in Tours zugeschrieben; indess ist sie, wie Hr. Chassaignac vor Kurzem bemerkte, nicht so neu. Im Verlaufe des 18. Jahrhunderts hatten mehrere Autoren die genannte Operation bereits angerathen. In dem bekannten Werke von Home über den Krup (*an Inquiry into the nature, cause and cure of the croup, Edinb.* 1765) wird geradezu die Eröffnung der Luftwege gegen den Krup als ein gutes Mittel bezeichnet. Im Jahre 1771 empfiehlt Crawfort (*dissert. de cynanche stridula, Edinb.* 1773) diese Operation auf nicht weniger formelle Weise gegen den Krup, sobald Er-

stickungsgefahr eintrete und die Anfälle mit grosser Heftigkeit sich folgen.

Im Jahre 1778 rieth Michaelis (*dissert. de angina polyposa seu membranosa, Gottingae* 1778) ebenfalls zur Tracheotomie, jedoch nur in der zweiten Periode des Krups. Der erste Luftröhrenschnitt, welcher in einem Falle von Krup mit Erfolg gemacht worden war, wurde vor dem Jahre 1775 in London von Andree verübt. Die Operation geschah auf folgende Weise: Andree machte durch die Haut einen Längenschnitt, welcher von der Schilddrüse bis zum oberen Rande des Brustbeines sich erstreckte. Nachdem hierdurch die Luftröhre bloszgelegt war, machte er in die Haut, welche den zweiten und dritten Ring der Luftröhre verbindet, einen Querschnitt und einen eben solchen zweiten Schnitt in die Haut zwischen dem 4. und 5. Ringe. So waren zwei Queröffnungen in der Luftröhre gebildet und zwischen beiden Oeffnungen befanden sich 2 Ringe der Luftröhre. Nun vollzog er zwei seitliche Längenschnitte, welche die beiden Querschnitte miteinander verbanden und nahm auf diese Weise ein viereckiges Stück der Luftröhre heraus. Es wurde hierdurch eine Oeffnung gebildet, welche nicht nur die Respiration erleichterte, sondern auch das Austreiben der Hautbildungen gestattete. In der That trat auch zu dieser Oeffnung eine grosse Menge Eiter aus, aber kein Hautkonkrement. Erst 2 Tage später wurde ein solcher Hautlappen ausgestossen und der Ueberrest konnte mit den Fingern herausgeholt werden. — Im Jahre 1808 demonstrirte Caron in seiner Abhandlung über den Krup nach einer Prüfung der von der medizinischen Schule veröffentlichten Fälle den Nutzen der Tracheotomie im Krup. Im Jahre 1825 endlich trat Bretonneau sehr entschieden für die Operation auf; nach 6 mit unglücklichem Erfolge operirten Fällen hatte er einen 7. Fall, der mit Erfolg gekrönt war. Hierdurch aufgemuntert, machte er die Operation noch unzählige Male und fand bei Trousseau, Guersant und vielen anderen Aerzten so viel Nachahmung, dass heut zu Tage in Frankreich unter den Mitteln gegen den Krup die Tracheotomie, wenn auch nicht die erste, so doch eine bedeutungsvolle Stelle einnimmt. „Aufrichtig aber, sagt Hr. Chassaignac, glauben wir, dass unter den angeführten Fällen, in denen die Tracheotomie Erfolg gehabt hat, nicht wirklich immer Krup vorhanden gewesen, sondern dass andere Zustände dafür gehalten worden sind, namentlich einfache

Laryngitis, Diphtheritis der Mandeln, welche sich noch nicht bis in den Kehlkopf hinein erstreckt hatte, ödematöse Angina u. s. w. Nur diejenigen Fälle betrachten wir als wirkliche Erfolge der Tracheotomie gegen den Krup, in denen falsche Hautbildungen aus der künstlichen Oeffnung ausgetrieben worden sind.“ Am schwierigsten ist es, die Zeit zu bestimmen, wann die Operation zu machen sei? Wird sie zu früho gemacht, so ist der Beweis noch nicht vorhanden, dass wirklicher Krup da ist, da die gewöhnlichen Krupsymptome nicht beweisend genug sind; wird sie zu spät gemacht, so ist oft schon alle Hoffnung verloren. Sobald sich tief im Rachen diphtheritische Bildungen wahrnehmen lassen und damit zunehmende Athmungsnoth, mag dieselbe anfallsweise kommen, oder dauernd sein, sich verbindet, so ist nach Chassaignac die Operation sofort zu machen. „Wollte man warten, sagt er, bis die Anfälle von Erstickung und Asphyxie einen so hohen Grad erreicht haben, dass der Tod im Anzuge ist, kurz, wollte man warten, bis in den feinsten Bronchialverzweigungen pathologische Veränderungen sich bedeutend und dann wohl auf nicht mehr zu tilgende Weise ausgebildet haben, so wäre das ein sehr unvernünftiges Exspektativverfahren. Das Hinzutreten der Athmungsnoth zur nicht zweifelhaften Existenz von pseudo-membranösen Bildungen im Rachen und Schlunde gilt uns als bestimmter Fingerzeig für die Operation. Sobald letztere, nämlich die Hautbildungen im Rachen, allein vorhanden sind, haben wir noch nicht operirt; wir haben es erst gethan, wenn die Respiration sehr ernstlich beeinträchtigt war. Im ersteren Falle hat ein einfaches Betupfen der Stellen im Rachen und Schlunde mit einer Auflösung von 5 Theilen Höllenstein in 30 Theilen destillirten Wassers ausgereicht; in dem anderen Falle konnten wir uns nicht beruhigen, wenn durch dieses Verfahren auch die diphtheritischen Bildungen beseitigt wurden, weil sie offenbar bis tief hinab in das Bronchialgezweige sich erstreckten und vorzugsweise daraus die Gefahr entsprang. Was das Aetzmittel betrifft, dessen wir uns bedienen, so ist noch zu bemerken, dass wir, ganz in Uebereinstimmung mit Blache, die genannte Solution einer energischeren Kauterisation vorziehen. Letztere scheint uns nämlich sehr grosse Nachtheile zu haben; statt der Gefahr der pseudo-membranösen Bildungen setzt sie die Gefahr der Schorfbildungen innerhalb der Luftröhre und der Bronchialzweige und droht unter Umständen auch mit Vergiftung, und wir haben uns durch Besichtigung der Rachen- und der Schlundgegend von Subjekten, welche sehr kräftigen Kauterisationen unterworfen worden sind, mit eigenen Augen überzeugt, dass, wenn solche Kauterisationen auch öfter die Kranken gerettet haben, sie doch nicht selten eine Mitursache des Todes gewesen waren. Jedenfalls bleibt die Tracheotomie nur als einzig möglicher Rettungsweg in den Fällen übrig, in welchen die diphtheritische Bildung bis tief hinab in das Bronchialgezweige sich gestaltet.“ Es ist wahr, dass in solchen Fällen die energischsten Brechmittel meist sich ohnmächtig erweisen, und dass man sehr unrecht handelt, mit Anwendung von Brechmitteln kostbare Zeit zu verlieren, bis es zu spät ist, oder die kleinen Kranken so hinabzubringen, dass sie endlich aus dem Verfalle nicht mehr zu erheben sind. Man wird auch zugeben müssen, dass ein im Grunde nicht sehr bedeutender traumatischer Eingriff, wie die Tracheotomie, zu dem grossen Erfolge, den sie bringen kann, durchaus nicht im Verhältnisse steht, oder mit anderen Worten, dass die mögliche Gefahr der Operation von den möglichen Vortheilen derselben bedeutend überwogen werde. Die Aerzte sind noch viel zu zaghaft, die Tracheotomie in Fällen von Krup zu unternehmen, theils, weil sie die Operation für viel bedeutungsvoller halten, als sie wirklich ist, theils, weil sie auch wirklich sich scheuen, den üblen Ausgang, den die Krankheit immer noch trotz der Operation haben kann, in den Augen des Publikums auf Rechnung der letzteren nehmen zu müssen. Man begreift aber, dass dergleichen Gründe nicht abhalten dürfen, zur Operation zu schreiten, und man wird dazu schreiten, wenn man bedenkt, dass die eigne Gefahr ja in der Verengerung der Luftkanäle liegt, dass diese Verengerung durch Hautausschwitzungen entsteht und dass letztere weggeschafft oder die Gelegenheit herbeigeführt werden müsse, damit sie ausgestossen werden können. Die Tracheotomie hat also den doppelten Zweck:

1) In den Fällen, in welchen der Kehlkopf und der oberste Theil der Luftröhre der Sitz der falschen Hautbildung ist, der Luft einen freien Zugang in die Lungen zu verschaffen, bis die Gefahr vorüber ist und

2) in den Fällen, in welchen diese Ausschwitzungen im unteren Theile der Luftröhre und ihrem Gezweige den Sitz haben, die Ausstossung dieser Hautbildungen durch eine künstliche Oeff-

nung, die nicht so viel Hindernisse bietet, wie der Kehlkopf mit der Stimmritze, zu erleichtern.

Das Schwierigste ist immer die Diagnose. Woran will man erkennen, was wirklicher und ächter Krup ist? Woraus besonders will man entnehmen, dass die Ausschwitzung wirklich einen bedeutenden Theil der Luftkanäle eingenommen hat? Diese Diagnose zur Feststellung der Operation ist allerdings wichtig, aber sie ist nicht von so hoher Bedeutung, wie man sich das denkt. Setzen wir den Fall, dass ein Kind für wirklich krupkrank gehalten wird, welches nur am sogenannten falschen Krup oder am häufig wiederkehrenden Stimmritzenkrampfe leidet, so kann allerdings in seltenen Fällen dieser Irrthum der Diagnose zur Tracheotomie führen, aber die Operation hat dann eher Vortheil, als Nachtheil, da ja, wie man wohl weiss, durch Marshall Hall und andere Aerzte in England, gegen Epilepsie und ähnliche Krämpfe die Tracheotomie empfohlen wird, um der durch krampfhafte Verschliessung der Stimmritze bedingten Erstickungsgefahr oder Karbonisation des Blutes, in Folge mangelhafter Luftzuströmung zu den Lungen, zu begegnen. Auf die weit schwierigere Diagnose, ob die Hautausschwitzung bei dem ächten Krup tief hinab in das Luftröhrengezweige sich erstreckt habe oder nicht, kommt nicht so sehr viel an; denn sind die feinsten Bronchialverzweigungen bis in die Lungen hinein mit Ausschwitzungsmasse erfüllt, sind die Lungen selbst mit in Anspruch genommen oder entzündet, so ist die Gefahr doch so gross, dass vermuthlich die Tracheotomie ebensowenig, wie ein anderes Mittel, den Tod abhalten wird, aber man wird doch einräumen müssen, dass die Tracheotomie dann jedenfalls nicht schadet und eher den Tod aufhält, als beschleunigt und jedenfalls durch einen erleichterten Zugang der Luft noch eine Möglichkeit der Rettung gewährt. Das Hauptmittel, dessen man sich allgemein gegen den Krup heutigen Tages bedient, ist ein solches, das schnell Brechen erregt; man bezweckt durch dieses Erbrechen die Losstossung und Auswerfung der Exsudatmasse. Letzteres ist also das Ziel; das Ziel aber wird prompter und direkter erreicht durch Eröffnung der Luftröhre, und dann durch solche Einwirkung, welche die oben genannte Abstossung befördert und die Wiedererzeugung der Ausschwitzung verhindert. Der folgende Fall, den Hr. Chassaignac mittheilt, bezeugt die treffliche Wirkung der erwähnten Operation in einem sehr verzweifelten Falle von Krup, wo nämlich die Hautausschwitzungsmasse tief hinab in das Bronchialgezweige sich erstreckt hat.

Ein 10 Jahre altes, verständig aussehendes, aber durch mangelhafte Ernährung etwas kümmerlich erscheinendes, Mädchen wurde gegen den 5. Februar 1853 von einem Kruphusten befallen; die Symptome steigerten sich allmählig, so dass in der Nacht vom 7. zum 8. Februar die Kleine in Athmungsnoth verfiel, die mit kleinem Wechsel den ganzen folgenden Tag währte, bis sie am 8. gegend Abend in das Hospital gebracht wurde. Die Kleine bot einen sehr üblen Anblick dar: Angesicht angstvoll und blass; Blick matt und trübe und fast erloschen; Pupillen erweitert; die Augen oft nach oben und innen gekehrt; Augenlider halb geschlossen, gleich als fehlte die Kraft, um sie vollständig zu erheben oder zu schliessen; allgemeiner Torpor mit einem gewissen Grade von Schlafsüchtigkeit; von Zeit zu Zeit Spannung der Nasenflügel, um Luft einzuziehen; Mund fest geschlossen; Zunge weiss und feucht; Rachen geröthet und hier und da mit kleinen weissen Hautbelegen; seitlich vom Zapfen, der etwas gequellen ist, sieht man etwas grössere Exsudate, die, besonders nach hinten zu, sich verbreiten. Die Haut ist mit kalten Schweissen bedeckt, besonders im Angesichte; die Extremitäten kalt. Von Zeit zu Zeit führt die Kleine mit der Hand gegen den Hals, gleichsam, als wollte sie ein dort befindliches Hinderniss wegschaffen. Athmung 39; Puls unregelmässig, klein und 118. Die Inspiration ist viel kürzer, als die Exspiration, mit einem rauhen, heiseren Tone begleitet und nicht selten ängstlich pfeifend. Vor Aufnahme in das Hospital hat die Kleine einen kleinen Hautfetzen ausgehustet. Der Husten ist rauh, krupig und bisweilen mit Auswurf zähen Schleimes begleitet. Die Stimme ist ganz erloschen; bisweilen hört man ein glucksendes Geräusch, wenn die Athmung sehr schwierig geworden. Das Anpochen an die Brust ergibt fast überall einen etwas gedämpften Ton. Hierauf ist wohl zu merken, weil später, nachdem die Operation geschehen war, dieser Ton vollkommen hell wurde. Das horchende Ohr vernimmt im Kehlkopfe und in der Luftröhre ein rauhes Reibungsgeräusch; vorzugsweise aber grossblasiges, feuchtes Rasseln, anscheinend in den ersten Bronchialabtheilungen. Bisweilen erfasst das Kind krampfhaft die Bettdecke, gleichsam um einen Stützpunkt zu besserer Athmung zu suchen. Die Halsmuskeln kontrahiren sich krampfhaft. Endlich zeigt sich noch unwillkürlicher Harnabgang, welcher, in Verbindung mit dem Zustande der Pupillen und dem Torpor, die Annäherung der vollständigen Asphyxie verkündet. Nachdem das Kind gegen 9 Uhr Abends gut gelagert und erwärmt worden, zeigt sich etwas Besserung, die aber nicht lang währte. Um 10 Uhr heftige Athmungsnoth, vollständige Aphonie und androhende Asphyxie. Verordnet: Senfteige, reizende Einreibungen und zum Erbrechen ℈j Ipecacuanhae, aber das Kind erbricht sich nicht, obwohl man noch den Gaumen kitzeln lässt. Um $11^1/_2$ Uhr Nachts ist die Noth so gross, dass H. Ch. sich entschliesst, die Operation zu machen. Nach gehöriger Lagerung des Kindes setzt er ohne Weiteres unterhalb des unteren Randes des Ringknorpels einen scharfen Haken ein und auf den Ringknorpel einen zweiten, um auf diese Weise die Luftröhre zu fixiren. Nun senkte er ein spitzes Bisturi direkt ein und vergrösserte diesen Einstich mit einem geknöpften Bisturi. Gleich darauf führte er einen im Winkel gebogenen Dilatator (dilatateur condé) ein und in diesem Augenblicke wurde ein grosser, falscher Hautlappen durch die Oeffnung hinausgestossen. Ohne Schwierigkeit wurde hierauf die Kanüle eingefügt. Von Neuem gingen Exsudatmassen durch die Oeffnung hinaus. Das Kind begann freier zu athmen; die Pupillen zogen sich sogleich zusammen. Die Expansion der Lungen wurde bemerkbar; es machte sich feuchtes Rasseln hörbar; das Anpochen an die Brust ergab einen etwas helleren Ton. Der Puls fiel bis auf 96 und die Respiration bis auf 32; dann schlief das Kind ein, nachdem es etwas Zuckerwasser genommen hatte. Verordnet wurden: warme aromatische Einreibungen auf den ganzen Körper. Unter den ausgeworfenen Hautmassen fanden sich zwei röhrenförmige Stücke, wovon eines etwa 4 Centimet. breit und 6—7 Centimet. lang war; es war der Länge nach gestreift, gelblich und etwas mit Blut bedeckt; das zweite röhrenförmige Stück war noch viel kleiner und am einen Ende gabelförmig gespalten, so dass man deutlich die Form der feinen Bronchialtheilung daran erkannte. Die Nacht war ruhig. Am anderen Tage, den 9. Februar, wurden noch ähnliche Exsudatmassen ausgeworfen. Das Athmen geschieht gut; kein matter Ton beim Anpochen; gegen Abend etwas Fieber. — Am 10.: Die Besserung dauert an; verordnet wird eine Emulsion mit etwas Kermes. — Am 14.: Rostfarbiger Auswurf; statt der aromatischen Einreibungen werden Einreibungen aus Chinatinktur verordnet. — Am 16.: Athmung wieder etwas schwierig; immer noch Fieber gegen Abend. — Am 17.: Etwas gedämpfter Ton beim Anpochen rechts (trockene Schröpfköpfe). Am 18.: Etwas Besserung; reichlicher Auswurf von eiterigem Schleime mit sehr kleinen Hautfetzen. Von da an geht Alles besser; der Auswurf verliert sich und am 24. wird die Kanüle entfernt und die Genesung wird durch Leberthran unterstützt. —

Weitere Notiz über den Kropf der Neugeborenen*) von Friedrich Betz in Heilbronn a. N.

Von einer Krankheit, welche so neu in die klinische Beobachtung eingeführt wird, wie die obige, müssen alle Erscheinungen, welche zur Diagnose der Krankheit beitragen könnten, gesammelt werden. In dieser Hinsicht theile ich einen neuen, erst den 12. Febr. 1851 vorgekommenen Fall von Struma bei einem Neugeborenen mit.

Eine Mehrgebärende brachte ein vollkommen ausgetragenes und starkes Kind zur Welt. Die Geburt ging leicht vorüber. Sogleich fiel die Hypertrophie der Schilddrüsen als queerlaufender Wulst des Halses auf. Die Hörner der Gland. thyreoid. bildeten auf beiden Seiten des Halses unter den Ohren zwei Geschwülste, als ob Lymphdrüsen angeschwollen wären. Das rechte Horn war voluminöser. Das Kind schlug bei dem ersten mühseligen Athemversuche die Augen auf, schloss sie aber gleich wieder. Nach einer Minute erfolgte wieder ein Versuch, zu inspiriren. Die Inspiration war kurz und mit einem Geräusche verbunden, welches deutlich die Enge des Luftweges erkennen liess. — Zwischen den noch erfolgten wenigen Inspirationen lagen 2, 3, 5 Minuten. Das Kind wurde blauroth an den Lippen und im Gesichte, so wie an den Fingerspitzen, welche Theile jedoch nach einigen Minuten wieder blass wurden. — Trotz aller Rettungsversuche starb das Kind nach einer Viertelstunde an dieser Dyspnoe.

Das Kind war ein Mädchen und die Mutter hatte ebenfalls eine bedeutende Struma, sog. lymphatica, was immer, so oft ich den Kropf bei Neugeborenen sah, der Fall war. In dem Orte, in welchem das Kind geboren wurde, herrscht der Kropf bei Erwachsenen endemisch, eben so gibt es viele Kretinen in demselben. — Die Sektion wurde verweigert.

---

*) Siehe Henle's Zeitschrift, Bd. IX, 1850; ferner Würtembergisches Korrespondenzblatt Nr. 30, 1850.

Ueber die Jodquelle zu Sulzbrunn in Kempten.

Wir glauben den Lesern dieses Journales einen Dienst zu erweisen, wenn wir sie auf die Jodquelle zu Sulzbrunn bei Kempten aufmerksam machen, in welcher der Arzneischatz für die Kur der Scrophulosis eine wahre Bereicherung gefunden hat, und die sich als würdige Ergänzung der für den Badegebrauch ohnehin nicht dienlichen Adelheidsquelle darstellt. In Betreff des Näheren über die Quelle verweisen wir auf das ärztliche Intelligenzblatt vom 22. Juli v. J. Ein bei'm Baue des jetzigen Kurgebäudes entdecktes neues Quellenrohr liefert Wasser, das nach seinen physikalischen Eigenschaften einen noch grösseren Reichthum an Jodverbindung verspricht, und neben dem früheren grossen Wasserreichthum der schon chemisch geprüften Quelle zu Bädern, — vorzugsweise zur Trinkkur passend erscheint. Eine chemische Analyse soll demnächst veröffentlicht werden. —

Da die Quelle in ihrer Spezialindikation den Urformen der Scrophulosis und den Hautleiden zugewandt erscheint, hat der Herr Besitzer, um die reichen Bäder für alle, dem Heilagens des Jodes entsprechenden Formen, wie sie der obenbezeichnete Bericht ausführlicher enthält, zugänglich, und von heilsamen Erfolgen gekrönt zu machen, für ein Einlager von Adelheidswasser, so wie für die Herbeischaffung von Soole und Mutterlauge aus der K. Saline zu Rosenheim Sorge getragen. Auch für Kiefernadelbäder ist gesorgt. — Dr. Mair.

VI. Neueste medizinische Literatur.

Kritik.

Lehrbuch der Krankheiten des Kindes in seinen verschiedenen Altersstufen. Zunächst als Leitfaden für die akademischen Vorlesungen. Von Dr. Karl Hennig, prakt. Arzte, Privatdozenten etc. Leipzig 1855. Besprochen von Dr. Lederer, emerit. Assistenten der k. k. Kinderklinik und zweitem Arzte des öffentlichen Kinderkrankeninstitutes zu Mariahilf in Wien.

Die Rezension eines derartigen Buches darf weder ein Belobungsdekret noch eine Schmähschrift für den Autor, sondern muss einen offenen Meinungsaustausch zweier Fachgenossen darstellen, wobei der Beurtheiler so wie der Beurtheilte für ihre Behauptungen verantwortlich sind. Von solchem Gesichtspunkte aus ging ich an die Beurtheilung des vorliegenden Werkes, die ich um so lieber unternahm, als sie das Streben der Deutschen beurkundet, die früher von ihnen stiefmütterlich behandelte Pädiatrik immer mehr zu Ehren zu bringen.

Das vorliegende Buch, dessen Leser nach den Worten des Verfassers „bereits in den Kliniken für Erwachsene gewesen und gearbeitet, Geburtshilfe und Chirurgie getrieben und die angewandte Arzneimittellehre inne habe," nimmt bei den einzelnen Krankheiten genaue Rücksicht auf das Alter des Kindes, erfreut sich bei besonderer Kürze des Ausdruckes der Klarheit und Deutlichkeit des Sinnes, hält bei fortschreitend wissenschaftlicher Tendenz doch die dem Praktiker unfruchtbaren Theorieen und Hypothesen ferne, und ich gestehe gern, dass, wenn dem Autor bei seinem Fleisse, ausser der Poliklinik, noch ein gut organisirtes Kinderspital zur Beobachtung offen gestanden hätte, meine Beurtheilung hiemit abgeschlossen sein würde. In dieselbe werde ich aber etwas genauer eingehen, weil das Resultat meiner poliklinischen Erfahrungen, und auch meiner mehrjährigen Beobachtungen im Hospitale hie und da von den Angaben des Verfassers differirt.

Die Einleitung handelt von den Ursachen der Krankheiten und des Todes beim Kinde, der Dauer und dem Verlaufe derselben, der Symptomatologie und Diagnostik, Prognose und Therapie im Allgemeinen.

Bei der Bestimmung der Mortalität unter 1 Jahr und zwar unter kranken Kindern (soll wohl richtiger heissen: in einem Kinderspitale) führt der Verfasser das St.-Annen Kinderhospital in Wien mit 28 prC. als Beispiel an, wogegen ich bemerke, dass hiebei die künstlich ernährten, die Kinder an der Brust der Amme, so wie an der der eigenen Mütter in Eine Summe gebracht wurden, während doch von der ersten Kategorie ein sehr kleiner Theil, von der zweiten mehrere, von der letzten verhältnissmässig am meisten gerettet wurden.

In Bezug auf gewisse Krankheiten, die sich gegenseitig ausschliessen, kann ich die Ansicht, dass ausgebildete Rhachitis nicht leicht frische Tuberkeln ablagern lasse, weniger unterschreiben, als dass Vaccine und Wechselfieber Keuchhusten auf Zeit oder auf immer verdrängen; leider erfahren wir nicht, ob der Verfasser den hierauf gegründeten Versuch mit Vaccineborken gegen Tussis convulsiva auch machte, die hier, wie jedes Arcanum, für das sie galten, nichts leisteten.

Der Autor beginnt recht zweckmässig mit den Krankheiten der Verdauungswerkzeuge, in so ferne diese nicht nur unmittelbar durch die unzweckmässige Ernährung und Pflege des Kindes sehr häufig erkranken, sondern auch als Heerd für schlechte Blutbeschaffenheit auf das ganze Leben einfliessen; wir finden sie auch demgemäss am ausführlichsten abgehandelt, dabei ganz erfahrungsgemäss auf die kranken Organe weniger durch Arzneimittel als durch passendes Regimen und Diät einzuwirken gelehrt, und besonders auf die wesentlichen Eigenthümlichkeiten und Verschiedenheiten dieser Organe im zarten Lebensalter hingewiesen. Allein so sehr ich auch für die Regelung der Ernährung in Bezug auf die Zeit bei dem Säuglinge stimme, so kann ich doch der Mahnung an die Mutter, der ich früher bereits anderswo begegnete, nicht beipflichten, das Kind nämlich über Nacht unter keiner Bedingung an die Brust zu legen; denn abgesehen von den Beschwerden der Mutter eine Winternacht hindurch, müsste beim Säuglinge ein Missverhältniss zwischen Aufnahme und Verbrauch des Stoffes eintreten, um so mehr, als das Kind in der ersten Lebenszeit auch am Tage sehr viel schläft.

Nebst der Mutterbrust dem Säuglinge Kuhmilch zu geben, rathen wir weit weniger als Rindfleischbrühe, denn da die Kuhmilch vermöge ihres grossen Gehaltes an Käsestoff schwerer verdaulich ist als Frauenmilch, so dürfte ersters auch die Verarbeitung der letzteren beeinträchtigen.

Wir lesen S. 15: „Die Erhaltung des Säuglings durch gehörig vorbereitete reinlich gehaltene Thiermilch ist beinahe eben so gewiss, wie durch eine passende Amme."

Sollte man in Leipzig mit der künstlichen Ernährung so viel glücklicher sein als in Wien? Ich halte die künstliche Ernährung so wie die Ammen für nothwendige Uebel, für Ausnahmen von der Regel, jedoch die erstere durchaus nicht für ein Surrogat der letzteren. Ich hatte durch 5 Jahre im St. Annen-Kinderspitale reichliche Gelegenheit, das Ammenvolk einerseits und die Ernährung mit Rindfleischbrühe, Kuh- und Eselinmilch andererseits kennen zu lernen, und gewann die Ueberzeugung, dass, während von den schwer kranken Kindchen unter 1 Jahre bei letzterer sehr selten eines, bei ersteren doch eine befriedigende Anzahl davonkam. — Wie oft ist auch in Familien die Amme das einzige Mittel, ein zum Skelette abgezehrtes Kind noch dem sicheren Grabe zu entreissen! — Ich möchte hier nicht missverstanden und etwa als ein Lobredner der Ammen im Allgemeinen gehalten werden; Das sei ferne! denn ich bedauere jede Familie, die solch' eine Söldnerin in ihrer Mitte hat; unser Verfasser spricht jedoch von einer passenden, und die lässt sich durch Thiermilch weder beim gesunden noch weniger aber beim kranken Kinde ersetzen.

Ferner heisst es S. 37: „Dass ein Kind mit Zähnen geboren wird, kann nichts Anderes bedeuten, als dass sein Knochengerüst besonders gut bedacht worden ist u. s. w." Diese Behauptung möchte ich nicht so gewiss hinstellen, da ich mich zweier exquisit syphilitischer Säuglinge erinnere, deren jeder 2 Zähnchen mit zur Welt brachte, und einiger anderer sehr atrophischen Kinder, die im Kinderspitale mit 3—4 Monaten 1 oder 2 Zähne bekamen.

S. 75 findet sich unter den krankhaften Symptomen, durch Würmer erzeugt, eine Amaurosis verminosa. Ich kann über die Umtriebe des Gewürmes in dem Vaterlande unseres Autors nicht urtheilen, jedenfalls legt er ihnen auch bei anderen Gelegenheiten überaus Vieles zur Last. Was die Wurmkrankheiten in Wien betrifft, habe ich bereits nachgewiesen, dass sie mit Ausnahme der Tänia übertrieben und die Symptome oft von ganz anderen Krankheiten herzuleiten seien (Wiener mediz. Wochenschrift 1854 Nr. 1 und 2); später wird auch vom Schielen behauptet, dass es öfters durch reflektirte (von Würmern z. B.) als durch direkte Hirnreize entstehe. Die bei weitem grösste Zahl von Strabismus, die ich sah, entstand entweder während eines akuten Hirnleidens oder in Folge periodischer Anfälle von Hirnhyperämie.

Seite 83 wird gegen den akuten Darmkatarrh unter anderen Kalomel empfohlen, wobei es auch durch die vermehrte Gallenabscheidung umstimmend wirken soll; ohne mich über dessen Wirkung, die ich hiebei nicht erprobte, aussprechen zu können, bemerke ich blos, dass man in neuester Zeit an die vermehrte Gallenabscheidung durch dieses Mittel nicht mehr glaubt, sondern die grüne Färbung der Stühle ganz einfach von der Verbindung des Schwefels mit Quecksilber herleitet, die sich im Darmtrakte bildet.

Unter allen Mitteln, die Seite 85 gegen den chronischen Darmkatarrh angeführt werden, kann ich dem salpetersauren Silber, was auch die Chemie dagegen sagen mag, das verdienteste Panegyricum halten, da es oft wie mit Zauberkraft (sit venia verbo) bei langwierigem Leiden in 1—2 Tagen schon die Quantität und Qualität der Entleerungen regelt; allein unsere Gabe ist nicht $^1/_2$ Gran 1 bis 2 mal täglich, sondern wir beginnen mit $^1/_4$ bis $^1/_2$ pro die und steigen bei älteren Kindern selbst bis 1 Gr. des Tages.

Bei der Dysenterie meint der Verfasser S. 91: „Die bisweilen unmittelbar die Lösung herbeiführende, selten bedeutende Darmblutung ist gewöhnlich unangerührt zu lassen, je nach Maassgabe des Pulses und der Kräfte durch Blutegel zu befördern."

Ich bemerke, dass ich diese Darmblutung sehr ungern sehe, besonders bei Säuglingen, und daher jedenfalls gewillt bin, derselben gleich Anfangs entgegenzutreten, indem der Abgang von geringen Quantitäten Blutes doch eine heftige innere Darmblutung verrathen kann, wie ich das bei einem mehrmonatlichen Kinde beobachtete, bei dem im Verlaufe der Ruhr eines Abends eine leichte Darmblutung sich zeigte, die weder Klystire mit Argent. nitr. noch mit Eis bemeistern konnten, so dass das Kind des anderen Morgens eine Leiche war. Die Sektion ergab als schnelle Todesursache eine innere Darmblutung der heftigsten Art.

Der Abschnitt über die Krankheiten der Harn- und Geschlechtsorgane, deren Diagnostik bei kleinen Kindern durch Mangel an Mittheilung und durch fehlende Uroskopie so viele Schwierigkeiten bietet, ist mit einem Fleisse und einer Genauigkeit behandelt, die dem Verfasser in der That viel Ehre macht.

Die Hautkrankheiten, die im kindlichen Alter eine so wichtige Rolle spielen, und wesentlichen Eigenthümlichkeiten in Bezug zu denen der Erwachsenen bieten, sind dagegen kurz abgehandelt, besonders trifft das die sogenannten akuten Exantheme, die hier zu den Dermatosen gezählt werden. Ebendaselbst findet man, dass Thränenfluss, Bronchialkatarrh bei Masern, mässiges doch erleichterndes Nasenbluten eines Morgens oder mehrere Tage früh hintereinander im Scharlach kritische Bewegungen seien, die man frei gehen zu lassen, die geschwellenen Speicheldrüsen im Scharlach, die man gelind zu fördern habe.

Wenn nun die ersteren als vom Wesen des Masernprozesses unzertrennliche, jedenfalls beachtenswerthe Symptome sind, das Nasenbluten übrigens weit häufiger bei Masern als bei Scharlach vorkommt, und in der That selten Gefahr bringt, so sind die geschwollenen Speicheldrüsen, die ich meist nur in bösartigen Scharlachepidemieen beobachtete, ein ominöses Symptom, da sie sehr oft, aller Kunsthilfe trotzend, in Eiterung, Verjauchung oder Brand übergehen und bei jüngeren Kindern oft allein den Tod herbeiführen. —

Die Krankheiten des Gefässsystemes, die die Entwickelungsgeschichte, die Krankheiten des Umbilikalapparates der Frucht, die Fehler am Nabel, die Herzkrankheiten, die Krankheiten der Gefässe und der Lymphdrüsen umfassen, sind nach den neuesten Forschungen der Anatomie, Physiologie und Geburtshilfe u. s. w. so trefflich bearbeitet, dass sie sowohl der Naturforscher als auch der Arzt mit Vergnügen lesen dürfte. —

Unter den Krankheiten des Respirationsapparates zog die Abhandlung über Krup meine Aufmerksamkeit besonders auf sich, da ich in jedem neuen pädiatrischen Werke den gefundenen Stein der Weisen zu finden hoffe. In Bezug auf die erbliche Anlage zu dieser Krankheit möchte ich der Ansicht des Hrn. Verf., dass die davon befallenen Kinder von tuberkulösen und anderweitig dyskrasischen Eltern oder Seitenverwandten abstammen, nicht beipflichten. Das Heilverfahren betreffend finde ich auch hier den Grundsatz bestätigt: je mehr Heilmittel wir gegen eine Krankheit haben, desto weniger verstehen wir sie zu heilen; es sei hier nur kurz bemerkt, dass ich nach meiner Erfahrung vor allen bisher bekannten Heilmethoden des Krups der des Hrn. Dr. Luzsinsky in Wien, die er in einem trefflichen Aufsatze (österreichische Zeitschrift für prakt. Heilkunde 1855 Nr. 6, 7 u. 8) veröffentlichte, den Vorzug gebe.

Für den Luftröhrenschnitt spricht sich der Verfasser folgendermaassen aus: „Der Luftröhrenschnitt findet im Krup seine Anwendung, wenn die bisherigen Mittel nutzlos aufgewendet werden, der Kranke in gesteigertem Luftmangel die blausüchtige Färbung immer deutlicher an sich trägt, den Kopf zurückbäumt, den Hals aufbläht u. s. w.“

Weiter heisst es: „Im schlimmsten Falle ist sie Verlängerungsmittel der schon verfallenen Lebensfrist und vertauscht den entsetzlichsten Erstickungstod mit dem der Erschöpfung.“

Wenn ich auch über den Werth oder Unwerth der Tracheotomie in der häutigen Bräune nicht erfahrungsgemäss urtheilen kann, da sie in Wien nicht geübt wird, so kann ich doch a priori behaupten, dass sie in der hier angebenen Zeit wenig Früchte bringen könne, in einem früheren Stadium aber nicht leicht ein Arzt mit der Verantwortung derselben sein Gewissen belasten werde; ob wir dieses nach misslungener Kur damit beschwichtigen dürfen, dass sie ein Mittel zur Verlängerung des Lebens oder ein Substitut einer milderen Todesart sei, möge jeder sich selbst sagen. —

Dass mir Dr. Hennig S. 244 mit Unrecht zuschreibt, ich halte den Druck des eigenen Gewichtes des Kopfes bei weichem Schädel auf die Ursprünge der Athemnerven für die Ursache des chronischen Asthma's der Kinder, habe ich in der Wiener mediz. Wochenschrift Nr. 10 und 11 d. J. ausführlich erörtert.

Gegen den chronischen Bronchialkatarrh möchte ich (wie S. 255) Kermes nicht empfehlen, da ersterer die Digestion und Nutrition des Kindes ohnehin beeinträchtigt und an dem Medikamente einen würdigen Helfershelfer dafür findet. —

Bei der krupösen Pneumonie empfiehlt Dr. Hennig S. 276 an die leidende Stelle 1 bis 3 Blutegel, von 9 Monate an 2—8 (kleine) blutige Schröpfköpfe, bei kräftigen Kindern über 1 Jahr (unter daselbst angegebenen Symptomen) primärer Form: Aderlass am Arme von 3x—℥ij.

Ich versichere dem Herrn Verfasser, dass wir im öffentlichen Kinder-Kranken-Institute des Dr. Luzsinsky seit einem Jahre, wo unter mehr denn 4500 kranken Kindern viele und sehr schwere Pneumonieen vorgekommen waren, weder einen Aderlass noch Blutegel, weder Kataplasmen noch Tart. stib. anwenden, und unsere Resultate sind glänzend. — Auf derselben Seite heisst es: bei hinzutretender Ueberfüllung der Hirngefässe wende man nie Kälte an den Kopf an (wird nicht motivirt). Ich hielt den Hrn. Verfasser bisher für einen Mäcen der rationellen Hydriatrik, doch wie passt das? Ganz anders verfuhr ich kürzlich bei der Behandlung des 13monatlichen Kindes eines hiesigen Arztes, das nebst einer linkseitigen Pneumonie eine Hirnhyperämie der Art darbot, dass jeden Augenblick Exsudation zu befürchten war. Unbekümmert um die Pneumonie liess ich wegen des anhaltenden tiefen Sopors, des automatischen Greifens nach dem Kopfe, des häufigen Zuckens mit einem Fusse mehrere Tage und Nächte hindurch Eisumschläge auf den Kopf machen, und in demselben

Maasse, wie das Kopfleiden, löste sich auch die Pneumonie vollkommen, und solcher Fälle gibt es sehr viele. —.

Bei den Krankheiten des Nervensystemes möchte ich von der Behauptung (S. 308): „Fraisen am Ende akuter Exantheme sind besonders gefährlich" jedenfalls diejenigen ausnehmen, die bei Anämie während der Scharlachwassersucht eintreten, da deren mehrere und sehr heftige Anfälle oft glücklich vorübergehen.

Bei Konvulsionen möchte ich nicht mit dem Hrn. Verf. (S. 309) gleich durch Blutentziehungen, und ebenso nicht bei der Kopfkongestion (S. 351) durch Vesikanzen und Blutentleerungen eingreifen, da im Hinterhalte Krankheiten lauern können, gegen die sich dieses Verfahren nachträglich als unnütz, ja sogar als nachtheilig herausstellen würde. Kalte Umschläge auf den Kopf können meiner Ansicht nach nicht leicht schaden. —

Dass der Hr. Verfasser, der sich vom Schlendrian der alten Therapie ziemlich emanzipirt hat, doch auch bei Hydrocephalus acutus Vesikanzen und Ol. Croton. auf die Kopfhaut, beim Hydrocephalus chron. Ung. Tartar. stibiat. daselbst empfiehlt, ist sehr sonderbar; vermuthlich kennt er diese Behandlungsart mehr aus Büchern als vom Krankenbette her. — Die Ophthalmia neonator., deren unglückliche Opfer wir oft unter uns herumtappen sehen, und die daher die vollste Beachtung und Aufmerksamkeit des Kinderarztes erheischt, ist denn doch zu kurz abgehandelt.

Die Rhachitis, die übrigens trefflich gearbeitet ist, hätte ich weniger unter den Krankheiten der Bewegungsorgane, als in der letzten Klasse, den Allgemeinleiden nämlich, vermuthet.

Diese begreift: Fieber, Pyämie und Blutzersetzung, Skorbut, Blutmangel und Atrophie, Skrofel- und Tuberkelsucht, Krebs und Syphilis. Jene Quälgeister der grossen Städte sind nach ihrem Wesen, Ursprunge und der Art ihrer Bekämpfung mit lobenswerther Präzision geschildert, nur bemerke ich bei dem Nachweise der Syphilis aus der Leiche, dass ich wohl in einigen Fällen die charakteristische Leber- und Milzveränderung, nie aber eine Spur von Eiterung der Thymus, in noch anderen Leichen dagegen ausser lokaler Anämie, wie bei einfacher Darmatrophie, gar keinen Anhaltspunkt für Syphilis sah, die doch im Leben mit Gewissheit konstatirt werden konnte. Bei der Therapie der Syphilis erwähnt der Verfasser, man könne später ein Specificum versuchen, nach Luzsinsky, ohne es zu erörtern. Dieser legt nämlich mit Recht besonderen Werth auf die bei dieser Krankheit fast nie fehlenden dyspeptischen Erscheinungen, und beginnt daher die Kur mit Mitteln gegen diese; nach Umständen wird aber auch Mercurius solubilis Hahnem. mit Rheum, pulv. Doveri lapid. Cancr. verbunden *). —

Ueber Provinzialismen in diesem Werke, wie: Versteifung, Verkrampfung, das Kind ist durchfällig, die Hirnhaut ist angegangen u. s. w. steht mir zu sprechen kein Recht zu.

Soll ich nun das Urtheil über dieses Werk kurz zusammenfassen, so kann ich ihm im Ganzen unter den besten Lehrbüchern der Pädiatrik eine würdige Stelle anweisen, da neben recht praktischer Tendenz den Fortschritten der Medizin und ihrer Hilfswissenschaften Rechnung getragen, bei den häufig vorkommenden Krankheiten statistische Daten angeführt, und wo die Erfahrungen des Verfassers nicht ausreichen, meist vertrauenswerthe Autoren kompilirt oder doch ihre Werke zitirt werden.

Die Seitwärtskrümmungen der Wirbelsäule in ihren Entstehungsursachen, von den Formen, in welchen dieselben vorkommen, und über deren Heilung. Ein Rathgeber für alle Eltern. Dargestellt von A. M. Böttcher, Vorsteher des gymnastisch-orthopädischen Instituts zu Görlitz in der Oberlausitz. Görlitz, in Kommission der Heyn'schen Buchhandlung 1853, 8., 55 Seiten.

Dieses Schriftchen hat manches Gute, könnte aber für den Zweck, dem es dienen soll, nämlich den Eltern und Angehörigen einige Lehren zu geben, wie sie das Schiefwerden ihrer Kinder zu verhüten haben, noch vollständiger geschrieben sein. Die Diät der Kinder, ihre Handhabung, ihre Kleidung u. s. w. hätte weitläufiger abgehandelt werden sollen. Der erste und zweite Abschnitt ist zu kurz, der dritte Abschnitt zu lang und der Styl etwas zu trocken.

---

*) Ich erlaube mir hierzu eine Bemerkung: ich habe bei Syphilis kleiner Kinder, namentlich bei der Syphilis congenita, alle möglichen Mittel versucht und bin endlich auf Kalomel refracta dosi mit Magnesia, was vortrefflich vertragen wird, zurückgekommen. Noch mehr loben kann ich das englische Hydrargyr. cum Creta, das leider bei uns nicht offizinell, aber für das zarte Kindesalter das beste umstimmende und verträglichste Merkurialpräparat ist. Dr. Behrend.

Die Pathologie und Therapie der Paralysen, von Dr. med. Gustav Ross, Vorsteher einer Privatheilanstalt zu Altona. Braunschweig 1855. 8., 29 Seiten, mit 6 Abbildungen.

Die vorliegende kleine Schrift von einem Manne, der sich bereits als einer der einsichtsvollsten und denkendsten Orthopädisten durch mehrere lesenswerthe Aufsätze kund gethan hat, demonstrirt durch Mittheilungen einiger Fälle, die ganz jugendliche Subjekte betrafen, folgende Sätze:

1) „Die vorzugsweise an den unteren Extremitäten vorkommenden und Deformationen nach sich ziehenden Lähmungen im Kindesalter oder aus dem Kindesalter erscheinen nicht bedingt durch eine wirkliche Zerstörung gewisser Theile der Centralnervenorgane (wie bei Tabes dorsalis, Gehirnerweichung), sondern als Folgen von Exsudaten oder Extravasaten in Gehirne und Rückenmarke, vorzugsweise in ersterem. Sie erscheinen von ähnlichen, bei Erwachsenen vorkommenden Lähmungen nicht wesentlich und nur dadurch unterschieden, dass noch im Wachsthum begriffene Theile von der Lähmung befallen wurden.

2) Es erscheint annehmbar, dass in manchen Fällen die Erregung und Leitung in den Nervenbahnen hergestellt und nur die Muskeln atrophirt sind, dass aber in solchen Fällen die durch Ruhe atrophirten Muskeln durch eine künstliche Bewegung und wiederholte Reizungen durch den elektrischen Strom ihre Struktur und Kontraktionsfähigkeit wieder erlangen können und dadurch die Lähmung geheilt wird.

3) Für die Behandlung frischer Fälle solcher Paralysen ist neben dem sonstigen Heilverfahren eine frühzeitig und lang fortgesetzte Erregung der gelähmten Muskeln durch lokale Gymnastik und Elektrisation, um dadurch ihrer Atrophie vorzubeugen, dringend anzuempfehlen.

4) Für die Behandlung veralteter und schon mit sekundären Deformationen komplizirter Fälle muss darauf hingewiesen werden, dass einestheils wegen Lähmung oder Schwächung einiger Muskeln schon ein ganzes Bein nicht zum Gehen benutzt werden kann, andererseits gänzlich gelähmte untere Extremitäten noch zum Gehen zu verwerthen sind, wenn einzig die Oberschenkelbeuger noch kontraktionsfähig sind. Diesem neuen Lehrsatze aus der pathologischen Mechanik menschlicher Gehwerkzeuge, dass die Mm. flexores femoris allein zum elementaren Gehen ausreichend sind, werden künftig viele unglückliche Kranke eine wesentliche Verbesserung ihrer Lage verdanken!“

Aerztliche Zimmer-Gymnastik oder Darstellung und Beschreibung der unmittelbaren, keiner Geräthschaft und Unterstützung bedürfenden, daher stets und überall ausführbaren heilgymnastischen Bewegungen für jedes Alter und Geschlecht und für die verschiedenen speziellen Gebrauchszwecke, entworfen von Dr. med. D. G. M. Schreber, prakt. Arzte und Vorsteher der heilgymnast. Anstalt zu Leipzig, Leipzig bei F. Fleischer, 1855, 8., 92 Seiten mit 48 xylograph. Abbildungen.

Dem Herrn Verf. gebührt der volle Dank für die einfach klare, leicht verständliche, jeder Uebertreibung ferne Darstellung der Heilgymnastik, ihrer Tendenz, ihrer Wirkung und ganz besonders ihrer Anwendung ausserhalb den speziell dafür eingerichteten orthopädischen Anstalten, d. h. in Privatwohnungen. In der That ist es ein Fortschritt, dass die praktischen Aerzte angeregt werden, sich nicht in allen den Fällen, wo die Gymnastik von Nutzen sein kann, ihrer Selbstständigkeit zu begeben und immer gleich, als ginge dergleichen weit über oder unter ihren Horizont, zu orthopädischen Anstalten und deren Führern ihre Zuflucht zu nehmen. Die praktischen Aerzte müssen und sollen die methodische Gymnastik, mit der so grosser Nutzen geschafft werden kann, eben so gut selber kennen und anwenden lernen, als sie Bandagen, Schienen, Schweben, Einrenkungsapparate u. s. w. studiren und deren Gebrauch sich anzueignen haben. Die Heilgymnastik sollte, und wird vermuthlich auch bald, an Universitäten von dazu befähigten Männern wissenschaftlich gelehrt werden. Ganz besonders dazu geeignet erscheint der Verf. der hier angezeigten Schrift; er ist klar, unbefangen, von poetischem Enthusiasmus frei, hat ein scharfes Urtheil und er würde wahrlich Nutzen schaffen, wenn er an der Universität Leipzig mit Vorträgen den Anfang machte. Einstweilen ist diese Schrift den praktischen Aerzten dringend zu empfehlen.

Handbuch der Kinderkrankheiten, von E. Barthez und F. Rilliet DD. m., Hospitalärzten zu Paris und Genf. Zweite gänzlich umgearbeitete und bedeutend vermehrte Auflage. Aus dem Französischen übersetzt und mit Zusätzen versehen von Dr. R. Hagen. Erster Theil, Leipzig, Verlag von Ch. E. Kollmann, 1855, 8., 932 Seiten und Register.

Einer Empfehlung bedarf dieses ausgezeichnete, in Deutschland in seiner ersten Auflage wohl allgemein verbreitete Werk gewiss nicht mehr. Es ist und bleibt eine Art Canon für alle

Die, welche mit der Pädiatrik sich ernstlich vertraut machen wollen. Diese zweite Auflage hat vor der, in demselben Verlage in deutscher Uebersetzung (von Dr. G. Krupp) erschienenen ersten Auflage durch ihre Vermehrung, ihre Zusätze und die Umarbeitung ganzer Kapitel so bedeutende Vorzüge, dass die Besitzer dieser letzteren sich nicht dabei begnügen können, sondern, falls sie nicht stehen bleiben wollen, auch die zweite Auflage anschaffen müssen. Dieselbe ist ein ganz anderes Werk und die Vergleichung beider Auflagen gibt einen interessanten Blick auf die seit 10 Jahren gemachten, ungemein grossen Fortschritte in der Pädiatrik. Beim Berichte über den Schluss dieses Werkes werden wir uns damit näher befassen.

Conservative Chirurgie oder Entwickelung der Grundsätze und Mittel, die Amputation und Resektion von Knochen zu vermeiden und die chirurg. Kunst mit der fortschreitenden Wissenschaft des Menschen, so wie mit der Civilisation und Humanität in Uebereinstimmung zu bringen, von Dr. Amedée Massart in Montpellier. Eine von der K. Akademie Belgiens gekrönte Preisschrift. Deutsch bearbeitet von Dr. H. E. Flies, prakt. Arzte zu Steinau in Kurhessen. Weimar 1855, bei B. Fr. Voigt, 8. 301 Seiten.

Die von der k. Akademie der Medizin zu Brüssel aufgestellte Frage lautete: „Nach dem gegenwärtigen Stande der Therapie die Mittel nachzuweisen, durch welche die Amputationen und die Resektionen der Knochen möglichst vermieden werden können.“ In der That eine höchst zeitgemässe Aufgabe, wenn die Chirurgie den Rang einnehmen soll, der ihr gebührt, d. h. wenn sie nicht die operative Handgeschicklichkeit, sondern die Heilung mit Konservirung der verletzten oder erkrankten Theile als ihr höchstes Ziel betrachten soll. Nur dann erst ist die Chirurgie verschmolzen mit der Therapie zur wirklichen Heilkunst und es ist nach den ausgezeichneten Arbeiten grosser Chirurgen: eines Richter, Rust, v. Walther, Langenbeck, Chelius, Boyer, Larrey, Dupuytren, A. Cooper, Lawrence, Guthrie u. s. w., und besonders nach den Mittheilungen von Roux, Bauders, Malgaigne, Amussat, Velpeau, Piorry, Blandin, Seutin, Syme, Fergusson, B. Langenbeck, Günther u. A. m. über Verletzungen und Krankheiten der Knochen und Gelenke hohe Zeit gewesen, den Gegenstand der öffentlichen Konkurrenz behufs wissenschaftlicher Bearbeitung zu unterwerfen. Das vorliegende Werk des Hrn. Massart, so wie das (ein J. 1854 in deutscher Sprache in Breslau erschienenes) Werk des Hrn. Dr. H. J. Paul erhielten 1851 jedes den sogenannten Ermunterungspreis (médaille d'encouragement). Beide Werke ergänzen sich gegenseitig; nur erscheint die Massart'sche Arbeit systematischer, philosophischer, abgerundeter, während die Paul'sche Arbeit vielleicht in mancher Beziehung praktischer und kürzer ist. Man wird das erstgenannte Werk mit grossem Nutzen studiren; die Kapitel über Nekrose, Karies und Spina ventosa, die auch die Pädiatrik sehr ernstlich angehen, sind instruktiv; die Kapitel über das konservative Verfahren bei Verbrennuugen, Frakturen, Gelenkkrankheiten und falschen Gelenken sind es nicht minder. Das Neueste ist überall wohl bedacht und gewürdigt und es verdient das Werk daher die vollste Beachtung des praktischen Arztes.

Schlussbericht über die vom 21. Mai 1849 bis Ende Dezember 1851 in Prag beobachtete Cholera-Epidemie, nebst einer Abhandlung: die Cholera der Kinder, von Prof. Dr. Löschner, Direktor des Franz-Joseph-Kinderspitales, Mitglied der Medizinal-Kommission in Prag; Prag, Calve'sche Verlagsbuchhandlung 1854, 8., 90 Seiten mit 2 Tabellen und einer Epidemieverlaufskarte.

Der sehr geehrte und durch seine wissenschaftlichen, die Pädiatrik betreffenden Arbeiten wohlbekannte Hr. Verf. hat sich durch diese Abhandlung ein neues Verdienst erworben. Wir bedauern, dass wir in den vorliegenden Bericht nicht so weitläuftig eingehen können, wie wir gern möchten; der beschränkte Raum dieser Zeitschrift gebietet uns, ökonomisch zu sein. Wir werden daher unsere Analyse in Aphorismen zusammenstellen. 1) Der Bericht, auf Dekret der Statthalterei in Prag offiziell abgestattet, bezieht sich auf die in den Jahren 1849—1854 in Prag herrschend gewesene Cholera. 2) Der Generalbericht, der den ersten Abschnitt ausmacht, enthält nichts Neues, aber einige sehr beherzigenswerthe Wünsche über das nothwendige Zusammenwirken der Naturforscher, namentlich der Astronomen, Physiker und Chemiker mit den Aerzten, um endlich doch über den Gang der Epidemieen und ihren Zusammenhang mit tellurisch-meteorologischen oder kosmischen Vorgängen eine bessere Kunde anzubahnen. — 3) Auftreten und Verlauf der Cholera in Prag, so wie die daselbst getroffenen Vorkehrungen werden beschrieben. 4) Zugleich mit der Cholera verlaufen Typhus, Masern, Variole, Keuchhusten, Pneumonieen u. s. w. bald parallel, bald sich ausweichend, bald sich treffend. Einige interessante Fälle dürfen hier wohl kurz notirt werden: ein Kind, 6 J. alt, hatte Pneumonie und Variole überstanden, bekam die Cholera und starb unter hydrokephalischen Erscheinungen. Eine Frau, 24 J. alt, hatte den Typhus durchgemacht, bekam in der Rekonvaleszenz die Variole sehr heftig, wurde während des Suppurationsstadiums dieser konfluirenden Pocken von der Cholera befallen und starb daran. — 5) Von Ende Mai 1849 bis Ende September 1851 wurden im Kinderhospitale in Prag 235 von der Cholera befallene Kinder (141 Knaben, 94 Mädchen) behandelt, davon starben 121. Dem Alter nach waren diese Kinder: von 3 Wochen bis 6 Monaten 22 (starben 18), von 6 Monaten bis 1 Jahr 32 (st. 16), von 1—2 J. 48 (st. 28), von 2—3 J. 21 (st. 15), von 3—4 J. 14 (st. 8), von 4—5 J. 25 (st. 6), von 5—6 J. 12 (st. 7), von 6—7 J. 13 (st. 7), von 7—8 J. 9 (st. 3), von 8—9 J. 9 (st. 3), von 9—10 J. 5 (st. 2), von 10—11 J. 7 (st. 2), von 11—12 J. 10 (st. 2), von 12—13 J. 3 (st. 2), von 13—14 J. 4 (st. 1). — 6) Vorangegangen waren vorzugsweise Intestinalkatarrhe, kurz vor Eintritt der Epidemie häufig Intermittens, dagegen sanken der Typhus und die entzündlichen Lungenaffektionen mit Entwickelung der Cholera; fast parallel mit den Gastrointestinalaffektionen ging der Anfangs 1849 zur Epidemie herangewachsene Keuchhusten; die Blattern, die vor Eintritt der Cholera epidemisch geherrscht hatten, nahmen ab und erreichten während der Choleramonate ihr Minimum; das Scharlach, seit 1847 selten, begann mit Abnahme der Cholera häufiger zu werden; auch die Masern zeigten sich mit dem Hervortreten der Cholera seltener, kamen aber in den letzten Monaten dieser Epidemie wieder und zeigten sich eine kurze Zeit neben derselben. Im Allgemeinen ergab sich, dass ein Zurückgehen der entzündlichen Affektionen der Brustorgane, der Exantheme, des Typhus nur vor und während des ersten Auftretens der Cholera Statt fand, dass hingegen bei einer zweiten Steigerung dieser Krankheit auch ein Steigen der genannten Krankheitsformen Statt fand. Eigenthümlich verhielt sich dabei das Wechselfieber, das jeder Steigerung der Cholera immer in bedeutender Anzahl gleichsam voranlief. — 7) In Bezug auf das Ausschliessungsverhältniss ist zu bemerken, dass die Cholera 4mal zur Pneumonie, 9mal zur Tuberkulose, 2mal zum Typhus, 1mal zur skrophulösen Otitis, 1mal zur Krätze und 2mal zu den Masern hinzutrat. Von den vielen Keuchhustenkranken wurde kein einziger von der Cholera ergriffen. — Wir enthalten uns der weiteren Mittheilung dieser höchst interessanten Abhandlung, die einen schönen Beweis der ruhigen und scharfen Beobachtungsgabe des Hrn. Verf. liefert. — Verlauf, Leichenbefund, Symptomen-Analyse, diätetische Einflüsse, Kontagiosität, Lokalitätseinflüsse und Therapie sind sehr genau erörtert. Tabellen und eine Uebersichtskarte des Ganges der Epidemie in Prag und der neben ihr bestandenen anderen Epidemieen steigern noch den Werth des Werkes, das die vollste Anerkennung verdient.

---

1. Die Erkenntniss und Behandlung der Taubheit, für Aerzte und gebildete Nichtärzte. Von Dr. W. Löwe, prakt. Arzt u. s. w. Fünfte Auflage. Mit einer Steindrucktafel. Pasewalk, Verlag von C. E. Braune, 1854, 8., 66 Seiten.
2. Das Gehör und die Schwerhörigkeit. Offener Brief an das Publikum gegen den Charlatanismus, von Dr. J. Erhard. Mit einer Abbildung. Berlin 1855, 8., Verlag von Jeanrenaud, 26 Seiten.
3. Reform der Ohrenheilkunde. Sendschreiben an seine Kollegen, von Dr. J. Erhard, Berlin 1855, Verlag von Jeanrenaud, 8., 15 Seiten.

Die ersten beiden Schriften sind dem grösseren Publikum, die letztgenannte der ärztlichen Welt bestimmt. Die Löwe'sche Schrift soll freilich Beiden dienen, den Aerzten und den Patienten und wir sind immer entschieden gegen diese zweilebige oder amphibienartige Tendenz, weil gewöhnlich Keinem genügt wird, — den Aerzten nicht, weil sie zu wenig Gründliches und Tiefeingehendes, und den Patienten nicht, weil sie zu viel Professionelles, sie gar nicht Interessirendes erhalten. Indessen hat die Löwe'sche Schrift die fünfte Auflage erlebt; das ist ein redendes Zeugniss, vor welchem alle Logik schweigen muss. Die Schrift ist auch recht brauchbar, liest sich gut, ist klar gehalten und entfernt von Aufschneiderei und Gelärm. Der praktische Arzt wird sie ansprechend finden und Mancherlei durch sie sich deutlicher vor Augen gestellt fühlen. Wünschenswerth wäre eine recht gründliche Durcharbeitung der Ohrenheilkunde in ihren einzelnen Zweigen durch Hrn. Löwe, der gewiss eine reiche Erfahrung besitzt.

Die Schrift Nr. 2 beginnt mit einer nachdrücklichen und beherzigungswerthen Warnung gegen Quacksalberei und besonders gegen herumreisende Ohrenärzte; dann folgt eine kurze, verständliche Darstellung der Konstruktion des Gehörorganes und der Schallauffassung. Die Schwerhörigkeit unterscheidet er in eine nervöse (Unfähigkeit des Gehörnerven) und eine physikalische, deren Ursache in einer Beeinträchtigung des akustischen Apparates liegt. Diesen akustischen Apparat vergleicht er einer Violine: „Das Trommelfell ist die Saite, der Trommelfellspanner der Wirbel, die Gehörknöchelchen sind der Steg, die Ohrtrompete ist der Resonanzboden dieser Violine und die Schallwellen der Luft sind der Fiedelbogen, der die Violine in Bewegung setzt.“ Die physikalische Schwerhörigkeit betrachtet er gleichsam als eine Verstimmung der Violine. Diese Vergleiche wollen wir dahingestellt sein lassen; ohne eine gewisse Wahrheit sind sie jedenfalls nicht. Dann spricht der Verf. über Ohrenfluss, Charlatanismus, deutsche und französische Gehöröle, Brüsseler unsichtbare Hörröhrchen und reisende Ohrenärzte und gibt allen diesen Dingen den gebührenden Stoss. Bas Buch liest sich gut und entspricht seinem Zwecke, das Publikum vor Quacksalbereien, Täuschungen und Betrug zu warnen, sehr gut.

Die Schrift Nr. 3 enthält die Andeutungen einer rationellen Otiatrik und die Aufforderung, an grossen Universitäten wenigstens einen Lehrstuhl für diesen Zweig der Heilkunst zu errichten, damit er dem Jammer der Quacksalber und Charlatane, in deren Händen er sich noch meistens befindet, entzogen werde. Wir empfehlen diese kleine Schrift und sprechen unseren Wunsch aus, dass der Hr. Verf. der Ohrenheilkunde vorzugsweise sich widmen möge, um später Vorlesungen darüber zu eröffnen.

Die Krankheiten des Herzens und der Aorta, von Dr. William Stokes, Prof. der Medizin in Dublin. Im Auftrage des Verfassers aus dem Englischen von Dr. J. Lindwurm, Privatdozenten der Medizin an der Universität zu München. Würzburg, Stahel'sche Buchhandlung, 1855, 8., 538 Seiten.

Ueber dieses seit der kurzen Zeit seiner Veröffentlichung allgemein anerkannte Werk, das uns hier in trefflicher deutscher Uebersetzung vorliegt und das, eben weil es so wichtig ist, keinem praktischen Arzte fehlen sollte, brauchen wir statt aller Kritik nur folgende, von uns als wahr und richtig erkannte Worte des Herrn Uebersetzers anzuführen:

„Die medizinische Schule von Dublin ist vorzugsweise eine praktische. Die Auffassung der Medizin als rein theoretische Naturwissenschaft, wobei der eigentliche Endzweck der Heilkunst leicht aus dem Auge verloren wird, und nur zu leicht eine gewisse Gleichgültigkeit gegen die Resultate der Therapie eintritt, kennt man in Dublin nicht; die dortigen Aerzte sind Empiriker, aber wissenschaftliche Empiriker im besten Sinne des Wortes. Bei dieser praktischen Richtung hat die Dubliner Schule Grosses geleistet und sich durch die Schriften und die praktische Thätigkeit von Männern wie Cheyne, Graves, Colles, Porter, Carmichael, Cusack, Crampton, Corrigan, Marsh, Smith, Adams, Wilde etc. einen grossen Ruf erworben. Der bedeutendste, jetzt lebende Vertreter dieser Schule, gleich ausgezeichnet als Lehrer, Schriftsteller und Arzt, ist Stokes. Seine Aufsätze im Dublin Quarterly Journal und vor Allem seine klassische (in Deutschland wohlbekannte) Abhandlung über die Brustkrankheiten haben den Fortschritt der praktischen Medizin wesentlich gefördert. Von seinem neuesten Werke: Die Krankheiten des Herzens und der Aorta übergebe ich hier meinen deutschen Kollegen eine Uebersetzung, welche ich im Auftrage des Verfassers gearbeitet habe. Es ist kein vollständiges, systematisches Handbuch, aber auch keine ausschliesslich physikalische Diagnostik der Herzkrankheiten, sondern eine auf langjährige klinische Erfahrung gestützte Monographie. Unsere neueren deutschen Werke sind mehr oder weniger nur Abhandlungen über die physikalische Diagnose der organischen Herzleiden; Stokes dagegen bekämpft jene einseitige Richtung, welche die Diagnose blos auf physikalische Zeichen gründet und die so wichtigen vitalen Erscheinungen unberücksichtigt lässt; er legt weniger Gewicht auf die differentielle Diagnose der einzelnen Klappenfehler und auf den Sitz eines Geräusches, als auf den Zustand des Herzens im Allgemeinen und besonders auf den Umstand, ob ein Geräusch ein organisches oder ein nichtorganisches, ob die Krankheit selbst eine organische oder eine funktionelle ist. Und gerade den nicht organischen Geräuschen und den funktionellen Störungen des Herzens, wie sie bei Typhus, Anämie, nervösen Zuständen u. s. w. vorkommen, widmet er eine besondere Aufmerksamkeit." — Und man muss gestehen, das eben begründet den wahren praktischen Werth des vor uns liegenden Werkes. Was kann der Arzt bei organischen Herzkrankheiten thun? Wenig oder nichts. Viel aber kann er bei den funktionellen Affektionen desselben thun, sobald er sie richtig erkannt hat. Das ist das eigentliche Feld für seine Leistungen, da kann er Heilungen bewirken und die Entstehung organischer Leiden verhüten. Er wird kaum ein Werk finden, welches ihm in dieser Hinsicht grösseren Nutzen gewährt, als das vorliegende. Die organischen Herzkrankheiten haben aber auch genügende Berücksichtigung erfahren. Wir wollen den Inhalt kurz andeuten: I. Entzündung des Herzens und seiner Membranen; II. Krankheiten der Klappen des Herzens; III. Krankheiten der Muskelsubstanz des Herzens; IV. Schwäche oder veränderte Muskelkraft des Herzens; V. Fettige Degeneration des Herzens; VI. Behandlung der organischen Herzkrankheiten; VII. Ueber den Zustand des Herzens im Typhus exanthematicus; VIII. Dislokation des Herzens; IX. Ruptur des Herzens; X. Anomalien der Herzbewegung (Angina pectoris, Neuralgie des Herzens, nervöses Herzklopfen, Affektion des Herzens im Typhus; Herzklopfen bei jungen Leuten, ferner in Folge gastrischer Störungen, ferner nach dem Genusse von Thee; hysterisches Herzklopfen, rheumatisches und gichtisches Herzklopfen u. s. w.); XI. Aneurysma der Brustaorta; XII. Aneurysma der Bauchaorta. — Von ganz besonderem Interesse für die Leser unseres Journales sind die bei Kindern vorkommenden Herzkrankheiten, die hier mit verhandelt werden. — Die typographische Ausstattung ist eine der altberühmten Verlagsbuchhandlung würdige.

Die Lehre vom Auswurfe. Ein Beitrag zur medizinischen Klinik, von Dr. Anton Biermer, Privatdozenten und vormaligem Assistenzarzte der medizinischen Klinik am Juliushospitale zu Würzburg. Mit 2 lithogr. Tafeln. Würzburg, Stahel'sche Buchhandlung, 1855, gr. 8., 138 Seiten.

Diese vortreffliche Monographie ist die weitere Bearbeitung einer von der medizinischen Fakultät zu Würzburg 1849—1850 gekrönten Abhandlung des Hrn. Biermer. Seine spätere Stellung als klinischer Assistenzarzt am Juliushospitale zu Würzburg gab ihm reiche Gelegenheit, Untersuchungen vorzunehmen und Beobachtungen anzustellen. Unterstützt wurde er durch v. Marcus, Virchow und Scherer. Es liess sich also im Voraus etwas Genügendes erwarten und in der That entspricht das vor uns liegende Werk den gehegten Erwartungen vollständig. Zuerst eine geschichtliche Darstellung unserer Kenntniss der Sputa mit möglichst genauer Angabe der Literatur; dann die verschiedenen Untersuchungsweisen. Hierauf folgt eine Darstellung der Bestandtheile des Auswurfes, die in morphologische und amorphe (chemische) zerfallen. Das dritte Kapitel gibt eine Beschreibung der vorzüglichsten Auswurfsstoffe im Allgemeinen; diese sind: 1) der schleimige Auswurf (a) rein schleimiger, b) wässerig-schleimiger); 2) der schleimig-eiterige (a) der inniggemengte, b) der nicht homogene); 3) der rein eiterige; 4) der blutige (a) der rein blutige, b) der blutig tingirte und c) der innig mit Blut gemengte). Diese Eintheilung ist allerdings etwas willkürlich, aber sie entspricht den praktischen Zwecken vollständig; jedenfalls ist sie besser als die verlebte und doch noch überall übliche in schaumige, glasige, fadenziehende, kugelige, körnige Sputa u. s. w. Im 4. Kapitel nimmt der Verf. die Sputa in den Krankheiten durch: 1) der Auswurf in den Krankheiten des Larynx und der Trachea; 2) der Auswurf in den Krankheiten der Bronchien; 3) der Auswurf in den Krankheiten des Lungenparenchymes (a) in der Pneumonie, b) bei hämorrhagischem Infarkte und brauner Induration, c) bei Tuberkulose, d) bei Lungenödem und e) bei Lungengangrän. Für *die Diagnose und* Prognose der Krankheiten ist dieses *Kapitel von* grosser Wich*tigkeit;* auch der eigentliche Kinderarzt findet darin sehr viele Anhalts*punkte.* Zwei lithographirte Tafeln beschliessen dieses Werk, das der *medizini*schen Literatur Deutschlands alle Ehre macht. Auch *die* Ausstattung ist stattlich.

Die Kombinationsverhältnisse des Krebses und der Tuberkulose. Von Dr. Karl Martius, Assistenzarzte am allgem. Krankenhause zu Nürnberg. Erlangen 1853, 8., bei Palm & Enke, 45 Seiten.

Es ist nicht ganz unsere Schuld, dass wir diese vor zwei Jahren erschienene Schrift erst heute unseren Lesern *vorführen.* Wir haben behufs der Vergleichung auf eine ähnliche Arbeit gewartet, die ein namhafter hiesiger Autor zu veröffentlichen *im* Begriffe war. Wie wir aber hören, hat derselbe jetzt aus uns unbekannten Gründen seine Arbeit zurückgelegt. Deshalb *säumen* wir nicht länger mit unserer kurzen Notiz. — Die Ausschliessung der verschiedenen Krankheiten gegeneinander einerseits, ihre Umgestaltung ineinander andererseits, ist, wie Jeder zugeben wird, ein Punkt von der grössten Wichtigkeit in der Pathologie. Das Wesen der Krankheitsprozesse kommt uns nur dann erst eigentlich zum Verständnisse. In neuerer Zeit ist diese, man könnte sagen, vergleichende oder induktive Pathologie erst angebaut worden; französische und deutsche Autoren sind vorzüglich dafür thätig gewesen. Wir sind mit diesem Zweige der Wissenschaft noch in der Kindheit und müssen Alles herzlich willkommen heissen, was uns geboten wird. Die Kombinationsverhältnisse des Krebses und der Tuberkulose, zweier so manifest und zugleich so verschieden hervortretender Krankheitsprozesse, ist von ganz besonderem Interesse. Der Verf. hat durch Rokitansky sich anregen, aber durch Dittrich in Erlangen sich näher bestimmen lassen. Die Schrift verdient gelesen zu werden. Rokitansky hat das schroffe Gegenüberstehen beider Krankheitsprozesse (Tuberkulose und Krebs) in verschiedenen Organen, ja selbst an verschiedenen Stellen einzelner Organe, so wie ihre Bedeutung klar dargestellt, aber er hat sehr vorsichtig doch nicht den Satz ausgesprochen, dass sie sich durchaus gegenseitig ausschliessen. Aus Rokitansky's Darstellung konnte man jedoch diese gegenseitige Ausschliessung mit ziemlicher Sicherheit vermuthen, und es ist daher höchst dankenswerth, in vorliegender Schrift gerade die Kombination der genannten beiden Krankheiten nachgewiesen zu sehen. Man findet in der Schrift 13 sehr sorgfältige Leichenbefunde und aus denselben hat der Verf. die oben erwähnte Kombination in vier Reihen eruirt. — Wir müssen auf die Schrift selber verweisen, um die auch für die Praxis höchst wichtigen Schlüsse kennen zu lernen, die der Verf. namentlich in Bezug auf die Genesis der Tuberkulosis zieht.

Handbuch der speziellen Pathologie und Therapie. Sechster Band. Zweite Abtheilung. — Krankheiten der männlichen Geschlechtsorgane und der Harnblase. Bearbeitet von Prof. Pitha. Erlangen. Verlag von F. Enke. 1855. gr. 8. 211 Seiten.

Dieses uns durch die Güte des Hrn. Verfassers zugekommene Werk ist ein Theil des grossen von Virchow redigirten Handbuches der speziellen Pathologie und Therapie. Es entspricht in seiner Art dem Zwecke vollkommen; es ist eine gute Zusammenstellung, bündig, klar und übersichtlich, und zeigt überall die Hand des den Gegenstand beherrschenden Meisters. Originelles und Neues finden wir aber durchaus nicht; wir hätten gewünscht, dass der Hr. Verfasser aus dem Schatze seiner eigenen Erfahrung

Vieles hinzugethan hätte; dass es nicht geschehen, hat sich der Verf. wahrscheinlich lediglich dadurch bestimmen lassen, dass überhaupt das ganze grosse Unternehmen nichts weiter sein soll, als eine blos kompilirende, auf Originalität durchaus keinen Anspruch machende Darstellung. Von diesem Gesichtspunkte aus haben wir auch darüber weiter nichts zu bemerken; bedauern dann nur die übergrosse Kürze in vielen Punkten, namentlich bei den Krankheiten des männlichen Gliedes selber und besonders der Harnröhre. Sehr sorgsam und fleissig ist die Literatur zusammengestellt.

Neue Darstellung des Sensualismus. Ein Entwurf von Heinrich Czolbe, Dr. med., Leipzig, bei Costenoble 1855. 8. 237 Seiten.

Ein Entwurf, nichts weiter als ein Entwurf, und als solchen sollen ihn die Leser ansehen. Aber wozu dient er? Der Herr Verf. ist bemüht, Sensualismus einzuführen, statt des Wortes Materialismus, das verpönt ist und das schon manchem tüchtigen Manne seine Stelle gekostet hat. Die Atheisten-Riecher werden aber auch bald herausfinden, was unter dem Ausdrucke Sensualismus steckt und dann werden sie dem Sensualismus den Spiritualismus entgegensetzten und Hr. Verf. soll sich in Acht nehmen, dass er nicht angepackt wird als ein der Sinnlichkeit Verfallener, der den heiligen Spiritus negirt. Warum gibt sich der Hr. Verf. dazu her? Will er etwa den Augiasstall unserer aus Trümmern der verschiedenartigsten Civilisationszustände zusammengezimmerten religiösen Weltanschauung, wie sie gang und gäbe ist, ausmisten? Andere Männer haben leiden müssen — Feuerbach, Moleschott, Vogt u. s. w. Lassen wir diese Dinge sein, wie sie sind. Es ist Streit genug darum gewesen und weder der deutschen Nation, noch der Wissenschaft ein Nutzen daraus erwachsen. Die richtige Erkenntniss kommt ganz von selber, aber sie muss reifen, und gereift wird sie durch immer grössere Verbreitung der Naturwissenschaften, durch Einführung physikalischer, chemischer, geologischer, geognostischer und naturhistorischer Kenntnisse im weitesten Sinne des Wortes in die Masse des Volkes. Kein Dunkelgericht, keine Sorbonne, keine Inquisition, keine heilige Vehme kann solcher Thätigkeit entgegentreten, weil jeder Schritt in unserem Leben naturwissenschaftliche Kenntniss erheischt und diese nirgends mehr entbehrt werden kann. Will der Hr. Vf. ein Apostel sein für seine Ueberzeugung, so wird er sehr viel leisten, wenn er in klar verständlichem, populärem Style einzelne Punkte darstellt und daran seine Anschauung demonstrirt. Feuerbach hat die leichtere Verständlichkeit, Moleschott und Vogt dagegen haben die grössere Anschaulichkeit vor ihm voraus und wenn er die Leistungen dieser Männer fragmentarisch nennt, so vergisst er, dass auch in seinem „Entwurfe" noch ein System nicht fertig ist. B.

Briefe während einer Reise durch Istrien, Dalmatien, Süditalien, Spanien, Portugal, Madeira, einem Theile (!) der Westküste Afrika's. Von A. Trogher, Dr. med., Leibarzt des Erzherzogs Ferdinand Max u. s. w. Triest bei F. H. Schimpff. 1855. 8. 185.

Eine Reisebeschreibung, die sich ganz gut liest und für den Freund, an den die Briefe gerichtet worden, auch gewiss von Interesse ist. Dem Arzte aber oder vielmehr der medizinischen Wissenschaft gibt sie sehr wenig Ausbeute. Was hätte der Verf. nicht über die durchreisten Länder hinsichts des dort herrschenden Genius morborum, der Endemieen und Epidemieen, ihrer Behandlung, der klimatischen Verhältnisse u. s. w. leisten können. Statt dessen nur sehr oberflächliche Bemerkungen über Hospitäler.

Ueber Krankheiten und Krankheitsverhältnisse auf Island und den Faröer-Inseln. Ein Beitrag zur medizinischen Geographie. Nach dänischen Originalarbeiten von Julius Thomson, Dr. med., Physikus in Cappeln. Schleswig, Th. van der Smissen. 1855. 166 S. und 2 Tabellen.

Eine mit grosser Klarheit und Einsicht abgefasste Schrift, ein sehr dankenswerther Beitrag! Der Verf., welcher im Auftrage der dänischen Regierung selbst $1^1/_2$ Jahr auf Island zugebracht hat, gibt zunächst eine kurze, ganz vortreffliche Beschreibung der physischen und hygieinischen Verhältnisse jener merkwürdigen Insel in Betreff der geognostischen Beschaffenheit und des Klima's, der Wohnungen, der Tracht, der Lebensweise und der täglichen Beschäftigung der Isländer, sowie ihrer Konstitution, ihres Temperamentes und Nationalcharakters, wobei er mit edler Freimüthigkeit die dänische Regierung auf die grossen Mängel ihrer

Verwaltung und ihrer sanitätspolizeilichen Einrichtungen des vernachlässigten Ländchens aufmerksam macht und eindringlich ermahnt, die vielen Uebelstände möglichst bald abzustellen, weil dadurch allein den auffallend ungünstigen Vermögens-, Kultur- und Gesundheitszuständen abgeholfen werden könne; — eine Beschreibung, die auch der Laie mit vielem Nutzen und Vergnügen lesen wird. In dem folgenden Theile bespricht der Verf. die Krankheitsverhältnisse, zwar unter reicher Benutzung der sehr schätzbaren Arbeiten Schleisner's, Eschricht's u. A., deren Gediegenheit nichts zu wünschen übrig lässt, aber doch mit eigener Beobachtung und selbstständiger Kritik. Für die Syphilis, Scrophulosis und Lungenschwindsucht, von denen Island frei ist, und für Bleichsucht, Säuferwahnsinn und kariöse Zähne, welche dort ausserordentlich selten vorkommen, — letztere hauptsächlich gewiss auch deshalb nicht, weil der Isländer Alles kalt isst, was aber andererseits grössere Nachtheile herbeiführt — wird es dagegen von fast noch schlimmeren Uebeln desto stärker heimgesucht, nämlich: die Hysterie und Menostasie, vorzugsweise aber von der — charakteristisch genug — dort so stark grassirenden Leberkrankheit, der Spedalskhed und dem Trismus neonatorum. Die Leberkrankheit besteht eigentlich nur in der Hydatidenkrankheit; es ist erschrecklich, wie viele Opfer dieselbe dort fordert: jeder siebente Mensch besitzt dieselbe, und mit Recht wird dieselbe vom Verf. in ihren Formen und Ursachen, so wie die Verhütung und Behandlung derselben, insbesondere auch die Entstehung und Fortpflanzung der Cysticercen, einer eingehenden, ausführlichen Besprechung unterworfen. Die Elephantiasis (Spedalskhead), welche viel kürzer abgehandelt wird, tritt zwar noch immer, sowohl in ihrer anästhetischen als tuberkulösen Form, aber doch seit 1847 in viel geringerem Maasse auf, so dass, während 1838 noch 128, im Jahre 1846 nur noch 50 Personen daran litten. Die Mundklemme der Kinder ist in Island so häufig, wie sonst nirgends in Europa, und es sind in den letzten 20 J. jährlich im Durchschnitte 62 prC. an den lebend geborenen Kindern vor dem Ausgange der zwei ersten Wochen daran gestorben. Die Zähigkeit der Isländer, mit der sie an ihren alten üblen Gewohnheiten festhalten und von jeder Kultur sich abschliessen, ihre schlechte Wohnung, Nahrung und Kleidung sind die hauptsächlichsten Ursachen. Bei der vorübergehenden Einrichtung eines

Spitales für Wöchnerinnen, welches der Kommissär der Regierung nur schwer und mit grossen Kosten in Gang brachte, starben trotz aller noch waltenden Mängel und Störungen von den Aufgenommenen doch nur 22 prC. Ein grosser, kaum begreiflicher Uebelstand liegt darin, dass keine Isländerin ihr Kind selbst stillt, sondern es irgend einer Nachbarsfrau übergibt, wo es dann äusserst schlecht gepflegt und genährt wird. Noch gibt es einige minder wichtige, aber ebenfalls eigenthümliche Krankheitsformen auf Island: Nabitur, eine Art Pyrosis insipida, Handardorfi (Taubheit der Hände?) und Naladórfi (Taubheit der Nägel?). Ausserdem herrschten und herrschen sehr oft verheerende Epidemieen: katarrhalische Fieber, Typhen, Dysenterie, Keuchhusten, Masern, Hungerkrankheit u. s. f. Bemerkenswerth ist endlich die Häufigkeit von Geisteskrankheiten auf Island, namentlich die grosse Zahl von Idioten. — Ein kurzer Anhang gibt einige wenige Nachrichten über die Krankheiten auf den Faröern, die nicht ganz so ungünstig lauten. Zu bedauern ist, dass der Verf. uns über das isländische Medizinalwesen, die Quacksalberei etc. nichts Näheres mitgetheilt hat, wozu ihm doch dieselben authentischen Quellen vorlagen. Im Ganzen aber verdient auch so sein Werkchen alle Anerkennung und Empfehlung.

Lebensdauer und Todesursachen 22 verschiedener Stände und Gewerbe, nebst vergleichender Statistik der christlichen und israelitischen Bevölkerung Frankfurts. Nach zuverlässigen Quellen bearbeitet, von Dr. W. C. Neufville, prakt. Arzte in Frankfurt a. M. Mit 23 Tabellen, 116 S. Frankfurt a. M. Sauerländer, 1855.

Je mehr man einsehen lernt, dass auch der Mensch mehr oder weniger nur Produkt des Bodens und Klima's ist, wobei Gewerbe, Vermögen, Alter fernere gewichtige Faktoren abgeben, desto mehr wird es die Aufgabe sein, zu individualisiren und in's Einzelne zu gehen. Nur so kann die Kunst des Arztes und die sanitätspolizeiliche Vorsicht des Staates von Nutzen werden. Es ist daher jeder, noch so kleine, Baustein, der dazu herangetragen wird, ein wichtiges Material. Das vorliegende Schriftchen ist eine schätzbare Arbeit, der nur eine breitere Grundlage zu wünschen gewesen wäre. Auffallend günstig stellt sich das Lebensalter der

Geistlichen, die es freilich auch leicht und bequem genug dort wie überall haben, der Schullehrer, was indess nicht allerwärts, und der Kaufleute; sehr ungünstig das der Aerzte und Künstler. Am übelsten kommen die Schuhmacher und vor Allem die Schneider weg, von denen der 3. Theil schon mit 31 $^{3}/_{4}$ Jahren gestorben ist und nur die Hälfte älter als 42 J. wird Die mittlere Lebensdauer derselben ist 45 J.! — und da beklagen sie sich noch über die Erfindung der Nähmaschinen! Unter den Gewerben ist der Stand der Gärtner der günstigste. Statistikern und Medizinalbeamten kann die kleine Schrift nur willkommen sein.

Jedes Jahr erscheinen 12 Hefte in 2 Bdn. — Gute Originalaufsätze üb. Kinderkrankh. werden erbeten u. nach Erscheinen jedes Heftes gut honorirt.

JOURNAL FÜR KINDERKRANKHEITEN.

Aufsätze, Abhandl., Schriften, Werke, Journale etc. für die Redaktion dieses Journales beliebe man derselben od. den Verlegern einzusenden.

[BAND XXV.] ERLANGEN, SEPT. u. OKT. 1855. [HEFT 9 u. 10.]

I. Abhandlungen und Originalaufsätze.

Therapeutische Versuche und Erfahrungen aus dem Kinder-Hospitale zu München. Ein in der Sitzung des ärztlichen Vereins zu München am 14. Mai 1855 gehaltener Vortrag, von Dr. Hauner, Arzt des genannten Hospitales und Dozent an der k. Universität daselbst.

„Es ist sonderbar," so schreibt mir ein befreundeter Kollege aus einer der grössten Städte Deutschlands, „dass, während die Homöopathen und die Jünger Rademacher's in ihrer Weise die Heilmittellehre kultiviren, und der speziellen Therapie obliegen, — kuriren, — sich Kredit und Geld erwerben, — es bei uns anderen Aerzten beinahe so weit gekommen ist, in gelehrten Abhandlungen und Gesellschaften, — falls man nicht für einen ungebildeten Empiriker gehalten werden will, — nicht von unseren Arzneischätzen reden zu dürfen, sondern nur über physiologische und chemische Untersuchungen, über die pathologische Anatomie, — die Mikroskopie, oder über neue Entdeckungen von Krankheitsentstehungen, über Kontagien und Miasmen u. s. w. zu diskutiren." „Wenn wir auch," so bemerkt derselbe weiter, „den herrlichen Hilfsdiziplinen einer geläuterten Medizin auf der Stufe, auf die uns unser Studium und die Fortschritte der Wissenschaften überhaupt gestellt haben, volle Rechnung tragen müssen, sie studiren, genau kennen und praktisch anwenden sollen, so dürfen wir deswegen doch nie den eigentlichen Zweck aller unserer Studien, nämlich das „„Sanare"" vergessen, und sollen, ja müssen die Kunst des Heilens zu fördern und aus unserem reichen und schönen Arzneischatze diejenigen Mittel besonders hervorzuheben bemüht sein, die wahrhaft hohen Werth besitzen, und zwar muss dieses geschehen auf dem Wege des direkten therapeutischen Experimentes.“ —

Ich für meine Person kann meinem Freunde so Unrecht nicht geben und finde, dass sein Ausspruch sich, ob zwar im verminderten Grade, auch auf unsere medizinischen Verhältnisse dahier in München in Anwendung bringen lässt. Mein heutiger Vortrag bezweckt, diesem zu entsprechen und daher muss ich die geehrte Versammlung, die gewohnt ist, vorzugsweise gelehrte Vorträge zu vernehmen, bitten, diesmal einem ihr schon bekannten Gegenstande sich zuzuwenden und mir für kurze Zeit geneigtes Gehör zu schenken, um meinen Bericht über einige therapeutische Experimente zu vernehmen, die ich seit Jahren im hiesigen Kinderspitale gemacht habe und die durch Zahlen und durch verbürgte Wahrheit im Werthe gewinnen. Es wird der geehrten Versammlung anheimgestellt bleiben, meine Mittheilungen ihrer Diskussion zu unterwerfen.

I. Ich beginne mit der Vaccination, die ich jedoch nicht als bekanntes Schutzmittel gegen die Blattern, oder als mehrmals versuchtes Heilmittel gegen Keuchhusten und andere Neuralgieen, sondern als Vertilgungs- und Heilmittel gegen gewisse Arten von erektilen Geschwülsten in Betracht ziehe. Wie bekannt, hat man sich in neuester Zeit zur Vertilgung dieses Schönheitsfehlers der verschiedensten Mittel bedient, und da das Messer, die Kauterisation, die subkutane Unterbindung, die Einführung von Jod, von Höllenstein, von Tart. stibiatus, die Akupunktur u. s. w. öfters nicht zum erwünschten Ziele führten, hat die Vaccination in den Theilen, wo man überhaupt eine Entfernung dieser vaskulösen Zellgewebsbildung für wünschenswerth hält, eine weitere Anwendung gefunden. —

Bouchut sagt: „Das Einimpfen der Vaccine ist ein ausgezeichnetes Mittel, um erektilen Naevus, wenn er nicht zu ausgedehnt und zu voluminös ist, zu entfernen; dieses Verfahren geniesst aber noch nicht den Ruf, den es verdient. Es beugt gleichzeitig auch dem eventuellen Auftreten von Blattern und ebenso den Konsequenzen einer fürchterlichen Hautverletzung vor.“ —

Ich habe die Vaccination für obigen Zweck dreimal angewandt; in dem einen Falle sass der Naevus am Nacken; im zweiten Falle am Vorderarme und im dritten Falle am linken oberen Augenlide. Alle drei Fälle sind vollkommen geheilt. — Denjenigen, die vielleicht Interesse daran haben, dieses Verfahren gegen den erektilen Naevus näher kennen zu lernen, erlaube ich mir, ein Kind vorzustellen, an dem ich zuletzt die Operation gemacht habe, und das dadurch geheilt worden ist, ausserdem ein anderes Kind mit einem solchen Naevus, gegen den noch nichts gethan ist.

Bei dem ersten 7 Monate alten, gesunden, noch nicht geimpften Mädchen bedeckte der Naevus das ganze obere linke Augenlid; der Naevus selbst war etwas über die Haut erhaben, blauroth; in der Mitte desselben zeigte sich eine leichte Erosion; die ganze Geschwulst hatte ein sammetartiges, schwammiges Gewebe und seine vasknlöse Bildung war nicht zu verkennen. Die Mutter gibt an, dass der rothe Fleck schon bei der Geburt ziemlich gross und von derselben Beschaffenheit wie jetzt gewesen, namentlich war seine Erhabenheit über das Niveau der Haut deutlich. Erst in den letzten Monaten aber wuchs die Geschwulst rasch und man glaubte nun, sie in einigen Tagen grösser werden zu sehen. Auf unseren Vorschlag, das Kind auf dieser Stelle zu impfen, ging die Mutter gleich ein, und wir vollführten Ende Juli v. J. vom Arme eines gesunden Kindes weg die Impfung auf folgende Weise: zuerst wurden rings um den Naevus herum in die gesunde Haut, immer einige Linien von einander, Einstiche mit einer Lanzette, im Ganzen 8, und hierauf in den Naevus selbst, mehr in der Mitte als in den Seitentheilen, noch ungefähr 10 Einstiche gemacht, so dass es im Ganzen 18 Impfstellen waren. Die Blutung bei der Einführung der Lymphe in den Naevus selbst war ziemlich stark und eben deswegen, weil wir dieses schon von unseren früheren Operationen her wussten, machten wir so viele Einstiche; dieselbe hatte aber auf die Veränderung, etwaige Verkleinerung oder Entfärbung des Naevus keinen Einfluss. Uebrigens wurde das Kind wie jeder andere Impfling behandelt. Am 9. Tage nach der Impfung wurde uns das Kind wieder in's Spital gebracht, der Naevus war in Verschwärung begriffen, Vaccinepusteln bedeckten das ganze obere Augenlid, das sehr stark angeschwollen war, das Allgemeinbefinden des Kindes litt nicht viel. Wir liessen nun Kälte über das ganze Auge appliziren und die Kleine in Ruhe und im Zimmer halten. Am 15. Tage war die Geschwulst des Augenlides noch grösser, und die Impfpusteln fingen an einzelnen Stellen an, sich abzulösen und zu eitern. Wir fuhren mit den Umschlägen fort. Nach 8 Tagen brachte uns die Mutter das Kind wieder: nun war die Geschwulst vermindert, die Impfpusteln fingen an einzutrocknen, und blätterten sich in einzelnen Stellen, namentlich an den Rändern, ab, unter denselben fand man eine blassröthliche Impfnarbe, die Erhabenheit des Naevus über die Haut war völlig verschwunden. Nach 8 Tagen kam uns das Kind wieder zur Vorstellung und der Erfolg der Vaccination war ein vollkommener, die Narbe war blasser und es stand zu erwarten, dass sie von Tag zu Tag ebener und der Haut gleicher würde, was auch gegenwärtig der Fall ist, da man kaum ahnt, dass an dieser Stelle ein so grosser Naevus sich befand.

Der zweite Fall betrifft einen $^1/_2$ Jahr alten Knaben, — den ich hier gleichfalls vorstelle, — der unter dem linken Ohrläppchen eine wallnussgrosse Telangiektasie hat. Auch dieser Naevus ist über die Haut erhaben, blauroth aussehend und schwammig anzufühlen und wird sich, wie der vorige, zur Vaccination, die ich demnächst an dem noch nicht geimpften Kinde vornehmen und worüber ich seiner Zeit das Nöthige referiren werde, vollkommen eignen *). —

II. Ich gehe nun zur eigentlichen Materia medica über und führe nur solche Mittel an, die von uns selbst seit 10 Jahren mehrmals und mit sicherem, von jeder Täuschung freiem, Erfolge zur Anwendung kamen. —

1) Kali chloricum. Von uns gegen Stomacace in

---

*) Am 11. Mai l. J. wurde die Impfung bei diesem Kinde, wie oben beschrieben, vorgenommen: am 8. Tage nach der Impfung stellte sich Geschwulst ein, die sich am 12. mit 8 Bläschen bedeckte; schon am 14. Tage begann die Abtrocknung und am 20. fiel die Kruste ab und liess eine lebendig granulirende Fläche zurück. Das Allgemeinbefinden des Kindes war immer gut, kein Fieber. Am 1. Juni erkrankte der Knabe plötzlich sehr heftig, und bot schon nach einigen Tagen Symptome eines akuten Lungen- und Leberleidens dar, dem er auch bald erlag. — Da die Krankengeschichte und der Sektionsbefund dieses Falles sehr interessant ist, so wird in diesem Journale demnächst hierüber von Dr. Kerschensteiner, dem Assistenzarzte des Spitales, Bericht erstattet werden. — Welchen, oder überhaupt ob einen Einfluss die Vaccination auf die spätere Erkrankung des Kindes hatte, wollen wir nicht entscheiden.

mehr denn 70 Fällen während einer Reihe von Jahren mit zauberhaftem Erfolge angewendet, — denn alle diese Fälle heilten in kürzester Zeit, — in 4 Stunden war aber schon das übelste und lästigste Symptom dieser Krankheit, der penetrante, äusserst widerlige Mundgeruch, gehoben. — Auch gegen diphtheritische Prozesse des Mundes, Rachens und Schlundes, gegen merkurielle Geschwüre mit fadem, süsslichem Geschmacke wurde dasselbe von uns bei mehreren Kranken mit gutem, jedoch weniger sicherem, Erfolge zur Anwendung gezogen. — Wir haben dieses herrlichen Mittels, das wir nach Hunt's und Romberg's Methode im Kinderhospitale nun als stehendes Arzneimittel aufgenommen haben, in unseren Jahresberichten in der deutschen Klinik schon Erwähnung gethan, können aber nicht umhin, hier wiederholt darauf zurückzukommen, da diese Heilungsweise des chlorsauren Kalis denn doch nicht so allgemein bekannt und gewürdigt sein dürfte, wenigstens wird derselben in Werken über Materia medica, — zum Beispiel von Sobernheim, Riecke, — den neueren Arzneimitteln von Aschenbrenner etc. nicht gedacht, und nachdem eine Reihe von Krankheiten aufgezählt worden, wo die Wirkung des Kali chloricum jedenfalls problematisch ist, nur in allen drei Büchern dasselbe mit den Worten abgeführt: „rühmt man auch seine Wirkung gegen Mundgeschwüre."

Unsere Anwendungsweise ist: Kali chloric. ʒß—ʒj solve in Aqua destill. ℥jjj—℥IV, adde Syrup. simpl. ℥ß., S. in 24 Stunden innerlich zu verbrauchen. —

2) Ol. Jecoris Aselli. Seit langer Zeit von uns gegen Rhachitis, gleichviel ob in Gestalt von Craniotabes, Pectus carinatum, Skoliose oder Lordose u. s. w. in mindestens 200 Fällen, die alle geheilt wurden, zur Anwendung gebracht. — Dass hier nicht das diätetische Verfahren, die Bäder, die aromatischen Waschungen des Körpers u. s. w., die dabei gebraucht werden, heilen, sondern wirklich der Leberthran, beweisen die vielen Fälle, die bei ausgezeichnetem, diätetischem Verhalten u. s. w., aber ohne Leberthran, nicht heilten. Wir gaben den Leberthran zu 3—4 Kaffeelöffel voll täglich, — berücksichtigen gastrische Krankheiten, — Intestinalkatarrhe (Diarrhöen), die wie vorher heilen, und haben überdies gefunden, dass der Thran im Sommer in sehr heissen Tagen weniger gut vertragen wird, als im Winter bei kühler, oder kalter Witterung. —

3) Tinctura moschata cum Ambra gegen Laryngo-

spasmus, — reinen, ohne Komplikation auftretenden, Spasmus glottidis, — von uns seit 6 Jahren in mehr denn 30 Fällen stets mit bestem Erfolge angewendet. Wir enthalten uns einer weiteren Anpreisung dieses Mittels für benanntes Leiden. — Den Zweiflern, die unseren Berichten über diese Wirkung der Tinct. mosch. cum ambra in den Schmidt'schen Jahrbüchern entgegengetreten sind, können wir kurz sagen: Versuchet selbst, so oft wie wir, dann schreibet und urtheilet!

3) Arsenik, Tinct. Fowleri. Wir konnten lange nicht eine gewisse Scheu gegen dieses Mittel überwinden. — In 10 Jahren, dieses bedarf keiner Bestätigung, werden unter Tausenden von kranken Kindern sicher mehrere Hunderte mit chronischen Hautleiden behaftete vorgeführt. Ist in den meisten Fällen, wird das Grundleiden berücksichtigt und richtig erkannt, die Heilung eine in der Regel leichte, und sind die Mittel, die diese vollführen, höchst einfache, was wir in unseren Jahresberichten erwähnt haben, so gibt es doch einzelne Arten dieser Hautkrankheiten, die jeder Behandlungsweise, sie mag heissen wie sie will, widerstehen. Es würde für diesen Bericht zu weit führen, und doch wäre es wohl von hohem Interesse, die Krankengeschichten im Detail zu geben, bei denen die Tinct. Fowleri ganz allein die Heilung bewirkte. Der erste Fall nun, wo wir den Arsenik mit dem günstigsten Erfolge in Anwendung brachten, betrifft ein Kind von $2^1/_2$ Jahren, das an Eczema rubrum litt, welches wahrscheinlich von der Mutter ererbt war, da diese mit demselben Ausschlage behaftet war. Das Leiden bestand seit dem 3. Monate seines Lebens und es wurde seither Alles, wiewohl vergebens, gegen dieses Uebel versucht, — mit dem Kinde heilten wir zugleich die Mutter. Ein weiterer Fall betrifft einen $3^1/_2$ Jahre alten an Eczema impetiginosum leidenden Knaben. Schon im ersten Jahre seines Lebens wurde der Kleine von dem Ausschlage ergriffen, der Vater und die Mutter des Kindes wollen stets gesund gewesen sein, die Grossmutter des Kindes jedoch soll viele Jahre an einer Gesichtsflechte (?) gelitten haben. Ein Knabe von $6^1/_2$ Jahren, seit 3 Jahren an einem Prurigo und Eczema leidend, ein anderer Knabe von $7^3/_4$ Jahren, von Psoriasis guttata seit 4 Jahren befallen, von denen die Väter lange Zeit an einem Schuppenausschlage gelitten haben sollen, gehören ebenfalls hieher. —

Alle diese Kranken wurden von uns nach vielen vergebens angewandten Mitteln, worunter auch das kalte Wasser zur Schwitzkur und Douche gehören, durch die T. Fowleri vollkommen geheilt, und sind zur Zeit noch gesund. Wir können diesen Fällen 3 aus unserer Privatpraxis anreihen, bei denen ähnliche Leiden eben auf diese Weise zur Heilung geführt wurden. — Bei allen unseren Kranken bestand der Ausschlag Jahre lang und war bei fast allen auf eine hereditäre Ursache zurückzuführen. Unsere Anwendungsweise ist:

Rec. Tinct. Fowl. ℨj.

Aqua destill. ℥β. S. täglich 2 mal, später 3 mal 5 Tropfen. Nach dem Verlaufe dieser Arznei während eines Monates wenden wir die T. Fowleri per se in obiger Weise an. In Kost und sonstigem Verhalten wird nichts Besonderes verordnet, nur werden fette, ölige und salzreiche Speisen vermieden, die Kranken warm und zweckmässig gekleidet. Wir haben nicht gefunden, dass Bäder irgend welcher Art die Kur beschleunigen. Die längste Zeit brauchte die Kur des mit Eczema vermischten Prurigo, nämlich $4^1/_2$ Monate, alle anderen Formen heilten in 2—3 und $3^1/_2$ Monaten. Die üblen Erscheinungen, die beim Verlaufe des Arseniks öfters eintreten sollen, sind sammt und sonders illusorisch. Alle unsere Kranken vertrugen diese Tinktur gut, verdauten gut und wurden nicht magerer oder bleicher, im Gegentheile voller und besser aussehend; in einem einzigen Falle beobachteten wir nach reichlichem Thränen der Augen eine Konjunktivitis, nach dem Aussetzen der Tinktur verschwand dieselbe rasch und wir liessen später wieder mit dem Mittel fortfahren. Bestehende Diarrhöen kontraindiziren die Kur, oder machen dieselbe erfolglos. —

Auf welche Weise der Arsenik wirkt, lassen wir dahingestellt, in jedem Falle muss er eine die Säftemasse völlig umstimmende Wirkung besitzen, wie könnten sonst konstitutionelle Leiden völlig getilgt werden!

Romberg, sicher eine gewichtige Autorität, auf dessen Empfehlung hin wir die T. Fowleri anwandten, führt die glänzendsten Resultate solcher Wirkung des Arseniks an, und wo solche Facta sprechen, möchten die Erfolge schwer zu bezweifeln sein. —

4) Argentum nitricum gegen absteigenden, gegen morbillösen Krup, gegen Angina diphtheritica von uns in jüngster Zeit in circa 30 Fällen mit dem besten Erfolge angewendet. Dass salpetersaures Silber bei Ophthalm. neonatorum ein Abortivmittel

ist, kann ich durch mehr denn 16 geheilte Fälle beweisen. Ich halte es für überflüssig, die reichliche Anwendungsweise des Argent. nitr., die dasselbe seit 10 Jahren in unserem Kinderhospitale gefunden hat und wobei die Erfolge in der Regel eklatante waren, zu wiederholen, und verweise hier auf unseren Journal-Artikel in der deutschen Klinik „das Argentum nitricum als inneres und äusseres Heilmittel.“ —

5) Acidum sulph. dilutum, Elix. acid. Haleri. Wer möchte der Schwefelsäure, dem Acid. sulph. dil., dem Elix. acid. Hal. die Wirkung abstreiten und welches Getränke, das überdies noch so gerne und zwar von allen Patienten jeglichen Alters getrunken wird, leistet so viel! Bei typhösen, exanthematischen Fiebern, bei Krankheiten des Gefäss- und Blutsystemes, zur Klasse der Skorbutischen gehörend, dem bei den Kindern so häufig vorkommenden Morbus maculos. Werlhof., haben wir dasselbe in Hunderten von Fällen theils in Verbindung mit anderen passenden Medikamenten, theils allein zu ʒß—ʒj mit Syrup. Alth. ℥jß—℥v, davon einen mässigen Esslöffel voll zum Getränke, mit dem grössten Nutzen angewendet *).

6) Arnica montana, von der Schule der Brownianer bekanntlich gegen Nervenfieber mit dem Charakter des Torpors, der Asthenie häufig und, wie ich selbst im Beginne meiner medizinischen Laufbahn nur zu oft gesehen, gleich dem Kampher, der Valeriana und dem Moschus, gewissermassen als ultimum refugium und da natürlich meistens ohne Nutzen angewendet und daher in Misskredit gerathen, ist ein Mittel, das ich während meiner 20jährigen praktischen Laufbahn kaum zweimal zur Anwendung zog und endlich gänzlich aus meiner Materia medica pro infantibus gestrichen habe. In neuester Zeit aber holte ich die Arnica, auf die Empfehlung von Schneider, aus der Vergessenheit hervor und habe dieselbe in 3 Fällen mit glänzendem Erfolge zur Anwendung gebracht.

Alle drei Kranken litten an Exsudaten in Folge von Entzündungen seröser Häute, waren aber frei von jeder spezifischen

---

*) Welches andere Mittel vermag wohl die Mixtura sulphurica acida bei Metrorrhagieen spasmodischer Natur als auch bei passiven Metrorrhagieen mit grosser Erschöpfung zu übertreffen! Auch dafür kann ich an 20 Fälle aus meiner Praxis anführen, wo ich durch dieses Mittel den schönsten Erfolg erlangte.

Dyskrasie, namentlich von Skropheln. — Als zwei Kinder nach misskannten und gar nicht behandelten Pleuresieen zu uns in's Spital gebracht wurden, von denen eines rechtseitig ein weit verbreitetes Empyem hatte, das andere an einem geringeren linkerseite litt, — beide Kinder aber so entkräftigt und herabgekommen waren, dass an eine Paracentese nicht gedacht werden konnte, — der für derartige Leiden gerühmte Heilapparat (Kataplasmen, graue Salbe, Kalomel, Brechweinstein u. s. w.) gar keinen Nutzen zeigte, führte mich die grosse vitale Schwäche dieser Kranken, — der trockene, harte Husten, durch den nur bei höchster Anstrengung zähe Massen zum Auswurfe kamen, und die Dyspnoe zur endlichen Anwendung der Arnica. — Ebenso benutzte ich dieses Mittel bei einem $5^1/_2$jährigen Knaben, der an einer Arachnitis exsudativa litt und bereits aufgegeben war. — Während im ersten dieser Fälle der trockene Husten sich löste, und purulente Sputa in grossen Massen zum Auswurfe kamen, die Dyspnoe nachliess, und die tägliche physikalische Untersuchung der Brust die Verminderung des Exsudates nachwies, mit dem allmähligen Verschwinden desselben die Respiration eine freiere wurde, die Kraft sich hob, Appetit und Schlaf zurückkehrten, das erdfahle, elende Aussehen des Kindes sich besserte, wurde im zweiten Falle bei kleinerem Empyeme die Schleimabsonderung und der Auswurf nicht reichlicher, — aber der Husten und die Dyspnoe erschienen bei dem Fortgebrauche der Arnica seltener, die Athmung zeigte sich ruhiger, so dass hier die Resorption des Eiters gleich rasch von Statten ging, was uns die Untersuchung der Brust erwies. — Im dritten Falle bei der exsudativen Arachnitis war uns die die Resorption bethätigende Wirkung der Arnica am deutlichsten. — Es waren in diesem Falle alle die Symptome eines wahren exsudativen Zustandes in den Gehirnhäuten vorhanden, und allmählig, wiewohl langsam, verschwanden dieselben, und das bereits für verloren gegebene Kind wurde der vollen Genesung entgegengeführt. Man muss übrigens die Heilung solcher Leiden nicht in einigen Tagen erwarten, sondern muss bei nur einiger Besserung konsequent mit diesem Mittel Wochen lang fortfahren. Sind der Fälle*) wohl zu wenige, um daraus be-

*) Hieher gehört noch ein Fall aus meiner Privat-Praxis. Derselbe betrifft eine seither gesunde, rüstige Frau in den 20er Jahren, die nach einer occulten Pleuresie ein Empyem der ganzen rechten

stimmte Schlüsse über die Heilkraft der Arnica in obiger Weise ziehen zu können, so wollte ich doch diese meine Erfahrungen nicht verschweigen; vielleicht bietet sich eine weitere Gelegenheit, um das genannte Mittel zu erproben. —

Da ich ohnedies Kompositionen verschiedener Arzneimittel gerne meide und gewöhnlich nur durch ein Mittel zu heilen versuche, so wurde natürlich auch die Arnica ganz allein verordnet und zwar so:

Rec. Flor. Arnic. mont. ʒß — ʒj — ʒjß ad Infus. ℥ij — ℥iij. Syrup. Seneg. ℥ß. M. S. 2stündl. 1—2 Esslöffel voll. —

7) China., Chininum.

Es ist wohl kein Skeptiker so weit gegangen, die Wirksamkeit der China und ihrer Präparate zu läugnen, und die wundervolle Heilung der intermittirenden Fieber und verwandten Krankheiten durch Chinin ist eine allgemein anerkannte Thatsache. — Seit 10 Jahren, namentlich aber im letzten Frühjahre und Sommer, kamen intermittirende Fieber unter Kindern jeglichen Alters, — darunter bei 6 Säuglingen, — in grosser Zahl vor, und der Gebrauch des Chinins war vom besten Erfolge gekrönt. Nur in 3 Fällen gelang es uns nicht, das Chin. sulph. — wir gaben gewöhnlich Gr. jj — Gr. jjj pro dosi und lassen vor dem Fieber-Anfalle 2—3 solche Pulver nehmen, — den Kindern beizubringen, und hier hatte die Anwendung derselben auf endermatische Weise, — 2 Gr. Chin. sulphur. werden in die mittelst Blasenpflaster wundgemachte Stelle in der Herzgrube eingestrichen und die Stelle mit Heftpflaster bedeckt, — den erwünschten Erfolg. Allein nicht allein in Wechselfiebern, — hier meist die Tertiana, nur 8mal die Quotidiana und 3mal die Quartana, — ist die Wirkung des Chinins eine grosse, — es ist auch in typhösen Fiebern, namentlich in denjenigen typhoiden Fiebern, die sich gleich im Anfange durch grosse Schwäche und Hinfälligkeit auszeichnen, — in der Febr. typhoides stupida der Alten, — ein Zustand, der bei der Diagnose, namentlich im kindlichen Alter,

---

Brusthälfte erlitt. Gestützt auf obige Erfahrungen wandte ich auch bei dieser Kranken nach der Wirkungslosigkeit von Vesikantien und vielen inneren Mitteln die Arnica (hier ℥ß) an, und hatte die Freude, in wenigen Wochen die Frau vollkommen geheilt zu haben. — Eine milde, reizlose Kost, Ruhe des Patienten, Aufenthalt im Bette bei erhobener Lage unterstützen natürlich die Kur. —

ohne grosse Gewandtheit in viele Verlegenheit bringt, — ein vorzügliches Mittel. Es fehlt nämlich die von den Praktikern so hoch angeschlagene rothe, trockene Zunge, es fehlt der fieberhafte Puls, es fehlt jede Empfindlichkeit im Leibe (namentlich der diagnostisch werthvolle Schmerz in der Ileocoekalgegend), es fehlt der aufgetriebene Unterleib, keine Typhus-Stühle sind zugegen u. s. f., also fast alle Symptome, aus denen man den Typhus zu diagnostiziren pflegt; aber auch ein Cerebral-Leiden anzunehmen verbietet einestheils die Anamnese, das Stadium prodromorum, die Beschaffenheit der Augen, das fehlende Erbrechen, die Beschaffenheit des Leibes, die Lagerung der Kranken, die Intervallen, besseren und leichteren Zwischenräume. Kurz wir haben einen Zustand vor uns, von vielen Autoritäten mit dem Namen Febris remittens infantum sine materia, — (als nicht lokalisirt), genannt, — eine Krankheit, die sicher nichts Anderes ist als eine Nervenreizung eigener Art in reizbaren, meist in den Entwickelungsjahren sich befindenden Kindern. Wird hier der antiphlogistische Heilapparat in Anwendung gezogen, werden die so sehr beliebten Laxirtränke verschrieben, oder zaudernd exspektativ verfahren, so verfallen die armen Kinder in ein langwieriges Leiden, das endlich durch Hektik sie tödtet, oder die Krankheit lokalisirt sich bald im Gehirne, bald in den Lungen, je nach der individuellen Anlage und tödtet durch Folgekrankheiten. — Hier ist das Chinin eine wahre Panacée! es mässigt das Fieber, beschwichtigt die Reizbarkeit, bringt Schlaf und Ruhe, Appetit und Kraft zurück und führt die Kinder rasch der Rekonvaleszenz entgegen. —

Wie wohlthuend, das Leben fristend, den jammervollen Zustand erleichternd, ja in einigen Fällen, wo diätetisches Regimen, Ruhe, Luftverbesserung und ländliche Asyle mit in Anwendung gebracht werden können, — selbst Heilung bringend, — wirkt nicht die China in Zehrfiebern, in der Lungenphthise? Ich kann hier, wenn auch nur wenige Fälle, 6 Mädchen von 6—10 Jahren anführen, die durch den Gebrauch von Chinin, in minder günstigen Verhältnissen lebend, vollständig geheilt wurden, wenigstens sind sie zur Zeit gesund, Husten, Schweisse, Abmagerung sind verschwunden und die China vollführte eine Kur, wo Molken, Leberthran u. s. w., mehrere Monate lang gebraucht, wirkungslos blieben. —

Aber auch gegen Neurosen und Spasmen erweist sich das

Chinin als Heilmittel und ich habe schon in mehreren Jahresberichten in der deutschen Klinik davon Erwähnung gethan, dass ich 2 Fälle von Epilepsie mit intermittirendem Charakter, die lange Zeit allen Kurarten trotzten, durch Chinin vollständig heilte, und bestätige nun, dass die 2 Mädchen noch vollständig gesund sind; desgleichen berichtete ich, dass ich 2 Kinder mit periodisch auftretendem Kopfweh durch Chinin zur Heilung brachte, und kann zu diesen 2 Fällen einen weiteren hinzufügen, der ebenfalls rasch durch Chinin geheilt wurde. Wer würde weiter im Abnahmestadium des Keuchhustens, — bei schlecht genährten, herabgekommenen Kindern, bei über die Maassen andauerndem Nachthusten und Schleimrasseln, — die rasche Heilung solcher Fälle mit Chinin läugnen wollen? Wir können eine grosse Zahl solcher Kinder anführen, die auf diese Weise ihre Gesundheit wieder erhalten haben.

Prof. Mauthner in Wien hat in einem der letzten Hefte dieser Zeitschrift eine klare und wahre Abhandlung über anämische Zustände der Kinder und Heilung derselben gegeben. — Gerade diese Zustände, — kurzweg unter dem Namen Atrophie gefasst, sei es, dass sie bei Säuglingen oder älteren Kindern durch unzweckmässige oder fehlerhafte Ernährung entstehen, — sei es, dass sie durch vorausgegangene Krankheiten verschiedener Art, worunter Intestinal-Leiden (Diarrhöen) immer die Hauptrolle spielen, erzeugt werden, — kurz solche Leiden ohne Lokalisirung und ohne materielle Veränderung wichtiger Organe kamen im Kinderhospitale nur zu oft, ja tagtäglich, vor. Prof. Mauthner zählt nach Regulirung der Diät Zinkvalerianat, Eisen, Nussbaumblätter, Leberthran und wohl vor Allem das Extract. sanguin. bovin. als Heilmittel auf. Wir kennen das letzte von Prof. Mauthner so sehr gerühmte Arzneimittel nicht, so viel aber ist gewiss, dass uns alljährlich Hunderte solcher Kinder zur Behandlung kamen und wir hier in der Anwendung des Extr. Chinae frigide paratum, etwa in folgender Art: Rec. Extr. Chinae frigid. parat. gr. vj—x solve in Aqu. Cinnamom. ℥jβ—jj, Syrup. Cort. Aur. ℥β, S. 2—3stündlich 1—2 Kaffeelöffel davon, Wesentliches leisteten. Dass hier wirklich die China wirkt, davon habe ich mich auf's Genaueste überzeugt, theils weil uns solche Kinder durch diätetische Mittel allein nur äusserst langsam gediehen, theils weil uns andere Mittel aus der Reihe der Nutricatia genommen, keine Erfolge zeigten.

8. und 9. Chamomilla, Verbascum. Aus unserem reichen Arzneischatze verdienen sicher vor vielen Anderen den Namen Remedia domestica pro infantibus die Chamomilla und das Verbascum; leider, dass von den Hebammen, Müttern und Krankenwärtern, und vielleicht auch nicht selten von Aerzten ihre Wirksamkeit so konfundirt wird. Während die Chamomilla, den Aethereis oleosis angehörend, vorzüglich auf das Unterleibs-Nerven-System einwirkt, Schmerzen und Krämpfe beschwichtigt, vorzüglich aber bei den so häufigen Kolikschmerzen der kleinen Kinder, durch übermässige Luftentwickelung hervorgerufen, sich als wahres Blähungstreibmittel zeigt, — ist das den reinen Mucilagenosis angehörende Verbascum ein Medikament für Krankheiten der Respirationsorgane und ist indizirt bei Bronchialkatarrhen, bei Brusthusten u. s. w., bei Morbillen, namentlich weil in diesen Leiden so gerne Hautkrämpfe mit Unterdrückung der Transpiration eintreten, die sie entweder hervorruft oder befördert und so den Krampf hebt. — Es wird vielleicht überflüssig erscheinen, über diese einfachen Mittel noch etwas zu sagen, indem man annehmen dürfte, dieselbe Wirkung habe jede andere Theesorte oder irgend ein lauwarmes Getränk auch, — aber dem möchte doch nicht so sein, was hundertfache Erfahrung lehrt, zudem geben die Eltern diese Theearten gerne und ihre Anwendung findet bei den Kleinen keinen Widerstand. — Wir gebrauchen die Chamomilla gewöhnlich nur als Bad von 23—24 G. R. und zwar hier $^1/_2$—1 Hand voll Thee auf ein Bad, oder aber als Clysma ℥β—℥j auf ℥jj—℥jjj Wasser, — das Verbascum stets als schwachen Aufguss mit Zucker zum Getränke. —

10) Columbo. Wie die Columbo in der sogenannten Diarrhoea habitualis, — ein Schwächezustand des Digestionsapparates, hervorgebildet aus einer chronischen Erkrankung der Schleimhaut desselben — bei meist reizender, unzweckmässiger Nahrung, — zu einem Hauptmittel wird, und in der Reihe der bitterstoffigen Arzneikörper sicher das Beste leistet, so gibt es im kindlichen Alter, ja selbst bei Säuglingen, Zustände, die jenem Leiden der Erwachsenen vollkommen gleichen. Es betrifft dieses meist künstlich aufgefütterte Kinder, die ganz unzweckmässig ernährt werden, häufig von Keuchhusten (Katarrh der dünnen Gedärme oder einer Colitis dysenterica) befallen werden, kaum davon geheilt, wiederholt schädliche Nahrungsmittel bekamen, so zwar, dass sich endlich ein Zustand der Laxität, der Atonie der Gedärme aus-

bildet, der unter den Erscheinungen einer theils serösen, wässerigen, theils mit unverdauten Speiseresten (Lienterie) versehenen Diarrhoe solche Kinder zur Atrophie führt. Dieser Zustand, wenn man will, mit dem Namen Diarrhoea atonica ex laxitate bezeichnet, weicht dem längeren Darreichen der Columbo, — nicht dem Kalomel, nicht dem Argent. nitricum, nicht dem Rheum, — hier und de milden Eisenpräparaten. —

Wir geben entweder die Columbo im Dekokte und zwar in dieser Form.

Rp. Rad. columb. ʒß—j coqu. in Aqu. ℥j—℥jß, adde
Syrup. cort. Aurant. ʒß.
S. Stündl. 1—2 Kaffeelöffel voll; oder
Rp. Extr. columb. gr. vj—gr. vjjj, solve in
Aqu. cinnam. ℥jß, adde
Syrup. cort. aurant. ℥ß. —
Wie das Obige zu gebrauchen.

11) Ferrum. Vom Eisen und den sogenannten eisenhaltigen Präparaten, die so warme Lobredner und Anpreiser haben, können wir aus eigener Erfahrung (denn nur diese haben wir dieser Arbeit zu Grunde gelegt) nur wenig sagen. Wir wendeten nur die Tinct. ferri pomat., den Syrup. ferri jodat., das Ferrum tartaricum und einige Male die Limatura Martis in unserer Kinderpraxis an. —

Die Ferr. pomat. geben wir gerne in anämischen Zuständen den Kleinen, wenn keine Durchfälle mehr zugegen, keine Fiebererscheinungen mehr bemerkbar, keine Dyspepsie vorhanden ist, — bei blutarmen Individuen, bei schwachem Gefässleben, in der Rekonvaleszenz von erschöpfenden Krankheiten, so auch bei blassen, schwächlichen Mädchen in der Periode des Ueberganges zur Pubertät, bei Neigung zur Chlorose oder wenigstens einem Zustande, der diesem Leiden gleicht. — Der Jodeisensyrup hat uns in einigen Fällen vor Scrophulosis bei äusserst schwächlichen Individuen, wo Geschwüre atonischer Art, Karies, Otorrhöen, Verhärtungen in einzelnen Hautstellen (Tubercula externa), Spina ventosa zugegen waren, entschiedenen Nutzen verschafft. Grazile Subjekte mit Anlage zu Lungenskropheln vertragen nach unseren Erfahrungen den Jodsyrup nicht; Husten und Reizbarkeit der Lungen wird dadurch vermehrt. — Ferrum muriaticum und die Limatura Ferri haben wir zu selten angewendet, um darüber Bestimmtes angeben zu können. —

Wir gebrauchen die Tinct. ferri pomat. zu 3—4 Kaffeelöffel

voll pro die; den Syrup. ferri jodat., täglich 1—2 Kaffeelöffel voll, — natürlich immer nach dem Alter der Kinder bemessen. —

12) Jalapa. Unter den Abführmitteln für Kinder verdient die Jalapa eine vorzügliche Erwähnung. Skrophulöse Kinder mit Augenentzündungen, chronischen Hautausschlägen, Wurmbeschwerden, träger, ungeordneter Verdauung u. s. w., bei torpider Natur mit dicken vollen Bäuchen, trockener, dürrer Haut, äusserst langsamer, mühsamer Bewegung, können nach unseren reichen Erfahrungen (es mögen sich die Kinder, bei denen wir die Jalapa während 10 Jahren anwendeten, auf mehrere Hunderte belaufen) der oft schwierigen Heilung schneller und sicherer zugeführt werden, als im Beginne der Kur durch ein kräftiges Laxans aus Jalapa mit Kalomel. Nicht Kalomel allein, nicht Senna und Aloë sind im Stande, so reiche, ergiebige und ableitende Ausleerungen hervorzurufen als Jalapa.

Unsere Formel ist entweder: Rec. Calomelanos gr. jjj, pulv. rad. Jalap. gr. v, disp. tal. dos. No. tres, S. zweistündlich ein Pulver. Aeltere Kinder erhalten: Rec. Calomelanos ℈β, pulv. rad. Jalap., Resin. Jalap. aa. gr. xv, Extr. Aloes aquos. q. s. ut fiant pilul. pond. gr. jjj, consp. pulv. cort. Cinnam. S. vier Stück auf einmal.

13) Ipekakuanhawurzel. Verdient die Ipekakuanha schon als Brechmittel in manchen Krankheiten und bei gewissen Individuen, z. B. im Keuchhusten und katarrhalischen Fiebern (Bronchitis) bei äusserst reizbaren, schwachen, zu Durchfällen geneigten Kindern, einer ehrenhaften Erwähnung, worüber wir eine grosse Reihe von Fällen anführen könnten, wo sich uns durch ein Brechmittel aus Ipekakuanha ein augenfälliger Nutzen zeigte, so haben wir im Kinderspitale dahier, bei den nur zu oft, meistens im Frühjahre und Spätherbste, vorkommenden Luftröhren- und Lungenkatarrhen, bei grosser Reizbarkeit dieser Theile, mit stossweise eintretendem Husten, Schleimrasseln in den Bronchial-Verzweigungen, behinderter Expektoration des Schleimes, — vorzüglich wenn diese Leiden mit Intestinalkatarrhen, Gastrosen komplizirt sind, — in der Ipekakuanha in kleinen Gaben ein ausgezeichnetes Heilmittel gefunden. Wir verordnen entweder ein schwaches Infusum von Ipekakuanha mit oder ohne Rheum, z. B.

Rp. Rad. Ipecac. gr. jjj—vj infund. Aqu. fervid. ℥jβ—jj, Colaturae adde Syrup. simpl. ℥β; zweistündl. zwei Kaffeelöffel.

Rp. Rad. Ipecac. gr. jjj; — rad. Rhei gr. v, infund. Aqu.

fervid. ℥jβ adde Syrup. seneg. ℥β, zweistündl. 1 Kaffeelöffel, oder geben die Ipekak. in Pulver, z. B.

Rp. Pulv. rad. Ipec. gr. $^1/_{12}$—$^1/_8$, Sacchar. lactis gr. jj., Mfpulv. Disp. tal. Dos. Nro. octo oder duodecim, davon zweistündlich ein Pulver. —

Ein kaum weniger schätzbares Mittel ist die Ipekak. in den häufig in den heissen Sommertagen bei kleinen Kindern so gerne eintretenden Diarrhöen (Diarrhoea aestiva, Diarrh. dysenterica), wo die Ursache eine grosse Reizbarkeit des Darmkanales ist. — Hier verordnen wir:

Rp. Rad. Ipecac. gr. vj. Infunde Aqu. fervid. ℥jβ—℥jj Colat. adde Syrup. Diacod. ℥β. S. Stündl. 2 Kaffeelöffel voll.

Es ist keine Uebertreibung, wenn ich angebe, dass die Ipekak. in vorstehender Weise während eines Jahres von uns mehrere hundert Male verordnet wurde und jetzt immer wieder verordnet wird, — ein Beweis von den guten Erfolgen, die wir dadurch gewinnen. —

14) Kreosot. Ausserordentliche Fälle, wenigstens solche, die selten zur Beobachtung kommen und wo man vorerst nur nach den hervorragendsten Symptomen die Diagnose zu stellen vermag, die Anamnese, der ganze Habitus des Kranken u. s. w. auf kein eigentliches Organleiden, d. h. auf keine wirkliche Veränderung und Entartung in dem ergriffenen Theile schliessen lässt, führen nach dem unnützen Verbrauche gewöhnlicher Heilmittel zu den seltener angewendeten. So traf es sich, dass uns im verwichenen Semester 2 kranke Kinder von $2^1/_2$ und 4 Jahren vorgestellt wurden, die seit mehreren Tagen an hartnäckigem Erbrechen litten. Es wurde Alles, Getränk, selbst Wasser, alles Essen, jedes Medikament weggebrochen. Die Kinder hatten keine Diarrhoe, kein Fieber, keinen Schmerz; keine gastrischen Erscheinungen waren vorausgegangen, noch waren welche zu entdecken. — Anfangs in der Meinung, das Erbrechen sei leicht zu stillen, wurde die Potio Riveri, — später Morphium, dann Rheum gegeben, und da diese Mittel nichts halfen, eingedenk eines Ausspruches des Meisters Hufeland „Vomitus vomitu curatur", da nichts ein Emeticum zu verbieten schien, ein solches aus Ipekak. mit Oxymel. simplex gegeben. — Aber nichts half; die Kinder fingen an, erschöpft zu werden und abzumagern. Da wendete ich, vermuthend, das Erbrechen möchte hier aus abnormer Reizbarkeit des Magens entsprungen sein, nach Thomson das Kreosot

an und zwar in folgender Art: Rec. Creosoti gr. jj., Aqu. destill. ℥jß, Syrup. simpl. ℥ß. MS. Stündlich 2 Kaffeelöffel voll, und in der That, in einem Tage war das Erbrechen gestillt und die Kinder geheilt und blieben es auch. Ich führe diese Fälle nur an, um auf ein Heilmittel aufmerksam zu machen, das in der Kinderpraxis gewiss wenig benutzt ist, — will aber aus so wenigen Fällen sonst keine weiteren Schlüsse ziehen. —

15) Aqua Laurocerasi. Der kindliche Organismus ist in seinen Evolutionen bei reizbaren, so häufig unrichtig ernährten und behandelten Individuen Krankheiten kongestiver und subakuter Natur unterworfen, die sich nicht selten im Kopfe, in der Brust, im Rückenmarke unter den Symptomen nervöser Reizung zeigen, ja gewissermassen einer Hyperaemia cerebri, einer Pneumonie, Karditis, einer Rückenmarksentzündung gleichen, fehlten nicht zu derselben die bekannten, wesentlichen Symptome, was namentlich eben die negativen Befunde bei Brustbeschwerden beweisen. —

Hier bei krampfhaftem Pulse, grosser Reizbarkeit, trockener, heisser Haut, ungemeiner Unruhe, starker Palpitation des Herzens, quälendem, trockenem Husten, finden wir in der Aqua Laurocerasi ein Hülfsmittel, das schwer durch ein anderes Arzneimittel, — wenn nicht etwa durch die Aqua amygdalar. amarar., die wir nur einige Male anwendeten, — zu ersetzen sein würde. Oft verschwinden obige Erscheinungen nach dem Gebrauche der Aqua Laurocerasi recht rasch, und wie häufig solche Zustände im kindlichen Alter vorkommen, wissen Kinderärzte nur zu gut. Aber auch in der Tussis spasmodica, Tussis convulsiva bei ganz kleinen Kindern (Säuglingen), in der Tuberkelphthisis derselben ist die Aqua Laurocerasi ein schätzbares Mittel und nützt viel, wovon wir eine Menge Beweise haben und wird überdies sehr gerne von den Kindern genommen. — Wir geben die Aqua Laurocerasi entweder per se mit einem Syrup, z. B. Rec. Aqu. Laurocerasi gutt. vj—x—xx Syrup. simpl. ℥j, zweistündlich $^1/_2$ Kaffeelöffel voll, oder in einer Mandelemulsion oder einem Althäadekokte, oder auch in folgender Art: Rec. Aqu. Cerasor. nigror. ℥j—jß, Aqu. Laurocerasi ℈ß, Syrup. simpl. ℥ß, MS. alle 2—3 Stunden 2 Kaffeelöffel voll. —

16) Opium, Morphium. Diesen mächtigen Mitteln wird wohl kein Arzt die grosse Wirkung in manchen Gebrechen und Leiden der Menschen absprechen wollen und mancher Arzt wird

wohl schon oft durch sie den Trost für sich und seine Patienten gefunden haben, sei es, dass er sie weniger als wirkliche Heilmittel, sondern mehr als Sedativa benutzte. Dasselbe gilt auch nicht weniger in der Kinderpraxis.

Im Ganzen genommen aber finden bei uns im Kinderhospitale diese mächtigen Mittel nur eine beschränkte Anwendung. Sehr häufig wirken sie nur auf's Gehirn und die daraus entspringenden Nerven, und wie vorsichtig dieses System, das im Kindesalter, welches stets in progressiver Entwickelung fortläuft, ohnedies beinahe in allen Krankheiten hier mitleidet, zu behandeln ist, braucht nicht bemerkt zu werden. Niemals konnten wir uns entschliessen, in den so häufigen Durchfällen der Kinder das von so vielen Aerzten gerühmte und dreist angewendete Opium zu geben, und nach den Resultaten, die wir durch unsere Behandlungsweise dieser Leiden bisher erreicht hatten, bereuen wir es nicht. — Nur in äusserst hartnäckigen Fällen, wo uns das kranke Kind dafür passend erscheint, namentlich aber bei dysenterischen Leiden, wenden wir das Opium mit Kalomel an und hier, wie es scheint, mit grossem Nutzen. Meist ist unsere Dosis sehr klein und wir verschreiben: Rec. Opii puri gr. $^1/_{20}$—$^1/_{16}$—$^1/_{12}$, Calomelanos gr. $^1/_8$—$^1/_4$; Sacchar. lactis gr. x. Mf. pulvis, dispens. tal. dos. No. vj—vjjj. S. vierstündlich ein Pulver zu geben. —

Als schmerzstillendes Mittel bei Darmleiden, bei Neuralgieen, bei grosser Schlaflosigkeit, ist der Werth des Opiums bekannt und es gibt manche Fälle in der Kinderpraxis, welche die Anwendung eines Opiates fordern, so z. B. ist das Morphium ein vorzügliches Palliativmittel bei dem quälenden, nächtlichen Husten tuberkulöser, und ein Beruhigungsmittel im nervösen Stadium des Keuchhustens reizloser, phlegmatischer Kinder u. s. w. Auch die äussere Anwendung der Tinct. Opii crocat. ist anerkennungswerth. Wir gebrauchen dieselbe häufig als Zusatz zu Augenwässern bei Augenentzündungen skrophulöser Natur mit trägem Verlaufe, grosser Lichtscheu und heftigem Schmerze; ferner bei Hypopion, bei Abszessen und Geschwüren der Hornhaut, bei trägen, schlaffen Wunden zur Verbesserung der Granulation, bei Spina ventosa, Karies u. s. w. zum Tränken der Charpie beim Verbande, wo uns das Mittel vielen Nutzen gebracht hat. —

17) Lichen islandicus. Von dem so selten erwähnten Mittel sei nur gesagt, dass es bei uns im Kinder-Hospitale mit sichtbarem Nutzen als Roborans oder Tonicum für die Schleim-

häute der Respirationsorgane angewendet wird, und zwar im Nachhusten der Tussis convulsiva, in chronischen Bronchialkatarrhen und in dem nach Lungenentzündungen und zurückgebliebenem, in Atonie der Lungen beruhendem Husten. Wir geben den Lichen als Thee, Abends eine Tasse voll lauwarm, mit Zucker oder besser mit Honig versüsst, zum Getränke. —

18) Folia Nucum Jugland. reg. In meinen früheren Berichten aus dem Kinderspitale habe ich meiner Versuche Erwähnung gethan, die ich bei der so häufig vorkommenden Skrophulose mit den verschiedensten Heilmitteln für dieselbe gemacht habe, und nach einer sorgfältigen Prüfung der gerühmtesten Antiscrophulosa bin ich zu dem Resultate gekommen, dass gerade der Leberthran, das von den meisten Aerzten am meisten bevorzugte Mittel gar nichts, — das Jod nur in ganz besonderen Fällen viel, — die Baryta muriatica, die Antimonialien u. s. w. gar nichts, die frisch gedörrten Blätter der Wallnüsse dagegen überaus trefflich wirken! —

Namentlich sind die Folia nucum Jugland. bei torpiden, trägen, schwerfälligen Individuen, bei skrophulösen Geschwüren, Otorrhöen, chronischen skrophulösen Hautausschlägen, bei Atonie und Stockung im Lymphdrüsensysteme (bei den grossen, dicken Bäuchen, die eben diese Atonie, nicht aber die, wie man glaubt, mächtig angeschwollenen Mesenterialdrüsen, — die Tabes meseraica der Alten bedingt) ein prächtiges Heilmittel, natürlich wenn auch Zweckmässiges in Kost, Wartung und Verpflegung der Kinder geschehen kann, — was doch immer die Conditio sine qua non ist und bleibt, aber die Wirksamkeit eines Heilmittels deshalb nicht aufwiegt. — Hundert Male während eines Jahres werden von uns die frischen Wallnussblätter verschrieben und Resultate erzielt, die nicht allein wir erkennen, sondern auch den Angehörigen augenfällig werden.

19) Rheum. Man möge sagen, was man will, — Erfahrung ist die grösste Lehrmeisterin in allen Dingen und macht nicht selten alle Weisheit zu Schanden; — dieses beweist in der praktischen Medizin kein Mittel besser als das Rheum. — Der Rhabarber ist ein wahres Volks- und Haus-Mittel. Seit Jahrhunderten bekannt und zur Anwendung gezogen, hat es vielleicht, wie kein Arzneimittel, so grossen Nutzen verschafft, und, selbst unzeitig angewendet, so wenig Schaden gethan. — In der Kinderpraxis lebt der Rhabarber sicher so lange als es Hebammen

und Wartfrauen gibt und die Zeit ist gar nicht fern, wo die ganze Kunst der Kinderärzte darin bestand, ein Rhabarbersäftchen mit diesem und jenem Zusatze für jedwelches Leiden der Kleinen zu verschreiben. —

Das sogenannte Rhabarbersäftchen, dieses unterliegt keinem Zweifel, ist in der Kinderpraxis ein schier unentbehrliches Mittel, und namentlich bei Säuglingen, wo das vegetative Leben das Uebergewicht hat, wo die Krankheiten des Digestionsapparates bei gänzlich fehlerhafter Ernährung der Kinder, wie es bei unseren hiesigen Verhältnissen nur zu häufig vorkommt, spielt der Syrupus rhei eine grosse Rolle. — Bei trägem Abgange des Mekoniums, bei Päppelkindern, bei ikterischen Krankheiten, in fieberlosen Dyspepsieen und Gastrosen, — kurz in allen Zuständen, die unter die Namen Apepsie, Flatulenz, Säurebildung, Gastrizismus gerechnet werden, was aber Alles bei solchen Kindern meist durch Verdauungsschwäche bedingt ist, wird der Gebrauch von täglich 1—2 Kaffeelöffel voll Syrup. cichor. c. rheo ein treffliches Mittel. Fehlerhaft aber ist es, denselben bei Diarrhöen (ausser rein gastrischen) und fieberhaften Krankheiten, und gewissenlos bleibt es, — ihn ohne ärztliche Verordnung, entweder eigenmächtig oder auf die Empfehlung der Hebammen, zur Anwendung zu bringen. Im späteren Alter, — bei Kindern von 3—6—10 Jahren — wird die Wirksamkeit des Syrup. rhei durch einen Zusatz von Tinct. rhei aquosa noch erhöht. Wir wenden den Rhabarber in dieser Form sehr gerne bei Leber-und Milz-Leiden an, namentlich auch zur Nachkur nach Wechselfiebern, so auch bei Verstopfung, auf Atonie der Muskelfasern beruhend. Das Infus. radic. rhei (gr. jjj—℈β auf ℥jβ—℥jj Aqu. fervid.) — das Extract. rhei (zu gr. jjj—vj in Aqu. foenicul. c. Tinct. cinnam.: ℥jβ—℥jj)— ist nicht allein ein die Atonie der Magenfasern stärkendes und die üblen, unverdauten Ausleerungen korrigirendes Mittel, sondern ein Stomachicum für sogenannte schwache, verdorbene Magen der künstlich ernährten Kinder. —

In solcher Weise, und noch in gar manchen anderen Erkrankungen des Digestionsapparates, können wir das Rheum als ein höchst schätzbares Mittel aus jahrelanger Erfahrung anpreisen. —

20) S e n n a. In der Kinderpraxis ersetzt der Rhabarber als Purgans grösstentheils die Senna; indessen gibt es Fälle, wo die stärker, kräftiger und reichhaltiger wirkende Senna, und zwar die

Aqua laxativ. Viennensis, zur Anwendung kommen muss. — Bei Entzündungen und Kongestionszuständen des Gehirnes von Kindern torpider Natur, bei hartnäckigen Verstopfungen solcher Leiden, durch gastrische Zustände bedingt, bei Helminthiasis, im Anfange gastrischer Fieber, und bei akuten Exanthemen, namentlich dem Scharlach und den Pocken, wo man gern Kalomel meidet, ist die Senna vorzüglich am Platze. —

21) Senega. Den Ruf, den sich dieses Mittel in Krankheiten der Respirationsorgane erworben hat, und wo sie nach den meisten Schriftstellern über Materia medica spezifisch die Thätigkeit der respiratorischen Schleimhaut erregen und kräftig unterstützen, eine regere Metamorphose in den Lungen und Bronchialdrüsen begünstigen, und also nicht nur die aus Atonie oder aus gesteigerter Reizbarkeit bei innerer Schwäche profus gewordene Absonderung durch Erhebung der gesunkenen Energie der Schleimhaut wieder zur Norm zurückführen soll, sondern auch das zähe, träge, stockende, zu Anhäufungen und plastischen Verdickungen geneigte, Schleimsekret selbst verflüssigt, auflöst, zum Auswurfe geschickt macht und zur Krisenbildung disponiren soll, eine solche Anpreisung sowohl als auch die vielen günstigen Resultate, die hinsichtlich der Senega von berühmten Kinderärzten z. B. Rilliet und Barthez, West u. s. w. erlangt worden sind, machten auch uns geneigt, dieses Mittel bei passender Gelegenheit oftmals in Anwendung zu bringen. — Aus eigener Erfahrung können wir der Senega beim wahren Krup weder im Beginne, noch in der Höhe des Leidens eine besondere Wirkung zuschreiben, wohl aber eine bedeutende bei der Lösung oder in den Nachkrankheiten desselben, so wie bei der Laryngitis, die auf Masern folgt, desgleichen im Stadium der Lösung des Keuchhustens, bei der chronischen Bronchitis mit starker, zäher Anhäufung des Schleimes in diesen Theilen, wo sie von den Kindern besser vertragen wird, als der Goldschwefel und leichter denselben beizubringen ist. Auch in Pneumonieen, die im Laufe typhöser Fieber, so in der Pneumonia catarrhosa, namentlich, wo diese rhachitische Kinder befällt, bleibt die Senega stets ein treffliches Arzneimittel. Wir verordnen:

Rp. Rad. Seneg. ℈j—ʒj ad
Decoct. ℥jβ—℥jj
Syrup. Seneg. ℥β. M.

Oder Rec. Syrup. Senegae
Syrup. Ipecac.
Syrup. Liquirit. aa. ℥β
S. Stündlich oder zweistündlich 2 Kaffeelöffel.

21, 22) Radix Valerianae. — Magnesia carbonica. Diese Mittel zählt man in der Kinderpraxis zu den wirksamsten und beliebtesten. Wir wenden zumeist dieselben nur als Hufeland'sches Kinderpulver an, ein Compositum, das in der That irrationell erscheint, und obwohl ich stets einfache Mittel liebe und verordne, so kann ich nicht umhin, hier dieser glücklichen Zusammensetzung dreier so wichtiger Arzneistoffe das Wort zu reden. Das Pulv. Pueror. Hufelandi, das ich in derselben Weise wie Hufeland, verordne, nur dass ich statt des Fenchelzuckers Milchzucker nehme, besteht bekanntermassen aus Rad. Valerian., Magnesia carbonic. und Rheum. — Der Baldrian durch die Verbindung eines ätherischen Oeles mit einem eigenthümlichen Extraktivstoffe und einer eigenen Säure äussert seine Wirkung als Nervino-Tonicum auf die leidende sensitive Sphäre, irritirt, wenn ich mich so ausdrücken darf, ohne zu erhitzen; die Magnesia carbonica ist als säuretilgendes, die scharfe Absonderung des Magen - und Darmsaftes korrigirendes Mittel bekannt und wohl mit Recht, — das Rheum endlich eines der besten Medikamente in unserem ganzen Arzneischatze, wenn es richtig angewendet wird, — findet in den angeführten Fällen seine Indikation, und so ist denn durch diese glückliche Zusammensetzung in vielen Magen - und Darmkrankheiten ein passendes Medicamen entstanden; wir geben das Pulvis pueror. täglich zu 2 — 3 kleinen Messerspitzen voll. — Die Magnesia carbonica für sich fand bei uns im Kinder-Hospitale bei Urinbeschwerden kleiner Kinder, die wir, wie schon in unseren Jahresberichten bemerkt, auf nichts Anderes als auf Lithiasis zurückführen konnten, Anwendung, und wir können die gute Wirkung in vielen Fällen bestätigen. —

23) Merkur, besonders Kalomel. Wenn es ausgemacht ist, dass die gesammte Vegetation der grosse Heerd der Quecksilberwirkungen und die vorzüglichste Heilkraft des Merkurs die sekretionsbefördernde, auflösende ist, so muss es erklärlich erscheinen, dass derselbe bei jugendlichen Subjekten, und namentlich bei ganz kleinen Kindern, eine so grosse und heilbringende Rolle spielt. Wo ist das vegetative Leben üppiger, die

Neigung zu Erkrankungen in dieser Sphäre grösser als in jener Periode, sei es, dass durch überwiegende Vegetation Ergüsse, Ablagerungen, Wucherungen und Afterproduktionen, sei es, dass im Gegentheil durch Retention Stockungen und Anschwellungen u. s. w. in verschiedenen Organen hervorgerufen werden.

Wir wendeten den Merkur und zwar das Kalomel sehr häufig in Erkrankungen des Gehirnes und seiner Häute an und zwar bei Meningitis idiopathica, bei Hyperämieen in der Dentitionsperiode kräftiger, vollsaftiger Kinder, bei Konvulsionen, Eklampsieen, in dieser Zeit meist bedingt durch Gehirnreize, und zwar gaben wir hier das Kalomel in stärkerer Dosis, natürlich nach dem Alter des Kindes bemessen, zu $^1/_2$—1—$1^1/_2$ Gran pro dosi in Pulverform.

Der Ruf, welchen sich der Merkur in der Heilung hydrokephalischer Krankheiten früher erworben hatte, ist mit der sicheren Diagnose dieser Leiden natürlich verschwunden; — granulirende Leiden der Gehirnhäute, und die Folgekrankheit, den sogenannten Hydrocephalus acutus, heilt weder das Kalomel noch der Sublimat, noch irgend ein anderes Mittel und wir behaupten fest, dass eine solche vermeintliche Heilung auf Täuschung beruht. —

Das Kalomel leistet übrigens Vorzügliches bei allen Entzündungen mit Neigung zu plastischen Ablagerungen, bei Entzündungen, bei denen so leicht mässige Exsudate in inneren Höhlen zu entstehen pflegen, und findet dann das Kalomel seine nutzenbringende Anwendung in akuter Bronchitis, bei Laryngitis catarrhosa, Peritonitis, Enteritis, Rheumatismus acutus u. s. w. —

Eine weitere, auch werthvolle Wirkung zeigte uns ferner das Kalomel bei solchen Intestinalkatarrhen der Kinder, wo Schmerz, grosse Empfindlichkeit und Aufgetriebenheit des Bauches bei oftmaligen profusen, meistens mässigen Ausleerungen zugegen war, einem Leiden, bei dem sekundäre Gehirnerscheinungen eintreten, — die sich theils durch Sopor, Hinfälligkeit und Schwere des Kopfes, theils aber durch Aufschreien, Reiben mit dem Kopfe und Schlaflosigkeit charakterisirt; namentlich befällt diese Krankheit fehlerhaft ernährte, in der Dentitionsperiode stehende Kinder. Die Abmagerung bei solchen Individuen darf hier keine Contraindikation zur Anwendung des Kalomels bilden, — nur muss strenge unterschieden werden, wie der spezielle Fall zu behandeln sein wird. So gibt es auch manche Leiden der dicken Därme, wo die Ausleerungen sehr häufig, aber mit Zwang, grossen Anstrengungen, unter Wasserandrängen, das den Kranken vielen Schmerz macht, von Statten gehen, — wo die Kinder Cerebralerscheinungen darbieten, sie nicht selten von Konvulsionen, die sich bis zu tetanischen Krämpfen steigern, befallen werden, — Erscheinungen der wahren Dysenterie, — wo das Kalomel allein indizirt ist und Heilung verschafft. — Hier geben wir dasselbe zu $^1/_4$—$^1/_2$ Gran pro dosi für sich oder mit ganz kleinen Mengen Opium ($^1/_{20}$ Gran) verbunden und lassen davon 4—5 ständlich ein Pulver nehmen. —

Auch dürfen wir nicht verschweigen, dass uns wiederholt, — wir haben darüber schon in unseren Jahresberichten in der Deutschen Klinik gesprochen, — mehrere Kinder zur Behandlung übergeben wurden, bei denen nach dem Missbrauche von Mohnkopfthee grosse Schlaflosigkeit, Unruhe, trockene, dürre Haut und Abmagerung entstanden war, mithin ein narkotischer und dadurch hyperämischer Zustand des Gehirnes, wo uns entschieden das Kalomel die besten Dienste leistete. Hier muss es längere Zeit fortgegeben werden, and die Dosis ist gr. $^1/_4$—gr. $^1/_2$. Zugleich müssen kalte Waschungen des Kopfes solcher Kinder damit verbunden werden. —

Wären aber alle hier aufgezählten Mischungen des Quecksilbers Illusionen, so würde dasselbe vermöge seiner Heilkraft gegen Syphilis aller Formen bei Kindern allein ein unschätzbares Mittel sein. Wir haben unseren Berichten in der deutschen Klinik zufolge dasselbe in Form des Mercur. solubilis Hahnem. gegen eine so grosse Zahl (70) der verschiedensten Formen von Syphilis, — die wir in diesem Jahre wieder um einige 30 vermehren können, — angewendet und alle geheilt, während durch unsere vielseitigen Versuche mit Jod, — mit Roob Laffecteur, mit Syrup. Sarsaparill. compos., mit Laxir- und Schweisskuren nichts ausgerichtet worden war. Aber die Krankheit wurde nicht, wie viele Gegner des Merkurs meinen, nur zeitweise zum Verschwinden gebracht, sondern vollkommen vertilgt, was genau angestellte Nachforschungen darthun. Wer hier nach so erfolgreichen Erlebnissen an eine Heilbarkeit der Syphilis durch Merkur zweifeln möchte, müsste sicher der Ungläubigste aller Aerzte sein. —

24) Belladonna. Wir haben in unserem vorletzten Jahresberichte der Wirksamkeit der Belladonna bei Keuchhusten im Krampfstadium rühmliche Erwähnung gethan und gesagt, dass

uns kein Mittel, wenigstens was Abkürzung, Minderung der Anfälle anbelangt, so gute Dienste geleistet hat, als sie, und haben in unserem späteren Berichte bemerkt, dass in der letzten Keuchhusten-Epidemie die Belladonna die Wirksamkeit nicht bewies wie früher, was in dem eigenthümlichen Auftreten des Keuchhustens lag, indem derselbe ein längeres katarrhalisches Vorstadium und lang andauernden Nachhusten zeigte, so dass man am Krampfstadium die Wirksamkeit der Belladonna gar nicht zu schätzen Gelegenheit fand, indem dasselbe ohne und mit Darreichung der Belladonna einen nur kurzen Verlauf zeigte. Seither haben wir aber wiederholt Gelegenheit gehabt, die Belladonna theils im Keuchhusten, theils im eigentlich spasmodischen Husten anzuwenden, — oder wurden vielmehr durch die Wirkungslosigkeit anderer Mittel dazu geführt und sehen immer das Beste bei seiner Darreichung. In zwei Fällen von chronischem Erbrechen, wo wir annehmen konnten, dasselbe sei durch nervösen Magenkrampf bedingt, hat uns das Extr. Bellad. mit Aqu. Laurocerasi Ausgezeichnetes geleistet. —

25) Tartarus stibiatus, Brechweinstein. Ueber den hohen Werth dieses Mittels in der Kinderpraxis gibt es wohl nur eine Stimme, und die Erfahrungen, die auch wir seit einer Reihe von Jahren darüber gemacht haben, sprechen ganz zu seinen Gunsten. Wenn stärkere Dosen des Tart. stib. von $^1/_2$—1—2—3 Gran, je nach dem Alter des Erkrankten bemessen, in Pneumonieen, namentlich in katarrhösen Pneumonieen, in Broncho-Pneumonieen, beim Krup u. s. w. bei vollsaftigen, kräftigen Kindern und bei reinen Entzündungen gleich nach Blutententziehungen, bei schwächlichen skrophulösen Kindern ohne dieselben, — falls Diarrhöen und Krankheiten des Digestionsapparates seine Anwendung nicht contraindiziren, — oft Wunder wirken, so ist er in voller Gabe gleichfalls bei rein gastrischen Krankheiten, Kruditäten im Magen, Schleimansammlungen in diesen Theilen mit katarrhalischen Beschwerden der Respirationsorgane komplizirt, ein nicht minder gutes Mittel. —

Die Wirkung des Brechweinsteins refracta dosi zu $^1/_8$—$^1/_4$ Gran ist sicher auch eine gleich gute und namentlich ist seine Bethätigung aller Ab- und Aussonderungen der Haut, Lungen, Nieren und des Darmes von hohem Werthe. In einer Menge von Krankheiten und Krankheitskomplikationen unterstützt wenigstens der Brechweinstein in solcher Dosis die Heilung, — in vielen beschleunigt er sie, in nicht wenigen vollführt er sie allein. Wir wenden im Kinderspitale den Brechweinstein in kleiner Dosis stets mit Vortheil an, in katarrhalisch-rheumatischen Fiebern, in Ausschlagsfiebern, in Entzündungsfiebern, — in wahren Entzündungen, namentlich der Respirationsorgane, im Lungen- und Bronchialkatarrh oder Blennorrhöen dieser Theile, in Krankheiten der Leber- und Gallengänge, in akuten Rheumatismen, bei Erysipelas u. s. w. und schätzen ihn um so mehr, als er ein Mittel ist, das in jeder Weise für sich allein oder in aromatischen Wässern, Dekokten und Säften, ohne den Geschmack zu verderben, gegeben werden kann und selbst von den medizinscheuesten Kindern leicht und gern genommen wird.

26) Kaltes Wasser. Das kalte Wasser, das von jeher unter die wirksamsten Arzneimittel einer wohlverstandenen Materia medica gehörte und längst, bevor dasselbe von irrationellen, schwärmerischen Laien und spekulirenden Aerzten als eine eigene, alles Andere ausschliessende, verachtende, aber, wie zu erwarten, vorübergehende Heilmethode (Hydrotherapie) ausposaunt wurde, von vorzüglichen Aerzten, ich erinnere hier nur an James Currie, der schon im Jahre 1787 die kalten Begiessungen in vielen Krankheitsfällen anwendete, als Heilmittel gebraucht wurde, verdient auch diesen Namen im grossartigsten Maassstabe. Es gehört eben so gut, wie das Opium, das Chinin, soll es nicht eben so grossen Schaden als die unrichtige Anwendung dieser Arzneien anrichten, ausschliesslich in die Hände gebildeter Aerzte.

Längst mit der vielseitigen Wirksamkeit des kalten Wassers bekannt, habe ich vielfache Gelegenheit gehabt, dieselbe praktisch kennen zu lernen, indem ich während 6 Monaten die Wasserheilanstalt zu Brunnthal leitete und nun im Kinderhospitale seit 6 Jahren eine vollständige Einrichtung zur Anwendung des kalten Wassers in jeder Form besitze.

In diesem Zeitraume haben wir das kalte Wasser in mehr denn 30 Fällen von typhösen und typhoiden Fiebern in Anwendung gebracht und zwar entweder in Form von kalten Umschlägen über den Kopf, kalten Waschungen des ganzen Körpers, Uebergiessung desselben (Douche), kalten Klystiren, Einwickelung in nasskalte Tücher und Einhüllung in wollene Decken versucht und haben stets gute Erfolge gehabt. Das Wasser wurde entweder eiskalt (6 bis 8° R.) oder abgeschreckt (12 bis 15° R.) als erregendes, belebendes, stärkendes, oder eher als resolvirendes, derivatives, revulsorisches Mittel gebraucht, oder behufs einer sogenannten Schwitz- und Verdunstungs- oder Ausscheidungskur.

In passenden Fällen, wenn namentlich die Lungen gesund, die Kinder frei von Tuberkeln und gastrische Komplikationen gehoben sind, die Kranken wenigstens im Alter von 2 Jahren sich befinden, ist unter der richtigen Anwendung des kalten Wassers der Verlauf der Krankheit ein schnellerer und der Uebertritt in die Rekonvalescenz ein milderer. Hier ist die Anwendungsweise des kalten Wassers überdies eine leichtere und den Patienten sehr erwünschte. Wir lassen den Kranken das Wasser entweder trinken, oder, finden wir es ungeeignet, geben wir Wein, ja verordnen selbst Chinin u. s. w., indem wir Alles in Einklang zu bringen suchen, was für die speziellen Fälle gut und wohlthuend erscheint.

Von unseren Kalt-Wasser-Ueberschlägen (den feuchten Gürteln) haben wir schon in unseren Jahresberichten gesprochen und können durch neue Erfahrungen die volle Wirksamkeit dieser Anwendungsweise bestätigen. So haben wir auch in einem eigenen Berichte über den Krup in diesem Journale erzählt, wie wir 3 Fälle von Laryngealkrup durch Anwendung von kaltem Wasser, hier in Form von Eiskravatten um den Hals, kalter Douche und Einwickelung in kalte Tücher, zur Heilung führten. Heilt das kalte Wasser auch nicht immer dieses furchtbare Leiden, so ist es doch stets ein vortreffliches Adjuvans und sollte nie beim Gebrauche von anderen Mitteln ganz ausser Acht bleiben. Zwei Fälle von Ichthyose, die vielen anderen Mitteln trotzten, heilten wir durch das kalte Wasser (durch Schwitzkur und später Vollbäder). Nur wenige von den vielen Fällen chronischer Ausschläge, Eksem, Impetigo, Prurigo u. s. w. widerstehen dem kalten Wasser, das wir hier sehr oft in Anwendung bringen.

In skrophulösen Ophthalmieen wird zur Nachkur, um Rezidive zu verhüten, die Lichtscheu zu vertreiben, die kalte Douche der Augen von uns seit einer Reihe von Jahren mit den günstigsten Erfolgen angewendet. Mastdarmvorfall heilt durch die Anwendung von kaltem Wasser am sichersten; es wird hier in Form von Klystiren und Sitzbädern angewendet.

Bei skrophulösen und rhachitischen Kindern wird stets die Kur mit kaltem Wasser, nämlich Waschungen des Kopfes und Körpers, von Uebergiessungen, Vollbädern oder Flussbädern unterstützt.

Wie mächtig und heilbringend das kalte Wasser in Form der Sturzbäder und Vollbäder auf das Nervensystem einwirkt, habe ich durch Heilung von 4 Kranken, von denen 3 mit Epilepsie und einer mit Veitstanz behaftet waren, erfahren, worüber ich gleichfalls schon in der Deutschen Klinik Bericht erstattete.

Es ist wohl überflüssig, noch zu bemerken, wie vorzüglich die Wirkung des kalten Wassers bei vielen Gehirnkrankheiten der Kinder ist. Hier thut die verständige Anwendung desselben oft mehr als alle Arznei, schadet aber nie, während bei schwankender Diagnose das zu geschäftige Verordnen von allerlei Medikamenten grossen Nachtheil bringt.

26) Lauwarme Bäder und Klystire. Auf die Gefahr hin, dass es Manchem überflüssig oder vielleicht gar unwissenschaftlich erscheinen möchte, wenn wir über diese Dinge, die, den nichtgewöhnlichen Ansichten nach, den Hebammen, Badern und Wartfrauen angehören, sprechen, können wir doch nicht umhin, uns über die in dieser Beziehung gemachten Erfahrungen auszulassen.

Bei Kindern, denen oft theils wegen Widerwillens gegen jede Arznei, theils in so vielen Krankheiten, wo das Schlucken unmöglich ist, z. B. bei Konvulsionen, Sopor, komatösen Zuständen, bei Mund- und Rachenkrankheiten, bei Dysphagieen u. s. w. ein Medikament durch den Mund nicht beigebracht werden kann, ist das Verfahren, die Arzneistoffe entweder mit der Schleimhaut des Mastdarmes durch Klystire in Kontakt zu bringen oder sie durch Bäder mittelst der Haut aufnehmen zu lassen, von wesentlichem Nutzen. Die Nützlichkeit der einfachen, warmen Bäder von 24 bis 29° R. bei kleinen Kindern ist wohl sattsam bekannt; die Funktion der Haut spielt gerade eine der grössten Rollen auch bei'm gesunden Menschen und Unterbrechungen derselben ziehen stets Gesundheitsstörungen nach sich; es wäre vielleicht nicht ohne wesentlichen Nutzen, solche Bäder auch in späteren Jahren, über das Säuglingsalter hinaus, häufiger in Anwendung bringen zu lassen. Lauwarme Milchbäder werden von uns häufig bei Kindern angewendet, die an Brust- und Unterleibskrankheiten leiden; so zur Lösung im zweiten Stadium der Pneumonie, der Bronchopneumonie, bei Peritonitis, Enteritis, zur Beförderung der Aufsaugung in diesen Uebeln. Welche grosse Rolle die Bäder bei Hautkrankheiten spielen, ist bekannt, und beinahe alle chronischen Exantheme erfordern Bäder bald mit, bald ohne Zusatz von Seife oder Lauge. Bei Spasmen, Hyperästhesieen der Haut, bei

Koliken, Harn- und Blasenbeschwerden, bei Dysenterieen u. s. w., diesen so häufigen Vorkommnissen in der Pädiatrik, sind die lauwarmen Bäder von grossem Nutzen und verstärkt mit Zusatz von Chamillen, aromatischen Kräutern, Kleie u. s. w. Wie wirksam die stärkenden Bäder, die wir entweder aus Gerberlohe, oder aus Malz, oder aus Heublumen, mit Globuli martiales, Zusätzen von Wein u. dgl. versetzen, haben sie uns bei verschiedenen dyskrasischen Krankheiten, bei der Skrophelsucht, bei der Rhachitis, wie auch zur Nachkur bei überstandenen, schweren Krankheiten grossen Nutzen gebracht.

Auch zur Ernährung wenden wir hier und da bei ganz kleinen, der Atrophie verfallenen Kindern, die sich durchaus auf andere Weise nicht nähren lassen, Bäder mit Fleischbrühe, mit aromatischen Kräutern, Zusätzen von Molken und Spirituosen, an. Auf dieselbe Weise, wie die Bäder, wirken die Klystire und man hat hiebei den Vortheil, dass man sie in allen Verhältnissen leicht und wohl auch öfter anwenden kann. Es ist nicht am Platze, von den verschiedenen Arten der Klystire hier ein Breites und Langes zu sagen; wir wollen nur bemerken, dass wir im Kinderhospitale seit einer Reihe von Jahren von den ausleerenden, ableitenden Klystiren, die in so vielen Krankheiten des Gehirnes wie des Unterleibes ihre Indikation finden, und die wir entweder aus kaltem Wasser, oder aus Seife, Oel und Salz oder aber, wollen wir rasch wirken, noch mit einem Zusatze von $^1/_2$—1 Esslöffel voll Essig oder Rizinusöl bereiten lassen, herrliche Wirkungen sahen. So finden bei uns auch sehr häufig die schmerz- und krampfstillenden, beruhigenden Klystire, die wir in der Regel aus einem Kamillenaufgusse oder einer Leinsaamenabkochung bereiten lassen, ihre Anwendung. Nie wurden bei uns den Klystiren Opiate beigefügt; in einigen schwer zu beseitigenden Leiden der Dickdärme aber Argentum nitricum, von dem wir schon in der Deutschen Klinik gesprochen haben.

Aber auch von den ernährenden Klystiren können wir Gutes berichten, und Kinder aus unserem Ambulatorium, die zu Skeletten abgemagert und von denen 2 wegen diphtheritischer Affektion der Mund- und Rachenschleimhaut nicht schlucken konnten, 2 andere nach heftigen Diarrhöen einen solchen Widerwillen gegen jede Art von Speise zeigten, dass man ihnen gar nichts beibringen konnte, wurden durch die fleissige, täglich 3—4malige Anwendung von Klystiren aus guter Rindssuppe mit Eigelb der Gesundheit wieder zugeführt.

Von den Blutentziehungen, die, wenn sie richtig angewendet werden, vortreffliche Mittel in der Kinderpraxis sind, von denen wir aber nur die örtlichen mittelst Blutegel und Schröpfköpfen gelten lassen, haben wir schon in der Deutschen Klinik gesprochen. Von den Salben und anderen auf die Haut anzuwendenden Mitteln, den Sinapismen und Vesikatoren, können wir nichts berichten, da wir uns derselben nur höchst selten bedienen.

Alles, was ich hier mitgetheilt habe, ist nicht der Theorie entnommen, sondern beruht auf Thatsachen. Zur Feststellung des Werthes der Heilmittel sind klinische Experimente und genaue, aber unbefangene, und wiederholte Beobachtungen gewiss werthvoller, als weitläufige und gelehrte Erörterungen. In meiner Stellung als dirigirender Arzt eines Kinderspitales, in dem jährlich an 2000 kranke Kinder jeglichen Alters behandelt werden, hielt ich es für eine grosse Schuld gegenüber den Aerzten, denen sich diese reiche Gelegenheit nicht darbietet, gerade der Therapie, dem verkannten, irrig aufgefassten, ja gänzlich vernachlässigten, Zweige unserer Wissenschaft diejenige Rechnung zu tragen, die ein redlicher Arzt gegenüber der Versuchung, die rationelle Empirie am Krankenbette immer mehr ausser Werth zu setzen, so sehr sich zur Pflicht machen muss. Erheben sich Urtheile und Zweifel von Männern vom Fache, d. h. von wahrhaftigen Therapeuten, denen Gelegenheit und Zeit nicht fehlt, die hier genannten Mittel gleichfalls am Krankenbette zu erproben, so werde ich sie zu schätzen wissen und jede Belehrung mit grossem Vergnügen hinnehmen und mich darnach richten, wo und wie es mir irgend möglich ist. Wenn sich aber sogenannte Stubengelehrte, ich will sagen, theoretisirende Praktiker eine praxi, anmassen, wie es leider gar zu oft geschieht, kurzweg Alles, was die auf blosse Empirie sich stützende Therapie anbelangt, für Nichts zu halten, so erachte ich alle ihre schönen und gelehrten Abhandlungen der ernsten Widerlegung nicht würdig; ich verweise sie ganz einfach auf das Feld des Experimentes am Krankenbette, wo solche Dinge allein endgültige Erledigung finden können.

Erlebnisse aus der Kinderpraxis. Von Dr. Joseph Bierbaum, praktischem Arzte zu Dorsten.

(S. dieses Journal, November—Dezember 1854.)

X. Chronische Kopf- und Gesichtsausschläge der Kinder.

Zwei Ausschläge nehmen hier unsere Aufmerksamkeit in Anspruch. Es sind dieses die Crusta lactea und die Tinea, die jedoch nur in kurzen Zügen dargestellt werden sollen.

1) Die Crusta lactea oder der Milchschorf.

Dieser Ausschlag, welcher fast ausschliesslich eine Krankheit des kindlichen Alters ist, kommt schon in den ersteren Lebensmonaten vor, ist aber zwischen dem sechsten Lebensmonate und der ersten Dentition am frequentesten, wiewohl er auch noch in den späteren Jahren vorkommt. Von der Stirne und den Wangen verbreiten sich die mit weissgelblichem Eiter gefüllten Pusteln häufig über das ganze Gesicht, welches nach dem Aussickern und Eintrocknen der Flüssigkeit wie mit einer Maske bedeckt ist. Die oft profuse Absonderung hat eine ätzende Beschaffenheit und einen eigenthümlichen Geruch. Die Krankheitsmetamorphose, welche in den oberen Hautschichten vor sich geht, zeichnet sich nicht blos durch die quantitativ und qualitativ veränderte Hautsekretion aus, sondern bietet auch je nach ihrer verschiedenen Entwickelungsstufe verschiedene Eigenthümlichkeiten dar.

In anderen Fällen steht der Ausschlag nur in grösseren oder kleineren Gruppen, und bleibt die zwischen inne liegende Gesichtshaut gesund. Die Augen werden bald mitergriffen, bald wieder nicht. Ein 2jähriges kräftiges Mädchen litt in ihrem ersten Lebensjahre in einem solchen Grade an den Variolen, dass keine einzige Stelle der ganzen Körperoberfläche von den Pocken verschont blieb. Kaum hatten die Pocken ihren regelmässigen Verlauf durchgemacht, so wurde der rechte Vorderarm in seiner ganzen Ausdehnung von Pseudo-Erysipelas befallen, welches an der Handwurzel in Suppuration überging. Bei einem anderen Kinde beobachtete ich nach der Vaccination eine ähnliche Entzündung, die sich über den ganzen Arm ausbreitete, aber wieder zertheilt wurde. Nach Ablauf von etwa 14 Monaten erschien bei dem Mädchen die Crusta lactea in distinkter Ausbreitung.

Schon bei ihrem ersten Auftreten zeigte sich an den Augenlidern sowohl als in der Bindehaut der Augen eine Entzündung. Bei einem 10jährigen Mädchen, welches längere Zeit ein bleiches Aussehen hatte und an vermindertem Appetit litt, entstand in der Kniekehle eine harte Geschwulst, die allmählig an Umfang zunahm und sich Anfangs weder zertheilen, noch in Eiterung setzen liess. Kaum war Heilung eingetreten, als Kopf und Gesicht von einem pustulösen Ausschlage, der sich nach dem Aufplatzen in gelbliche Krusten verwandelte, befallen wurde. Auch im Nacken und auf den Schultern erschienen hier und da einzelne Pusteln. In diesem Falle wurde die Bindehaut der Augen nicht mitergriffen, dagegen schwollen die Lymphdrüsen am Halse und im Nacken, so wie die Unterkieferdrüsen, bedeutend an. Zugleich verbreitete sich der Ausschlag auch über die Ohrmuscheln. Auch bei Säuglingen sah ich nicht selten die Entzündung der Augen fehlen, wiewohl das Gesicht ganz von dem Ausschlage maskirt war. Die Verbreitung der Crusta lactea enthält mithin keinen hinlänglichen Grund, warum das eine Mal die Bindehaut der Augen befallen wird, während sie das andere Mal verschont bleibt. Grösseren Einfluss hat wohl die mehr oder weniger deutlich ausgesprochene skrophulöse Diathese.

Warum das kindliche Alter eine so ausgezeichnete Prädisposition zu den chronischen Kopf- und Gesichtsausschlägen zeigt, davon wird der Grund in verschiedenen Ursachen aufgesucht. Bald ist es der relativ zu starke Andrang der Säftemasse gegen den Kopf, bald die organische Entwickelung des Gehirnes, bald der Dentitionsvorgang, bald die vernachlässigte Hautkultur, bald die zu warme Kopfbedeckung, welche in ätiologischer Beziehung angeschuldigt wird. Unter diesen Verhältnissen lässt sich nicht wohl einsehen, warum die Kopf- und Gesichtsausschläge nicht häufiger bei Kindern vorkommen. Die Hautkultur steht bei dem westphälischen Bauer in keinem besonderen Ansehen, und dennoch werden diese Hautausschläge auf dem platten Lande viel seltener angetroffen, als in den Städten. Wo aber auch immerhin die Reinlichkeit beobachtet wird, bleiben doch die Kinder nicht immer verschont. Daraus resultirt wohl, dass die Hautkultur, wiewohl sie überall alle Empfehlung verdient, nur einen untergeordneten Werth hat.

Ein Moment von hoher Bedeutung ist unstreitig die skrophulöse Diathese. Ausser dieser Diathese konnte ich oft gar keinen anderen Grund auffinden. Eine quantitativ oder qualitativ abnorme Ernährung ist unter den veranlassenden Ursachen ohne Zweifel die vollwichtigste. Von Syphilis kann bei uns keine Rede sein. Diese Krankheit ist hier kaum dem Namen nach bekannt und überall da, wo sie in äusserst seltenen Fällen auftritt, aus den benachbarten grösseren Städten eingeschleppt.

Der neueren Schule gegenüber, welche die chronischen Hautausschläge nur als eine örtliche Manifestation ansieht, glaube ich vielmehr, dass nebenbei die Veränderungen des thierischen Chemismus alle Aufmerksamkeit verdienen. Von diesem Grundsatze habe ich mich stets leiten lassen, und bin ich bei der Berücksichtigung der konstitutionellen Verhältnisse nicht schlecht gefahren.

Im Allgemeinen kommen die chronischen Gesichts- und Kopfausschläge nicht häufig zur Behandlung. Das Volk sucht in ihnen eine sichere Schutzwehr gegen andere gefahrvollere Krankheiten. Und in der That ist dieser Volksglaube nicht ganz ungegründet. Die Dentition geht, wenn auch nicht immer, doch in vielen Fällen leichter von Statten. Auch werden die Kinder nicht leicht von akuten Exanthemen befallen. Verschont der Keuchhusten sie nicht ganz, so nimmt er doch einen gelinderen Verlauf. Der in der ersteren Dentitionsperiode so häufige Hydrocephalus acutus erscheint selten während der Anwesenheit der chronischen Kopf- und Gesichtsausschläge. Es ist eine merkwürdige Erscheinung, dass nach dem Verschwinden dieser Ausschläge, mögen sie nun spontan zu Grunde gehen, oder aber durch eine unzweckmässige Behandlung vertrieben werden, die serösen Häute weit mehr gefährdet sind, als die Substanz der Organe.

Dazu kommt, dass die Kinder nach dem Ausbruche der Kopf- und Gesichtsausschläge in der Regel munter und lebhaft sind, und kaum oder gar keine auffallende Störung des Allgemeinbefindens verrathen, vielmehr sich einer besseren Gesundheit erfreuen, als vorher. Ob das Geschlecht einen Einfluss hat, möchte ich bezweifeln. Ich sah eben so oft Mädchen als Knaben befallen werden. Viel häufiger traten aber diese Ausschläge bei blühenden und kräftigen Kindern auf, als bei schwächlichen. Dass sie lediglich bei der einen oder anderen Klasse erscheinen, spricht gegen alle Erfahrung.

Ueberdies ist die Furcht vor Vertreibung der Ausschläge

und der desfallsigen Folgen gross. Man weiss auch zu wohl, dass die durch Kunst bewirkte Heilung nicht viel schneller erfolgt, als die spontane Genesung. Uebersicht man die Krankheitsmetamorphose, so sollte man glauben, dass die Gesichtshaut, welche sich oft zwei- bis dreimal nach einander abschält und eine Anfangs rothe, äusserst zarte, mit mehr oder weniger tiefen Linien bezeichnete Oberfläche hat, an Schönheit verlieren würde. Dem ist aber nicht so. Die Haut bekommt endlich ein ganz frisches Aussehen wieder, welches die frühere Farbe wohl noch übertrifft. Diese Thatsache ist den Ammen und Wärterinnen nicht unbekannt und gibt nicht weniger einen Grund ab, warum sie gegen das ärztliche Einschreiten eingenommen sind.

Eine Hauptaufgabe ist bei der Behandlung eine gehörige Regulirung der Diät sowohl in quantitativer als qualitativer Beziehung. Die von Strack so warm empfohlene Hb. jaceae ist ein beliebtes Mittel gegen Crusta lactea. Ich lasse es die Mütter während der Stillungsperiode als Thee trinken, und gebe den Säuglingen einen Aufguss mit Milch vermischt. Grösseren Kindern verordne ich es auch in Pulver mit Magnesia carbonica und kleinen Gaben von Rhabarber. Bei deutlich ausgesprochener skrophulöser Diathese setze ich gern Aethiops antim. hinzu, oder reiche Kali hydrojod. oder Leberthran. Der reine Gebrauch des Freisamkrautes entsprach am wenigsten meinen Erwartungen, günstiger war der Erfolg bei gleichzeitiger Anwendung der übrigen Mittel, zumal wenn täglich zwei bis drei breiartige Stühle eintraten und bei reichlicher Sekretion der Harn den Geruch des Katzenurines annahm. Einige glauben, dass auch bei spontaner Heilung der Urin gegen das Ende der Krankheit diesen Geruch verbreite.

Ist auch die Crusta lactea keine gefährliche Krankheit, so ist doch wohl zu berücksichtigen, dass bei einiger Intensität und bei längerer Andauer durch die Störung, welche in Folge des Juckens der gereizten Hautstellen entsteht, das Allgemeinbefinden der jüngeren Kinder beeinträchtigt wird. Um den lästigen Hautreiz zu mildern, bespritzt die Mutter oder Amme mit Vortheil zeitweise das Gesicht des Kindes mit der Milch aus der Brustdrüse oder bepinselt es mit Milchrahm oder Mandelöl. Das Liniment aus Kalkwasser und Oel leistet keine besonderen Dienste. Mehr empfiehlt sich eine Salbe aus einer Drachme Natr. carb. mit einer Unze Ungt. spl. oder ein Waschwasser aus einer halben Drachme Kal. carb. auf eine Unze destillirtes Wasser.

2) Tinea, wahrer Grind.

Schon J. P. Frank vermuthete nicht blos, sondern sprach sich auch mit einer gewissen Entschiedenheit darüber aus, dass den chronischen Hautausschlägen Infusorien zu Grunde liegen dürften. Er sagt: „*Sed hoc unum hic nobis concedi optamus: Inter causas, quae cutis morbos rebelles hinc inde producant atque exasperent, tum insecta quaedam eorumque ovula, larvas, tum vermes omnino spectare; atque plures forte quam nunc industriae majoris his rebus impensae defecta suspicemur, impetiginum species ex causis viventibus originem agnoscere. Plures nunc ad viscera, quam alios credebamus, ac vix non visum fugientes, a nobis ali hospites fatemur: ignotum forte mundum aliquando in pelle humana quis deteget, ac ignatas forsitan morborum causas proprio alieno semine populata, nobis offeret superficies.*“ Die Fortschritte der Naturwissenschaften berechtigten um so mehr zu einem solchen Ausspruche, als bereits die Entdeckung der Krätzmilbe in den Krätzpusteln und das Vorhandensein von Infusorien in anderen Hautausschlägen schliessen liess. Allein die Heilkunde blieb lange hinter den Fortschritten der anderen Naturwissenschaften zurück. Hierin liegt der Grund, warum letztere ihr noch nicht den Vortheil bringen, den sie bei gehöriger Nutzanwendung gewähren können.

Erst als es in jüngster Zeit Schönlein gelang, in der Tinea favosa einen Pilz zu entdecken, wurden bald auch in den anderen Tinea-Formen parasitische Mikrophyten gesehen. Seit dieser Entdeckung trat die Lehre von der Tinea in ein anderes Stadium. Der mikroskopische Pilz ist das eigentliche Charakteristicum, welcher die Gattung Tinea bezeichnet. Man glaubt nun allgemein, dass dieser Kopfausschlag in der Existenz der mikroskopischen Pilze, welche in den Follikeln und Bulben der Haare nisten, ursächlich begründet und von allen bisherigen Ausschlägen getrennt werden müsste. Die Berücksichtigung dieses Kausalverhältnisses ist um so vollwichtiger, als sie einen wirklich praktischen Werth hat und auf die Therapie grossen Einfluss ausübt. Die Genese der Läuse, die auf dem Kopfe der mit Tinea behafteten Kinder wimmeln, findet ein Analogon an den Helminthen, welche ebenfalls oft in enormer Zahl vorhanden sind.

Die vier verschiedenen Arten der Tinea sind folgende: 1) Tinea favosa, 2) Tinea tonsurans, 3) Tinea decalvans und endlich 4) Tinea sycosa. Jede dieser Arten hat einen verschiedenen Pilz nachgewiesen. Die Neuheit des Gegenstandes mag entschuldigen, wenn wir hier auf den Sitz der Pilze etwas näher eingehen. In der ersteren Art erzeugt sich nach den Beschreibungen der von Gruby „Achorion Schoenleinii" genannte Pilz zuerst zwischen den Schichten des Epitheliums dicht an der Mündung des Haarfollikels. Von diesem Punkte erstrecke er sich abwärts zwischen Haar und dessen Kapsel und auch von da wieder aufwärts und selbst bis in das Haar hinein. Durch die Reizung des Haarfollikels und die dadurch verstärkte Absonderung, mit welcher sich die abgestossenen Pilzbildungen verbinden, entstehen die Favuskrusten.

In der zweiten Art ist die Wurzel des Haares der Sitz. Von hier wächst der Pilz in die Substanz des Haares hinein und selbst nach Aussen auf die Haut zwischen den Haaren, wodurch sich zugleich mit den epidermatischen Schuppen das staubige mehlige Pulver bildet.

Der in der dritten Art aufgefundene Pilz nimmt die Aussenseite des Haares an seiner Wurzel ein. Von da verbreitet er sich auf die Haut, umgibt das Haar an seinem Ursprunge wie mit einem Filze und hebt es hervor, so dass es abfällt.

Der Pilz in der vierten Art der Tinea hat seinen Sitz innerhalb des Haarfollikels zwischen dem Haare und der Kapsel; er wird „Microsporon mentagrophytes" genannt.

Verdankt die Tinea den parasitischen Mikrophyten ihre Entstehung, so ist die Tödtung der Pilze und ihrer Larven der erste Schritt zur Heilung. Die metallischen Mittel, wie Arsenik, Sublimat und essigsaures Blei, sind viel zu gefährlich, als dass sie eine Empfehlung verdienen. Die übrigen bekannten Mittel und ihre Zusammensetzungen übergehen wir hier. Das von dem Chemiker Graham vorgeschlagene Acidum sulphurosum will Jener mit günstigem Erfolge anwenden. Er lässt einen Strom des schwefeligsauren Gases in Wasser eintreiben, bis letzteres damit gesättigt ist. Von diesem Wasser nimmt er zwei Unzen, mischt es mit sechs Unzen destillirten Wassers und lässt damit getränkte Kompressen auf die kranken Stellen auflegen und Wachstaffent darüber decken. Die Stellen werden bald bräunlich; die braunen Krusten lösen sich auf und mit ihnen fällt das kranke Haar aus.

Es wäre eine grosse Bereicherung für die Therapie, wenn sich das Mittel in allen Fällen bewährte.

Ich komme hier auf ein altes, als grausam verschrieenes Mittel zurück. Ich meine das Pechpflaster, das Auflegen von mit Pech bestrichenen Pflasterstreifen, nicht aber die Pechhaube, die keiner Erwähnung werth ist. Wer da weiss, wie übel man daran ist, und in welcher grossen Verlegenheit man sich befindet, wenn alle hochgepriesenen Mittel ohne Erfolg bleiben, der entschuldigt gern die endliche Anwendung eines in Misskredit gerathenen Mittels. So war es namentlich der Fall bei der Familie eines Schullehrers, wo alle Mittel, die von anderen Aerzten und von mir verordnet wurden, den Erwartungen nicht entsprachen. Auch die verschiedenartigsten Kurversuche der alten Weiber, an welche ebenfalls ein Hilferuf erging, schlugen fehl. Fünf Kinder, zwei Knaben und drei Mädchen, litten in dieser Familie an Tinea favosa und zwar in einem solchen Grade, dass ihre Köpfe wirklich ein eckelerregendes Aussehen hatten. Der älteste Sohn laborirte an dem Uebel 13 Jahre, der zweite 11 Jahre, und von den drei Mädchen die eine 9, die andere 6 und die dritte 5 Jahre. Merkwürdiger Weise war die Krankheit bei den Mädchen gelinder, als bei den Knaben.

Nachdem während eines Zeitraumes von 18 Jahren alle Heilbestrebungen fruchtlos geblieben, entwarf der Vater sich selber, nach genommener Rücksprache mit einem Klostergeistlichen, einen Kurplan. Die drei Aufgaben, die er sich stellte, waren laut brieflicher Mittheilung folgende:

1) Wie werden die kranken Haare am zweckmässigsten entfernt?

Man nimmt täglich eine etwa wallnussgrosse Quantität ungekochten Peches und setzt sie in einem irdenen Topfe so lange dem Feuer aus, bis die Masse kocht und flüssig ist. Es wird dann ein dichter Leinenlappen von verschiedener Grösse und Form, wie es sich am besten für die zu bedeckende Stelle eignet, mit dem flüssigen Peche bestrichen und behufs des festen Anklebens warm aufgelegt. Das Pflaster bleibt so lange blieben, bis Pat. es vor Jucken nicht mehr aushalten kann. Dieses erfolgt am dritten Tage. Das zurückgebliebene Haar, welches mit dem Pflaster bedeckt gewesen, muss in Einem Tage mit der Pinzette ausgezogen werden und zwar in der Richtung, wie es liegt und gewachsen, um das Abbrechen zu verhüten. Täglich wird eine neue

Stelle mit dem Pflaster bedeckt und das Auflegen so lange wiederholt, bis die kranken Haare alle entfernt sind. Die Applikation des Pflasters bewirkt, dass das Ausziehen der Haare fast gar nicht schmerzhaft ist und sehr wenige Haarwurzeln beim Ausrupfen zurückbleiben. Noch am meisten schmerzt das Ausziehen der Haare nach dem Nacken hin.

2) Wie lässt sich die zwischen Haut und Knochen des Kopfes liegende Unreinlichkeit wegschaffen?

Diese aus einem humoralpathologischen Prinzipe hervorgegangene Aufgabe suchte der Lehrer auf folgende Weise zu lösen.

Die Stellen des Kopfes, von denen das kranke Haar entfernt ist, werden mit Blättern von grossen Bohnen, wie selbige am Strunke wachsen, dick belegt, und zwar geschieht dieses Anfangs zweimal täglich, später aber bei nachlassender Eiterung nur einmal. Sind die auf dem Kopfe unrein gewordenen Blätter entfernt, so wird der belegt gewesene Theil mit lauwarmem Seifenwasser gewaschen. Die Stellen der Haut, wo die Haare gerupft sind, ist sehr gereizt und blutroth. Es bilden sich oft auf dem Theile des Kopfes bald nach dem Ausziehen der Haare viele Geschwüre, welche ein gutes Zeichen sind und das Entweichen der Unreinlichkeit sehr fördern. Sie heilen durch das Auflegen der Blätter bald wieder. So lange die Kopfhaut noch Röthe zeigt, muss mit dem Auflegen der Blätter und dem Waschen mit Seifenwasser fortgefahren werden, bis die Haut ihre gewöhnliche, gesunde Farbe wieder annimmt. Dieses ist das erfreuliche Zeichen, dass die Heilung erfolgt ist. Da die Haare nicht gleichzeitig entfernt werden, so kann auch die Heilung an allen Stellen nicht gleichzeitig sein. Will die Röthe der Kopfhaut durch das Auflegen der Blätter nicht schwinden, so ist dieses ein Zeichen, dass noch kranke Haarwurzeln (es darf keine einzige zurückbleiben) sitzen geblieben. Wirft eine solche kranke Haarwurzel ein neues Haar, so bildet sich um dasselbe, sobald es sichtbar wird, ein weissliches, gelbliches Häutchen. Es muss ausgezogen werden, bis sich das Häutchen verliert. Das Ausrupfen ist weder lästig, noch empfindlich, da gewöhnlich nur einzelne solche Haare zum Vorscheine kommen.

3) Wie kann der Haarwuchs gefördert werden?

Man nimmt $^1/_4$ Pfd. Elfenbein, vermengt dieses mit $^1/_2$ Pfd. Schweineschmalz oder ungesalzene Butter. Mit dieser Salbe wird der Kopf täglich eingerieben und nach 24 Stunden mit lauwarmem Seifenwasser wieder abgewaschen. Es dauert alsdann gar nicht lange, und ein starkes, dickstehendes Haar kommt zum Vorscheine.

So weit der Schullehrer. Durch dieses Verfahren gelang es, die jüngeren Kinder in 6 Wochen zu heilen. Bei dem jüngsten Mädchen, bei welchem der Ausschlag nicht so sehr verbreitet war, wurde das Pechpflaster nicht applizirt, sondern blos das Haar ausgezogen. Bei dem ältesten Sohne war das Haar fünfmal vor Anwendung der Pechpflaster ohne allen Erfolg ausgezogen worden. Die Heilung ist eine vollständig gelungene, der Ausschlag ist völlig beseitigt und bei keinem Kinde zurückgekehrt. Ueberdies ist das Haar schön und dichtstehend, und bei keinem einzigen Kinde sind Nachkrankheiten eingetreten. Innere Mittel wurden während der örtlichen Behandlung nicht gebraucht.

Eine andere Bemerkung, die sich hier anknüpfen lässt, ist die grosse Hartnäckigkeit und die mehrjährige Dauer des Uebels. Wo die Haare bis tief an die Wurzeln entartet sind und immer neue Eruptionen erfolgen, ist die behutsame Applikation von Pechpflasterstreifen ein Heilverfahren, welches keineswegs einen unbedingten Tadel verdient. Auf diese Weise von einer Krankheit befreit zu werden, die allen anderen Mitteln Trotz bietet, ist gewiss ein reichlicher Gewinn. Die Schmerzen werden völlig aufgewogen durch das erfreuliche Resultat der Heilung. Die stellenweise Applikation der Pflasterstreifen trägt wesentlich dazu bei, dass der Schmerz möglichst vermindert wird, zumal wenn man vorher die Haare abschneidet und ein erweichendes Kataplasma auf die dicken Krusten legt. Die Exulzerationen, welche entstehen, werden am besten durch Zinksalben beseitigt. Das zur Förderung des Haarwuchses angewendete Mittel, welches rasch wirkte, verdient schon wegen seiner Einfachheit vor anderen kostspieligen Pomaden und Waschwässern häufiger angewendet zu werden. Wenn auch im vorliegenden Falle durch eine reine topische Behandlung definitive Heilung herbeigeführt wurde, so kann doch ein solches Verfahren keineswegs für alle Fälle maassgebend sein. Eine ganz besondere Aufmerksamkeit verdient immerhin die skrophulöse Diathese oder die deutlich ausgesprochene Skrophulose.

Was das ätiologische Verhältniss angeht, so lag hier keine erbliche Anlage zu Grunde. Die Mutter wird zwar mitunter von hysterischen Zufällen heimgesucht, ist aber übrigens gesund, wie auch der Vater, dessen Eltern sich noch in ihren hochbejahrten Tagen des besten Wohlseins erfreuen. Dagegen liess sich bei allen Kindern die skrophulöse Diathese nicht verkennen. Ueber die Zeit des Auftretens der Krankheit bemerke ich, dass alle Kinder noch vor Beendigung des ersten Lebensjahres befallen wurden. Der zweite Sohn war erst 3 Monate alt, als der Kopfausschlag erschien. Hinsichtlich der ersten Entstehung theilte mir der Schullehrer brieflich mit: „Es lebte früher in meiner Nachbarschaft eine Frau, in deren Familie dieses Uebel verbreitet und sehr bösartig war. Diese Person machte oft bei meiner Frau Besuche, und legte einige Male ihr schlafendes Kind in unsere Wiege. Es dauerte nicht sehr lange, so zeigte sich bei meinem ältesten Sohne an dem hinteren Theile des Kopfes ein trockener gelblicher Ausschlag, welcher immer mehr um sich griff.“ Es lässt sich mithin eine kontagiöse Genese nicht verkennen. Noch mehr resultirt dieses aus dem Umstande, dass das Uebel von dem ältesten Sohne allmählig auf alle seine Geschwister überging.

Auffallend aber ist es, dass während der mehrjährigen Dauer des Schulbesuches, wo die Kinder des Lehrers tagtäglich mit so vielen anderen Knaben und Mädchen in nähere Berührung kamen, keine weitere Ansteckung erfolgte. Man glaubt, dass die Keime oder Sporen der parasitischen Pflanzen in Form eines unbemerkbaren Staubes sich in die Luft verbreiten und dort sich ansetzen, wo sie einen geeigneten Boden finden. Bei einer solchen Uebertragungsweise lässt sich kaum begreifen, warum in unserem Falle bei dem Jahre langen Verkehren kein einziges anderes Schulkind infizirt wurde. Man könnte allerdings die Einrede machen, dass nicht jede Kopfhaut für die Aufnahme des Kontagiums empfänglich sei. Allein in einer Schule, die nicht blos von gesunden, sondern auch von schwächlichen und skrophulösen Kindern besucht wird, hätte sich doch im Laufe der Zeit irgend ein Knabe oder Mädchen finden müssen, welches eine Rezeptivität für den Ansteckungsstoff gehabt hätte. Wie konnte die fortwährend so nahe Berührung und selbst das Wechseln der Kopfbedeckung, welches ohne Zweifel in dem einen oder anderen Falle stattgefunden hat, so ganz spurlos vorübergehen? Werden auch kränkliche, skrophulöse Kinder am häufigsten von Kopfausschlägen befallen, so bleiben doch auch gesunde und reinliche Kinder nicht immer verschont. Freilich ist uns nicht unbekannt, dass in einem anderen Falle ein mit Tinea tonsurans behaftetes Kind bald alle Schulkinder ansteckte.

Aus allem Diesen folgt, dass die Ansteckungskraft sich immer nur unter gewissen, noch näher zu erörternden Bedingungen bethätigt. Ebensowenig als sich die Kontagiosität der Tinea ganz zurückweisen lässt, ist sie über allen Zweifel konstatirt. Unser mitgetheilter Fall bietet eine ganz auffallende Eigenthümlichkeit dar. Die Erklärung harrt noch der Lösung. Auf der einen Seite zeigte sich der Kopfausschlag ganz entschieden als kontagiös, während er auf der anderen Seite keine Spur von Kontagiosität äusserte. Der älteste Sohn des Schullehrers wurde von einem anderen Kinde infizirt und übertrug den Ansteckungsstoff auf alle seine Geschwister, dagegen blieben die Schulkinder alle ohne Ausnahme von der Krankheit verschont.

XI. Cephalaematoma.

Die Kenntnissnahme dieses Krankheitszustandes datirt sich erst von nur wenigen Dezennien her. Nachdem dieses Kopfleiden der Neugeborenen zuerst in Deutschland zur Sprache gebracht, erhoben auch bald in Frankreich und Italien die Aerzte ihre Stimme. Deutschen Aerzten gebührt aber das Verdienst, die Lehre von dem Cephalämatom am meisten kultivirt zu haben. Fast über jeden einzelnen Punkt fanden vielfache Diskussionen Statt. Der Austausch der Ideen hatte zur Folge, dass Vieles genauer bestimmt, Manches geläutertere Erörterungen erfuhr und wieder Anderes als irrthümlich nachgewiesen wurde. Das Resultat der Kontroverse dürfen wir im Allgemeinen als ein erfreuliches begrüssen, wiewohl wir uns nicht verhehlen wollen, dass das Problem bis auf diesen Augenblick hin noch immer ganz befriedigender Lösung harrt.

Bisher bezeichnet man das Cephalämatom gewöhnlich nicht als eine Blutlage, die zwischen Perikranium und Schädelknochen ihren Sitz hat, sondern begreift unter diesem Namen auch noch andere Blutergüsse am Kopfe. Eine solche Auffassung sollte auf dem jetzigen Standpunkte unseres Wissens nicht mehr stattfinden. Ueberdies geht man von einem Eintheilungsprinzipe aus, welches keineswegs den Werth hat, der ihm beigelegt wird. Man theilt das Cephalämatom nach dem Sitze der Blutlage ein, und unterscheidet demnach folgende Arten:

A. Blutgeschwülste auf der knöchernen Kopfdecke.

1) Cephalaematoma subaponeuroticum, 2) Cephalaematoma subpericranium.

B. Blutgeschwülste unter der knöchernen Kopfdecke.

a) Cephalaematoma meningeum, b) Craniaematoma.

Viel wichtiger als die Eintheilung der Blutlage nach ihrem Sitze ausserhalb oder innerhalb der Schädelhöhle, über oder unter dem Periost, ist die Klassifikation, welche den jedesmaligen physiologischen und pathologischen Zustand der Knochen und Blutgefässe berücksichtigt. Diesem Prinzipe gemäss nimmt Weber in Kiel folgende zwei Arten an:

1) Cephalämatom bei normaler Beschaffenheit des Gefässsystemes, sowie des Knochens der betreffenden Stelle.

2) Cephalämatom bei ursprünglich krankhafter Beschaffenheit des einen oder des anderen, oder beider zugleich.

1) Cephalaematoma subpericranium s. verum.

Wenn wir das Cephalämatom als eine weiche, elastische, fluktuirende, schmerzlose, begränzte und nicht wegdrückbare Geschwulst bezeichnen, die bei unveränderten Hautdecken in der Regel auf einem der Scheitelbeine zwischen Pericranium und Kopfknochen sitzt und von einem festen, fast knöchernen Wulste oder Ringe umgeben ist; so haben wir zwar von dem Wesen dieser pathologischen Erscheinung noch keinen klaren Begriff, aber doch eine Symptomenreihe, wie sie sich bei keiner anderen Blutlage am Kopfe wiederholt. Der Sitz und die Eigenthümlichkeit der Symptome, sowie die besondere Entstehungsweise und Heilart, sind Gründe genug, um diese Blutlage ganz einfach als Cephalämatom oder den anderen Blutlagen gegenüber als Cephalaematoma verum zu bezeichnen.

Erste Beobachtung. Eine in den 30er Jahren alte Frau, schwächlicher Konstitution, hatte bereits sieben Kinder leicht geboren, nur musste bei der sechsten Geburt der Mutterkuchen wegen Verwachsung künstlich gelöst werden. Im 7. Monate der letzten Schwangerschaft ging von Zeit zu Zeit Blut aus den Genitalien ab. Der Blutfluss wiederholte sich auch mehrmals im ferneren Verlaufe der Schwangerschaft, und wurde besonders am Tage vor der Geburt stärker. Es entleerte sich eine beträchtliche Quantität dunkelschwarzes, theils flüssiges, theils geronnenes Blut. Selbst mit dem Eintritte der Wehen dauerte der Blutfluss fort.

Als ich am 19. März 1849 kurz nach Mittag zum ersten Male untersuchte, hatte die Blutung aufgehört und war der Muttermund bereits in der Grösse eines Fünfgroschenstückes eröffnet. Man hätte wegen des periodischen Blutflusses an Placenta praevia denken können, allein der Mutterkuchen lag nicht vor. Die Leibesfrucht hatte die erste Hinterhauptslage, die Geburtswege waren geräumig, gehörig entwickelt und feucht, die Wehen wurden allmählig stärker, der Muttermund erweiterte sich mehr, nur schwoll die vordere Lippe an und zog sich nun langsam über den Kopf zurück. Um 5 Uhr Nachmittags war die Geburt beendigt. Während dieses Vorganges und auch später floss kein Tropfen Blut, und die Lochialsekretion verlief regelmässig. Es wurde jedoch ein kleiner operativer Eingriff nothwendig. Die Schultern stellten sich, nachdem der Kopf ohne Zuthun der Kunst geboren war, in der Beckenhöhle fest. Das Kind musste daher extrahirt werden.

Gleich nach der Geburt des Kindes, welches weder zu den stärkeren, noch zu den schwächeren gehörte, sah ich auf dem hinteren und oberen Theile des rechten Scheitelbeines eine ziemlich grosse Geschwulst. Sie war weich, nicht schmerzhaft beim Drucke, fühlte sich elastisch und fluktuirend an, hatte dieselbe Farbe und einen eben so starken Haarwuchs, wie die übrige Kopfhaut, pulsirte nicht und liess sich auch nicht durch Druck verkleinern, war aber mit einem gleichsam knöchernen Ringe umgeben und schien in der Mitte eine Impression des Knochens zu verrathen. Diese Charaktere liessen keinen Augenblick an einer Blutlage zwischen Pericranium und Schädelknochen zweifeln. Das Kind athmete gut, schlief ruhig und nahm bald die Brust. Das Befinden der Wöchnerin war ganz befriedigend.

Am 21. März, also am dritten Tage nach der Geburt, schien die Kopfblutgeschwulst in der That ein kleineres Volumen zu haben, dagegen zeigte sie am 25. wieder ihren früheren Umfang. Das Kind blieb gesund, nahm gerne die Brust, hatte einen ruhigen Schlaf und einen regelmässigen Stuhl.

Am 30. März. Die Geschwulst hatte noch dieselbe Grösse, fluktuirte an den meisten Stellen, fühlte sich weich an, war schmerzlos, zeigte nach wie vor den knöchernen Ring, verrieth aber weder eine Farbenveränderung, noch eine erhöhte Temperatur. Der Inhalt liess sich mit dem Finger verschieben, aber nicht wegdrücken. Durch das Verschieben oder Konzentriren des Kontentum entstand eine pralle Geschwulst. In der Mitte fühlte man eine harte Unterlage und eine weniger flüssiger Masse. Gegen das Schläfenbein hin und zwar zwischen diesem und dem mehr hervorragenden Scheitelbeine war die Fluktuation in der Mitte recht deutlich, und machte sich auch der Knochenring ganz auffallend bemerkbar. Von dieser Stelle aus drückte ich ohne allen Widerstand das Kontentum nach hinten und oben, und machte dann auf dem erhabensten Punkte eine mässig grosse Inzision mit der Lanzette. Gleich nach Eröffnung floss ungefähr eine halbe kleine Obertasse voll theerschwarzes, theils flüssiges, theils geronnenes Blut aus. Die Geschwulst fiel sichtlich zusammen, hob sich aber am folgenden Tage wieder etwas. Eine rauhe Beschaffenheit des Knochens wurde nicht wahrgenommen. Bei einer ganz einfachen Behandlung erfolgte rasch Heilung. Ueble Zufälle traten nicht ein. Auch ist, wie ich mich nach Ablauf von 5 Jahren überzeugte, weder eine konvexe Hervorragung, noch eine konkave Vertiefung des Knochens an der betreffenden Stelle zurückgeblieben.

Zweite Beobachtung. Vor längerer Zeit wurde mir vom Lande her ein neugeborenes Mädchen am zweiten Tage nach der Geburt zugebracht. Auch bei diesem Kinde fand sich auf dem rechten Scheitelbeine eine Geschwulst, die alle Charaktere einer Blutlage zwischen Pericranium und Schädelknochen an sich trug. Die Mutter hatte sowohl früher als auch dieses Mal leicht geboren. Die Geschwulst wurde am ersten Tage nach der Geburt bemerkt und verlor sich auf den Gebrauch warmer Fomentationen und aromatischer Kräuter. In jenem ersten Falle wurden ebenfalls diese Fomente mit einem Zusatze von Spir. camphor. und serpyll. angewendet, konnten aber die Zertheilung nicht bewirken.

Analyse der Symptome.

Die oben angegebene Charakteristik ist der Grundtypus des Cephalaematoma subpericranium s. verum. Diese Symptomen-Gruppe erleidet aber manche Modifikationen und Ausnahmen, ohne dadurch ihren semiotisch-diagnostischen Werth zu verlieren. Bestätigen Ausnahmen ja nur die Regel. Man muss jedoch das verschiedene Verhalten der einzelnen Symptome genau kennen, wenn man sich gegen Fehlgriffe in Diagnose und Behandlung schützen will. Dazu mögen folgende Bemerkungen dienen.

1) Eintrittszeit des Cephalämatoms.

F. A. Osiander versichert, die Kopfblutgeschwulst könne schon vor dem Risse der Eihäute vorhanden sein, läugnet aber nicht, dass sie sich auch erst nach dem Abflusse der Wasser entwickeln könne. Auch Nägele glaubt, dass die Kinder sie mit auf die Welt bringen können. Beweisender für das Auftreten schon während des Uterinallebens ist die von Schmidt gemachte Beobachtung. Er sah Kinder mit Cephalämatom behaftet, während sie noch in der Gebärmutter waren. Solche Fälle gehören zu den grossen Seltenheiten. Am häufigsten erscheint das Cephalämatom erst nach der Geburt, und zwar zeigt es sich entweder schon unmittelbar nach der Geburt, oder aber zwischen dem ersten und fünften Lebenstage des neugeborenen Kindes. Zuweilen zeigt es sich auch schon während der Geburt. Für jede dieser Eintrittszeiten liegen Beobachtungen vor. Ausnahmsweise tritt das Cephalämatom erst nach Ablauf von einigen Wochen auf. So sah Hoere einen Fall, wo das Cephalämatom drei Wochen nach der Geburt erschien, und Schäffer beobachtete es sogar erst in der 24. Lebenswoche, ohne dass irgend eine äussere Veranlassung angeschuldigt werden konnte. —

2) Frequenz.

Die statistischen Berichte stimmen in diesem Punkte nicht genau überein. Nägele sah das Cephalämatom in 20 Jahren nur 17 Male, während Hoere in einem viel kürzeren Zeitraume 18 Fälle beobachtete. Paul Dubois sah nur sechs Fälle während einer Reihe von vielen Jahren, bemerkt aber selber, dass seine Angabe um so weniger maassgebend sein könne, da viele von den 3000 Kindern, die alljährlich in der Maternité geboren werden, bald nach der Geburt das Hospital wieder verlassen. Wir können hieraus aber einen anderen Schluss machen. Aus dieser Mittheilung ergibt sich nämlich, dass das Cephalämatom wenigstens nicht unmittelbar nach der Geburt oder in den ersten 24 Lebensstunden der Neugeborenen manifest war. Aber auch selbst späterhin dürfte es nicht häufig gewesen sein. Valleix erwähnt nur Eines Kindes, welches aus der Maternité dem Findelhause übergeben, eine beträchtliche Kopfblutgeschwulst hatte, von welcher in ersterem Hospitale noch keine Spur bemerkt wurde. Baron und Valleix rechnen auf 500 Kinder nur Einen Fall, während Hoere das numerische Verhältniss wohl viel zu günstig wie 1 zu 100 festsetzt. Döpp beobachtete das Cephalämatom innerhalb 11 Jahren 262 Mal. Während dieser Zeit wurden in dem Findelhause zu Petersburg 50,000 Kinder geboren. Nach dieser Angabe kam das Cephalämatom unter 190 Kindern einmal vor, und zeigten sich durchschnittlich alljährlich etwa 18 Fälle. Böhm berichtet von der Findelanstalt zu Prag, dass er von 21,045 Kindern 100 solcher Blutlagen an 96 Individuen zur Behandlung erhalten habe. Können wir auch noch kein ganz sicheres numerisches Verhältniss angeben, so dürfen wir doch aus allen bisherigen Angaben wohl schliessen, dass das Cephalämatom im Allgemeinen eine seltene, wenigstens keine häufige, pathologische Erscheinung sei.

3) Sitz.

Als Regel lässt sich aufstellen, dass das Cephalämatom auf einem der Scheitelbeine seinen Sitz nehme, und zwar auf dem rechten viel häufiger als auf dem linken. Nur in wenigen Fällen kommt es an anderen Stellen vor. Nicht jede Stelle am Kopfe scheint genehm zu sein. In den von Döpp angegebenen 262 Fällen sass das Cephalämatom nur einmal auf dem Schuppentheile des linken Schläfenbeines und zweimal auf dem Hinterhauptsbeine. Unger sah es einmal am Zitzenfortsatze. Böhm beobachtete es in 100 Fällen 36 Mal auf den Scheitelbeinen, während es nur zweimal in der Hinterhaupts-, einmal in der Stirn- und einmal in der Schläfengegend seinen Sitz hatte.

4) Zahl.

Gewöhnlich findet sich nur Eine Geschwulst, selten mehrere, wie dies Nägele in einem Falle sah. In 5 Fällen war nach Döpp das Cephalämatom gleichzeitig auf beiden Scheitelbeinen vorhanden. Aber nicht blos zweifach, sondern sogar auch dreifach ist es beobachtet worden. Burchard sah in zwei Fällen 3 Geschwülste, von denen sich zwei auf den Scheitelbeinen und die dritte auf dem Hinterhauptsbeine befanden. Valleix glaubt nicht, dass das Cephalämatom sich von einem Knochen bis zum anderen verbreiten und das Hinderniss, welches die Nähte darbieten, überwinden könne. In solchen Fällen, wo die auf beiden Scheitelbeinen befindliche Blutlage nicht durch die Pfeilnaht in zwei Theile getrennt sei, habe sich das Blut nicht unter dem Pericranium, sondern unter der Aponeurose angesammelt. Er hat ohne Zweifel Recht.

5) Grösse.

Die Grösse wechselt von der einer Haselnuss bis zu der eines Hühnereies. Bouchut gibt das Gewicht des Blutes von 1 bis zu 8 Unzen an; eine Angabe, die viel zu hoch gegriffen ist. Die Geschwulst wächst bald schneller, bald langsamer, so dass sie in manchen Fällen schon in einigen Stunden, in anderen erst nach mehreren Tagen, entwickelt erscheint. Das Cephalämatom pflegt unmittelbar nach der Geburt kleiner zu sein und erst allmählig sich zu vergrössern. Jedoch hat es zuweilen schon gleich Anfangs einen bedeutenden Umfang. Die in den ersten Tagen erfolgende Entwickelung bezieht sich, wie Nägele und Burchard bemerken, mehr auf die Erhöhung und Spannung, als auf die Zunahme an der Basis. Auf die Vergrösserung hat der neue Kreislauf und die eintretende Respiration einen bedeutenden Einfluss, wenn gleich sie von diesen beiden Momenten keinesweges allein abhängt. Die Zunahme der Geschwulst wird zunächst durch das ausgetretene Blut selbst verhindert, indem es einen Druck auf die Gefässe verursacht und die Koagulation in den Gefässmündungen fördert. Mag die fortschreitende Ossifikation der Schädelknochen auch einigen Antheil haben, er ist gewiss nur gering. Sehen wir doch bei allzufrüher Eröffnung das Blut auf's Neue wieder hervorströmen. Durch Druck lässt sich zwar die Blutlage verschieben, aber der Umfang nicht verkleinern.

6) Form.

Je nach dem verschiedenen Sitze wechselt auch mehr oder weniger die Form. Auf den Scheitelbeinen ist das Cephalämatom gewöhnlich länglich oder doch ausgebreitet, während es auf dem Hinterhauptsbeine und in der Stirngegend meistens rundlich ist. Die anfänglich wenig erhöhten, mehr glatten Geschwülste wölben sich allmählig, werden praller, und je mehr sie sich erheben, desto deutlicher treten die Ränder hervor. Die Spannung der Geschwulst nimmt mit der Zunahme der Blutanhäufung zu. Auf dem höchsten Grade der Spannung bleibt die Geschwulst oft mehrere Tage unverändert stehen. Je geringer die Spannung und die Blutlage ist, desto leichter lässt sich der Knochen durchfühlen. Uebrigens mag die Form sein, wie sie will, die Geschwulst ist immer begränzt.

7) Farbe.

Die Farbe ist konstant wie die der übrigen Kopfhaut. Ueberall da, wo die Haut eine andere Farbe hat, liegt eine Komplikation zu Grunde. So trifft man bei der Verbindung mit dem Caput succedaneum und Cephalaematoma subaponeuroticum ein dunkelrothes Aussehen der Geschwulst an und beim Verschwinden der Komplikation zeigt die äussere Kopfbedeckung oft noch mehrere Tage eine Bleifarbe. Es gehört mithin die Veränderung der Farbe nicht dem Cephalämatom als solchem an. Wenn Becker behauptet, die Geschwulst sei durchsichtig, so ist er in grossem Irrthum.

8) Temperatur.

Das Cephalämatom zeigt keine erhöhte Temperatur, es sei denn, dass die Geschwulst sich entzündete und in Eiterung überginge. Die Resorption des Blutergusses gelingt nicht immer und geht hier auch wegen Mangel an aufsaugenden Gefässen viel langsamer vor sich, als bei Blutlagen im Zellgewebe, namentlich zwischen Pericranium und Galea. Uebrigens hängt der langsamere oder raschere Verlauf der Resorption von der Reaktionskraft, der Heilart und von anderen Umständen ab.

9) Fluktuation.

Sollte auch gleich anfangs die Fluktuation nicht ganz deutlich sein, so fehlt sie doch nie, wenn sie auch erst im weiteren

Verlaufe des Cephalämatoms manifester hervortritt. In Verbindung mit anderen konstanten Symptomen ist die Fluktuation ein werthvolles Zeichen. Je verbreiteter, gespannter und je weniger fluktuirend die Geschwulst, desto entschiedener ist, wie Unger angibt, der Sitz unter der sehnigten Kopfhaut, dagegen spricht das Hervortreten der Geschwulst bei fühlbarem Schwapper und deutlich umschriebenem, festem Saume für die Anwesenheit der Blutaustretung unter der Beinhaut. Noch am längsten hält sich die Fluktuation in der Mitte und ist hier selbst dann noch fühlbar, wenn sich auch schon das Pericranium sammt der Haut von der Peripherie dem Knochen nähert. Gegen das Ende der Krankheit bemerkt man zuweilen ein Knistern, gleichsam als wenn man auf Flittergold drückte, oder eine deutliche Krepitation; Erscheinungen, die in der Verknöcherung des Pericraniums ihren Grund haben.

10) Pulsation.

Wenn Hoere die Pulsation für ein gewöhnliches Symptom hält, so tritt er mit der allgemeinen Erfahrung in direkten Widerspruch. Dieses Zeichen gehört gar nicht zum Begriffe des Cephalämatoms. Jedoch will Nägele die Pulsation in zwei Fällen beobachtet haben, macht aber selber die Bemerkung, es sei nur in geringem Grade gewesen. Die Pulsation ist ein Entzündungszeichen und kommt nur in der Eiterungsperiode des Cephalämatoms vor. Auch begegnet man ihr bei Komplikationen mit einem pulsirenden Varix. Einen solchen Fall beobachtete Unger bei einem rhachitisch gewordenen Kinde. Am Hinterkopfe hart am Atlas sass ein Varix, dessen Pulsation schon bei äusserem Ansehen, noch mehr beim Fingerdrucke, wahrnehmbar war. Oberhalb desselben fand sich eine Kopfblutgeschwulst von der Grösse eines Kibitzeies vor, die bis zum linken Ohre hin länglich ausgedehnt und mit einem knorpelig anzufühlenden Ringe umgeben war. Von den allgemeinen Hautdecken des Hinterkopfes liefen variköse Nerven über ihn hinweg, und da zugleich emphysematöse Anschwellung an diesen Stellen gegeben war, glich das Cephalämatom einem venösen Muttermale vollkommen.

11) Schmerz.

Auch der Schmerz ist dem Cephalämatom fremd, wenigstens ruft ein Druck auf die Geschwulst keine Schmerzäusserung, wie Weinen, Schreien, Verziehen des Gesichtes, hervor. Eben so wenig treten spontane Schmerzäusserungen ein. Ob aber nicht, wenn die vom Pericranium gebildete Höhle einen grossen Bluterguss enthält, ein Gefühl von Spannung oder Zerrung entstehe, ist wohl mehr als wahrscheinlich. Nur dann tritt Schmerz ein, wenn das Cephalämatom sich entzündet und in Eiterung übergeht.

12) Knochenring.

Der Knochenring oder der harte Wulst, oder wie man ihn sonst nennen will, ist als ein konstantes Zeichen von grossem diagnostischem Werthe. Dieser Ring oder Wulst ist ganz gewiss keine Gefühlstäuschung, sondern in der Wirklichkeit vorhanden. Er ist zuweilen schon im Anfange bemerkbar, in anderen Fällen aber erst später. Bald umgibt er deutlich die ganze Peripherie, bald begränzt er die Geschwulst nur theilweise. Die Höhe und Dicke des Wulstes wechselt.

13) Eindruck der äusseren Knochenlamelle.

Man glaubt beim Zufühlen einen Eindruck der äusseren Knochenlamelle wahrzunehmen. Je mehr der Knochenring hervorragt, desto auffallender erscheint die Impression, selbst als bestände eine Perforation des Knochens. Allein die vermeintliche Impression ist nichts Anderes als eine reine Gefühlstäuschung. Es verhält sich also hier gerade umgekehrt wie beim Knochenringe. Gesellt sich aber im weiteren Verlaufe zu dem Cephalämatom Karies oder Nekrose, so bildet sich allerdings ein wahrer Knocheneindruck und ein wahrer Knochenring. Es ist nicht wahrscheinlich, dass allein durch das Gewicht der Blutlage die äussere Knochenlamelle eingedrückt werden könne.

Aus dieser kurzen Analyse ergibt sich, dass die dem Cephalaematoma subpericranium s. verum beigelegten Charaktere, mit wenigen Ausnahmen, sich stets gleich bleiben. Die Modifikationen werden durch die verschiedene Entwickelungsstufe oder durch bestehende Komplikationen bedingt. Welche Abweichungen die Symptome unter diesen Umständen erleiden, ist hinlänglich erörtert. Auch resultirt aus der Analyse, dass die Symptome nicht alle einen gleichen Werth haben. In diagnostischer Beziehung sind vorzugsweise der Sitz, die Fluktuation, die unveränderte Hautfarbe, die Begränzung und der Knochenring die gehaltvollsten Merkmale. Auf die Eintrittszeit, die Zahl, Grösse und Form kommt es weniger an. Endlich enthält die Analyse auch einige Winke, wie das Heilverfahren unter gewissen Verhältnissen modifizirt werden müsse. Macht es doch immer einen Unterschied, ob das Cephalämatom rein für sich besteht, oder aber komplizirt ist, ob es noch Hoffnung zur Zertheilung gibt, oder ob es bereits in die Entzündungsperiode getreten und in Eiterung überzugehen droht.

Anatomischer Charakter.

Die behaarte Kopfhaut und die Galea aponeurotica bieten keine Abnormitäten dar, wofern sie nicht durch Komplikationen bedingt werden. Die zwischen Pericranium und Schädelknochen befindliche Blutlage wechselt sowohl in quantitativer als qualitativer Beziehung. Das Blut selber ist bald schwarz und flüssig, bald schwarz und koagulirt, je nachdem der Bluterguss kürzere oder längere Zeit besteht. Ist das Blut mit Eiter vermischt und flüssiger als gewöhnlich, so deuten diese Veränderungen auf eine beginnende Zersetzung hin. Das Gewicht überschreitet selten zwei bis vier Unzen.

Wichtiger als dieser Befund ist das anatomische Verhalten der übrigen beim Cephalämatom in Betracht kommenden Theile. Dieses Resultat der Autopsie trägt wesentlich zur näheren Aufklärung des ätiologischen Verhältnisses bei.

Das von dem Schädelknochen in grösserem oder geringerem Umfange abgelöste Pericranium ist zwar mehr oder weniger verdickt, hat aber seine Durchsichtigkeit behalten. Die innere Oberfläche zeigt eine glatte Beschaffenheit, wie die übrigen serösen Häute. Jedoch fand Valleix in einem Falle kleine Häufchen von kreidiger Materie auf der dem Blutheerde zugekehrten Fläche, die ein pustelnähnliches Aussehen hatten. Ausserdem wurden auch kleine Verknöcherungspunkte wahrgenommen. An der nächsten Umgebung des Knochenringes verlor das Pericranium das glatte, polirte Aussehen. Von dieser Stelle aus bemerkte man eine Pseudomembran (Membrana adventitia), welche die Blutlage einschloss. Neuere Untersuchungen haben aber ergeben, dass diese Membran nicht gemeinschaftlich die ganze Circumferenz des Blutergusses umgibt, abgesehen davon, dass sie zuweilen fehlt. Robin hat am Umfange der Geschwulst nur amorphes Fibrin gefunden und durchaus kein zartfaseriges Gewebe, welches auf die Gegenwart einer Pseudomembran schliessen liess. Hieraus resultirt, dass die von Valleix zuerst beobachtete Membran wenigstens keine konstante Erscheinung sei. Wahrscheinlich bildet sie sich erst in einer späteren Zeitperiode. Ob und welche Umstände die Entwickelung befördere, bedarf noch des näheren Nachweises. Valleix lässt es fraglich, ob die Membran, welche in vier Fällen ein verschiedenes Aussehen hatte, aus dem unter dem

Pericranium befindlichen Zellgewebe, oder ob, während das Pericranium-Blatt ganz aus verdichtetem Zellgewebe gebildet, das Schädelblatt eine reine Blutschicht, oder vielleicht sogar eine von den Knochen kommende Ausschwitzung von gerinnbarer Flüssigkeit sei.

Der Schädelknochen, auf dem die Blutlage ruht, ist glatt und polirt, wenn der Bluterguss noch nicht lange vorhanden war. Auch zeigt die Schädelhöhle weder Karies, noch Nekrose, noch eine andere Kohäsionsstörung. Solche Destruktionen manifestiren sich erst bei längerer Andauer des Cephalämatoms und bei einige Zeit fortdauernder Eiterung. Dagegen finden sich an manchen Stellen Rauhigkeiten und kleine knöcherne Erzeugnisse, die hervorragen und sich schwer vom Knochen ablösen lassen. Nach Wegnahme der lamellösen Verknöcherungen findet sich, dass der unterliegende Knochen sein natürliches strahliges Aussehen behalten hat.

Die Gefässe der äusseren Knochenpartie wurden nicht verletzt gefunden. Valleix injizirte den Kopf eines Kindes, an welchem er die erwähnte kreidige Masse beobachtete. Die eingespritzte Flüssigkeit drang zwar in die kleinsten Gefässverzweigungen ein, trat aber nirgends aus.

Was den Knochenring betrifft, so umgab derselbe bei den sechs Kindern, an welchen Valleix den Wulst fand, in vier Fällen die Geschwulst ganz. In den beiden anderen Fällen aber war er in einer gewissen Strecke in der Nähe der Nähte nicht vorhanden. Der Wulst bestand stets aus einem knöchernen Erzeugnisse, welches sich leicht von dem Knochen ablösen liess. Auch bot das Scheitelbein nach Wegnahme des Knochenringes keine Veränderung in seiner natürlichen Krümmung dar, nur waren die Vorsprünge und Vertiefungen des Scheitelbeines an dieser Stelle etwas deutlicher als gewöhnlich. Der Wulst hatte immer eine dreieckige Gestalt, und durch die Vereinigung seiner äusseren und inneren Fläche entstand ein mehr oder weniger spitziger Rand, der genau an der Stelle lag, wo die erwähnte Pseudomembran von dem Knochen auf das Pericranium überging.

Die Struktur des Wulstes war nicht in allen Fällen dieselbe. Dreimal bestand sie, wie Valleix ferner bemerkt, aus einer zerreiblichen, von einer grossen Anzahl knöcherner Körner gebildeten, mattweissen und mit einer sehr dünnen Lage kompakter Substanz bedeckten Materie. In den Zwischenräumen dieser kleinen Körner fand sich eine röthliche Flüssigkeit, die sich leicht herausdrücken liess. In einem vierten Falle bot der nach der Seite des Scheitelbeinhöckers hin sehr breit werdende Wulst nur in der dem Blutheerde zunächst gelegenen Partie eine solche Struktur dar, nach aussen aber endigte er sich in eine knöcherne, sehr runzliche Lamelle, die an ihrer unteren mit schwarzem Blute angefüllten Fläche unregelmässige Körner zeigte. In einem fünften Falle war der Wulst strahlig wie der übrige Theil des Knochens, und man konnte ihn von dem Knochen, ohne denselben zu verletzen, ablösen.

Aus diesen Untersuchungen schliesst Valleix, dass der Wulst ein Osteophyt sei. Auch Bouchut und Andere halten ihn für eine Knochenneubildung. Bei längerem Bestehen des Cephalamätoms mag immer der Ring oder Wulst die Natur eines Osteophyten annehmen, gleich anfangs hat er diese Beschaffenheit gewiss nicht. Kann doch unmöglich unmittelbar nach der Entstehung der Blutlage schon eine Knochenneubildung in ihrem Umkreise stattfinden! Wie sollte die Metamorphose so rasch eintreten können? Viel richtiger ist es, wenn man in der ersten Zeit den Ring von dem koagulirten Blute unter dem aufgehobenen Pericranium ableitet. Hiefür spricht der Umstand, dass der Wulst bei zeitiger Inzision des Cephalämatoms gleich oder doch nicht lange nachher spurlos verschwindet.

Döpp fand in sieben Fällen von eilf eine Absorption der äusseren Knochentafel. In 2 Fällen bildete das Pericranium die Geschwulst, und wurde der Rand durch eine Lage koagulirtes Blut gebildet, welches sich da abgelagert hatte, wo sich das Pericranium vom Knochen abzulösen begann, um sich zur Geschwulst zu erheben. In einem Falle war die Diploe geschwunden und die äussere Lamelle so tief eingesunken, dass die Gränze dieser Einsackung wirklich eine Art Knochenring bildete.

West hält den erhabenen Ring nur für die Folge des Rückbildungsprozesses. Der Ring entstehe durch fibrinöses Exsudat an der entblössten Schädelfläche und sei besonders da markirt, wo sich das Pericranium wieder ansetze. Als Beweis führt West an, dass der Ring bei beginnender Resorption deutlicher werde, dagegen sei bei bedeutendem Blutaustritte während des Lebens kein Ring zu fühlen, und nach dem Tode finde sich kein Streben zur Resorption und ein sehr geringes oder gar kein fibrinöses Exsudat.

Fasst man die Natur des Ringes lediglich als die Folge des Rückbildungsprozesses auf, so lässt sich nicht wohl einsehen, wie er sich schon zu einer Zeit vorfindet, wo von einem Rückbildungsprozesse füglich noch nicht die Rede sein kann. Oft genug ist schon gleich anfangs der Ring fühlbar, und nicht bloss an einer einzelnen Stelle, sondern sogar an der ganzen Circumferenz der Geschwulst. Hiermit sei aber keineswegen gesagt, als bestehe auch im weiteren Verlaufe kein Verhältniss zwischen Ring und Rückbildung des Cephalämatoms. Es stimmt nicht völlig mit der Erfahrung überein, wenn behauptet wird, bei einer bedeutenden Blutlage finde sich während des Lebens kein Ring vor. Ist er auch in einigen Fällen erst bei beginnender Resorption deutlicher zu fühlen, so ist er doch in anderen Fällen schon frühzeitig, noch ehe an Resorption des Exsudates zu denken, deutlich genug bemerkbar.

Diagnose.

Wir wollen hier nicht von dem Caput succedaneum sprechen. Der Vorkopf, welcher stets die Folge einer schwierigen Geburt ist, hat seinen Sitz an den zuerst in das Becken eintretenden Theilen, einen weniger markirten Umfang und eine violette Farbe, behält den Fingereindruck, entbehrt den Knochenring und verschwindet in einigen Tagen ohne Zuthun der Kunst.

Auch reden wir nicht von den durch Kontusion entstandenen Blutunterlaufungen. Die dunkele, bläuliche, livide Farbe und die der Insultation entsprechende Form und Stelle geben, bei dem Fehlen der charakteristischen Zeichen des Cephalämatoms, hinlänglich Aufschluss.

Wir schweigen ferner von der aneurysmatischen Kopfgeschwulst und den vaskulösen Geschwülsten. Erstere zeigt regelmässige Pulsationen und deutliche Veränderungen bei Störung der Zirkulation, letztere dagegen haben ausser einer violetten Farbe auf der Oberfläche ein entwickeltes Venennetz, fühlen sich spongiös an, weichen dem Drucke und schwellen beim Weinen und Husten stärker an.

Diese und andere Krankheitszustände wollen wir hier übergehen, dagegen wollen wir die diagnostischen Momente bezeichnen, die das Cephalämatom von dem angeborenen Hirnbruche unterscheiden. Hier ist ein Fehlgriff in der Diagnose von viel erheblicheren Folgen, als in manchen anderen Fällen. Die werthvollsten Unterscheidungszeichen sind folgende:

1) Der angeborene Hirnbruch sitzt auf den Fontanellen oder Suturen, und kommt am häufigsten in der Mittellinie des Hinterhauptes, in der Gegend des Hinterhauptloches oder an der hinteren Fontanelle vor, und zeigt deutliche Pulsationen.

Das Cephalämatom dagegen nimmt in der Regel seinen Sitz auf dem rechten Scheitelbeine und ist, wenn es gleichzeitig auf beiden Scheitelbeinen vorkommt, doch in der Mitte geschieden, und verräth keine Pulsation.

2) Der angeborene Hirnbruch weicht mehr oder weniger dem Drucke, und kehrt beim Nachlasse wieder. In Folge des Druckes entstehen Konvulsionen, Betäubung, Erbrechen und andere Hirnzufälle.

Das Cephalämatom lässt sich weder verkleinern, noch zurückdrücken; der Druck selber veranlasst keine Hirnzufälle, nicht einmal Schmerz.

3) Der angeborene Hirnbruch vergrössert sich beim Husten und Schreien; die Integumente sind an der Spitze verdünnt und der Haare beraubt.

Das Cephalämtom wird weder durch Husten, noch durch Schreien vergrössert, und zeigt weder eine Verdünnung oder Veränderung der Farbe des überliegenden Weichgebildes, noch einen Mangel an Haaren.

4) Der angeborene Hirnbruch veranlasset, wenn er einen beträchtlichen Umfang hat, Schmerzen, Stöhnen, Seufzen und Störungen der Hirnfunktionen. Die Kinder lallen in anhaltender Betäubung, haben oft Erbrechen und Konvulsionen und sterben gewöhnlich in kurzer Zeit.

Das Cephalämatom verursacht weder Schmerzäusserungen, noch Störungen des Gehirnlebens, und ist bei frühzeitiger und angemessener Behandlung kein gefährliches Leiden.

Aetiologie.

Hält man einen Augenblick Umschau über die verschiedenen Ansichten, die behufs einer näheren Ergründung des ätiologischen Verhältnisses aufgestellt sind, so findet man am Ende aus dem Labyrinthe kaum die Ausgangsthüre wieder. An wissenschaftlichen Forschungen hat es wahrlich nicht gefehlt, nur ist es dem Scharfsinne der Aerzte noch nicht gelungen, das geheimnissvolle Walten der Natur zu ergründen. Weit entfernt, das Dunkel lichten zu können, an dessen Beleuchtung die Bemühungen selbst der geistreichsten Männer gescheitert sind, erlauben wir uns nur eine kurze historisch-kritische Uebersicht der werthvollsten Ansichten mitzutheilen.

I. Längere Zeit glaubte man, das Cephalämatom werde durch eine ursprünglich fehlerhafte Beschaffenheit der Schädelknochen, durch eine schon während des Uterinallebens vorhandene Knochenkrankheit bedingt. Nimmt man mit Michaelis, Paletta, Langenbeck an, dass die äussere Knochenplatte fehle oder zerstört sei, so kann man sich allerdings den Bluterguss und den knöchernen Ring, der die Blutlage einschliesst, leicht erklären. Diese Annahme wäre auch völlig gerechtfertigt, wenn der Nachweis feststände, dass a) die Knochenerkrankung schon während des Fötallebens aufgetreten, und b) eine konstante Erscheinung sei.

Ad a) Bis jetzt ist aber noch kein einziger Fall beobachtet worden, der mit völliger Gewissheit das Cephalämatom als Fehler der ersten Bildung konstatirt. Vielmehr lassen sich alle die Fälle, welche den vermeintlichen Bildungsfehler nachweisen sollen, füglicher auf später entstandene Karies, Nekrose oder Perforation des Knochens beziehen. Und wäre auch das Vitium primae formationis wirklich begründet, was würde daraus folgen? Nichts Anderes als eine primäre Knochenkrankheit und ein symptomatischer Bluterguss. Mithin ginge die Selbstständigkeit des wahren Cephalämatoms zu Grunde.

Ad b) Allerdings hat die Erfahrung in einzelnen Fällen eine Destruktion des Knochens, nicht blose Fehlen der äusseren Lamelle, sondern sogar völlige Perforation nachgewiesen. Der Grund hiervon lag bald in der langen Andauer der Krankheit, bald in dem Uebergange in Eiterung und Ulzeration, bald in der nach falschen Prinzipien geleiteten Behandlung. Die Destruktion des Knochens ist mithin nur von gewissen Verhältnissen abhängig, durchaus aber keine konstante Erscheinung. Im Gegentheile wird, wenn die Eröffnung der Blutlage zur rechten Zeit geschieht, der Knochen stets unverletzt und gesund angetroffen. Ganz entschieden spricht gegen ein primäres Knochenleiden die rasche Heilung, wenn die Blutlage zeitig entfernt wird.

Es ist ein grosser Fortschritt, dass wir wissen, wie die Rauhigkeiten des betheiligten Knochens beurtheilt werden müssen. Irrthümlicher Weise wurden bisher diese Rauhigkeiten auf Rechnung eines Zerstörungsprozesses gebracht, während sie doch nur als ein von der Natur eingeleiteter Heilprozess aufgefasst werden dürfen. Die rauhe Fläche deutet keineswegs auf Zerstörung der äusseren Knochenlamelle hin, sondern manifestirt sich als Knochenneubildung, welche die Rückbildung des Krankheitsprozesses anzeigt.

II. Sind die wesentlichen Bedingungen des Cephalämatoms einerseits Lostrennung des Pericranium und andererseits Bluterguss, so muss nothwendig irgend eine Verletzung des Gefässsystemes zu Grunde liegen. Die Art und Weise, wie die Blutaustretung zu Stande kommt, hat zu den verschiedensten Ansichten Anlass gegeben.

Nägele leitet das Cephalämatom von einer Ruptur der Blutgefässe des Knochens ab und glaubt, dass die Zerreissung durch eine abnorme Entwickelung der Schädelknochen bedingt werde. Andere meinen, dass der Bluterguss durch Zerreissung der Gefässe beim Aufstehen des Kopfes am Beckenrande oder durch das Uebereinanderschieben der Kopfknochen verursacht würde. Paul Dubois behauptet, jede einfache Loslösung des Pericranium könne ein Cephalämatom hervorrufen. Er vergleicht den Bluterguss mit jenem Blutergusse, der entsteht, wenn sich die mittlere Portion der Placenta von der Gebärmutterwand trennt. Die Mündungen der Knochengefässe blieben offen und gestatteten den Austritt des Blutes. Um seine Ansicht näher zu begründen, trennte er einen Theil des Pericranium los und injizirte in die Arteria meningea media eine gefärbte Flüssigkeit. Das Fluidum drang durch die Porositäten und die zahlreichen Spalten der äusseren Fläche in Menge durch.

Zerreissung der Venen ist im Allgemeinen eine seltene Erscheinung. Viel wichtiger ist der Umstand, dass sich die Ruptur eines grösseren Gefässes nicht ausmitteln lässt. Um ein solches in die Geschwulst einmündendes Gefäss aufzufinden, machte Dieffenbach ein Experiment. Er veranstaltete eine Injektion durch die Carotis, und sah die feine Injektionsmasse aus vielen kleinen Gefässen auf der ganzen inneren Fläche der Weichtheile austreten.

Andere halten dafür, dass der Bluterguss die Folge sei einer durch Druck und Dehnung der Weichtheile des Kopfes herabgestimmten Vitalität der Gefässe. Wieder Andere beschuldigen eine angeborne Erschlaffung der Blutgefässe. Wokurka bemerkt, dass, wenn Erschlaffung des Gefässsystemes überhaupt zu Grunde liege, diese am häufigsten bei frühzeitig und unzeitig geborenen Kindern vorkommen müsse, womit die Erfahrung aber nicht übereinstimme. Im Baue des kindlichen Organismus herrsche wohl Zartheit, aber nicht Schlaffheit vor. Erschlaffung könne wohl Erweiterung der Gefässe und Blutansammlung innerhalb des Schädels, nicht aber Berstung und Ergiessung des Blutes nur oberhalb der Schädelknochen begünstigen und herbeiführen.

Noch Andere endlich nehmen eine regelwidrige Bildung der Gefässe an, wie sie beim Naevus maternus vorkommt. Unger anerkennt eine ursprüngliche örtliche Venenkrankheit als Ursache. Als Beweise führt er an, dass selbst die tiefer liegenden Blutgefässe nicht pulsiren; eröffnet trete das Blut im Strome, nicht sprungweise, aus; das Blut sei immer dunkelroth, selten hellroth, und koagulire überaus leicht. Hierzu komme die Komplikation des Cephalämatoms mit Varix und Muttermaal, deren häufigste Form in venöser Angiektasie gegeben sei. Ueberdies seien die Blutadern des Kopfes und die des Schädels insbesondere zu Varikositäten vorzüglich geeignet, und zwar höchst wahrscheinlich deshalb, weil den Blutleitern (Sinus durae matris) die Zellhaut gänzlich fehle, und die fibröse Haut ungewöhnlich dehnbar, nachgiebig sei.

Die genannten Komplikationen kommen selten vor. Die bezeichnete Struktur der Blutgefässe begünstigt viel eher einen Bluterguss in der Schädelhöhle als zwischen Pericranium und Schädelknochen. Wie die Blutaustretung erfolge, lässt Unger unentschieden. Wahrscheinlicher ist jedoch die Blutausschwitzung als die Zerreissung der Venen.

III. Auf den ersten Augenblick sollte man glauben, das Cephalämatom sei die Folge einer mechanischen Einwirkung während der Geburt. Dieses ursächliche Moment wäre allerdings völlig begründet, wenn das Cephalämatom nur nach schwierigen Geburten oder Zangenoperationen vorkäme. Es lehrt aber die Erfahrung, dass das Cephalämatom eben so häufig nach leichten als nach schwierigen Geburten beobachtet wird. Zudem hat man dasselbe nicht bloss nach Kopfgeburten, sondern auch nach Fuss- und Steissgeburten gesehen.

Aus diesem Ergebnisse schliesst man, dass das Cephalämatom weder durch eine mechanische Einwirkung bedingt werde, noch mit dem Geburtsvorgange in ursächlichem Zusammenhange stehe.

Es gibt mehrere Gründe, welche ein ursächliches Verhältniss zwischen der Geburt und dem Cephalämatom nachweisen. Als solche Beweisgründe lassen sich folgende anführen:

1) Das Cephalämatom kommt zuweilen schon während der Geburt oder unmittelbar nach derselben vor, und tritt wenigstens immer in einer Periode auf, die der Geburt ganz nahe liegt und den Zeitraum der Neugeburt bezeichnet. Alle Fälle, wo es erst in einer späteren Lebensperiode erschien, anerkennen eine nachweisbare traumatische Insultation des Kopfes. Bei kleinem Umfange und langsamer Vergrösserung kann das Cephalämatom auch Anfangs wohl übersehen sein.

2) Nicht weniger wichtig als die Eintrittszeit ist der Umstand, dass ausser dem Geburtsvorgange keine andere äussere oder innere Veranlassung nachgewiesen werden kann.

3) Die einfache ödematöse Anschwellung der Hautdecken, die serös-blutige Infiltration des tiefer liegenden Weichgebildes und der von Verletzung des Gewebes begleitete Bluterguss zwischen Pericranium und Schädelknochen bildet eine Stufenleiter, die zwar in diagnostischer Hinsicht eine verschiedenartige Manifestation darstellt, aber in ätiologischer Beziehung höchst wahrscheinlich ein verwandtschaftliches Verhältniss anerkennt. Schon das Vorkommen dieser drei pathologischen Erscheinungen im Verlaufe der Geburt, und noch mehr die Komplikation dieser drei Zustände weisen auf einen ursächlichen Zusammenhang mit dem Geburtsvorgange hin.

4) Der in der überwiegenden Mehrzahl der Fälle vorkommende Sitz des Cephalämatoms auf den Scheitelbeinen, besonders auf dem rechten, ist gewiss keine zufällige Erscheinung, sondern steht in naher Beziehung zur Geburt. Aus der Häufigkeit der ersten Scheitellage erklärt sich das häufige Erscheinen des Cephalämatoms auf dem rechten Scheitelbeine. Als nothwendige Bedingung zur Entstehung des Blutergusses nimmt Valleix an, dass sich eine sehr grosse Partie des Scheitelbeines mit Ausschluss der anderen Schädeltheile dem Gebärmutterhalse darbieten müsse. Nur solche Fälle begünstigten die Lostrennung des Pericranium und den Bluterguss, seien aber selten. In wie fern diese Ansicht begründet sei, bleibt dahingestellt. Ohne Zweifel sind noch andere Momente von Einfluss. Unger legt auf die Beschaffenheit der Blutgefässe viel Werth, und leitet von ihrem eigenthümlichen Baue das häufige Vorkommen des Cephalämatoms

auf den Scheitelbeinen her. Er glaubt, dass, so wie den Blutleitern der harten Hirnhaut die Zellhaut gänzlich fehle, während die fibröse Haut eine ungewöhnliche Dehnbarkeit und Nachgiebigkeit besitze, auf den Blutadern, welche durch die Parietal-Oeffnungen von aussen in die Schädelhöhle zum Sinus longitudinalis superior treten, eine gleiche Textur eigenthümlich sei. Paul Dubois berücksichtigt vorzugsweise die Struktur der Schädelknochen überhaupt und die spongiöse Beschaffenheit der Scheitelbeine insbesondere. Die noch unvollkommene Verknöcherung manifestire sich unter der Form von neben einander gelegenen Fäden, die von den Höckern der Scheitelbeine, wie von einem gemeinschaftlichen Centralpunkte ausgehend, gegen die Peripherie divergiren, während zwischen diesen Fäden zahlreiche kleine Längenspalten bleiben. Die Scheitelbeine seien von einer grossen Menge Blut durchdrungen, welches während des Lebens in den Maschen der Knochen von der einen Seite durch das Periost, von der anderen Seite durch die harte Hirnhaut eingeschlossen sei. Drücke man nach Wegnahme dieser beiden Häute auf eine ihrer Flächen, so dringe das Blut aus den Poren und Spalten der anderen Oberfläche der Knochen in Menge hervor.

5) Das Vorkommen des Cephalämatoms nach leichten Geburten, so wie auch nach Steiss- und Fussgeburten, spricht wenigstens nicht direkt gegen den ursächlichen Zusammenhang mit dem Geburtsvorgange. Auf den ersten Augenblick scheint es allerdings, als wenn zwischen den leichten und schweren Geburten alle Analogie fehle, insofern sie die mechanische Einwirkung betrifft. Dieses ist aber nur scheinbar. Druck ist immer vorhanden, wenn auch die Intensität in dem einen Falle grösser ist als in dem anderen. Ueberdies beobachten wir doch auch bei leichten Geburten eine analoge mechanische Einwirkung, wie bei schweren Geburten, indem die Kopfknochen sich einerseits leichter und stärker übereinander schieben, und andererseits durch den Wehendrang mehr plötzlich und gewaltsam auf die harten Beckenknochen getrieben werden. Was die Steiss- und Fussgeburten angeht, so bietet bekanntlich die Entwickelung des Kopfes durch Einkeilung oder ungünstige Lage oft genug mehr oder minder grosse Schwierigkeiten dar.

Diese Beweisgründe lassen wohl keinen Zweifel, dass das Cephalämatom mit dem Geburtsvorgange in einem ursächlichen Verhältnisse stehe. Eine mechanische Einwirkung ist mehr als wahrscheinlich die vermittelnde Ursache des Blutergusses. Auf die Entstehung scheint aber mehr die Eigenthümlichkeit der Insultation, als der Grad oder die Intensität Einfluss zu haben. Ich habe manche schwierige Zangenoperationen gemacht, aber nie in Folge derselben das Cephalämatom gesehen. Worin das Eigenthümliche der mechanischen Gewalt bestehe, ist zur Zeit noch ein Räthsel. Wahrscheinlich ist ein Zusammentreffen von mehreren Umständen nothwendig, damit sich die Insultation in ihrer ganzen Eigenthümlichkeit äussern könne. Valleix behauptet, dass das Cephalämatom lediglich durch einen von dem Gebärmutterhalse ausgeübten kreisförmigen Druck bewirkt werde. Man kann sich aber bei dieser Annahme nicht wohl erklären, warum diese konstante und gleichsam unvermeidliche Ursache nicht viel häufiger das Cephalämatom hervorbringt, abgesehen davon, dass es auch nach Steiss- und Fussgeburten vorkommt.

Verlauf, Ausgänge und Vorhersage.

Die an manchen Stellen gegebenen Andeutungen über den Verlauf und die Ausgänge des Cephalämatoms machen eine fernere ausführliche Erörterung überflüssig. Mit der Resorption des Blutes, die bald rascher, bald langsamer vor sich geht, schwindet die Geschwulst, falls sie nicht durch einen Einschnitt geöffnet wird. In anderen Fällen geht sie in Entzündung, Eiterung und Brand über. Auch ist wiederholt ein sekundäres Knochenleiden, durch Karies und Nekrose charakterisirt, beobachtet worden. In einem von Hoere mitgetheilten Falle gab die Perforation des Knochens sogar zu einem Gehirnbruche Anlass.

Ueber das Verhalten des Knochens nach eingetretener Heilung lauten die Berichte verschieden. Becker fand drei Jahre nach dem Verschwinden des Cephalämatoms, welches durch seine Grösse sich auszeichnete und in der höchsten Entwickelung fast das ganze rechte Scheitelbein einnahm, die Oberfläche des Knochens, wo die Geschwulst ihren Sitz hatte, an einem Theile mehr hervorstehend, an einem anderen dagegen deprimirt: Hoere sah bei einem 2jährigen Kinde, welches bei seiner Geburt an Cephalämatom auf dem linken Scheitelbeine gelitten, die früher befallene Stelle etwas konvexer als auf der anderen. In dem von uns gegebenen Falle wurde nach fünf Jahren, wie schon gesagt, weder eine Erhöhung, noch Vertiefung des Knochens wahrgenommen.

Was die Prognose angeht, so behauptet Michaelis, das Cephalämatom müsse als eine gefährliche Krankheit betrachtet werden, da bei schwächlichen Kindern die Entleerung des in der Geschwulst enthaltenen Blutes eine Blutung zur Folge habe, die von der spongiösen Erweichung des kranken Knochens verursacht und unterhalten werde. Diese auf einer irrigen Ansicht beruhende Prognose hatte Anfangs mehrere Vertreter. Aber auch noch in jüngster Zeit hält Bouchut das Cephalämatom für eine gefährliche und sehr häufig tödtliche anatomische Veränderung.

Im Allgemeinen ist die Vorhersage günstig. Heilung erfolgt selbst dann noch, wenn die Zertheilung misslingt und das Blut durch Inzision entleert werden muss. Ja sogar beim Uebergange in Entzündung und Eiterung kann Heilung eintreten. Ungünstiger ist die Vorhersage, wenn sich Karies und Nekrose hinzugesellen. Uebrigens kann die zeitige Anwendung angemessener Mittel mancher Gefahr vorbeugen.

Therapeutischer Werth der verschiedenen Heilarten.

Zum Glücke ist ungeachtet des noch dunkelen ätiologischen Verhältnisses das therapeutische Interesse doch wenig gefährdet. Ein noch grösseres Gluck ist, dass der Bluterguss bei Neugeborenen nicht immer innerhalb der Schädelhöhle erfolgt. Je nach den verschiedenen Heilanzeigen, die man sich stellte, suchte man entweder die Zertheilung zu bewirken, oder aber Eiterung hervorzurufen, oder endlich die Blutlage durch Inzision zu entfernen. Jede dieser drei verschiedenen Heilarten hat ihre Anhänger. Aber nicht jede dieser Methoden lässt sich empfehlen, wenn sie auch zum Ziele führt, sondern die eine Heilart hat vielmehr wesentliche Vorzüge vor der anderen.

I. Zertheilung.

Die Zertheilung ist der günstigste Ausgang und muss überall da, wo es geschehen kann, angestrebt werden. Wenn man behauptet hat, das Cephalämatom zertheile sich nie, so tritt man mit der allgemeinen Erfahrung in Widerspruch. Eine andere Frage ist aber die: ob die Zertheilung spontan erfolgen könne, oder ob die Natur in ihrem Heilbestreben der Unterstützung bedürfe?

Auf das Zeugniss von Zeller, Hoere und Valleix dürfen wir wohl annehmen, dass eine spontane Zertheilung möglich sei. Hecker ging in jüngster Zeit noch einen Schritt weiter und gab den Rath, das Cephalämatom ganz der Natur zu überlassen und von aller Beihülfe der Kunst abzustehen. Zwei Gründe scheinen zu Gunsten dieses Vorschlages zu sprechen: einerseits die Möglichkeit der spontanen Heilung und andererseits die Beobachtung, dass die Zertheilung eben so rasch erfolgte, wo keine äusseren Mittel in Anwendung kamen, als da, wo man sie in Gebrauch zog.

Die Heilkraft der Natur ist freilich hoch zu schätzen, und glücklich fährt Der, welcher dieser schöpferischen Kraft nicht schnöde in den Weg tritt. Es ist aber wohl zu erwägen, dass die wenigen Fälle, in denen eine spontane Zertheilung erfolgte, allzu vereinzelt dastehen, um als Richtschnur für unser Handeln oder vielmehr Nichtsthun dienen zu können. So häufig sich auch die ödematöse Anschwellung und selbst die serös-blutige Infiltration spontan zertheilt, so selten geschieht dieses bei der Blutlage zwischen Pericranium und Schädelknochen, da es hier bekanntlich an resorbirenden Gefässen fehlt. Auch lehrt die Erfahrung, dass selbst unter Beihülfe der Kunst die Zertheilung nicht immer gelingt, oder sich doch oft mehr oder weniger in die Länge zieht. Noch am ehesten darf man auf die Naturkraft allein vertrauen, wenn einerseits das Cephalämatom klein ist und auch später seinen Umfang nicht besonders vergrössert, und wenn andererseits die konstitutionellen Verhältnisse des Kindes günstig sind. Im Allgemeinen aber ist es durchaus nicht rathsam, den müssigen Zuschauer zu spielen. Hier gedenke ich eines Ereignisses aus dem ersten Jahre meiner Praxis. Ich wurde zu einem Kranken gerufen, bei dem eine medizinische Behandlung gar nicht angezeigt war. Deshalb verordnete ich bloss eine passende Diät und ein angemessenes Verhalten. Die Folge davon war, dass ich gleich das Zutrauen verlor, welches ich bei dieser Familie auch später nicht wieder gewinnen konnte. Für den Ruf des angehenden Arztes ist die Indifferenz nicht weniger nachtheilig als die zu grosse Geschäftigkeit. Legt er auch nur ein einfaches Kamillenkissen auf das Cephalämatom, so gewinnt er schon in den Augen des Publikums durch das „*Ut aliquid fecisse videatur.*" Dies sei jedoch nur beiläufig gesagt.

Kann die Natur schon aus eigener Kraft die Zertheilung bewirken, so wird sie gewiss um so sicherer und rascher ihr Heilbestreben durchsetzen, wenn ihr zeitig eine angemessene Beihülfe zu Theile wird.

Es liegen einzelne Fälle vor, wo das Cephalämatom durch Kompression geheilt wurde. Allein dieses Verfahren verdient keine Nachahmung, so sehr es auch von Einigen gerühmt wird. Der komprimirende Verband ist mit manchen Unannehmlichkeiten verbunden und wirkt auf die zarten, noch nicht in den Nähten vereinigten Knochen viel zu beleidigend. Ueberdies führt der Druck nicht immer zum Ziele. Wenn Chelius glaubt, dass die mit den Ueberschlägen verbundene Kompression mehr zur Zertheilung beitrage, als die Mittel selbst, so möchte ich dieser Behauptung nicht gerne beitreten. Ein so unbedeutender Druck kommt kaum in Anschlag. So lange es noch andere Mittel gibt, die auf eine leichtere, bequemere und weniger gefährliche Weise das Ziel erreichen lassen, müssen Blei- und Stanielplatten gänzlich vermieden werden.

Solche Mittel sind die, welche durch eine dynamische Wirkung Zertheilung herbeiführen. Am besten wirken warme Fomentationen aus einem Aufgusse aromatischer Kräuter (Species aromaticae). Ein Zusatz von Spir. camphor., serpyll. oder angelic. comp. hebt ihre Kraft. Es ist aber wohl zu berücksichtigen, ob auch der Kampher das Riechorgan der Mutter beim Säugen unangenehm affizire. Siebold und Hoere sahen von dem penetrirenden Geruche dieses Mittels nicht nur eine Störung, sondern sogar eine völlige Unterdrückung der Milchabsonderung eintreten.

Auch hat man durch Einreibungen die Resorption zu bethätigen gesucht. Suttinger liess, nachdem er lange Zeit vergebens zertheilende Mittel angewendet hatte und bei ihrem Gebrauche die Geschwulst bis zur Grösse eines Gänseeies heranwachsen sah, endlich die graue Quecksilbersalbe einreiben. Nach Verlauf von acht Tagen war eine Abnahme der Geschwulst sichtlich und nach dem Gebrauche von sechs Drachmen hatte sich das Cephalämatom fast spurlos verloren. Unger empfiehlt bei schwächlichen Kindern ebenfalls Einreibungen mit Ungt. hyd. cin., dem er Kal. hydroiod. zusetzt. Im Allgemeinen dürfte diesen und ähnlichen Einreibungen nicht das Wort zu reden sein. Abgesehen davon, dass sie oft im Stiche lassen, veranlassen sie selbst bedenkliche Reaktionen. Wenn die Zertheilung bei dem konsequenten Gebrauche der warmen aromatischen Fomente oder der Umschläge aus Wein, Essig, Branntwein, Salmiak, Kochsalz, essigsaurem Blei keine Fortschritte macht, so steht uns ein anderes sicherer und schneller wirkendes Mittel zu Gebote.

II. Inzision.

Dieses Mittel ist die Insision. Nur soll dieser operative Eingriff nicht eher in Kraft treten, bis der eben angegebenen Bedingung Genüge geschehen. Michaelis will die Inzision in allen Fällen bald nach dem Erscheinen des Cephalämatoms vorgenommen wissen. Osiander machte sie 12, höchstens 24 Stunden, und d'Outrepont 10 bis 16 Stunden nach der Geburt, wenn die Kinder die Kopfblutgeschwulst mit auf die Welt brachten. Allein eine so frühzeitige Eröffnung, selbst wenn sie auch erst in den nächsten Tagen veranstaltet wird, ist schon deshalb zu verwerfen, weil ja immer noch Aussicht zur Zertheilung da ist. Ueberdies drängen keine Umstände und ist wohl zu berücksichtigen, dass in einer zu frühen Periode, wo die Koagulation des ergossenen Blutes und die Obliteration der Gefässmündungen noch nicht bis zu einem gewissen Grade von Festigkeit gediehen, durch die Inzision leicht Nachblutungen eintreten. Der Zeitpunkt der Operation ist zwar nicht an eine bestimmte Series von Tagen gebunden, doch sollte die Inzision im Allgemeinen nicht vor dem 14. Tage vorgenommen werden.

Ein Einstich reicht nicht aus, um das dicke, klumpige Blut völlig zu entleeren. Dieffenbach sah in mehreren Fällen nach der Entleerung der Geschwulst durch einen Einstich noch mehrere Wochen lang eine jauchige Absonderung in der Höhle stattfinden, und bewirkte erst durch Dilatation der Wunde das Anschliessen der Bedeckungen. Dagegen ist eine Spaltung der Geschwulst ihrer ganzen Länge nach bis auf den Knochen hin weder rathsam, noch nothwendig. Eine mässig grosse Inzision, welche dem Volumen der Blutlage entspricht, genügt vollkommen und führt weder in das eine, noch in das andere Extrem. Auch gestattet sie eine vollständige Entleerung, und tritt dem schnellen Wiederanlegen der Weichtheile nicht hindernd entgegen. Das gewaltsame Herausdrücken des Blutinhaltes, wie es beim Einstiche nothwendig wird, ist nicht rathsam. Und gelingt die Entleerung nicht, so muss hinterher der Schnitt vergrössert oder die Anwendung der Fomente fortgesetzt werden. Diese Uebelstände lassen sich durch eine hinreichend grosse Inzision, welche man am besten mit der Abszesslanzette macht, leicht verhüten.

Der von Levret vorgeschlagene Kreuzschnitt ist einerseits zur Entleerung des Blutergusses unnöthig, und andererseits ein für den Organismus der Neugeborenen viel zu verletzender Eingriff. Die Eröffnung der Geschwulst an ihrem abhängigsten Theile und die nachherige Ausziehung des Blutes, falls es nicht von selbst ausfliesst, mittelst einer kleinen elfenbeinernen Spritze, wie es Löwenhardt anräth, beweist eine übertriebene Aengstlichkeit.

Nach Ausleerung des Blutes folgt gewöhnlich eine entzündliche Reaktion in der Knochenhaut, welche, wenn das Pericranium mit dem Knochen in Berührung ist, meistens die schnelle Vereinigung bewirkt. Man braucht nur eine dünne Kompresse und ein gut anschliessendes Mützchen aufzulegen. Der zuweilen nachfolgende Bluterguss wird gewöhnlich in einigen Tagen beim Fortgebrauche der aromatischen Fomente wieder resorbirt. Eine geringe Eiterung ist von geringem Belange. Sollte aber eine bedeutende Eiterung eintreten, so ist, ausser einer angemessenen örtlichen Pflege, der innere Gebrauch roborirender Mittel angezeigt. Bei übeler Absonderung empfiehlt sich Ungt. basil. mit Tinct. myrrh. und nebenbei die Anwendung der wiederholt erwähnten Fomente. Die Höhle werde zugleich sorgfältig ausgespült. Wird der Knochen nekrotisch, so entferne man mit Behutsamkeit die gelösten Splitter und leite die Behandlung nach den bekannten Vorschriften.

III. Haarseil und Aetzmittel.

Nur Wenige hielten die Hervorrufung der Eiterung für die beste Behandlungsweise. Paletta bediente sich nach dem Vorgange Moscati's des Haarseiles, indem er sich bei Neugeborenen vor den Folgen einer beträchtlichen Wunde fürchtete. Er durchstach mit einer feinen Nadel die Basis des Cephalämatoms, und legte dann ein ausgefranztes, mit Digestivsalbe bestrichenes Leinwandläppchen ein. Nebenbei wurden zertheilende Umschläge gemacht, und auf diese Weise in 14 Tagen Heilung bewirkt.

Goelis dagegen zog dem Haarseile die Anwendung des Aetzsteines vor. Er wollte nur eine mässige Eiterung bis zum völligen Verschwinden der Geschwulst einleiten, ohne dadurch die unterliegenden Theile zu verletzen. Zu dem Ende liess er das Aetzmittel nur oberflächlich auf die Haut einwirken, bis dieselbe sich aufhob.

Ueber den therapeutischen Werth dieser beiden Behandlungsarten hat die Zeit schon längst ihr Urtheil ausgesprochen. Diese beiden Verfahren haben nur noch eine historische Bedeutung. Sie verursachen heftige Schmerzen, lebhafte Entzündung und Fieberbewegungen. Ueberdies geht die Wirkung des Aetzmittels oft über seinen Brennpunkt hinaus. Sah doch Goelis selber auf diese Weise zwei Kinder zu Grunde gehen. Auch gesteht er, dass das Aetzmittel nicht überall anwendbar sei. Bei weichen und nicht grossen Geschwülsten räth er, spirituöse oder aromatische Revulsivmittel und das Aetzmittel blos dann in Gebrauch zu ziehen, wenn das Cephalämatom gespannt sei.

In jüngster Zeit ist auch das Glüheisen empfohlen worden. Bouchut glaubt, dass einige Striche mit dem Glüheisen vor der Anwendung des Kal. caust. den Vorzug verdienen. Die Reaktion dieses heroischen Mittels ist für Neugeborene viel zu gefährlich. Und wozu soll man die schon genug beängstigte Mutter noch mehr in Schrecken setzen? Ohnehin wird sie sich eine solche Behandlung höflichst verbitten.

2) Cephalaematoma subaponeuroticum s. spurium.

Das Pseudo-Cephalämatom ist durch Baudelocque, Velpeau und Paul Dubois Gegenstand unserer Aufmerksamkeit geworden. Es kommt indess nur sehr selten vor. Nägele und Hoere sahen es niemals, und Valleix beobachtete es nur in wenigen Fällen.

Diese Blutgeschwulst liegt mehr oberflächlich als tief, hat eine ungleiche Form und eine mehr oder weniger bläuliche Farbe, ist ausgedehnt, wenigstens im Anfange nicht scharf begränzt und fühlt sich gespannt an. Der harte Knochenring fehlt, jedoch kann sich im weiteren Verlaufe durch Verdickung des Zellgewebes ein etwas fester Umkreis bilden. Auch ist keine Fluktuation fühlbar, es sei denn, dass sich das ergossene Blut nach Zerreissung des Zellgewebes in einem Heerde ansammelte. Aber auch selbst bei dieser Konzentration macht sich nur eine schwache Fluktuation bemerkbar.

Kann das Pseudo-Cephalämatom auch an jeder Stelle des Kopfes auftreten, so findet es sich doch vorzugsweise auf den Nähten und Fontanellen und nimmt stets seinen Sitz über dem Pericranium und unter der Galea aponeurotica in den Interstitien des Zellgewebes. Die Ursache liegt in der Schwierigkeit des Geburtsvorganges oder in einer anderen mechanischen Insultation des Kopfes. In der Regel erfolgt schon nach einigen Tagen Zertheilung, jedoch tritt in anderen Fällen auch wohl Entzündung und

Eiterung ein. Unter diesen Umständen findet man Blut mit Eiter vermischt und das Zellgewebe zerstört. Nie leidet der unterliegende Knochen mit, es sei denn, dass sich die Verjauchung über das Pericranium ausbreitete.

Schon diese wenigen Züge geben uns über das physiologische und anatomische Verhalten, sowie über den Verlauf und die Ausgänge, hinlänglich Aufschluss. Auch bezeichnen sie genau das ätiologische Verhältniss.

Was die Vorhersage betrifft, so erfolgt in der Regel, selbst ohne Beihülfe der Kunst, in kurzer Zeit die vollständige Resorption des Blutes. Die Verbindung mit dem Caput succedaneum, welches gewöhnlich rasch schwindet, macht die Prognose nicht ungünstiger. Gefährlich kann sie aber werden, wenn die Geschwulst aus irgend einem Grunde in Verjauchung übergeht und dadurch der Knochen affizirt wird.

In praktischer Hinsicht ist es wichtig, wie sich das Pseudo-Cephalämatom von dem wahren Cephalämatom unterscheide. Valleix hat sich bemüht, diese Kennzeichen näher anzugeben. Er hält dafür, dass kurze Zeit nach der Geburt die Unterscheidung leicht sei, da die Blutlage unter der Aponeurose fast immer gleichzeitig mit dem Oedem stattfinde und diesem sogar fast in der Regel folge. Wichtiger ist aber die livide Hautfarbe und das Verfinden von Spuren einer schwierigen Geburt, sowie die Schmerzhaftigkeit und der Mangel einer genauen Begränzung. Dazu kommt das Fehlen der Fluktuation und des Knochenringes.

Wofern sich aber das anfangs diffus abgelagerte Blut später durch die zerrissenen Maschen des Zellgewebes mehr auf einen Punkt konzentriren sollte, ist die Diagnose äusserst schwierig und nach Zeller und Paul Dubois sogar unmöglich. Valleix ist dagegen anderer Meinung und glaubt, dass man auch dann sich vor Irrthum schützen könne. Als Unterscheidungsmerkmale gibt er folgende an.

Ist das Pseudo-Cephalämatom durch eine schwierige Geburt bedingt worden, so liegt die Geschwulst am gewöhnlichsten auf einer Naht, da die mechanische Einwirkung fast konstant den Scheitel trifft. Zugleich leitet hier die weniger genaue Umgränzung der Geschwulst und der Mangel eines knöchernen Ringes.

Wenn dagegen das Pseudo-Cephalämatom die Folge einer äusseren Gewalt ist, so gelten zwar die nämlichen Zeichen, aber ausserdem sind die Ränder bei der Berührung schmerzhaft, springen beträchtlicher als bei dem wahren Cephalämatom hervor, setzen sich gegen die gesunden Partieen fort und endigen sich unmerklich, indem sie die teigige Konsistenz des serös-blutigen Oedems darbieten. Auch können sie durch die Nähte hindurchgehen, wo der Schädel noch nicht verknöchert ist.

Selten wird ein therapeutisches Einschreiten nöthig. Sollte sich jedoch die Zertheilung verzögern, so sind warme Fomente aus einem Aufgusse aromatischer Kräuter angezeigt. Die etwa eintretende Entzündung und Eiterung erfordert ein diesen Prozessen angemessenes Heilverfahren.

3) Cephalaematoma meningeum.

Den beiden bereits abgehandelten Kopfblutgeschwülsten gegenüber steht das Meningeal-Cephalämatom. Diese Blutlage in der Schädelhöhle, welche zwischen der harten Hirnhaut und den Schädelknochen ihren Sitz hat, kommt nur selten vor. Heere machte zuerst folgende Beobachtung. Ein Kind blieb nach der Geburt, die leicht und schnell vor sich ging, in einem Zustande von Schwäche und Schlummersucht, aus welchem es anfangs sich nur schwer und später gar nicht mehr aufwecken liess. Es nahm die Brust nicht, wiewohl es von Zeit zu Zeit einige Tropfen Flüssigkeit schluckte, hatte erweiterte Pupillen, verlor endlich alle Empfindlichkeit und starb den vierten Tag nach der Geburt. Diese Erscheinungen deuteten zwar auf ein Gehirnleiden, gaben aber über das Wesen keinen Aufschluss.

Bei der Autopsie sah man das Pericranium an einer Stelle vor dem rechten Scheitelbeinhöcker etwas in die Höhe gehoben. Die Oberfläche des Knochens, auf dem die Blutgeschwulst sass, war weder erodirt, noch missfarbig, dagegen umgab die Blutlage fast kreisförmig eine Fissur. Bei der Untersuchung der inneren Oberfläche des Knochens an der dem äusseren Cephalämatom entsprechenden Stelle fand sich ein Bluterguss von der Grösse eines Taubeneies, der zwischen der abgelösten Dura mater und dem Knochen seinen Sitz hatte. Das Gehirn war an der Stelle der Blutlage nicht nur merklich deprimirt, sondern hatte hier auch eine fast breiartige Konsistenz. Der Knochen selber war in dieser Gegend sehr dünn, ohne aber an der inneren Oberfläche eine bemerkenswerthe Erosion zu zeigen und schien in der Gegend der Pfeilnaht theilweise zerstört zu sein. Die erwähnte Fissur war sowohl von innen als von aussen zu sehen, und drang durch die ganze Dicke des Knochens.

Beron beobachtete einige ähnliche Fälle, und bemerkte fast immer, neben dem inneren Blutergusse, eine entsprechende äussere Blutlage. Dies sahen auch Andere. Hoere erhob die zwischen der harten Hirnhaut und dem Schädelknochen befindliche Blutlage zu einer eigenen Spezies, die als Meningeal-Cephalämatom aufgefasst wurde.

Es fragt sich, ob die bisherigen wenigen Fälle diese Annahme rechtfertigen. Sie ist nur dann begründet, wenn nachgewiesen wird, dass die innere Kopfblutgeschwulst früher existirte als die Fissur des Knochens, oder ohne eine solche Fissur vorkomme und nicht die Folge derselben sei. Der von Moreau beobachtete Fall entspricht allerdings diesen Bedingungen. Auf der inneren Fläche des Stirnbeines hinter dem Stirnhöcker sass eine Blutlage, welche die ganze Ausdehnung zwischen dieser Stelle und der oberen Wandung der Augenhöhle einnahm. Es war weder eine Verletzung des betreffenden Knochens, noch ein äusserer Bluterguss vorhanden. Zufälle des Druckes gingen dem Tode vorher. Nicht weniger beweisend ist ein anderer Fall. Held fand den Knochen gesund, zwischen dem Pericranium und dem Schädel und ebenso zwischen diesem und der Dura mater flüssiges und geronnenes Blut, zwischen beiden Geschwülsten bestand aber keine Verbindung. Der Sinus longitudinalis superior war unversehrt, das linke Parietalloch fehlte, und durch das rechte ging ein stark ausgedehntes, jedoch unverletztes Emissarium Sartorini. Zwischen dem Hirnzelte und dem kleinen Gehirne befand sich ein bedeutendes Extravasat, das Gehirn und seine Hüllen waren sehr blutreich.

Diese beiden einzig in ihrer Art dastehenden Fälle genügen zwar den Bedingungen, die sich an das Meningeal-Cephalämatom als eigene Spezies stellen lassen, scheinen aber nicht alle Bedenken zu beseitigen. Ob die innere Blutlage früher als die Fissur entstand und ob letztere durch die Veränderung des Knochens, welche durch jenen Bluterguss bewirkt wurde, bedingt worden sei, geht aus dem von Hoere beobachteten Falle nicht mit Gewissheit hervor. Gehen wir auf die Genese zurück, so ist es höchst wahrscheinlich, dass die nämlichen Ursachen, welche eine Gehirnblutung veranlassen, auch das Meningeal-Cephalämatom bedingen. Besonders dürfte aber heftiger Druck während des Geburtsvorganges anzuschuldigen sein. In dem in v. Siebold's Journal mitgetheilten Falle war das 7 Pfund schwere Kind mittelst der Zange entbunden worden. Padieu fand in einem Falle das Scheitelbein in einer Ausdehnung von stark zwei Zoll gebrochen. Der Knochen war an dieser Stelle ausserordentlich dünn, und der Eintritt des Kopfes in das Becken hatte die Fraktur verursacht. Valleix irrt wohl nicht, wenn er glaubt, dass die nämliche Ursache, welche die Fraktur bewirkte, auch das Cephalaematoma subpericranium veranlasst hat, aus welchem dann das Blut nach Loslösung der harten Hirnhaut zwischen dieser Membran und dem Schädel gedrungen sei.

Das Meningeal-Cephalämatom, welches eine äusserst gefährliche pathologische Erscheinung ist, gibt sich während des Lebens nicht durch sichere Zeichen zu erkennen. Die konvulsiven und paralytischen Symptome, die in Folge des Hirndruckes auftreten, können bekanntlich aus mehreren anderen Ursachen herrühren. Nur dann lässt sich eine innere Blutlage vermuthen, wenn gleichzeitig ein Cephalaematoma subpericranium besteht, indem dieser Krankheit die Symptome eines Hirndruckes fremd sind.

Zum Glück erwächst aus der Unsicherheit der Diagnose kein positiver Nachtheil. Von der Kunst ist hier ohnehin kein günstiger Erfolg zu erwarten, das ganze Vertrauen ist auf das Heilbestreben der Natur zu setzen. Von dieser Idee geht auch Paul Dubois aus, wenn er jedes therapeutische Einschreiten für unmöglich hält. Ebenfalls Hoere gibt den Rath, sich auf die Heilkraft der Natur zu verlassen, jedoch will er resorbirende Mittel nicht verworfen wissen. Zugleich solle man bei einer deutlichen Fissur und bei Zufällen von Hirndruck den Knochen entblössen und durch Abschaben dem Blute einen Ausweg verschaffen. Annehmbarer scheint der von Valleix gemachte Vorschlag. Er räth, bei gleichzeitiger äusserer Kopfblutgeschwulst diese schleunig zu öffnen, um bei einer Fissur das in der Schädelhöhle ergossene Blut nach Aussen abfliessen zu lassen. Hierbei ist aber wohl zu erwägen, dass die frühzeitige Eröffnung des äusseren Cephalämatoms leicht eine gefährliche Nachblutung veranlassen kann. Die zur Stillung der Blutung nothwendigen Mittel würden überdies den Abfluss des Blutes aus der Schädelhöhle verhindern, selbst vorausgesetzt, dass das Blut nicht geronnen, sondern flüssig sei.

4) Craniaematoma.

Einige bezeichnen als vierte Spezies die Knochenblutgeschwulst. Ueber diese Affektion liegen nur wenige Beobachtungen vor. Hier leidet bald die äussere, bald die innere Knochenlamelle, bald sind beide Lamellen ergriffen. Hüter definirt das Craniämatom als eine in Folge des Knochenfehlers entstandene, zwischen den beiden Knochenlamellen befindliche Blutlage. Die äussere Lamelle treibe sich in die Höhe, jedoch werde verhältnissmässig häufig die untere Lamelle durchbohrt. Auf diese Weise bilde sich gleichzeitig mit dem Craniämatom ein Meningeal-Cephalämatom. Hüter schliesst die sekundären Perforationen, die z. B. durch Karies entstehen, gänzlich aus.

Kraus fand die Oberfläche des Knochens rauh und vertieft. In der Vertiefung lag eine erbsengrosse Stelle der harten Hirnhaut, während auf dem übrigen Knochen die Knochenhaut ziemlich fest verwachsen war. Michaelis sah nach der Heilung einen Eindruck zurückbleiben. In einem von Hoere beobachteten Falle war eine bohnengrosse Oeffnung im Scheitelbeine, durch welche die Arteria meningea media ihr Blut ergossen hatte. Bei der Eröffnung der Geschwulst trat eine bedeutende Blutung ein, die den Tod des Kindes zur Folge hatte.

Gross ist die Gefahr, wenn die Geschwulst geöffnet wird. Auch wegen der leichten Affektion des Gehirnes ist das Craniämatom ein bedenkliches Uebel. Tritt Heilung ein, so schliessen sich nach dem Verschwinden der Geschwulst die durchbohrten Stellen zuweilen in kurzer Zeit vollständig.

Bei der Diagnose beachte man ausser den Symptomen, welche das Cephalaematoma subpericranium charakterisiren, ob das Befühlen und Drücken der Geschwulst Unruhe und Schreien verursache, oder ob bei etwas stärkerem Drucke sogar Sopor eintrete. Die Kinder wachen oft auf und erheben plötzlich ein Geschrei. Ausser diesen Zeichen beobachtete Burchard selbst bei noch nicht geöffneter Geschwulst die Pulsation des Gehirnes. Bei völliger Durchbohrung des Knochens kann sich die Geschwulst durch Druck vermindern. Ist die Geschwulst schlaff oder von Blut entleert, so fühlt man nicht nur den Knochenrand, sondern auch die Oeffnung des Schädels oder eine beträchtliche Abflachung des Knochens.

Hüter empfiehlt eine Behandlungsweise, wie sie dem Cephalaematoma subpericranium entspricht. Er hält besonders die Operation für angezeigt, dagegen verwirft er den künstlichen Druck, wenn beide Lamellen leiden, weil durch Hindrängen des Blutes gegen die harte Hirnhaut übele Zufälle entstehen. Dagegen könne, wie er glaubt, bei einem äusseren Craniämatom der Druck zuweilen die Heilung unterstützen. Einspritzungen stärkten nur den Bildungsprozess in seiner Thätigkeit, veranlassten eine krankhafte Absonderung und wirkten dadurch auf den Knochen selbst nachtheilig ein.

Rückblick.

Das grosse wissenschaftliche und praktische Interesse, welches die inhaltschwere, aber noch nicht befriedigend aufgeklärte Cephalämatom-Lehre bietet, entschuldigt hinlänglich die ausführliche Darstellung. Jeder kleine Beitrag, wenn er auch nur einiges Licht verbreitet, muss erwünscht sein. Diejenigen, welche vermöge ihrer Stellung häufigere Erfahrungen auf dem besprochenen Gebiete zu machen Gelegenheit haben, würden sich gewiss um Kunst und Wissenschaft ein grosses Verdienst erwerben, wenn sie diesem Gegenstande eine grössere Aufmerksamkeit schenkten.

Wir haben gesehen, dass das Cephalämatom je nach seinem verschiedenen Sitze in verschiedene Arten zerfällt, die in diagnostischer und therapeutischer Beziehung mehr oder weniger von einander abweichen. Der Sitz hat als Eintheilungsgrund immer nur einen untergeordneten Werth, dagegen ist die Klassifikation, welche die ursprüngliche Beschaffenheit des Gefässsystems und des Knochens näher berücksichtigt, viel bedeutungsvoller. Dem Sitze nach befinden sich zwei Blutlagen ausserhalb der Schädelhöhle und eine Blutlage innerhalb der Schädelhöhle, eine vierte Blutlage hält zwischen diesen beiden die Mitte und ist zwischen den Knochenlamellen in der Diploe abgelagert.

Das Cephalaematoma subpericranium s. verum, welches zwischen dem Periost und den Schädelknochen liegt, bietet eine so charakteristische Symptomengruppe dar, dass es als solches leicht erkannt und von ähnlichen pathologischen Erscheinungen ohne Mühe unterschieden werden kann. Die mitgetheilte Analyse der Symptome gibt uns über die Modifikationen einzelner Zeichen näher Aufschluss. Diese Blutlage hat in der bei weitem grössten

Mehrzahl der Fälle ihren Sitz auf dem rechten Scheitelbeine, viel seltener auf dem linken Scheitelbeine und äusserst selten an anderen Stellen des Schädels. In Beziehung auf das ätiologische Verhältniss kommt man der Wahrheit am nächsten, wenn man die Entstehung von einer eigenthümlich mechanischen Einwirkung, die sich zuweilen während der Geburtsarbeit geltend macht, ableitet. Anfangs empfiehlt sich als das beste Heilverfahren die Anwendung warmer Fomente aus einem Aufgusse aromatischer Kräuter. Die Inzision ist erst dann angezeigt, wenn nach mehrtägigem Gebrauche dieser Mittel die Zertheilung keine Fortschritte macht. Dieses Kriterium bestimmt am besten die Zeit des operativen Eingriffes. Eine zu frühe Eröffnung der Geschwulst ist nicht nur nicht rathsam, sondern selbst gefährlich.

Das Cephalaematoma subaponeuroticum s. spurium ist zuweilen mit dem wahren Cephalämatom komplizirt, und zertheilt sich meistens schon binnen wenigen Tagen ohne weitere Beihülfe der Kunst. Veranlassung gibt der schwierige Geburtsvorgang. Das Pseudo Cephalämatom nimmt seinen Sitz zwischen der Galea und der Aponeurose des Kopfes. Schwierig ist die Diagnose, wenn sich das Blut nach Zerreissung des Zellgewebes in einem Brennpunkte ansammelt. Indess können die von Valleix angegebenen Zeichen einigermassen leiten.

Das Cephalaematoma meningeum ist eine seltene pathologische Erscheinung. Ob es eine eigene Spezies bilde, bedarf noch des näheren Nachweises. Die Diagnose ist dunkel und von der Behandlung wenig zu erwarten.

Was endlich das Craniaematoma betrifft, so wird dasselbe durch eine ursprünglich krankhafte Beschaffenheit des Knochens bedingt. In Folge dieses Fehlers tritt zwischen den beiden Knochenlamellen Blut aus. Je nachdem sich das Craniämatom mehr nach aussen oder innen ausbreitet, wird entweder das Pericranium oder die Dura mater in den Krankheitsprozess mit hineingezogen, und gesellt sich in dem einen Falle das wahre Cephalämatom, in dem anderen Falle dagegen das Meningeal-Cephalämatom hinzu.

Pädiatrische Mittheilungen aus Skandinavien, von Dr. G. von dem Busch in Bremen.

Bemerkungen von Professor P. H. Malmsten in Stockholm über Simpson's (in Edinburg) Abhandlung, betreffend die Anwendung des Chloroforms bei Konvulsionen und anderen Krampfleiden der Kinder *).

„Es gibt, sagt Dr. Churchill, wenige Kinderkrankheiten, welche mehr zu fürchten und unheilvoller sind als die Konvulsionen.“ Die grosse Zahl Derjenigen, welche unseren öffentlichen Mortalitätsberichten zufolge besonders in jüngeren Jahren daran sterben, beweist nur gar zu sehr, dass diese Bemerkung von Churchill wahr ist. Während der 5 Jahre von 1838—1842 einschliesslich starben nach dem Registrar-Central in England und Wales 127,276 an Konvulsionen. Von diesen, von welchen etwa 25000 auf jedes Jahr kommen, waren fast alle Kinder unter 5 Jahren, und die grösste Menge von solchen Krankheits- und Todesfällen kam im ersten Lebensjahre oder vielmehr während der ersten Monate oder Wochen nach der Geburt vor **).

Ohne in eine Untersuchung über die Natur der verschiedenen Typen oder Formen der Konvulsionen, welche im frühen Kindesalter vorkommen, eingehen zu wollen, will ich es hier nur der Erwägung der Pathologen anheim geben, ob nicht die meisten Fälle von Konvulsionen bei Kindern sympathische oder bloss funktionelle sind, und davon herrühren, dass die Prädisposition zu der Krankheit durch eine übertriebene Reizbarkeit oder Superpolarität im Cerebrospinal-, oder vielmehr im wirklichen Spinal- oder Marshall Hall's Reflexsysteme gelegt wurde, und ob nicht die eigentliche Ursache, welche die Affektion erregte, gewöhnlich in einer krankhaf-

*) Aus der Hygiea XIV, S. 232.

**) Die grösste Anzahl von Konvulsionen kam mir in meiner Praxis in den ersten Lebensmonaten vor; von dieser Zeit bis zum 5. Monate waren sie seltener, und dann wieder bis zu der Zeit, in welcher die Schneidezähne anfingen, auszubrechen, häufiger. Nach dieser Periode waren sie wieder seltener. S. die Beobachtungen von Prof. Schöpf Merei zu Pesth im Monthly Journal 1850 p. 566.

ten Irritation an einer entlegenen Fläche oder in einem Theile, wie dem Magen, den Eingeweiden, Zähnen u. s. w. hat entdeckt werden können. Hieraus lässt es sich erklären, dass, wenn die Krankheit unter dieser Form einen unglücklichen Ausgang hat, gewöhnlich keine organischen Fehler entdeckt werden. „Die Leichenöffnungen, sagt Merei, haben ohne Widerrede ergeben, dass sich in den meisten solcher unglücklich abgelaufenen Fälle bei Kindern, keine cerebrale oder spinale Entzündung und nicht einmal eine Spur von aktiver Kongestion findet.“

Die Aerzte haben daher bei Konvulsionen der Kinder, und vorzüglich bei denen von sympathischem, reflexivem oder excentrischem Typus im Allgemeinen gesucht, dass sie nach Hinwegräumung aller merkbaren Ursachen der Reizung und Minderung alles übertriebenen Blutandranges zu den Nervencentren, die Krankheit, wenn sie noch fortdauerte, durch solche Mittel zu besiegen, welche die Superirritabilität im excito-motorischen Systeme mindern, oder sich bemüht, auf andere Weise das Gleichgewicht herzustellen. Dieser Ansicht zufolge sind die Präparate des Zinks, Eisens u. s. w. in den mehr chronischen Fällen, und in den mehr akuten oder subakuten Fällen aber verschiedenartige Antispasmodica, wie Opium, Hyoscyamus, Moschus u. s. w. angewendet worden. Im folgenden Falle ist, nachdem alle gewöhnlichen Mittel nichts halfen, das Chloroform als ein Antispasmodicum gebraucht worden und zwar mit dem ausgezeichnetsten und befriedigendsten Erfolge.

Die Gräfin N. N. wurde am 7. Oktober von einem Knaben entbunden, welcher bis zum 17. dess. Monates wohl war; an diesem Tage bemerkte die Amme, dass das Kind zwei- bis dreimal am Tage Krampfanfälle in den Muskeln des Gesichtes hatte, die jedoch nicht so bedeutend waren, dass sie von ihr sonderlich beachtet wurden. Während der folgenden beiden Tage stellten sich diese konvulsivischen Bewegungen öfters ein und bemerkte man, dass während der Zeit, in welcher sie vorhanden waren, die Hände mit einwärts gezogenen Daumen geballt wurden.

Am 20. wurden die Konvulsionen heftiger, dauerten länger und stellten sich öfters ein. Sie währten nur mit weniger Veränderung und keiner Verminderung in Hinsicht der Intensität oder

---

*) A. a. O. p. 566.

Dauer in den nächsten 14 Tagen fort, nur ergriffen sie mitunter die rechte Seite des Kindes heftiger als die linke Seite. In dieser Zeit versuchten Dr. Scott und ich verschiedene Mittel zur Hebung der Konvulsionen, allein vergebens. Durch Quecksilberpräparate, Magnesia u. s. w. suchten wir auf den Darmkanal einzuwirken und bemühten wir uns übrigens, jede besondere Funktion so viel wie möglich mit dem normalen Gesundheitszustande in Uebereinstimmung zu bringen. Für den Fall, dass eine andere Milch vielleicht eine Veränderung bewirken könnte, wurde eine andere gesunde Amme angeschafft; das Kind wurde in ein grosses, luftiges Zimmer gebracht; es wurde Eis und eiskaltes Wasser auf den Kopf applizirt. Da die letzten Anfälle nicht allein ungewöhnlich lange gewährt hatten, sondern auch geraume Zeit hindurch von Kongestion zum Kopfe und Gesichte begleitet gewesen waren und eine starke Erhebung der vorderen Fontanelle sich gezeigt hatte so wurden 2 Blutegel gesetzt. Verschiedenartige Linimente wurden längs des Rückgrates eingerieben. Als Antispasmodicum wurde mehrere Tage hindurch der Moschus mit Alkalien ununterbrochen gegeben und in derselben Absicht wurden kleine Dosen Opium, Terpentinklystire u. s. w. angewendet. Alle diese und noch andere Mittel erwiesen sich durchaus unwirksam. Wie schon erwähnt, nahmen die Anfälle am 20. Okt. einen ernsthaften Charakter an und von dieser Zeit an währten sie ohne irgend eine Verbesserung etwa 14 Tage fort, und wiederholten sich bisweilen 10 — 12mal in der Stunde. Endlich fing das Kind, welches sonderbarer Weise bis dahin seine Kräfte und das Vermögen zu saugen nicht verloren hatte, an, Symptome von Schwäche und Sinken der Kräfte zu zeigen, und am 15. und 16. Tage wurden die Anfälle immer heftiger und ihrem Charakter nach bedenklicher. Sie waren nun von Jammern und Wimmern begleitet, was höchst kläglich anzuhören war; gegen das Ende jedes Anfalles stellten sich Symptome von Laryngismus und Dyspnoe ein und in den Zwischenzeiten fuhren die Respiration sowohl als der Puls fort, sehr frequent zu sein. Während der beiden letzten Tage der Krankheit wurde die Schwäche so gross, die Dyspnoe in den Zwischenzeiten so erschrecklich, und wurden die Anfälle so heftig und häufig, (indem 17 solcher in der Stunde vorkamen), dass Dr. Scott und ich alle Hoffnung zur Rettung des Kindes aufgaben, indem wir alle die gewöhnlichen Mittel erschöpft hatten. Endlich liess ich am Morgen den 5. November, mehr in der Absicht, um das Schreien, den Laryngismus und andere beunruhigende Symptome, woran das junge Kind litt, zu mindern, als in der Hoffnung auf dauernde Besserung des Zustandes, das Kind der Einwirkung der Inhalation von Chloroform etwa eine Stunde lang aussetzen. Während dieser Zeit hatte sich kein Anfall eingestellt, allein bald nachher, nachdem damit aufgehört worden war, fanden sich die Anfälle mit neuer Stärke und Schnelligkeit wieder ein. Die günstige Wirkung war inzwischen hinreichend, um mich zu einer neuen, längeren Anwendung des Mittels zu ermuntern, und von 4 bis 8 Uhr Nachmittags desselben Tages setzte mein Gehülfe Dr. Drummond das Kind unter der Einwirkung des Chloroforms und zwar so, dass er eine Stunde nach der anderen eine kleine Quantität der Flüssigkeit, die auf ein Schnupftuch geträpfelt war, welches er vor das Gesicht des Kindes hielt, einathmen liess. Bei den geringsten Zeichen der Wiederkehr des Anfalles wurde besonders das Tuch sofort vorgehalten, und während der genannten 4 Stunden waren die Konvulsionen gänzlich verschwunden. Als das Kind darnach, etwa um 8 Uhr, aufwachte, nahm es mit Begierde die Brust und verging nun ungefähr eine Stunde, wonach der Anfall sich wiederum einfand. Endlich wurde um 11 Uhr des Abends das Kind wiederum der Inhalation des Chloroforms unterworfen und wurde es 24 Stunden lang mehr oder minder genau der Einwirkung desselben ausgesetzt, und in dieser Zeit wurde es nur 8 bis 10 Mal aufgeweckt, um zu saugen. Während dieser ganzen Zeit wurde das Kind auf das Umsichtigste von Dr. Drummond besorgt, endlich vertrauete er dasselbe aber der Amme an, und gab derselben die Anweisung, dass sie, sobald sie bemerke, dass das Kind aufwachen oder unruhig werden wolle, einige Tropfen Chloroform auf das Schnupftuch giessen und dasselbe vorhalten solle. Nach dieser lange dauernden Anwendung des Chloroforms wurde es erlaubt, das Kind aufzuwecken und nahm es dann mit Begierde die Brust, fiel aber bald nachher in einen ruhigen und, wie es schien, natürlichen Schlaf. Von dieser Zeit an wurde weder das Chloroform noch ein anderes Mittel gebraucht und bemerkte man später auch nicht die geringste Spur von Konvulsionen mehr. Zehn Tage später zog das Kind mit der Familie auf's Land; am 18. Dezbr. kam es durch Edinburg, und war es frisch und für ein Kind von 10 Wochen gut bei Fleisch, sowie in bester Gesundheit.

Es wurden bei diesem Kinde 10 Unzen Chloroform verbraucht,

allein eine grosse Quantität ging durch Evaporation in Folge der Anwendungsweise desselben verloren.

Ich habe noch in anderen dergleichen Krankheitsfällen von Kindern Nutzen von der Anwendung des Chloroforms gesehen, kenne jedoch keinen Fall, in welchem das Kind so jung war als in dem obigen Falle. Bei Erwachsenen, namentlich in konvulsivischen Anfällen im Wochenbette, habe ich die Einathmungen von Chloroform oft eben so wirksam befunden, als bei diesem Kinde. Tetanus und Epilepsie sind auf kürzere Zeit dadurch beseitigt worden und vielleicht wird es sich bald ergeben, dass diese Inhalationen das sicherste und wirksamste Mittel in den funktionellen Formen von solchen verschiedenen konvulsivischen oder spasmodischen Krankheiten sind, welche von einer übermässigen Reizbarkeit des eigentlichen Spinalsystemes oder durch entferntere krankhafte Reize, welche durch dieses excito-motorische System wirken, hervorgerufen werden. Solche reflexive Konvulsionen oder spasmodische Affektionen sind bekanntlich sehr allgemein bei Kindern und in jugendlichem Alter. Ich habe gesehen, dass die Anwendung des Chloroforms Laryngimus, Kolik und Singultus heilte, und hat man mir berichtet, dass es noch in gewissen Fällen von Asthma, spasmodischen Strikturen der Urethra u. s. w. mit glücklichem Erfolge angewendet worden ist. Es gibt aber noch eine allgemeine und nur zu oft unglücklich ablaufende spasmodische Krankheit, die gewöhnlich im Kindesalter vorkommt, der Keuchhusten nämlich, in welchem ich gesehen habe, dass die anästhetischen Inhalationen treffliche Dienste zur Verhinderung und Bezwingung der Paroxysmen leisteten und würde wahrscheinlich ein mehr anhaltender Gebrauch derselben von dem besten Erfolge gekrönt gewesen sein. Ich habe gefunden, dass die Inhalationen des Chloroforms besonders auch den Reizhusten, welcher in der Schwindsucht u. s. w. vorkommt, minderten, aber ebenso wie Andere habe ich angestanden, dieselben selbst im Keuchhusten anzuwenden, weil ich fürchtete, dass dadurch vielleicht die grosse Prädisposition zur Lungenentzündung, welche sich gewöhnlich in dieser Krankheit findet, vermehrt oder die bereits entstandene Entzündung verschlimmert werden könnte. Dieser Grund, den ich a priori gegen die Anwendung des Chloroforms im Keuchhusten hegte, ist indessen durch die Beobachtungen und Erfahrungen verschiedener deutscher Aerzte widerlegt worden. In einem Artikel, der einige Bemerkungen über die medizinische Anwendung des Chloroforms enthält und der im Monthly Journal von 1847 abgedruckt ist, bemerkte ich, dass das Chloroform ausser als Antispasmodicum, Anodynum u. s. w. vielleicht auch als ein Contrastimulans in entzündlichen Krankheiten wirksam sein könnte. Seitdem sind über 100 Fälle bekannt gemacht worden, in welchen es von deutschen Aerzten in der Pneumonie gebraucht wurde. Von 193 Fällen, die durch Chloroforminhalationen von Wacheer, Baumgärtner, Helbing und Schmidt behandelt wurden, starben 9 Kranke oder, mit anderen Worten, war die Mortalität $4^1/_2$ Prozent. Dr. Varrentrapp in Frankfurt wendete das Chloroform in 28 Fällen von Pneumonie an und starb davon 1 Kranker *).

Im Allgemeinen scheint also die Wirkung des Chloroforms auf den Husten, das Aufhusten u. s. w. und auf den allgemeinen Verlauf der Krankheit zu ergeben, dass wir keine nachtheilige Folgen von demselben in Bezug auf die Lungenentzündung zu befürchten brauchen, vielmehr hat dieses Mittel noch den Vortheil, dass es das Entstehen der Entzündung dadurch verhütet, dass es den Husten mildert, die Lungen relativ ruhig erhält und das Aufkommen der charakteristischen spasmodischen Anfälle verhindert oder dieselben abkürzt. Ich rede hier von den heftigeren Fällen des Keuchhustens, indem die gelinden Fälle nur eine sorgsame Pflege erfordern und keiner aktiven Behandlung bedürfen.

Diesem interessanten Aufsatze des berühmten Edinburger Geburtshelfers will ich nun einige Betrachtungen beifügen. Was zunächst den mitgetheilten Krankheitsfall anbelangt, so muss der glückliche Ausgang desselben jedem erfahrenen Arzte höchst wunderbar erscheinen. Das Chloroform hat seinen Ruf eigentlich nur als ein kräftiges Anodynum, Anaestheticum gewonnen und hat es als solches für die Chirurgie den höchsten Werth erlangt. Später hat die wohlthätige Wirkung desselben nicht blos als eines Antispasmodicums (wovon der eben erzählte Fall von allen, die bisher bekannt geworden sind, den sprechendsten Beweis geliefert hat), sondern auch, um den alten Ausdruck beizubehalten, als eines wirksamen Antiphlogisticums die Aufmerksamkeit der Aerzte in hohem Grade erregt, und wahrscheinlich

*) Henle's Zeitschrift für rationelle Medizin und London medical Times October 1851.

wird es geschehen, dass das Mittel in der rein medizinischen Praxis noch eine grössere Rolle spielen wird, als in der chirurgischen. Wie soll man sich indessen diese verschiedenen Wirkungen erklären? Die glückliche Anwendung des Chloroforms in Lungenentzündungen, wovon ich selbst verschiedene Beispiele gehabt habe *), beweist in Verbindung mit der Erfahrung, welche

---

*) Einen von diesen Fällen will ich kurz anführen: Pneumonia dextra cum bronchitide, geheilt durch Chloroform-Inhalationen. D. C. E. Erikson, 19 Jahre alt, wurde am 12. April 1852 in's Seraphimer-Lazareth gebracht. Seiner Aussage nach war er bis vor 3 Tagen gesund gewesen und hatte dann am Abend einen ziemlich starken Frostanfall mit nachfolgendem Fieber und Kopfschmerz bekommen. Am folgenden Tage war er jedoch aufgestanden, hatte aber gefröstelt und etwas gehustet, und am Abend wieder Frost bekommen, worauf sich Stiche in der rechten Schulter einfanden, die bei Nacht wieder vergingen. Da er am folgenden Tage aber fortfuhr, zu husten und sich im ganzen Körper unwohl fühlte, so suchte er in's Lazareth zu kommen. Bei der Aufnahme klagte er über vorübergehendes Frösteln, abwechselnd mit Hitze, Kopfschmerz, Husten und gelindes Stechen in der rechten Schulter. Die ganze Brust ergab einen guten Perkussionston ausser an der rechten Spina scapulae, wo der Ton an einer Stelle von einer Handbreite etwas matter war; in beiden Lungen reichlicher Ronchus sonorus und mucosus; Zunge weiss belegt; seit 3 Tagen keine Oeffnung, aber keine Empfindlichkeit im Leibe; Puls etwas voll, weich. Es wurde ein Laxans oleosum verordnet. Am folgenden Tage war einige Male Leibesöffnung erfolgt, der Kranke fühlte sich besser, obschon er mehr über Stiche klagte. Der matte Perkussionston dauerte fort und hörte man über der Spina scapulae, besonders bei tiefer Inspiration, Knisterrasseln. Die Sputa waren rostfarbig, zähe. Um 12 Uhr wendete ich $^1/_4$ Stunde lang etwa $1^1/_2$ Drachmen Chloroform zum Einathmen an; Anästhesie entstand hiervon nicht, sondern Pat. klagte nur über Wüstheit im Kopfe und Ohrensausen, verfiel in Schlaf, der $^1/_2$ Stunde währte. Um 4 und 8 Uhr wurde wieder Chloroform angewendet, wonach der Kranke bei Nacht ziemlich stark schwitzte. Das Knisterrasseln dauerte am nächsten Tage fort, weshalb an demselben noch viermal Chloroform gebraucht wurde. Am folgenden Morgen war nur noch ein feineres Schleimrasseln vorhanden und hatte der Auswurf den katarrhalischen Charakter bekommen; die Perkussion war wieder normal. An diesem Tage wurde nur dreimal Chloroform und in geringerer Dosis

man in späteren Zeiten über die glückliche Behandlung der Pneumonieen ohne alle Blutentziehungen *) gemacht hat, besser als alles Andere, wie man in praktischem Sinne sowohl den Krankheitsprozess, welchen wir Entzündung nennen, als auch die kurative Bedeutung der Blutausleerungen, besonders der allgemeinen, unrichtig aufgefasst hat. In akuten Entzündungen ist, wie wir wissen, der relative Faserstoffgehalt des Blutes besonders vermehrt, weshalb ein Hauptmoment bei der Behandlung wohl das sein dürfte, den Faserstoffgehalt des Blutes oder dessen Neigung, zu koaguliren, zu mindern. Ich möchte nun wohl anheim geben, ob nicht die antiphlogistische Wirkung der Inhalationen des Chloroforms grösstentheils auf einer so zu sagen defibrinirenden Einwirkung auf das Blut beruhen dürfte, welche dieselben, nach dem Zustande des Blutes von solchen zu urtheilen, welche in Folge von Chloroforminhalationen starben, besitzen; ebenso glaube ich auch, dass diese Inhalationen bei entzündlichen Leiden in den Respirationsorganen durch direkt lokale Einwirkung wohlthätig auf den Krankheitsprozess selbst, wie z. B. auf das Exsudat auflösend u. s. w., wirken mögen. Dagegen vermehren Blutentziehungen, und besonders die wiederholten, den relativen Faserstoffgehalt des Blutes und können wenigstens in diesem Sinne nicht für indizirt in Entzündungen gehalten werden. Die Zeit für die Anwendung der Blutentleerungen in Entzündungen möchte auch wohl eigentlich das Stad. congestionis sein, und dürfte ihre heilsame Wirkung eigentlich wohl nur darauf beruhen, dass durch Ausleerung und Ableitung die Kongestion gemindert wird. Wenn man den Einfluss des Mittels auf die Blutmasse selbst betrachtet, so möchte das Opium wohl mit mehr Grund als der Aderlass ein Antiphlogisticum genannt werden können, und als Beweis von diesem Satze braucht man nur an gewisse Entzündungen zu denken, in welchen man mit besonderem Nutzen das Opium in grossen, oft wiederholten Gaben angewendet hat, z. B. in Bauchfellentzündungen.

---

gebraucht; im Ganzen waren 6 Drachmen gebraucht worden. Am folgenden Tage war jede Spur von Pneumonie verschwunden, und hörte man nur ein geringes katarrhalisches Geräusch in den Lungen. Der Kranke sagte: er fühle sich ganz wohl.

*) Am 30. März 1852 haben Hr. Professor Huss und ich in der Gesellschaft schwedischer Aerzte unsere in der letzten Zeit in dieser Hinsicht gewonnenen Erfahrungen ausführlich mitgetheilt.

Es gibt inzwischen eine Entzündung, oft von sehr gefährlicher Natur, in welcher das Nervensystem grossen Theil nimmt, sei es nun, dass diese Theilnahme von spezifischer Natur ist oder dass sie eigentlich auf dem Reichthum des ergriffenen Organes an Nerven beruht: ich meine den Krup, und gebe ich zur Erwägung anheim, ob die Chloroforminhalationen bei diesem nicht aus manchen Gründen angezeigt sein sollten. Ich habe mich wenigstens entschlossen, Versuche damit anzustellen, will aber nun nur mit wenigen Worten die Zeit und die Indikationen für ihre Anwendung näher festzustellen suchen. Ich muss hier jedoch zuerst bemerken, dass ich im letzten Jahre bei der Behandlung des Krups niemals Blutentziehungen angewendet habe, und zwar mit dem günstigen Erfolge, dass von 9 Kranken 8 genasen. Gern gestehe ich, dass ich in den 8 glücklich abgelaufenen Fällen ziemlich früh hinzugerufen wurde, glaube aber auch, dass, wenn man Blutentleerung anwenden will, dieses geschehen muss, wenn die Krankheit noch keine besonderen Fortschritte gemacht hat, denn wenn sich bereits eine Pseudomembran gebildet hat und die Krankheit in das sogenannte Stadium exsudatorium übergegangen ist, so sehe ich keinen vernünftigen Grund zur Anwendung von Blutausleerungen. Was können dieselben wohl zur Schmelzung oder Lösung und zum Aufhusten der Pseudomembran ausrichten? Berauben sie nicht vielmehr dem Kinde einen Theil der Kräfte, deren es so sehr bedarf, wenn jetzt noch ein glücklicher Ausgang soll erwartet werden können? Aber auch im Anfange angewendet, sollte die Zahl der Blutegel nur ziemlich klein sein, besonders wenn das Kind nicht schon älter ist. Ich erinnere mich eines Falles von Krup bei einem Kinde von etwa 4 Jahren, in welchem gleich im Beginne der Krankheit, wenn ich mich nicht irre, 8 Stück Blutegel an den Kehlkopf gesetzt worden waren, und in welchem das Kind in Folge des bedeutenden Blutverlustes, der hierdurch entstand, sehr bald verschied; bei der Obduktion fand man, dass sich noch keine Pseudomembran gebildet hatte, sondern nur einen blutigen, zähen Schleim im Larynx und in der Trachea. Wenn meine Erfahrungen inzwischen die Nutzlosigkeit, wenn nicht zu sagen, Schädlichkeit der Blutentleerungen bei der Behandlung des Krups zu beweisen scheinen, so weiss ich sehr wohl, dass Manche dafür halten werden, dass sie eine entgegengesetzte Erfahrung gemacht haben, in der sie manche glückliche Fälle anführen können, in welchen Blutegel gebraucht worden waren.

Sollten jedoch nicht in den meisten von diesen Fällen mit den Blutausleerungen auch Brechmittel angewendet sein, und für diesen Fall möchte ich den glücklichen Ausgang mehr dem Brechmittel als den Blutegeln zuschreiben. Niemals müssen die Blutegel direkt an den Kehlkopf gesetzt werden, sondern am besten ist es, wenn man dieselben an beide Seiten dicht über die Schlüsselbeine oder an's Manubrium sterni setzt, weil man dann die Blutung leichter stillen kann und den Kehlkopf nicht zu drücken und mit den Fingern zusammenzupressen braucht.

Die Behandlung, welche ich im Uebrigen anzuwenden pflege, ist sehr einfach. Das Stadium prodromorum berühre ich nicht weiter, denn so lange noch kein Erstickungsanfall eingetreten ist, ist die Diagnose immer unsicher, sondern will nur in Bezug auf dieses Stadium bemerken, dass ein Brechpulver zu viel gegeben wohl selten wird schaden können, dass hingegen, wenn man es versäumt, ein Brechmittel zu geben, dieses höchst übele Folgen haben kann. Ist indessen ein wirklicher Erstickungsanfall eingetreten und werde ich nach dem ersten, zweiten oder dritten Anfalle gerufen, und komme ich während desselben oder während der Remission hinzu und ist in dieser mehr oder weniger Dyspnoe vorhanden, so gebe ich sofort ein Brechmittel von Cuprum sulphuricum, je nach dem Alter des Kindes und der Intensität der Krankheit in Dosen von 2, 3 bis 4 Gran mit 10 Gran Pulvis gummosus, und manchmal mit einem Zusatze von 5 bis 10 Gran Ipecacuanha. Das Brechmittel lasse ich alle 15 bis 20 Minuten wiederholen, bis die Wirkung erfolgt. Zu gleicher Zeit lasse ich hiermit das Kind in ein so heisses Fussbad setzen, als es solches nur irgend möglich vertragen kann, und lasse es darin 15 bis 20 Minuten lang sitzen, so dass die Beine bis über die Kniee hinauf stark geröthet werden. Ist es nun gelungen, das Kind zum Brechen zu bringen, welches sich in dem Verhältnisse, in welchem die Krankheit schwer oder weit vorgeschritten ist, verzögert, (so dass es z. B. einmal geschah, dass ich einem Kinde von 14 Monaten 16 Gran Cuprum sulpharic. geben musste, bevor es zu brechen anfing), und findet man dann in dem Ausgebrochenen entweder einen äusserst zähen Schleim oder wirkliche Stücke von Pseudomembranen, so darf man einen glücklichen Ausgang hoffen. — Hiernach lege ich eine nasse, ausgerungene Kompresse rund um den Hals, umgebe diese nasse Kompresse zuerst mit Wachstaffet und dann mit einem trockenen Halstuche. Die Kompresse wird anfänglich alle

3 Stunden, später aber nur dreimal täglich, gewechselt und ruft sie eine qualmende, feuchte, vertheilende Wärme hervor. Innerlich gebe ich später, wenn das Kind keine gehörige Oeffnung hat, ein Laxans oleosum, oder wenn Symptome von Blutkongestion zugegen sind, ein Drasticum von Kalomel mit Rheum und kann man dann auch die Oeffnung durch Beibringung von Seifenpillen oder Klystiren befördern; in einem solchen Falle gebe ich hinterher einen Brustsaft aus $1^1/_2$ bis 2 Gran Brechweinstein und $1^1/_2$ bis 2 Unzen Muc. Gum. arab. und Syrup. Althaeae, wovon alle 2 Stunden 1 Theelöffel voll gereicht wird und im Anfange gerne Uebelkeit erregt. Ausserdem hat man darauf zu achten, ob auch Kongestion zum Gehirne entsteht, in welchem Falle man das heisse Fussbad oft wiederholen und eine Blase mit Eis auf den Kopf legen muss. Legt man eine Blase mit Eis auf den Kopf, so muss man sie wenigstens 3 Stunden lang liegen lassen, sofern sie nicht eine der beabsichtigten entgegengesetzte Wirkung hervorbringen soll. Wenn das Kind das erste Mal sich nicht reichlich erbricht und besonders wenn der Husten gegen den folgenden Abend mehr krähend und trocken wird, so muss das Brechmittel wiederholt werden, und muss dieses natürlich auch alsdann geschehen, wenn ein neuer Erstickungsanfall eintritt. In solchen Fällen kann es auch passend sein, wenn man hinterher anstatt des Brechweinsteins das Hydrargyrum cum Creta gibt und die Armbeugen und die Innenseite der Lenden mit Merkurialsalbe einreiben lässt. Ausserdem kann ich, besonders wenn der Fall mit Bronchitis verbunden ist, nicht genug empfehlen, eine Emulsion von Aetherol. Terebinth., Eigelb und Honig anzuwenden, so dass das Kind je nach seinem Alter alle zwei Stunden 5. bis 12 Tropfen Terpentin pro dosi bekömmt. Aber was soll man thun, wenn es nicht gelingt, das Kind zum Brechen zu bringen und die Krankheit fortschreitet und in ihrer ganzen traurigen Gestalt sich zeigt? Ich gestehe, dass meine Erfahrungen über dergleichen Fälle sich nur auf drei solcher beschränken, jedoch glaube ich, so viel gesehen zu haben, dass ich daran zweifeln muss, dass Blutentleerungen oder innerliche Mittel, wie Kalomel, Moschus u. s. w. hier noch etwas ausrichten können. Hier dürfte nur die Tracheotomie an ihrem Platze sein, und je eher dieselbe nur vorgenommen wird, desto mehr lässt sich von der Operation hoffen. Gewöhnlich wird sie wohl zu spät unternommen. Es gibt jedoch noch ein Mittel, welches, wenn es nur nicht so schwer, besonders bei jungen Kin-

dern, anzuwenden wäre, ich meine die Inhalationen von feuchten, zertheilenden Dämpfen, durch seine lokale Einwirkung auf die Pseudomembran vortheilhaft wirken kann. In dem 9ten unglücklich abgelaufenen Falle versuchte ich dieses Mittel ebenfalls, fand aber auch, wie schwer es fällt, es gehörig anzuwenden. Aus den Tagesberichten über die Fortschritte der Natur- und Heilkunde von Froriep, Nov. 1850, habe ich indessen ersehen, dass es dem Dr. Elsässer in einem verzweifelten Falle von Krup bei einem Kinde von 1$^1/_2$ Jahren, bei welchem Blutegel, Kalomel, Moschus vergeblich versucht worden waren, gelang, das Kind dadurch zu retten, dass es dasselbe in ein kleines Zimmer brachte, welches mit Wasserdämpfen von 20° R. Temperatur angefüllt wurde. In diesem Stadium der Krankheit nun, d. h. da, wo es nicht gelang, das Kind zum Brechen zu bringen und wo die Hämatose noch nicht sonderlich gestört worden ist und natürlicherweise bei genauer Achtgebung auf Kongestionen zum Kopfe, bin ich gesonnen, in vorkommenden Fällen die Chloroforminhalationen zu versuchen und zwar besonders abwechselnd mit Einathmungen von feuchten, warmen Dämpfen, welche sich vielleicht bei der Ruhe, die das Chloroform erregt, leichter werden anwenden lassen. Allerdings sollte man dafür halten müssen, dass die Indikation für das Einathmen des Chloroforms eigentlich, wenn auch nicht gerade nach dem ersten Erstickungsanfalle, doch gleich nach bewerkstelligtem Erbrechen, vorhanden sei, und würde es dann, je nachdem der Husten mehr den gereizten Charakter hat, mehr anhaltend angewendet werden müssen. Diesen Versuch will ich jedoch noch nicht wagen. Später jedoch dürfte der Versuch, wenn auch mit geringer Hoffnung auf Erfolg, zulässig sein.

Ueber eine Masernepidemie, welche 1854 in Leith in Schottland geherrscht hat, beschrieben von John Brown, prakt. Arzte und früherem Wundarzte des Hospitales in Leith *).

Für die Verbreitung sogenannter epidemischer Einflüsse hat die Stadt Leith eine sehr günstige Lage. Sie liegt niedrig und

*) Aus Edinb. Monthly Journ. of Medic. April-Mai 1855.

die Art und Weise ihrer Reinhaltung, so wie der Abzug des Unrathes ist sehr unvollkommen; in ihrer Mitte hat sie überfüllte Kirchhöfe, auf welchen noch fortwährend beerdigt wird, und an einer Seite hat sie einen Hafen, welcher sämmtlichen vegetabilischen und thierischen Abgang aus den Städten Edinburg und Leith empfängt, und der zwei Mal in 24 Stunden, bei niedriger Ebbe, ganz entsetzliche Ausdünstungen verbreitet. Die Stadt selber ist bei einer Bevölkerung von 30,900 Menschen sehr dicht bewohnt, die Strassen sind sehr eng, die Höfe klein und schlecht gelüftet; Menschen sind in Masse darin angehäuft, so dass oft in einem ganz kleinen Raume mehrere Familien zusammenleben. Dazu kommt, dass in dem Theile, wo die Armen vorzugsweise wohnen, die Häuser fast alle unter sich kommunizires.

Die Masernepidemie, die hier beschrieben werden soll, hat im Dezember 1853 begonnen, und im Juni 1854 ihr Ende erreicht; in dieser Zeit hat der Verfasser 170 Fälle behandelt, von denen 16 tödtlich abliefen, was eine Mortalität von 9,7% oder ungefähr 1 : 10 ausmacht. Die Ergriffenen waren in der Mehrzahl unter 5 Jahre alt, ein Umstand, welcher auch in früheren Masernepidemieen bemerkt worden ist, und der vermuthlich weniger von der besonderen Disposition gerade dieses Alters für die Masern abhängt, sondern vielmehr davon, dass bei der häufigen Wiederkehr dieser Epidemie nur wenige, die älter als 5 Jahr geworden sind, dem Angriffe der Krankheit zu entrinnen vermocht hatten.

Dem Alter nach wurden in der hier beschriebenen Epidemie begriffen: Unter 1 Jahr alt = 12; zwischen 1 und 2 Jahren = 24; zwischen 2 und 3 J. = 49; zwischen 3 und 4 J. = 22; zwischen 4 und 5 J. = 22; zwischen 5 und 6 J. = 18; zwischen 6 und 7 J. = 6; zwischen 7 und 8 J. = 6; zwischen 8 und 9 J. = 3; zwischen 9 und 10 J. = 4; zwischen 10 und 11 J. = 1; zwischen 12 und 13 J. = 1; zwischen 13 und 14 J. = 2; zwischen 23 und 24 J. = 1. Hiernach sind also von 170 Fällen 129 vor dem 5. Lebensjahre vorgekommen; die meisten Kinder wurden zwischen dem 2. und 3. Lebensjahre ergriffen, und von da an zeigte sich mit dem zunehmenden Alter die Krankheit immer seltener; das Stadium der Vorboten zeigte im Allgemeinen eine sehr milde Fieberbewegung, rauher Husten, etwas Dyspnoe, wässerige Augen und Niesen; hierauf folgte in der Regel am 5. Tage der charakteristische Ausschlag und zwar zuerst auf dem Antlitze und dann allmählig auf den Gliedmassen. In drei Fällen kam die Eruption später, in einem nämlich am 6. und in den beiden anderen am 7. Tage. In drei Fällen zeigten sich während dieses Vorbotenstadiums auch Symptome von Cynanche laryngea; in zwei Fällen verloren sich die ebengenannten Symptome beim Hervortreten des Ausschlages und in einem Falle wurden sie während dessen Dauer zwar auch schwächer, kamen aber beim Verschwinden des Ausschlages mit aller Heftigkeit wieder. In keinem einzigen Falle machte sich der Eintritt der Eruption durch Krämpfe oder Gehirnerscheinungen bemerklich. Der Ausschlag stand gewöhnlich drei Tage lang in voller Blüthe; am Abende des dritten Tages wurde er blasser und am sechsten Tage war er ganz verschwunden; nur in den sehr heftig verlaufenden Fällen zeigte sich etwas Abschuppung oder vielmehr Abkleiung, und dann gewöhnlich nur auf dem Angesichte. In neun Fällen zeigte sich in der Eruption selber eine Unregelmässigkeit; in drei nämlich bot der Ausschlag eine eigenthümliche Missfärbung dar, und war am Morgen des dritten Tages plötzlich verschwunden; in zwei Fällen endigte er in 24 Stunden unter Koma, und in einem Falle am 7. Tage unter typhösen Erscheinungen mit dem Tode. In dem vierten Falle hatte ich selber den Ausschlag nicht gesehen; aber derselbe verschwand am 4. Tage; darauf folgte Koma, dann ein Krampfanfall, und noch an demselben Tage der Tod. Im 5., 6. und 7. Falle zeigte sich der Ausschlag 5 Tage lang sehr lebhaft. Im 8. Falle erschien er sehr sparsam, verlor sich plötzlich nach 24 Stunden, kam aber 3 Tage später wieder, und stand noch ein Mal 24 Stunden. Im 9. Falle endlich beharrte der Ausschlag 3 Tage, verschwand dann, und kam einen Tag um den anderen wieder; am 9. Tage nach seinem ersten Auftreten zeigte er sich noch ein Mal mit aller Lebhaftigkeit, verlor sich aber dann in 24 Stunden für immer. In 11 Fällen entwickelte sich der Ausschlag nur unvollkommen, verlief aber sonst normal.

Mit Ausnahme eines einzigen Falles war in allen 170 Fällen die Eruption mit keiner besonderen, eine angreifende Behandlung erfordernden Komplikation begleitet; der eine Ausnahmsfall zeigte einen Krup in dem Stadium der Vorboten. In 3 Fällen zeigte sich die Eruption, während die Kranken eben vom Keuchhusten zu genesen anfingen; es ist dieses eine zu geringe Zahl, um über die Ansicht von Copland, West und Anderen über den Zusammenhang zwischen diesen beiden Krankheiten etwas Näheres festzustellen. In einem Falle waren die Masern zum zweiten Male gekommen, indem der Kranke sie schon 2 Jahre vorher gehabt hatte, wo sie mit katarrhalischen Symptomen begleitet gewesen waren. Es ist hier zu bemerken, dass von den übrigen Aerzten in Leith an 20 Fälle notirt sind, in welchen die Masern zum zweiten Male auftraten, und zwar mit Ausnahme von 4 Fällen während dieser Epidemie selber; von den 4 Fällen war in 2 die Eruption zwei Jahre, und in 2 die Eruption ein Jahr nach der ersten eingetreten. In allen den 20 Fällen waren die Masern mit katarrhalischen Symptomen begleitet. Kein einziger Fall von Rubeola sine catarrho oder sine exanthemate war vorgekommen.

Was das Stadium der Abnahme der Krankheit, die Komplikationen und die Nachkrankheiten derselben betrifft, so bot die Epidemie manches Bemerkenswerthe dar. 1) Affektionen des Nervensystemes: In einem Falle nur zeigten sich vollständiges Koma und Konvulsionen; in 2 Fällen folgte ein geringes Koma auf das plötzliche Zurücktreten des Ausschlages; in 3 Fällen waren die Nervenzufälle weniger die Folgen einer Lokalaffektion des Gehirnes oder Rückenmarkes, als die einer Blutvergiftung. — 2) Affektionen des Athmungsapparates: In 54 Fällen zeigten sich Symptome akuter Bronchitis, die in 3 Fällen tödtlich abliefen, nachdem sie während des Rücktrittes der Eruption hervorgetreten waren; in allen den 54 Fällen war die Eruption sehr lebhaft, und das begleitende Fieber von sehr entzündlichem Charakter gewesen. In einem Falle folgte Krup und hatte den Tod zur Folge; er war mit Bronchitis und mit bedeutendem Kollapsus der Lungen komplizirt. In 2 Fällen folgte Lobarpneumonie; alle diese Fälle heilten. — 3) Affektionen des Verdauungsapparates: In 8 Fällen folgten dysenterische Erscheinungen auf den Nachlass der Eruption; ein Fall davon, zu dem noch Cancrum oris hinzukam, endigte tödtlich. In allen Fällen war die Eruption lebhaft, und das begleitende Fieber entzündlichen Charakters. In 5 Fällen folgten Aphthen im Munde, und nur in 2 Fällen wurde Anschwellung der Submaxillardrüsen beobachtet. — 4) Krankheiten der Sinnesorgane: In keinem einzigen Falle zeigte sich Affektion des Ohres, und nur in 2 Fällen war eine Ophthalmie vorhanden, die eine Behandlung bedurfte. Diese Ophthalmie zeigte sich in Form einer katarrhalischen Ophthalmoblennorrhoe, jedoch ohne Hornhautgeschwüre. In keinem Falle war die Hornhaut primär ergriffen; in zwei Fällen jedoch, wo ein typhöses

Fieber sich entwickelt hatte, wurde die Hornhaut sekundär ergriffen. — 5) Allgemeine Erscheinungen als vermuthliche Folge der Blutvergiftung: Hierher können mindestens 2 von den Fällen gerechnet werden, indem sehr auffallende Nervenerscheinungen sich bemerklich gemacht hatten; vielleicht gehören auch die anderen analogen Fälle hierher; ich will das jedoch dahin gestellt sein lassen. Im Allgemeinen erschien diese muthmassliche Blutvergiftung in der Form eines typhösen Fiebers bei missfarbiger und bisweilen rasch vergehender Eruption, und war meistens tödtlich; wenigstens endeten von 9 Fällen 8 mit dem Tode. In 2 Fällen wurde der tödtliche Ausgang durch Diphtheritis, in 4 durch Pneumonie, in 1 durch Tuberkulose und Verjauchung der Hornhaut beider Augen, in 1 durch Kollapsus der Lungen herbeigeführt; in einem einzigen Falle, der nicht tödtlich endigte, war auch kein Organ besonders ergriffen.

Wenden wir uns zu den Komplikationen, so können wir allerdings eine gewisse Willkürlichkeit nicht vermeiden, indem wir vielleicht das, was Folge der Krankeit ist, für Komplikation ansehen, und ebenso umgekehrt. Eine Scheidung zwischen Komplikation und Folgekrankheit der Masern ist aber nothwendig, und wir hatten: a) als Komplikation — Kollapsus der Lunge (4 Fälle), Cancrum oris und Kollapsus der Lunge (1 Fall), Diphtheritis (2 Fälle), Pneumonie (4 Fälle), Pneumonie mit Kollapsus der Lunge (1 Fall), Tuberkulose und Verjauchung beider Hornhäute (1 Fall). — b) Als Folgekrankheiten — Affektionen der Athmungsorgane (57 Fälle), der Verdauungsorgane (15 Fälle), der Sinnesorgane (2 Fälle) und typhöses Fieber (9 Fälle).

Ich gehe jetzt an eine genauere Schilderung der verschiedenen Formen, welche die Epidemie dargeboten hat. Lasse ich diejenigen Fälle weg, in denen der Tod plötzlich durch Toxämie eintrat, so hatten wir 3 sehr deutlich geschiedene Formen.

Erste Form. Die Krankheit erschien unter ganz deutlichen Vorboten am 5. Tage derselben mit einer wohl markirten, reichlichen Eruption; sofort liessen die Prodromi nach, der Puls wurde etwas beschleunigt, und geringe Katarrhalsymptome zeigten sich; am 3. Tage der Eruption eine kritische Ausscheidung durch den Urin, welche harnsaures Natron enthielt; darin auch Albumin in hinreichender Menge, entweder durch chemische Reaktion nachweisbar, oder unter dem Mikroskope, welches sparsame Blutkügelchen gewahren liess, erkennbar; hierauf folgte schnell Genesung.

Zweite Form. Die Krankheit zeigte einen mehr entzündlichen Charakter; es folgte am 5. Tage ein sehr lebhafter, reichlicher Ausschlag unter Verstärkung des Fiebers, dabei beträchtliche Heiserkeit und Dyspnoe, und am 3. Tage zugleich mit dem Erbleichen des Ausschlages traten die Symptome akuter Bronchitis oder der Dysenterie ein; wurden diese letzteren Krankheiten früh erkannt, so wurden sie gewöhnlich noch koupirt, hatten sie sich aber vollkommen entwickelt, ehe die ärztliche Behandlung eintrat, so erwiesen sie sich gewöhnlich tödtlich.

Dritte Form. In der typhösen oder asthenischen Form zeigte sich der Ausschlag sparsam, bläulich, und verschwand bisweilen sehr schnell. In einigen heftigen Fällen erfolgte der Tod am 3. oder 4. Tage der Eruption; in milderen Fällen bildete sich das typhöse Fieber vollständig aus, und war mit grosser Prostration, Dyspnoe, sparsamer oder unterdrückter Harnabsonderung und zunehmender Abmagerung begleitet, und hier folgte der Tod zwischen dem 8.—18. Tage der Krankheit. In allen Fällen, mit Ausnahme eines einzigen, war die Brust primär nicht ergriffen, in vielen jedoch zeigte sich der tödtliche Ausgang unter dem Eintritte einer sekundären Entzündung der Lungen.

Die Aetiologie und die prognostischen Verhältnisse der Epidemie betreffend, haben wir Folgendes zu bemerken:

1) Einfluss der Jahreszeit und der Witterung. Die Zahl, aus der hier Schlüsse gezogen werden können, ist allerdings nur gering, aber die Epidemie erstreckte sich doch über eine Zeit von mehreren Monaten, so dass wenigstens ein Einfluss auf die Mortalität erkannt werden kann. Im Dezember begann die Epidemie und dauerte bis fast Ende Juni. Im Februar, März und April waren die hauptsächlichsten Komplikationen und Folgekrankheiten, die Behaftungen der Athmungsorgane, und in diesen Monaten war auch verhältnissmässig die Sterblichkeit am grössten; daraus würde sich schliessen lassen, dass das feuchtkalte Wetter nachtheilig auf den Verlauf der Masern wirke; allein man kann diesen Schluss doch nicht gut ziehen, da die im Dezember beginnende, und im Juni endende Epidemie in dem Monate Februar ihre höchste Entwickelung erreichte, im März auf dem Gipfel stand, und im April auch noch auf sehr bedeutender Höhe sich hielt, und da gerade eine an-

steckende Krankheit, wenn sie auf ihrer Akme sich befindet, am bösartigsten ist.

2) Einfluss des Alters. Um die Sterblichkeit nach dem Alter zu zeigen, ist folgende Zahlenübersicht am besten:

Alter	Fälle	Gestorben	Prozent	Alter	Fälle	Gestorben	Prozent
Unter 1 Jahr	12	"	"	Zwischen 7 u. 8 J.	6	"	"
Zwischen 1 u. 2 J.	24	5	20,83	" 8 u. 9 J.	3	"	"
" 2 u. 3 J.	49	7	14,28	" 9 u. 10 J.	4	"	"
" 3 u. 4 J.	22	2	9,09	" 10 u. 11 J.	1	"	"
" 4 u. 5 J.	22	1	4,54	" 12 u. 13 J.	"	"	"
" 5 u. 6 J.	18	"	"	" 13 u. 14 J.	2	1	50
" 6 u. 7 J.	6	"	"	" 23 u. 24 J.	1	"	"

Aus dieser Uebersicht ergibt sich, dass die Epidemie bei Kindern zwischen dem 1. und 2. Lebensjahre am tödtlichsten war; es ist dieses bekanntlich die Zeit der ersten Dentition. Von da ab mindert sich die Sterblichkeit und zwischen dem 4. und 5. Lebensjahre, wie auch später, zeigt sich kein Todesfall mehr mit Ausnahme eines Falles bei einem Kranken, der aber 13 Jahre alt war. Die Angabe von Copland und Anderen, dass die Masern gerade zur Zeit der Dentition am verderblichsten sich zeigen, bestätigt sich hiernach. Was den Einfluss der Pubertätsentwickelung betrifft, so sind nicht Fälle genug vorgekommen, um auch nur annähernd einen Schluss zu gestatten, obwohl sich vermuthen lässt, dass diese Entwickelungperiode eben so nachtheilig mitwirken muss wie die Dentition. Die Pubertätsentwickelung und die Dentition an sich sind nicht die Ursachen, sondern die Störungen im Respirations- und Digestionsapparate, die damit verknüpft sind, geben diesen Evolutionen den nachtheiligen Einfluss. Wenigstens liess sich dieses erwarten. Diese Erwartungen fanden sich aber nicht bestätigt; denn in den 5 bei Kindern zwischen dem 1. u. 2. Lebensjahre stattgehabten Todesfällen trat der Tod ein Mal durch plötzlichen Rücktritt eines missfarbigen, sparsamen Ausschlages, zwei Mal durch typhöses Fieber, ein Mal durch Bronchitis, und ein Mal durch Krup ein. Dagegen finden wir bei 7 Todesfällen zwischen dem 2. und 3. Lebenjahre, wo von der Zahnreizung füglich nicht mehr die Rede sein kann, 2 Mal den Tod durch Bronchitis, 4 Mal durch typhöses Fieber, und 1 Mal durch plötzlichen Rücktritt eines missfarbigen Ausschlages bewirkt. Zwischen dem 3. und 4. Lebensjahre ist der Tod ein Mal durch typhöses Fieber und ein Mal durch Dysenterie herbeigeführt; ebenso zwischen dem 4. und 5. Lebensjahre ein Mal durch typhöses Fieber. Der eine Todesfall zwischen dem 13. und 14. Lebensjahre erfolgte rasch auf den Rücktritt des Ausschlages. Deutlicher ergibt sich der Einfluss des Alters aus einer tabellarischen Zusammenstellung der Folgekrankheiten, die vorgekommen sind.

Alter.	Fälle.	Affektionen der Athmungsorgane	Affektionen der Verdauungsorgane	Toxämie	Typhöses Fieber
Unter 1 Jahr	12	6	1	„	„
Zwischen 1 u. 2 J.	24	5	1	1	2
„ 2 u. 3 J.	49	16	5	1	4
„ 3 u. 4 J.	22	7	2	„	2
„ 4 u. 5 J.	22	10	1	„	1
„ 5 u. 6 J.	18	5	1	„	„
„ 6 u. 7 J.	6	2	1	„	„
„ 7 u. 8 J.	6	1	„	„	„
„ 8 u. 9 J.	3	2	„	„	„
„ 9 u. 10 J.	4	3	1	„	„
„ 10 u. 11 J.	1	„	1	„	„
„ 12 u. 13 J.	„	„	„	„	„
„ 13 u. 14 J.	2	„	1	1	„
„ 23 u. 24 J.	1	„	„	„	„

Diese Uebersicht zeigt demnach, dass während der eigentlichen Dentitionsperiode, nämlich zwischen dem 1. und 2. Lebensjahre, die Zahl der Affektionen des Respirations- und Digestionsapparates bedeutend geringer ist, als zwischen dem 2. und 3. Lebensjahre, zu welcher Zeit gewöhnlich der Dentitionsprozess eigentlich schon vorüber ist. Ueberhaupt schien sich, wenigstens in dieser Epidemie, herauszustellen, dass das Alter auf die besondere Form der Folgekrankheiten keinen bestimmt prädisponirenden Charakter hatte, vielmehr glaube ich annehmen zu dürfen, dass der Typus der Masern die Form der Folgekrankheiten bestimmte, wobei ich zugeben will, dass zwischen dem 1. und 2. Lebensjahre das gleichzeitige Vorhandensein der Zahnung die Tödtlichkeit sehr steigerte.

3) Einfluss des Geschlechtes. Unter den 170 Kranken waren 75 Knaben und 95 Mädchen; von den Knaben starben 3 (4%); von den Mädchen starben 13 (13,68%); hieraus würde sich ergeben, dass mehr Mädchen von der Krankheit ergriffen worden sind, als Knaben; allein in der Bevölkerung von Leith überwiegt das weibliche Geschlecht das männliche, indem nach der neuesten Zählung ersteres zu letzterem wie 110: 100 sich verhält. Dagegen ist die Mortalität bei den Mädchen auffallend grösser als bei den Knaben, ein Umstand, der in den gewöhnlichen epidemischen Fiebern gerade umgekehrt sich verhält, wo, obwohl mehr männliche Individuen ergriffen werden, als weibliche, doch bei letzteren die Sterblichkeit im Verhältnisse grösser ist, als bei ersteren. Sehen wir auf unsere Geburtslisten, so finden wir, dass gegen 100 Mädchen 105 Knaben geboren werden, während doch in der Bevölkerung das weibliche Geschlecht überwiegt. Worin beruht also die ausserordentliche Sterblichkeit der Mädchen bei den hier beschriebenen Masernepidemieen? Die Untersuchungen des Professor Simpson haben gezeigt, dass die überwiegende Sterblichkeit der Kinder männlichen Geschlechtes über die weiblichen Geschlechtes ganz besonders vor dem ersten Lebensjahre sich zeigt, und namentlich Neugeborene betrifft, und hauptsächlich in Nervenaffektionen ihren Grund hat, zu denen während des Geburtsaktes durch den grösseren Kopf der Knaben der Grund gelegt wird. In dieser Masernepidemie zeigte sich, dass während des ersten Lebensjahres, wo das Verhältniss der Knaben und Mädchen ungleich ist, ein Ueberwiegen der Mortalität nach der einen oder der anderen Seite nicht hervortritt, dass aber in der Zeit, wo das Verhältniss beider Geschlechter gleich zu werden beginnt, die Mortalität der Mädchen überwiegend grösser wird. Daraus dürfen wir schliessen, dass das Geschlecht einen entschiedenen Einfluss auf die Tödtlichkeit der Masern hat; ob das in allen anderen Masernepidemieen auch so sei, müssen wir der Untersuchung Anderer überlassen. Ziehen wir das Verhältniss der Folgekrankheiten bei jedem der beiden Geschlechter in Betracht, um uns jeden auffallenden Umstand zu erklären, so finden wir, dass von 57 Fällen, wo der Respirationsapparat ergriffen war, nur 23 Mädchen, 34 aber Knaben betrafen, dass jedoch die ganze Sterblichkeit hier auf Seiten der Mädchen war. Von 15 Fällen, wo der Digestionsapparat in Folge der Masern ergriffen war, waren beide Geschlechter auf

ziemlich gleiche Weise betroffen; der einzige Todesfall aber, der hier stattfand, gehörte dem weiblichen Geschlechte an. Von 3 tödtlich abgelaufenen Fällen von Toxämie betrafen 2 Mädchen, und von 9 Fällen von typhösen Fiebern betrafen 6 Mädchen und der eine einzige Fall, welcher mit Genesung endigte, betraf einen Knaben. Der Schluss, zu dem wir uns hiernach berechtigt glauben, ist der, dass von den Folgekrankheiten der Masern zwar die Knaben weit häufiger heimgesucht werden als die Mädchen, dass aber bei ersteren in Folge ihrer grösseren Lebenskraft und Widerstandsfähigkeit die Mortalität weit geringer ist, als bei letzteren.

4) Einfluss der Konstitution, und namentlich der vorangegangenen Krankheiten, oder des Gesundheitszustandes zur Zeit des Eintrittes der Masern. Diesen Punkt können wir nicht sehr genau erörtern; wir müssen uns begnügen, auf die tödtlich abgelaufenen Fälle allein Rücksicht zu nehmen. Von den 8 Kranken, bei denen das typhöse Fieber sich tödtlich erwies, waren 6 kräftig, und bis dahin von guter Gesundheit; der 7. Fall betraf ein schwächliches Zwillingskind, das aber sonst gesund war; der 8. Fall betraf ein durch heftigen Keuchhusten sehr herabgebrachtes Kind; der einzige Fall, wo das typhöse Fieber glücklich ablief, betraf einen robusten Knaben, dessen früherer Gesundheitszustand nicht besser erschien, als bei den schon genannten 6 dahin gerafften Kranken. Die 4 durch Nachkrankheiten des Respirationssystemes dahingerafften Kranken waren alle bis dahin ganz gesund gewesen; wenigstens erschienen alle frei von jeder Dyskrasie, und in der That fand sich auch bei der Obduktion keine Tuberkulose in den Lungen. Das an der Ruhr gestorbene Kind war vorher ganz gesund gewesen. Von den 3 plötzlich an Toxämie gestorbenen Kindern hatten zwei vorher ebenfalls nichts Krankhaftes dargeboten; das 3. Kind jedoch hatte eine etwas zweifelhafte Gesundheit.

Beinahe möchte es scheinen, als ob dieses typhöse Fieber gewöhnlich Kinder von robuster Konstitution befällt. Die Folgekrankheiten des Respirations- und Digestionssystemes ergreifen auch die robusten und starken Kinder, und wir finden auch, dass die tödtlichen Fälle dieser Kategorie angehören. Der Fälle von Toxämie sind zu wenige gewesen, um irgend einen Schluss zu gestatten. In Bezug auf die Prädisposition zu dieser Form muss ich bemerken, dass als allgemeine Regel die tödtlichen Fälle die kräftigsten Kinder betrafen, während von den glücklich abgelaufenen Fällen eine sehr grosse Majorität schwächliche skrophulöse Kinder betraf. Mit einem Worte, in dieser Epidemie hatte die Mortalität nicht nur keinen Bezug zu einem früheren Schwächezustand der Kinder, es fand vielmehr das Gegentheil Statt; sollten wir diejenigen Kinder bezeichnen, für die von den Masern am meisten zu fürchten ist, so würden wir nicht anstehen, gerade die robusten, kräftigen Kinder zu nennen, eben wegen der Besorgniss, die die sehr entzündliche Form der Krankheit und in Folge desselben eine Bronchialentzündung oder ein mit grosser Depression begleitetes typhöses Fieber in uns erregen würde.

5) Einfluss der Wohnungsverhältnisse, besonders der Ventilation auf die Krankheit. So genaue Auskunft, wie wir wünschen, können wir über diesen Punkt nicht geben. In den 3 Fällen von plötzlichem Rücktritte der Eruption mit Blutvergiftung waren es Kranke, welche, in schlecht gelüfteten, überfüllten, lichtarmen und auch dumpfigen Wohnungen sich befanden. In den vier Fällen, wo der Tod durch Folgekrankheit des Athmungsapparates erfolgt war, war dieses nicht der Fall, denn 3 von den Kranken befanden sich in wohlgelüfteten Wohnungen, und nur Einer in einer überfüllten, mehr ungesunden Wohnung. In dem Todesfalle, in Folge einer Erkrankung des Digestionsapparates war die Wohnung des Kranken wohl gelüftet und nicht überfüllt. In den 8 Todesfällen, in Folge von typhösen Fiebern, waren die Wohnungen von 6 Kranken wohl gelüftet und gesund, und nur die von 2 Kranken schlecht gelüftet und überfüllt. Es ergibt sich also aus diesen Daten nichts Entschiedenes über den Nachtheil einer schlechtgelüfteten Wohnung, obgleich diese Nachtheile der Theorie nach sehr entschieden sein müssten, theils durch Begünstigung und Verbreitung des Ansteckungsheerdes, theils durch Steigerung der Malignität der Krankheit an sich, und theils durch Herbeiführung sehr übler Komplikationen und Folgekrankheiten. In denjenigen Fällen, in welchen auf den plötzlichen Rücktritt des Ausschlages die Symptome der Blutvergiftung folgten, können wir dem Einflusse der Wohnungsverhältnisse viel zuschreiben, aber in allen anderen Fällen schienen die während des Verlaufes der Krankheit vorhandenen Bedingungen nicht eine besondere Art von

Folgekrankheiten zu bewirken, und auch nicht auf deren Form und deren Resultate einen besonderen Einfluss auszuüben. Allem Diesem zufolge können wir mit obiger Ausnahme behaupten, dass in dieser Epidemie die Mortalität nicht einer hygieinischen Unvollkommenheit oder Unzulänglichkeit beizumessen ist, sondern weit mehr der Form, in der die Krankheit auftrat, und die zu dieser Unzulänglichkeit und Unvollkommenheit in keiner Beziehung stand.

6) **Einfluss des früheren oder späteren Eintrittes der ärztlichen Behandlung, und der Genauigkeit, womit die Angehörigen die Vorschriften des Arztes befolgten.** Im Allgemeinen ergab sich allerdings ein direkter Einfluss auf den glücklichen Ausgang, je nachdem der Arzt früher zu dem Kranken eintrat, und seine Behandlung begann; die Ausnahmen bilden nur die Fälle von Toxämie und typhösem Fieber, in welchen Fällen die Mittel, die angewendet wurden, nur wenig zu thun vermochten. Freilich blieb auch in der kurzen Zeit zwischen dem ersten Besuche und dem eintretenden Tode in den Fällen von Blutvergiftung kein Raum für eine ärztliche Behandlung. Von den drei auf diese Weise dahingerafften Kranken starb Einer 2 Stunden, Einer 4 Stunden und Einer 7 Stunden nach dem ersten Besuche des Arztes. Von den 4 Fällen, in denen der Tod in Folge einer Affektion des Athmungsapparates eintrat, wurden 2 nicht eher gesehen, als bis die organische Veränderung der Lunge (Collapsus) sich bereits bemerklich gemacht hatte; in dem dritten, mit Krup verbundenen Falle, war die Ausschwitzung auch schon eingetreten; der vierte Fall jedoch, der von Anfang an unter ärztlicher Aufsicht stand, wurde in gewisser Beziehung von Angehörigen vernachlässigt, die nur unregelmässig die angeordneten Arzneien anwendeten, indem die Mutter Tags über auf dem Felde arbeitete, und das kranke Kind der Pflege eines nicht viel älteren Kindes überlassen war. Der eine tödtliche Fall von Dysenterie war ganz gut gepflegt worden, und seine Behandlung früh genug eingetreten. In den 8 tödtlichen Fällen von typhösen Fiebern war die Behandlung früh genug begonnen worden, und in allen hatte eine ziemlich genügende Pflege stattgefunden. Demnach erscheint es, dass von den 16 überhaupt mit dem Tode geendigten Fällen 7 nicht eher zur ärztlichen Kognition kamen, als bis es zu spät war, eine gehörige arzneiliche Einwirkung zu Theil werden zu lassen, und zwar entweder,

weil der Tod bald erfolgte, oder weil die eigentliche Zeit, in der die Mittel hätten helfen können, d. h. die Zeit, bevor organische Veränderungen sich eingestellt hatten, bereits vorbei war, oder endlich, weil die verschriebenen Arzneimittel nicht sorgfältig genug dargereicht worden sind. In unseren Tagen des therapeutischen Skeptizismus ist es, glauben wir, ein triftiger Beweis für die gute Wirkung gehörig und richtig angewendeter Arzneimittel in akuten Krankheiten, dass von 54 Masernfällen, in denen Bronchitis meistens sehr heftig eintrat, die 3 tödtlich abgelaufenen Fälle gerade solche waren, in welchen die ärztliche Behandlung erst spät eintrat; wir finden nämlich, dass alle die 54 Fälle sich vollkommen glichen, und die 3 nur in dem einen einzigen Punkte abwichen, dass bei 51 die ärztliche Behandlung früh, bei den 3 aber sehr spät eingriff.

Wir gestatten uns nur noch, aus dem bisher Mitgetheilten die Schlussfolgerungen kurz zusammenzustellen. Es ergibt sich in Bezug auf die Epidemie: 1) Dass in Bezug auf die Jahreszeiten die Frühlingsmonate diejenigen waren, in denen die meisten tödtlichen Fälle eintraten. 2) Dass die Temperatur und die vorherrschenden Winde anscheinend keinen Einfluss auf die Mortalität hatten; aber dass gleichzeitig mit der höchsten Mortalität sehr grosse Feuchtigkeit der Atmosphäre sich zeigte. 3) Dass das Alter keinen direkten Einfluss auf die Mortalität hatte; aber dass während des Dentitionsprozesses die höchste Mortalität eintrat, offenbar, weil durch diesen Prozess die Gesundheit schon erschüttert war. 3) Dass das Geschlecht einen mächtigen Einfluss auf die Mortalität auszuüben schien, indem diese bei den Mädchen bei weitem grösser war als bei den Knaben. 5) Dass die Konstitution, die vorangegangenen Krankheiten u. s. w. keinen direkten Einfluss auf die Mortalität hatten, sondern höchstens indirekt zu gewissen Formen der Masern oder zu gewissen Komplikationen derselben prädisponirten. 6) Dass im Allgemeinen der Einfluss der Ventilation, der Zustand der Wohnungen u. s. w. auf die Mortalität nicht recht nachweisbar. Endlich 7) dass die Zeit, in welcher die Behandlung begonnen wurde, und die Art und Weise der Ausführung der ärztlichen Anordnungen einen grossen Einfluss auf die Vermehrung oder Verminderung der Sterblichkeit ausübte.

Pathologische Anatomie. Von den 16 tödtlich abgelaufenen Fällen wurden nur 8 zur Obduktion gestattet. Von den

3 durch plötzlichen Rücktritt des Masernausschlages dahingerafften Kindern wurde nur 1 Leiche untersucht.

Ein kräftiges Mädchen, 2 Jahre alt, bis dahin von guter Gesundheit, wurde von Masern ergriffen. Der Ausschlag war sparsam und missfarbig, und verschwand plötzlich am Morgen des 3. Tages unter Dyspnoe, bei schwachem Pulse und unter Entwickelung eines schlafsüchtigen, halb komatösen Zustandes, der nach 17 Stunden mit dem Tode endigte. — Leichenschau 24 Stunden nach dem Tode: Körper kräftig, mit gutem Fettpolster. Herzbeutel feucht, Herz gesund, rechte Herzkammer enthält dunkles, flüssiges Blut in mässiger Menge, linke Herzkammer zusammengezogen und leer. Pleuren nicht angewachsen, feucht; einige Luftbläschen vorn zwischen Lungen und Pleuren; Lungen selber ganz kongestiv, besonders an ihrer hinteren Partie; rechter unterer Lappen nicht krepitirend, mit nicht kernigtem Blute infiltrirt, die Bronchien geben eine schaumige Flüssigkeit von sich; die Luftröhre kongestiv. Die Leber gross, mit Blut angefüllt, ebenso die Nieren, wie auch die Milz.

Von den 3 mit Bronchitis Gestorbenen wurden 2 untersucht.

1) Ein Mädchen, 15 Monate alt, bis dahin gesund, wurde von Masern ergriffen; am 3. Tage zugleich mit dem Erbleichen des Ausschlages eine Steigerung des Hustens unter Fiebersymptomen. Die Zufälle wurden etwa 14 Tage ganz vernachlässigt; nun erst wurde ärztliche Hülfe in Anspruch genommen. Das Kind litt aber schon an Kollapsus der Lunge mit krupartiger Respiration und starb wenige Minuten nach dem Besuche des Arztes. Leichenschau 36 Stunden nach dem Tode: Körper blass, ziemliches Fettpolster. Herzbeutel enthält etwa 1 Drachme strohgelben Serums; Herzklappen normal; rechte Herzkammer ausgedehnt, mit dunkelfarbigem, flüssigem Blute; linke Herzkammer verengert und leer. Pleuren nicht angewachsen, feucht; Lungen beide durchweg unvollkommen knisternd; in ihrer Substanz zahlreiche karnifizirte Lobuli; beide untere Lungenlappen durch Blutinfiltration verdichtet; Bronchialröhren bis in die kleinsten Zweige mit reichlicher, zäher Eitermaterie angefüllt; Luftröhre kongestiv; Kehlkopf ohne eigentliche Ausschwitzung, aber sehr verdickt von anscheinend seröser Ablagerung in der submukösen Textur. Leber, Milz, Nieren gesund.

2) Ein Mädchen, 2 Jahre alt, bis dahin gesund, wurde von den Masern ergriffen, auf welche am 3. Tage Verschlimmerung des Hustens und Fiebers folgte. Bevor der Arzt gerufen wurde, hatten diese Zufälle Fortschritte gemacht, das Kind schien an Kollapsus der Lunge zu leiden; es war Dyspnoe und Laryngealhusten vorhanden; der Tod plötzlich, 14 Tage nach dem Hervortreten des Ausschlages. — Leichenschau 30 Stunden nach dem Tode: Körper blass, abgemagert. Herzbeutel feucht; Herzklappen gesund; rechte Kammer von halbflüssigem, dunklem Blute ausgedehnt; linke verengert, leer. Pleuren nicht angewachsen,

haltig war. Ueber die Schwierigkeit, bei Kindern eine hinreichende Menge Urin zur Untersuchung zu erlangen, will ich hier nicht sprechen; es genüge die Bemerkung, dass nur von 18 Kindern während der Dauer der Krankheit der Urin zu verschiedenen Zeiten regelmässig gesammelt werden konnte, dass aber auch in den Fällen, in welchen die Untersuchung des Urines nicht periodisch stattfinden konnte, die der Art unvollkommenen Resultate denen entsprachen, welche durch vollkommenere und regelmässigere Untersuchung des Urines erlangt worden sind. Wir werfen einen Blick auf diese Resultate je nach der verschiedenen Form, in welcher die Masern auftraten. 1) In den Fällen von nichtkomplizirten Masern fand sich leicht beim Hervortreten der Eruption, sobald der Körper ganz davon bedeckt war, eine ziemliche Menge Albumin im Harne, und zwar blieb dieser eiweisshaltig bis zum Erbleichen des Ausschlages; dann war der Urin frei von Eiweissstoff, gab aber eine geringe Ablagerung von harnsaurem Natron und zeigte eine Dichtheit von 1015—1030, und es schien, dass diese Schwankung der spezifischen Schwere durch grössere oder geringere Verdünnung der gleichen Menge fester Theile verursacht wurde. Wir sagen — es schien, weil es fast unmöglich ist, bei Kindern über einen solchen Punkt Gewissheit zu erlangen, da eine genaue Untersuchung nicht ausführbar ist. Am 3. Tage des Ausschlages, und im Verhältnisse zu dem Verschwinden desselben vermehrte sich die Menge fester Bestandtheile des Urines durch harnsaures Natron, und es fand sich Albumin entweder durch chemische Untersuchung oder unter dem Mikroskope durch das Dasein von Blutkügelchen; in keinem Falle war das Albumin mit einer Zunahme der Epitheliumtrümmer begleitet und nur in einem einzigen Falle waren Fibrinröhrchen in geringer Menge vorhanden. Bei zwei Brüdern, welche in der Genesung vom Keuchhusten von den Masern befallen wurden, fand sich weder am 3. Tage noch später Albumin im Harne, aber bei diesen Kindern war die Eruption von auffallender Beharrlichkeit und fing erst am 5. Tage langsam zu erbleichen an. In denjenigen Fällen, in welchen am 3. Tage auf chemischem Wege Albumin im Harne gefunden wurde, zeigte sich noch am 4. eine geringe Ablagerung; in den Fällen dagegen, in denen am 3. Tage der Albumingehalt im Urine so gering war, dass er sich nur durch einige Blutkügelchen unter dem Mikroskope verrieth, fehlte er ganz am 4. Tage. In nur einem einzigen Falle war nach dem 4. Tage noch Albumin im Harne wahrnehmbar, und in diesem Falle war die Ablagerung desselben am 3. Tage sehr reichlich, am 4. Tage fehlend, und am 5. Tage wieder eingetreten. In allen Fällen aber zeigten sich die Chlorate nicht geringer im Urine als dieses im normalen Zustande der Fall ist. Es wurde ferner erkannt, dass in denjenigen Fällen, in welchen die Albuminablagerung sich am besten markirte, auch die Genesung am schnellsten eintrat. — 2) In den Fällen von Toxämie konnte wegen des plötzlichen Rücktrittes des Ausschlages und des schnellen Verlaufes keine Untersuchung des Urines vorgenommen werden. — 3) In den Fällen, die mit Bronchitis komplizirt waren, wurde der Urin viermal genau untersucht. In 2 Fällen zeigten sich am 3. Tage, während die Bronchitis gewissermaassen in der Bildung begriffen war, ein bis zwei Blutkügelchen unter dem Mikroskope, aber es fand sich sonst keine Spur von Albumin im Harne. In einem Falle war der Urin etwas albuminös am 3. Tage; am Abende des 4. Tages wurde zugleich mit Besserung der Bronchialsymptome eine Zunahme des Albumins im Urine wahrgenommen, indem sich zugleich zahlreiche Fibrinflocken dabei unter dem Mikroskope erkennen liessen; am 5. Tage verlor sich diese Abscheidung und zeigte sich dann nicht wieder. Im 4. Falle wurde im Urine am 3. Tage der Krankheit durch Hitze und Salpetersäure eine Trübung bewirkt, und das Mikroskop zeigte einige Blutkügelchen; diese Erscheinung fand sich erst am Abende des 5. Tages wieder, und an diesem Abende war das gleichzeitige Zusammentreffen der Besserung der Bronchialzufälle mit der Ablagerung von Eiweissstoff und dem Vorhandensein von Blutkügelchen höchst auffallend. In allen diesen Fällen wurde immer eine reichliche Abscheidung von harnsauren Salzen wahrgenommen, und zwar bei hellgefärbtem, sparsamem Urine und Verminderung der Chlorate. — In denjenigen Fällen, in welchen Dysenterie folgte, wurde der Urin in einem Falle am dritten Tage untersucht, ehe die Erscheinungen sich deutlich kund gethan hatten; das Mikroskop zeigte einige sparsame Blutkügelchen; die weitere Untersuchung des Urines wurde unterbrochen. — 5) In denjenigen Fällen, in welchen das typhöse Fieber auf die Masern gefolgt war, konnten fortgesetzte Untersuchungen des Urines nicht angestellt werden. In einem Falle wurde derselbe am 3. Tage untersucht, und gab unter'm Mikroskope einige sparsame Blutkügelchen. Dieses magere Resultat hinsichtlich eines so wichtigen Punktes beruht auf der Schwierigkeit, den Urin zu sammeln, zumal da in fast allen Fällen eine vollständige Unterdrückung der Harnabsonderung beobachtet wurde und in den wenigen anderen Fällen der Urin unwillkürlich in das Bett abfloss.

Obwohl nun alle diese Untersuchungen nicht so zahlreich sind, um zu unzweifelhaften Resultaten hinsichtlich der Krise durch den Urin zu führen, so können wir doch daraus als wahrscheinlich schliessen: 1) Dass in den Fällen von rascher Entwickelung der Eruption ein eiweisshaltiger Urin sich zeigt, und dass dieses sehr wahrscheinlich in der plötzlichen Unterbrechung der Hautfunktion seinen Grund hat. — 2) Dass in dem Maasse, wie der Organismus sich gleichsam an diese Veränderung gewöhnt, oder die Haut theilweise ihre Funktion wieder übernimmt, sich bei weiterem Fortschritte der Eruption der Eiweissstoff im Harne wieder verliert. — 3) Dass bei nichtkomplizirten Masern gewöhnlich am dritten Tage, gleichzeitig mit dem Erbleichen des Ausschlages, eine kritische Ablagerung von Eiweissstoff im Urine sich zeigt, und dass im Verhältnisse zur Gegenwart dieser Ablagerung die Genesung schneller eintritt. — 4) Dass, wenn die Eruption ein sehr langsames Verschwinden zeigt, der Urin nicht eiweisshaltig gefunden worden ist, und dass wahrscheinlich der vorhandene Eiweissstoff im Urine zu dem mehr oder minder schnellen Weichen des Ausschlages in geradem Verhältnisse steht. — 5) Dass bei den Folgekrankheiten der Masern, bei welchen die respiratorische Schleimhaut vorzugsweise affizirt ist, der Charakter der Eiweissabsonderung im Harne nicht so entschieden am dritten Tage des Ausschlages sich zeigt, sondern dass gleichzeitig mit dem Nachlasse der genannten Folgekrankheiten der Eiweissgehalt im Urine markirter wird, und grössere Mengen von Faserstoff im Harne sich bemerklich machen. — 6) Dass bei den Folgekrankheiten, bei welchen die Schleimhaut des Verdauungsorganes vorzugsweise ergriffen ist, die Untersuchungen und Beobachtungen nicht genügt haben, um die Qualität des Urines zu bestimmen, und dass sich nur eine auffallende Verminderung der Quantität bemerklich machte.

Behandlung. Um die Resultate der Medikation bei der hier beschriebenen Epidemie richtig zu würdigen, müssen wir die verschiedenen Stadien, in welchen die Medikation eintrat, in's Auge fassen, und wir haben zuvörderst die Behandlung der Krankheit selber, dann die der Toxämie bei plötzlichem Rücktritte des Ausschlages, und dann wieder der verschiedenen Folgekrankheiten.

1) **Behandlung der Krankheit selber.** In allen 170 Fällen mit Ausnahme von 2, bei denen Krup eintrat, wurden die Kranken auf ihre Wohnung beschränkt, und am Abende des vierten Tages ein warmes Bad gegeben und in einigen Fällen ein Brechmittel verabreicht. Sobald die Eruption hervorgekommen war, wurde mit Ausnahme eines Falles von Krup keine spezifische Behandlung vorgenommen. In einem oder in zwei Fällen mit rauhem Husten wurde ein Brechmittel gegeben; in allen wurde kaltes Wasser zum Getränke erlaubt und für Ventilation des Zimmers gesorgt. Sowie der Ausschlag abzublühen begann, wurde weiter nichts gethan, als in einigen wenigen Fällen durch ein mildes Abführmittel die vorhandene Verstopfung beseitigt. Bei dieser Gelegenheit muss eines in den unteren Klassen in England gebräuchlichen Verfahrens gedacht werden, um den Ausschlag recht kräftig hervorzubringen; es besteht darin, dass den Kindern Schwefel mit Branntwein gegeben wird, und es braucht nicht erst gesagt zu werden, wie schädlich dieses Verfahren meistens sein muss.

2) **Behandlung der Toxämie bei plötzlichem Rücktritte des Ausschlages.** In zwei Fällen, wo der Puls fühlbar war, wurden zugleich mit dem inneren Gebrauche von kohlensaurem Ammoniak und Aether muriaticus warme Bäder und Senfteige auf Brust und Bauch angewendet. In einem Falle, in welchem unter den Zeichen von starkem Blutandrange nach dem Kopfe heftige Konvulsionen eintraten, wurde die Schläfenarterie geöffnet und 6 Unzen Blut abgelassen, jedoch ohne Nutzen.

3) **Behandlung der Folgekrankheiten des Respirationsapparates.** Was zuvörderst die Bronchitis betrifft, so zeigte sich dieselbe meistens intensiv zugleich mit dem Rücktritte des Ausschlages. In keinem dieser Fälle wurde Blutentziehung vorgenommen; die frühzeitige Tendenz zu Kollapsus und Erschöpfung war entschieden dagegen, und eine minder eingreifende Behandlung reichte auch vollkommen aus. Diese Behandlung bestand in Darreichung von Brechweinstein, 2stündlich, bis ein Eindruck auf den Organismus sich zeigte; bei Kindern unter einem Jahre wurde der Ipekakuanha der Vorzug gegeben. Da, wo dieses Verfahren früh genug eintrat und genau befolgt wurde, wurde die Krankheit in den meisten Fällen gebrochen, und durch fortgesetzte kleine Gaben von Ipekakuanha und Brechweinstein gänzlich gehoben. War jenes aber nicht der Fall, so machte die

Krankheit Fortschritte und führte schnell zu Kollapsus der Lunge mit hinzutretender Erschöpfung, so dass Reizmittel nothwendig wurden; eine Mischung von kohlensaurem Ammoniak, Salzäther und Senegaaufguss erwies sich hier am günstigsten; dabei wurde Wein reichlich gegeben. Wurde die Bronchitis chronisch, war sie mit reichlicher Absonderung von Bronchialschleim begleitet, so zeigte sich das wiederholte Auflegen von Blasenpflastern bis zur Röthung der Haut, nicht bis zur Blasenbildung derselben, auf verschiedenen Stellen der Brust sehr nützlich.

Was den Krup betrifft, so wurde er in 3 Fällen, in denen er vor der Eruption eintrat, durch örtliche Blutentziehung, häufige und brechenerregende Gaben von Tart. stibiat. mit dazwischen gefügten kleinen Gaben von Ipekak. und Kalomel behandelt; mit Ausnahme eines Falles verschwanden die Krupzufälle beim Hervortreten des Ausschlages. In dem Falle, wo der Krup nach dem Rücktritte des Ausschlages eintrat, wurde zuerst das Erbrechen durch Brechweinstein und dann durch Kupfersulphat unterhalten; wegen der darauffolgenden grossen Erschöpfung aber wurde schnell zu den erwähnten Reizmitteln gegriffen, um den Eintritt des Kollapsus der Lunge zu verhüten. — Was endlich die Pneumonie betrifft, so konnte in den 2 Fällen, in welchen Konsolidation der Lunge eingetreten war, bevor wir sie zu Gesicht bekamen, nichts Anderes gethan werden, als die schon erwähnten Reizmittel anzuwenden, nämlich den Senegaaufguss mit kohlensaurem Ammoniak und Salzäther und dabei die wandernden, blos rothmachenden Blasenpflaster.

4) **Behandlung der Folgekrankheiten im Verdauungsapparate.** In den Fällen von Dysenterie wurde Blutentziehung niemals angewendet, und erschien auch nicht indizirt; die Symptome wichen den warmen Bädern, kleinen Dosen Dover'schen Pulvers im Anfange und dann, nachdem der akute Charakter der Krankheit nachgelassen hatte, der gleichzeitigen Anwendung von Gallussäure. Nur in einem Falle von Ruhr, der weniger akut als die anderen auftrat, schienen die angewendeten Mittel gar keine Wirkung zu haben, sondern das Kind starb, nachdem zuletzt noch Cancrum oris sich hinzugesellt hatte. — Die Fälle, in denen Aphthen eintraten, wurden durch Kali chloricum mit gleichzeitiger örtlicher Anwendung von Borax geheilt.

5) **Behandlung der typhösen Fieber.** In allen Fällen war das Verfahren ein tonisches und reizendes; gleich im Anfange

warme Bäder mit Senfteigen auf die Brust, dann Chinin, Wein, Kali chloricum; diese Mittel leisteten aber nichts für die Dauer; nur in einem einzigen Falle, wo nicht ein wichtiges Organ besonders ergriffen war, trat Genesung ein. Hatte sich im typhösen Zustande eine Lungenaffektion ausgebildet, so trat der Tod so schnell ein, dass gar keine Behandlung vorgenommen werden konnte. In zwei Fällen, in denen während des typhösen Zustandes Diphtheritis sich bildete, wurde mit Höllensteinauflösung getupft, aber ohne jeglichen Nutzen.

Es liegt nicht in unserer Absicht, in eine genaue Vergleichung der hier beschriebenen Masernepidemie mit früheren einzugehen; wir überlassen das geschickteren Händen und begnügen uns mit dem Rückblicke auf die verschiedenen bisher erörterten Punkte, so weit sie für die Geschichte der Masern überhaupt von Wichtigkeit sind. So finden wir, dass die grössere Zahl von Fällen das Alter vor dem fünften Lebensjahre betraf, und dass von da an aufwärts die Krankheit seltener wurde *). Wir haben ferner gesehen, dass das Stadium der Vorboten, mit drei Ausnahmen, frei von Komplikationen war, dass in keinem Falle eine Störung des Nervensystemes sich zeigte, und dass in den meisten Fällen die Eruption am fünften Tage erschien, und nur in einigen Fällen zögernder und in einigen anderen unregelmässig hervortrat. Das Eruptionsstadium selber verlief mit einer Ausnahme ohne Komplikation, und gewährte Zeit genug, um gegen gewisse Folgekrankheiten Vorkehrungen zu treffen.

In dem Stadium des Rücktrittes des Ausschlages fanden wir, dass mit Abrechnung der tödtlichen Fälle von Blutvergiftungen die Folgeübel eine auffallende Tendenz zeigten, entweder den Respirations- oder Digestionsapparat unter Entwickelung eines entzündlichen Fiebers zu befallen oder ein mehr adynamisches

*) Das Kindesalter erscheint nur darum besonders empfänglich für die Masern, weil die Erwachsenen in der grösseren Mehrzahl die Krankheit schon überstanden hatten; wäre das nicht, so würden die Erwachsenen von ihr eben so zahlreich ergriffen werden, wie die Kinder. Es ergiebt sich dieses auch aus den Beobachtungen des Dr. Panum in Kopenhagen, während einer Masernepidemie in den Faröerinseln. Daselbst hatte nämlich seit 1781 kein Fall von Masern sich ereignet, und in der von Dr. Panum beobachteten Epidemie wurden fast Alle, Kinder und Erwachsene, befallen.

typhöses Fieber darzustellen. Ersteres folgte gewöhnlich auf sehr lebhafte Eruption, letzteres auf eine unvollkommen entwickelte und schnell zurückgetretene. Auch war dieses Stadium bemerkenswerth durch die fast vollständige Unversehrtheit des Nervensystemes und der Sinnesorgane, die gar nicht ergriffen erschienen, und es ist wohl anzunehmen, dass in anderen Epidemieen dieses nicht ganz genau sich so verhalten werde.

Die Wirkungen der verschiedenen Krankheitsursachen auf die Mortalität in dieser Epidemie haben uns einige interessante Data an die Hand gegeben, namentlich was den Einfluss der Jahreszeiten, des Alters und Geschlechtes und der früher oder später eingetretenen Behandlung betrifft. Wir wollen das nicht wiederholen, was uns die pathologische Anatomie und die Untersuchung des Urines gelehrt hat. Die Hauptzüge der hier beschriebenen Epidemie, wodurch sie sich von anderen unterschied, fanden sich nicht in der Krankheit selber, sondern in den pathologischen Umständen, welche während der Abwickelung des Ausschlages sich bildeten. Die Mortalität in Folge dessen war sehr gross, wenn wir bedenken, dass sie nach West gewöhnlich in den Masern 3 Prozent beträgt, während sie hier 7 Prozent betrug; indessen ist die Epidemie, die wir hier beschrieben haben, an anderen Orten wo sie gewesen, eben so bösartig aufgetreten. — Ob nun zwar die Krankheit vorzugsweise bei ihrer Abnahme durch den Eintritt der Folgekrankheiten sich tödtlich erwies, so waren doch die Charaktere, die sie auf ihrer Höhe darbot, von der Art, um uns gleichsam vor den üblen Folgekrankheiten zu warnen und uns in den Stand zu setzen, etwas dagegen zu thun. Allerdings bedurfte es erst der Erfahrung und Beobachtungen, um diese warnenden Zeichen richtig zu würdigen, und auch die Behandlung nach und nach zu modifiziren, so dass zur Zeit der Abnahme der Epidemie man der Krankheit viel besser zu begegnen verstand.

Bei einer sorgfältigen Betrachtung der Folgeübel in dieser Epidemie finden wir eine zweifache Entstehungsweise, die sthenische und asthenische. Bei der ersten geht eine sehr lebhafte, kräftige Eruption voraus, das Fieber hat einen sthenischen Charakter, das Entzündliche ist vorherrschend und die Erkrankungen des Athmungs- und Verdauungsapparates zeigen ebenfalls eine entzündliche Tendenz. Freilich war diese Entzündung nicht so genuin wie die einfache Pneumonie, Gastritis oder Enteritis. Vielmehr trat eine Neigung zu raschem Kollapsus oder Verfalle hervor.

So namentlich trat in den Lungen sehr bald ein Zusammensinken derselben ein, und in den vorgekommenen Fällen der Art wurde die von Rees so richtig bemerkte Anomalie der respiratorischen Bewegung wahrgenommen, d. h. bei jeder Inspiration wurde der untere Theil des Thorax verengert und nach Innen gezogen *). Ferner wurde in solchen Fällen bemerkt, dass beim Eintritte des Kollapsus der Lungen das bis dahin reichlich vorhanden gewesene Rasseln aufhörte, obwohl nach dem Tode das Bronchialgezweige mit einem zähen, halb eiterförmigen Sekrete überfüllt gefunden wurde. Das Fehlen jedes rasselnden Geräusches hierbei beruhte offenbar auf Unterbrechung der Inspiration, oder vielmehr auf dem Mangel der inspiratorischen Thätigkeit, so dass Luft nicht mehr in das Bronchialgezweige eindrang; man hörte deshalb auch nur ein schwaches, heiseres Athmungsgeräusch mit einem etwas gedämpften Perkussionstone; aber mit dem deutlichen Gefühle der Resistenz. Im Gegensatze zu der Bronchitis bei Erwachsenen fehlte bei diesen Kindern gewöhnlich das Emphysem, offenbar in Folge der schwachen inspiratorischen Thätigkeit, die selbst bei gesunden Kindern nicht stark ist, und die bei kranken Kindern auffallend schwach wird, wozu noch die nachgiebige Beschaffenheit

---

*) Die Entdeckung des Kollapsus der Lunge und dessen Beziehungen zu den verschiedenen Krankheiten des Athmungsapparates ist von älterem Datum als die der Auskultation und der Bright'schen Krankheit, hat aber vielen Einfluss auf die Pathologie des kindlichen Alters gehabt. In neuester Zeit erst ist der Zustand richtig aufgefasst worden. Reil scheint 1793 (Memor. clin.) zuerst die Bronchitis von anderen Affektionen der Lungen geschieden zu haben; er beschreibt eine Variolepidemie des Jahres 1791, die mit heftiger Bronchitis komplizirt war, und bemerkt, dass die Retraktion des Brustbeines in seinem unteren Theile das furchtbarste Symptom gewesen ist. Bei jeder Inspiration nämlich wurde das untere Ende des Sternum mit den Rippenknorpeln so sehr nach Innen gezogen, dass es fast die Rückenwirbel zu berühren schien und vorne einen Eindruck bildete, in welchen die Faust gelegt werden konnte. Dieses Symptom war immer ein tödtliches und kam vorzugsweise bei Kindern unter 6 Jahren vor. Die Veränderung in dem Parenchym der Lunge schrieb er wie viele Andere nach ihm der Entzündung zu; es ist aber offenbar Kollapsus gewesen, wie neuere Beobachtungen nicht zweifeln lassen.

der Brustwände kommt, welche sich schnell den Veränderungen der unter ihnen liegenden Eingeweide anschliessen.

Bei den Folgekrankheiten rein asthenischen Ursprunges zeigte die Eruption eine eigenthümliche Form; die Symptome hatten im Allgemeinen einen typhösen Charakter; die Dyspnoe war gross, der Urin sparsam und die Abmagerung sehr auffallend. Was die Dyspnoe betrifft, so konnte man im ersten Augenblicke glauben, dass man es mit einer ernsten Lungenkrankheit zu thun hätte, allein bei sorgfältiger und täglicher Untersuchung war kein Rasseln hörbar, das Athmungsgeräusch war normal, aber beschleunigt und nach einer 8tägigen bis höchstens 19tägigen Dauer dieser Dyspnoe folgte der Tod schnell unter der Bildung von Pneumonie oder Diphtheritis. Diese höchst merkwürdige Dyspnoe hat eine höchst auffallende Aehnlichkeit mit der in der Influenza der Erwachsenen; bei beiden steht Dyspnoe ausser allem Verhältnisse zur Affektion der Lungen und scheint da zu sein, bevor noch diese substantiell ergriffen sind, so dass gewissermassen die Affektion der Lungen als Resultat der Dyspnoe angesehen werden könnte. Die Erklärung würden wir darin finden, dass wir annehmen, das Maserngift sei in das Blut getreten, habe zuerst seine giftige Wirkung auf den Vagus ausgeübt und dadurch die Dyspnoe erzeugt und endlich Veränderungen in den von diesem Nerven versehenen Organen veranlasst *). Wahrscheinlich wird die Dyspnoe von vielen hier auch anders gedeutet und zwar als das Resultat der Anfüllung der Bronchien und Luftzellen mit Sekret betrachtet werden; dem steht aber entgegen, dass nach unseren Beobachtungen diese Anfüllung der Lungenbläschen mit Sekret erst kurz vor dem Tode sich kund that, die Dyspnoe indessen schon lange bestand und konstant war. Was die Ursache dieses auffallenden Symptomes gewesen, ob es eine reine Nervenerscheinung war, oder mit der Ueberfüllung der Lungensubstanz in Verbindung stand, können wir nicht entscheiden; aber dessen sind wir sicher, dass sie nicht die Folge des obengenannten Ergusses in die Lungenstruktur war. Dass die Dyspnoe während des Lebens und die

---

*) Die neueren Untersuchungen von Bernard an Thieren nach Durchschneidung des Vagus am Halse geben vielen Aufschluss. Die Inspirationen wurden gesteigert und die Thiere starben an Pneumonie. Es ist hier auch an die älteren Versuche von John Reid zu erinnern.

nach dem Tode gefundenen pathologischen Veränderungen von blosser Kongestion der Lunge herkommen, können wir nicht annehmen. Zuvörderst zeigte sich, dass, wenn auch in einigen Fällen zu der Dyspnoe Pneumonie hinzukam, und zwar, wie kaum zu zweifeln, als Folge der lange andauernden Kongestion, doch in anderen Fällen auch Diphtheritis sich hinzugesellte und den Tod brachte. Dann aber ist wohl zu bedenken, dass zwar in allen Fällen Dyspnoe vorausging, und diese Dyspnoe vermuthlich auf einer Affektion des Vagus durch das in die Blutmasse gedrungene Maserngift beruhte, doch nicht Kongestion der Lungen immer entstand, vielmehr diese erst die weitere Folge gewesen ist.

Wir haben nun noch ein Wort von dem Zustande des Urines in diesen Fällen zu sprechen, namentlich von dem Verhalten desselben in Bezug zu den Folgekrankheiten. Wir besitzen bis jetzt nur noch wenig Angaben über die Beschaffenheit des Urines bei Masernkranken. In dem bekannten Werke von Fr. Simon finden wir nur die Bemerkung, dass in den meisten Fällen von Masern der Urin mehr oder minder den entzündlichen Typus zeigt; er ist, sagt Simon, roth (in entzündlichen Masern), sauer und bisweilen jumentös (in den gastrischen Masern) oder lagert am Morgen ein schleimiges Sediment ab (in den katarrhalischen Masern). Becquerel sagt, dass der Urin der Masernkranken im Beginne des Fiebers gewöhnlich den inflammatorischen Charakter zeigt; er sei sehr dunkel gefärbt, habe eine bedeutende spezifische Schwere und gebe häufig eine Ablagerung von Harnsäure, in einigen wenigen Fällen zeige der Urin etwas Eiweissstoff. Während der Eruptionsperiode verändere sich der Charakter des Urines; ist die Eruption gering und nur wenig Fieber vorhanden, so zeige sich der Urin normal; findet aber das Gegentheil Statt, so behalte der Urin sein inflammatorisches Ansehen. Während der Periode der Abschuppung und Genesung nehme der Urin sofort seine normale Beschaffenheit wieder an, oder bleibe einige Zeit trübe und sedimentös, oder werde blass, klar, und anämisch. Diese Angaben von Becquerel sind etwas vage und fanden sich jedenfalls in der hier beschriebenen Epidemie nicht ganz bestätigt. Zuvörderst lagerte der Urin während des Eruptionsstadiums nicht Harnsäure, sondern harnsaure Salze ab; dann wurde er gegen das Ende dieses Stadiums erst recht sedimentös, und gerade in den normal verlaufenden Fällen nahm mit dem Abblühen der Eruption das Sediment des Urines zu; auch mit dem Eiweissgehalte des Urines verhielt es sich anders. In den Fällen, in denen die Eruption sehr schnell sich zeigte, war der Urin eiweisshaltig, wie es scheint, in Folge der unterdrückten Hautthätigkeit; denn verrichtet die Haut ihre Funktion gehörig, so scheidet sie wässerige Theile und gewisse Gase aus und lagert das Albumin als Epidermis ab; wird diese Ausscheidung, so wie die Sekretion der Hautdrüschen, unterdrückt, so geht sie durch die Nieren vor sich, und es erklärt sich also daselbst, dass Albumin während der Blüthe des Ausschlages vorhanden ist. Bei der Abnahme des Ausschlages findet sich das Albumin wieder im Harne, und vorzugsweise dann, wenn der Ausschlag schnell erbleicht und die Genesung vollständig ist. Dieses beruht wahrscheinlich auf dem Rücktritte des Blutes von der Peripherie des Körpers, wohin dasselbe während des Ausschlages vorzugsweise den Trieb gehabt hat, nach den inneren Organen und besonders nach den Nieren, so dass deren Funktion als blutreinigendes Organ gesteigert wird. Wie es uns scheint, hat die Gegenwart von Albumin im Harne den Werth, dass sie gewissermassen als eine Ausscheidung des Krankheitsstoffes angesehen werden kann; bleibt der Eiweissstoff aus, so wird dadurch angedeutet, dass andere Organe entweder die Funktion der Nieren übernommen, oder dass sie überhaupt nicht stattgefunden hat.

Fassen wir die Wirkungen der Kälte auf die Haut in's Auge, so sehen wir, dass drei Organe vorzugsweise dabei leiden, nämlich der Athmungsapparat, die Nieren und der Darm. Bei den entzündlichen Masern finden wir, dass die reinigende Thätigkeit der Nieren unterbrochen ist, wie sich aus dem Fehlen des Albumins im Harne ergibt, und dass in Folge dessen die Funktion von den Lungen oder dem Darme übernommen ist, wobei freilich zu erinnern, dass in den Nieren der depurative Prozess ein normaler, in den Lungen und dem Darme aber gewöhnlich ein krankhafter und gefährlicher ist. Es ist bemerkenswerth, dass man, so wie bei den Affektionen des Respirations- und Digestionsapparates nach Masern Besserung eintrat, sogleich oder alsbald Albumin im Urine fand. Es gibt demnach, wie auch wohl sehr gut bekannt, zwei grosse Eliminationsorgane für den Masernstoff, nämlich die Haut und die Nieren, und diese beiden Organe ersetzen sich gegenseitig, und nur ausnahmsweise wird die respiratorische und Digestionsschleimhaut dazu verwendet, und dann immer nur unter gewissem Tumulte und mit nicht geringer Gefahr.

II. Klinische Vorträge und Berichte.

Hôpital des Enfans malades zu Paris.

Herr Bouvier: Ueber die chronischen Krankheiten des Bewegungsapparates der Kinder.

Erste Vorlesung.

Meine Herren! Der Gegenstand unserer jetzigen Zusammenkünfte ist das klinische Studium der chronischen Krankheiten des Bewegungsapparates oder, wie man zu sagen pflegt, des Apparates der Lokomotion, nämlich des Muskelsystemes, des die Muskeln versorgenden Nervensystemes und des Knochensystemes mit seinen Knorpeln, Bändern und Synovialmembranen. Der Lokomotionsapparat ist aus diesen drei Systemen zusammengesetzt, welche gleichsam eine Art hierarchischer Trilogie bilden; sie ordnen sich einander unter, sowohl in physiologischer als in pathologischer Hinsicht. In dem Normalakte der Lokomotion nämlich, aber ebenso auch in den krankhaften Aeusserungen derselben greifen die drei gleichsam als Facta in einander, und es folgt Eines dem Anderen botmässig: der Nerv erregt den Muskel, der Muskel wirkt auf den Knochen, der Knochen wird in Bewegung gesetzt. Jede Affektion des lokomotorischen Nervensystemes manifestirt sich also in dem Muskel und von da aus im Knochensysteme, wie der Anschlag auf die Taste eines Klavieres nothwendig die Saite in Schwingungen versetzt. Die Muskeln können aber selbstständig oder primär eine Affektion erleiden und diese hat dann auch einen Einfluss auf das Knochensystem. Das Knochensystem ist dem Muskelsysteme unterworfen, und dieses dem Nervensysteme, und es gibt demnach eine Reihe Störungen des Knochensystemes, die von Erkrankungen der Muskeln allein herkommen, und dann gibt es eine Reihe Störungen des Knochensystemes und Muskelsystemes, deren Quelle das Nervensystem ist."

„Diese Unterordnung der drei Systeme unter einander ist aber keine absolute; das Knochensystem kann in sich selber, unabhängig vom Muskel- und Nervensysteme affizirt werden, und ebenso können die Muskeln für sich selber, unabhängig von dem über sie gebietenden Nervensysteme, erkranken. Es gibt also noch eine dritte Reihe von Krankheiten der Knochen und der

Muskeln, die man unabhängige (idiopathische) nennen kann, und die zurück auf die Systeme wirken, die über ihnen stehen. In diesem letzteren Falle ist die Abhängigkeit der Erscheinungen eine entgegengesetzte; der krankhafte Einfluss pflanzt sich von den Knochen auf die Muskeln und Nerven, oder von den Muskeln auf das Nervensystem rückwärts fort. Bei jeder Krankheit werden wir festzustellen haben, zu welchen der hier aufgestellten Klassen sie gehört, von welchem organischen Systeme sie primitiv ausgeht."

„In mehrfacher Hinsicht unterscheiden sich die Krankheiten des Lokomotionsapparates bei Kindern von denen bei Erwachsenen. Die Ursache liegt in den für diese beiden Lebensepochen so verschiedenen anatomischen und physiologischen Bedingungen der sogenannten Bewegungsorgane. Das Nervensystem des Kindes unterscheidet sich durch eine verhältnissmässig viel grössere Entwickelung als dieses bei den Erwachsenen der Fall ist. Das Gehirn des Kindes ist im Allgemeinen im Verhältnisse zum Körper $1^1/_2$ mal so voluminös; ausserdem ist die Nervensubstanz bei Kindern weicher, zarter, mehr vom Blute und seröser Flüssigkeit durchdrungen, als bei Erwachsenen. Die Aktivität dieses Systemes charakterisirt sich in der Kindheit durch grosse Raschheit der Wirkung; aber auch durch geringere Energie, Ausdauer und Nachhaltigkeit, durch grosse Beweglichkeit, kurze Dauer der hervorgerufenen Erscheinungen und durch überraschende Leichtigkeit, aus irgend einem Zustande in den entgegengesetzten überzugehen. Wie der ganze Kopf, so ist besonders das Gehirn bei Kindern der Sitz eines sehr lebhaften Blutumlaufes, einer Art physiologischen Kongestion, erzeugt durch das Bedürfniss der eigenen Entwickelung und durch die Bildung und Eruption der Zähne."

„Die Eigenschaften des Muskelsystemes bei Kindern, obwohl viel weniger prägnant hervortretend, stehen mit denen des Nervensystemes in Verhältniss. Die Muskeln des Kindes sind weich, wenig gefärbt, schwach, und enthalten wenig feste Stoffe, aber sie sind mit einer lebhaften Reizbarkeit begabt, und haben eine sehr aktive Nutrition. Noch bemerkenswerther sind die Charaktere des Knochensystemes bei Kindern. Sehr viele Knorpel, die bei Erwachsenen vorhanden sind, findet man nicht so ausgebildet bei Kindern, und umgekehrt ist Vieles, was bei der Geburt knorpelig gewesen, schon verknöchert. Die Knochensubstanz selber ist nachgiebiger, weicher, poröser, von einer grösseren Menge

Blut durchtränkt, weniger mit Kalksalzen versehen. Man findet eine Art Mittelsubstanz zwischen Knochen- und Knorpelmasse bei Kindern. Hinsichtlich der Vegetation oder der Bildungsthätigkeit und der organischen Zunahme steht die Vitalität dieses Systemes auf seiner höchsten Stufe, und aus solchen Umständen und Verhältnissen erklärt sich leicht, warum in der Kindheit vorzugsweise chronische und akute Krampfkrankheiten vorkommen, warum in diesem Alter das Gehirn fast bei allen übrigen Krankheiten mitaffizirt ist, warum bei Kindern die Konvulsionen, die Kontrakturen, die Paralysen oft so plötzlich und so unerwartet sich bilden, warum ferner diese Krankheiten einen so schnellen Verlauf haben, dass sie nicht selten in verhältnissmässig kurzer Zeit entweder den Tod bewirken, oder ein Glied für immer unfähig machen, oder gerade im Gegentheile eben so rasch wieder verschwinden, als wie sie gekommen sind. Man begreift die Häufigkeit der Entwickelungshemmungen und der Nutritionsstörungen der Knochen und der Muskeln bei Kindern; man begreift die Häufigkeit der Irritationszustände, die zu Veränderungen im Muskel- und Knochensysteme Anlass geben; man begreift endlich die Störungen des Knochenbildungsprozesses selber, welche in der Rhachitis ihren Ausdruck finden, und diese letztere in der That nur als eine mangelhafte Ossifikation darstellen."

„Auch die allgemeine Organisation des Kindes, sein eigener Vitalitätszustand und die davon abhängigen oder darin ihren Grund findenden pathologischen Vorgänge geben den chronischen Krankheiten der Lokomotionsorgane ein eigenthümliches Gepräge. So spielen die vorherrschende lymphatische Konstitution des Kindes, die dadurch ermöglichte Skropheldiathese oder begünstigte Tuberkeldiathese eine grosse Rolle bei den Krankheiten, mit denen wir uns hier beschäftigen wollen."

„Man könnte glauben, dass die chronischen Krankheiten diese schwachen Organismen viel schneller zerstören, als die robustere Organisation der Erwachsenen, und dass folglich in jenem Alter der Ausgang der hier genannten Krankheiten häufiger tödtlich sein müsse als in diesem. In einer grossen Zahl von Fällen findet sich diese Voraussetzung nicht bestätigt. Es liegt dieses zum Theile darin, dass, wie die Beobachtung und direkte Untersuchung ergeben hat, die Lebensverrichtungen bei jungen Thieren und Kindern unabhängiger von einander, oder weniger solidarisch mit einander verbunden sind, als bei Erwachsenen, so dass eine wichtige Funktion, je näher der Geburt zu, desto mehr gestört oder gänzlich gehemmt sein kann, ohne dass die übrigen Lebensverrichtungen eben so bedeutend darunter leiden. Ja, wenn eine Funktion ganz ertödtet ist, so folgt noch nicht der Tod bei anderen Funktionen, und wenn derselbe sich einstellt, so kommt er gewöhnlich viel zögernder als bei Erwachsenen unter ähnlichen Umständen. Das Leben scheint eine grössere Widerstandsfähigkeit zu besitzen, weil es weniger konzentrirt ist, etwa wie bei niederen Thieren, denen die Hälfte ihres Körpers weggerissen werden kann, ohne dass sie sterben. Darum diese spontanen Verstümmelungen, diese tiefgehenden Desorganisationen, diese eingreifenden fehlerhaften Bildungen, welche man bei Monstrositäten findet, die doch eine Zeit lang ihr Leben behaupten. Auch die Leichtigkeit, womit grosse Wunden, seien sie zufällig oder nach chirurgischen Operationen entstanden, heilen, erklärt sich daraus."

„Oft ergibt sich das eben erwähnte Verhältniss sehr deutlich bei den Affektionen des Lokomotionsapparates. Die organischen Sympathieen werden beim Kinde allerdings sehr schnell erweckt; Fieberbewegungen erzeugen sich bei ihm selbst durch sehr geringe Ursachen; die verschiedensten Organe werden sehr schnell mit dem Leiden eines einzigen mitergriffen, und man kann in dieser Beziehung wohl den Ausspruch thun, dass die Lebenseinheit, wenn auch nicht die Konzentration des Lebens, in der Kindheit entschiedener hervortritt, als bei Erwachsenen. Jedoch sind sehr häufig diese sympathischen, konsensuellen, oder durch Kontinuität vom ursprünglichen Krankheitssitze ausgehenden Störungen bei den chronischen Krankheiten nur vorübergehend, und die Lokalleiden machen alle ihre Phasen durch und gelangen bis zur Heilung, ohne dass das Leben ernstlich bedroht wird, wenn auch das Lokalleiden sehr ausgedehnt und die erwähnten allgemeinen Erscheinungen sehr gross gewesen sind. Ein Lokalleiden, wobei ein Erwachsener untergehen würde, wird von einem Kinde eher ertragen, und selbst, wenn auch bei ihm der Ausgang ein trauriger ist, dauert das Leben im Allgemeinen dabei doch länger, und man kann wohl sagen, dass bei Kindern unter gleichen Umständen das Absterben ein langsameres ist, als bei Erwachsenen. Dieser vitale Widerstand, durch die grössere Unabhängigkeit der wichtigeren Lebensorgane von einander bedingt, verwandelt bisweilen Krankheiten, die bei Erwachsenen in der Regel tödtlich sind, in heilbare bei Kindern. Wir werden noch Gelegenheit haben, darüber zu sprechen, bemerken aber zuvörderst, dass trotz alledem die Sterblichkeit auf dem Felde, auf dem wir uns hier befinden, nämlich bei den chronischen Krankheiten der Lokomotionsorgane, sehr gross ist, so weit wir sie in unserem Hospitale zu beobachten Gelegenheit hatten. Dieses beruht auf zwei Ursachen, nämlich: 1) auf den Elementen, aus denen unsere sogenannte Hospitalbevölkerung zusammengesetzt ist, und 2) aus den durch den Aufenthalt im Hospitale selber bedingten Einflüssen. Die HHrn. Rilliet und Barthez haben einen eigenthümlichen kachektischen Zustand bei Kindern der unteren Klassen beschrieben, namentlich bei Kindern in den ersten Lebensjahren. Es ist dieses eine Art Verwelken, ein Hinsiechen ohne eigentliche Krankheit, ein Kraftloswerden aller Funktionen, hervorgehend aus angeborener Schwäche, mangelhafter Ernährung, schlechter Atmosphäre und mehrmaligen Krankheiten *). Die Armen betrachten im Allgemeinen ihre kleinen Kinder, die ihnen geschenkt sind, nicht als einen Segen, sondern als eine Last; sie überlassen die Kinder meist sich selber. Sind diese so weit gelangt,

---

*) Unter den Armen aller grossen Städte, so auch in Berlin, kommt ein eigenthümlicher kachektischer Zustand vor, der viel Verwandtes mit der Chlorose und Anämie hat, aber doch nicht diese allein ist. Chlorose und Anämie kommt auch bei Wohlhabenderen vor, aber gestaltet sich ganz anders. Bei den Armen ist diese Chlorose oder Anämie noch mit einer gewissen nervösen Inanition oder Nervenerschöpfung verbunden, welche sich als abgehärmtes, gänzlich abgetriebenes oder abgespanntes Wesen kundthut, und einen Zustand zu Wege bringt, der ganz andere Erscheinungen bietet, als die einfache Chlorose oder Anämie. Hier in Berlin wurde dieser Zustand Cachexia pauperum genannt, und bei Erwachsenen Gram, Kummer, tiefe Sorge, Ueberarbeitung in Verbindung mit unzureichender Ernährung, ungesunden, vielleicht aufregenden Getränken, schlechte Atmosphäre und mangelhafte Erwärmung und Bekleidung als Ursache betrachtet. Bei Kindern wirken diese Ursachen auch, nur dass statt des Kummers, der Sorge, des Grames, Mangel liebevoller Pflege, barsche und bisweilen harte Behandlung und häufige Störung des Schlafes durch äusseren Lärm eintritt. In England pflegt man solche Verhältnisse, die diesen Zustand erzeugen, „tear and wear“ zu nennen.

Behrend.

dass sie umherlaufen können, so bekümmern sie sich kaum um sie; sind sie noch nicht so weit, so thun sie für sie nur das Allernothwendigste. Erkranken die Kinder, so bringen sie sie gleich zu uns in's Hospital, und wir finden sie dann abgeschwächt, hinfällig und im Zustande des Welkens, selbst, wenn die Krankheit an sich noch nicht lange gedauert hat, und nur unbedeutend gewesen ist. Bisweilen erholen sich die Kinder im Hospitale und leben wieder auf; sehr oft aber welken sie fort, ungeachtet aller Pflege, die man ihnen angedeihen lässt; sie vegetiren einige Zeit, welken aber, gleich als wären sie tief in ihrer Wurzel ergriffen, immer mehr und mehr, magern ab bis zur Mumie und erlöschen allmählig, oder werden durch eine ganz geringe interkurrente Krankheit, z. B. durch eine leichte Bronchitis, Gastritis u. s. w. dahingerafft. Tritt eine von den chronischen Krankheiten, die uns hier beschäftigen, bei solchen Subjekten auf, so ist ein günstiger Ausgang nicht sehr zu hoffen."

„Der blosse Aufenthalt im Hospitale ist aber auch eine Ursache der Mortalität selbst bei kräftiger organisirten und lebensfrischeren Kindern. Die ungesunde Atmosphäre, in welcher sie athmen, die bei aller Ventilation in einem Hospitale nicht rein genug gehalten werden kann, wirkt nachtheilig auf die Funktionen, besonders bei Kindern, die genöthigt sind, im Bette zu bleiben. Sie verlieren die Esslust, magern ab, werden bleich, bekommen wiederholte Durchfälle, Drüsenanschwellungen und Tuberkeln, wie man das auch bei Erwachsenen in ähnlichen Verhältnissen sieht. Die Kachexie, wozu die chronische Krankheit zu führen strebt, wird dadurch begünstigt und verschlimmert. Dazu kommt, dass die im Hospitale befindlichen Kinder allen den Kontagionen ausgesetzt sind, welche um sie her ihre Kontingente haben, dem Keuchhusten, den Eruptionsfiebern, dem Krup, der Diphtheritis, dem Erysipelas u. s. w. Alle diese Umstände sind mehr als genügend, die Mortalität in unserem Hospitale, so wie auch in anderen Hospitälern zu erklären."

„Wir beschränken uns auf diese wenigen allgemeinen Andeutungen und gehen nun zu unserem Gegenstande selbst über. Die Reihenfolge, in welcher wir die chronischen Krankheiten des Lokomotionsapparates zu erörtern haben, ist durch die drei organischen Systeme gegeben, welche die Lokomotion herstellen. Wollten wir streng nosologisch verfahren, so müssten wir mit den hier einschlagenden Affektionen des Nervensystemes beginnen, da dieses System den Ausgangspunkt bildet; dann müssten wir zu den Affektionen des Muskelsystemes und zuletzt erst zu denen des Knochensystemes übergehen. Das klinische Bedürfniss ist aber ein anderes; es entspringt aus der grösseren Zahl von Fällen, die sich dem Kliniker darbieten, und die ihn am meisten in Anspruch nehmen, und in dieser Hinsicht bilden von den chronischen Affektionen des Lokomotionsapparates die Krankheiten des Knochensystemes die Hauptgruppe, und mit diesen machen wir deshalb auch den Anfang."

I. Chronische Krankheiten des Knochensystemes.

„Diese zerfallen in zwei Klassen, je nachdem sie ihren Sitz in der Kontinuität der Knochen oder in ihrer Kontiguität haben. Diese Klassifikation wollen wir aber nicht festhalten, sondern in unserer Erörterung die Knochenkrankheiten der Kinder vornehmen, je nachdem sie uns mehr oder minder wichtig geworden sind."

1) Ueber das Pott'sche Uebel.

„Ich bediene mich absichtlich dieses Ausdruckes zur Bezeichnung der Ihnen wohlbekannten Krankheit der Wirbelsäule, obgleich der Ausdruck eine Ungerechtigkeit in sich schliesst; denn es ist nicht Pott, welcher zuerst davon gesprochen hat, sondere Camper, Hunaud, Severin und noch mancher andere Chirurg. Der Ausdruck ist aber eingeführt, und jeder Andere, dessen ich mich bedienen wollte, würde nur Verwirrung bewirken."

„Das Pott'sche Uebel kann man definiren als eine Affektion der Zwischenwirbelbänder und der Wirbelkörper, welche dahin strebt, deren Substanz in grösserer oder geringerer Ausdehnung zu zerstören, und dann zur Bildung neuer Knochensubstanz zu führen, wodurch, wie mitteist einer Narbe, der leere Raum ausgefüllt, und die gestörte Kontinuität wieder hergestellt wird."

„Ungeachtet der vielen anatomisch-pathologischen Untersuchungen ist man über die Natur der primären Störung noch nicht einig, welche das Pott'sche Uebel herstellt, und die Zerstörung der knochigen und fibrösen Theile des Wirbelgelenkes herbeiführt. Lange Zeit hat man Karies im Wirbelkörper als das Primitive angesehen; aber die erkrankten Wirbel zeigen gewöhnlich nicht die physischen Charaktere der Karies; die Sonde dringt nicht leicht in sie ein; sie bewahren eine ziemlich grosse Härte, und wenn Karies, so müsste es Karies ganz eigenthümlicher Art sein, deren Natur noch zu bestimmen bliebe. Andere haben Osteitis als den primitiven Krankheitsprozess angesehen: in der That ist Osteitis vorhanden; ziemlich oft findet man in der Nähe oder im Grunde der Kontinuitätsstörung die Spuren der Knochenentzündung, aber es ist noch keineswegs bewiesen, dass diese Entzündung das Primäre sei, und dass sie die Krankheit allein darstelle. Am meisten giltig ist heutigen Tages die Annahme von Delpech, welcher die Zerstörung der Wirbel einer Tuberkelaffektion zuschreibt. In der That ist diese sogenannte tuberkulöse Form des Pott'schen Uebels die häufigste, besonders in unserem Kinderhospitale. Es kommen jedoch Fälle vor, wo man keine Spur von Tuberkeln findet, und wo die Annahme von Delpech durchaus nicht ausreicht. Einige haben den primitiven Krankheitsprozess in einer Veränderung der Intervertebralbänder gesucht, der chronischen Arthritis nahe stehend, und eine Zerstörung dieser Bänder in zweiter und eine krankhafte Veränderung der Wirbel in dritter Reihe zur Folge habend; allein in diese Annahme passen diejenigen Fälle nicht hinein, in welcher die Krankheit ganz entschieden in den Wirbelkörpern beginnt, diese durch ein eingelagertes Tuberkel von Innen heraus zerstört und die Intervertebralbänder erst in zweiter Reihe ergreift. Was mich betrifft, meine Herren, so glaube ich, dass das Pott'sche Uebel nicht immer auf dieselbe Weise entsteht, sondern dass es bald aus einer Osteitis, bald aus einer Tuberkelablagerung, und bald auch wohl aus einer Arthritis oder vielleicht aus einer Verbindung zweier oder mehrerer solcher Ursachen hervorgeht. Es ist wohl zu merken, dass bei dem Pott'schen Uebel auch die Nekrose eine Rolle spielt; denn in den erzeugten Aushöhlungen der ergriffenen Wirbel findet man fast immer Knochensequester konsekutiver Art. Die Kliniker müssten darauf ausgehen, an den Symptomen die verschiedene Entstehungsweise des Pott'schen Uebels ebensowohl zu erkennen, als die verschiedenen Formen desselben. Bis das möglich geworden ist, müssen wir uns begnügen, sie sämmtlich unter eine allgemeine Darstellung zu fassen, und Sie erkennen nun, meine Herren, den Grund, weshalb ich die Bezeichnung „Pott'sches Uebel" beibehalten, und nicht den Ausdruck Karies, Osteitis, Tuberkel oder Arthritis der Wirbel gebrauche."

„Es ist nicht meine Absicht, eine systematische Vorlesung über das Pott'sche Uebel zu halten; ich will mich begnügen, klinische Thatsachen zu erörtern, und meinen Vortrag an diejenigen Fälle anzuknüpfen, die uns vorgekommen sind, und wir hoffen, dass es uns gelingen wird, durch die Entwickelung der klinischen Thatsachen zu allgemeinen umfassenderen Schlussformen zu gelangen."

„Ich beginne desshalb mit der Vorlage mehrerer anatomischen Präparate, welche Ihnen alle Phasen des Pott'schen Uebels zeigen werden, und später werde ich Gelegenheit haben, Ihnen auch Kranke vorzustellen, wodurch Sie sich noch mehr orientiren können. Die Präparate, die ich Ihnen vorzeige, habe ich in mehrere Gruppen gebracht, und zwar je nach den verschiedenen Perioden der Krankheit."

„Erste Periode. Aus den Präparaten sehen Sie, dass die Krankheit sowohl im ligamentösen Apparate, als im Knochen beginnen kann. Jede Theorie, die entweder die Knochen, oder die Bänder ausschliesslich als primitiven Heerd der Krankheit betrachtet, ist demnach irrig. Sie sehen in einem Präparate nichts Krankhaftes weiter, als dass das letzte Intervertebralligament verschwunden ist. Wenn der Krankheitsprozess diesen Gang nimmt, so erweicht sich die ligamentöse Substanz, sie wird Theilchen für Theilchen zerstört und verschwindet zuletzt gänzlich. Es kann dieses in allen Wirbelgelenken geschehen, mit Ausnahme des absonderlich gestalteten Gelenkes zwischen Atlas, Epistropheus und Hinterhaupt, welches Gelenk ein mehr zusammengesetztes ist und in seinen Kontaktflächen sowohl als in seiner Verbindung ganz andere anatomische Bedingungen darbietet. Beginnt dagegen der Krankheitsprozess im Knochen, so kann er an dessen Oberfläche oder im Inneren der Knochenscheibe anfangen. Im ersteren Falle ist eine Ulzeration des Wirbels selber vorhanden; Sie sehen an diesem Präparate eine kreisrunde Erosion und oberflächliche Exkavation des Knochens, und an dem anderen Präparate eine Zerstörung der oberen und hinteren Gelenkflächen des Wirbelkörpers."

„Ausser den fibrösen und den Knochenscheiben finden sich in der Kindheit, wie Sie wissen, auch noch Knorpelscheiben vor, und zwar in doppelt so grosser Zahl als die der Wirbel. Diese Knorpel sind das Rudiment der Epiphysen; sie werden dann von Kalksalzen durchdrungen, und bilden die oberen und hinteren Flächen der Wirbelkörper. Der Atlas, dessen Körper durch einen

Knochenhöcker ersetzt ist, zeigt diese Knorpelscheiben nicht, und der Epistropheus zeigt die Knorpelscheibe nur an seiner unteren Fläche; deshalb finden sich auch nur 45 Knorpelscheiben. Innig mit den Knochenscheiben vereint, von denen sie ihre ernährenden Elemente erhalten, lösen sich diese Knorpelscheiben oft los, wenn ein Krankheitsprozess diese Stütze, nämlich die Knochenscheibe, ergriffen hat; dann findet man sie schwappend mitten in einem aus Eiter- und Knochentrümmern gebildeten Heerde, und kennt sie an ihrer Struktur, Konsistenz und Farbe, die sie zum Theile noch bewahrt haben, wie Sie an diesem Präparate sehen können. Bisweilen geschieht eine Tuberkelablagerung zwischen dem Wirbelkörper und seiner oberen und unteren Knorpelscheibe, und gibt zur Abstossung dieser letzteren Anlass. Auch eine Osteitis kann diese Knochenfläche ergreifen, und die Loslösung des Knorpels ebenso bewirken, wie das mit den Gelenkknorpeln der Gliedmassen bisweilen geschieht. Ich zeige Ihnen hier ein Präparat, an welchem Sie im Gegentheile eine tiefe Exkavation in der Mitte des Wirbelkörpers bemerken; hier hat die Krankheit im Inneren des Knochens begonnen; vermuthlich ist sie durch ein eingesacktes Tuberkel bewirkt, welches in seiner weiteren Entwickelung die schwammige Substanz des Wirbelkörpers zerstört und diesen in eine dünne, hohle Knochenschaale umgewandelt hat. Es ist dieses eine der gewöhnlichen Wirkungen dieser Form der Krankheit."

„Um es kurz zu wiederholen, schliesse ich mit der Bemerkung, dass man in anatomisch-pathologischer Hinsicht 2 Entwickelungsweisen des Pott'schen Uebels anzunehmen hat, und dass eine dieser beiden in 2 Unterarten zerfällt, so dass wir 3 Arten haben: 1) Beginn des Krankheitsprozesses im Bänderapparate der Wirbel. 2) Beginn des Krankheitsprozesses an einer der Flächen des Wirbels, und zwar entweder bestehend in einer Tuberkelablagerung, welche den Knochen eindrückt, und ihn durch Karies, Osteitis oder Nekrose zerstört. 3) Beginn der Krankheit im Inneren des Knochens."

„Zweite Periode. Die Zerstörung der die Wirbelsäule bildenden Theile macht an der erkrankten Stelle Fortschritte. Die geschwürigen Exkavationen werden grösser und tiefer; die immer mehr angenagten Wirbelkörper verschwinden und hinterlassen eine mehr oder minder tiefe Spalte oder Schlucht. Diese Spalte oder Schlucht ist jedoch nur partiell, denn die hinteren

Partieen der Säule, nämlich die Dornfortsätze, die Wirbelbogen, kurz alles Das, was der hintere Theil der Säule darstellt, bleibt vorhanden. Da jedoch diese letztgenannte Partieen durch nachgiebige Ligamente verbunden sind, so findet in diesem Theile der Wirbelsäule Beweglichkeit Statt. Ich zeige Ihnen hier ein Präparat, an welchem Sie die Charaktere der Exkavation studiren können. Betrachten Sie zuvörderst die rein physikalischen oder mechanischen Wirkungen der Exkavation. Da die Wirbelsäule den Haupttheil, gleichsam den Hauptmast für das Körpergerüste bildet, so kann sie durchaus keine wesentlichen Veränderungen erleiden, ohne entsprechende Veränderungen in der Gestaltung des Rumpfes herbeizuführen. Eine Annäherung zwischen dem oberen und unteren Wirbel geschieht da, wo der Substanzverlust stattgefunden hat. Die Last des Körpers bewirkt dieses Resultat und auch die Muskelthätigkeit trägt sehr viel dazu bei. Der Kranke wird von Schmerzen heimgesucht, und diese Schmerzen treiben zur Kontraktion der Muskeln, um die Theile in ein solches Verhältniss zu einander zu bringen, dass die Schmerzen sich möglichst mindern. Ich will kurz sein, m. HHrn., da ich hier nur Bekanntes wiederhole. Die Wirbelsäule, das wissen Sie, verliert ihre Form und wird gewöhnlich winkelig, d. h. sie zeigt das, was man in neuster Zeit die Angularkurvatur genannt hat. An diesem Präparate sehen sie einen sehr stumpfen Winkel; es ist hier die Krankheit auch erst im Beginne. In diesem ersten Stadium kann der Winkel auch ganz fehlen, wenn der Krankheitsprozess auf die Mitte des Wirbels oder auf die Mitte des Ligamentenapparates sich beschränkte; bei weiterem Fortschritte der Krankheit aber nimmt die Neigung der Wirbelsäule zu, so dass diese einen rechten, ja selbst einen spitzen Winkel bilden kann. Sie sehen hier eine Wirbelsäule, an der acht Wirbelkörper, und eine andere, an der neun, theils gänzlich, theils stückweise, zerstört sind. Die Angularkurvatur oder Winkelbildung hat eine solche Richtung, dass die Konvexität nach Hinten und die Konkavität nach Vorn steht. Eine andere Krümmung der Wirbelsäule als diese haben die Alten nicht gekannt, und sie haben sie mit den Namen „Gibbus, Gibbositas, griechisch ὕβος" bezeichnet; es ist dieses der eigentlich sogenannte Buckel. Dieser von einer Krankheit der Wirbel herkommende Buckel sitzt gewöhnlich ganz genau in der Mittellinie, so dass die Beugung des Rumpfes vorn übersteht. Bisweilen jedoch ist die Beugung zugleich etwas seitlich, indem der Buckel ebenfalls nicht ganz nach Hinten, sondern auch ein wenig nach der Seite hinaus steht, wie Sie das an diesen Präparaten wahrnehmen. Selten steht die Angularkrümmung ganz seitwärts. Ein schönes Beispiel dieser Art sahen wir ganz vor Kurzem bei einem Kinde, bei dem die Wirbelsäule einen Winkel beschrieb, dessen Oeffnung ganz nach Links, und dessen Gipfel ganz nach Rechts stand. Von einer Krümmung mit nach Vorn stehender Konvexität weiss ich kein Beispiel."

„Wenn Sie die hier vor Ihnen liegenden Präparate vergleichen, so bemerken Sie, dass der hier in Rede stehende Buckel auch noch andere eigenthümliche Charaktere darbietet. Senkrecht gemessen ist der Buckel bald kürzer bald länger, je nachdem eine geringere oder grössere Zahl von Wirbeln zerstört worden ist. Die Krümmung hat, wie jede andere, einen Gipfel; der Gipfel ist aber keine Kurve, sondern kantig, d. h. er hat in der Mitte eine bald mehr, bald minder vorspringende Spitze, welche gleich im Anfange vorhanden ist. Oft zeigt die Wirbelsäule im Anfange einen kaum wahrnehmbaren Winkel, und doch ist schon die hervorragende kleine Spitze bemerkbar. In seltenen Fällen fehlt jedoch diese Spitze des Giebels; an diesem Präparate, wo die Krankheit sehr vorgerückt ist, erblicken Sie keinen wirklichen Vorsprung, sondern eine regelmässige Kurve. An diesem anderen Präparate bemerken Sie eine weitere Ausnahme, nämlich mehrere Spitzen oder winkelige Hervorragungen. Diese letztere Ausnahme ist aber nur eine scheinbare, weil die Krümmung, obwohl sie mehrere Hervorragungen oder Spitzen auf ihrem Giebel darbietet, doch nur einen einzigen, wenn auch etwas unregelmässigen, Winkel bildet. Die winkelige Ausnahme nämlich, der schon genannte Buckel mit nicht winkeligem, sondern kurvenförmigem Giebel, kann sowohl am Anfange als gegen Ende der Krankheit statthaben. Anfangs ist weder Winkel noch Kurve in der Nacken- und in der Lumbargegend vorhanden, obwohl die Wirbelsäule bereits einen Schaden erlitten, und in Folge des Schadens zusammengesunken ist; dieses Zusammensinken hat aber nicht die Bildung einer neuen Krümmung, sondern gerade die Ausgleichung der normalen Kurvatur der Wirbelsäule zur Folge. Eine Abweichung von der normalen Gestaltung entsteht also, aber keine eigentliche Deformität, wenigstens kein bemerkbarer Buckel, es entsteht im Gegentheile eine abnorme gerade Richtung der

Wirbelsäule. Man bemerkt im Anfange in der Nacken- und Lumbargegend hinten eine rundliche Einbiegung oder vielmehr eine bogenartige Vertiefung, welche einem Kreise mit sehr grossem Radius angehört und besonders bei kleinen Kindern verkommt. Es beruht dieses darauf, dass die Dornfortsätze bei ihnen länger und schräger stehen, als dieses bei Erwachsenen der Fall ist. Wenigstens erkläre ich mir so das Zustandekommen dieser Ausnahme im Anfange der Krankheit. Und wenn gegen Ende der Krankheit keine Giebelspitze, sondern nur ein rein bogenförmiger Giebel sich gebildet hat, so beruht meiner Ansicht nach diese Ausnahme hier darauf, dass mehrere Wirbelkörper zerstört sind, und ein eigentlicher Winkel nicht zu Stande kommen konnte."

„So gestaltet, m. HHn., zeigt sich die Wirbelsäule nach Hinten zu. Von Vorn gesehen zeigt sie eine durch das vordere gemeinsame Band, durch hypertrophisches Zellgewebe, durch Knochentrümmer, Tuberkelmasse, Eiter und verschiedenartige Ausschwitzungen ausgefüllte Schlucht. In der Tiefe dieser Schlucht sieht man nach Wegnahme des Rückenmarkes an den Präparaten deutlich den Wirbelkanal und die hinteren Theile der Wirbelsäule. Die hieraus entspringenden Veränderungen in der Gestaltung der Wirbelsäule haben, wie bereits angedeutet, entsprechende Veränderungen in der Gestaltung des Rumpfes zur Folge, welcher jedenfalls eine Verkürzung oder Verminderung seiner Höhe erleidet."

Zweite Vorlesung.

„Die pathologische Anatomie des Pott'schen Uebels habe ich in der ersten Vorlesung zu schildern begonnen, aber diese Schilderung noch nicht zu Ende geführt. Ich habe, m. HHrn., zwei Perioden beschrieben; die Periode der beginnenden Veränderung der Texturen, und dann die Periode der wirklichen Zerstörung, während welcher die Wirbelsäule an dem erkrankten Orte zusammensinkt. Bevor ich zu den Veränderungen übergehe, welche der Rumpf mit seinen Eingeweiden in Folge dieses Zusammensinkens der Wirbelsäule erleidet, will ich diejenigen Mittel in Betracht ziehen, durch welche die Natur den Schaden zu ersetzen oder auszugleichen strebt. Dieses Bestreben bildet eine dritte Periode, nämlich die Periode des Ersatzes."

„Dritte Periode. Bei Pott und bei anderen Autoren, die weniger in dieser Hinsicht zu entschuldigen sind als er, finden Sie den Ausspruch, dass die Krankheit, von der wir hier sprechen, gewöhnlich tödtlich ist, dass nämlich die Kongestionsabszesse, zu denen sie Anlass gibt, immer den Tod zur Folge haben. Es ist dieses ein grosser Irrthum; zur Zeit Pott's, als die Krankheit noch wenig studirt war, konnte man Das, was die Heilkraft der Natur hier zu leisten vermochte, noch nicht kennen; heutigen Tages weiss man das besser. Die Krankheit ist durchaus nicht immer tödtlich; diese Präparate zeigen Ihnen den Heilungsprozess ganz deutlich, und es wird Ihr Interesse erregen, daran die Art und Weise zu studiren, wie die Natur einen Ersatz bildet, oder vielmehr durch eine feste Narbe die Verbindung, welche der Substanzverlust gelöst hat, wieder herstellt."

„Betrachten wir zuerst die Veränderungen in den knochigen Theilen; hier haben wir zwei Fälle. In dem einen Falle hat die Oberfläche des Knochens eine Erosion erlitten. Diese Erosion wird oft ersetzt; der Ersatz besteht nicht in Wiederbildung der verloren gegangenen Substanz, sondern in der Bildung einer dünnen, aber kompakten Scheibe auf der erodirten Knochenstelle; mehrere unserer Präparate zeigen Ihnen diese dünne Scheibe eines kompakten Gewebes, womit der erodirte Knochen gleichsam plattirt ist, ganz deutlich. Delpech hat auch solche Präparate gesammelt. Warum aber geschieht in diesen Fällen nicht immer ein wirklicher Wiederersatz der Knochensubstanz selbst? Der Grund liegt darin, dass die fibrösen Texturen, nämlich die Ligamente, zerstört sind, und dass die Reproduktion des Knochens ohne sie nicht vor sich gehen kann. Zur Erzeugung neuer Knochenmasse trägt der Knochen an sich wenig bei; es sind vielmehr die nächstgelegenen Strukturen, welche den Bildungsstoff absondern, der später die Knochensubstanz darstellt, indem der abgelagerte Stoff von Kalksalzen durchdrungen wird. Liegt nicht darin der Grund, dass ausgebreitete, oberflächliche Karies, eine Art, die Boyer mit Unrecht vom Pott'schen Uebel geschieden hat, die jedenfalls dazu gehört, viel seltener heilt?"

„Im zweiten Falle handelt es sich um die geschwürigen Aushöhlungen, welche die äussere Form des Wirbels nicht verändern, sondern gleichsam durch Perforation zur Ausstossung einer inneren Tuberkelablagerung entstanden sind, und wo man dann eine aus kompakter Substanz bestehende Wand findet, welche das Resultat einer partiellen Reproduktion, einer Vernarbung, oder einer Art Verknöcherung der Kyste ist, in welcher die Tuberkelmasse abgelagert gewesen war, analog gewissen Heilungen von Lungentuberkeln, wo nach Ausstossung der Tuberkelmasse die Kyste eine harte, fibröse, oder fibrös-knorpelige Wand erlangt."

„Eine dritte Art des Ersatzes oder der Vernarbung des im Pott'schen Uebel bewirkten Substanzverlustes ist noch interessanter, insoferne die Anstrengungen der Natur uns dabei noch deutlicher vor Augen treten. Ich will zuvörderst die Veränderung, welche die Wirbelsäule oberhalb und unterhalb der kranken Stelle erleidet, in Betracht ziehen. Das Erste, was man hier bemerkt, ist eine Veränderung in der Richtung der Wirbel gegen einander; diese Veränderung hat ihren Grund in der Muskelwirkung. Die Muskeln streben dahin, den Kopf aufrecht zu halten; in diesem Bestreben wirken sie vorzugsweise geraderichtend auf den Dorsaltheil der Wirbelsäule, und es erzeugen sich in ihr Krümmungen zur Ausgleichung, die ich Kompensationskurven nennen will, so dass gewöhnlich der Rumpf nach Oben hin nicht die Neigung zeigt, die er ohne sie, entsprechend dem durch das Pott'sche Uebel erzeugten Winkel, zeigen würde. Die Stützen der Wirbel, ihre Queerfortsätze, können mehr oder minder zerstört sein. Ihre Gelenkfortsätze verwachsen bisweilen, ebenso die Queerfortsätze und die Wirbelbogen, und es erzeugt sich dadurch eine feste Haltung."

„Wenden wir uns nun zu den anderen Partieen des Rumpfes. Die Rippen zeigen bemerkenswerthe Formveränderungen; nach hinten sind sie konvexer; nach vorne vermindert sich ihre Krümmung; sie nähern sich und werden schiefer. Das Brustbein wird nach vorne gedrängt und bildet oft einen Buckel nach vorne, dessen Gipfel bald dem Schwertfortsatze entspricht, bald höher oben sich befindet. Der senkrechte Durchmesser des Thorax vermindert sich; ebenso sein Durchmesser von einer Seite zur anderen; dagegen wird der Durchmesser des Thorax von hinten nach vorne grösser, im Ganzen aber erleidet die Geräumigkeit des Thorax eine Verminderung. Demnach erzeugen sich grosse Veränderungen in der Statik des Rumpfes, Veränderungen, die nicht denen gleichen, welche durch Rhachitis erzeugt werden."

„Noch bedeutsamer sind die Veränderungen in den Funktionen der Eingeweide. Das Rückenmark tritt hier in den Vordergrund. Die Häute desselben sind durch die Zerstörung in den Wirbeln theilweise entblösst; sie können erkranken, und die Krankheit kann auf das Mark selber übergehen, und dieses mannigfache Veränderungen erleiden. Wir haben drei Veränderungen der Art zu betrachten."

1) „Entblössung des Rückenmarkes. Ist es so weit gekommen, dass das Rückenmark blossgelegt ist, so ist die erste Folge, dass es mit den Produkten der Krankheit, nämlich dem Eiter, dem Tuberkelstoffe und dem angeschwollenen, theilweise abgestorbenen fibrösen Gewebe in Kontakt kommt. Gewöhnlich befindet sich zwischen diesen Massen und dem Rückenmarke die Dura mater, aber es erleidet nicht selten dadurch eine Kompression, die zu sehr ernsten Zufällen führt."

2) „Uebergang der Krankheit auf das Rückenmark. Die Tuberkulose kann auf die Dura mater und auf das Mark selber sich fortpflanzen. Die Tuberkelablagerung wirkt verdünnend auf die genannte Membran und durchbohrt sie; das Mark wird entzündet und erweicht. Diese Wirkung kommt gewöhnlich sehr spät, indem die Dura mater eine Zeit lang einen Schutz bildet, welcher den Fortschritten des Uebels sich entgegenstellt, und man sieht daher auch nach dem Tode oft noch das Rückenmark mitten in der desorganisirten Umgebung ganz gesund."

3) „Gestaltveränderung des Rückenmarkes. An diesen Präparaten, wo ein Theil der vorderen Wand des Wirbelkanales zerstört ist, sehen sie eine deutliche Krümmung dieses Kanales. Diese Krümmung ist bisweilen nur eine stärkere Kurve, und dann ist das Rückenmark gewöhnlich nirgends komprimirt. Oefter aber ist die Krümmung winkelig, und dann kann auch noch das Rückenmark von Kompression frei sein. Bekanntlich ist der Wirbelkanal vom Rückenmarke nicht vollständig ausgefüllt; die Cotugno'sche Flüssigkeit und Fett füllen den Raum zwischen dem Marke und der Wand des Wirbelkanales aus. Die Folge davon ist, dass das Rückenmark eine geringere Krümmung erleidet als die seines knochigen Kanales, und folglich dem Drucke entzogen bleibt. Sie erkennen daraus, warum selbst bei sehr bedeutender Beugung der Wirbelsäule das Rückenmark unangetastet bleibt."

„Bisweilen findet man Verengerungen des Wirbelkanales, welche durch Annäherung seiner hinteren und seiner vorderen Wand erzeugt sind. Diese Verengerungen können so weit gehen, dass sie an der Stelle das Rückenmark gleichsam einschnüren. Bisweilen geschieht auch dessen Kompression auf eine andere Weise, nämlich durch eine innerhalb des Wirbelkanales vorspringende und dem von dem Buckel der Wirbelsäule gebildeten Winkel entsprechende Kante. An diesem Präparate sehen Sie eine solche nach Innen in den Wirbelkanal hineinragende scharfe Kante; dennoch hatte der Kranke zu der Zeit, als ich ihn gekannt habe, keinerlei Paralyse. Dagegen sehen Sie in diesem anderen Präparate einen solchen noch viel stärkeren Vorsprung, der auf das Mark einen wirklichen Eindruck gemacht hatte, und während des Lebens war auch Paralyse vorhanden. Auch die Nervenwurzeln können, so weit sie noch innerhalb des Wirbelkanales sich befinden, an den Veränderungen des Rückenmarkes Antheil nehmen; sie können entzündet, erweicht und zerstört werden, und zwar in Folge des Druckes, welche die innerhalb des Wirbelkanales eingeschlossenen Krankheitsprodukte auf sie ausüben. Bei ihrem Austritte aus dem Wirbelkanale sieht man die Nerven häufig atrophisch, auf ganz dünne, von ihrer fibrösen Umhüllung kaum unterscheidbare Fäden reduzirt. Es kommt selbst eine Kontinuitätsstörung der Nervenäste in den Fällen vor, wo entweder die Foramina für ihren Austritt ganz vernichtet oder in sehr hohem Grade verengert sind."

„Die Aorta begleitet immer die Wirbelsäule in den Krümmungen, welche diese annimmt. Sie sehen an diesem Präparate die Aorta mit einer sehr bedeutenden Ausbiegung nach Rechts und Hinten, und einer faltigen Vertiefung nach Links und Vorne. Die Lungen fügen sich der Form des Thorax und modifiziren sich in ihrer Gestalt. Gewöhnlich erleiden sie stellenweise eine Erweiterung und Verkürzung, und darin liegt die fast stete Athmungsnoth und Oppression im Pott'schen Uebel. Auch die Baucheingeweide zeigen einige Veränderungen in ihrer Lage und Form, die aber nur von geringer Bedeutung sind."

„Was die Diagnose des Pott'schen Uebels betrifft, so wollen wir zuerst untersuchen, in wie weit sie sich auf die in der Leiche wahrgenommenen Veränderungen zu stützen vermag. Ihrem Verlaufe nach bietet die Krankheit drei Perioden dar, die wir in der ebenerwähnten Hinsicht wohl unterscheiden müssen."

„Erste Periode. Sie ist diejenige, in welcher die Krankheit nur aus subjektiven und wenig entschiedenen objektiven Zeichen diagnostizirt werden kann; ich möchte sie deshalb die latente Periode nennen. Sie hat bisweilen eine lange Dauer, und kann bis zu Ende der Krankheit allein bleiben, wenn die Ulzeration nur eine oberflächliche ist. Hier lässt sich die Diagnose nur auf den Schmerz, den der Kranke empfindet, auf seine

Haltung, die Art seiner Bewegungen, das Vorhandensein von Abszessen und die Paralyse stützen. Der Schmerz ist bekanntlich ein sehr unzuverlässiges Zeichen, da er auch von vielen anderen Ursachen herkommen kann. Gewöhnlich existirt er in der kranken Stelle; er fehlt bisweilen oder ist schwer zu entdecken; man erzeugt ihn, wenn man mit dem Rumpfe verschiedene Bewegungen vornehmen lässt. Beobachtet man den Kranken aufmerksam, so nimmt man häufig an ihm ein durch vorübergehende Stiche bewirktes Aufschreien wahr. Ein ziemlich häufiges Symptom ist die Rigidität der Bewegungen. Wenn der Kranke geht, so bemerkt man in einigen Fällen eine Neigung des Rumpfes nach vorne und nach der Seite, und eine grosse Sorge, solche Bewegungen zu vermeiden, welche ihm Schmerz erzeugen können. Man muss den Kranken in allen Positionen untersuchen und wird nur erst dann einen sicheren Schluss ziehen können, wenn Abszesse sich gebildet haben und Paralyse vorhanden ist. Man erkennt demnach, dass die Zeichen der ersten Periode sehr dunkel sind."

„Zweite Periode. In dieser sind sie im Anfange auch noch wenig markirt. Es beginnt die Deformität, aber sie besteht oft nur in einer unbedeutenden kleinen Hervorragung, die eigentlich weiter nichts ist als der etwas vergrösserte aber normale Vorsprung eines Dornfortsatzes auf einem von der Wirbelsäule gebildeten, kaum bemerkbaren Bogen von sehr grossem Radius; dazu gehört das Verschwinden einer vorderen Konvexität und das abnorme Geradewerden des Nackentheiles und Lumbartheiles der Wirbelsäule. Diese Veränderungen sind die erste Wirkung der grösseren Annäherung der Wirbelkörper an ihrer vorderen Fläche. Auch diese Periode gewährt nur eine schwierige Diagnose; denn diese geringe Deformität besteht in dem etwas grösseren Vorsprunge eines oder einiger Dornfortsätze; dieser etwas krumme Rücken kann angeboren oder angewöhnt sein, wenn auch noch andere verdächtige Erscheinungen vorhanden sind, so bleibt die Diagnose nichts desto weniger zweifelhaft."

„Dritte Periode. In dieser Periode gestattet das Auge und das Fühlen mit dem Finger Wahrnehmungen von bedeutendem diagnostischem Werthe. Es ist vorzugsweise der Buckel oder die Gibbosität, welcher dadurch erkannt wird. Betrachten wir zuvörderst einen Fall, wo das Uebel im Nackentheile der Wirbelsäule seinen Sitz hat. Man unterscheidet hier zwei Arten:

1) Das Pott'sche Uebel betrifft die 5 letzten Halswirbel und zeigt sich dann, wie an jeder anderen Stelle der Wirbelsäule; oder 2) die Krankheit betrifft die beiden ersten Halswirbel und deren Gelenk mit dem Hinterhauptsbeine und es erzeugt sich dann eine Form, die von jeder anderen sich unterscheidet. Dieses Kind ist vom Pott'schen Uebel in gewöhnlicher Weise ergriffen; Sie bemerken an ihm die auffallend gerade Richtung der normalen Krümmung des Halses, ferner eine nach Hinten stehende Krümmung der Wirbelsäule, von der der Dornfortsatz des 7. Halswirbels den Gipfel bildet; ausserdem bemerken Sie eine leichte Neigung des Kopfes nach Rechts. Es ist unmöglich, die Krankheit im Leben zu verkennen. Das skrophulöse Kind ist mit einem Drüsenabszesse an der linken Seite des Halses zu uns gebracht worden, und das einzige Symptom, welches uns die Sache verdächtig machte und uns endlich auf die richtige Diagnose führte, war der Schmerz, der jedesmal eintrat, wenn man den Kopf gerade zu richten versuchte. Es war weder Lähmung noch Kongestionsabszess vorhanden, und bis jetzt ist dergleichen auch noch nicht eingetreten."

„Für die Diagnose sind folgende Sätze zu merken:

1) Ein einziger Dornfortsatz erhebt die Hautdecken unter der Form einer mehr oder minder vorspringenden Spitze oder Ecke. Oberhalb und unterhalb dieser Hervorragung richtet die Wirbelsäule sich gerade, um in ihrer Gesammtheit eine möglichst normale Richtung herzustellen. Es hat den Anschein, als ob, wie auch die Alten wirklich glaubten, ein einzelner Wirbel aus der Reihe der übrigen nach Hinten herausgeschoben worden wäre. A. Paré glaubte wirklich noch an solche Luxation, aber diese ist, wie man weiss, nur scheinbar."

2) Es existirt ebenfalls nur auf dem Gipfel der Krümmung eine einzige kantige Hervorragung oder Spitze; aber die Wirbelsäule neigt sich nach Vorne in zwei gerade Linien, die einen Winkel bilden, von welchem die genannte Hervorragung die Ecke ist."

3) „Der Buckel zeigt die Form einer regelmässigen kurzen Kurve von verschiedenem Radius; diese Form sieht man besonders in dem Lumbartheile der Wirbelsäule."

4) „Der Buckel hat ebenfalls eine gerundete Form, weil er mehrere Wirbel begreift, aber einer dieser Wirbel, oder vielleicht zwei oder drei erheben sich etwas mehr über die allgemeine

Krümmung, so dass sie zusammen eine Kurve bilden, welche gleichsam aus mehreren geraden Linien zusammengesetzt ist und mehrere Wirbel zeigt, also eigentlich ein Polygon ist. Hier befinden sich die Dornfortsätze bald in der Mitte, bald an dem oberen oder unteren Theile des Gibbus. Diese Varietät kann auf jede der drei anderen Formen folgen.“

Dritte Vorlesung.

„Welchen Nutzen für die Diagnose können wir aus der Betrachtung des Buckels selber ziehen? Es versteht sich von selber, dass eine einmalige Anschauung und Untersuchung des Buckels nicht immer genügen wird. Die erste Bedingung ist, dass Sie, um die abnorme Krümmung der Wirbelsäule richtig beurtheilen zu können, sie mehrmals genau untersuchen müssen, und eine zweite Bedingung ist, dass Sie beim geringsten Verdachte einer Affektion der Wirbelsäule eine Untersuchung derselben vornehmen. Lallemand in Montpellier hatte einmal an einem Manne eine Afterfistel operirt; verwundert über die Hartnäckigkeit der Eiterung untersucht er die Fistel genauer; es entsteht in ihm der Verdacht, dass sie mit Karies eines Knochens zusammenhänge und eine sorgfältige Besichtigung ergab das Dasein einer Wirbelkaries, die man übersehen hatte. Jeder Kinderarzt soll es sich zur Pflicht machen, wenn auch nur der leiseste Verdacht in ihm rege wird, das Kind vollkommen entkleiden zu lassen und es genau zu besichtigen. Wie Laennec alle Kranken, die sich an ihn wendeten, auskultirte und Brustleiden entdeckte, die vollkommen übersehen waren, so werden Sie nicht selten, wenn Sie bei allen Kindern, die sich Ihnen darstellen, die Wirbelsäule untersuchen, Veränderungen oder Störungen wahrnehmen, die anderen Aerzten entgangen sind. Die Angehörigen der Kinder, selbst die eigenen Mütter, die doch sonst sehr aufmerksam sind, übersehen oder verkennen meistens das erste Auftreten der Wirbelkrankheit. Hier stelle ich Ihnen ein Kind vor, das als Beispiel dienen kann. Die Mutter hat es zu mir gebracht mit der Angabe, dass es an Rückenschmerzen leide; gewohnt, in solchen Fällen eine genaue Untersuchung vorzunehmen, liess ich das Kind entkleiden, besichtige die Wirbelsäule und entdecke eine kleine Hervorragung durch einen Dornfortsatz. Hier ist das Pott'sche Uebel nicht mehr in seiner latenten Periode, sondern in derjenigen, in welcher die Deformität schon charakteristisch zu werden beginnt. Steht das

Kind ganz gerade, so zeigt die Wirbelsäule in der Rückengegend nur eine äusserst geringe Krümmung; beugt aber das Kind den Rücken mit nach vorn gedrängten Schultern, so sehen Sie einen kleinen Vorsprung, den die Eltern nicht erkannt hatten. Dieser Vorsprung ist von grosser diagnostischer Wichtigkeit. Immer, wenn der Dornfortsatz eines Wirbels in Form einer Spitze oder scharfen Ecke sich erhoben hat und von den anderen Dornfortsätzen isolirt erscheint, so können Sie das Dasein einer Wirbelkrankheit vermuthen. Sehr deutlich ist dieser Vorsprung des Dornfortsatzes, wenn die Wirbelsäule zwei gegeneinander im Winkel geneigte gerade Linien bildet. Wenn aber dieser Winkel nicht so scharf, sondern mehr gerundet ist, so fühlt man nicht einen, sondern zwei oder drei Dornfortsätze hervorstehend und isolirt von einander. Wenn diese besondere Hervorragung der Dornfortsätze fehlt, und die Krümmung, welche die Wirbelsäule bildet, eine ganz runde ist, so kann man daraus noch nicht schliessen, dass nicht eine Erkrankung der Wirbel vorhanden ist."

„Die differentielle Diagnose ist hier von grosser Wichtigkeit; es handelt sich hierbei besonders um diejenigen abnormen Krümmungen der Wirbelsäule, die ursprünglich mit einem Knochenleiden nichts zu thun haben, dann um die von Rhachitis bewirkten Deformitäten, und endlich um das durch Schwäche veranlasste Krummwerden der Wirbelsäule."

1) „Die sogenannten orthopädischen Krümmungen der Wirbelsäule, besonders die Skoliosen. Diese Kurvaturen unterscheiden sich sehr von den bisher beschriebenen. Ich stelle Ihnen zwei solche Kinder nebeneinander; das eine Kind hat einen Buckel gerade nach hinten; das andere hat eine nach hinten und seitlich gerichtete Krümmung der Wirbelsäule. Diese seitliche Krümmung oder eigentliche Skoliose besteht bei genauer Untersuchung in einer Verdrehung oder Torsion der Wirbelsäule, welche nach zwei entgegengesetzten Richtungen hin in Form eines S eine obere Krümmung nach der einen und eine untere Krümmung nach der anderen Seite hin bildet und die Konvexität jeder dieser Krümmungen stellt einen seitlichen Buckel dar. Die Unterscheidung erscheint im ersten Augenblicke sehr leicht. Sie können, meine Herren, an einem auf der Strasse Vorübergehenden durch die Kleider hindurch diese beiden Arten von Buckel, von denen hier die Rede ist, unterscheiden. Es kommen jedoch Fälle vor, wo diese Unterscheidung viel schwieriger ist. Zuvörderst gibt

es wirkliche Seitenkrümmungen der Wirbelsäule ohne äusserlich wahrnehmbaren Buckel, und dann kommen auch beim Pott'schen Uebel seitliche Buckel vor. Hier ist ein Irrthum in der Diagnose wohl möglich; ich habe ihn selbst im Anfange meiner Praxis begangen."

„Seitenkrümmungen der Wirbelsäule ohne Buckel entstehen unter zwei Umständen: 1) bei manchen wirklichen Deformitäten der Wirbelsäule, und 2) bei gewissen zufälligen Affektionen, welche der Wirbelsäule streng genommen nicht angehören, und nur in einer Veränderung der Haltung bestehen. Sie werden entweder durch eine Reflexthätigkeit des Rückenmarkes, oder durch eine bleibende Muskelkontraktur, oder auch durch eine vorübergehende Beugung des Kranken, um irgend einen Schmerz zu verhüten, bewirkt. Als Beispiel führe ich den sympathischen Schiefhals an. Auch beim Pott'schen Uebel kommen, wie bereits gesagt, Seitenkrümmungen vor, die zwar von einigen Autoren geläugnet werden, die ich aber selber gesehen habe, und ebenfalls nicht als wesentlich, sondern als veränderte Haltung der Wirbelsäule betrachte. Hier sehen Sie zwei Kinder mit dem Pott'schen Uebel; an dem einen Kinde erblicken Sie eine ganz deutliche Seitenkrümmung. Die Seitenkrümmungen vermindern sich oder verschwinden vor dem Tode; sie sind das Resultat des Schmerzes oder auch des Sitzes der Eiterung oder einer Komplikation oder eines nach einer Seite hin gebildeten Kongestionsabszesses."

„Eine Unterscheidung ist doch möglich. Ich lege Ihnen hier zwei Abgüsse vor, die dem Anscheine nach ganz gleich sind. Sie sehen dieselbe Art der Deformität, nämlich eine lange Bogenkurvatur, oder eine ausgedehnte Krümmung der Wirbelsäule ohne Gibbosität in beiden Präparaten, und doch waren es zwei ganz verschiedene Zustände. Diese eine Wirbelsäule kommt von einem Subjekte, dessen Wirbel niemals krank gewesen sind; die anderen im Gegentheile von einem jungen Mädchen, welches langsam an einer Wirbelkrankheit gestorben ist. Wie waren diese beiden Krankheiten im Leben zu unterscheiden? In dem Falle, wo eine blosse Seitenkrümmung der Wirbelsäule stattgefunden hat, fand sich weder Eiter, noch Abszess, noch Karies. In dem zweiten Falle aber, beim Pott'schen Uebel, war ein ungeheurer Kongestionsabszess vorhanden, durch welchen die Seitenkrümmung gleichsam symptomatisch erzeugt wurde. Ferner bemerkt man bei der eigentlichen Skoliose gewöhnlich noch eine zweite Krümmung nach der entgegengesetzten Seite, welche zum Gegenhalte gegen die primäre Krümmung dient. An dem ersten Präparate bemerken Sie auch wirklich neben der eigentlichen Seitenkrümmung, die ihre Konvexität nach rechts hat, eine zweite obere Krümmung mit der Konvexität nach links. Diese Gegenkrümmung kann fehlen, oder so wenig markirt sein, dass sie der Wahrnehmung entgeht, wenn man nur dem Laufe der Wirbelsäule allein folgt. Betrachtet man aber die Gestaltung des Thorax, so erkennt man eine abnorme Konvexität der Rippen, welche die Kurvatur deutlich verräth. Sehen Sie an einem Kranken eine einzige Kurvatur der Wirbelsäule, so ist sie fast niemals eine wesentliche, und es existirt dann gewöhnlich auch kein seitlicher Buckel. Bei diesem Kranken sehen Sie den Dorso-Lumbartheil nach der einen Seite hin ein wenig ausgebogen, aber eine eigentliche Gibbosität finden Sie nicht."

„Bei der Wirkelkrankheit oder dem Pott'schen Uebel finden Sie gewöhnlich die schon erwähnte kleine Giebelspitze. Finden Sie sie nicht gleich, so lassen Sie den Kranken sich beugen, und Sie werden dann den Vorsprung gleich finden. Angenommen aber, es fehle beim Pott'schen Uebel die hintere Gibbosität, so ergibt sich die Diagnose aus den Symptomen der Krankheit. Ist der Kranke ein Kind, so schreit es, wie man es aufhebt, verfällt in mehr oder minder heftige Zuckungen und zeigt geringe oder gar keine Biegsamkeit im Rumpfe. Ich gedenke nicht einmal der anderen Symptome, der Oppression, des Schmerzes im Epigastrium, der Paralyse u. s. w., welche das Pott'sche Uebel von der eigentlichen Skoliose unterscheiden. Trotz dem gibt es Fälle, wo das Uebel leicht verkannt werden kann. So werde ich eines Tages von einem Kollegen nach dem Hospitale Beaujon gerufen, um eine Frau zu besichtigen, die eine sehr bedeutende Verkrümmung der Wirbelsäule mit der Konvexität nach rechts hat. Erst nach langer und sorgfältiger Untersuchung konnte ich aus der Form der Einbiegung, aus dem Schmerze bei jedem Versuche, die Kranke gerade zu richten, aus ihrem Aussehen u. s. w. erkennen, dass es das Pott'sche Uebel war."

2) „Rhachitis. Ich brauche kaum zu sagen, dass die eigentliche Skoliose und der Rhachitismus zwei ganz verschiedene Krankheiten sind, obwohl es noch Aerzte gibt, die Beides mit einander vermischen. Die Rhachitis ist eine der Kindheit eigenthümliche allgemeine Dyskrasie; die eigentliche Skoliose ist nicht

mit wirklicher Veränderung der Knochenstruktur begleitet, und beruht allein auf einer ungleichen Vertheilung der ernährenden Kräfte. Die Rhachitis kann eine wirkliche Kyphose, d. h. eine Gibbosität geradezu nach hinten, herbeiführen. Die Diagnose wird sich hier aber auch dadurch ergeben, dass Sie auf der Krümmung die mehrmals erwähnte Giebelspitze nicht zu entdecken im Stande sind. Beim Pott'schen Uebel finden Sie, wie bereits gesagt, diese Giebelecke fast immer. Ich stelle Ihnen hier ein Kind mit einer durch Rhachitis bewirkten Kyphose vor; Sie fühlen darauf keine Giebelspitze; indem sie das Becken des Kindes nach hinten drängen, erzeugen Sie demselben keinen Schmerz und die Krümmung vermindert sich dabei nur wenig. Nun betrachten Sie zugleich den Thorax; es ist eine wahre Hühnerbrust; an beiden Seitenwänden ist der Brustkorb eingedrückt, der Sternaltheil hebt sich hervor wie ein Schiffskiel; die Rippen sind knotig an ihren Knorpeln; es ist also an dem Dasein der Rhachitis nicht im Geringsten zu zweifeln."

„Es gibt zwei Arten von rhachitischer Kyphose, welche für Pott'sches Uebel gehalten werden können:

a) Die Kyphose ist die Folge einer Erschlaffung des ligamentösen und Muskelapparates; dieses ist der häufigste Fall. Sie werden bemerken, dass rhachitische Kinder die Gewohnheit haben, wenn sie sitzen, sich stark vorn über zu krümmen; Sie finden dann eine lange Kurvatur der Wirbelsäule nach hinten, die sogar sehr auffallend wird, wenn die unglücklichen rhachitischen Kinder sehr lange Zeit in sitzender Stellung zugebracht haben. Aber Sie finden keine Giebelspitze auf der Krümmung; keiner der Wirbel zeigt eine Deformität oder eine Stellung, als wäre er aus der Reihe geschoben. Dennoch habe ich an der Leiche eines so gestalteten Kindes mehrere Kauterien gefunden, die ein Arzt angelegt hatte, vermuthlich weil er ein Pott'sches Uebel zu sehen glaubte. Es fand sich jedoch in der Leiche keine Spur von diesem Uebel, und die Krümmung der Wirbelsäule war auch keine bleibende gewesen. Bei solchen Kranken gleichen sich die Krümmungen aus, wenn Sie das Becken nach hinten drängen und sie sind sogar im Stande, die Wirbelsäule so nach hinten überzubeugen, dass eine Kurvatur in entgegengesetztem Sinne eintritt."

b) „Bisweilen ist es bei solchen Kranken nicht möglich, die Kurvatur auszugleichen; welche Stellung man dem Körper auch gibt, so kann man sie höchstens etwas vermindern. Was findet man dann in der Leiche? Der vordere Theil der Wirbelkörper ist niedriger als ihr hinterer Theil, und darauf beruht die Permanenz der Kurvatur der Wirbelsäule. In solchen Fällen ist es im ersten Augenblicke schwer, zu sagen, ob man es mit Rhachitis oder einem Pott'schen Uebel zu thun habe. Bei letzterem ist jedoch gewöhnlich die Kurvatur nicht so lang gestreckt und weniger regelmässig, und die Enden des Bogens sind merkbarer; bei der Kurvatur in Folge von Rhachitis hingegen geht der Bogen ohne strenge Abscheidung allmählig in den übrigen Theil der Wirbelsäule über. Wenn diese Unterscheidungsmerkmale nicht genügen, so muss man die Untersuchung weiter ausdehnen; man findet dann die Symptome der Rhachitis in dem einen Falle, und nicht im anderen."

„Es kann jedoch Rhachitis und Pott'sches Uebel zugleich vorhanden sein; der Schmerz in der kranken Wirbelgegend verräth das Letztere; er fehlt bei der blossen Rhachitis; die anderen Erscheinungen des Pott'schen Uebels, nämlich das Aufkreischen des Kindes beim Beugen des Rumpfes nach hinten, das Schmerzgefühl im Epigastrium, wenn das Kind alt genug ist, darüber Auskunft zu geben, die eigenthümliche Haltung des Rumpfes, die Abszesse, die Paralyse u. s. w. sind dann auch vorhanden."

„3) Krümmung der Wirbelsäule durch blosse Schwäche. Diese Krümmung kommt bei Greisen und schwächlichen Kindern vor. In seltenen Fällen ist hier ein Irrthum möglich; ich zeige Ihnen hier ein Präparat, wo man im ersten Augenblicke geneigt ist, ein Pott'sches Uebel anzunehmen. Die Wirbelsäule beschreibt einen rechten Winkel; das Becken und die Rippen sind wohlgestaltet. Vergleichen Sie hiermit dieses andere Präparat, wo die Wirbelsäule ebenfalls einen beinahe rechten Winkel bildet und wo Sie die unzweifelhaften Spuren des Pott'schen Uebels vorfinden. Die differentielle Diagnose wird durch die begleitenden Symptome, die Actiologie, das Alter, die Anamnese u. s. w. bestimmt.

Um vollständig zu sein, müsste ich noch von vielen anderen Krankheiten sprechen, welche mit dem Pott'schen Uebel in seiner latenten Periode einige Aehnlichkeit darbieten, nämlich von der Lumbago, der Nephritis, dem Aneurysma der Aorta, den Krankheiten des Rückenmarkes, den Neuralgieen u. s. w., allein ich enthalte mich Dessen, da es mir genügend erscheint, Sie auf die Möglichkeit des Irrthums in der Diagnose hier im Allgemeinen aufmerksam zu machen. —

„Wenden wir uns nun zur Erkenntniss des Pott'schen Uebels in seinem verschiedenartigen Auftreten, so haben wir noch verschiedene Punkte zu erörtern. Wir haben gesagt, dass das Uebel bald im ligamentösen Apparate, bald in den Wirbelkörpern und zwar entweder an deren äusseren Fläche oder in deren Innerem beginnt. Können wir während des Lebens diese verschiedene Art des Beginnens diagnostiziren? Bis jetzt sind wir es noch nicht im Stande. Es gibt nur einige gewöhnliche Andeutungen, die aber sehr unzuverlässig sind; Boyer glaubt, dass, wenn Abszesse sich bilden, ohne dass eine Deformität wahrzunehmen ist, eine oberflächliche Karies des Wirbels existirt, und dass, wenn zugleich Deformität vorhanden ist, der Wirbel tiefer ergriffen ist. Diese Angabe stimmt aber mit der Erfahrung nicht überein. Nach den vielen Fällen, die ich gesehen habe, kann ich nur Folgendes sagen: Wenn bei einem am beginnenden Pott'schen Uebel leidenden Kranken Tuberkeln an anderen Theilen wahrgenommen werden, so kann man ziemlich sicher sein, dass auch die genannte Krankheit tuberkulösen Ursprunges ist. Bei Erwachsenen hat das Pott'sche Uebel bisweilen einen rheumatischen oder gichtischen Ursprung. Es kann auch, sowohl bei Erwachsenen als bei Kindern durch einen Stoss, Schlag oder Fall hervorgerufen werden; aber dann ist diese traumatische Ursache nur der Anlass zur Tuberkelablagerung in dem vermuthlich zuerst im ligamentösen Apparate entzündeten Wirbelgelenke."

„Bemerken will ich noch, dass man ein doppeltes, dreifaches Malum Pottii unterscheidet, und dass man von mehreren Krankheitsheerden spricht, die durch gesunde Wirbel von einander geschieden sind; auch sind Fälle vorgekommen, wo eine peripherische Veränderung der Wirbel mit einer zentralen, durch Tuberkelablagerung bewirkten, sich verbindet. Dann pflegen die Symptome eine Intensität zu zeigen, welche mit der Grösse des Gibbus durchaus nicht im Verhältnisse steht."

Kongestionsabszess.

„Welches auch der Ursprung oder der Sitz des Pott'schen Uebels sein mag, so strebt es immer zur Eiterbildung. Der Eiter ist oft das Resultat der Schmelzung der Tuberkeln, aber er wird auch durch Entzündung des Knochens, der Knochenhaut und der

Gelenkbänder erzeugt. Man hat jedoch auch von einem trockenen Uebel, einem Malum Pottii siccum, gesprochen; es kann dieses lediglich der Fall sein, wenn die Tuberkelmasse noch im rohen Zustande oder in dem der Granulation sich befindet, und sich Eiter noch nicht gebildet hat. In allen übrigen Fällen ist Eiter vorhanden und zwar in sehr verschiedener Menge. Existirt er nur in geringerer Menge, so bildet sich nicht einmal ein Abszess, oder der Abszess wird nicht nach Aussen hin bemerkbar, sondern beschränkt sich auf die Oberfläche der Wirbel, und auf die krankhafte Aushöhlung. Sehr oft aber ist der Eiter zu reichlich vorhanden, um unter dem grossen Ligamente der Wirbelsäule Raum zu finden; er wandert dann weiter, entfernt sich von den Wirbeln und bildet weit ab von ihnen einen Heerd, worin er sich ansammelt, oder den sogenannten Kongestionsabszess bildet. Dieser Ausdruck ist schon alt und sehr bezeichnend; man hat auch den Ausdruck „symptomatischer Abszess" gebraucht, allein diese Bezeichnung ist weniger gut, weil viele symptomatische Abszesse nicht die Charaktere der Kongestionsabszesse zeigen."

„Diese Kongestionsabszesse bilden sich unter gewissen Umständen, die noch nicht genau bekannt sind. Was die Autoren darüber sagen, lässt noch Manches zu wünschen übrig. Ganz gleiche pathologische Veränderungen führen bald Kongestionsabszesse herbei, bald nicht. Fast immer erzeugt werden sie bei peripherischer oder zentraler Karies der Knochen, wenn dieselbe sehr ausgedehnt ist, aber auch Nekrose, blosse Osteitis und Entzündung des Gelenkapparates der Wirbel geben dazu Veranlassung."

„Durch welchen Mechanismus bilden sich diese Abszesse? Es braucht nicht gesagt zu werden, dass es das Zellgewebe ist, durch welches der Eiter den Weg sich bahnt; er drängt auf die Zellen, vergrössert sie, zerstört sie und bildet Kanäle und gelangt dann zu einem grösseren Heerde, den er in einen Sack umwandelt. An diesem Präparate sehen Sie einen solchen Eitergang, der mit einem Sacke sich endigt; der Sack ist von einer Membran umgeben, welche aus entzündetem und verdichtetem Zellgewebe gebildet ist. Es hat sich also hier ein eingesackter oder enkystirter Abszess gebildet."

„Ich will den sehr verschiedenen Gang, welchen diese Abszesse von ihrer Quelle an, bis zu ihrem Ansammlungsheerde durchmachen, nicht genau verfolgen. B. St. Hilaire, Tavignet, Nélaton u. A. haben diesen Theil der Geschichte der Kongestionsabszesse sorgfältig studirt. Im Allgemeinen will ich andeuten, dass die Aponeurosen und sehnigen Muskelscheiden der Gegend, der Einfluss der Schwere und der äussere Druck bei der Stellung, Lage oder Verrichtung des Kranken den Weg für den Eiter bestimmt. Fassen Sie alle diese Momente in's Auge und bedenken Sie den geringen Widerstand der übrigen Gewebe um die Gefässe und die Nerven, so werden Sie im Voraus den Ort angeben können, wo die Kongestionsabszesse zu suchen seien. Allemal lässt freilich die Natur sich nicht sklavisch bestimmen; sie macht auch bisweilen einen Weg durch die benachbarten Membrane hindurch, und es finden sich dann Eiteransammlungen da, wo sie gewöhnlich nicht vorkommen. So haben sich Kongestionsabszesse in die Bronchien, die Lunge, die Speiseröhre, das Kolon, den Mastdarm, die Scheide, die Blase u. s. w. gebildet."

„Gehen wir zur Untersuchung der klinischen Fälle über. Die erste Art der Kongestionsabszesse, die beim Pott'schen Uebel am häufigsten vorkommt, nenne ich Ilio-Femoral-Abszesse. Sie beginnen in der Regio iliaca, verstreichen sich aber von da und nehmen endlich die Regio femoralis ein. Die Quelle dieser Abszesse ist gewöhnlich die Lumbarportion der Wirbelsäule, ohne die untere Dorsalgegend derselben. Ich unterscheide drei Grade bei diesen Abszessen."

„Erster Grad. Die Eiteransammlung ist nicht sichtbar, entgeht dem Kranken und oft auch dem Arzte, und sie wird in der That häufig übersehen, so dass man sie an der Leiche findet, während man sie im Leben nicht vermuthet hatte. Man muss sie deshalb sorgfältig aufsuchen, um sie zu entdecken; sie sind bisweilen schwer zu finden. Gewöhnlich lasse ich die Bauchwand in gleicher Höhe mit der Fossa iliaca durch die Finger eines Gehülfen tief eindrücken; indem ich nun warte, bis das Kind sich beruhigt hat, ergreife ich den Augenblick, wo es eine Einathmung macht; in diesem Augenblicke fasse ich dann schnell tief in die Gegend hinein, wo ich den Abszess vermuthe. Ich fühle ihn in Form einer zylindrischen, an dem Ende abgerundeten Geschwulst, schief in der Fossa iliaca interna. Ich zeige Ihnen hier ein Kind, wo Sie auf die genannte Weise die zylindrische Geschwulst fühlen, und wenn Sie die Finger beider Hände queer gegensetzen, auch die Fluktuation vernehmen können. Die mittelbare Perkussion kan auch die Existenz dieser Abszesse darthun. Bei diesen Kongestionsabszessen zeigt sich, wie bei den anderen, im ersten Grade eine Erscheinung, auf die ich Sie aufmerksam machen muss; es ist dieses eine Art Flexion des Oberschenkels an der kranken Seite, erzeugt durch die Kontraktion des Psoasmuskels in Folge der Reizung durch den Eiter, mit dem er in Kontakt geräth. Wer geübt ist, kann schon am Gange und an der Haltung des Kranken erkennen, dass ein Kongestionsabszess der entsprechenden Fossa iliaca vorhanden ist."

„Zweiter Grad. Der Abszess hat an Umfang zugenommen; der Oberschenkel ist gebeugt; ein oberflächliches Betasten ergibt eine kugelige, voluminöse Geschwulst. Sie ist nicht mehr zylindrisch, füllt die Fossa iliaca aus und steigt hinab bis zum Arcus cruralis. Sie müssen jedoch nicht glauben, dass dieser zweite Grad immer auf den ersten folgt; der ergossene Eiter kann resorbirt werden und der Abszess verschwinden; es kann auch der Abszess mehr nach der Tiefe hin sich ausdehnen und äusserlich nicht so auffallend werden. Sie sehen hier ein junges Mädchen, bei welchem ein Abszess in der Regio iliaca besteht; der Abszess macht einen geringen Vorsprung über die Bauchwand; der blosse Anblick genügt fast allein, ihn zu erkennen. Der interessanteste Umstand aber ist, dass er doppelt ist. Der Eiter von seiner Quelle an ergiesst sich nach zwei Richtungen, und zwar nach jeder der beiden Seiten in die Fossa iliaca externa, wo er sich ansammelt; an der linken Seite ist diese Ansammlung nicht so gross als an der rechten und erscheint erst im Anfange des zweiten Grades."

Dritter Grad. Der Anblick genügt hier in vielen Fällen allein zur Erkennung des Uebels. Sie sehen hier ein Kind, bei dem der Eiter unter dem Kruralbogen hindurchgedrungen; der Abszess befindet sich am Femur, ist sehr gross, und jeder von Ihnen kann ihn sehen. Es ist ein Kongestionsabszess, daran ist nicht zu zweifeln; Sie fühlen nicht blos die Fluktuation am Femur, und zugleich in der Regio iliaca, sondern Sie können den Eiter vom Oberschenkel in die letztgenannte Gegend zurückdrängen."

„Als einen vierten Grad kann man allenfalls die Berstung dieser Abszesse betrachten. Als Beispiel sehen Sie hier einen kleinen Knaben, bei dem mehrere Abszesse sich geöffnet haben; diese drei oder vier Abszesse, zu denen die Gänge führen, hängen aber offenbar zusammen. Ein Gang führt nach der Lumhergegend; mehrere Fistelgänge sieht man an beiden Hüften, und endlich findet sich ein Fistelgang rechts am Bauche.

In der nächsten Vorlesung werde ich mich über diesen Gegenstand noch weiter aussprechen. (Fortsetzung folgt.)

III. Gelehrte Gesellschaften und Vereine.

Société médicale des hôpitaux in Paris.

Ueber das Empyem und die Punktion der Brust bei kleinen Kindern.

Folgender höchst interessanter Fall wird vom Herrn Legroux, Arzt am Hôtel-Dieu in Paris, mitgetheilt:

H. Collot, $6^1/_2$ Jahre alt, wurde in der Nacht vom 11. zum 12. Februar 1853 von einer linksseitigen Pleuritis befallen; der Beschreibung nach waren alle Symptome vorhanden: heftiger Schmerz; lebhaftes Fieber und trockener Auswurf. Eine aktive Behandlung fand aber nicht Statt. Während des Monates März wurden fliegende Blasenpflaster auf die Seite gelegt und das Kind bekam Leberthran und nach sechswöchentlicher Behandlung wurden mittelst der Wiener Aetzpaste zwei Fontanellen erzeugt. Allein das Fieber dauerte fort und exazerbirte täglich; des Nachts Schwitzen des Kopfes und des Halses. — Am 1. April: Fieber ungewöhnlich lebhaft; gegen 8 Uhr Abends ein Hustenanfall, der 3 Stunden ohne Unterbrechung währt und eiterigen Auswurf fortschafft, so dass davon etwa 500 Grammen entleert wurden. In den nächstfolgenden 10 Tagen wiederholen sich diese Hustenanfälle regelmässig einen Tag um den anderen zur selben Stunde und mit eben solchem Auswurfe, wie früher; dann nehmen sie allmählig ab. Gegen den 20. April: Schmerz der linken Schulter, der trotz der Anwendung von Blasenpflastern bis zum 3. Mai immer lebhafter wird. Zugleich zeigt sich etwas Oedem, welches aber nach einigen Tagen sich wieder verliert. Schmerz und Fieber bleibt jedoch anhaltend; jeden Abend Frost, der 2 Stunden dauert, Schlaflosigkeit, Appetitmangel, Verfall der Kräfte, Abmagerung, Marasmus. Gegen den 10. Mai hat Herr Legroux das Kind zuerst gesehen; er fand es äusserst abgemagert, erdfahl, mit fast hippokratischen Zügen. Obwohl wenig Auswurf vorhanden war, so war man doch kaum zweifelhaft, den Knaben für vollkommen phthisisch zu halten; er machte in der That den Eindruck eines im letzten Stadium der Phthisis Befindlichen und so wurde auch wirklich die Diagnose gestellt. Herr L. fand aber beim Anpochen an die Brustwand einen über die ganze linke Seite sich ausdehnenden matten Ton und ganz oben darüber einen tympanitischen Ton. Dabei zugleich gegen die andere Brusthälfte eine grössere Ausfüllung der Interkostalräume mit deutlicher Wölbung der ganzen linken Brusthälfte. Herr L. diagnostizirte nun eine sehr bedeutende pleuritische Ergiessung und liess das vermuthete Dasein von Tuberkeln dahingestellt. Er glaubte annehmen zu dürfen, dass die grossen Hustenanfälle mit reichlichem Eiterauswurfe im April eine Perforation der Lunge nach dem Pleurasacke bewirkt und somit den Erguss herbeigeführt habe. Später aber wurde er veranlasst, gerade das Gegentheil anzunehmen, nämlich die Pleuritis mit dem pleuritischen Ergusse als das Primäre und vom Pleurasacke aus eine Perforation durch das Lungengewebe in einen grösseren Bronchialast, so dass ein Theil des genannten Ergusses durch den Husten im April ausgeworfen wurde, anzusehen; vermuthlich habe sich diese Lungenfistel späterhin obliterirt und der Erguss in der linken Pleurahöhle sich in grösserer Menge wieder angehäuft.

Am 30. Mai wurde der Knabe in das Hospital Beaujon gebracht und einer genauen Untersuchung unterworfen: Abmagerung so bedeutend, dass fast nichts mehr wie Haut und Knochen vorhanden war. Linke Brusthälfte im hohen Grade gewölbt und ausgedehnt; die Interkostalräume ausgefüllt, rundlich vorspringend, schwappend. Gegen die Achselgrube und unter dem grossen Brustmuskel waren Schwappungen so bedeutend, dass man fast eine Eiterergiessung in das subkutane Zellgewebe vermuthen musste und eine genaue Untersuchung nothwendig war, um sich von dem Gegentheile zu überzeugen. Herz bis zur rechten Brustwarze gedrängt; die Dyspnoe hatte einen sehr hohen Grad erreicht und es wurde nun nach abgehaltener Konsultation beschlossen, die Punktion der Brust vorzunehmen.

Das Röhrchen des Troikars wurde mit einem Goldschlägerhäutchen überzogen, um das Eingehen der Luft in die Pleurahöhle zu verhüten. Die Punktion geschah an der Seite, in dem hervorspringendsten Interkostalraume zwischen den beiden mittleren Rippen. Hierauf wurde vom Mai 1853 bis Januar 1854 die Punktion 23 mal wiederholt und zwar entweder neben der ersten Stelle oder in dem nächsten Interkostalraume. Man wollte nicht gleich das erste Mal alle Flüssigkeit auf ein Mal entleeren; dann aber sammelte sich der Erguss immer wieder an. Die 23 Punktionen brachten folgendes Ergebniss:

1) am 20. Mai 750 Grammen; 2) am 24. Mai 400 Grammen; 3) am 30. Mai 400 Grammen; 4) am 4. Juni 400 Grammen; 5) am 11. Juni 200 Grammen; 6) am 18. Juni 300 Grammen; 7) am 28. Juni 200 Grammen; 8) am 5. Juli 20 Grammen; 9) am 12. Juli 300 Grammen; 10) am 23. Juli 15 Grammen; 11) am 30. Juli 300 Grammen; 12) am 6. August 410 Grammen; 13) am 20. August 100 Grammen; 14) am 27. August 200 Grammen; 15) am 3. September 200 Grammen; 16) am 10. September 150 Grammen; 17) am 14. September 150 Grammen; 18) am 17. September 100 Grammen; 19) am 21. September 200 Grammen; 20) am 24. September 100 Grammen; 21) am 15. Oktober 150 Grammen; 22) am 26. Oktober 100 Grammen; und 23) am 5. Januar 1854 500 Grammen.

Es sind also an Summe mehr als 6 Kilogramme Eitererguss abgezogen worden. Jodeinspritzungen, bestehend aus 30 bis 40 Grammen Jodtinktur und 4 Grammen Jodkaliums, auf 125 Grammen Wasser sind gleich nach der zweiten Punktion gemacht und bis zum 24. September 14 Mal wiederholt worden. Kaum 2 oder 3 Mal hat der Kranke einige Jodsymptome, etwa Jodgeschmack, leichten Schnupfen u. s. w. erfahren. Während einer dieser Punktionen bekam der Erguss eine bräunliche Farbe, obwohl gerade an diesem Tage keine Jodinjektion gemacht worden ist. Es war aber dabei zu gleicher Zeit ein Eiterauswurf geschehen. Es hatte offenbar die eingeathmete Luft die Ruptur einiger Lungenzellen bewirkt oder durch Zerreissung der obliterirenden falschen Membranen die frühere Lungenfistel wiederhergestellt. Der Auswurf hielt einige Tage an und hörte dann von selber auf.

Ueber die Behandlung des Skleremes der Neugeborenen

hielt Herr Legroux einen Vortrag. „Ich habe, berichtet er, im Hôtel-Dieu den Dienst in einem Saale, welcher 34 Betten für Wöchnerinnen enthält. Von den Wöchnerinnen bleiben viele nur höchstens 9 Tage im Hospitale und es folgt daraus, dass in sehr kurzer Zeit sehr viele Neuentbundene und neugeborene Kinder vorkommen. Die meisten dieser Kinder sind kräftig und verlassen das Hospital in guter Gesundheit; sehr wenige sind kränklich; auch säugen die Mütter während der kurzen Zeit ihres Aufenthaltes in diesem Saale ihre Kinder selber. Im Hospitale Beaujon, wo ich hierauf nicht gehalten habe, starben viele Neugeborene in kurzer Zeit. Ich habe Gelegenheit gehabt, besonders in den letzten Tagen, wo es sehr kalt gewesen, einige Fälle von Sklerem zu beobachten und habe die Ueberzeugung gewonnen, dass die Kälte die veranlassende Ursache der Krankheit, die Schwäche der Konstitution die vorbereitende Ursache ist.“ — Vor etwa 2 Monaten, erzählt er, war ihm ein Kind mit Sklerem vorgekommen; die Beine waren angeschwollen und hart; ebenso die Arme, besonders an ihrer inneren Partie; der Kleine hatte eine bläuliche Farbe der Haut, die kalt war; sein Geschrei war schwach und fast heiser und ausserdem zeigte sich allgemeine Schwäche. Herr L. nahm beide Beine des Kindes in seine Hände und bewirkte ein methodisches Kneten derselben, das von unten nach oben ging und allmählig immer stärker wurde. Nach und nach wurden die Texturen weicher, weniger resistent und weniger bläulich; das Schreien des Kindes wurde stärker und H. L. machte nun einen wechselnden Druck auf Bauch und Brust, um die Respirationsbewegungen zu begünstigen; dabei setzte er das Kneten auf die Gliedmassen mehrere Minuten lang fort. Dieses ganze Verfahren hatte eine Zunahme der Weichheit in den Gliedmassen, ein kräftigeres Geschrei des Kindes, eine Verstärkung der Athmungsbewegungen und das Verschwinden der bläulichen Hautfarbe zur Folge. Als Hr. L. das Kind verliess, war es schon in einem sehr befriedigenden Zustande, er liess ihm die Brust geben, verordnete das Kneten fünf bis sechs Mal täglich und ausserdem jeden Tag 2 aromatische warme Bäder. Die Besserung des Kindes nahm sichtlich zu; es wurde kräftiger, saugte, und wimmerte nicht mehr. Das Oedem war schon am dritten Tage verschwunden, die Athmung geschah angemessen tief, die Hautfarbe war natürlich geworden; — kurz das Kind war geheilt. Leider liess einige Tage später die Mutter dasselbe aus dem Bette fallen, es stürzte auf den Kopf und starb in Folge dessen.

Nach diesem Falle haben sich noch andere Fälle, die jedoch weniger deutlich hervortreten, dargeboten. Ganz vor Kurzem hat Hr. L. 3 Fälle notirt. Im ersten Falle fand man das Kind am Morgen mit sehr angeschwollenen, harten, bläulich schimmernden Beinen; es war äusserst schwach, saugte nicht mehr, und statt laut zu schreien wimmerte es nur. Es wird sogleich das Kneten vorgenommen und nach wenigen Minuten sind die Beine weich, nicht mehr bläulich, sondern rosenroth, das Kind schreit lauter, die Bewegungen, die der Athmung dienen, sind kräftiger und die Haut ist wärmer. Das Kneten wird an diesem Tage fünf- bis sechs Mal wiederholt; das Kind kommt so weit, dass es die Brust wieder nimmt, am nächsten Tage sieht es ganz wohl aus und jetzt ist es vollkommen gesund. — „In diesem Augenblicke, sagt Hr. L., sind die beiden anderen Kinder noch in Behandlung; diese begann vor zwei Tagen; es sind Zwillingskinder, ein Knabe und ein Mädchen, beide sehr schwächlich und, obgleich vollständig ausgetragen, dem Ansehen nach den achtmonatlichen Früchten gleichend. Das Mädchen wurde zuerst ergriffen; seine Unterschenkel und seine Vorderarme schwollen an, wurden hart und bläulich; diese bläuliche Hautfarbe zeigte sich überall, dabei war die Haut kühl; statt zu schreien, wimmerte das Kind und vermochte nicht die Brust zu nehmen. Die Arme und Beine wurden dem methodischen Kneten unterworfen und zwar geschah dieses, wie früher, von der Peripherie nach dem Centrum des Körpers zu, gleichsam um die Flüssigkeit dahin zurückzudrängen. Der Erfolg ganz wie in den anderen Fällen, nach und nach nämlich werden die Gliedmassen weich, das Kind fängt an kräftiger zu schreien, die Haut bekommt eine rosige Farbe, die Athmung wird kräftiger, die Bewegung freier. Schon vorgestern Morgens nahm das Kind die Brust wieder und saugte; das Oedem war fast ganz verschwunden und heute kann man die Kleine für vollkommen geheilt erklären. — Der Knabe ist vorgestern ergriffen worden und zeigte dieselben Symptome; ganz dasselbe Verfahren hatte auch denselben Erfolg; in dem Maasse, wie das Kneten fortgesetzt wurde, kehrte die lebendige

Thätigkeit wieder zurück und damit zugleich das normale Aussehen. Gestern Abend ging Alles vortrefflich; das Kind saugte und befand sich wohl. Während der Nacht wurde die Behandlung unterbrochen und heute Morgen war das Mädchen sehr gut daran; der Knabe aber war sehr schwach; seine Füsse waren wieder etwas ödematös, hart, schieferfarbig; er schrie nicht mehr, sondern wimmerte. Das Kneten wurde von Neuem begonnen und in ganz kurzer Zeit fing das Kind an, immer lauter und lauter zu schreien; das Athmen geschah freier, auf Bauch und Brust wurde abwechselnd gedrückt, die bläuliche Hautfarbe verschwand, die Gliedmassen wurden weich und warm, und jetzt gegen Abend athmet das Kind sehr gut, hat eine normale Hautfarbe, kein Oedem mehr, saugt gut und befindet sich ganz wohl." — Hr. L. gesteht, dass er nicht wissen könne, ob diese Kinder am Leben bleiben werden; sie sind äusserst schwächlich und können vielleicht deshalb dem Tode verfallen, aber von ihrem Sklereme geheilt sind sie, das könne er wohl behaupten. Jedenfalls verdienen diese Beobachtungen notirt zu werden. In 6 oder 7 Fällen hat das angegebene Verfahren den besten Erfolg gehabt; niemals ist es ohne gute Wirkung geblieben. Hr. L. sagt, er wisse nicht, was später nachkommen werde, aber er glaube sein Heilverfahren, das methodische Kneten, bei der erwähnten Krankheit ganz besonders dann empfehlen zu müssen, wenn bei äusserer Kälte das Sklerem, wie es hier beschrieben worden ist, häufiger vorkommt.

An diese Mittheilung des Hrn. L. schliesst sich eine Diskussion an, aus der wir das Wichtigste kurz mittheilen wollen. Hr. Barthez sieht in der erwähnten Mittheilung zwei wichtige Momente: 1) die Ursache der Krankheit. Ihm ist es ebensowenig zweifelhaft, wie Hrn. L., dass die Kälte die Hauptrolle spielt; diese Wirkung der Kälte zeigt sich selbst bei älteren Kindern, wenn sie schwächlich sind; im Hospitale hat er 7 bis 8, und in der Privatpraxis 3 bis 4 Kinder beobachtet, bei denen das Oedem unter dem Einflusse der Kälte entstanden ist. Eines dieser Kinder, vom Durchfalle sehr geschwächt, geht gegen das Verbot aus; Abends hat es Auftreibung und zwei Tage später ein allgemeines Oedem mit grosser Härte; im Harne keine Spur von Albumin. — 2) Die Behandlung. Diese ist vorzugsweise gegen die Stockung in Folge der Erkältung gerichtet und es ist wohl gleichgültig, wodurch die Wärmeentwickelung wieder herbeigeführt wird; Hr. B. that weiter nichts, als dass er das Kind in Watte einwickeln liess; dadurch allein wurde in 3 bis 8 Tagen Heilung bewirkt; das Kneten des Hrn. L. scheint auch nur dadurch wirksam zu sein, dass es die Wärmeerzeugung mächtig anregt. — Hr. L. erwidert, dass er sich auf die Theorie der Wirkung nicht einlassen wolle; er könne sein Verfahren als sicher und wirksam empfehlen und wünsche nur, dass es Eingang finde. — Hr. Bouchut sieht in dem vom Hrn. L. empfohlenen Verfahren die Bemühung, die Flüssigkeiten von der Peripherie nach dem Centrum hinzudrängen, aber es gibt bei'm Sklereme oft Verhärtung des Zellgewebes ohne Erguss von Flüssigkeit. Findet eine seröse Infiltration Statt, so ist das Kneten vollkommen indizirt und kann von grossem Nutzen sein; entgegengesetzten Falles aber wird es nichts ausrichten. In den letzten Tagen hat auch er Gelegenheit gehabt, mehrere Kinder mit solchem kaltem Oedeme zu beobachten. Bei einem 18 Monate alten schwächlichen Kinde zeigte sich ein beträchtliches Oedem der Beine mit Blaufärbung der Haut, Kälte und grosser Kraftlosigkeit. Hr B. liess das Kind ganz nackt in Flanell einwickeln, gab ihm alle Viertelstunden etwas Milch, und, als es nicht mehr schlucken wollte, liess er durch ein Röhrchen Milch in den Magen einflössen; dieses Organ war ganz thätig; die Hautwärme kam allmählig wieder, das Oedem verschwand und das Kind war vollkommen geheilt. Das Oedem ist übrigens nur ein Symptom der Krankheit, welche in einer Abnahme der Nutrition besteht. Man trifft das Oedem in der That nur bei Kindern, die von Natur schwächlich oder von Krankheiten geschwächt sind. Der Arzt hat die Indikation, durch eine angemessene Ernährung das Kind von Innen aus zu erwärmen und zugleich äussere Wärme anzuwenden; ob man das Kind in Watte einwickelt, oder in Fettwolle oder in Flanell, oder ob man es knetet, die Wirkung ist dieselbe. Auch Hr. B. hat bei den Kindern, die solches Oedem hatten, kein Albumin im Harne gefunden; bei 3 anderen Kindern mit Oedem, von denen das eine rhachitisch, das andere durch Diarrhoe erschöpft und das dritte anämisch war, fand sich auch kein Albumin im Harne. — Hr. H. Roger will zwischen einfachem Oedeme der Kinder und Sklereme ernstlich unterschieden wissen. Man wisse freilich noch wenig über die anatomischen Veränderungen, welche mit diesen beiden Zuständen verknüpft sind; doch aber wisse man genug, um sagen zu können, dass die vielfache seröse Infiltration des Zellgewebes, welche das Oedem darstellt, ganz etwas Anderes ist, als die Zellgewebsverhärtung. Die Behandlung könne in beiden Zuständen durchaus nicht dieselbe sein; das ächte Sklerem müsse er bis jetzt noch für unheilbar erklären und wenn bei'm einfachen Oedeme Ernährung, Erwärmung, Knetung u. s. w. gut thun, so glaube er immer noch nicht, dass bei'm eigentlichen Skleremе dadurch viel erreicht werden würde. — Hr. Legroux bemerkt darauf, dass zwischen seinen Fällen und denen von Barthez und Bouchut angeführten ein grosser Unterschied sei; er habe nur von Neugeborenen gesprochen, und Hrn. Roger gegenüber müsse er sagen, dass bei allen den von ihm beobachteten Kindern Sklerem mit Infiltration vorhanden gewesen. In dem Falle, wo Infiltration nicht vorhanden war, hatte das Kneten doch den Erfolg, die Glieder zu erweichen, zu erwärmen, die gesunde Hautfarbe und die Kräfte wieder herzustellen. Es ging Alles in diesem Falle vortrefflich; aber einige Tage später bildete sich unterhalb des Kiefers, in der Parotidengegend, ein Abszess, der den Tod zur Folge hatte. Hinsichtlich der Ursachen ist Hr. L. nicht der Meinung, dass nur schwächliche Kinder von Oedem befallen werden; er hat sehr robuste Kinder krank werden sehen, aber immer war plötzliche Erkältung der Grund; ja in einigen Fällen verschwand das Sklerem während der warmen Zeit und kam in der kalten Zeit wieder, und zwar ebensowohl bei robusten als bei schwächlichen Kindern. — Hr. Hervieux glaubt den guten Erfolg des Hrn. Legroux vorzüglich darin zu finden, dass dieser unter sehr günstigen, äusseren Umständen die Neugeborenen selber in Händen hatte; er würde sonst wohl hier und da über Misslingen zu klagen haben. Hätte er z. B. mit verlassenen Kindern zu thun gehabt, so würde er weniger mit seinem Verfahren zufrieden gewesen sein, denn im Findelhause z. B. befinden sich die Kinder unter folgenden Umständen: Sie werden viermal täglich umgekleidet und gereinigt und trinken einmal täglich; sie bleiben wenigstens 20 Stunden von den 24 in einer horizontalen Lage, und Jeder weiss, dass in dieser Lage Erkältung leichter und rascher eintritt und dass die horizontale Lage selber einen nachtheiligen Einfluss auf die Zirkulation ausübt; denn selbst während der Sommerwärme folgt auf die horizontale Lage und Unzulässigkeit der Ernährung sehr oft Erkältung und Sklerem. — Hr. Legendre hält die Verbindung von warmen aromatischen Bädern und Kneten für sehr empfehlungswerth. Die Bäder erwärmen, das Kneten treibt das Kind zum Schreien und zu angestrengter Respiration, wodurch die Lungen thätiger und der Kreislauf angeregter wird. Das laute Schreien ist nicht die Folge der Heilung, sondern die Ursache derselben; weil die Athmung sich vermindert hat, hat die Wärmeerzeugung abgenommen und mit dieser Abnahme verbindet sich eine Stockung der peripherischen Zirkulation der Extremitäten. —

Ueber angeborene Deformität des kleinen und des Ringfingers der rechten Hand und der entsprechenden Hälfte derselben

berichtet Herr Legendre folgenden Fall:

Ein Knabe, $4^1/_2$ Jahr alt, von gesunden Eltern geboren, die schon drei ganz gesunde Kinder haben, zeigte bei der Geburt eine merkwürdige Hypertrophie der beiden letzten Finger der rechten Hand und der inneren Hälfte der Handfläche. In dem Maasse, wie das Kind grösser wurde, nahm auch die Deformität zu. Jetzt ist das Kind, wie gesagt, $4^1/_2$ Jahr alt. Die drei ersten Finger der rechten Hand, der Daumen mitgerechnet, mit dem entsprechenden Theile des Metakarpus sind dem Alter entsprechend. Der Ringfinger aber zeigt die Grösse von einem grossen, starken, erwachsenen Manne. Ruhig gehalten zeigt dieser Finger zwei Krümmungen, eine längs der Rückenfläche, so dass der Finger hakenförmig übergebogen erscheint, und die andere längs seinem Radialrande offenbar davon abhängig, dass die äussere Seite dieses Fingers kürzer ist, als seine innere Seite. Die erstgenannte Krümmung wird vorzugsweise durch die übermässige Streckung des letzten Gliedes gebildet, welches fast einen rechten Winkel mit dem nächsten Fingergliede bildet, so dass, wenn die Hand herabhängt und sich in Supination befindet, der Nagel des genannten Fingers nach oben steht, statt nach hinten. Die Haut dieses Fingers zeigt keine Veränderung; an der Palmarfläche sieht man deutlich und ganz normal die konzentrischen Papillenreihen, und das Tastgefühl ist ganz normal. Die Vergrösserung scheint vorzugsweise in einer Hypertrophie des subkutanen Fettgewebes zu bestehen, wodurch der Finger an seiner Palmarseite ein weiches, elastisches Polster erlangt hat. Längs der Rückenfläche fühlt man die Knochen des Fingers deutlich, wie es scheint, ganz normal. Die Bewegungen, die das Kind mit dem Finger vornimmt, sind beschränkt; die Streckung herrscht vor über die Beugung. Erfasst man den Finger, um ihn zu beugen, so ist dieses nur im äussersten Grade möglich und bei grösserer Gewalt würde man vielleicht den Finger zerbrechen. Der kleine Finger der rechten Hand ist nicht länger als an der linken, aber ist zweimal so dick, so dass er kurz aussieht und einem Daumen gleicht; er steht auch seinen Nachbarfingern gegenüber wie ein Daumen und ist von ihnen etwas abgewendet. Auch hier beruht die Vergrösserung offenbar auf einer Hypertrophie des Fettpolsters an der Palmarfläche. Die Beugung und Streckung dieses Fingers geschieht ganz gut. Auf dem Rücken des rechten Metakarpus bemerkt man nichts Ungewöhnliches; auf der Palmarfläche aber sieht man, entsprechend den beiden letzten Fingern, eine bedeutende Hypertrophie des subkutanen Fettpolsters, die gleichsam durch eine senkrechte Linie von der übrigen Handfläche geschieden ist. Hr. L. fragt, ob unter solchen Umständen wohl eine Operation indizirt sei oder ob man besser thue, das Kind damit herumgehen zu lassen? Er würde sich für Letzteres entscheiden; eine Amputation könne man nicht vornehmen und eine Abtragung des abnormen Fettpolsters könnte die übelste Entzündung und Eiterung veranlassen.

Jedes Jahr erscheinen 12 Hefte in 2 Bdn. — Gute Originalaufsätze üb. Kinderkrankh. werden erbeten u. nach Erscheinen jedes Heftes gut honorirt.

JOURNAL FÜR KINDERKRANKHEITEN.

Aufsätze, Abhandl., Schriften, Werke, Journale etc. für die Redaktion dieses Journales beliebe man derselben od. den Verlegern einzusenden.

[BAND XXV.] ERLANGEN, NOV. u. DEZ. 1855. [HEFT 11 u. 12.]

I. Abhandlungen und Originalaufsätze.

Beiträge zur Pädiatrik, von Dr. C. A. Tott in Ribnitz.

1) Von der Rhachitis.

Bei einigen älteren Kindern stellt sich Traurigkeit, Schwäche, Unlust zum Spielen, Widerstreben gegen körperliche Bewegung ein; der Puls ist beschleunigt, die Verdauung gestört, der Schlaf unruhig; es findet sich Abmagerung; der Unterleib wird dicker, aufgetrieben; es tritt Verstopfung ein; der Urin ist klar, oder hat ein weissliches, phosphorhaltiges Sediment, enthält zuweilen freie Phosphorsäure, die Enden der langen Knochen schwellen nicht weit von ihren Gelenken an, und bilden harte Geschwülste, die sich unter der abgemagerten Haut bemerklich machen, der Schädel erhält einen viel grösseren Umfang; längs der Wirbelsäule entstehen Schmerzen; diese krümmt sich nach verschiedenen Seiten, die Beugung der Rippen verliert sich, die Knorpel bilden winkelige Vorsprünge unter der Haut, das Brustbein ist nach vorn gedrängt, die langen Knochen (Röhrenknochen) krümmen sich da, wo sie sich biegen, oder da, wo ihre vorzüglichsten Muskeln wirken; die Knochen sind weich, oder zerreiblich, zerbrechen und verhärten leicht; das Gesicht wird runzelig, nimmt eine ernsthafte nachdenkende Miene an, der Zahnausbruch verzögert sich und die Zähne sind bei ihrem Ausbruche schwarz; das geistige Vermögen entwickelt sich frühzeitig, erlischt dann aber, das Athemholen ist gestört, die Stimme nimmt einen besonders scharfen Klang an. Der Kranke stirbt am Marasmus, oder schneller nach unzweideutigen Zeichen von Entzündung in den Digestionsorganen, in den Athmungswerkzeugen und an Hindernissen in der Blutzirkulation. Wenn der Kranke die ersten

Zufälle überwindet, so kann das Uebel einen Stillstand machen und das Leben fortbestehen, aber es ist durch die Deformitäten und durch die Störung der vorzüglichsten Verrichtungen zu einem beschwerlichen geworden. Die Rhachitis beschränkt sich zuweilen auf die Wirbelsäule, in anderen Fällen ergreift sie die inneren Häute, die Brust, oder das Becken, und in diesem Falle verträgt sich die Krankheit mit dem Leben, welches nichts desto weniger täglich merklich immer mehr verfällt. Die Knochen verknöchern sich zuletzt, wenn der Kranke seinen Leiden nicht unterliegt. Bei der Leichenöffnung findet man die Knochen voluminös, biegsam, zerbrechlich, wenn man sie über ihre Ausdehnbarkeit biegt, roth, von zahlreichen Gefässen durchdrungen und mit einer röthlichen Flüssigkeit, die serös-blutig ist, wenn die Krankheit neu war, angefüllt. Wenn die Verknöcherung Zeit gehabt hat, zu Stande zu kommen, so findet man mehr als gewöhnlich festes Zellgewebe an den Stellen, wo die Knochen gekrümmt, oder geschwollen sind; man findet auch noch Spuren von Entzündung in den Eingeweiden, welche allein den Tod des Kranken nach sich zieht. Die Rhachitis stellt 3 Heilanzeigen: den Zustand der Digestionsorgane, den der Knochen, den des Nervensystemes. Welches nun aber auch die Abweichung der Knochen vom Normalzustande und ihre Missbildung sein möge, so muss man sich jedes Reizmittels enthalten, wenn sich dieselben im Zustande der Irritation befinden (Brousson'sche Ansichten); wenn man dagegen nach sorgfältiger Untersuchung ermittelt, dass die Digestionsorgane sich nicht in einem gereizten, sondern im Zustande der Atonie befinden, so muss man nicht anstehen, wenn auch nicht zu freigebig, so doch vorsichtig, tonische und exsitirende Mittel anzuwenden, die für das Alter und die Empfänglichkeit des Kranken geeignet und demselben angemessen sind. Sind die Verdauungswege weder im gereizten Zustande, noch in dem der Erschlaffung, so reicht es hin, eine nahrhafte Diät vorzuschreiben und einen edlen Wein, mit Wasser vermischt, zu reichen. In allen Fällen ist es nöthig, die Haut durch trockene und aromatische Reibungen, warme, oder kalte Mineral-, Seifen-, Schwefel-, Eisen-, mit Wein oder Abkochung aromatischer Pflanzen vermischte Bäder zu reizen, nach der Disposition des Kranken und nach der Wirkung auf denselben. Hierauf reduziren sich die rationellen und wirksamen Heilanzeigen bei Rhachitis. Ausserdem muss der Kranke, je nachdem es der Zustand seiner

Glieder ihm gestattet, sich bewegen, und in einigen Fällen kann eine gut geleitete Gymnastik noch mehr, als Maschinen zu derselben Zeit, wo eine gute Diät eine bessere Vertheilung des Ernährungsstoffes vermittelt, also die Bethätigung der Muskelkraft, die Knochen auf ihren früheren Zustand zurückführen

2) Ueber skrophulöse Geschwüre, als eine bei Kindern häufig vorkommende Krankheit, (nach einer Rostocker Inaugural-Dissertation) mit Bemerkungen.

Skrophulöse Geschwüre entstehen aus der skrophulösen Kakochymie, Dyskrasie, Kachexie (französ. *mal de rois*, *ecronelles*, engl. *king's evil*), die stets mit dem skrophulösen Habitus in Verbindung vorkommt, der sich durch kurzen Hals, kleine, enge Stirn, nach innen gedrückte Schläfe, weite, breite Kiefer, verhältnissmässig grösseren Kopf, wenigstens in Betreff des hinteren Theiles, meistens schöne Gesichtsfarbe, die zugleich rosig (wie röthlicher Marmor), öfters von verschiedener Farbe, umschrieben ist, so dass man bei oberflächlicher Besichtigung die skrophulösen Subjekte für gesund hält; in anderen Fällen durch ein aufgetriebenes Gesicht, eine zarte, glatte, weiche Haut, gelbliche Haare, grosse Neigung zu Katarrhen und Blähungen, Anschwellung (Ausschläge) der Nase, vorzüglich aber der Oberlippe bis zum unteren Theile der Nasenscheidewand und Nasenlöcher, durch eine Grube, oder einen Eindruck in der Mitte der geschwollenen Oberlippe, die zuweilen periodisch dick ist, (also durch ein grösseres Philtrum labii superioris) zu erkennen gibt. Dieses letztere Symptom halten Bordeu, Macbride, Stoll, Weber, Hufeland u. A. mit Recht für ein konstantes Symptom der Skrophulose, doch auch schöne, grosse, blaue Augen mit weiter Pupille, schwammiger Körper, dicker, zuweilen harter Unterleib gehören Skrophulösen an, deren Geist sich schnell entwickelt, deren Ossifikation, Dentition, Muskelfunktion und Sprache sich verspäten; es stellt sich auch früh Geschlechtslust ein, die Kranken empfinden widernatürliches Jucken in den Genitalien und reiben dieselben gern, wodurch sie leicht zur Onanie verleitet werden; Bordeu legt Skrophulösen noch ein hartes Zahnfleisch, glänzend weisse Zähne bei, auch werden dieselben oft von Nasenbluten, Katarrh, Schleimhusten, Ausschlägen, Oedem einzelner Theile, kleine Mädchen vom weissen Flusse, den wir bei 7—8jährigen finden, befallen; ebenso finden sich Verdauungsfehler, Säure, unregelmässige Esslust und Stuhlentleerung, Würmer, Blähungen, Blennorhöen, fieberhafte Bewegungen, nasse Ohren, Exkoriationen in der Achselgegend, in den Weichen, nach Fleisch manchmal Schielen. Wo diese Zustände alle oder einzeln vorkommen, kann man Verdacht auf skrophulöse Natur etwaiger Geschwüre schöpfen, die sich aber noch besonders in folgender Art charakterisiren. Das Geschwür ist bleich, schlaff, schwammig, scheckig, die Ränder sind schlaff und erheben sich selten über den Geschwürsgrund, aber sie sind angeschwollen, hart, schmerzhaft, im Umfange des Geschwüres ist viel Härte, woher die späte und träge Eiterung; Anfangs sondert sich oft eine konsistente, weisse, geronnener Milch nicht unähnliche Feuchtigkeit ab, die häufig mit durchsichtigem Kruor vermischt ist, in der Folge mehr wässerig und scharf wird, welche, wenn sie lange dauert und die Gelenke ergreift, den Winddorn erzeugt. Meistens bilden sich skrophulöse Geschwüre aus geschwollenen Drüsen oder sonstigen Geschwülsten hervor (ich sah den Balggeschwülsten ähnliche Tumoren bei einem Kinde an den Händen und Armen in Eiterung übergehen, Spina ventosa und Karies erzeugen, was aber bei Gebrauch des Leberthranes und Abstossung bedeutender Knochenpartieen am äusseren Rande der rechten Hand, wie am linken Daumen glücklich von mir geheilt wurde, obgleich der Kranke erst $1^1/_2$ Jahr alt war). Im Frühlinge verschlimmern sich gewöhnlich die skrophulösen Geschwüre, während sie sich im Herbste manchmal bessern, für den Winter oft ganz verschwinden (ich sah zuweilen das Gegentheil). In Betreff der Diagnose der skrophulösen Geschwüre ist Folgendes zu merken:

1) Skrophulöse Geschwüre werden manchmal mit syphilitischen und auch Krebsgeschwüren verwechselt, zumal wenn sie lange und schlecht behandelt worden sind, unterscheiden sich aber von diesen durch ihre Entstehung, ihren Verlauf und ihre charakteristischen Kennzeichen u. s. w.). Skrophulöse Geschwüre entstehen entweder bei allgemeiner Skrophulose, oder doch bei Habitus scrophulosus u. s. w., syphilitische Geschwüre entweder aus einem örtlichen syphilitischen Uebel (Bubo u. s. w.), oder bei allgemeiner Syphilis, die durch ein örtliches Uebel bedingt ist, Krebsgeschwüre aus einem Skirrhus (also sind das Allgemeinleiden, der Habitus scrophulosus, die Cachexia carcinomatosa, der vorangegangene Skirrhus, der sich durch seine höckerige Beschaffenheit, seine Eiskälte u. s. w. auch wieder

sehr von skrophulösen und syphilitischen Geschwülsten unterscheidet, pathognomonisch).

2) Skrophulöse Geschwüre kommen im kindlichen Alter, syphilitische, die durch Ansteckung entstehen, meistentheils bei Jünglingen und Männern vor, Krebsgeschwüre fast nur im höheren Alter (bei Frauen als Carcinoma uteri, mammae, axillaris).

3) Skrophulöse Geschwüre sondern einen flüssigen, mit Blut vermischten, syphilitische einen weissen dicken Eiter ab; Krebsgeschwüren gehen meistens sehr heftige, stechende Schmerzen, gewöhnlich ohne irgend eine Spur von Entzündung und eigenthümlichen Symptomen, vorher (die Krebsjauche unterscheidet sich auch durch ihr Ansehen). (Verwechselung mit Krebsgeschwüren kommt bei Kindern übrigens nicht so leicht vor, da diese fast nur dem höheren, wenigstens späteren Lebensalter angehören, eher mit syphilitischen, von denen auch das Kind nicht verschont bleibt). Was die Behandlung skrophulöser Geschwüre betrifft, so reiche man neben passender Diät (leichten nahrhaften Speisen, leicht kochendem Fleische, Fleischbrühen mit Eigelb, leicht verdaulichen Gemüsen, leichtem Rothweine, Eichelkaffee), bei Aufenthalt in trockener, reiner Luft (die Seeluft in der Nähe von Ribnitz eignet sich hierzu trefflich, weshalb in den Seedörfern so selten Skropheln und Skrophelgeschwüre, mehr schon in Ribnitz selbst), Hautreinlichkeit, passender Körperbewegung (schwedischer Heilgymnastik), Salzbädern (besonders warmen See-, noch mehr Soolbädern, die ich zu Sulze trefflich bei allen Skrophelformen wirken sah), Bädern mit Wein und aromatischen Kräutern, Wechsel der Kleider, Schlafen auf Heu, (besonders auf Matratzen mit Seegras, die in und um Ribnitz sehr gebräuchlich sind, selbst bei Erwachsenen), Zudecken mit Decken, zwischen welche Rosshaare gepolstert sind (Decken aus Waldwolle, die in der Gegend von Ribnitz, zumal in Pommern, sich häufig finden), — bei passender Diät u. s. w., sage ich, reiche man Roborantia (China, Kalmus, Weidenrinde, bittere Mittel, Eisen), wie Alterantia (Merkurialien, Antimonialien, Schwererde, Jod), vor Allem aber Oleum jecoris Aselli, recht lange und anhaltend gebraucht, das ich bei allen Skrophelformen für das Hauptmittel nach vieljährigen eigenen und den Erfahrungen vieler Kollegen hier und in anderen Orten Mecklenburgs halte. Ausser der innerlichen Behandlung versäume man bei skrophulösen Geschwüren aber auch nicht die örtliche. Man verbinde nicht mit erschlaffenden Sal-

hen oder erweichenden Umschlägen, um durch diese letzteren die etwa das Geschwür umgebende Härte zu schmelzen (wozu ich Emplastrum Conii, resolvens Schmuckeri, vor Allem aber Emplastrum saponatum Barbelti, auf die harten Stellen gelegt, vorziehe), sondern mit Decoctum Chinae, Salicis, Hippocastani, Infusum Chamomillae, die ich häufig mit Tinctura Myrrhae und Aquae Calcariae versetzt habe) u. s. w. (Einst sah ich von Rust's Mischung aus gr. vjjß Kali causticum, Aqua font. destill. ℥jß, Extr. Conii, Chamomillae, Tinctura Opii ana ʒß, einige Male auch von Aqua phagedaenica Nutzen.) Andere loben Zink-, Präcipitat-Salben, Succus Plantaginis majoris recens (durch welchen ich von Burn überhaupt bei alten Geschwüren viel Effekt, ja Heilung in Fällen zu Stande bringen sah, wo andere Mittel im Stiche liessen). Zum Schmelzen der die Geschwüre umgebenden harten Drüsen empfiehlt man noch eine Mischung aus Emplastrum Hydrargyri, Conii, Diachyli comp. ana, das Emplastr. diabotanum, Sapo stibiatus, Frictiones kalinae, Einreibungen von Oleum camphoratum (ich sah das Meiste, wie schon gesagt, vom Empl. saponatum Barbelti). Nimmt das Geschwür eine kallöse Beschaffenheit, ein schmutziges Ansehen, wie beim Karzinom, an, so muss man, nach Rust, mit einer Auflösung von Extr. Belladonnae, mit Decoct. Belladonnae, allenfalls mit passenden Zusätzen, verbinden, bei skrophulösen Geschwüren an den Beinen diese, zumal ödematöse Theile, mit Flanellbinden umwickeln. Wenn die Geschwüre aber auch geheilt sind, wende man dennoch eine Zeit lang stärkende Mittel und kalte Bäder (zumal Seebäder) an, weil das Skrophelübel sonst oft leicht wiederkehrt (da mit der Heilung der Geschwüre noch nicht immer die skrophulöse Dyskrasie getilgt ist, zu deren Tilgung ich den einige Jahre instituirten Gebrauch der Soolbäder, neben interponirtem Bergerthrane, für höchst wirksam, nach vielfältigen Erfahrungen, erkläre). Um die so oft nach Heilung skrophulöser Geschwüre zurückbleibenden, entstellenden, grossen, ungleichen, runzeligen und harten Narben möglichst zu verhüten (von denen ich sogar einst ein Caput obstipum ableiten zu müssen glaubte), ist es höchst nöthig, vor bewirkter Wiederherstellung der Kontinuität der Geschwürsstelle die dasselbe umgebenden Kallositäten mit einem gefensterten Pflaster zu bedecken, wodurch die Oberfläche des Geschwüres nicht nur eben und zur Vernarbung gleich gemacht, sondern die Heilung des Geschwüres auch beschleunigt wird. Zur Entfernung nicht sehr harter, mehr erhabener Narben empfiehlt sich Auflegen von gleichen Theilen Seife und ungelöschtem Kalke. (Ein 6-jähriger Knabe hatte mehrere Geschwüre an den Fingern und Füssen, welche weiss, schwammig aussahen, da sie im Winter vorkamen, für eiternde Frostbeulen gehalten wurden, ich aber, da ihnen keine Hautentzündungen (Perniones) vorausgegangen waren, vielmehr der Knabe, ein Blondling, Zeichen skrophulöser Dyskrasie an sich trug, für skrophulöse Geschwüre erklärte und mit Aethiops antimonialis, wie mit rother Präzipitatsalbe, diese zum Verbinden, zur Heilung brachte. Im Laufe der Kur entwickelte sich noch eine starke Anschwellung der linken Halsseite, welche sich aber bei Einreibung mit Linim. Ammon. camphor. verlor. Einem kleinen Bruder dieses Kranken hatte vor einigen Jahren ein durch Spina ventosa scrophulosa entarteter Finger, den man früher nicht beachtet hatte, abgenommen werden müssen; doch ist bei diesem Kinde die skrophulöse Kachexie noch keineswegs erloschen, sondern gibt sich durch mancherlei Kränklichkeiten zu erkennen, die, wenn, wie so oft, die Naturkraft späterer Jahre das Skrophelübel überwindet, verschwinden, leicht aber auch, wie ich das gar häufig beobachtet habe, mit auf das Pubertätsstadium übertragen werden und dann in mancherlei Formen auftreten können. So sah ich in Folge nicht durch Kunst getilgter, oder nicht durch Naturkraft überwundener Skropheldyskrasie bei Mädchen, wenn sie in das Alter traten, wo sich die Katamenien einstellen sollten, diese sich retardiren, statt ihrer Fluor albus scrophulosus, hysterische Beschwerden, mancherlei Neuralgieen, einst förmliche Hysteralgie (Neuralgia uterina) sich einstellen, die Menses nur unter Schmerzen erfolgen, Knaben hypochondrisch, wenn sie in das Stadium pubertatis eintraten, von gichtisch-rheumatischen Leiden befallen werden. Dass alle diese Leiden von der nicht erloschenen Skropheldyskrasie abhingen, nicht etwa, wie es auch leicht hätte der Fall sein können, für sich bestehende, mit den nicht getilgten Skropheln in gar keinem Kausalnexus stehende Leiden waren, glaube ich aus allen Zeichen der noch fortdauernden Skrophelkrankheit schliessen zu können. See- und Soolbäder halfen hier allein. Von einer Frau, die im verflossenen Jahre an Carcinoma mammae starb, möchte ich behaupten, dass ihr Uebel mit dem in den Kinderjahren, ja noch im späteren Alter bestandenen und wahrscheinlich nicht getilgten Skrophelleiden zusammengehangen habe, und dass vielleicht, als das Uebel sich nur noch in Form fast allgemein über den Körper verbreiteter Drüsengeschwülste zeigte, die Brust aber noch unversehrt war, eine methodisch instituirte Thrankur und Soolbäder den üblen Ausgang hätten abwehren können. Brom, innerlich, mit Sem. Phellandrii und Extr. Conii, wie Landolfi's Brei, würden in diesem Falle zuletzt eben so wenig gerettet haben, wie die von einem Arzte angeordnete Tinctura Cupri Rademacheri).

3) Versteckte Fieber mit allerlei Zufällen bei Kindern.

Ein Schifferkind, 5 Jahre alt, fing an höchst unruhig zu schlafen, und über Kopf-, wie Leibschmerz zu klagen, befand sich aber am Tage, wo es viel schlief, schwächeren Appetit abgerechnet, wohl. Dieses hielt so 3 Tage an, als sich Nachts auch laute Delirien und Durst einfanden, der Leib obstruirt wurde. Zu Rathe gezogen, ermittelte ich, was von der Umgebung der Kranken so oft übersehen wird, woran man aber, wenn sich auch keine Delirien finden, sogleich denken muss, dass das Kind Nachts starkes Fieber hatte, wovon die Kopfaffektion, die viel zu voreilig in unseren Tagen oft für Gehirnentzündung erklärt wird, nur ein Symptom war. Ich verordnete eine Saturation von Kali carbonicum mit Succ. Citri und Liquor. Ammon. acet., von der ich in ähnlichen Fällen von Fiebern bei Kindern, auch im Hause des Schiffers selbst, ja sogar früher schon einmal bei dem in Rede stehenden kleinen Kranken so oft Nutzen sah, jedoch ohne Wirkung zu erzielen. Die Nervenzufälle — Kopfschmerz, zu dem sich noch Gliederreissen, am Ende des Fiebers starke Schweisse gesellten, Leibschmerz, Schreckhaftigkeit, Zuckungen, die sich schon früher gezeigt hatten, steigerten sich und mit ihnen das Fieber, oder sie vielmehr durch das letztere. Da sich nun auch Husten einstellte, so liess ich Mandelemulsion mit Salmiak und Extract. Hyoscyami reichen; doch auch hierdurch wurde nichts geändert. Da dachte ich denn an eine Febr. intermittens nervosa, weil das Fieber während des Tags pausirte, obgleich der kleine Kranke auch am Tage jetzt über allerlei Beschwerden Klage führte, Abends sich eine früher nicht beobachtete Kälte am Leibe einstellte, auf welche die Hitze und zuletzt temporär kritischer Schweiss, der Anfangs fehlte, folgten. Durch vieljährige Erfahrung belehrt, dass bei Fieberzuständen dieser Art die Valeriana mit Chinin und Liquor Ammon. succinic., denen ich, wie hier, bei Obstructio alvi noch Kali aceticum, bei Durchfall, statt dessen Kolombo und Kalmus hinzusetze, das wahre Heilmittel sei, gab ich diese Verbindung auch hier, und alle die Zustände schwanden, noch ehe die Mischung ganz verbraucht war, bis auf Husten, den ich durch einen Linctus aus Syrup. Senegae, Aquae Foeniculi, Sulphur stib. aurantiacum, Liq. Ammon. anisatus und Pulvis Croci — eine Mischung, die ich beim Katarrhal-, Schleim- und Zahnhusten kleiner Kinder nicht dringend genug empfehlen kann — beseitigte. Soll ich nun aber über die Wirkung der oben gedachten Fiebermischung Rechenschaft ablegen, so erkläre ich dieselbe daraus, dass die Valeriana und das Ammonium als Nervinum gegen die Nervenzufälle, die ja eine reine Intermittens nicht besonders erzeugt, das Chinin aber gegen das eigentliche Grundleiden — die Ursache, Bedingung des Fiebers — wirkt. Dass ich durch Infusum Valerianae c. Liquore Ammon. succinic. für sich, ohne Chinin, eben so wenig, wie durch dieses ohne Valeriana solche nervöse intermittirende Fieber würde gehoben haben, behaupte ich dreist, da Versuche dieser Art scheiterten, und gerade nur die Verbindung der Valeriana u. s. w. mit dem schwefelsauren Chinin zum Ziele führte, aber zum Beweise, dass die Fieber in solchen Fällen keine einfachen Wechselfieber waren. Ein Mädchen, 3 Jahre alt, litt seit Wochen an öfterem Durchfalle, häufigen Leibschmerzen, auch bei Verstopfung und regelmässiger Leibesöffnung, die mit jenen alterirten, an Zuckungen und nächtlichem Fieber. Die Mittel eines anderen Arztes bewirkten keine Veränderung, eben so wenig aber meine Saturation und Mohnsamen-Emulsion mit Salmiak-Kalomel, in kleinen Dosen, beseitigte den Durchfall, der wohl, wie öfters auf einer passiven Phlogose der Darmschleimhaut beruht, wie ich dieses schon an einer anderen Stelle dieser geschätzten Zeitschrift (S. Febris remittens infantum u. s. w. in Bd. 19 dieses Journales) angegeben habe; allein auf Leibschmerz, Zuckungen, hatte das Mittel keinen Einfluss, sondern es weichen diese erst dem Infus. Valerianae, mit Chininum sulphuricum; die Leibschmerzen kehrten aber bald wieder, schwanden aber, nachdem Infusum Valerianae et Semin. Cynae cum Liq. Ammon. succin. et Tinctura Castorei gegeben worden war, worauf mehrere Spulwürmer abgingen. Also fand hier Febris intermittens nervosa mit Helminthiasis Statt. Gerade wie dieses Kind litt die $2^1/_2$ Jahr alte Tochter eines Tischlers hier, welche ich aber, nachdem sie bereits 3 Wochen ohne Arznei laborirt hatte, sofort durch Infusum Valerianae, Semin. Cynae, Liqu. Amm. succinic. et Chinin. sulphuricum half. Einem nach 4 Wochen erfolgenden Rückfalle des nervösen Wechselfiebers mit Helminthiasis beseitigte ich bei diesem Kinde schon, als erst wieder zwei Anfälle eingetreten waren, und zwar ebenfalls durch die oben genannte Mischung, in Folge deren Gebrauches auch eine Menge Würmer abgingen. Ich könnte noch eine Menge Fälle dieser Art anführen, doch mögen diese wenigen genügen.

4) Fiebergeschrei, nicht in Folge des Zahnens, sondern wegen Leibschmerzen.

Ohne hier weiter über das Thema, ob das Zahnen bei Kindern Schmerzen verursachen könne, oder nicht, zu verhandeln, da dieses Thema schon so oft besprochen worden, will ich nur einen Fall hier anführen, der mir vor Kurzem begegnete, wo Alles auf das Zahnen (die Dentitio difficilis), selbst vom Arzte, geschoben wurde. Auch ich hörte, als ich Abends gerufen wurde, den kaum $^{3}/_{4}$ Jahre zählenden Knaben enorm schreien, sah ihn den Kopf hinten überwerfen und bemerkte, dass derselbe, als man ihn in die Wiege legte, seine Beinchen ausstreckte, diese, schreiend, immer wieder an den Leib zog; er hatte sauer riechendes Aufstossen, und die Stuhlgänge, auf die bis dahin Niemand geachtet hatte, waren gehackt, gallgrün gefärbt, mit geronnenen Milchklümpchen vermischt. Also Kolik durch Säurebildung, ein bei Kindern gewöhnlicher Zufall, dessen ich hier aber erwähne, weil ich so oft beobachtet habe, dass die Angehörigen der Säuglinge, ja selbst manche Aerzte, gar häufig bei dem anhaltenden Schreien der Kinder eher an schweres Zahnen, als an den Unterleib denken, der bei Säuglingen, zumal in den ersten drei Lebensvierteljahren, mehr, als der Kopf, der Heerd der zum Schreien nöthigenden Leiden ist. Ich gab bei diesem kleinen Kranken Pulvis Rhei cum Magnesia, dem ich noch Pulvis Croci hinzusetzte, und Mutter wie Säugling bekamen ruhige Tage und Nächte, von denen sie seit $^{3}/_{4}$ Jahren nichts mehr gewusst hatten. Sobald der Stuhlgang sich gelb färbte, was immer bald geschah, schwanden die Schmerzen; doch da im Laufe einiger Wochen die Säurebildung immer wiederkehrte, ein Entwöhnen des Kindes aber schwierig war, das künstliche Aufffüttern auch noch oft erst recht Säure producirt, indem selten die Vorschriften dabei pünktlich befolgt zu werden pflegen, das oben genannte Pulver aber seine Wirkung nicht mehr recht leisten wollte, und obgleich die Stuhlgänge zuweilen gelb erschienen, dennoch manchmal heftiges Schreien eintrat: so gab ich, als dieses einst den höchsten Grad Abends erreichte, selbst leichte Zuckungen bei dem Kinde eintraten, Aqua valerianae cum Liquore Ammon. anisato et Syrupo Croci, wornach enorm viele Flatus erfolgten, und das Kind ganz ruhig wurde, es auch 8 Tage blieb. Da stellte sich aber das Geschrei, jedoch nur bei grünen Exkrementen, auf's Neue ein, was mich nöthigte, wieder gegen die Säure einzuschreiten; die ich denn auch durch eine Mixtur aus Pulvis Lapidum Cancrorum ℈jj, Pulvis Croci gr. IV, Aqu. foeniculi ℥jj, Tinctura Rhei aq. ʒj, Extr. Hyoscyami (e semine) gr.j, alle 2 Stunden zu einem Theelöffel voll, bald dämpfte. Durch diese Mischung, die mir — wegen der animalischen Beschaffenheit der Krebssteine — oft mehr Dienste bei Azeszenz der Säuglinge leistete, als die Magnesia, die ich, in Verbindung mit Rheum, auch einige Male bei gallichten Sommer-Diarrhöen und zwar gerade in der oben genannten Verbindung Heilmittel werden sah, gelang es mir denn, die Säurebildung successive zu beseitigen und das Kind allgemach ganz schmerzensfrei zu machen, was es bis jetzt auch geblieben, ohne dass die von einem Arzte proponirte Entwöhnung des Kindes, die sich nicht immer so leicht ausführen lässt, nöthig geworden ist. Eines Falles von Säurebildung bei einem $^1/_4$ jährigen Säuglinge will ich hier erwähnen, der unter allen Symptomen von Darmentzündung endete. Der Stuhlgang blieb nämlich, durch adstringirende Hausmittel gestopft, aus, und der Unterleib wurde darnach aufgetrieben; ich brachte das Kind beim Drucke auf das Abdomen zum Winseln, wie zum Verziehen der Mundwinkel, die Glieder waren kalt, der Puls klein, dennoch Symptome des Fiebers mit starkem Durste bei gereichtem Getränke. Blutegel ad abdomen, innerlich Kalomel und dabei Merkurialeinreibungen vermochten nicht zu retten. Ob hier die Reizmittel, die zum Obstipiren angewandt wurden, oder die Säure die Entzündung hervorrief, will ich nicht entscheiden, glaube aber eher das Erstere. Es mögen solche Todesfälle auch wohl öfter vorkommen, und der Tod des Kindes wird dann auf's Zahnen, oder auf Schlag, wie der Laie hier sagt, geschoben. Der Rothwein spielt nämlich um so mehr in Mecklenburg bei Durchfällen der Kinder, gleichviel, dieselben mögen, wie beim Zahnen, oft wohlthätig sein, wenn sie nicht exzessiv werden, oder durch Säure entstehen, eine grosse Rolle, als derselbe hier wohlfeil ist.

5) S. Bemerkungen über das erste Zahnen nach Baumès (*Traité de la première Dentition*. Paris) u. a. französischen Pathologen, sowie über das zweite Zahnen nach E. M. Miel (*Recherches sur la seconde dentition*. Paris), C. J. de la Barre (*Traité de la seconde dentition*. Paris) und J. R. Duval (*De l'arrangement des secondes dents*. Paris).

Die die Zahnhöhlen auskleidende Haut, selbst der Keim des Zahnes wird in der Periode des ersten Zahnens bei Kindern, die sehr reizbare Nerven haben, deren Digestionsorgane durch Genuss unverdaulicher, oder zu kräftiger Stoffe (zu fetter Muttermilch) gereizt worden, entzündet, so auch wenn man die Kinder nicht gegen zu plötzlichen Temperaturwechsel schützt. Kennzeichen dieser Entzündung sind: das Kind reibt sich stark das Zahnfleisch, welches roth, heiss ist; die Lippen sind trocken, stark geröthet; die Zunge ist an ihren Rändern ebenfalls roth, oder roth punktirt, die Backe der leidenden Seite ebenfalls geröthet; das Kind knirscht mit den Zähnen, spricht im Schlafe, stösst in demselben ein durchdringendes oder klägliches Geschrei aus, wirft sich hin und her, erwacht schreckhaft; im wachenden Zustande ist es zornsüchtig, widerwärtig; seine Augen sind feucht, glänzend, zuweilen roth und thränend; es niest häufig, saugt begierig, oder verschmäht die Brust und trachtet gierig nach wässerigen, zuckerhaltigen, frischen Getränken; zuweilen bricht das Kind; der Stuhlgang ist gewöhnlich flüssig, erfolgt in Menge und oft, es geht auch viel Urin ab, und zuweilen ergiesst sich Schleim aus der Mutterscheide. Diese Entzündung ist dem Kinde an sich nicht gefahrbringender, als dem Erwachsenen, es kann aber in Folge der heftigen Schmerzen (? wohl mehr in Folge der beim Zahnen stattfindenden Kongestion des Blutes nach dem Gehirne) Gehirnentzündung eintreten, und diese das Leben bedrohen, rauben. In der Periode des zweiten Zahnens ist die Entzündung der die Zahnhöhlen auskleidenden Häute weniger allgemein, wenigstens viel seltener mit Gehirn- oder Abdominalentzündung komplizirt; sehr häufig dehnt sich die Entzündung hier jedoch auf die Speicheldrüsen und auf die Submaxillardrüsen aus. Die genannten Autoren belegen die erwähnte Entzündung der Alveolarhäute mit dem Namen der „Periodontitis", wogegen bei ihnen die Entzündung der inneren Zahnhäute „Endodontitis" heisst, die sie in der Periode des zweiten Zahnens vorkommen lassen.

6) Ein Fall von Magenerweichung bei einem Kinde, nebst Bemerkungen über dieses Uebel.

Ein Kind von 2 Jahren verlor die Esslust und bekam Durchfall, unruhigen Schlaf, blasse Gesichtsfarbe. Als ich — es war der vierte Tag der Krankheit, die bereits ein anderer Arzt behandelt hatte — gerufen wurde, fand ich, dass das Kind stark fieberte, das Fieber gegen Morgen remittirte, es in Sopor lag, aufgetriebenen Unterleib und starken Durchfall hatte, mit welchem eine schleimig-wässerige, mit graugrünen Flecken und Fasern vermischte stinkende Masse abging; die Glieder waren kühl bei heissem Kopfe, und während der übrige Körper Fiebertemperatur zeigt, was selbst — in Betreff des Abdomens der Fall war; die Schlafsucht gestaltete sich als Agrypnokoma, indem der kleine Kranke aus dem Schlafe leicht zu erwecken war, eben so leicht in denselben aber auch wieder zurückfiel; dabei Beschwerden im Athmen und Husten. Pathognomonische Kennzeichen der Gastromalazie waren: Erbrechen, Diarrhoe, meteoristische Auftreibung des bei Druck schmerzenden Unterleibes, — konsensuelle Erscheinung die Respirationsbeschwerden. Zwei Zustände sind es, die leicht mit der Magenerweichung verwechselt werden und ich nur noch vor Kurzem damit verwechseln sah, nämlich Typhus abdominalis und Hydrocephalus acutus. Vom ersteren unterscheidet sich die Magenerweichung aber durch das Erbrechen, welches beim Abdominaltyphus höchstens zu Anfang der Krankheit, meistens gar nicht, stattfindet, bei Magenerweichung dagegen ein konstantes Symptom ist, welches ich immer die ganze Krankheit hindurch habe anhalten sehen; auch fehlt bei dem Erbrechen zu Anfange des Typhus oder anderer Krankheiten die spezifische Qualität des Ausgeleerten — das wässerige, gelb oder grünlich gefärbte Ansehen, man vermisst beim Erbrechen bei anderen Uebeln die in den Ejectis bei Magenerweichung gewöhnlich befindlichen Flecken und Fetzen (Theile der degenerirten Magenschleimhaut), den saueren Geruch derselben. Die Darmexkremente gestalten sich in Geruch und Ansehen auch eigenthümlich, während sie bei Abdominaltyphus wässerig, mit Flecken (die abgelöste Tunica villosa) vermischt sind. Schmerzhaftigkeit des Unterleibes ist zwar bei Magenerweichung eben so wenig konstant; wie meteoristische Auftreibung des Abdomens; allein wenn die erstere stattfindet, so gibt sich der Schmerz nicht gerade so eigenthümlich zu erkennen, wie wenn man auf die Ileocökalgegend beim Abdominaltyphus mit der Hand einen Druck ausübt, der Schmerz beschränkt sich vielmehr auf die Kardia, oder nimmt den ganzen Unterleib ein. In Hinsicht der Auftreibung des Abdomens gibt es keine so definitiven Differenzpunkte zwischen beiden Krankheiten. Charakteristisch ist das bei Magenerweichung gewöhnlich schon gleich Anfangs in die Erscheinung tretende Agrypnokoma, welches bei Abdominaltyphus sich erst einstellt, wenn im Verlaufe der Krankheit nach längerer Zeit das Gehirn in Mitleidenschaft gezogen wird, während dasselbe Anfangs noch ganz frei ist, auch der Kranke sich bei der Schlummersucht im Typhus nicht so leicht erwecken lässt, wie bei Magenerweichung. Bei Hydrocephalus acutus findet zwar auch Schlummersucht Statt; allein dieselbe ist hier kontinuirlich, nimmt progressive zu, während beim Agrypnokoma die an Gastromalazie leidenden Kinder durch die leiseste Berührung zu erwecken sind und dann heftig schreien; der kleine Kranke greift beim Hydrokephalus automatisch nach dem Kopfe, und im Zeitraume des Gehirndruckes bohrt sich das Kind mit jenem in's Kissen; die Pupillen sind dilatirt, welche Symptome alle bei Agrypnokoma der an Magenerweichung Leidenden fehlen, die auch nicht eingezogenes Abdomen haben, nicht hartnäckig verstopft sind, wie Hydrokephalische, sondern bei anhaltenden Funktionen per os et per anum durch ihre Exkremente, wie gesagt, einen aashaften Geruch verbreiten und einen meteoristisch aufgetriebenen Unterleib zeigen, an welchen sie, wegen Schmerz, gar oft die Beinchen heranziehen. Um nun wieder nach dieser pathologischen und semiotischen Digression auf meinen kleinen Kranken zu kommen, bemerke ich, dass dessen unverkennbare Gastromalazie als Abdominaltyphus behandelt worden war (jedoch nicht mit Aqua oxymuriatica), sondern mit Terpentineinreibungen und inneren Mitteln, dass ich zwar durch Aqua oxymuriatica auch nicht das Leben retten konnte, jedoch die Ausleerungen in 2 Tagen zum Sistiren brachte und die meteoristische Auftreibung durch Einreibungen von Ungt. Hydrarg. cinereum mit Ol. Hyoscyami ganz beseitigte, so dass erst Hoffnung war, den Eltern ihren Liebling zu erhalten; es starb das Kind aber plötzlich, wie es, nach dem Berichte zu urtheilen, schien, an Apoplexia venosa. Boisseau hält die Gastromalazie für einen Ausgang der chronischen Gastritis, die bei diesem Autor, einem Anhänger Broussais, eine Hauptrolle spielt; er nennt sie „gallertartige Entartung des Magens", die sich nach ihm und Cruveilhier im Leben durch folgende Symptome dokumentirt: unauslöschlicher Durst, Erbrechen grüner Stoffe zu wiederholten Malen, anhaltende Betäubung bei halbgeschlossenen Augen, die ungleich geöffnet sind, Erweckbarkeit bei der geringsten Berührung, klagendes, unartikulirtes Geschrei, ohne merkliche Ursache, schnelle Abmagerung bis zum Marasmus (ein wirklich konstantes, charakteristisches Kennzeichen, welches auch ich beobachtete, beim Abdominaltyphus sich erst nach längerer Dauer der Krankheit, nicht schon gleich Anfangs, wie bei Gastromalazie, einstellt); die Geistesverrichtungen bleiben unversehrt, oder werden in ihrer Intensität gesteigert; dem Tode gehen Konvulsionen voran, oder ein unmerkliches Erlöschen des Lebens (Boisseau *médecine pratique* p. 140). Cruveilhier hat die Gastromalazie in der Periode des Entwöhnens und Zahnens, bei zu früh entwöhnten Kindern und bei solchen beobachtet, die mit schlechten Nahrungsmitteln ernährt, mit unverdaulichen Speisen vollgestopft, oder mit Arzneien gemartert worden waren. Gewöhnlich nimmt, nach Boisseau u. A., die Magenerweichung den linken Theil des Magens ein; die erweichte Stelle ist umschrieben oder nimmt an Umfang in dem Maasse ab, wie die Erweichung sich dem Pylorus nähert; die benachbarten Gefässe sind schwärzlich gefärbt. Die Erweichung besteht in Verwandlung der Magenschleimhaut oder eines Theiles derselben in eine grauliche, wie Gallerte aussehende, halb durchsichtige, zerreibliche Substanz ohne Spuren von organischer Bildung. Mein verstorbener Freund, Dr. Most zu Rostock, welcher die Gastromalazie, worin ich ihm beistimme, für einen Morbus sui generis erklärt, sie von einer besonderen Cachexia malacosa (warum auch nicht eben so gut wie Carcinoma von Cachexia carcinomatosa?) ableitet, hat mir einige Fälle von Gastromalazie aus seiner Praxis in Rostock mitgetheilt. In dem ersten derselben waren Anfangs nur hartnäckige Verstopfung, selten Abgang grünlicher Sedes, später auch Erbrechen, unruhiger Schlaf, Aufschrecken aus demselben zu bemerken. Der Tod trat plötzlich nach ruhigem Schlafe ein, indem das Kind unter Geschrei erwachte, zuckte, an Kopf und Gliedern kalt wurde. In der Leiche zeigte sich das Blut dünnflüssig, arm an Cruor, Gehirn und Brusteingeweide waren normal, die Magenschleimhaut destruirt, der ganze Grund desselben gallertartig beschaffen, so dass man mit dem Finger leicht alle Magenhäute durchstossen konnte, eben so mürbe waren stellenweise die Gedärme, so auch die Leber, Milz, das Herz, die

Kinde gewiss für eine grosse Zahl zu halten ist, und in Bezug auf die zweite Bemerkung glaube ich ebenfalls, dass die Bedeutung der ausgekrochenen Würmer in diesem Falle für die Entstehung der Peritonitis nicht zu verkennen ist.

Wenn man die Geschichte des obigen Falles resumirt, so liefert sie uns folgende Hauptpunkte. Wie es so oft der Fall ist, so gab auch hier die Mutter des Kindes nicht an, dass dasselbe Würmer habe, obschon sie nach dessen Tode aussagte, dass ihm solche einige Male abgegangen seien. Die Symptome des Lungenleidens nahmen so unsere Aufmerksamkeit in Anspruch, dass die gewöhnlich angeführten Zeichen des Vorhandenseins der Würmer, wenn ich den dicken Leib abnehme, ganz übersehen wurden. Allein da ein solcher dicker Leib bei schlecht genährten, unter elenden Umständen lebenden Kindern eine sehr gewöhnliche Erscheinung ist, die auf einer Atonie des Darmkanales beruht, so legte ich darauf als Wurmzeichen kein sonderliches Gewicht. Beim Gebrauche der Mixt. pectoralis ging ein Wurm ab; die sehr süssen und gern von dem Kinde genommenen Quecksilber und Kermespulver brachten die Würmer in Unruhe, und als sich ihre Gegenwart einmal zu erkennen gegeben hatte, wurden sie noch ferner durch die Anwendung des Wurmsaamens beunruhigt. Die Anwendung desselben verursachte zwei Tage hindurch blos einen stärkeren Abgang von Würmern; das Kind befand sich relativ wohl, stand auf, ass und spielte, so viel es sein ärgerliches Wesen zuliess, mit den anderen Kindern. Plötzlich entstand darauf am dritten Tage das Uebel im Leibe und Fieber, d. h. das Aufbrechen des Processus vermiformis, das Auskriechen der Würmer und die Peritonitis, und die letztere zwar mit so geringen objektiven Symptomen, dass sich ihre Gegenwart am ersten Tage nur vermuthen liess. Der Tod erfolgte inzwischen schon am vierten Tage.

Vom Pharynx bis zum After erschien, mit Ausnahme des Processus vermiformis, die Muskelhaut des Darmkanales und eben so auch das Peritonäum durchaus unversehrt und ganz. Die Würmer konnten also nur aus dem Processus vermiformis herausgekommen sein. Es ist allerdings schwer zu begreifen, wie grosse bis zu 12 Zoll lange Spulwürmer durch diesen Processus gedrängt werden können; allein theils hatte derselbe eine ganz beträchtliche Weite (fast 5 Linien im Umfange), theils war es möglich, dass er bei Lebzeiten noch weiter ausgedehnt worden war, da er mit Ausnahme seiner Spitze ganz frei lag und nirgends angewachsen war. Man muss sich ausserdem noch erinnern, dass man Spulwürmer gefunden hat, welche aus dem Duodenum in den weit engeren Ductus choledochus gedrungen waren, und haben verschiedene Pathologen, wie z. B. Wunderlich, ausdrücklich erwähnt, dass Würmer in den Processus vermiformis gedrungen seien. Ob nun im obigen Falle das Zerreissen des Processus in Folge des Eindringens eines Wurmes oder in Folge der durch die Wurmmittel veranlassten Unruhe der Würmer und dadurch hervorgebrachte stärkere peristaltische Bewegung oder aber endlich in Folge einer einfachen Durchbrechung des Geschwüres erfolgt sei, lässt sich natürlich nicht mit positiver Bestimmtheit entscheiden. Am wahrscheinlichsten ist es mir jedoch, dass die Würmer die Perforation verursachten und zwar aus folgenden Gründen:

1) Die Beschaffenheit der Zerreissung. Der Processus war zwar abgerissen und lag frei. Das Geschwür, welches die Zerreissung möglich gemacht hatte, war gewiss rund um das ganze Lumen des Processus herum gegangen, indessen lässt es sich unmöglich annehmen, dass das Geschwür im ganzen Umkreise des Processus solche gleichmässigen Fortschritte gemacht haben sollte, dass es an allen Punkten auf einmal zum Zerreissen fertig gewesen sei. In den vielen Fällen von Zerreissungen an dieser Stelle, welche ich zu untersuchen Gelegenheit hatte, war die Zerreissung in den Fällen, in welchen, wie hier, keine Entzündung oder Eiterbildung in den Umgebungen zur Zerstörung der Darmwände beigetragen hatte, immer nur eine partielle gewesen. Mehr als einer partiellen Ruptur bedarf es nicht, um die Folgen der Perforation hervorzurufen, und mehr hatte es auch nicht für das Austreten der Würmer bedurft. Es fanden sich jedoch mehrere und darin scheint ein Grund zu der Annahme zu liegen, dass eine grössere Gewalt als der Motus peristalticus die Zerreissung verursachte. 2) Die Wahrscheinlichkeit, dass ein Wurm die Perforation zu Stande gebracht haben konnte oder vielmehr die Zerreissung veranlasst hatte, ist auch noch durch ein im Processus vermiformis vorhandenes Gürtelgeschwür gegeben. Es findet sich dieses nicht bei den gewöhnlichen Darmgeschwüren, wofern dieselben nicht durch den gewöhnlichen Ulzerationsprozess zum Aufbrechen reif geworden sind, denn es ist nicht glaublich, dass ein Ascaris lumbricoides ein Loch bohren oder

beissen kann*); wenn aber im Umkreise eines engen Divertikels ein Geschwür sitzt, welches durch einen in denselben gedrungenen Wurm nach allen Seiten hin vermittelst seines durch Längekontraktionen im Umfange ausdehnbaren Körpers gespannt wird, so dürfte das Vorwärtsdringen des Wurmes sehr wohl eine Auseinandersprengung des Divertikels zu Stande bringen können. Die Anwachsung der Spitze des Processus möchte auch wohl den Anstrengungen eines eingedrungenen Wurmes hinderlich gewesen sein und die Abreissung derselben von dem frei gelegenen Theile erleichtert haben. 3) Die Art und Weise, wie die Würmer in die Bauchhöhle gelagert waren. Man fand sie in allen möglichen Oeffnungen verkrochen und verborgen, in's Omentum eingedrungen und zusammengerollt, von einem dicken plastischen Exsudate bedeckt, welches so fest war, dass sich z. B. der rechte Leberlappen mit dem Zwerchfelle aufheben liess, ohne dass die dazwischen liegenden durch das Exsudat gebildeten Membranen zerrissen. Ich schliesse hieraus nur, dass das Auskriechen der Würmer in der allerersten Zeit nach der Abreissung Statt hatte, sowie dass die Reizung welche die Würmer an gewissen Stellen, wo sie unter dem Exsudate lagen, verursachten, die Exsudation am Peritonäum selbst hervorrief. 4) Das Nichtvorhandensein von Faeces, Konkrementen und dergleichen in der Bauchhöhle, sowie die Ausbreitung des Exsudates. Von jenen wurden keine bei der Obduktion gefunden. Will man nun auch annehmen, dass, obgleich darnach gesucht wurde, dergleichen dennoch vorhanden gewesen sind, so mussten sie doch in so geringer Menge vorhanden gewesen sein, dass sie allein für sich wohl keine allgemeine Peritonitis hervorbringen

---

*) Rilliet und Barthez nehmen jedoch an, ohne aber einen Grund für ihre Meinung anzuführen, dass der Spulwurm selbst gesunde Darmwände durchbohren könne (S. die Uebersetzung von Krapp Bd. 3 p. 390). Siebold (Schmidt's Jahrbücher Bd. 41, p. 187) schliesst sich der Ansicht von Mondière, nach welcher sich Spulwürmer durch Trennung der Fasern der Darmwände einen Ausweg bohren können, an. Die Sache ist indessen noch nicht gehörig ermittelt worden, und ist es daher auch nicht an der Zeit, darüber ein bestimmtes Urtheil abzugeben.

konnten. Die Intensität derselben war auch in der Nachbarschaft des Proc. vermiformis am geringsten, so dass sich hier kaum eine Spur von Exsudat fand, welches dem gewöhnlichen Verhalten bei Berstungen an dieser Stelle entgegengesetzt ist, denn diese pflegen zunächst von Perityphlitis begleitet zu sein, und erst späterhin von Peritonitis. In dem vorliegenden Falle dürfte sie folglich der Gegenwart der Würmer zuzuschreiben sein. Ob das Ausströmen von Darmgasen in die Bauchhöhle sofort und allein eine Peritonitis hervorrufen kann, lässt sich nicht bestimmen, der Einfluss derselben lässt sich jedoch nicht abläugnen. 5) Fehlte es an einem anderen Grunde, aus welchem die Abreissung der Spitze des Processus hätte erklärt werden können. Wie tief das Geschwür in die Darmwandung drang, liess sich nicht mit Bestimmtheit entscheiden. Wenn man aber von der Beschaffenheit der Geschwüre im Krummdarme auf das im Wurmfortsatze schliessen darf, so dürfte wohl die Peritonealhaut und die Muskelhaut, wenigstens jene, unverletzt und ganz gewesen sein. Ganz gesund können sie wohl nicht gut gewesen sein, denn theils leiden sie immer bei Geschwürsbildungen in der Submucosa und Mucosa, theils hätte in solchem Falle noch kein Spulwurm etwas über sie vermocht. Eine Zerreissung scheint daher ohne äussere Gewalt, ja ohne stärkere Gewalt als der Motus peristalticus und die Bewegungen des Kindes ausüben konnten, nicht möglich gewesen zu sein. Welche Gewalt hier nun wirkte, und auf welche Weise sie gewirkt hatte, habe ich oben nachzuweisen gesucht.

Einzeln für sich genommen sind die hier angeführten Gründe nicht hinreichend, um die Ursache der Berstung zu beweisen; allein alle zusammengenommen möchten doch wohl hinreichen, um den von mir beabsichtigten Beweis zu liefern.

In pathologisch-anatomischer Hinsicht ist es merkwürdig, dass die zahlreich vorhandenen Würmer, ausgenommen an der ausführlich besprochenen Zerreissung des Processus vermiformis, in dem aus anderen Ursachen sehr bedeutend kranken Darmkanale nicht die geringste Veränderung, die sich hätte anatomisch nachweisen lassen, hervorgebracht hatten, und nicht einmal einen Durchfall verursachten, wie ich dieses später von der Mutter des Kindes erfahren. Das Colon war gesund und mag vielleicht darin der Grund gelegen haben, dass die Geschwüre im Dünndarme sich nicht bemerkbar machten. Merkwürdig ist auch noch das, was man in späterer Zeit beobachtete, und was die Statistik von Obduktionen bei Erwachsenen in Hospitälern bestätigt hat, dass nämlich die Krankheiten in Processus vermiformis, wenn sie nicht allein für sich vorkommen, häufiger mit einem Leiden des Dünndarmes als mit einem solchen des Dickdarmes zusammentreffen. So findet man z. B. im Typhus in vielen Fällen das Kolon gesund, während der Processus vermiformis und der Dünndarm krankhaft ergriffen sind. Dasselbe gilt auch von der Darmtuberkulosis, wovon der obige Fall ein Beispiel liefert. Der Grund hiervon ist noch näher zu bestimmen. In praktischer Hinsicht mag dieser Fall zur Warnung dienen, dass man da, wo Darmgeschwüre vorhanden sind, oder ihre Gegenwart zu vermuthen ist, nicht energisch wirkende wurmtreibende Mittel anwenden darf, indem man niemals wissen kann, wie nahe solche Geschwüre dem Aufbrechen sind. Im obigen Falle war der Tod, wenn man die eingetretenen Umstände auch nicht in Anschlag bringt, nicht sehr entfernt gewesen. Allein so verhält es sich nicht jederzeit, denn sehr oft können Darmgeschwüre, welche auf einer örtlichen Krankheit beruhen, sich behandeln lassen und geben sie durchaus nicht immer eine ganz hoffnungslose Prognose ab. Besonders scheinen dergleichen Geschwüre im Processus vermiformis vorkommen zu können, theils indem sie per continuitatem von der angrenzenden Schleimhaut übergegangen sind, theils indem sie sich primär und für sich allein in dem stark entwickelten Follikelapparate dieses Darmanhanges entwickelt haben. Wird nun durch Wurmmittel ein Spulwurm in seiner Verwirrung in ein solches Geschwür hinein getrieben, so ist die Durchbrechung höchst wahrscheinlich, und die in Folge des umherkriechenden und in Folge des als todte Masse in der Bauchhöhle verbleibenden Wurmes alsdann entstandene Peritonitis ist ohne Zweifel von weit furchtbarerer Art, als die durch ein gewöhnliches Bersten hervorgerufene Perityphlitis mit ihren Folgen.

Die hier empfohlene Vorsicht beim Gebrauche der Wurmmittel ist, wo es sich um Spulwürmer handelt, um so leichter zu beobachten, indem bei diesen selten eine dringliche Anzeige für das Abtreiben derselben vorliegt. Die Wurmkrankheit (Helminthiasis), von welcher man zu einer Zeit wirklich glaubte, und der Bequemlichkeit wegen auch noch jetzt oft annimmt, dass sie der Grund von zahlreichen Störungen im Nervensysteme und in den Digestionsorganen bei Kindern sei, hat, je genauer man die

Symptomatologie und pathologische Anatomie der Kinderkrankheiten studirt hat, immer mehr von ihrer Bedeutung eines eigenen Krankheitsbegriffes verloren. Eine Auseinandersetzung der Gründe für diese Betrachtung gehört nicht hierher, jedoch will ich ein Paar beiläufig erwähnen.

Obgleich die Spulwürmer gewöhnlich bei Personen, und zwar am liebsten bei Kindern, aber auch bei Erwachsenen vorkommen, bei welchen man das von Alters her für die Wurmkrankheit statuirte eigenthümliche Krankheitsbild wahrnimmt, so gibt es doch zahlreiche Beispiele von ihrer Gegenwart bei Personen, welche die blühendste Gesundheit haben, und ohne dass sie bei diesen das geringste Krankheitssymptom hervorbringen. Dieses beweist, dass die Würmer zufälligerweise vorkommen können, dass sie wenigstens in solchen Fällen als Krankheitsursache keine Bedeutung haben, und führt uns dieses zu der Frage, ob nicht diese Thiere eben so, wie sie eines bestimmten Wohnplatzes während ihres Wurmstadiums bedürfen, nicht auch ebenfalls eine gewisse Beschaffenheit dieses ihres Wohnplatzes nöthig haben sollten? Diese Frage ist freilich noch nicht zur Entscheidung gebracht, allein das Auftreten von Würmern in gewissen Epidemieen und in manchen von Würmern unabhängigen Krankheiten, in welchen sie bestimmt sekundär sind, deutet auf eine bejahende Antwort hin, und wird dieses dann auch noch durch die therapeutische Erfahrung bestätigt, dass da, wo Würmer sich in einer bereits vorhandenen Krankheit zeigten, die Heilung dieser Krankheit ein Verschwinden der Würmer zur Folge hatte. Ein anderes und vielleicht das wichtigste Argument gegen die Annahme einer eigenen Wurmkrankheit ist das, dass mit Ausnahme des Abgehens von Würmern kein einziges von denjenigen Symptomen, welche als charakteristisch für dieselbe angegeben worden sind, derselben eigenthümlich ist, sondern dass sie vielmehr anderen Krankheiten angehören können, ja fast alle zusammen finden sich in der weitumfassenden Rubrik Skropheln vereinigt. Da, wo Skropheln nothdürftig diagnostizirt werden können, hält man den Abgang von Würmern für eine Komplikation; bemerkt man aber Würmer und fehlen Drüsenanschwellung u. s. w., so hat man Helminthiasis vor sich, und so helfen denn diese Nebelbilder sich gegenseitig aus. Erfahrene Schriftsteller, wie z. B. Bremser aus älterer und Rilliet und Barthez aus neuerer Zeit, behaupten ebenfalls, dass das einzige Zeichen des Vorhandenseins der Würmer das Abgehen derselben sei, und kann man als ferneres sicheres Zeichen noch hinzufügen das Entdecken des Wurmeies in den Faeces vermittelst des Mikroskopes.

Aus dem Gesagten ergeben sich nun die Indikationen für die Behandlung deutlich. Kommen Würmer in einer zu gleicher Zeit vorhandenen Krankheit vor, so suche man diese, wenn möglich, zu heben und es werden die Würmer dann verschwinden. Findet man ein Symptomenbild, welches der Wurmkrankheit entspricht, ist dennoch kein Wurm abgegangen, so ist man nicht berechtigt, durch eine Wurmkur ein Uebel vielleicht zu verschlimmern, welches sich während der Zeit auf einem anderen Wege hätte heben lassen können. Wurmtreibende Mittel sind durchaus keine ganz unschuldigen Mittel. Finden sich Würmer bei ganz gesunden Personen, so hat ihre Gegenwart im Allgemeinen nicht mehr zu bedeuten, als die eines jeden anderen Ungeziefers und mag es von dem Belieben desjenigen, der sie bei sich beherbergt, abhängen, ob man sie ausrotten soll oder nicht.

Der Leser mag sich erinnern, dass hier allein nur die Rede von dem Krankheitsbilde Helminthiasis in Folge der Spulwürmer ist. Ganz anders gestaltet sich das Verhältniss bei'm Bandwurme und den Springwürmern, welches auf dem Baue und der Lebensweise derselben beruht. Anders wird sich aber das Verhältniss bei den Spulwürmern gestalten, wenn sie anfangen, im Darmkanale umher zu wandern, dann kön nen sie allerdings mancherlei Störungen hervorbringen, welche bald auf der örtlichen Reizung, z. B. beim Eindringen derselben in den Magen, bald auf Verstopfung des Lumens der Därme in Folge von Zusammenrollung derselben in Klumpen oder aber auf Verstopfung eines Ausführungsganges eines drüsichten Organes z. B. des Ductus choledochus oder Wirsungianus, bald auf das Eindringen derselben in die Mundhöhle und von hier aus in die Luftwege u. s. w. beruhen, und sind alle solche Störungen allerdings sehr gefährliche Folgen der Gegenwart der Würmer, welche jedoch keineswegs dem Begriffe Helminthiasis entsprechen oder ihn rechtfertigen.

Partielle Atrophie der Hirnhemisphären nach einer Hirnblutung bei einem zweijährigen Kinde; ein Fall, beobachtet von Dr. H. Abelin in Stockholm *).

A. S. T., geboren am 4. Februar 1851, wurde am 23. Dezember 1852 in's allgemeine Kinderhaus zu Stockholm gebracht.

Von der Mutter des Kindes erfuhr ich, dass dasselbe, als es 6 Wochen alt war, einen Schlaganfall gehabt habe, welcher eine einige Wochen dauernde Lähmung des linken Armes herbeiführte. Nach und nach hatte sich das Kind jedoch ohne alle Behandlung gebessert und war gut gediehen, bis es am 12. August 1852 wiederum einen Schlaganfall erlitt, welcher sich durch krampfhaftes Zucken am Munde und in den Extremitäten, unmotivirte Bewegungen der Augen, heftiges, durchdringendes Schreien, periodische Steifigkeit in den Nackenmuskeln mit Rückwärtsbiegung des Kopfes, sowie durch Lähmung und Gefühllosigkeit in den Extremitäten der rechten Seite zu erkennen gab. Auch jetzt besserte sich der Zustand des Kindes späterhin, obgleich die Lähmung in der rechten Seite und während einiger Zeit auch eine Schwäche in den Halsmuskeln, durch welche das Kind nicht im Stande war, den Kopf aufrecht zu halten, noch verblieben.

Bei der Aufnahme des Kindes wurde Folgendes bemerkt: Es ist ziemlich gut genährt, der Kopf ist nicht vergrössert, die Pupillen sind normal; es sieht und hört gehörig, seine geistigen Kräfte sind, so weit es sich nach dem Alter desselben ermitteln lässt, nur schwach, das Bewegungsvermögen ist in den Extremitäten der rechten Seite aufgehoben und ist das Gefühl in denselben vermindert; übrigens findet sich nichts Krankhaftes. Es wurde ein Infusum flor. Arnicae und zum äusserlichen Gebrauche die Tinctura Arnicae verordnet.

Das Kind, welches stets gut schlief, Appetit hatte und bei dem die Unterleibsfunktionen normal waren, befand sich beim fortgesetzten Gebrauche der Arnica wohl und konnte sich nach einigen Monaten etwas auf das rechte Bein stützen, so dass man wohl eine schwache Hoffnung der Besserung des Kindes hegen

*) Aus der Hygiea, Bd. 16, mitgetheilt von Dr. G. von dem Busch in Bremen.

konnte. Am 7. März bekam das Kind einen Durchfall, welcher, obschon er einige Tage lang nur ziemlich gelinde war und nur aus einigen dünnen, mit Schleim. gemischten und übelriechenden Ausleerungen bestand, doch hartnäckig jedweder Behandlung Widerstand leistete und bald einen bösartigen dysenterischen Charakter mit Abgang von Blut, Eiter und Exsudatflocken annahm. Hiermit zugleich entstanden brandige Geschwüre an den grossen Schamlefzen, die Kräfte sanken immer mehr, die ganze Körperfläche bekam eine zitrongelbe Farbe und floss aus dem Munde beständig eine dickliche, aashaft stinkende, mit Blut gemischte Flüssigkeit ab. Das Kind starb am 24. März 1853. Die angewendeten Mittel waren im Anfange der Krankheit: äusserlich Sinapismen, Aetherol. thereb. und der Neptunsgürtel; innerlich aber Mucilaginosa und Oleosa. Infus. Ipecac. c. Solutio acid. phosphorici. Ausserdem wurden auch Klystire von einer Höllensteinauflösung und Amylum mit Opium angewendet. Im weiteren Verlaufe der Krankheit wurden China mit Säuren, Wein, Kreosot Argentum nitricum, Plumbum aceticum und Opium gebraucht.

Leichenöffnungserscheinungen.

Gehirn. Unter der Dura mater, sowie auch unter der Arachnoidea, befand sich eine ziemliche Menge Serum. An zwei Stellen der Oberfläche des Gehirnes waren bedeutende Vertiefungen, nämlich an der rechten Hemisphäre über dem Ende der Fossa Sylvii, an der linken, aber gleich hinter der Mitte der oberen Fläche und gleich ausserhalb des grossen Randgyrus, welcher den Sulcus longitudinalis und Falx begrenzt. In diesen Vertiefungen lag unter der Arachnoidea eine gelbliche Substanz, welche dem geléeähnlichen Bindegewebe, das man so oft im Umkreise der Dura mater im Rückgrathe findet, glich. Die Pia mater war etwas runzelig und auf eine ungewöhnliche Weise gefässreich, nämlich so, dass ein Theil der kleinen Adern, sowohl Arterien als Venen, ein vergrössertes Lumen hatten, wogegen die dickeren Aeste sich kleiner als gewöhnlich zeigten.

In der linken Hemisphäre erstreckte sich die Vertiefung einen Centimeter nach einwärts, und war so gross, dass die Spitze des Zeigefingers eines Mannes darin Platz hatte, war aber an der Spitze in die angrenzenden Furchen hineingezogen und hatte nach dem Laufe der naheliegenden Gyri ausgebuchtete Ränder. Die oben erwähnte geléeähnliche gelbe Masse zeigte unter dem Mikroskope einen Filz von Fasern, welche hinsichtlich ihrer Feinheit dem Bindegewebe glichen, übrigens aber nichts mit demselben gemein hatten; sie liessen sich weder auseinanderziehen noch entwickeln, hatten keinen regelmässigen Lauf, wurden bei Zusetzen von Essigsäure nicht so durchsichtig und für das Auge verschwindend wie die gewöhnlichen Bindebewebsfasern und glichen am meisten den Fasern, welche in Exsudaten vorkommen. Spulförmige Zellenbildungen fanden sich nicht vor, dagegen aber eine Menge kleiner, theils eckiger, theils runder Körper ohne Zellenwände, grössere und kleinere Kernzellen mit Kernen, welche den grössten Theil ihres Inneren einnahmen, ebenso auch eine geringere Menge ungewöhnlich grosser, dunkler Zellen, welche verschiedene andere Zellen, die den Blutkörperchen glichen, einschlossen. Auf dem Grunde der Vertiefung lag eine in unzählige Falten zusammengedrehte Pia mater, deren Falten sowohl äusserlich als inwendig mit dem oben beschriebenen filzartigen, feinen Fasergewebe angefüllt waren. Dieser auf solche Weise zusammengefaltete und der Hirnoberfläche nicht entsprechende Theil der Pia mater war sehr gefässreich, mit in zahlreichen Biegungen sich schlängelnden Kapillargefässen und feinen Adern reich versehen. Die Ersteren waren an ihren Wänden mit theils runden, theils eckigen Kernkörpern reichlich versehen; die Letzteren ebenfalls, jedoch waren deren Kernkörper ganz homogen, ohne Körnchen. Hier kamen sowohl über als gleich unter der Pia mater grosse Zellen vor, von welchen eine jede verschiedene Kerne enthielt, die bedeutend grösser als die Blutkörperchen waren, denselben aber im Uebrigen glichen. In dem atrophirten Theile der Gyri war die Medullarsubstanz stark zusammengeschrumpft und war die Schicht, welche die Stelle der Kortikalsubstanz einnahm, sehr verdünnt, halb durchsichtig und von gelbgrauer Farbe und enthielt der Oberfläche zunächst einen Theil der oben erwähnten Filzfasern, sowie eine Menge derselben grossen Körperchen, welche in der geléeähnlichen Masse beschrieben wurden. Neben diesen fanden sich noch verschiedene kleine, klare, gelbliche Körper von homogener Substanz.

An der rechten Hemisphäre, woselbst eine weit grössere Strecke ergriffen war, hatte die Läsion ihren Sitz in der ganzen Fossa Sylvii. So war der grösste Theil der Insula fossae Sylvii verschwunden; die Atrophie erstreckte sich bis zu dem innerhalb belegenen grossen Ganglion (Nucleus Reilii) hinein; es waren nur noch einige wenige Gyri übrig geblieben, welche schmale Kämme von ein paar Millimetern Dicke bildeten. Alle im Umkreise befindliche Gyri waren ebenfalls bis zu den äussersten Rändern der Peripherie der Vertiefung hin reduzirt. In Folge davon war die rechte Hemisphäre bedeutend zusammengefallen. Unter der Arachnoidea fand sich eine ziemliche Menge Serum. Die Pia mater befand sich in demselben Zustande wie in der Vertiefung an der linken Hemisphäre, und verhielten sich die atrophirten Gyri ganz auf dieselbe Weise, wie die an der linken Seite.

Es fanden sich also überall, wo die Atrophie vor sich gegangen war, eine gemehrte Vaskularität in der Pia mater, ein filzähnliches, feinfaseriges Gewebe sowohl über als unter derselben, sowie dieselben Körperchen in der äusseren Schichte der Hirnmasse.

Die vorderen Hälften der Lungen waren vesikulär-emphysematös, ihre hinteren Hälften waren kollabirt, und war der untere Lobus der rechten Lunge partiell mit Eiter infiltrirt.

Der Inhalt des Magens war mit Blut gemischt, seine Schleimhaut war verdünnt und erweicht und zeigte zahlreiche hämorrhagische Erosionen.

Die Leber war intensiv gelb gefärbt; die Gallenblase enthielt eine hellgelbe, öläbnliche Galle.

Im Dünndarme war die Schleimhaut verdünnt; die Peyer'schen Drüsen waren hin und wieder angeschwollen und ulzerirt. Im Dickdarme fanden sich zahlreiche Hypertrophieen der Follikeln; die Schleimhaut war im oberen Theile desselben verdünnt und fehlte stellenweise, im unteren Theile des Darmes fehlte sie aber ganz und gar.

Es lässt sich durchaus nicht bezweifeln, dass die beiden hier vorgefundenen Läsionen an den Hemisphären des Gehirnes durch Blutextravasate hervorgebracht worden waren, und dass sich nach denselben ein langsamer Reparationsprozess eingestellt hatte, ohne jedoch zu einer glücklichen Vollendung kommen zu können. Es scheint nämlich, als wenn derselbe, obschon er durch das schon ausgebildete Fasergewebe auf einem guten Wege begriffen war, durch das Entstehen der fremdartigen Zellenbildungen eine destruktive Richtung wieder angenommen hätte. Vergleicht man die Symptome bei den beiden verschiedenen Anfällen mit den Verletzungen der beiden Hemisphären, so dürfte man allen Grund haben, anzunehmen, dass der letzte Anfall, welcher Lähmung in den Extremitäten der rechten Seite, spasmodische Zuckungen, unmotivirte Bewegungen der Augen, Verdrehung des Kopfes u. s. w. herbeiführte, die Folge derjenigen Läsion gewesen sein musste, welche sich am tiefsten hinein und bis gegen die Basis des Gehirnes hin erstreckte. Dabei ist es jedoch besonders merkwürdig, dass die Stelle des Gehirnes, welche am schwersten verletzt worden war, an derselben Seite sich befand, wo die Lähmung und die Krämpfe sich vorfanden.

Der unglückliche Ausgang ist wohl zunächst den Destruktionen im Darmkanale und der dadurch veranlassten gestörten Thätigkeit des Nutritionsprozesses beizumessen; jedoch ist es nicht undenkbar, dass auch diese zum Theile durch das tiefe Leiden in der rechten Hirnhälfte hervorgerufen worden waren.

Ueber die sogenannte Greisenhaftigkeit der Neugeborenen oder die Decrepitudo infantilis, ihre Diagnose und Behandlung. Von Dr. E. Hervieux in Paris *).

Man sieht oft Neugeborene in einem Zustande sehr grosser Hinfälligkeit, welche ihnen den äusseren Habitus und das ganze Ansehen eines vorzeitigen Greisenalters gibt; dieser eigenthümliche Zustand ist es, den ich mit dem Ausdrucke Decrepitudo infantilis bezeichne.

In diesem Zustande ist die äussere Haut durch und durch so farblos, dass sie dem Auge kaum das Dasein einer in ihr zirkulirenden ernährenden Flüssigkeit verräth. Auch die verschiedenen Schleimhäute, so weit das Auge sie erreichen kann, nehmen an dieser Blässe mehr oder weniger Antheil. Ihre gewöhnliche rosenrothe Farbe ist verschwunden und sie erscheinen blassbläulich, und da, wo sie mit der Kutis zusammenstossen, ist zwischen dieser und ihnen kaum eine Gränze zu bemerken. Die Farblosigkeit der Kutis und der Schleimhäute ist mit Erscheinungen begleitet, welche den höchsten Grad des Marasmus charakterisiren.

---

*) Aus der Union médicale Nr. 50—51; 1855.

Die Augen liegen tief in ihren Höhlen. Die Haut des Angesichtes ist von tiefen Runzeln durchfurcht, die den Neugeborenen das Ansehen kleiner Greise geben. Die Stirne ist von einer Anzahl Queerlinien gerunzelt, von denen das menschliche Angesicht selbst in einem vorgerückten Alter keine Analogie bietet. Ausserdem sieht man noch die verschiedenen, von Eusèbe de Salles und Jadelot angegebenen Gesichtszüge oder Traktus, nämlich den Tractus oculo-zygomaticus, den Tractus nasalis, labialis und genialis, welche Gesichtsfurchen den etwas zu exklusiven Ansichten dieser Autoren entgegen, keinen anderen semiotischen Werth haben, als dass sie eine grössere oder geringere Abmagerung oder Einschrumpfung des Kindes bezeichnen.

Diese aus der Resorption des Fettpolsters und der gleichzeitigen Verdünnung der weichen Theile entspringenden Runzeln und Furchen sieht man nicht blos auf dem Antlitze; man sieht sie auch auf dem Halse, dem Rumpfe, den Gliedmassen und besonders auf der Bauchwand. Die ganze Hautfläche, sonst glatt und geschmeidig, bekommt ein erdiges Ansehen. Zu gleicher Zeit markiren sich durch die Kutis hindurch die Knochenvorsprünge ganz deutlich und Ecken und Winkel ersetzen überall die angenehmen wellenartigen Umrisse des kindlichen Körpers. Das Skelet des Thorax erscheint ganz besonders deutlich; der Bauch erscheint wie ausgehöhlt, die Darmbeinkämme treten hervor, und die oberen und unteren Gliedmassen zeigen keine anderen Vorsprünge als die Gelenkenden, deren Grösse mit den dazwischen liegenden Partieen im Missverhältnisse steht. Dieses ist in allgemeinen Zügen das Bild, welches die Greisenhaftigkeit der Kinder gewährt.

Diese frühzeitige Dekrepidität konnte der Aufmerksamkeit der Beobachter nicht entgehen; wir finden sie deshalb auch fast überall erwähnt. Leider aber hat man diesem Zustande eine sehr verschiedene Bedeutung untergelegt, und wie die Sachen heutigen Tages stehen, so ist diesen kleinen Greisen gegenüber der Arzt entweder in Verlegenheit, den Zustand ganz genau zu diagnostiziren und sich bestimmte Indikationen für die Behandlung zu bilden, oder er glaubt, zufolge der Angabe gewisser Schriftsteller, es mit einer angeborenen Dyskrasie zu thun zu haben, und zieht nicht den Zustand des Kindes allein, sondern auch den Gesundheitszustand und das frühere Leben der Eltern oder der Amme mit in Berechnung.

vorn mit dieser frisch verwachsen; die Adhäsion ist weich, weiss und leicht lösbar; linke Lunge in ihrem oberen Lappen knisternd und normal; ihre unteren Lappen verdichtet und karnifizirt; rechte Lunge in ihrem oberen Lappen knisternd, in ihrem mittleren verdichtet und karnifizirt, und in ihrem unteren unvollkommen knisternd, einige strohgelbe gekörnte Lobuli mit dazwischenliegendem knisterndem Gewebe enthaltend; Kehlkopf und Luftröhre blass, ohne Ausschwitzung. Leber blass, Milz und Nieren normal.

Alle diese Leichenuntersuchungen ergeben Folgendes:

1) Dass in dem Falle von Toxämie in Folge plötzlichen Rücktrittes des Ausschlages die einzigen wahrnehmbaren Veränderungen in einer sehr grossen Kongestion der Eingeweide und einer flüssigen Beschaffenheit des Blutes bestanden.

2) Dass in den Fällen von Nachkrankheit des Athmungsapparates ein deutlicher Kollapsus der Lungen sich bemerklich machte, und namentlich durch Karnifikation der Lungenläppchen sich kundthat; dass aber ganz im Gegensatze zu dem, was bei Erwachsenen gefunden wird, Emphysem fehlte, vermuthlich, weil die Bedingungen zu dessen Entstehung nicht vorhanden waren, indem die kleinen Kranken in einem zu schwächlichen Zustande sich befanden und die Brustwände noch vollkommen nachgiebig waren.

3) Dass in dem einen Todesfalle durch Affektion des Verdauungsapparates, nämlich dem Falle von Dysenterie, der Darm in seinem Inneren eine falsche Membran darbot, und zugleich ein Kollapsus der Lungen vorhanden war, ohne dass das Kind ein Bronchialleiden vor dem Tode hatte kundgethan; vielmehr lag es mehrere Tage lang in einem komatösen Zustande und bezeugte auf diese Weise die Richtigkeit der von West aufgestellten Ansicht, dass Kollapsus der Lungen auch ohne Bronchitis eintreten kann.

4) Dass in den 4 Fällen nach typhösem Fieber, wo Leichenuntersuchung stattfand, das Lungenparenchym in zweien primär ergriffen war, in den beiden anderen aber sekundär, und dass von diesen letzteren der eine Fall vermuthlich mehr als Folge des vorangegangenen Keuchhustens, denn als Folge der Masern betrachtet werden konnte.

Ich wende mich jetzt zur Betrachtung der kritischen Ausscheidungen in der hier geschilderten Epidemie. Von diesen Ausscheidungen ist die Harnabsonderung von besonderer Wichtigkeit. Es ist schon angegeben worden, dass der Urin meistens eiweiss-

feucht; linke Lunge im oberen Lappen ödematös, im unteren nicht knisternd und in ihrer ganzen Substanz fast nur aus karnifizirten Lobulis bestehend und zwischen ihnen hier und da mit einer nur kleinen knisternden Portion; rechte Lunge eine grosse, emphysematöse Blase, vorn an ihrer Basis zwischen ihr und der Pleura darbietend; ihr unterer Lappen verdichtet; die meisten Lobuli karnifizirt, nur einige heller aussehend und unvollkommen granulirt. Das ganze Bronchialgezweige ist mit einer zähen, eiterigen Flüssigkeit erfüllt, besonders in den kleineren Zweigen. Leber, Milz, Nieren gesund.

3) Ein kräftiges Mädchen, 2 Jahre alt, hatte seit mehreren Wochen an Keuchhusten gelitten, der mit Bronchitis komplizirt war; die Anfälle fingen an, seltener und milder zu werden, als das Kind von Masern ergriffen wurde. Der Ausschlag zeigte sich nur schwach, und trat nach 24 Stunden plötzlich zurück; drei Tage später kam er wieder, jedoch sehr unvollkommen, und verschwand abermals nach 24 Stunden für immer. Hierauf folgte ein adynamischer, typhöser Zustand mit geringer Dyspnoe, etwas Heiserkeit bei der Einathmung, aber keinem merkbarem Rasseln in der Brust; der Tod erfolgte am 19. Tage des typhösen Fiebers. — Leichenschau 48 Stunden nach dem Tode: Körper bleich, abgemagert; wenig Fettpolster. Herzbeutel feucht, Herzklappen normal, rechte Herzhälfte mit halbentfärbten Blutklumpen gefüllt; linke Herzhälfte zusammengezogen, leer; Pleuren nicht verwachsen, feucht; linke Lungen in ihren oberen Lappen knisternd, in ihren unteren verdichtet, fest karnifizirt; rechte Lunge in dem Gipfel ihres oberen Lappens knisternd, in dem unteren Theile ihres Lappens nicht knisternd, äusserlich ein knotiges Ansehen darbietend, genau so wie eine mit ausgebildeter Cirrhose behaftete Leber; mittlerer Lappen der rechten Lunge atrophirt, fast ganz aus diesen Knoten bestehend, welche beim Durchschnitte eine feste, fibrös aussehende Masse darstellen, anscheinend ohne Höhlung sind, und ungefähr die Grösse kleiner Marmelkügelchen haben; unterer Lappen derselben Lunge karnifizirt, nicht knisternd; die kleineren Bronchialzweige angefüllt mit einer zähen gelben Flüssigkeit. Leber und Milz normal; Nieren kongestiv und lappig.

4) Ein kräftiges, gesundes Kind, 5 Jahre alt, wurde von Masern befallen, die nur unvollkommen zum Vorscheine kamen, und am dritten Tage rasch zurücktraten. Hierauf folgte ein typhöser Zustand, begleitet mit Dyspnoe, geringen Krupzufällen und etwas Rauhheit bei der Einathmung; wenige Tage vor dem Tode zeigte sich auf der hinteren Seite des Thorax ein etwas matter Perkussionston. Der Tod erfolgte am 19. Tage des Fiebers unter Erschöpfung und bei Beginn der Bildung eines kleinen Abszesses der Hornhaut. — Leichenschau 48 Stunden nach dem Tode: Körper blass, abgemagert, wenig Fettpolster; Herzbeutel feucht; Herzklappen normal; rechte Herzhälfte mit halb entfärbten Blutklumpen gefüllt; linke verrengert, leer. Pleura der linken Lunge

Wir haben deshalb hier nicht nur eine hinsichtlich der Diagnose und der Behandlung subtile Frage zu beantworten, sondern auch ein Problem von forensischer oder wenigstens sozialer Bedeutung zu lösen; denn von der Art der Lösung dieses Problemes und den daraus gezogenen Schlüssen hängt sowohl das Leben des Kindes als die Ruhe und Ehre der Familie ab. Die folgenden Zitate, die wir verschiedenen Autoren entnehmen, gestatten uns, unsere Ansicht über den hier in Rede stehenden Gegenstand noch näher zu begründen. Cazenave sagt über den Pemphigus infantilis: „Man bemerkt bei den Pemphigusblasen niemals diesen so bemerkenswerthen allgemeinen Zustand, diese verwelkte Haut, dieses greisenartige Aussehen, welches bekanntlich dem an angeborener Syphilis leidenden Kinde zuzukommen pflegt (Artikel: „Pemphigus in Dict. de Méd. en 30 Vol., XXIII. 397)." — Die Herren Monneret und Fleury geben von der ererbten Syphilis der Neugeborenen folgendes Bild: „Der Körper ist eingeschrumpft, das Kind ist schwach, abgemagert, hat eine erdfarbige, pergamentartige Haut; die vielfältigen und tiefen Runzeln des Angesichtes, verbunden mit der Magerkeit, dem Ausdrucke des Leidens und der Dekrepidität, welcher auf dem Antlitze sich kundthut, geben vollständig das Bild kleiner Greise" „(Comp. de Méd. prat. VIII. 76)." — Ueber den Pemphigus der Neugeborenen spricht sich Grisolle fast ebenso aus, wie Cazenave: „Obwohl die Kinder, sagt er, welche diese Hautaffektion zeigen, gewöhnlich bald nach der Geburt sterben, so sieht man bei ihnen doch kein Zeichen angeborener Syphilis, und besonders haben sie nicht diese verschrumpfte Haut, dieses so auffallende Greisenantlitz, welches man bei Neugeborenen sieht, welche wirklich mit Syphilis behaftet zur Welt kommen (Grisolle, Pathol. interne. 4. Bd. II. 70)." Aus diesen wenigen Stellen, die hier angeführt worden sind, und die noch hätten vervielfältigt werden können, ergibt sich, dass die Dekrepidität der Neugeborenen für den Ausdruck und das bestimmte Resultat der angeborenen Syphilis angesehen wird. Sehr viele Autoren, und namentlich die Syphiliographen, haben diese Meinung getheilt, und sie ist, wenn unser Gedächtniss uns nicht trügt, auch in der Akademie bei der letzten Diskussion über die sekundäre Syphilis vorgebracht worden. Wir finden aber, dass man die Greisenhaftigkeit der Neugeborenen auch noch auf andere Weise interpretirt hat. Billard z. B.

hält sie für ein Symptom der Enteritis. „Während diese Krankheit Fortschritte macht, sagt er, verfällt das Kind in vollständigen Marasmus; die Haut bekommt ein erdiges und verwelktes Ansehen; die Knochenvorsprünge zeichnen sich durch dieselbe weit mehr ab, als es in diesem Alter der Fall zu sein pflegt; das Fettpolster der Wangen verschwindet; diese werden hohl, und die Augen sinken ein wie bei Greisen; die ganze Figur sieht aus wie altersschwach, was bei Erwachsenen nicht der Fall ist. (Maladies des enfants nouveau-nés p. 417)." In seinem bekannten Werke über Kinderkrankheiten sagt Bouchut: „Die Abmagerung tritt deutlich hervor, und das Fleisch verliert durch das schnelle Verschwinden des subkutanen Fettpolsters seine Festigkeit. Die Haut wird welk, besonders die des Bauches, welcher die Falten behält, in die man seine Oberfläche versetzt. Der Glanz und die Frische des Angesichtes verschwindet, die Wangen fallen ein, und die dunkelumrandeten Augen werden in erschreckender Weise hohl. Diese Formveränderung geschieht bisweilen in 24 Stunden und ist dann von sehr übler Bedeutung. Besteht die Enteritis seit längerer Zeit, so bilden sich zahlreiche Runzeln auf dem Angesichte, durchfurchen dasselbe nach allen Richtungen und geben den Gesichtszügen ein solches Gepräge, dass ein kaum einige Monate altes Kind einem durch und durch kakochymischen und misshandelten Greise gleich wird. Keine andere chronische Krankheit, als die Intestinalaffektion beseitigt so durchaus das Fettpolster des Angesichtes, wodurch diese frühzeitige Greisenhaftigkeit erzeugt wird." Weiterhin, sagt derselbe Autor: „Die chronische Pneumonie ist die einzige Krankheit, welche so lange besteht, um dem Angesichte den Ausdruck der Dekrepidität zu geben." Demnach ist für Bouchut wie für Billard die Dekrepidität der Kinder ein symptomatischer Ausdruck der Entzündung der Verdauungswege; nur hält Ersterer auch die chronische Pneumonie für fähig, diese frühzeitige Greisenhaftigkeit zu erzeugen. Nach einer anderen Ansicht, welche Valleix ausgesprochen hat, ist der Soor als die eigentliche Ursache der infantilen Dekrepidität zu betrachten. „So wie die Blässe eintrat, sagt er, fing das Angesicht an, auffallend abzumagern; bald machte die Abmagerung schnelle Fortschritte, und zuletzt hatten die Kinder über den Knochen nur eine welke, dünne und runzliche Haut. Die Backenknochen traten auffallend hervor, die Augen sanken tief in ihre Höhlen, und die kleinen Kranken zeigten das eigenthümliche Greisenantlitz, von dem alle Autoren gesprochen haben. (Clinique des maladies des nouveau-nés, p. 407)."

Aus diesen so widersprechenden Angaben anerkannter Autoritäten ergibt sich deutlich die Verwirrung und Verlegenheit, worin der Praktiker sich versetzt finden muss, wenn er in einem vorkommenden Falle von infantiler Dekrepidität sich entschieden aussprechen soll. Ist dieser Zustand, wie Cazenave und Schedel, Grisolle, Monneret, und Fleury u. A. behaupten, eine Manifestation konstitutioneller Syphilis? Oder ist sie nach Billard nur ein Symptom der Intestinalentzündung? Oder nach Valleix nur eines der vielen Symptome des Soors? Oder nach Bouchut ein Symptom der chronischen Gastroenteritis oder der chronischen Pneumonie? Der Praktiker befindet sich hierbei in einer sehr üblen Alternative; entweder er verwirft die Idee, dass die Dekrepidität der Neugeborenen eine Manifestation der Syphilis ist, oder er nimmt sie, gestützt auf die Autorität der genannten Schriftsteller, an. Im ersteren Falle kann er zweifelhaft sein, aber recht thun, gegenüber diesem Zustande unthätig zu verharren und somit die Fortschritte einer Krankheit zu begünstigen, deren Existenz noch nicht vollständig erwiesen ist. Im zweiten Falle, wenn er Syphilis als Grundlage annimmt, ist er noch übeler daran, denn es handelt sich alsdann nicht nur darum, die syphilitische Dyskrasie, von der die Dekrepidität eine Manifestation wäre, in ihren Wirkungen zu bekämpfen, sondern sie auch in ihrem Prinzipe, in ihrem Ursprunge anzugreifen. Mit anderen Worten, er müsste dann nicht nur bei Neugeborenen die syphilitische Dyskrasie zu tilgen suchen, sondern auch die Quelle ertödten, aus der das Gift gekommen ist, d. h. untersuchen, ob nicht auch die Eltern des Kindes daran leiden, die dann einer geeigneten Behandlung unterworfen werden müssten. Wenn es nun schon sehr schwierig ist, in Fällen, wo die Ueberzeugung begründet erscheint, bis auf die Eltern zurückzugehen und sie zu einer Kur zu drängen, wie bedenklich und gefährlich muss es dann nicht sein, eine solche Kur mit einem Neugeborenen und gar mit seinen Erzeugern ohne Weiteres vorzunehmen, wo die Ueberzeugung nicht vollständig vorhanden ist? Es ist hier in der That eine dreifache Gefahr vorhanden: eine Gefahr für das Kind, das man nicht ohne sehr ernstliche Gründe einer angreifenden antisyphilitischen Kur unterwerfen darf, eine Gefahr für die Eltern oder die Amme, deren Moralität und Ehre man dadurch angreift, und endlich eine Gefahr für den Arzt, der bei so ungewissem Wagnisse seinen Ruf auf's Spiel setzt.

Es ergibt sich aus allem Dem also die grosse Wichtigkeit einer genaueren Erörterung der infantilen Dekrepidität, und ich säume daher nicht, mich darüber auszusprechen. Meine Meinung über diesen eigenthümlichen Zustand ist in kurzen Worten folgende: Die Dekrepidität der Neugeborenen ist keineswegês ausschliesslich und immer eine Manifestation der syphilitischen Dyskrasie. Ebensowenig bekundet dieser frühzeitige Greisenzustand immer eine chronische Entzündung der Verdauungswege oder eine chronische Pneumonie, und endlich ist auch der Soor keineswegs als eine erzeugende Ursache dieses Zustandes zu betrachten. Meiner Ansicht nach erzeugt sich die infantile Dekrepidität aus allen Krankheiten des ersten Kindesalters, welche entweder durch ihre besondere Natur, oder durch ihr längeres Bestehen die Nutrition mehr oder minder tief beeinträchtigen.

In erste Linie bringe ich die akuten oder chronischen Intestinalaffektionen, welche bekanntlich alle in Folge der sehr ernsten Nutritionsstörung mit rascher Abmagerung begleitet sind. In dem Werke von Billard findet man sehr viele Beispiele, welche darthun, dass alle Varietäten der Intestinalleiden den Marasmus der Kinder herbeiführen können. Man lese die mitgetheilten Fälle von Follikularenteritis, chronischer Kolitis, Gangrän des Kolons und Magenerweichung. Andererseits enthält das Werk von Valleix Beweise, dass die Dekrepidität sehr oft eine Folge des Soors ist. Es sind also ohne allen Zweifel die Krankheiten der Verdauungswege im Allgemeinen, ganz unabhängig von jeder spezifischen Dyskrasie, die wirklichen Erzeuger der infantilen Dekrepidität.

In zweiter Reihe bringe ich die Anämie der Kinder in Folge einer schlechten oder unzureichenden Ernährung. Es gibt keinen Praktiker, welcher nicht Gelegenheit gehabt hat, die Wirkungen dieser letzteren Ursache zu beobachten; wir erinnern nur an die von schlechten Ammen zurückgenommenen Kinder, die so weit heruntergekommen sind, dass sie im Alter von wenigen Monaten wie kleine Greise aussehen. Nicht nur in Findelhäusern, sondern auch in der Privatpraxis sieht man solche Greisenhaftigkeit der Kinder, und findet keine andere Ursache, als die schlechte Ernährung und die mangelhafte Pflege.

Dass die Greisenhaftigkeit und die sie begleitende Abmagerung von keiner anderen Ursache als von der ebengenannten abhängig ist, und dass ebensowenig eine spezifische Krankheit oder eine spezifische Dyskrasie in solchen Fällen anzuklagen ist, beweist der Umstand, dass die Kinder, sobald sie einer guten Amme übergeben werden, begierig die Brust nehmen, und aus dem Marasmus und der Dekrepidität sich schnell wieder emporhelfen. Ich erinnere mich, im Jahre 1849 ein drei Monate altes Kind behandelt zu haben, das einer Amme auf dem Lande übergeben worden war, bei welcher es sehr welk und mager wurde, so dass die Mutter es wieder zu sich nahm. Ich fand das Kind im höchsten Grade des Marasmus, mit dem Aussehen eines kleinen Greises; ich schaffte dem Kinde eine gute Amme und 3 Monate später war es vollkommen frisch und lebendig. — Im April 1853 wurde von mir die Frau eines Seidenhändlers von einem kleinen Mädchen entbunden, das, gut und wohlgestaltet, einer jungen säugenden Frau auf dem Lande übergeben wurde. Nach 6 Monaten wurde ich von der Mutter des Kindes ersucht, dasselbe anzusehen, da es bis zum Skelete abgemagert sei. In der That hatte das Kind ein vollständiges Greisenantlitz und zeigte den höchsten Grad des Marasmus. Dennoch versicherte die Amme, niemals krank gewesen zu sein, und ich fand wirklich alle ihre Organe vollkommen gesund. Das Kind nahm zu meiner Verwunderung die Brust der Amme mit Begierde, und, was mich besonders in Erstaunen setzte, war die Mittheilung, dass ein kleines Kataplasma, welches man dem Kinde irgendwo auf die Brust gelegt hatte, von diesem zufällig gefasst, an den Mund geführt und begierig aufgesogen und gefressen wurde. Diese Gefrässigkeit des Kindes bezeugte grossen Appetit und konnte nur in der übrigen nicht ausreichenden Ernährung ihre Erklärung finden. In Folge eines passenden Regimens, welches dem Kinde vorgeschrieben wurde, erlangte dasselbe seine volle Frische und Beleibtheit wieder und befindet sich jetzt in der schönsten Gesundheit.

Wenn also die Anämie in Folge von mangelhafter Ernährung oder Inanition Ursache der Dekrepidität ist, so muss auch die Anämie in Folge von akuten Krankheiten noch weit mehr dieses Resultat haben. Nehmen wir als Beispiel die Pneumonie, so hat, wie schon erwähnt, Valleix den hohen Grad von Marasmus hervorgehoben, in welchen die von der Pneumonie befallenen Neugeborenen so oft gerathen. Ich habe nicht nur mehrmals dasselbe beobachtet, sondern ich kann noch Fälle anführen, wo mit ausserordentlicher Schnelligkeit bei ganz kleinen Kindern die Pneumonie diesen Marasmus herbeiführte. So wurde ein 6 Tage alter Knabe am 17. Juni 1845 in die Krankenabtheilung des Findelhauses gebracht. Es ergab sich das Dasein einer Entzündung der Basis und des hinteren Randes der rechten Lunge ohne Intestinalkomplikation. Schon am dritten Tage nach seiner Aufnahme war das Kind bis zum höchsten Grade des Marasmus abgemagert, zeigte alle Charaktere der Dekrepidität und starb am vierten Tage. Der ganze hintere Rand der rechten Lunge war splenisirt; die anderen Organe gesund. Auch in Folge der Masern, und einmal in Folge der Varioloiden sah ich diese Dekrepidität entstehen. Von zwei Neugeborenen, die beide im höchsten Grade des Marasmus gestorben waren, zeigte das eine bei der Autopsie nichts weiter als ein Interlobularemphysem einer Lunge, und das andere eine Hämorrhagie der Arachnoidea. Möglich, dass dieser pathologische Befund nur zufällig mit der Dekrepidität zusammentraf, aber bei dem anderen, fünfzehn Tage alten Kinde, welches sich auch in diesem Zustande befand, konnte die nach dem Tode gefundene chronische Peritonitis als wirkliche Ursache angesehen werden.

Was nun die Syphilis betrifft, so ist offenbar dasselbe Verhältniss zwischen ihr und der frühzeitigen Dekrepidität vorhanden. Die Syphilis setzt die Konstitution herab und erzeugt einen anämischen Zustand, oder ein frühzeitiges Verwelken selbst bei Erwachsenen. Aehnliches muss erfolgen, wenn die syphilitische Kachexie angeboren ist. Zwischen einer syphilitischen Eruption bei einem 16 Tage alten Knaben, den ich behandelte, und der frühzeitigen Dekrepidität konnte dieser ursächliche Zusammenhang deutlich erkannt werden. Der kleine Kranke hatte zuerst muköse Tuberkeln in der Umgegend des Afters und zwischen den Oberschenkeln; dann erschien eine Eruption von rothen tuberkelartigen Papeln, die eine kleienartige Abschuppung zeigten. Das Kind starb im Zustande der grössten Hinfälligkeit. Bei der Leichenuntersuchung fand ich eine Menge kleiner an der Schleimhaut sehr fest sitzender Auswüchse im Inneren des Magens; diese Auswüchse hatten einige Aehnlichkeit mit den kleinen Schleimkondylomen, welche man nicht selten bei den Frauen an der Vulva und bei Männern zwischen Vorhaut und Eichel antrifft.

Die Fälle von angeborener Syphilis, mit Dekrepidität oder sogenanntem frühzeitigem Greisenalter verbunden, sind sehr häufig und wohl jedem in grossen bevölkerten Städten beschäftigten

Arzte bekannt, so dass sie hier nicht noch besonders angeführt zu werden brauchen. Es ergibt sich jedenfalls aus Allem, was bisher bekannt geworden, dass die frühzeitige Greisenhaftigkeit der Kinder bei sehr verschiedenen Krankheiten vorkommt, und dass sie weder für die syphilitische Dyskrasie, noch für die chronische Enteritis oder Pneumonie pathognomonisch ist. Sie ist nichts weiter, als die bis zum höchsten Grade getriebene Anämie, die, wie man leicht begreift, auf sehr verschiedene Weise sich erzeugen kann.

Welche Heilmethode ist gegen die Dekrepidität der Neugeborenen zu empfehlen? Offenbar besteht die erste Indikation in Bekämpfung derjenigen Krankheit, durch welche sie herbeigeführt ist. Bei der syphilitischen Kachexie z. B. müssen gleich von vorne herein Sublimatbäder, Merkurialeinreibungen u. s. w. angewendet werden. Bei den Intestinalkrankheiten wären Kataplasmen auf die Bauchgegend, Bäder, Klystire, allenfalls Schröpfköpfe u. s. w. zu empfehlen. Bei der Pneumonie, der Peritonitis u. s. w. anpassende analoge Mittel. Aber zugleich mit dem Gebrauche aller dieser Mittel muss noch ein anderes angewendet werden, ohne welches man nicht zum Ziele kommt, nämlich eine kräftige Ernährung, bei kleinen Kindern am besten eine gute Ammenbrust.

Neuere Mittheilungen über die häutige Bräune.

1. Ueber den Verlauf und die Symptome.

Hierüber hat Hr. Dr. Wilson in Edinburgh einige Artikel veröffentlicht, (in dem Edinburgher Medical Journal vom Juli und August 1855), die gerade nicht viel Neues enthalten. Indessen ist doch Mancherlei daraus zu entnehmen, welches Beachtung verdient, und wir enthalten uns nicht, darauf hinzuweisen, und später einige gleichzeitige Mittheilungen über diese den Arzt noch immer so bedrängende Krankheit aus Frankreich daran zu knüpfen. Hr. W. erklärt, dass er schon vor 1836 eine grosse Zahl von Fällen häutiger Bräune zu beobachten Gelegenheit gehabt habe, und dass ihm seitdem wieder 79 Fälle vorgekommen sind, und dass er von diesen 61 sehr sorgfältig notirt habe. Diese Notizen, sagt er, verdienen in gewisser Beziehung ganz besonders geschätzt zu werden, weil sie nicht aus einem Hospitale genommen sind, wo die kranken Kinder doch alle unter einem eigenthümlichen, man möchte sagen, unter einem Ausnahmsverhältnisse sich befinden, sondern weil sie aus der Privatpraxis herkommen, welches dasjenige Gebiet ist, das die meisten praktischen Aerzte zu betreten haben. In der gewöhnlichen Privatpraxis aber individualisirt sich die Krankheit weit mehr und weit entschiedener als in der Hospitalpraxis, und es traten in Folge der so grossen Verschiedenheit der äusseren Verhältnisse, der Wohnung, der Pflege, der Ernährung u. s. w. viel mehr Komplikationen und Abstufungen in dem ganzen Verlaufe hervor, als selbst bei einem weit grösseren Numerus das Hospital zu bieten vermag. Dieser Satz ist jedoch nur in gewisser Beziehung wahr. Befänden sich die Kinder schon vor der Erkrankung alle in einem und demselben Institute und erkrankten sie erst daselbst, z. B. in Waisenhäusern oder in Findelhäusern, so mag die Behauptung des Hrn. W. gelten, aber in das Kinderspital kommen sie aus den Privatverhältnissen krank hinein und tragen demnach alle die Folgen und Charaktere der individuell gestalteten Privatverhältnisse an sich. Die weitere Beobachtung der Krankheit in ihrem weiteren Verlaufe ist gewiss in der Hospitalpraxis zuverlässiger als in der Privatpraxis.

Es gibt, wie man weiss, Krupepidemieen; in solchen Epidemieen hat die Krankheit auch eine gewisse Gleichförmigkeit. Bei dem sporadisch vorkommenden Krup, wozu die von Hrn. W. beobachteten Fälle gehören, ist dieses viel weniger der Fall, und in dieser Beziehung sind die von ihm gesammelten Notizen allerdings auch interessant. So erklärt er, dass er nur in einen oder zwei von den 61 Fällen von Krup die genuine Form dieser Krankheit gesehen habe. Unter genuiner Form versteht er ein plötzliches Auftreten des Krups, so dass er in wenigen Stunden schon seine heftigen und charakteristischen Symptome darbietet. In der Mehrzahl der Fälle ging das Stadium voraus, welches man, und zwar nach Hrn. W. ganz irrthümlicher Weise, als Katarrh zu bezeichnen pflegt. In vielen Fällen waren diese sogenannten katarrhalischen Vorläufer so milde, dass die Kinder dabei Appetit und Munterkeit nicht einbüssten. Gerade dieses Heranschleichen der Krankheit ist in der Privatpraxis sehr gefährlich, weil gewöhnlich der Arzt darauf kaum aufmerksam gemacht wird. Allmählig nur erlangen die Symptome so viel Charakteristisches, dass sie auffallend werden; selbst dann kommen sie nur zeitweilig oder anfallsweise und lassen grosse Zwischenräume, in denen das Kind eben so munter und freundlich ist, wie sonst. In manchen Fällen bekommt die Respiration nur etwas Pfeifendes und Opprimirtes während des Schlafes, wird aber, so wie das Kind erwacht, wieder ganz frei, und selbst die aufmerksamste Pflegerin vergisst, davon Anzeige zu machen, oder dem Arzte davon etwas kund zu thun. Die Lehre, welche der praktische Arzt daraus ziehen muss, ist die, dass er in Fällen, wo er wegen eines milden, anscheinend katarrhalischen Hustens kleiner Kinder von ängstlichen Eltern angesprochen wird, nicht ohne weitere und genauere Erkundigung die Sache sehr leicht nehme; nicht selten ist schon auf ganz tüchtige Aerzte Schimpf und Tadel gehäuft worden, dass sie den Husten eines Kindes für Nichts erklärt haben, und doch wenige Stunden nachher das Kind von Krup befallen worden und daran gestorben ist. Dem Arzte wird dann nachgeredet, dass er entweder zu leichtfertig oder zu unwissend gewesen sei, um die Bräune zu erkennen, und der Tod des Kindes wird ihm als Schuld zugerechnet. Es gibt da einige Fingerzeichen für den Arzt, die er wohl in's Auge fassen muss und auf die auch Hr. W. aufmerksam macht. In fast jedem Falle von Krup findet sich, sagt er, selbst wenn die ersten Symptome noch so milde auftreten, von Anfang an ein mässiges, aber deutliches Fieber, welches zwar dem Kinde nicht einmal das Spielen verleidet, aber doch durch vorübergehende Hitze der Haut, eine vorübergehende Trägheit und zeitweilige Verstimmung sich kund thut; dabei ist der Appetit zwar vorhanden, aber das Kind wird mitunter eigensinnig, abstossend, d. h. bald sehr begehrlich, bald widerwillig. Ein Kind mit anscheinend leichtem Katarrh, welches diese Symptome darbietet, muss deshalb die Aufmerksamkeit des Arztes auf sich ziehen, und ihn in seinen prognostischen Aussprüchen sehr behutsam machen. Der Husten selber ist auch nicht ganz genau, wie ein katarrhalischer Husten; er ist kurz und trocken und nicht häufig; später wird er etwas rauh und heiser und plötzlich bekommt er den gellenden oder krähenden Ton, der dem Krup eigenthümlich ist. Ist dieser Ton erst eingetreten, dann freilich bedarf es der Anmahnung nicht mehr, auf den Fall aufmerksam zu werden; aber dann ist es auch oft schon zu spät, weil nicht selten der Krup schon vollständig entwickelt ist. Auswurf fehlt gewöhnlich bei diesem Husten, oder er ist sparsam und besteht aus einem hellen zähen Schleime. Die Stimme ist pausenweise aber wieder klar und natürlich; manchmal schnappt die Stimme auch in helle Töne über. Dann und wann beginnt das Fieber sehr milde, ist aber von Anfang an mit Appetitlosigkeit und gastrischen Beschwerden verbunden, so dass man auch dadurch leicht irre geleitet wird und den Husten für Nichts hält. Hr. Wilson hat Fälle gesehen, wo der Eintritt des Krups mit Diarrhoe verbunden war. Die Beschaffenheit der Zunge ist sehr wandelbar und ist für die Diagnose und Prognose von keinem Werthe. Von grosser Bedeutung aber ist das Pfeifen bei der Respiration; dieser pfeifende Athem tritt gewöhnlich nur in grossen Zwischenräumen ein; ist Anfangs sehr schwach und nicht mit Angst begleitet, und wird deshalb, wie schon erwähnt, leicht übersehen. Gut ist es, wenn der Arzt sich die Mühe gibt, ein hüstelndes Kind, das fiebernd ist und ihm irgendwie verdächtig erscheint, öfter am Tage zu sehen, ja auch während des Schlafes zu beobachten und sich ein Urtheil zu bilden. Das Schlucken ist gewöhnlich während dieses Vorläuferstadiums des Krups nicht verhindert; auch scheint das Kind in der Gegend des Kehlkopfes keinen Schmerz zu empfinden, obwohl einige Fälle vorgekommen sind, in denen ganz früh schon ein Druck auf denselben ganz empfindlich war. Nur in einem einzigen Falle war Schnupfen unter den Prodromen des Krups.

Dieses Vorläuferstadium kann, wie auch Hr. W. bemerkt, einen bis sieben Tage dauern; häufiger ist die längere Periode als die kürzere, ehe solche heftige Zufälle eintreten, dass im wahren Sinne des Wortes Alarm erregt wird. Gewöhnlich wird das Kind beim Erwachen aus dem Schlafe, der allmälig immer unruhiger und ängstlicher geworden ist, ja hier und da von einem schwierigen und pfeifenden Athemzuge unterbrochen wurde, von dem eigenthümlichen Bräunehusten befallen, der über die Natur der Krankheit keine Zweifel übrig lässt. Mit einer langdauernden, krähenden, gellenden oder pfeifenden Inspiration fährt das Kind plötzlich in die Höhe; es schnappt angstvoll nach Luft; das Kinn hervorragend, der Mund offenstehend, die Nasenflügel weit ausgedehnt, und die Brustmuskeln wogend, bezeugen die Erstickungsnoth, in welcher das Kind sich befindet; der klingende Husten ist entweder kurz und abgebrochen, oder kommt in krampfhaften Stössen; die Augen sind wässerig, stier, wie vorgetrieben; das

Antlitz geröthet mit bläulichem Schimmer; die Geberden des Kindes, sowie seine Gesichtszüge zeigen den Ausdruck der Angst und des Schreckens; es greift nach dem nächsten Gegenstande, hält sich angstvoll daran, fasst sich an den Hals oder schiebt den Finger in den Mund, als wollte es etwas wegschaffen, was ihm den Luftweg verstopft; die Venen am Halse und im Angesichte schwellen an und der Puls ist entweder voll und schwer, oder unterdrückt und unregelmässig, je nach dem Hindernisse, welches die Zirkulation erlitten hat. Nachdem dieser Kampf eine kurze Zeit gedauert hat, folgt, oft mit Erbrechen, Auswurf einer zähen Materie, wodurch die Stimmritze freigemacht wird, und der Luft wieder einigermassen den Aus- und Eingang gestattet. Es folgt mit einem Worte ein Nachlass, der entweder ein wirklicher ist, oder nur in einer Abmattung oder anscheinenden Ruhe besteht. Nicht selten zeigt schon der erste Anfall der Art die charakteristischen Erscheinungen des Krups in aller ihrer Heftigkeit; bisweilen geschieht das erst beim zweiten oder dritten Anfalle, so dass die Krankheit nach und nach eine grössere Intensität zeigt. Selbst nach einem sehr heftigen Anfalle kann die Remission eine vollständige sein, so dass der Arzt, der vielleicht jetzt erst gerufen wird, bei seiner Ankunft nicht nur das Kind ohne irgend ein auffallendes Symptom, sondern auch anscheinend freundlich und unangegriffen findet. Lässt er sich dadurch täuschen, so kommt bald, vielleicht wenn er kaum den Rücken gewendet hat, ein neuer Anfall noch heftigerer Art, der, wenn er auch nicht das Kind tödtet, doch den Arzt der üblen Nachrede preisgibt. Deshalb ist es, wenn über einen solchen stattgehabten Anfall dem Arzte berichtet wird, und dieser das Kind anscheinend ganz gut findet, seine Pflicht, dasselbe sehr sorgfältig zu untersuchen. Er wird dann auch in der That Andeutungen finden, die ihn wachsam machen werden. Zuvörderst wird das Fieber, so gering es auch ist, seiner Aufmerksamkeit nicht entgehen; dann wird ihm der Husten, wenn er das Kind dazu veranlasst, oder wenn es in seiner Gegenwart zufällig hustet, rauh, trocken, wie abgebrochen oder klingend und bellend erscheinen; schreit das Kind, oder spricht es laut, so wird auch die Stimme meistens in einzelnen Tönen heiser, belegt und mitunter gellend sich anhören. Besonders ist es aber die Untersuchung des Rachens, welche dem Arzte die Krankheit mehr oder minder deutlich vor Augen stellen wird. Er wird die Rachengegend geröthet, und hier und da auf den Mandeln weissbelegte Stellen finden. Die Anamnese wird ihm dann in seiner Diagnose sehr zu Hülfe kommen *).

Es sind das Alles bekannte Dinge; aber man kann, wie Hr. W. mit Recht bemerkt, nicht oft genug darauf aufmerksam machen, da leider noch gar zu häufig Fälle vorkommen, wo der Arzt, von ängstlichen Eltern herbeigerufen, das Hüsteln des Kindes für Nichts erklärt, dieses aber in der Nacht darauf die Bräune bekommt, und vielleicht am Morgen oder im Laufe des nächsten Tages schon todt ist. Es verdienen daher die ersten subjektiven Erscheinungen des Krups und vorzüglich die objektiven, zu denen ganz besonders die Wahrnehmungen bei der Untersuchung des Rachens gehören, eine besondere Erörterung. Wir wollen hier das wörtlich anführen, was Herr W. darüber angibt:

„Die wahrnehmbare Veränderung im Halse, sagt er, besteht in einer geringen Anschwellung der Mandeln, welche eine etwas granulirende und unregelmässige Oberfläche darbieten; sie sind röther als im gesunden Zustande, jedoch nicht so tief roth als bei den gewöhnlichen Tonsillitis. Der Grad der Anschwellung variirt von nur geringer Hervorragung bis zur Dicke, dass sie über die Pfeiler des Gaumenbogens hinausstehen und bisweilen die Grösse einer Haselnuss haben; dabei sind auch die den Mandeln benachbarten Theile geröthet; aber diese Röthe hat, obwohl in mehreren Abschattungen, etwas Lebhaftes, man möchte sagen, etwas Arterielles (Erysipelatöses), ausgenommen in den Fällen, wenn ein Erstickungsanfall stattgehabt hat, oder gegen Ende der Krankheit und sich in Folge dessen die Venen angefüllt haben, wo dann die Röthe mehr dunkel und sogar etwas bläulich erscheint. Auch der Zapfen findet sich dann und wann etwas geschwollen; eine fast erysipelatöse Röthe überzieht gewöhnlich auch die Gaumenbogen und die obere Portion des Schlundes. In einigen wenigen Fällen waren diese Theile deutlich geröthet, während die Anschwellung so gering war, dass sie kaum unterschieden werden konnte. Zugleich sieht man, jedoch in der Minderzahl der Fälle, Spuren von Ausschwitzung auf den Mandeln oder dem Pharynx."

Selten fehlen diese Erscheinungen ganz, und nimmt man den

*) Diese Röthe innerhalb der Fauces ist allerdings in vielen Fällen von Krup auffallend, aber nicht konstant. Rd.

eigenthümlichen Klang des Hustens, die bald mehr, bald minder auffallende Rauhigkeit der Stimme, und das stete Fiebern mit hinzu, so wird man selten in der Diagnose getäuscht werden, selbst wenn der eigenthümliche charakteristische Anfall sich nicht sogleich wiederholt. Jedenfalls wird die Idee, den stattgehabten, von den Angehörigen des Kindes dem Arzte erzählten Anfall dem unächten oder sogenannten spasmodischen Krup zuzuschreiben, beseitigt.

Die Diagnose wird natürlich desto unzweifelhafter, je mehr sich die Anfälle wiederholen. Bisweilen dauert die Remission einige Stunden; in manchen Fällen schläft das Kind ruhig ein, man glaubt die Gefahr beseitigt, da man es schlummern sieht, und dann erwacht es plötzlich mit einem um so heftigeren Erstickungsanfalle. Gewöhnlich wird, wie jeder Arzt weiss, bei zunehmender Krankheit die Remission immer kürzer, und immer weniger frei. Die Respiration wird permanent ergriffen; die Athemzüge variiren in ihrer Häufigkeit; die Inspirationen besonders dauern länger, werden beschwerlich und pfeifend, oder krähend, selbst gellend. Oft sind sie schon in beträchtlicher Entfernung hörbar, und bisweilen wandelt sich der pfeifende Ton in einen Ton um, als wenn eine feine Säge durch hartes Holz ginge. Die Exspirationen sind bisweilen ohne Ton, aber häufig sind sie auch verlängert und tönend wie die Inspirationen, jedoch gewöhnlich etwas mehr rasselnd. Meistens geschieht das Athmen langsam, bisweilen aber ist es schnell und in einigen seltenen Fällen stöhnend. Ueber den eigentlichen Bräunehusten auf der Höhe der Krankheit soll hier nicht gesprochen werden. Er ist bekannt genug. Wo es möglich ist, den Auswurf zu sehen, wozu man bei Kindern nur selten Gelegenheit hat, findet man entweder einen zähen oder schleimig-eiterigen Stoff; seltener ist der Auswurfstoff wie geronnen oder mit Trümmern membranöser Ausschwitzung versehen. Die Stimme ist nun entweder ganz heiser oder vollständig erloschen: das Fieber hat zugenommen, der Appetit fehlt und der Durst ist oft sehr bedeutend, obwohl das Kind zu trinken Angst hat, gleichsam als ob es von dem Niederschlucken des Getränkes einen Stickungsanfall fürchte. Auch auf der Höhe der Krankheit findet man immer noch das Streben zur Remission; bisweilen ist nämlich die Noth und die Angst des Kindes grösser, bisweilen etwas geringer; aber von einer wirklichen Intermission ist nicht mehr die Rede. Diese zweite Periode der Krankheit kann 2—7 Tage dauern, ehe es zum Tode oder zur Genesung geht.

Geht es zur Genesung, so wird der Charakter der Krankheit ein mehr katarrhalischer. Die tönende Respiration, die eine Zeit lang permanent gewesen, verliert sich jetzt schon zu Zeiten und ist nur noch während des Schlafes vorhanden. In den Zwischenzeiten ist sie ruhig, leicht und natürlich. Der Husten verliert seinen klingenden bellenden Ton, in den er nur noch dann und wann verfällt; er wird immer lockerer und katarrhalischer. Der Auswurf wird reichlicher, zeigt geronnene Punkte, grüne Blutstreifen und Fetzen falscher Membranen enthaltend. Die Stimme verfällt nur noch beim Affekte in die gellenden Töne, bleibt aber noch lange Zeit nach Beseitigung der Krankheit etwas belegt. Die Mandeln werden blasser, aber ihre Anschwellung nimmt nur sehr allmählig ab. Das Fieber verliert sich und macht nur sehr schwache Exazerbationen, die Haut wird überall feucht, der Appetit kommt wieder und das Kind wird munterer. Diese Periode der Abnahme der Krankheit kann 3 bis 10 Tage dauern. Aber man muss nicht glauben, dass, wenn der eigentliche Krup beseitigt ist, sogleich vollständige Genesung eintritt. Es sind Fälle vorgekommen, in denen Kinder, besonders sehr schwächliche, nach dem Krup einen sehr üblen chronischen Katarrh zurückbehielten, der dem Arzte noch viel zu schaffen macht; in anderen Fällen blieb das Kind von gastrischen Beschwerden heimgesucht, oder erschien siechend, bleich, und anämisch. Diese Nachperiode mit eingerechnet kann der Krup zwei Monate und darüber dauern, wogegen er ohne diese Nachperiode eine Dauer von 6 bis 24 Tagen hat, bis er gänzlich abgewickelt ist.

Geht die Krankheit zum Tode, so bietet sich nicht immer dasselbe Bild dar. In einigen Fällen nämlich gewahrt man zwar immer noch Remissionen, aber in den Anfällen selber zeigt sich deutlich die Verschlimmerung. Die Respiration erscheint alsdann fast ganz gehemmt; der Luftzug durch die Athmungswege ist tönend, geräuschvoll, und das Kind befindet sich im härtesten Erstickungskampfe; in diesen Kampf verfällt es plötzlich, ohne dass erst ein kurzer heiserer Husten vorangeht. Während dieses Kampfes findet nicht selten ein reichlicher Ausfluss zähen Schleimes aus dem Munde Statt, oder erfüllt denselben. Aphonie, Fieber, Unruhe und Angst steigern sich. In manchen Fällen tritt nun nach solchem harten Kampfe eine anscheinende Ruhe ein, in der das Kind ganz still liegt, als hätte es Alles überwunden, worauf es aber plötzlich unter Erneuerung eines verhältnissmässig ganz milden Anfalles stirbt. Diese tödtliche Ausgangsperiode der Krankheit oder die Periode der Verschlimmerung kann einen bis sieben Tage andauern. Die kürzere Dauer ist die gewöhnlichere, und es kommen bei dem tödtlichen Ausgange noch einige Erscheinungen vor, die wohl angeführt zu werden verdienen. Während des Stadiums der Zunahme der Krankheit bleiben zwar häufig die Remissionen noch ganz deutlich, aber in dem Anfalle selber steigert sich die Intensität; die Angst malt sich deutlich auf den Gesichtszügen, der Kampf um den Athem ist überaus heftig; der Luftzug erscheint gänzlich abgesperrt; die Respiration wird geräuschvoll und rasselnd; man kann nicht sagen, dass ein Husten vorhanden ist, sondern es ist vielmehr ein kurzes, ganz eigenthümliches Würgen, wie bei einem Menschen, der eben ersticken will; ein gellendes, pfeifendes, krähendes Einathmen macht sich dazwischen Luft und beendet den Kampf. Auch ist in den übel verlaufenden Fällen der Ausfluss des zähen Schleimes aus dem Munde reichlicher und in der Rachenparthie festsitzender. Die Veränderung, die die Stimme erleidet, geht fast zur vollständigen Aphonie; das Fieber ist heftiger und grosse Angst und Unruhe veranlassen das Kind, sich fortwährend umherzuwälzen. Allerdings kann selbst ein so intensiver Fall noch günstig endigen, wenn vielleicht ein kräftiger Auswurf von falscher Membran erfolgt. Diese Intensität in den Anfällen bedingt noch keineswegs eine Schnelligkeit im Verlaufe. Es sind Fälle vorgekommen, in denen das erste Stadium, nämlich das der Prodrome, sieben bis acht Tage dauerte und dann erst die Krankheit ihren intensiven Charakter, der gewissermassen den Tod vorausblicken liess, annahm. Dann freilich geht es schneller, da in Folge der Athmungsnoth und der mangelhaften Oxygenation des Blutes auch eine Affektion des Gehirnes hinzutrat, welche gewöhnlich in einer Art Koma oder Sopor zwischen den Anfällen sich kund that.

Was die Dauer der tödtlich abgelaufenen Fälle betrifft, so ist sie nach Herrn Wilson 4 bis 12 Tage, ja er hat Beispiele gesehen, wo die Krankheit auch noch länger sich hinaus erstreckte.

Nach dieser kurzen allgemeinen Skizze des eigentlichen Krups gehen wir zu einer genauen Erörterung der einzelnen Symptome desselben über.

1) Der Husten. Dieses Symptom ist das erste beim Krup und gewissermassen der Ankündiger desselben. Es ist schwer, diesen Husten, der in seinem Tone etwas Eigenthümliches hat, genau zu schildern. Anfänglich ist es nicht ein einzelner Ton, der vorherrscht, sondern eine Reihe von weit auseinanderstehenden Tönen, die sich gleichsam untereinandermischen und nicht nur an Höhe, sondern auch an Kräftigkeit verschieden sind. Der Husten ist bei seinem ersten Auftreten kurz, häufig, trocken, rauh und heiser. Je deutlicher diese Charaktere hervortreten, desto grösser ist die Wahrscheinlichkeit, dass der Krup in sehr intensiver Form sich entwickeln werde. Hat der Husten aber noch etwas Feuchtes, so kommt der Krup gewöhnlich in milderer Form. Noch schwieriger ist es, den ausgebildeten Kruphusten zu beschreiben. Einige nennen ihn krähend, indem sie ihn mit dem Krähen eines jungen Hahnes vergleichen; Andere nennen ihn bellend, ähnlich dem Bellen eines jungen Hundes, und wieder Andere nennen ihn trompetend. Beobachtet man ihn genauer, so findet man, dass in der Noth, eine volle Einathmung zu bewirken, eine Folgereihe kleiner Ausathmungen eintritt, welche, durch krampfhaftes Bemühen der Einathmung unterbrochen, dieses eigenthümliche Gemisch von Tönen erzeugen. Es versteht sich daher von selber, dass mit der Zunahme der Krankheit, d. h. mit der immer mehr erschwerten Inspiration während des Anfalles auch diese Töne bei'm Husten immer schärfer und entschiedener hervortreten müssen. Gegen Ende der Krankeit, wenn sie einen tödtlichen Verlauf nimmt, verliert sich selbst das Krähen, Pfeifen oder Bellen, und es wird der Husten gleichsam ein gebrochenes, heiseres Geräusch oder eine Art Wispern oder Flüstern, das nur dann und wann von einem Schrillen unterbrochen wird.

2) Die Stimme geht mit dem Husten immer parallel. Die Veränderungen, die der letztere erleidet, beziehen sich auch auf erstere, obwohl wirkliche Aphonie noch nicht das schlimmste Zeichen ist. Es sind Fälle vorgekommen, wo schon am zweiten Tage der vollen Entwickelung des Krups die Aphonie vollständig war, und wo doch am nächsten Tage die Stimme sich wieder hörbar gemacht hatte. In einem Falle war drei Tage lang vollständige Aphonie vorhanden; am vierten Tage wurde mit Besserung des Hustens auch die Stimme wieder hörbar und am sechsten oder siebenten Tage war sie vollständig klar. In den heftigeren Fällen ist dagegen nicht immer Aphonie vorhanden, sondern

die Stimme bleibt scharf, metallisch tönend und wispernd oder heiser und dazwischen wieder gellend.

3) Die Respiration zeigt sich nicht immer gleichmässig beschleunigt, wie viele Autoren angenommen haben. Bisweilen, selbst wenn der Krup vollkommen entwickelt ist, ist sie langsam oder mässig. Oft jedoch ist sie wirklich überaus beschleunigt, und selten steht sie in richtigem Verhältnisse zum Pulse. In den Fällen, wo die Dyspnoe sehr heftig war, und die Einathmungen gellend, lange dauernd und sehr beschwerlich waren, hat Hr. Wilson nur 24 Athemzüge in der Minute gezählt. In einem tödtlich abgelaufenen Falle, wo die Orthopnöe vorhanden war und sowohl die Einathmung als die Ausathmung tönend und äusserst schwierig erschien, betrug die Zahl der Athemzüge in den 24 Stunden vor dem Tode 28 in der Minute; dagegen war in einem dritten Falle, wo das von Krup ergriffene Kind zwei überaus heftige Erstickungsanfälle eben durchgemacht hatte, die Zahl der Athemzüge 40 in der Minute. In einem vierten Falle, wo der Krup mit Pneumonie komplizirt war, fand Hr. Wilson eine Steigerung in der Häufigkeit der Respiration, so dass die Zahl der Athemzüge von Minute zu Minute zunahm. Gewöhnlich sind im Anfange der Krankheit die Inspirationen tönend. Aber so wie sie vorrückt, bekommt auch die Exspiration abnorme Töne und wird häufig verlängert. Die Inspirationen sind meistens pfeifend, krähend, gellend, die Exspirationen dagegen gewöhnlich mehr sägend und rasselnd.

4) Die Auskultation und Perkussion ist im Anfange des Krups von keinem Nutzen: es kann weder Diagnose, noch Prognose dadurch gewinnen; aber gegen Ende der Krankheit wird Beides wichtig, soferne die Unruhe, die Angst und die Reizbarkeit des Kranken eine genaue Forschung zulässt. Die Auskultation kann eines Theiles das Dasein einer flottirenden oder halblosgelösten falschen Membran innerhalb des Kehlkopfes und der Luftröhre kund thun, oder sie kann in Verbindung mit der Perkussion über den Grad und die Art des Ergriffenseins der Lungen Auskunft verschaffen, was allerdings auch nicht unwichtig für die Behandlung ist. Hr. Wilson macht auf ein Zeichen aufmerksam, welches hier angeführt zu werden verdient. „Auf der Höhe der Krankheit, sagt er, kann es bisweilen von wirklichem Vortheile sein, den Grad des Einsinkens der Supraklavikular- und der Interkostalräume, aber besonders der ersteren wäh-

rend der Inspirationen zu beobachten; wir haben daran ein sicheres Zeichen, dass in dem Verhältnisse, wie dieses Einsinken stattfindet, das Hemmniss der Respiration hauptsächlich im Larynx seinen Grund hat; die Lungen selber aber ziemlich frei sind und ganz oder in hohem Grade ihre Fähigkeit der Kontraktion und Expansion beibehalten haben." Es versteht sich, dass die Ausdehnung des matten Tones bei der Perkussion der Brust, so wie die Verbreitung des Schleimrasselns oder des Sibilus in den Lungen von grosser Bedeutung sind. Denn wenn auch die Affektion des Larynx und der Luftröhre vielleicht nachgelassen hat, so tritt die Affektion der Lungen oft genug um so bedenklicher in den Vordergrund. Man kann die durch Auskultation und Perkussion wahrgenommenen Erscheinungen in laryngeale und thorazische unterscheiden. In manchen Fällen wechseln beide mit einander ab. Bei einem an Krup leidenden, drei Jahre alten Mädchen, das in einem hoffnungslosen Zustande sich befand, wurde zwei Tage vor dem Tode ein deutliches Schleimrasseln ganz laut und entschieden über der ganzen Brust gehört; am letzten Tage aber hatte dieses Rasseln einem hellklingenden Laryngealathmen Platz gemacht. In diesem Falle musste offenbar ein klappenartiges Hinderniss überwunden werden, ehe die Exspiration erfolgen konnte, und bei der Untersuchung nach dem Tode fand sich die Luftröhre mit einer weichen falschen Membran belegt, welche leicht abzulösen war; die Lungen waren in einem sehr bedeutenden Kongestionszustande und die Bronchialröhren waren mit Schleim überladen.

5) Die Rachenhöhle bietet wichtige diagnostische Merkmale dar. Wenn auch die diphtheritische Ausschwitzung auf den Mandeln oder im Pharynx fehlt, so sieht man doch immer eine entzündliche, gewissermaassen erysipelatöse Röthe und besonders eine Anschwellung der Mandeln und gewöhnlich auch Spuren von Ausschwitzung. Es ist jedoch nicht leicht, den an Krup leidenden Kindern in den Hals zu schauen; man bedarf dazu vieler Geduld und Kunstgriffe. Nach 2—3 Tagen verschwinden auch diese schwachen Ausschwitzungen, aber erzeugen sich gelegentlich wieder; man sieht sie besonders auf einer oder beiden Mandeln, und bisweilen auf der hinteren Wand des Schlundes. In einem Falle erschien die Ausschwitzung wie eine weisse Linie längs des vorderen Gaumenbogens; in einem anderen Falle fand Hr. Wilson den membranösen Beleg so tief im Schlunde, dass er nur

sichtbar wurde, als das Kind zum Erbrechen gereizt war. Bei einem 17 Monate alten an Krup leidenden Knaben fand Hr. Wilson die Uvula zweimal so dick als gewöhnlich und mit einer weissen Ausschwitzung belegt, die auch beide Mandeln bedeckte; der Knabe war heiser, hatte Krupbusten, aber die Respiration war ziemlich frei; nach achttägiger Behandlung trat Besserung ein.

6) Deutlich begränzte Anschwellung der Submaxillardrüsen fand Hr. Wilson durchaus nicht so konstant, wie es von anderen Autoren angegeben ist. Zugleich mit der immer vorhandenen Entzündung des Rachens war eine Menge durchsichtigen zähen Schleimes in demselben zu bemerken. Die Entzündung selber begränzte sich zuweilen ganz scharf am Rande des Schlundes, erstreckte sich aber bisweilen noch tiefer hinab.

Es ist in neuerer Zeit viel von der sogenannten diphtheritischen Diathese die Rede gewesen, d. h. von derjenigen Blutbeschaffenheit, die zu fibrinösen Exsudaten auf den Schleimhäuten und an allen von der Oberhaut entblössten Stellen Anlass gibt. Auch Hr. Wilson hat einige Fälle der Art beobachtet. Ein 15 Monate altes Mädchen, welches an Krup litt, hatte in der linken Leistenbeuge eine exkoriirte Stelle, die sich ebenfalls mit diphtheritischem Exsudate bedeckte und erst lange nach Beseitigung des Krups heilte. Bretonneau erzählt ähnliche Fälle; ebenso Levy in Kopenhagen, Jäger in Wien, Lehmann u. A. In dem offiziellen Gesundheitsberichte über Norwegen vom Jahre 1848 (Norsk Magazin for Laegevidenskaben IV. 11., S. 724) wird andererseits berichtet, dass in dem Distrikte von Christiania viele Fälle diphtheritischer Ausschwitzung in den Fauces vorgekommen waren, und dass bei vielen dieser Krupkranken sowohl als bei anderen auf eiternden Geschwüren, auf Blasenpflasterstellen, ja auf ganz einfachen Wunden solche diphtheritische Exsudate sich erzeugten. Ein Kind z. B., dessen Mutter und Schwester an diphtheritischer Angina litten, hatte eine solche häutige Ausschwitzung auf einer Verbrennungsstelle des Angesichtes, und in dem öffentlichen Hospitale erzeugten sich solche diphtheritische Ausschwitzungen sogar auf Amputationswunden. Von solchen diphtheritischen Epidemieen, oder besser gesagt, solchem Krankheitsgenius, wo dann auch der Krup herrschend ist, berichten noch andere Autoren, z. B. Trousseau. Hospitalbrand oder brandiger Dekubitus ist ganz etwas Anderes und leicht durch den sehr üblen Geruch und durch die geschwürige Beschaffenheit der unter der weisslichgrauen Decke liegenden Flächen zu unterscheiden; das diphtheritische Exsudat hinterlässt eine entzündete, geröthete, empfindliche, aber durchaus nicht geschwürige Fläche und ist auch nicht mit üblem Geruche verbunden. Es ist behauptet worden und zwar von Frankreich aus, dass beim Krup jedesmal im Rachen oder Schlunde diphtheritische Ausschwitzungen im grösseren oder geringeren Grade zu sehen seien, und dass, wo diese fehlen, man es nicht mit einem echten, sondern mit einem falschen und leicht heilbaren Krup zu thun habe. Dieses ist aber durchaus nicht richtig. Finden wir bei einem, mit etwas verdächtigem Husten behafteten Kinde eine, und zwar gewöhnlich sehr begränzte Anschwellung der Fauces oder der Mandeln, die durch eine granulirte oder etwas hypertrophische Beschaffenheit und durch eine blasse mehr erysipelatöse Röthe sich charakterisirt, so haben wir volles Recht, einen Krup entweder als vorhanden oder als androhend anzunehmen. Es ist dieses, wie man begreift, für den praktischen Arzt von grosser Wichtigkeit, obwohl die Ermittelung mit Schwierigkeiten verknüpft ist, da es nicht immer leicht ist, bei kranken Kindern einen Einblick in den Hals zu bekommen. Es muss jedoch jedesmal der Versuch gemacht werden, da gerade, je früher der Krup erkannt wird, desto mehr dagegen gethan werden kann; ja es kann die Ausbildung des wahren Krups, nämlich der diphtheritischen Ausschwitzungen innerhalb des Kehlkopfes und der Luftröhre gewöhnlich noch verhindert werden. In solchen Bezirken, oder auf dem Lande, wo verständige ärztliche Hülfe gewöhnlich nicht früh genug kommt, erlangt der Krup nicht nur schnell seine Höhe, sondern endigt auch gewöhnlich mit dem Tode. Darum wird auch der Krup als eine sehr tödtliche Krankheit ausgegeben, während dieses traurige Attribut nur der ausgebildeten Form zukommt. Die schwedischen Aerzte erklären den ächten Krup für durchaus tödtlich, wenn nicht eine durchdachte Behandlung frühzeitig eintritt. An den Ufern des Wenersee's scheint der Krup endemisch zu herrschen, und Segerstedt bemerkt, dass mit nur seltenen Ausnahmen, welche den Krup von sehr geringer Intensität betreffen, diese Krankheit, sich selber überlassen, immer zum Tode führt (Huss, Om Sverges endemiska Sjukdomar, Stockholm 1852 p. 37, 39). In dem Jahresberichte des dänischen Gesundheitsrathes über 1853 wird mitgetheilt, und zwar, um einen Beweis von der nicht zulänglichen ärztlichen Hülfe zu geben, dass in Mariager, einer Stadt in Nord-Jütland, und in der Umgegend dieser Stadt 23 an Krup gestorben sind, und nur 1 Kind, das allein von Dr. Siemsen, dem einzigen praktischen Arzte daselbst, besucht werden konnte, gerettet worden ist, und in dem nördlichen Distrikte von Seeland hatten von 30 Fällen von sporadischem Krup, 23 den Tod zur Folge gehabt, (det kongeligs Sundheds-Kollegiums Aars-Beretning, Kiöbenhaven 1854 p. 23, 25). Auch in Norwegen, wo der Krup häufig verkommt, trat er nur selten mit wirklichen diphtheritischen Exsudaten in der Rachenhöhle und im Schlunde auf, war aber nicht weniger tödtlich, besonders in entfernten Distrikten, wo wirkliche ärztliche Hülfe nur sehr selten in Anspruch genommen wird (Norsk Magazin for Laegevindskaben 1850 p. 725).

Man hat hinsichtlich der Diagnose des ächten Krups sehr viel Gewicht auf das Dasein der falschen Membran gelegt; das ist allerdings ganz richtig; aber man ist zu weit gegangen, wenn man da, wo man weder während des Lebens, noch nach dem Tode solche falsche Membranen entdeckt hat, den Fall nicht für echten Krup erklären wollte. Herr Wilson bemerkt hierüber Folgendes: „Was das Dasein und das Auswerfen des membranösen Exsudates selber betrifft, so wird dasselbe während des Lebens in der That so selten beobachtet, dass man in diagnostischer Beziehung nicht ein zu grosses Gewicht darauf legen darf. Entweder ist der fibrinöse Stoff nicht in einer hinreichend konkreten Form ausgeschwitzt, um membranartig zusammenzuhängen, sondern hat mehr die Beschaffenheit eines rahmigen Sputums oder es wird das Exsudat, so wie es sich losgestossen hat, von den kleinen Kranken niedergeschluckt, statt ausgespieen, und es finden sich dann nur selten Ueberreste in den vielleicht ausgebrochenen Stoffen. Unter der sehr kleinen Zahl von Fällen, in denen ich im Stande gewesen bin, in den ausgehusteten Stoffen die grösseren oder kleinen Hauttrümmer zu erkennen, war einer, welcher ein zwei Jahre altes Mädchen betraf; schon seit 24 Stunden war der Krup zu seiner vollen Entwickelung gelangt; der ausgeworfene Hautfetzen war ungefähr 1 Linie dick und etwa 1 Zoll lang; etwa 30 Stunden später erfolgte der Tod. In einem anderen Falle bei einem 8 Jahre alten Knaben bestanden Krupsymptome schon seit vier Tagen, bever in den Auswurfstoffen Hautfetzen gesehen wurden, und drei Tage nachher starb das Kind. In einem dritten Falle wurde erst am vierten Tage nach voller Entwickelung der Krankheit ein deutlicher Hautfetzen im Auswurfstoffe wahrgenommen; das Kind, ein drei Jahre altes Mädchen, starb dreissig Stunden nachher. Werden solche Hautfetzen in den Auswurfstoffen bemerkt, so ist es allerdings ein sehr übeles Zeichen, weil die Krankheit in ihrer vollen Intensität vor Augen tritt, und wir dürfen deshalb, wenn vielleicht ein solcher Auswurf von Hautlappen mit einem anscheinenden Nachlasse der übrigen Symptome begleitet ist, uns noch nicht der Sicherheit überlassen, weil einerseits die membranöse Ausschwitzung leicht und schnell wieder erzeugt wird und andererseits doch in dem tieferen Bronchialgezweige solche Ausschwitzungen und Anhäufungen vorhanden sein können, die jedenfalls den Tod zur Folge haben."

Man hat versucht, zwischen Diphtheritis und Krup einen Unterschied zu machen; man hat Diphtheritis diejenige mit fibrinöser Ausschwitzung verbundene Entzündung der Mund- und Rachenschleimhaut genannt, wobei der Kehlkopf und die Luftröhre frei geblieben ist, wogegen man den Ausdruck Krup für die exsudative Entzündung innerhalb der letztgenannten Organe bewahren wollte. In den Verhandlungen der schwedischen Gesellschaft der Aerzte während des Jahres 1849 ist diese Ansicht von Hwasser aufgestellt worden; allein der Unterschied ist kein wesentlicher, da man selten das Eine ohne das Andere findet (Förhandlingar vid Svenska Laekare-Sellskapets Sammannkomster 1849). In einer Sitzung der obengenannten Gesellschaft wurde eine von einem krupkranken Kinde ausgehustete häutige Exsudatmasse vorgezeigt, welche 3 Zoll lang war und die erste Bifurkation der Bronchen deutlich darstellte (Hygiea XIV. 1852 p. 634); das Kind, ein Mädchen, lebte noch bis zum 6. Tage nachher. Trafenfeldt fand, dass innerhalb des Kehlkopfes und der Luftröhre bis fast zur Glottis hinan eine häutige Ausschwitzung bestehen kann, ohne dass sich die übrigen Krupsymptome während des Lebens bemerkbar machen. Bei einem 6 Jahre alten Knaben, dessen Krankheit am 13. Tage tödtlich endigte, fand man die Luftröhre von der Stimmritze an mit einer sehr zähen Pseudomembran, die stellenweise 1 Linie dick war, belegt; dennoch fehlten während des Lebens alle gewöhnlichen Symptome des Krups. Aehnliche Ausnahmsfälle sind auch von anderen Autoren, so namentlich von Valleix (Guide du Médecin pratiq. III. Edit. I. p. 367) mitgetheilt worden.

Ueber den eigenthümlichen Charakter des Fiebers beim Krup ist auch noch Einiges zu sagen. Es fehlt, gleich von Anfang an, fast wohl niemals, ist aber bisweilen so unbedeutend, dass es nur durch Trägheit oder eine gewisse Schwerfälligkeit des Kindes sich kund gibt und übersehen wird. Das Kind erscheint nur zu Zeiten verdriesslich, unruhig und schläfrig; bleibt aber die grössere Zeit hindurch munter und lebhaft, obwohl man bei genauerer Aufmerksamkeit auch während dessen einen beschleunigteren Puls und eine etwas grössere Hautwärme wahrnimmt. Bei einem 9 Jahre alten Knaben, der am Krup litt, war nach Helvilson der Puls am ersten Abende der vollständig erkannten Krankheit 72; bei einem 10 Jahre alten Mädchen 84, und bei einem 3 Jahre alten Mädchen am 2. Tage 88. Diese Fälle sind jedoch seltene Ausnahmen, meistens wird man bei Kindern den Puls, besonders des Abends, bis zu 100, 110, 120 beschleunigt finden. Der Durst ist gewöhnlich nicht bedeutend und der Appetit häufig, wenigstens im Anfange der Krankheit, gar nicht verändert. Manchmal jedoch sind die Digestionsorgane gleich vom Anfange an mit ergriffen; es zeigt sich dann Durst, eine belegte Zunge, Mangel an Appetit und sehr übelriechende, dunkelgefärbte Darmausleerung. In solchen Fällen ist die Unruhe, die Verdrossenheit und die Oppression sehr beträchtlich und in den Remissionen zwischen den eigentlichen Erstickungsanfällen bleibt dann der Kleine still, verdriesslich und reizbar. Die Höhe des Fiebers können wir daher weit eher durch diese allgemeinen Charaktere als durch die Beschaffenheit des Pulses erkennen, wie das überhaupt im Kindesalter der Fall ist, wo der Puls nicht so viel lehrt als bei Erwachsenen. Dagegen ist im Kindesalter der Ausdruck des Kranken, die Haltung seiner Gesichtszüge, seine Körperlage, sein Schreien und Wimmern u. s. w. von grösserer semiotischer Bedeutung für die Beurtheilung des Fiebers als bei Erwachsenen, oder bei reiferen Kindern, wo die Einbildungskraft und das Bewusstsein bereits eine bedeutende Rolle spielen, und auf die instinktiven Aeusserungen des Lebens so gewaltig modifizirend einwirken. Die Beschaffenheit des Urines lehrt bei Kindern nichts zur Bestimmung des Fiebers; beim Krup namentlich ist der Urin bisweilen in gewöhnlicher Menge vorhanden, bisweilen aber sehr sparsam und hoch gefärbt, und bisweilen wieder einen reichlichen Niederschlag bildend. Auch die Feuchtigkeit der Haut gibt während des Krups kein bestimmtes Merkmal; wenn der Kopf allein schwitzt, so ist es ein ungünstiges Zeichen; dennoch ist die Beobachtung des Fiebers im Krup von der grössten Wichtigkeit, da gerade dadurch der ächte Krup von dem sogenannten falschen sich unterscheidet. Ein hübscher kräftiger Knabe, sechs Jahre alt, hatte eine heisere Stimme und etwas Husten; man liess ihn umhergehen, da er ziemlich munter zu sein schien. Es wurde auch nicht das Geringste dagegen gethan; aber am Nachmittage des zweiten Tages bekam er einen äusserst heftigen Erstickungsanfall, und die eigentlichen Krupsymptome traten mit ungewöhnlicher Heftigkeit auf; ärztliche Hülfe wurde nun herbeigeholt, aber nach wenigen Stunden erfolgte der Tod. In einem anderen Falle, den Hr. Wilson erzählt, war ein 18 Monate alter Knabe seit zwei Tagen sehr unwillig, verdriesslich, und hatte ein verdächtiges Hüsteln. Von der Mutter des Kindes darauf aufmerksam gemacht, beobachtete Hr. W. dasselbe recht genau, unterliess es aber, eine spezielle Untersuchung der Fauces vorzunehmen. Damals kannte er noch nicht die Wichtigkeit dieser Untersuchung, und er war durch Nichts dazu veranlasst, weil das Kind sich ruhig verhielt, ganz gemächlich athmete und über Nichts klagte. Am 7. Tage jedoch trat der Krup mit allen charakteristischen Symptomen hervor und drei Tage später war das Kind todt.

Ueberhaupt sind die Remissionen, wie schon einmal erwähnt, beim Krup für den Arzt oft sehr irreleitend. Von der ängstlichen Mutter, die am Abende oder in der Nacht ihr Kind mit einem bellenden oder krähenden Tone angstvoll husten gehört hat, herbeigerufen, beobachtet der Arzt das Kind ganz genau; er findet es ganz ruhig schlafend, leicht und ruhig athmend, oder er findet es aufsitzend und spielend; er befühlt das Kind, und es erscheinen ihm höchstens die Schläfengegenden etwas heisser zu sein als gewöhnlich; er kommt auch wohl in wenigen Stunden noch einmal wieder, und erklärt nun das Kind ausser aller Gefahr. Er glaubt es mit einem leichten katarrhalischen Uebel zu thun zu haben; er verordnet ein Hausmittel oder irgend eine Kleinigkeit aus der Apotheke; aber in der Nacht oder vielleicht gegen Morgen wird er wieder gerufen; er findet dasselbe Kind in dem heftigsten Krupanfalle; es ist in Lebensgefahr und nach wenigen Stunden dem Tode verfallen. Ein drei Jahre alter Knabe mit den gewöhnlichen anscheinend katarrhalischen Symptomen, die der behandelnde Arzt für bedeutungslos erklärt hatte, bekam in der Nacht einen kleinen Krupanfall. Am Morgen gegen 9 Uhr, als der Arzt kam, war der Knabe im tiefen Schlafe und athmete ruhig und natürlich, war auch bei Tage ganz munter und hatte etwas Appetit, so dass der Arzt geradezu erklärte, es sei ganz und gar Nichts zu befürchten. In der That ging auch die folgende Nacht und der nächste Tag rasch vorüber, nur dass das Kind fortwährend ein wenig hustete. Dann aber gegen Morgen des dritten Tages, also nach dreitägiger Remission, trat ein heftiger Krupanfall ein; diese Anfälle wiederholten sich trotz energischer Behandlung in schneller Folge und rafften etwa 10 Stunden später das Kind dahin. In diesem Falle war die lebhafte Röthe im Rachen mit geringer Anschwellung sehr deutlich, obgleich Ausschwitzung nicht wahrzunehmen war.

Aus allem Diesen gehen für den praktischen Arzt folgende wichtige Regeln hervor:

1) Wenn er zu einem Kinde gerufen wird, welches anscheinend ganz munter ist, aber etwas trockenen Husten hat, und dessen Schläfengegenden sich etwas heisser als gewöhnlich anfühlen, so sei er in seiner Diagnose und Prognose sehr auf seiner Hut. Er beschränke das Kind jedenfalls, selbst wenn es anscheinend ganz munter ist, auf das Bett.

2) Er besuche das Kind wiederholentlich in kurzen Zwischenräumen, um sich zu überzeugen, ob nach den Remissionen auch wirklich kleine Erstickungsanfälle eintreten.

3) Er besichtige genau, so gut es irgend möglich ist, die Rachenhöhle des Kindes, und findet er sie geröthet, und vielleicht die Mandeln etwas aufgetrieben oder gar kleine weissliche Ablagerungen auf denselben, so erkläre er lieber geradezu das Kind in Gefahr und beginne sofort eine energische Behandlung.

Auf die Beschaffenheit der Stimme legt Hr. Wilson in solchen Fällen ein grosses Gewicht. Bei Kindern, die schon im Stande sind zu begreifen und zu antworten, macht er jedesmal den Versuch, sie den Laut O recht lange und anhaltend aussprechen zu lassen. Er sagt, dass gerade bei diesem Tone sich die Variation der Stimme am deutlichsten bemerkbar mache.

Was die Behandlung des Krups betrifft, so sind die bis jetzt üblichen Mittel bekanntlich Brechmittel, Blutegel, Kataplasmen um den Hals, Merkurialien und Kauterisation. In neuester Zeit, wie wir gleich näher mittheilen werden, sind die Alkalien, namentlich das doppeltkohlensaure Natron empfohlen worden, um die Plastizität des Blutes zu vermindern und dadurch die Ausschwitzung gleichsam im Prinzipe anzugreifen. Alle die hier genannten Mittel haben ganz verschiedene Tendenzen, die man sich erst klar machen muss, um deren Werth zu bestimmen.

Die Brechmittel haben keinen anderen Zweck, als die membranartigen Ausschwitzungen zu lösen und sie hinauszuschaffen. Die Brechmittel wirken indessen auch deprimirend, verflüssigend, die Entzündung vermindernd und zwar der Brechweinstein mehr, als das Kupfersulphat oder die Ipekakuanha. Man müsste also den Brechweinstein in grosser Dosis wählen, wenn er nicht wegen der nicht selten zugleich vorhandenen Reizbarkeit der Gastro-Intestinalschleimhaut üble Folgen haben könnte und nicht auch, wenigstens in seiner brechenerregenden Wirkung, unzuverlässig wäre. Es gibt indessen Aerzte, die beim Krup den Brechweinstein dem Kupfersulphate und der Ipekakuanha vorziehen; sie geben den Brechweinstein verbunden mit Ipekakuanha und Oxymel Squillae in einem Schüttelsäftchen und unterhalten damit fortwährend Erbrechen oder Uebelkeit, bis alle Krupsymptome sich verloren haben. Mit den Brechmitteln will man hauptsächlich der durch die fibrinöse Ausschwitzung im Kehlkopfe und in der Luftröhre und den Bronchien bedingten Gefahr begegnen. Weiter hat man gewöhnlich bei Anwendung der Brechmittel nichts im Auge.

Die Kauterisation mit Höllenstein hat ebenfalls nichts Anderes zur Absicht, als die Zerstörung der membranartigen Ausschwitzung, ihre Losstossung und zugleich eine Modifikation der entzündeten Flächen. Auf die eigenthümliche Blutkrase, welche die Ausschwitzung eigentlich zuwege bringt, kann die Kauterisation nicht wirken, womit man sie auch macht.

Die Blutegel und die Kataplasmen wirken direkt mildernd, beschwichtigend und antiphlogistisch blos auf die Lokalität, aber ebenfalls nicht auf die zum Grunde liegende Blutkrase. Unter Umständen können diese Mittel ebenso von grosser Wichtigkeit sein, wie unter anderen Umständen die Brech- oder derivirenden Abführmittel.

Die Merkurialien innerlich, namentlich das Kalomel, das englische für die Kinderpraxis so treffliche Hydrargyr. cum Creta, ferner äusserlich in Form von Friktionen wirken direkter auf die Beschaffenheit des Blutes, dessen Plastizität sie herabsetzen. Sie wirken aber langsam und wenn, wie beim Krup, rasch der Gefahr begegnet werden soll, so muss sofort zu Brechmitteln oder zur

Kauterisation geschritten werden. Die Alkalien wirken auch in dieser Art, aber sie wirken noch langsamer und weniger eingreifend als die Merkurialien. Dem doppeltkohlensauren Natron ist in der jüngsten Zeit ganz besonders das Wort geredet worden, und wir säumen nicht, unseren Lesern das Folgende hierüber mitzutheilen. Hr. Marchal, ein französischer Arzt von Ruf, sprach sich zuerst entschieden gegen die Kauterisation, als ein viel zu lokal und nur als ein gegen ein Symptom wirkendes Mittel aus und verlangte, dass die abnorme, zu fibrinöser Ausschwitzung treibende Blutkrase direkt bekämpft werde.

II. Ueber das Natron bicarbonicum als Hauptmittel gegen die häutige Bräune.

Wir lassen Herrn Marchal selber sprechen (Union médicale, Mai 1855).

„Ein Fall von häutiger Bräune, in welchem ich ein neues Verfahren angewendet habe, gibt mir Anlass zu dieser Mittheilung, in der ich die Nutzlosigkeit, ja die Schädlichkeit der Kauterisation nachweisen will. Diese meine Arbeit zerfällt in 5 Abschnitte. In dem ersten trete ich mit meinen Argumenten gegen die Kauterisation hervor und berichte den Fall von Scharlachkrup, in welchem ich das neue Verfahren angewendet habe. Im zweiten Abschnitte antworte ich auf einen Einwurf, den man mir gemacht hat. Im dritten Abschnitte erweise ich einestheils den allgemeinen oder konstitutionellen Charakter der häutigen Bräune, und anderentheils die Nutzlosigkeit, ja Schädlichkeit der Lokalbehandlung, namentlich der Kauterisation. Im vierten Abschnitte zeige ich die Verwandtschaft der häutigen Bräune mit den Ausschlagsfiebern und ziehe daraus gewichtige Schlussfolgerungen für die Behandlung. Im fünften Abschnitte endlich gebe ich einige Bemerkungen über die Prophylaxis der häutigen Bräune oder der Diphtheritis überhaupt."

I. Die häutige Bräune, die seit einigen Monaten in Paris epidemisch herrscht, ist in doppelter Beziehung eine furchtbare Krankheit, einmal, weil sie das Leben in grosse Gefahr setzt, und dann, weil die Kunst ihr gegenüber fast waffenlos dasteht. Es gibt in der That keine Heilmethode, die ihr mit Zuversicht entgegengestellt werden, oder eine gegründete Hoffnung auf Heilung gewähren kann, so dass eigentlich jedes Individuum, das vom wirklichen Krup ergriffen ist, gleichsam als geliefert betrachtet werden kann, und die Genesung als Ausnahme von der Regel anzusehen ist*). Die Kauterisation ist, wie Jeder begreift, nur ein rein lokales Mittel, welches das Prinzip oder das Wesen der Krankheit nicht angreift. Dieses Prinzip oder Wesen liegt aber im Blute; denn die häutige Bräune ist eine konstitutionelle Krankheit, oder eine Holopathie, d. h. ein allgemeiner Krankheitszustand, der auf der Schleimhaut des Rachens nur seine lokale Manifestation zeigt. Der konstitutionelle, oder wie wir uns ausdrücken, holopathische Charakter, von ὅλος ganz und gar, der Diphtheritis ist von Dr. Empis sehr gut dargestellt (Archiv. génér. de Méd. 1850), und ich bemerke bei dieser Gelegenheit, dass ich zwischen Holopathie und Dyskrasie noch einen Unterschied mache; unter ersterer begreife ich die mehr akuteren Blutkrankheiten, wie die Variole, den Scharlach, die Masern, den Typhus u. s. w., die sich entweder schnell mit Ausscheidungen oder mit dem Tode endigen."

„Es ist, wie bereits erwähnt, leicht begreiflich, dass die blosse Kauterisation, die rein örtlich wirkt, bei solcher konstitutioneller Krankheit nichts nützen kann; ich habe aber auch gesehen, dass sie sogar Verschlimmerung herbeiführte, und es verdient hier der folgende Fall kurz angeführt zu werden. Während meines Aufenthaltes in Bellevue, im Winter 1853—54, wurde ich zu einem

*) In dem Artikel Krup, Diction. de Médecine 2. Ausgabe hat Guersant folgende Stelle: „Die Angina pseudomembranacea hat oft nicht durch sich selber einen bedenklichen Charakter, und endigt gewöhnlich entweder unter ärztlicher Beihülfe oder ganz von selber im Laufe von 14 bis 25 Tagen günstig. Sie wird nur in den Fällen gefährlich, wo die Krankheit nach den Respirationsorganen hin sich fortpflanzt und zu dem Bronchialkrup oder der eigenthümlichen Art von Pneumonie, von der wir gesprochen, Anlass gibt." Dieser Satz Guersant's bedarf der Berichtignng; denn, so wie er dahingestellt ist, kann er zu einer sehr gefährlichen Sicherheit verleiten; die blosse Ang. pseudomembranacea, auf welche dieser Satz bezogen werden kann, ist da, wo sie nicht mit Anschwellung der Submaxillardrüsen begleitet ist; diese Anschwellung aber ist von ausserordentlicher Wichtigkeit für die Prognose; denn sie bildet eine Komplikation oder vielmehr zeigt einen Charakter von ausserordentlicher Bösartigkeit, wie ich wiederholentlich gefunden, und wie auch in diesem Jahre die Bevölkerung von Paris zu ihrem Schrecken erfahren hat.

kleinen hellblonden, vollsaftigen, 5 Jahre alten Mädchen gerufen, der Tochter eines über 50 Jahre alten Arthriticus. Die Kleine hatte Fieber und kränkelte seit einigen Tagen. Sie klagte über Halsschmerz und in den Submaxillargegenden war etwas Anschwellung zu fühlen. Das sehr verhätschelte Kind, das mich nicht kannte, schrie und zappelte bei meiner Annäherung gewaltig, und wollte mich nicht in den Hals sehen lassen. Ich untersuchte die Genitalien; sie waren sehr roth, entzündet, und zeigten einige Punkte mit weisslicher Ausschwitzung. Ich erklärte, dass höchst wahrscheinlich das Halsübel von derselben Art wäre, und dass ich den Fall für sehr bedenklich halten müsste. Ich hatte damals noch nicht die Idee, die Diphtheritis durch Alkalien zu bekämpfen, und gerade bei Gelegenheit dieses Falles kam ich bei einigem Nachdenken auf diesen Plan. Ich verordnete ein grosses Bad und wollte zur Unterstützung der Kräfte besänftigende Mittel anwenden. Der Vater aber, den meine Diagnose beängstigt hatte, liess seinen gewöhnlichen Arzt aus Paris holen; es ist dieses ein unterrichteter und erfahrener Praktiker, aber für die Kauterisation gegen die häutige Bräune sehr eingenommen. Er übte dieses Verfahren in meiner Abwesenheit und liess mir nur eine kurze Notiz zurück. Von der Kauterisation an schwoll der Hals sehr bedeutend, die allgemeinen Symptome verschlimmerten sich, das arme Kind wurde immer schlechter und starb am achten Tage nach der Kauterisation, die ohne meine Zustimmung wiederholt worden war, da ich nur die Rolle eines Zuschauers spielte. Ich kann allerdings nicht beweisen, dass das Kind nicht auch ohne die vorgenommene Kauterisation gestorben wäre, aber ganz entschieden ist es, dass der Krankheitszustand vom Augenblicke der Kauterisation an sich sehr verschlimmert hat, und das ist für meine Beweisführung ganz genügend."

„Ein Grund, der jedenfalls gegen die Kauterisation spricht, ist die Unmöglichkeit, sie in vielen Fällen vollständig auszuführen, selbst wenn die Kranken den besten Willen haben, sich ihr hinzugeben. In der That sitzen die falschen Hautbildungen nicht blos im Isthmus des Rachens, wohin man reichen kann, sondern auch tief in den Nasengruben und in den Eustach'schen Trompeten, wo man sie mit dem Aetzmittel nicht verfolgen kann; Einspritzungen, das begreift man, sind unzuverlässig, da man eben nicht weiss, ob sie die kranken Stellen gerade treffen, und wenn wir auch dieses allenfalls von den Nasengruben gelten lassen wollen, so können wir das nicht von den Eustach'schen Trompeten annehmen. Es ist ja mit manchen anderen allgemeinen Krankheiten, welche durch eine lokale Affektion sich manifestiren, ebenso. Gelingt es uns, einen ganz frisch entstandenen Schanker, bevor er zu allgemeiner Vergiftung geführt hat, durch Kauterisation zu zerstören, so können wir die allgemeine Infektion verhüten und in solchem Falle ist das genannte Verfahren sehr anwendbar. Wenn aber die Syphilis allgemein geworden, und in Folge derselben etwa Ekthympusteln sich gebildet haben, und diese in Ulzeration übergegangen sind, was soll die Kauterisation da wohl nützen? Ganz ebenso ist es mit der Kauterisation der diphtheritischen Ablagerung. Was soll diese Kauterisation nützen, da sie nicht die Krankheit angreift, sondern nur ihre Wirkung? Sie nützt nichts, das ist offenbar, aber sie ist doch schädlich, da sie die Theile reizt, die Entzündung vermehrt, und durch die dagegen aufgerufene Reaktion, die schon an und für sich deprimirte Lebensthätigkeit noch mehr vermindert. Möglicherweise kann die Kauterisation auch noch den Nachtheil haben, dass sie, während sie an einer Stelle die Ausschwitzungen wegschafft, an einer anderen viel gefährlicheren Stelle sie noch vermehrt. So fand Empis, dass bei mehreren Kindern die Diphtheritis an einer kleinen umschriebenen Stelle sich zu äussern begann, die durch häufig wiederholte Kauterisation bekämpft wurde, dass zwar dadurch an dieser Stelle Besserung einrat, aber kaum 10 bis 15 Tage nachher die diphtheritische Ausschwitzung in der Luftröhre und dem Kehlkopfe begann und die Kinder dahinraffte. Kann man nun wohl sagen, dass in diesen Fällen die Diphtheritis sich von Neuem und an viel gefährlicherem Orte eingestellt haben würde, wenn man nicht die Kauterisation vorgenommen hätte? Kann man wohl behaupten, dass, wenn die Diphtheritis auf den Larynx und die Luftröhre überzugehen und wirklich den Krup zu bilden strebt, die Kauterisation der Rachenpartie ganz bedeutungslos sei? Eines von Beidem ist der Fall; entweder hat sich die allgemeine Ursache, welche der diphtheritischen Ausschwitzung zu Grunde liegt, durch diese Ausschwitzung an einem bestimmten Orte erschöpft, und zwar in der Rachenpartie, oder die allgemeine Ursache besteht noch, und dann ist die Kauterisation der Rachenpartie ohne Wirkung auf dieselbe, d. h. sie verhindert nicht die fernere Ausschwitzung, steigert sie vielmehr noch. Seit Guersant hat man die Annahme festgehalten, dass die pseudomembranösen Ausschwitzungen gleichsam weiter kriechen, oder durch Kontinuation sich fortsetzen. Diese Annahme ist aber durchaus nicht erwiesen. Hätten die Pseudomembranen diese Eigenschaft, so könnte man niemals früh genug sie zerstören. Allein dieselbe allgemeine Ursache, welche zur ersten Ausschwitzung geführt hat, erzeugt zugleich neue Ausschwitzungen dicht an der alten Stelle oder weit davon."

„Ich glaube ganz bestimmt, dass die von Bretonneau ausgegangenen Lehren, welche die Diphtheritis als lokale Erscheinung der Behandlung überwiesen, viel Nachtheil brachten. Gegen den Urethraltripper, gegen die Ophthalmoblennorhoe, gegen die eiternde Ophthalmie ist das Lokalverfahren von gutem Erfolge; aber es sind dieses auch wirkliche Lokalaffektionen, die nicht aus einer konstitutionellen Ursache entspringen. Die Diphtheritis hingegen ist der Ausdruck einer krankhaften Diathese und sie lokal zu behandeln, ist eben so unrationell, als die Ausschneidung einer Krebsgeschwulst, welche die Aeusserung einer spezifischen Diathese ist. Freilich hat man nach der Kauterisation der häutigen Bräune auch Heilung eintreten sehen; aber, wie ich glaube, ist diese Heilung nicht durch die Kauterisation eingetreten, sondern trotz derselben, und endlich bin ich der Meinung, dass, wenn den Lehren Bretonneau's hinsichtlich der richtigen Auffassung der Diphtheritis sehr viel zu verdanken ist, die durch sie eingeführte Kauterisation viel weniger Erfolge zählt als jede andere Heilmethode."

„Das Prinzip oder das Wesen, worin die diphtheritische Diathese ihren Grund hat, ist uns eben so unbekannt, als das Miasma oder der Krankheitsstoff der Variole oder des Scharlachs u. s. w.; wir schliessen nur darauf durch die Erscheinungen, die bei der diphtheritischen Diathese bekanntlich in den hautartigen Exsudationen bestehen, welche ein Uebermaass von Plastizität bekunden. Andere Anhaltspunkte zur Beurtheilung des Wesens der Diphtheritis haben wir bis jetzt nicht, und eine rationelle Therapie muss wenigstens diese Anhaltspunkte benutzen. Mir scheint sie demnach darin bestehen zu müssen, dass Mittel aufgesucht werden, die übermässige Plastizität des Blutes und zugleich den dadurch bewirkten Entzündungsprozess zu bekämpfen. Es ereignete sich bald ein Fall, in welchem ich diese Theorie zur Anwendung bringen konnte.

Im Anfange März 1855 wurde Hr. B., Ober-Ingenieur der

Eisenbahn von Vincennes, von einer Angina befallen, die rasch sich verschlimmerte. Schon am zweiten Tage war die Halsentzündung sehr heftig; die Rachenschleimhaut sehr roth, ödematös; das Schlucken beschwerlich und stechende Schmerzen im Halse wie in den Submaxillargegenden, wo jedoch noch keine Anschwellungen zu sehen waren. Was mich aber beunruhigte, war die Wahrnehmung weisslicher Streifen auf der Gaumenschleimhaut und auf den Mandeln, die nicht sehr geschwollen waren, zumal da diese Streifen hier und da zusammentraten und deutliche weisse Belege bildeten, deren exsudativen Charakter ich nicht bezweifeln konnte. Auch die Zunge fand ich mit kleinen diphtheritischen Ausschwitzungen belegt, von denen einige die Grösse eines Fingernagels hatten. Die Exsudationen erschienen auf den Gaumensegeln und den Mandeln interstitiell, auf der Zunge aber in Form eines weisslich-grauen Beleges. Von der Schleimhaut des Gaumensegels versuchte ich einen der Flecke mit den Fingern abzuschaben; ich vermochte es aber nicht, und der Kranke wurde dadurch zum Brechen gereizt. Er klagte über ein Wehegefühl am hinteren Theile der Nasengruben, das besonders beim Schlucken zunahm. Der Puls war 130, gross und weich. Da um diese Zeit sehr viele Ausschlagsfieber herrschten, namentlich Scharlach, so dachte ich natürlich auch an diese Krankheit. Aber einerseits war die Mutter des Kranken im Jahre 1845 an einer diphtheritischen Angina gestorben, und es schien demnach die Diphtheritis, wie auch Guersant in anderen Fällen wahrgenommen zu haben scheint, auf einer Familiendiathese zu beruhen, und andererseits war die plastische Suffusion des Gaumensegels und die pseudomembranöse Ausschwitzung auf der Zunge beweisend genug. Ich durfte also fürchten, mit einem Manne zu thun zu haben, der eine erbliche Anlage zur Diphtheritis habe, welche durch die Scharlachinfektion oder vielleicht auf andere Weise geweckt worden sei. Ich verordnete gegen die Lokalentzündung 12 Blutegel an die Submaxillargegend, und gegen die krankhafte plastische Tendenz das doppeltkohlensaure Natron zu 1 Gramm. (16 Gran) halbstündlich in einem Glase Zuckerwasser. Nach einer Stunde hatte der Kranke bereits zwei Dosen genommen, und es schien mir in der That, dass das aus den Blutegelstichen ausfliessende Blut weniger plastisch war, und der Blick in den Hals überraschte mich freudig. Die plastische Auftreibung des Gaumensegels und der Mandeln war gänzlich verschwunden, und nach vier Stunden war keine Spur mehr davon zu sehen. Nur auf der Zunge waren noch die häufigen Exsudationen vorhanden. Der ganze Zustand des Kranken erwies jedoch, dass die krankhafte Plastizität des Blutes bedeutend vermindert worden ist; die Hautbelege auf der Zunge gingen nicht weiter und schienen sich im Gegentheile abzustossen. Am Abende zeigten sich auf der Kutis rothe Punkte, welche eine Scharlacheruption verkündeten, die auch bald kräftig hervortrat, und bei ihrer Abnahme einem weisslichen sehr dichten Frieselausschlage Platz machte. Dieser Frieselausschlag war mit kurzen Fieberparoxysmen und heftigen Herzschlägen begleitet. — Die Frau des Kranken, obwohl von der Ansteckungsfähigkeit der Krankheit benachrichtigt, wollte jedoch das Zimmer nicht verlassen, und wurde am achten Tage von derselben Krankheit ergriffen, nämlich von Angina mit heftigem Fieber, dann von Scharlach und gleich darauf von Frieseln; aber der diphtheritische Charakter fehlte bei der Angina, wogegen jedoch der Friesel viel heftiger wurde und mit intermittirenden Anfällen verbunden auftrat, wogegen ich das schwefelsaure Chinin in grossen Dosen anwendete."

„Allerdings lässt sich aus dem einen Falle nichts schliessen; aber die Theorie spricht für die Anwendung der Alkalien bei einer krankhaft gesteigerten plastischen Tendenz des Blutes, und die Erfahrung in diesem einen Falle hat jedenfalls die Theorie nicht als falsch erwiesen. Ist die Theorie richtig, so muss das Mittel auch gegen die idiopathische Diphtheritis von Wirkung sein, und Hr. Trousseau, dem ich den Fall mittheilte, hat sich vorgenommen, die Alkalien gegen die gewöhnliche häutige Bräune zu versuchen, meint aber, dass das Mittel vielleicht auch örtlich wirke, indem eine Dosis von 1 Gramm doppeltkohlensauren Natrons in einem Esslöffel voll Wasser offenbar beim Niederschlucken ein kratzendes Gefühl errege.

II. Ueber meine Angabe, dass der häutigen Bräune eine zu hoch gesteigerte Plastizität des Blutes zum Grunde liege, und dass demnach die Alkalien, namentlich das doppeltkohlensaure Natron, als Verflüssigungsmittel anzuwenden seien, ist im Schoosse der Akademie und auch von Anderen Zweifel erhoben worden. Man hat gesagt, es sei noch nicht bewiesen, dass das Blut der an Diphtheritis Leidenden mehr Fibrin enthalte, als bei Anderen; allein erwiesen ist, dass das Exsudat, wodurch sich die Krankheit doch wesentlich charakterisirt, ein fibrinöses ist und aus dem Blute kommt, dass diese Exsudation freilich durch Entzündung zu Stande kommt, dass aber eben dieser eigenthümliche Charakter der Entzündung, wodurch sie sich von jeder anderen unterscheidet, in der spezifischen Beschaffenheit des Blutes ihren Grund hat. Diese spezifische Beschaffenheit des Blutes schliesst nicht nothwendig die Voraussetzung in sich, dass das Blut auch dickflüssiger oder quantitativ überfibrinisirt sein müsse. Seine Veränderung ist vielleicht mehr eine qualitative, ein höherer Grad von Gerinnbarkeit. Es findet sich Analoges bei verschiedenen anderen Krankheiten. Man sieht bei den Masern, bei dem Scharlach, bei der Variole, dem Typhusfieber oft sehr ausgedehnte Entzündungen mit Suppuration und eiterigen Ergüssen, und doch ist eher eine quantitative Abnahme des Fibrins als eine Zunahme desselben vorhanden. Freilich ist es nicht leicht, diese quantitative Veränderung des Blutes direkt nachzuweisen; aber aus den Erscheinungen kann sie geschlossen werden, und zu solchen Schlüssen haben wir in der Praxis das Recht, wenn wir direkte Beweise nicht finden können. Dass die Alkalien die Plastizität des Blutes vermindern können, ist eine Thatsache, die wir nicht zu beweisen brauchen."

III. „Der von mir mitgetheilte Fall bestätigte alle diese Schlüsse vollkommen. Weitere Erfahrungen brachten mich zu der Ueberzeugung: 1) Dass die häutige Bräune oder vielmehr die Diphtheritis in einer krankhaften Blutkrase besteht; 2) dass die falschen Membranen oder die fibrinösen Exsudate als Manifestation dieses Zustandes gelten müssen, und dass der meistens tödtliche Ausgang weniger das Resultat der Lokalaffektion als dieser krankhaften Blutbeschaffenheit ist, ausser in den Fällen, wo die falschen Membranen in dem Kehlkopfe und der Luftröhre sich gebildet haben und dem Luftstrome ein organisches Hinderniss entgegensetzen, so dass die Respiration gehemmt wird. 3) Dass aber selbst in diesem Falle, nämlich beim ächten Krup, wenn auch die Luftröhre geöffnet, und der Luft wieder ein freier Zugang zu den Lungen geschafft worden ist, der Tod dennoch eintritt, nämlich theils in Folge der fortwährenden Neigung des Blutes zu fibrinöser Ausschwitzung, entweder in der operirten Gegend, oder in dem tieferen Luftröhrgezweige, oder an anderen Orten, oder theils durch die darniederliegende Lebensenergie, wie sie sich bei jeder krankhaften Blutkrase findet. Der folgende Fall mag hier als Beispiel dienen."

„Am 2. Mai 1853 wurde ich von einem Kollegen zu einem kleinen Mädchen gerufen, das seit einigen Tagen an häutiger

Bräune litt. Die Eltern, welche schon ein Kind an dieser Krankheit verloren hatten, dachten sogleich an Krup und begehrten die Tracheotomie, von der sie gehört hatten *). Mein Kollege, der sie verweigerte, wollte die Verantwortlichkeit für diese Verweigerung nicht allein auf sich nehmen, und rief mich. Als ich ankam, fand ich die Kleine im Bette aufrecht sitzend, Bilder zerschneidend, nicht klagend, und nur etwas unwohl aussehend. Dem Arzte ist in der That nichts peinlicher, als dieser Kontrast zwischen der wirklichen Gefahr, die er vor Augen sieht, und dieser anscheinenden Ruhe und Stille. Es war ein ausgezeichnet schönes Kind, blond, mit grossen blauen Augen, sehr weiss und vollsaftig. Im Gegensatze zu vielen anderen, viel weniger ernsten Krankheiten kann die häutige Bräune lange Zeit andauern, ohne auffallende Abmagerung herbeizuführen. Die Kleine athmete ganz frei und hatte keine Erstickungsanfälle gehabt. In der That war gar kein Grund, an Tracheotomie zu denken und sie wurde deshalb kurzweg abgewiesen. Die Haut war nicht heiss, der Puls war schwach und nicht häufig, aber dicke, gelblich-weisse Hautbildungen hatten das Innere des Rachens bezogen und der Hals war geschwollen, mehr an seiner Basis als in der Submaxillargegend. Jedoch ging das Schlucken leicht von Statten, und die Kleine trank vor meinen Augen ein halbes Glas Zuckerwasser mit

---

*) Es wird hier zwischen häutiger Bräune und Krup ein Unterschied gemacht. Das Wesen beider Krankheiten ist dasselbe, nämlich Entzündung mit fibrinöser Ausschwitzung. Bei der häutigen Bräune aber hat das Exsudat seinen Sitz im Munde, Rachen und oberen Theile des Schlundes; beim Krup dagegen im Kehlkopfe und der Luftröhre und deren Gezweige. Die Krankheit kann gleich mit Krup beginnen, oder sie kann mit häutiger Bräune beginnen und dann erst zum Krup sich gestalten. Man hat in diesem Falle eine Kontinuation angenommen, und darauf auch die Anzeige für die Kauterisation der im Rachen wahrgenommenen diphtheritischen Bildungen gebildet. Nach dem Verfasser des vorstehenden Aufsatzes ist jedoch diese angebliche Propagation durchaus nicht erwiesen. Er hält im Gegentheile diese Annahme für einen Irrthum; er ist überzeugt, dass dieselbe Blutkrase, welche zur fibrinösen Ausschwitzung im Munde, Rachen und Schlunde führt, auch die Ausschwitzung im Kehlkopfe und in der Luftröhre bewirkt, und dass schon daraus die Nutzlosigkeit der Kauterisation sich vollkommen ergibt.

Leichtigkeit. Ueber Schmerz klagte sie gar nicht. Mein Kollege hatte bereits einige Kauterisationen vorgenommen; ich war damals selber noch dafür sehr eingenommen und machte auch noch eine vollständige Kauterisation mit Salzsäure. Das Kind widerstrebte sehr heftig und wurde dabei sehr roth; dann aber forderte es zu trinken und erholte sich. Als ich es verliess, sass es im Bette aufrecht und spielte wie früher. Es war 10½ Uhr und um 2 Uhr wollte ich wiederkommen; aber um 1 Uhr empfing ich die Nachricht, dass das arme Kind im Sterben liege. Ich war im höchsten Grade erschrocken, denn ich besorgte, dass aller meiner Vorsicht ungeachtet, und, obwohl das Kind nach der Kauterisation durchaus nicht über Schmerz längs der Speiseröhre und in der Magenröhre geklagt hatte, doch ein Theil der ätzenden Säure in den Magen gedrungen sein könnte. Ich verlangte die Obduktion, die mir auch zugestanden wurde. Wir fanden Folgendes: Der Leichnam wohlgestaltet und von gutem Ansehen; der Hals etwas aufgetrieben, besonders an seiner Basis; eine offene Blasenpflasterstelle im Nacken mit einem kleinen pseudomembranösen Exsudate bedeckt. Der Rand der Lippen schwärzlichbraun, wie nach Vergiftung mit konzentrirten Säuren. In der Vulva weder Röthe noch falsche Membranen. — Mundhöhle: Die Schleimhaut auf der inneren Seite der Lippen blass, etwas verdickt und runzelig, roth punktirt; die Schleimhaut der Zunge dicker, aber von demselben Ansehen; die Gaumenschleimhaut gesund. — Rachenhöhle: Der Zapfen und die Mandeln in Folge der Kauterisation fast hornartig, so dass sie bedeutend gegen den Zustand, den sie vor der Anwendung der Salzsäure dargeboten hatten, sich unterschieden, aber eine sehr bedeutende häutige Exsudation bezog die ganze hintere Fläche des Gaumensegels. — Nasenhöhle: Sehr dicke, blutgetränkte falsche Membranen erstrecken sich von der hinteren Fläche des Gaumensegels an bis in die Nasengruben, welche sie vollständig auskleiden. Im Inneren der Eustach'schen Trompeten sitzt eine eben solche, röhrenförmige Pseudomembran, die bei dem Versuche sie herauszuziehen zerreisst. — Schlund: Die hintere Wand des Pharynx ist mit einer weisslichen, konsistenten, falschen Membran belegt, die man in grossen Fetzen mit der Pinzette wegnehmen kann; die entblösste Schleimhaut ist dunkel geröthet mit strotzenden Kapillargefässen und harten, hirsekorngrossen Papillen besetzt. Im unteren Theile des Pharynx verschwinden die falschen Membranen und die Schleimhaut wird normal. — Speiseröhre: Die Schleimhaut zeigt hier und da schwachgeröthete Stellen; der Pylorus von einem Pfropfe, einer breiigen falschen Membran verstopft; die Schleimhaut an dieser Stelle bläulichroth und verdickt. — Kehlkopf: Eine falsche Membran bedeckt die vordere Fläche der Epiglottis; die hintere Fläche sehr roth, aber frei von falschen Membranen. Die Stimmritze durchaus frei und normal; eine dicke Sonde dringt leicht durch sie hindurch. Die Schleimhaut des Kehlkopfes vollkommen gesund, nur sieht man eine kleine punktirte Röthe unterhalb der Taschen. Luftröhre, Bronchen und Lungen nichts Abnormes darbietend."

Lässt sich aus dieser Mittheilung hinsichtlich des Nutzens oder Schadens der Kauterisation irgend ein Schluss ziehen? Ich habe, wie man gesehen hat, so weit kauterisirt, so weit ich nur gelangen konnte und so vollständig als möglich; allein wir konnten nicht wissen, dass auf der hinteren Fläche des Gaumensegels in den Nasengruben, in den Eustach'schen Trompeten u. s. w. falsche Membranen vorhanden waren, und wenn wir es gewusst hätten, so hätten wir mit den kauterisirenden Mitteln nicht bis dahin gelangen können. Was nützt aber das Kauterisiren in diesen Fällen, wenn man nicht Alles kauterisiren kann? Ich bin aber überzeugt, dass bei diesem Kinde die von mir vorgenommene Kauterisation durch ihre ausserordentliche Reizung und durch die dadurch hervorgerufene Erschöpfung den Tod beschleunigt hat. Die Beruhigung hatte ich wenigstens gewonnen, dass die ätzende Säure, die ich angewendet hatte, nicht über die zu ätzende Stelle hinausgegangen war und etwa im Magen Unheil angerichtet hatte."

„Es scheint nach allem Dem die Kauterisation nur dann einigen Nutzen zu versprechen, wenn es möglich ist, durch sie die im Kehlkopfe sitzenden falschen Membranen wegzuschaffen; dann aber hat die Kauterisation nur eine rein lokale Wirkung; sie begegnet einer augenblicklichen Gefahr, nämlich der Gefahr der Erstickung; aber sie heilt nicht die Krankheit, im Gegentheile steigert sie dieselbe dadurch, dass sie zu einer Reaktion zwingt, worin der an und für sich durch die fehlerhafte Blutbeschaffenheit ergriffene Organismus sich erschöpft. Die von Diphtheritis heimgesuchten Kranken pflegen zwar meistens vollsaftig und gut genährt auszusehen; aber ihre Lebensenergie erscheint doch vermindert, ob in Folge der krankhaft gesteigerten Plastizität des

Blutes, oder einer fehlerhaften Mischung desselben, oder ob als Ursache dieser eigenthümlichen Blutbeschaffenheit, lässt sich nicht sagen."

„Woran ist die kleine Kranke in dem mitgetheilten Falle gestorben? Sie ist nicht erstickt; denn Kehlkopf, Luftröhre und Lungen waren für die Luftströmung frei; auch trat kein Todeskampf ein, welcher darauf hindeutete. Sie ist gesunken, wie Jemand stirbt, dessen Blut, durch irgend ein Miasma oder durch ein in ihm selber erzeugtes Virus vergiftet, unfähig gemacht ist, das Leben zu erhalten. Eine Bemerkung muss hier noch gemacht werden. In der Leiche des Kindes fand man die Schleimhaut am Pylorus roth und verdickt, und zwar in Folge des Kontaktes mit einem Pflocke falscher Membran; es scheint hieraus die Nothwendigkeit sich zu ergeben, die Ausstossung falscher Membranen, sobald sie sich losgelöst haben, d. h. sobald sie erweicht sind, zu begünstigen. Es ist denkbar, dass das Verschlucken losgelöster diphtheritischer Membranen und ihr Aufenthalt im Magen bei der Erzeugung der gastrischen Diphtheritis, die man als Komplikation der häutigen Bräune zu beobachten Gelegenheit hatte, beiträgt."

IV. „Die aufmerksame Erwägung aller Erscheinungen der Diphtheritis hat schon mehrere Aerzte veranlasst, diese Krankheit den Ausschlagsfiebern anzureihen. Es findet sich hier ebenfalls wie in jedem Ausschlagsfieber: 1) Ein hypothetisches Gift im Blute. 2) Eine Wirkung dieses Giftes auf die festen Theile, besonders auf das Nervensystem, und 3) eine lokale und spezifische Manifestation dieses Giftes, bestehend hauptsächlich in dem Bestreben der Natur, eine Elimination, nach den kutanen oder mukösen Flächen hin, zu bewirken. Fasst man diese Punkte in's Auge, so wird man für die rationelle Behandlung sich dieselben Indikationen aufstellen müssen, die bei den Eruptionsfiebern längst gültig sind, nämlich: 1) die Organe, in welchen der Eliminationsprozess lebensgefährlich werden könnte, zu befreien und zu beschützen; 2) die Ausscheidung sonst aber zu achten und sie zu begünstigen, um die Krankheitsursache wegzuschaffen, und 3) für den allgemeinen Zustand Sorge zu tragen und üblen Nebenerscheinungen zu begegnen."

„Was nun die erste Indikation betrifft, so kann es wohl vorkommen, dass, bevor die diphtheritische Ausscheidung beginnt, eine grosse Unruhe im Körper sich bemerklich macht und wichtige

Organe wie das Gehirn, die Lungen u. s. w. dabei lebhaft affizirt werden. Bei der Diphtheritis ist dieses weniger der Fall als beim Scharlach oder der Variole; denn die Diphtheritis ist ein Eruptionsprozess von subakutem Charakter. Der einzige Ort, wo die diphtheritische Ausscheidung das Leben gefährden kann, ist der Kehlkopf und die Luftröhre und deren Gezweige, hier muss die Kunst eintreten, um der Gefahr des Lebens zu begegnen. An anderen Orten aber, wo diese Gefahr nicht stattfindet, ist eine solche örtliche Einwirkung ganz unnütz."

„Zur Erfüllung der zweiten Indikation erscheint nichts besser als die Alkalien, und namentlich das doppeltkohlensaure Natron, welches verflüssigend wirkt, und so die Ausscheidung begünstigt.

„Was die dritte Indikation betrifft, so ist keine Frage, dass die Diphtheritis mit einem asthenischen Zustande verbunden ist, und dass es darauf ankommt, wo nicht eine dringende Nothwendigkeit eine Ausnahme gebietet, die Kräfte des Kranken durchaus zu schonen. Man muss Excitantia eben so sehr vermeiden als die herabsetzenden Brech- und Abführmittel. Diese können angewendet werden; aber ebenso nur ausnahmsweise wie die Kauterisation, welche letztere vielleicht am besten durch eine leichte Auflösung irgend eines mehr austrocknenden als wirklich scharf ätzenden Mittels bewirkt wird."

V. „Gibt es Mittel, die häutige Bräune zu verhüten, oder mit anderen Worten: ist eine Prophylaxis denkbar? Die häutige Bräune kommt in den Gebieten, in welchen die katarrhalischen Leiden häufig sind, nämlich in den gemässigt warmen und feuchten Flachländern, vor. Die Touraine wird wegen ihrer Fruchtbarkeit der Garten Frankreichs genannt; sie verdankt diese Fruchtbarkeit dem feuchten Boden, der aber auch viele Katarrhe erzeugt und die Diphtheritis so ausserordentlich begünstigt, dass sie gleichsam als endemisch zu betrachten ist. Ein anderes Moment für diese Krankheit ist die örtliche Anlage, die in der That nicht bestritten werden kann. Es gibt Familien, wo durch Generationen hindurch die Diphtheritis Opfer fordert. Wenn nun eine Familie mit dieser Anlage eine niedrige und feuchte Lokalität bewohnt, so würde eine Entfernung aus dieser Lokalität von Wichtigkeit sein. Einen solchen Wechsel des Aufenthaltes erlauben aber nicht immer die Verhältnisse; es war dieses der Fall mit der erwähnten Familie, welche drei Kinder an häutiger

Bräune zu verschiedenen Zeiten verloren hatte, und welche ein niedriggelegenes Haus in der Nähe dickbelaubter und dichter Gebüsche bewohnte. In Gebirgsgegenden, z. B. in der Auvergne, ist nach Bertrand, wie Guersant in seiner erwähnten Abhandlung angeführt hat, der Krup äusserst selten, und es würde demnach die Uebersiedelung von Familien, in denen eine erbliche Anlage zur Diphtheritis sich zeigt, aus niedrigen, feuchten Gegenden in höher gelegene, hügelige oder bergige sehr zu empfehlen sein. Jedenfalls, wenn eine solche Uebersiedelung nicht möglich ist, ist die Bewohnung der höher gelegenen Stockwerke vorzuziehen, und zwar ist die Südseite des Hauses, nach ihr die Westseite zu empfehlen. Die untersten Stockwerke des Hauses, die Kellerwohnungen und die Nord- und Ostseite der Häuser scheinen die Entstehung der häutigen Bräune zu begünstigen. Der Nordostwind scheint in dieser Beziehung eine besonders üble Wirkung zu haben; der Nordostwind und auch der reine Ostwind sind auch für Rheumatische, Gichtische und Nervöse bekanntlich sehr übelwirkend, wenigstens in unseren Breiten. Es müssen daher diejenigen Familien, in denen zu Diphtheritis besondere Neigung herrscht, sehr sorgfältig vor diesen Winden sich zu schützen suchen. Gymnastische Uebungen, abhärtende Bäder zur gehörigen Zeit, schwefelhaltige Wässer u. s. w., so wie überhaupt alle gegen Katarrhe empfohlene Mittel sind auch zur Verhütung der Diphtheritis zu empfehlen.“

Wir schliessen hieran eine spätere Mittheilung des Verfassers, aus der sich ergibt, dass bereits im Jahre 1853 Herr J. Lemaire das doppeltkohlensaure Natron in grosser Dosis gegen die häutige Bräune empfohlen hat; er hat das Mittel nicht nur innerlich gegeben, sondern auch äusserlich angewendet. Seine hierüber der Akademie eingereichte Arbeit enthält sechs Fälle von häutiger Bräune und Krup, welche durch das doppeltkohlensaure Natron geheilt worden sind. Seit der Zeit hat Hr. Lemaire, wie er jetzt anzeigt, noch eine grosse Anzahl von Fällen häutiger Bräune schnell durch dieses Mittel geheilt. Er gibt das doppeltkohlensaure Natron in sehr kräftiger Auflösung mit etwas Pomeranzenblüthensyrup viertelstündlich esslöffelweise, so dass Kinder in 24 Stunden je nach ihrem Alter 2 bis 6 Skrupel des Salzes genommen haben. Die alkalischen Bäder werden ebenfalls sehr kräftig gemacht. Herr Lemaire geht von der Ansicht aus, dass bei allen Entzündungen die Fibrinbildung im Blute gesteigert ist, dass diese Steigerung besonders die Diphtheritis charakterisirt, und dass das kohlensaure Natron das Fibrin gleichsam verflüssigt und die Plastizität herabsetzt. Auch Luzsinsky in Wien empfiehlt das kohlensaure Kali gegen den Krup, den er für die Aeusserung einer spezifischen Blutkrase erklärt. Und es verdient demnach, da sich so viele gewichtige Stimmen dafür zu erheben scheinen, die alkalische Medikation gegen die häutige Bräune im Allgemeinen und gegen den Krup im Besonderen volle Beachtung.

III. Bemerkungen über die Behandlung der häutigen Bräune durch Kauterisation oder durch innere Anwendung des doppeltkohlensauren Natrons.

Die von Herrn Marchal angeregten Bedenken gegen die Kauterisation, welche durch Bretonneau und namentlich durch seinen Schüler Trousseau und dann auch durch Guersant und andere französische Aerzte gegen die Diphtheritis so sehr anempfohlen worden ist, haben zu verschiedenen Erörterungen Anlass gegeben, und es haben sich mehr Gegner der Kauterisation, aber auch Vertheidiger derselben, erhoben. Herr Marchal geht von dem Grundsatze aus, dass das fibrinöse Exsudat, wodurch sich die Diphtheritis hauptsächlich manifestirt, in einer allgemeinen Diathese oder besonderen Blutkrase beruhe, und dass, wollte man die häutige Bräune und namentlich den Krup blos durch Kauterisation behandeln, das gerade so viel wäre, als wollte man die Scharlachefflorescenz oder die Pockenpusteln kauterisiren, und dadurch allein die Krankheit bezwingen. Es könne wohl die Kauterisation angewendet werden, aber nur um einer dringenden Gefahr zu begegnen, z. B. in dem Falle, wo das fibrinöse Exsudat die Stimme zu verschliessen und Erstickung herbeizuführen droht; sonst aber müsse die Diphtheritis als allgemeiner Zustand, d. h. als Diathese, behandelt werden. Das Wesen dieser Diathese ist uns allerdings unbekannt; aber wir erkennen jedenfalls, dass das Blut einen abnormen Ueberschuss an gerinnbarem Eiweissstoffe enthält, und diesen überall in Form von fibrinösen Ablagerungen auf die Schleimhäute und die kutanen Gebilde auszuschwitzen strebt. Es müsse daher die rationelle Behandlung darin bestehen, gegen diese Beschaffenheit des Blutes zu wirken und dazu seien die Alkalien und namentlich das Natron bicarbonicum, welches bekanntlich den Eiweissstoff zu verflüssigen im Stande ist, am besten. Ohne Anwendung dieses Mittels, ja auch mit demselben, sei die Kauterisation eher nachtheilig als vortheilhaft, in so ferne sie zu einer Reaktion zwingt, und die ohnehin nicht sehr energische Thätigkeit des Organismus noch mehr schwächt. Dieses sind in Summa die Ansichten, welche Hr. Marchal ausgesprochen hat; es ist ihm aber entgegnet worden, dass Niemand die Kauterisation als ein Hauptmittel gegen die Tendenz der fibrinösen Ausschwitzung betrachtet hat; die Kauterisation sowohl, als die Brechmittel beim Krup sind nur zu Hilfe genommen worden, um der augenblicklichen dringenden Gefahr zu begegnen, was auch Hr. M. als nothwendig zugibt. Chemisch seien die Alkalien, und namentlich das Natronbikarbonat, allerdings befähigt, den Eiweissstoff zu verflüssigen; aber ob sie das bei einem an häutiger Bräune oder am Krup leidenden Kinde so schnell zu thun vermögen, wie die Noth es erheischt, ist eine andere Frage. Freilich führt Hr. M. Fälle an, die zu Gunsten seiner Ansicht sprechen; allein es sind vielleicht noch mehr Fälle anzuführen, wo die Alkalien und namentlich das Natronbikarbonat schon angewendet waren und den tödtlichen Ausgang nicht verhindert haben, und andererseits gibt es auch Fälle, wo die Kauterisation und die Brechmittel, die weiter nichts thaten, als die pseudomembranösen Bildungen wegzuschaffen, recht gute Dienste geleistet haben. Ist die Analogie, die Hr. M. zwischen Diphtheritis und den Ausschlagsfiebern aufstellt, richtig, d. h. ist das fibrinöse Exsudat der ersteren gleich zu achten dem Eliminationsprodukte bei der Variole, dem Scharlach, den Masern u. s. w., so würde ja mit dieser Elimination die Krankheit zu Ende sein, und dann käme es nur darauf an, der durch das Dasein dieses Eliminationsproduktes bedingten Gefahr zu begegnen, und dann wäre ja eben die Kauterisation oder bei der häutigen Bräune und dem Krup die Anwendung der Brechmittel recht indizirt, weil durch sie das genannte Produkt weggeschafft wird.

So steht die Angelegenheit in diesem Augenblicke, und es verlohnt sich wohl, hieran die verschiedenen neuesten Notizen anzureihen. Wir beginnen mit einer Mittheilung des Hrn. Aliès, Arzt an den Seebädern zu Trouville in Frankreich (Union médicale, 31. Mai 1855). Während des Sommers 1852 und im Winter 1853 herrschte in einer kleinen Stadt der Franche-Comté eine Scharlachepidemie, welche ganz besonders mit Angina verbunden war. Die Angina war sehr bösartig und führte oft zu fibrinösen Ausschwitzungen. Die Kauterisation wurde vorzüglich dagegen angewendet. Es gab aber auch Aerzte, welche sich dieses Mittels nicht bedienten, sondern bei den ersten Anzeichen der Angina Umschläge unter Anwendung eines narkotischen Linimentes um den Hals machen liessen, und zugleich Senfteige auf die Waden legten. Eine genaue vergleichende Statistik über die Erfolge vermag Hr. A. nicht zu geben. Indessen gibt er einige Zahlen, welche nicht ohne Belang sind. Vom 29. Sept. 1852 an, wo die Scharlachepidemie eine gewisse Höhe erreicht hatte, bis zum 15. März 1853, wo sie ihrem Ende sich nahte, waren von einer Bevölkerung von 4000 Seelen der kleinen Stadt 40 Kinder im Alter von 2 Monaten bis 15 Jahren dahingerafft, und zwar die meisten von ihnen in Folge von Scharlachbräune, bei denen allen Kauterisation gemacht worden war, und manchmal in sehr bedeutendem Grade. In den beiden Jahren, die der Epidemie vorangingen, und welche ihr nachfolgten, betrug die Mortalität in derselben Periode, nämlich vom 29. September bis 15. März, für dieselbe Altersklasse nur 10 bis 12 Todesfälle. Gegen die genannten 40 Fälle von Scharlachbräune, in welchen die Kauterisation gemacht worden war, kommen noch an 50 andere Fälle sowohl in derselben Stadt als in den benachbarten Distrikten, wo die Kauterisation ganz ausgeschlossen war, und es ist im höchsten Grade bemerkenswerth, dass von diesen 50 Fällen kein einziger mit dem Tode endigte. Es ist hierbei wohl zu notiren, dass es eine und dieselbe Epidemie war, welcher jene 40 und diese 50 Fälle von Scharlachbräune angehörten, und es ergibt sich daraus schlagend der Beweis, dass die Kauterisation des Halses, wenigstens für die Scharlachbräune, im höchsten Grade verwerflich ist. Was die gute Wirkung des Natronbikarbonates betrifft, so kann Hr. A. nichts darüber sagen; versucht ist es nicht worden; Hr. A. glaubt aber nicht an die Wirkung dieses Mittels, sondern die günstigen Erfolge misst er nur dem Umstande bei, dass der Eliminationsprozess durch das fibrinöse Exsudat sich erschöpft hat. Er glaubt, dass die Anwendung von Blutegeln mehr zu empfehlen sei; in den Fällen von Scharlach, welche mit Angina vergangen, hatten die Blutegel, die angesetzt wurden, den Erfolg, dass auf der Haut die Eruption zum Vorscheine kam, und damit die gefährliche Angina sofort nachliess. Die Reizung der Schleimhaut hat bei der Scharlachangina etwas Spezifisches, und kann sich unter Umständen zu sehr bedeutendem Grade erhöhen, so dass sie im Halse zuletzt der Luftdurchströmung ein Hinderniss entgegensetzt, und den Kranken mit Ersticken bedroht. Von diesem Gesichtspunkte aus sind die Blutegel sehr empfehlenswerth. Hr. A. glaubt folgende Sätze aufstellen zu dürfen:

1) die Erscheinungen des Scharlachs beginnen in den oberen Regionen des Organismus und breiten sich von da auf die unteren aus; die Eruption erscheint zuerst auf dem Angesichte, dann auf dem Halse, auf der Brust u. s. w. Ramazzini will sogar beobachtet haben, dass der Scharlach die grösste Gefahr zeigt, wenn die Eruption sich nicht bis auf die unteren Extremitäten ausdehne; selbst das Oedem, wenn es eintritt, beginnt gewöhnlich auf dem Angesichte.

2) Die Schleimhäute, obgleich gewöhnlich zuerst und ziemlich lebhaft ergriffen, sind doch nur der vorübergehende Sitz des Eliminationsbestrebens; dieses drängt mehr nach der Kutis und nach den Nieren hin;

3) daraus folgt, dass bei drohender Angina Alles gethan werden müsse, um die Eliminationsthätigkeit nach der Kutis und namentlich nach den unteren Extremitäten hinzuleiten, und es kann dieses durch Anwendung von mildernden und etwas narkotisirenden Umschlägen um den Hals und durch richtige Anwendung von Blutegeln bewirkt werden.

Der folgende Fall soll die gute Wirkung des doppeltkohlensauren Natrons gegen den echten Krup erweisen; er ist von Hrn. Lalesque, Arzt in Lateste in Frankreich, mitgetheilt (Union médicale 5. Juni 1855). „Der vier Jahre alte Sohn eines Forstaufsehers von guter Gesundheit legte sich am 29. Dezember gesund nieder und erwachte nach ruhigem Schlafe gegen 3 Uhr plötzlich mit heftigem Halsschmerze, trockenem rauhem Husten, pfeifendem Athem und einer fast heiseren Stimme. Die Mutter gibt ihm Altheesyrup mit kaltem Wasser und macht ihm zwei sehr heisse Fussbäder, aber der Zustand besserte sich nicht, und am Abende des 30. kam Hr. L. zu dem Kranken. Er fand alle Erscheinungen des Krups; der Athem war pfeifend und schwierig, der Husten trocken und bellend, das Angesicht geröthet, die Augen glühend, die Haut heiss und der Puls beschleunigt. Die Stimme ist heiser und fast erloschen und der Druck auf den

Kehlkopf macht etwas Schmerz. Submaxillardrüsen nicht geschwollen, ebensowenig die Mandeln; im Rachen keine Röthe, kein Hautbeleg wahrnehmbar. (Ordin.: 4 Blutegel an die Kehlkopfsgegend; nach ihnen ein Brechmittel aus Ipekakuanha, ferner Einreiben von grauer Salbe auf die Vorderfläche des Halses, innerlich verdünnter Altheesyrup mit einer starken Dosis doppeltkohlensauren Natrons.) Die allgemeinen Erscheinungen jedoch, obgleich die lokalen bei der örtlichen Untersuchung fehlten, entschieden mich so bestimmt in der Diagnose, dass ich den Fall wie Krup behandelte, und zwar eben zur Verminderung der Plastizität des Blutes das Natronbikarbonat verordnete. Die Blutegelwunden bluteten bis Mitternacht; das Brechmittel hatte nicht gewirkt; die Nacht verlief unruhig und Krupanfälle stellten sich ein, die noch etwas stärker waren als der vorangegangene. Am 31. Morgens war der Kranke etwas ruhiger, der Puls aber deutlich fiebernd, die Haut heiss, Sprache, Stimme und Respiration zeigten noch denselben Charakter, nur war die Oppression gering. Das Brechmittel wurde wiederholt und hatte zwei Mal Wirkungen; die ausgebrochenen Massen zeigten kleine Hautfetzen und Blutpunkte, und es war nun die Laryngitis membranacea nicht zu bezweifeln. Die Krupanfälle waren zwar gering, aber immer noch vorhanden. (Ord.: das Natron bicarbonicum weiter zu brauchen; Einreibungen grauer Salbe ebenfalls) — Abends ist die Respiration weniger schwierig und weniger pfeifend; die Stimme etwas heller, aber das Fieber heftiger, Husten noch häufig, jedoch weniger krupartig (Ordinatio ut supra). — Am 1. Januar: der Knabe hat in der Nacht einige Minuten geschlafen und ein wenig feuchte Haut; Fieber wie Abends vorher; Respiration freier, fast nicht mehr pfeifend; Husten lockerer, aber Auswurf wie bei Kindern nicht zu sehen (Ordinatio ut supra, jedoch so, dass in 24 Stunden 2 Grammen Natronbikarbonat verbraucht werden). Abends noch Fieber, jedoch mässig; Husten, Athmung und Sprache werden normal und die Krankheit geht in volle Besserung über, so dass am 7. der Knabe genesen ist. Während der Zeit gebraucht er immer das Natronbikarbonat und zwar bis zum 4.; ausserdem aber, was wohl zu merken ist, auch die Merkurialeinreibungen auf den Hals, so dass eigentlich nicht genau zu sagen ist, ob diese oder das Alkali die Heilung bewirkt haben.“ Dass es echter Krup gewesen, nämlich eine Laryngitis mit wirklicher Exsudation, wollen wir nach der Versicherung des

Hrn. L. als unzweifelhaft annehmen. Da jedoch dergleichen Fälle von anderen Aerzten auch durch blose Brechmittel geheilt worden sind, so bedürfen wir noch weiterer Mittheilungen, um an die besondere Heilkraft des doppeltkohlensauren Natrons gegen die häutige Bräune zu glauben.

Ganz gewiss ist das doppeltkohlensaure Natron ein gutes antiphlogistisch wirkendes, d. h. die krankhafte Neigung des Blutes zur Fibrinbildung herabsetzendes Mittel, aber ob es in dieser Beziehung etwas Besonderes vor vielen anderen alkalischen Salzen voraus hat, ob es eine spezifische Wirkung gerade gegen die Diphtheritis besitzt, ist noch sehr die Frage. Es würden dann die Merkurialien, namentlich das Kalomel oder das Hydrargyrum cum Creta, welches in England offizinell ist, oder auch Merkurialeinreibung in der genannten Krankheit noch viel mehr leisten müssen, denn sie wirken gewiss mächtig antiphlogistisch und besonders gegen die krankhafte Plastizität des Blutes. Hr. Robert Latour, Arzt in Paris hat, wie er angibt, das Natronbikarbonat auch gegen die Diphtheritis, und namentlich gegen den Krup, ganz nach Angabe des Hrn. Marchal versucht (Union médicale 23. Juni 1855). „Aber, sagt er, weniger glücklich als Hr. Marchal, war ich genöthigt, die Kauterisation durch Höllenstein eintreten zu lassen, um das kranke Kind zu retten. Es war dieses ein 5 Jahre alter Knabe, von lymphatischer Konstitution, und schon seit 2 Tagen bettlägerig, als ich zu ihm gerufen wurde. Gleich bei der ersten Untersuchung fand ich die Pfeiler des Gaumensegels, den vorderen Theil desselben und den Schlund von sehr lebhaft rother Farbe, jedoch ohne die geringste Spur falscher Membrane. Das Uebel war in den Nasengruben, wo es begonnen zu haben schien, am weitesten gediehen; die fibrinöse Ausschwitzung war hier so bedeutend, dass die Nasenhöhlen vollkommen verstopft waren. Und was mich die Ausdehnung des Exsudates auf die Schlundgegend fürchten liess, war der Umstand, dass die hintere Fläche des Gaumensegels und des Zäpfchens bereits überzogen war. Ausserdem waren die Submaxillardrüsen sehr schmerzhaft und angeschwollen; Fieber, Angst, Delirien waren sehr bedeutend, und es war also ein Zustand vorhanden, welcher die häutige Bräune in ihrer vollsten Blüthe zeigte. Ohne Zeitverlust verordnete ich das Natronbikarbonat zu 3 Grammen pro dosi in Auflösung und liess das Mittel so gebrauchen, dass in 24 Stunden 6 Grammen genommen wurden; allein die Krankheit nahm zu, die Exsudation machte Fortschritte, das Gaumensegel und seine Pfeiler wurden gänzlich davon überzogen, und auch im Schlunde zeigten sich solche Ausschwitzungen; das Fieber und die übrigen allgemeinen Erscheinungen blieben dieselben.“ Einen ganzen Tag hatte Hr. Robert Latour dahingehen lassen, um die vom Hrn. Marchal versprochene Wirkung des Bikarbonates zu erwarten; sie trat, wie gesagt, nicht ein, und länger zu zögern hielt Hr. R. L. für zu gewagt. Ohne Weiteres griff er zum Höllensteinstifte und kauterisirte damit, so weit er nur irgend reichen konnte, alle mit der Ausschwitzung belegten Stellen, wobei er noch um 1 Linie breit über die Gränzen dieser hinausging. Dabei gab er innerlich noch das Natronbikarbonat weiter, und zwar zu 6 Grammen in 24 Stunden. Jetzt schien das Uebel still zu stehen, die Ausschwitzung ging nicht weiter, das Fieber minderte sich und der allgemeine Zustand besserte sich. Am folgenden Tage lösten sich die falschen Membranen ab und es ging schnell zur Genesung. Hr. A. L. glaubt, dass hier die Kauterisation weit mehr gethan hat als das so sehr empfohlene Alkali; es war ersichtlich, dass sie dem Fortschritte der exsudativen Entzündung eine entschiedene Gränze setzte; denn die Hautbelege in den Nasengruben, welche durch den Höllensteinstift nicht erreicht wurden, stiessen sich auch ab. Darin, dass die Diphtheritis auf einer Blutkrase beruhe, was Hr. L. gerade nicht in Abrede stellen will, liegt keine Gegenanzeige gegen die Kauterisation, da ja doch auch beim Erysipelas vagum aus inneren Ursachen, bei dem Gelenkrheumatismus u. s. w. die krankhafte Thätigkeit durch Höllenstein, Jodtinktur, Kollodion u. s. w. mit gutem Erfolge mitbegränzt oder lokalisirt wird. Bei dieser Gelegenheit bemerkt Hr. L., dass, um bei Diphtheritis erfolgreich zu kauterisiren, man sich wo irgend möglich des Höllensteinstiftes bedienen müsse, und wo das nicht geht, muss man eine sehr kräftige Auflösung desselben benutzen. Gewöhnlich gebraucht man dazu ein etwas gekrümmtes Fischbeinstäbchen, an welchem sich oben ein kleiner Schwamm befindet; allein mit diesem Stäbchen kann man nie sicher agiren; wenigstens kann man nicht wissen, ob man damit den Kehldeckel und die Stimmritze gehörig erreicht und damit auch alle Stellen kauterisirt. Hr. L. bedient sich einer langen, etwas gekrümmten Pinzette, womit er ein Charpiekügelchen erfasst, welches er daran mit einem Faden befestigt; dieses Charpiekügelchen wird in eine sehr kräftige Auflösung von Höllenstein getaucht, und damit der Schlund tief hinab kauterisirt, dergestalt, dass auch der Kehldeckel und die Stimmritze berührt wird, und wo möglich einige Tropfen der Höllensteinlösung auch in den Kehlkopf hineingedrückt werden. Hr. R. L. schliesst seine Mittheilung mit folgenden Worten: „Dieses ist mein Kauterisationsverfahren und der Sicherheit ihrer Wirkung schreibe ich die unerwarteten Heilungen zu, die ich erreicht habe, und die ich mit dem gewöhnlichen Verfahren nicht erlangt haben würde.“

Eine weitere Mittheilung ist die von Dr. Ferrand zu Mer (Union médicale, ebendas.), welcher ebenfalls der Kauterisation das Wort redet. „Seit 11 Jahren Armenarzt der Stadt Mer und der benachbarten Bezirke, sagt er, habe ich Gelegenheit gehabt, wohl 50 Fälle von häutiger Bräune zu behandeln; ich habe achtmal die Tracheotomie gemacht; von diesen Operirten starben 5 kurze Zeit nach der Operation, Einer 12 Tage nachher in Folge von Erysipelas; nur 2 davon sind geheilt worden. Aus meinen Erfahrungen fühle ich mich zu folgenden Schlüssen berechtigt: 1) dass die Diphtheritis in fortschreitender Bewegung weiter geht, und 2) dass die Kauterisation diesen Fortschritt aufzuhalten fähig ist.“ Hr. F. führt 2 Fälle an, die wir in aller Kürze wiedergeben wollen. Der erste Fall betraf einen 6 Jahre alten blassen, schwächlichen Knaben, der alle Symptome des Krups darbot, welche Krankheit zu gleicher Zeit mehrere Kinder ergriffen hatte. Die Mandeln und die Gaumenpfeiler waren mit Exsudat bedeckt, der Rachen geröthet, die Halsdrüsen geschwollen. Hr. F. kauterisirte sofort die Theile mit einer Auflösung von 2 Theilen Höllenstein und 4 Theilen Wasser, verordnete 4 Blutegel an den Hals und eine Auflösung von etwa 1 Gran Brechweinstein in ungefähr 3 Unzen Wasser, wovon er ständlich 1 Esslöffel voll geben liess. Am nächsten Tage wiederholte er die Kauterisation und setzte sie täglich fort vom 1. bis 4. Februar. Am Abende dieses Tages war der Zustand sehr übel, die Stimme erloschen, die Erstickungsanfälle bedeutend, die Respiration tracheal und der Puls klein. Verordnet: Brechmittel und ausserdem 2 grosse Blasenpflaster an die Oberschenkel. Am 6. Februar hat die Erstickungsgefahr den höchsten Grad erreicht; Hr. F. macht die Tracheotomie, und gleich nach derselben werden falsche Membranen ausgetrieben. Von da an geht es besser; die Athmung wird frei, aber 4 Tage später wird der Umfang der Wunde roth und schmerzhaft. Es bildet sich Erysipelas, welches aller Mittel ungeachtet immer weiter sich verbreitet und 12 Tage nach der Operation den Tod herbeiführt. — Der zweite Fall betraf ein 2 Jahre altes gesundes Mädchen; es hatte alle Symptome des Krups. Auf den Mandeln und den Pfeilern des Gaumensegels waren falsche Membranen zu sehen. Kauterisation mit Höllenstein, die am nächsten Tage wiederholt wird; ausserdem Brechmittel. Es erfolgt gute Heilung. — Im dritten Falle war es ein 2 Jahre alter Knabe, der Bruder des im ersten Falle erwähnten Knaben. Das Kind hustete viel, hatte belegte Stimme und Fieber. Eigentliche Krupsymptome waren noch nicht vorhanden. Aber da diese Krankheit herrschte, so wurde der Hals untersucht, und es fanden sich die Mandeln geschwollen und mit falscher Membran belegt; auch die Halsdrüsen waren geschwollen. Hr. Tr. kauterisirte sofort mit der schon erwähnten kräftigen Solution und gab ein Brechmittel. Am nächsten Tage aber hatte das Exsudat das ganze Gaumensegel, dessen Pfeiler und einen grossen Theil des Schlundes überzogen. Die Kauterisation wird im ausgedehnten Maasse wiederholt. Am dritten Tage schien die Ausschwitzung sich zu beschränken; aber die falsche Membran erzeugte sich wieder. Die Kauterisation wurde im Ganzen acht Tage lang täglich gemacht, bis endlich Heilung eintrat. Die Entzündung, welche verblieb, wurde mit Gurgelwasser bekämpft. — Im 4. Falle endlich handelt es sich um einen 5 Jahre alten Knaben auf dem Lande, welcher seit 5 Tagen fieberte und einen rauhen und bellenden Husten hatte. Es herrschte Krup im Dorfe. Bei der Untersuchung fand sich der Rachen geröthet und membranöses Exsudat auf den Mandeln. Kauterisation 4 Tage lang täglich wiederholt und ausserdem ein Brechmittel. Die Heilung war wünschenswerth.

Diese Fälle sind beweisend genug; sie zeigen die Nothwendigkeit, bei rauhen, bellenden, mit Fieber begleiteten Husten der Kinder den Rachen genau zu untersuchen, und, wenn sich Hautbelege auf den Mandeln, oder den Gaumenpfeilern, oder sonst wo bemerklich machen, sofort kräftig zu kauterisiren und die Kauterisation nach Bedürfniss zu wiederholen. Mag die Tendenz zu fibrinösen Ausschwitzungen auch auf eigenthümlicher Blutkrase beruhen, so ist doch gewiss wahr, dass die eigentliche Gefahr in dem Weiterschreiten dieser exsudativen Entzündung auf dem Kehlkopfe und der Luftröhre beruht. Dieser Gefahr muss entgegetreten werden, und dazu sind Brechmittel und Kauterisationen, und als letzte Instanz die Tracheotomie ganz besonders geeignet. Will man dabei noch innerlich Alkalien geben, oder Merkur anwenden, um die Plastizität des Blutes herabzusetzen, so ist dagegen Nichts zu sagen; doch darf man sich nicht hierauf verlassen, da diese Mittel im besten Falle nur langsam wirken. Zu bemerken ist hier noch schliesslich, dass auch vielerlei Gemisch gegen den Krup empfohlen worden ist, so namentlich ein Mischsaft aus 1 Unze Honig mit 1 Drachme gepulverten Kalomels und 1 Skrupel gepulverten kohlensauren Alauns, wovon das Kind stündlich oder zweistündlich 1 Theelöffel voll bekommt, bis Erbrechen oder Laxiren eintritt.

II. *Klinische Vorträge und Berichte.*

Hôtel-Dieu in Paris (Klinik des Prof. Trousseau daselbst).

Ueber die Epilepsie und die verwandten Krämpfe.

Bei Gelegenheit eines Falles, wo ein Mann von epileptischen Krämpfen ergriffen wurde, hat der Professor sich dahin ausgesprochen, dass die Epilepsie, wenn sie auch den Alten schon bekannt gewesen, doch erst in neuester Zeit etwas mehr begriffen worden ist. Er erklärt die bekannte Abhandlung von Calmeil in Charenton für die bis jetzt beste Monographie, in der die Epilepsie mit grosser Genauigkeit und Sorgfalt beschrieben worden ist. „Die Abhandlung, sagt Hr. Trousseau, ist klein an Volumen, aber gross und bedeutungsvoll ihrem Inhalte nach.“ — Nur habe dem Autor die Beobachtung in der gewöhnlichen Privatpraxis gefehlt, und es sei ihm daher eine sehr häufig vorkommende Form entgangen, auf welche er, nämlich Hr. Tr., besonders hinweisen will. Die von den alten Autoren gebrauchten Ausdrücke: Morbus sacer, herculeus, comitialis u. s. w. bezeichnen nur den grossen Anfall, dessen Erscheinungen bekannt sind: ein heftiger Aufschrei, Niederstürzen des Kranken, eigenthümliche Zuckungen von kurzer Dauer, Schlafsucht von längerer Dauer, und Erwachen mit Bewusstsein, das dann und wann etwas gedämpft erscheint. Die genaue Kenntniss jeder dieser Erscheinungen setzt den Arzt in den Stand, die Epilepsie sofort zu erkennen, wenn sie vorhanden ist, und macht ihre Simulation nur möglich durch einen sehr geschickten und unterrichteten Arzt, ja Esquirol glaubt, dass selbst dieser sie nicht simuliren könne. Allein er konnte in diesem Punkte doch noch nicht gewiss in seiner Behauptung sein. Denn als er, gleich nach der Visite im Krankenhause mit seinen beiden Schülern, Trousseau und Calmeil, in seinem Kabinete plauderte, stürzte Letzterer auf den Teppich nieder und zeigte alle Erscheinungen eines epileptischen Anfalles. Esquirol war überrascht, beobachtete und untersuchte ihn eine kurze Zeit, und sagte dann: „Der arme Junge, er ist epileptisch.“ Kaum hatte er diese Worte gesprochen, als Calmeil aufsprang, die Hand seines Lehrers ergriff, und ihn fragte, ob er noch glaube, dass man die Epilepsie nicht simuliren könne.

„Es gibt aber,“ sagt Hr. Tr., „ein Zeichen, welches im Augenblicke des Niederstürzens eintritt, und das von keinem Menschen willkürlich herbeigeführt oder künstlich nachgeahmt werden kann; es ist dieses die aufwallende, schreckenerregende, leichenähnliche Blässe, welche einen Augenblick das Angesicht des Epileptischen bedeckt; wir sehen sie nicht, meine Herren, weil wir immer zu spät kommen; erst dann kommen wir, wenn das Angesicht schon sehr roth geworden. Nach dem Niederstürzen folgen die Konvulsionen, aber nicht unmittelbar; das ist wohl zu merken; es findet fast immer eine sehr kurze Pause von vollständiger Unbeweglichkeit Statt. Ein Hauptcharakter in den epileptischen Konvulsionen selber besteht darin, dass eine Seite des Körpers vorherrschend ergriffen ist. Bisweilen ist sogar nur eine Seite allein ergriffen und die andere gar nicht, dieses ist jedoch sehr selten der Fall; niemals aber findet man eine vollständige Gleichheit der Zuckungen an beiden Seiten. Es gibt zwei Perioden, nämlich die Periode der tonischen und die der klonischen Krämpfe. Die erste Periode ist die der tonischen oder eigentlichen Konvulsionen. Betrachten Sie, meine HHrn., den Arm des auf der Erde liegenden Kranken; Sie sehen den Daumen fest in die Hand eingeschlagen; die pronirenden Muskeln des Vorderarmes, und die nach Innen rotirenden Muskeln des Armes erblicken Sie in permanenter Kontraktion, so dass das Glied durch eine langsame, jedoch stossende Bewegung nach Innen gedreht wird, und zwar bisweilen bis zur Erzeugung einer Luxation. Während dieses stattfindet, sehen Sie das Antlitz des Kranken durch die Kontraktion des Sternocleidomastoideus nach der entgegengesetzten Seite hingedreht. Diejenigen, welche hiervon keine Kenntniss haben, und die Krankheit simuliren wollen, unterlassen gewöhnlich nicht, das Antlitz nach der Seite des Armes hin zu drehen, wo sie die stärksten Konvulsionen produziren, und hieran erkennen Sie sofort den Betrug. Die Muskeln des Angesichtes ziehen den Mundwinkel nach der Seite hin, wo die Konvulsionen vorherrschen."

„Während dieser Periode ist die Bauch- und Brustwand steif und ohne Bewegung; die Respiration ist unterbrochen; die Folge davon ist eine Ueberfüllung des Nervensystemes und Kongestion; Urin und Koth geht unwillkürlich ab, und bisweilen auch der Saame. Die niederziehenden Muskeln des Unterkiefers können auch von Kontraktion ergriffen werden, so dass der Mund halb offen steht, während die Zunge von dem tonischen Krampfe der Genioglossi nach Aussen gezogen wird, und zwischen die Zähne geräth, wo sie den Bisswunden ausgesetzt ist, besonders beim Eintritte der klonischen Krämpfe. Die Bisswunden der Zunge, welche die Ursache des blutgefärbten Schaumes sind, dienen ganz besonders zur Feststellung der Diagnose, namentlich, wenn die Anfälle nur des Nachts stattzufinden pflegen."

„Dann folgt die zweite Periode der Krämpfe; diese werden klonisch und sind Anfangs sehr schnell, dann aber immer zögernder und sparsamer, und hören nach 1 oder 2 Monaten ganz auf, und zwar in dem Momente, in welchem der Kranke, der bis dahin unregelmässig und stossweise geathmet hatte, einen tiefen Seufzer ausstösst, und ihm Schaum vor den Mund tritt; die Respiration wird dann schnaufend und schnarchend, und der Kranke erscheint wie vom Schlage getroffen oder in Trunkenheit versunken. Diese beiden Perioden dauern höchstens 1 bis 3 Minuten. Sie müssen nämlich nicht den Anfall mit dem epileptischen Zustande verwechseln, in welchem der Kranke, bevor er aus dem Koma wieder herausgekommen ist, von einem neuen Anfalle ergriffen werden kann, was im Bicêtre und in der Salpetrière unter dem Namen des grossen Uebels bekannt ist. Es gibt jedoch Ausnahmsfälle, wo der Anfall wirklich lange dauert, besonders bei Kreissenden und Wöchnerinnen, worauf wir noch zurückkommen werden."

„Das Koma dauert 8 bis 10 Minuten, worauf der Kranke sich erhebt, beschämt aussieht, die Blicke und Theilnahme der umgebenden Personen vermeidet, auf Fragen nicht antwortet, und wenn er seinen Anfall irgendwo öffentlich bekommen hatte, so schnell als möglich der Neugier sich zu entziehen sucht. Ausser diesen Eigenthümlichkeiten bemerkt man ziemlich oft, ja gewöhnlich, die Zeichen einer wirklichen Störung der Intelligenz. Einige Kranke sind von der Sucht zum Selbstmorde ergriffen worden und haben diesen auch ausgeführt; andere verfielen in gewaltthätige Handlungen, in Wuth, in Zorn gegen Die, die ihnen beistanden. Viele werden von Halluzinationen, Delirien, und einer wirklichen Manie heimgesucht. Oft aber auch bleibt nach dem Anfalle nichts zurück als Kopfschmerz und Traurigkeit. Einige zeigen eine Beeinträchtigung der Sprache, nicht weil Paralyse vorhanden ist, sondern weil die Zunge in Folge der Bisswunden angeschwollen und schmerzhaft ist. Es braucht nicht gesagt zu werden, dass während des Vorhandenseins der Konvulsion und des Koma das Bewusstsein und die Empfindung fehlt. Es liegt darin ein wichtiges diagnostisches Merkmal; denn man kann die Schleimhaut des Auges, der Nase reizen, Ammoniak einathmen lassen, eine Pistole dicht vor dem Ohre abschiessen, ohne dass sich irgendwo Empfindung bemerklich macht. Das kann Der nicht durchführen, der die Krankheit simulirt. Wenn ein solcher niederstürzt, so wählt er den Ort, wo er hinfallen will und sucht so zu fallen, dass er keinen Schaden leidet. Niemals stürzt er auf den Kopf oder auf das Angesicht, und wenn er das thut, so pflegt er gewöhnlich den Arm oder die Hand vorzulegen, um sich zu schützen. Der wirklich Epileptische fällt nieder ohne Wahl und fast immer ganz oder halb auf den Kopf; er schlägt mit dem Antlitze auf die Erde, und man sieht an ihm Ecchymosen und Quetschwunden, während die falschen Epileptischen gewöhnlich etwas auf die Seite zu fallen pflegen und keine solchen Zeichen an sich tragen."

„Die Epilepsie ist sehr oft eine nächtliche, besonders im Anfange, und es findet dieses häufig 8 bis 10 Jahre hintereinander Statt, ohne dass Jemand, selbst nicht der Kranke, die Ahnung hat, dass es sich hier um eine so furchtbare Krankheit handle. Zwei diagnostische Merkmale sind hier wichtig, namentlich bei Frauen und älteren Kindern; diese Zeichen sind die Bisswunden der Zunge und der unwillkürliche Abgang des Urines. Dem Arzte wird von einer Frau, einem Mädchen oder einem älteren Kinde geklagt, dass des Morgens beim Erwachen immer Kopfschmerz vorhanden sei, und dass die Zunge weh thue. Der Arzt sieht die Zunge an den Seitenrändern verwundet, eingebissen. Der

.richtet: ich weiss nicht, wie es kommt; aber ich habe Nacht vermuthlich im Schlafe mein Nachtgeschirr in mei-. Bette umgestossen, ohne dass ich mich dessen erinnere. Oder der Kranke gesteht von selber oder auf die an ihn gerichteten Fragen, dass er im Schlafe seinen Urin in's Bett gelassen. Dann, m. HHrn., können Sie überzeugt sein, dass ein nächtlicher epileptischer Anfall stattgefunden hat, und um Gewissheit zu erlangen, brauchen Sie den Kranken nur beobachten zu lassen. Uebrigens werden Sie in einer grossen Zahl von Fällen auf der Stirne und besonders um die Augen des Kranken herum unzählige kleine Petechien von der Grösse eines Stecknadelkopfes bemerken, was unter keinen anderen Umständen einzutreten pflegt. Alles das dient, die Diagnose festzustellen."

„Ausser den grossen, oder deutlich ausgesprochen, epileptischen Anfällen, gibt es auch noch die kleinen Anfälle, die die Aufmerksamkeit des Arztes ganz besonders in Anspruch nehmen. Es gehört hierzu besonders der Schwindel, der häufig vorkommt; er ist mit der Epilepsie gleicher Natur, und affizirt mindestens eben so sehr die Intelligenz. Eine Schilderung dieses Schwindels geschieht am besten durch Anführung von Beispielen. In der Kindheit, wo der epileptische Schwindel häufig ist, zeigt er sich auf folgende Weise: Das Kind hält mitten im Spiele an, bleibt unbeweglich, das Auge wird starr, die Athmung unterbrochen und nach 7 bis 8 Sekunden, ja bisweilen nur nach zwei Sekunden ist der Anfall vorüber, und das Kind beginnt gewöhnlich nach dieser kurzen Pause da wieder, wo es aufgehört hat. Bei Erwachsenen gewahrt man bisweilen Aehnliches. Ein Mensch befindet sich beim Spiele, er ergreift eine Karte und will sie hinwerfen; mitten darin hält er an, die Karte bleibt in seiner Hand wie angeleimt; er hält einige Sekunden lang die Augen starr auf einen Punkt gerichtet, dann macht er eine tiefe Inspiration oder seufzt und vollendet nun die angefangene Bewegung. Es war ein epileptischer Schwindel, der ihn befiel und so kurze Zeit gedauert hatte. Ein anderes Mal zieht sich der Kranke an oder richtet sich auf, ohne zu wissen, dass er es thut, geht, ohne zu wissen, wohin, stösst sich wie schlaftrunken gegen die Dinge umher, und hält an plötzlich im Augenblicke, wo das Bewusstsein ihm wiederkehrt. Wieder in anderen Fällen murmelt der Kranke unvollständige Worte, oder wiederholt ein Wort, z. B. seinen Namen, mit Hartnäckigkeit 7 bis 8 Mal. In allen diesen Fällen ist der Kranke vollständig der Aussenwelt entrückt; seine Empfindungen sind vernichtet, man kann ihn schütteln, ihn kneifen, stechen, ohne dass er etwas empfindet."

„In gewissen Fällen, z. B. bei einem jetzt im Hospitale befindlichen Kranken, kündigt sich der epileptische Schwindel durch gewisse Aeusserlichkeiten oder durch besondere innere Empfindungen an. Hierher gehört die von den Autoren sogenannte Aura epileptica, die in den meisten Fällen wie ein Luftzug empfunden wird, welcher von einem Gliede oder von irgend einem Punkte der Peripherie beginnt und bis zum Kopfe aufsteigt. Bisweilen aber ist sie auch eine Schmerzempfindung, ein Gefühl von Ameisenkriechen oder von kleinen nicht wahrnehmbaren konvulsivischen Stössen. In einer grossen Zahl von Fällen bilden diese verschiedenen Erscheinungen den ganzen Anfall, und verdienen dann auch die Bezeichnung epileptischer Schwindel. Nicht selten aber folgt darauf der grosse Anfall, und dann wird für sie die Bezeichnung Aura gebraucht. Diese Aura geht den grossen Anfällen jedoch nur ausnahmsweise voran."

„Wir haben einen Kranken in unserem Hospitale, der alle verschiedenen Formen der Epilepsie darbietet, vom einfachen auf ein Bein beschränkten Zittern an bis zum grossen Anfalle. Bisweilen erblickt man nur ein unwillkürliches Zittern oder leises Zucken des rechten Beines; zu anderen Zeiten ist die ganze rechte Körperhälfte in zuckender oder zitternder Bewegung; bisweilen wieder sind nur der rechte Arm und die Antlitzmuskeln der Sitz des Zuckens. Bisweilen wieder tritt der grosse Anfall mit aller Gewalt ein. Immer schwinden Bewusstsein und Empfindung, die Athmung wird unterbrochen und die Venen schwellen an. Es ist aber immer nur die rechte Seite, die von den Zuckungen ergriffen ist, und meistens fühlt der Kranke das Herannahen des Anfalles und dessen Aufsteigen. Er kann, wie er sagt, diese Aura dadurch aufhalten, dass er das Bein mit einer Binde stark umschnürt, ein Verfahren, das in vielen anderen Fällen geübt wird."

Bei einem 5 Jahre alten Kinde fand Hr. Tr. nur folgende Erscheinung: Mehrmals die Woche, bisweilen täglich, wurde der 5 Jahre alte Knabe von Schluckauf befallen; eine auffallende Blässe, die einige Sekunden oder höchstens eine Minute andauerte, machte den Anfang des Anfalles, der mit Kopfschmerz und Stumpfsinnigkeit endigte. Hr. Tr. hielt dieses für beginnende Epilepsie;

andere Aerzte theilten nicht seine Ansicht; aber ein Jahr darauf hatte das Kind ausgebildete epileptische Anfälle.

In manchen Fällen beginnt der epileptische Anfall mit einem Gefühle von Asthma oder Herzbeklemmung; der Kranke bekommt überaus heftiges Herzklopfen, wird leichenblass und verliert das Bewusstsein Dessen, was um ihn her vorgeht. Folgt nichts weiter, d. h. endigt sich damit der Anfall, so bestimmt sich die Diagnose dadurch, dass bei den gewöhnlichen Anfällen von Herzpochen das Bewusstsein verbleibt. Diesen Umstand muss man sich wohl merken, damit man nicht veranlasst wird, ein wirkliches Herzleiden anzunehmen und eine, vielleicht nachtheilige, Behandlung einzuleiten.

Der epileptische Schwindel hat auf die Intelligenz nicht selten denselben nachtheiligen Einfluss als die grossen Anfälle. Der Kopf wird schwer, schmerzhaft; die Kranken sind verdriesslich, schweigsam und bleiben eine Zeit lang nach dem Anfalle abgestumpft. Für die Diagnose ist dieses sehr wichtig; denn man findet diese Erscheinungen nach keinem anderen Krampfe, wie heftig er auch gewesen sein mag. Nach jedem anderen Krampfe, z. B. nach einem heftigen hysterischen Anfalle, kann Müdigkeit, Abspannung, ein Gefühl von Zerschlagenheit zurückbleiben; aber immer ist das Bewusstsein klar und ungetrübt. Diese Schwächung oder Trübung des Bewusstseins kann dem Arzte entgehen; sehr selten aber entgeht sie dem Kranken oder seinen Angehörigen, und man muss daher immer wenigstens darnach fragen. Der epileptische Schwindel ist übrigens mit den grossen Anfällen ganz gleichen Ursprunges, und sehr oft wechselt er bei demselben Individuum mit diesem ab. Nicht selten aber, namentlich bei Kindern, wiederholt sich der epileptische Schwindel allein ein bis mehrere Jahre, und dann erst folgen die grossen Anfälle.

Von Wichtigkeit für den praktischen Arzt ist die Vergleichung der Epilepsie mit der Hysterie und der Eklampsie. Der hysterische Anfall beginnt gewöhnlich mit einem Gefühle von Vollheit, einem Gähnen, der Empfindung eines bis in den Hals aufsteigenden Globus; dann folgen sehr starke, heftige, ausgedehnte Zuckungen oder krampfhafte Bewegungen; die Kranken werfen sich nach allen Richtungen hin, zeigen sehr bedeutende Kontraktionen und Streckungen, und man bedarf einer grossen Kraft, um sie zu halten; der Anfall endigt mit heftigem Aufschreien, einem eigenthümlichen Husten, Seufzen, Schluchzen, Thränen und Abgang eines wässerigen Urines. Der epileptische Anfall dagegen ist wenig geräuschvoll; der Kranke stürzt hin wie vom Blitze getroffen; er liegt unbeweglich auf dem Boden und beginnt mit tonischen Kontraktionen; dann folgen wenig ausgedehnte klonische Zuckungen; da, wo er hingefallen ist, bleibt er, sei er auf einen Teppich, oder sei er in's Feuer gefallen; er ist unempfindlich in einem Grade, wie es niemals bei den Hysterischen der Fall ist, und das Ende des Anfalles charakterisirt sich auf die schon angegebene Weise."

„Was die Eklampsie betrifft, sagt Hr. Tr. weiter, so sind die Erscheinungen des Anfalles mit denen des epileptischen Anfalles so identisch, dass man die Eklampsie, eine Epilepsie ohne Rezidiv, und die Epilepsie eine Eklampsie mit Rezidiv nennen kann. Dieses gilt aber nur von der Form, die Natur beider Krankheiten ist wesentlich verschieden; die Verschiedenheit ist gerade so gross, wie zwischen einer Entzündung der grossen Zehen in Folge eines Schnittes oder Stiches, oder in Folge der Gicht. Betrachten Sie, um sich von der Identität der Form zu überzeugen, eine von Eklampsie ergriffene Wöchnerin: sie stösst einen lauten Schrei aus, krümmt und verdreht einen Arm, der Mund steht halb offen und ist mit Schaum bedeckt, die Zunge ist vorgestossen, die Venen des Halses sind aufgetrieben, die Athmung ist unterbrochen; es fehlt Nichts. Die Anfälle können sich hintereinander folgen wie bei der Epilepsie und der Tod kann ebenso eintreten. In Betracht des Anfalles ist die Eklampsie identisch mit der Epilepsie; aber während erstere eine Manifestation irgend einer Entzündung, oder einer besonderen Affektion der Nieren u. s. w. ist, beruht die Epilepsie in einer selbstständigen Affektion der Cerebro-Spinalachse."

„Bei Kindern ist die Aehnlichkeit zwischen Eklampsie und Epilepsie noch grösser; denn erstere zeigt in ihrer Form ganz und gar die des epileptischen Anfalles; die Zuckungen sind vorherrschend an einer Seite, die inneren Konvulsionen, die Kehlkopfskrämpfe, der Schwindel u. s. w. sind dieselben, und der Arzt muss deshalb bei Krampfanfällen der Kinder sehr vorsichtig sein, gleich Epilepsie zu verkünden."

„Im Allgemeinen ist, wie bereits erwähnt, der epileptische Anfall von kurzer Dauer. Wenn aber die Anfälle schnell hintereinander folgen, so dass der Kranke noch nicht zu sich gekommen ist, und schon ein neuer Anfall eintritt, so bemerkt man Folgendes: sobald der Karus beginnt, lässt der Krampf der Muskeln nach, und diese verfallen in vollständige Schlaffheit. Diesen Nachlass des Krampfes bemerkt man nicht bei der Eklampsie. Während einer halben Stunde bis 10—20—30 Stunden bleibt der Kranke mit krampfhaft verdrehten Augen, hintenübergezogenem Kopfe und starren Gliedern; es fehlt der Karus mit der Erschlaffung, so dass gewissermaassen durch die Andauer des tonischen oder klonischen Krampfes die Eklampsie von der Epilepsie sich unterscheidet. Es kommt jedoch vor, obwohl ausnahmsweise, dass, namentlich bei Kindern, auch die Epilepsie diese anhaltende Form zeigt; es ist dieses dann der Fall, wenn eine substantielle Gehirnkrankheit, z. B. eine Tuberkelablagerung, die eine Gehirnentzündung oder Kongestion in der nächsten Umgebung unterhält, vorhanden ist. Es gesellt sich in solchen Fällen gleichsam die Eklampsie zur Epilepsie, oder wenn man will, es steigert sich die Eklampsie ruckweise zur Epilepsie. Bisweilen geht auch die Eklampsie, wenn sie sich wiederholt, allmählig in Epilepsie über. So sieht man nicht selten Kinder, die während ihrer Dentition heftige Krämpfe gehabt hatten, bald darauf bei irgend einer ernsten Krankheit, z. B. bei einem Anfalle von Masern, Varizellen, Gastritis u. s. w., wieder von Krämpfen heimgesucht werden; es heisst dann, die Kinder sind vorzugsweise zu Krämpfen geneigt, und in der That erleiden sie solche später bei einem unbedeutenden Anlasse, z. B. bei heftigem Aerger, Zorn, nach einer Erkältung, und zuletzt verfallen sie in Krämpfe ohne allen Anlass, und sie sind epileptisch geworden. Diese Kinder waren im Anfange eklamptisch, und die Eklampsie ist übergegangen in Epilepsie. Gewöhnlich finden Sie in Familien Epileptischer die Kinder häufig an Konvulsionen und Eklampsie leidend. Sehen Sie ein Kind während des Zahndurchbruches oder bei Eintritt einer akuten Krankheit von Krämpfen befallen, so brauchen Sie sich noch nicht so sehr zu beunruhigen; treten aber bei 5 oder 6 Jahre alten Kindern bei der geringsten Ursache, oder ohne alle Ursache Krämpfe ein, so haben Sie wohl ernstlich daran zu denken, dass Epilepsie vorhanden sei, oder sich ausbilden werde. Sehr verzogene, verwöhnte Kinder etwa vom 3. bis zum 5. Jahre werden, wenn ihnen etwas abgeschlagen wird, eigensinnig, werfen sich auf die Erde und zappeln mit allen Gliedern, als wenn sie Krämpfe hätten. Ein aufmerksamer Arzt wird den Eigensinn und die Unart des Kindes bald daran erkennen, dass das Zappeln sogleich aufhört, wie dem Kinde sein Verlangen gewährt wird. Eine ernste Züchtigung ist dann sehr dienlich, weil in der That solche Ungezogenheiten zu wirklichen Krämpfen sich ausbilden können, namentlich, wenn noch einige Anlage dazu vorhanden ist."

„Was ist Epilepsie? Diese Frage entschieden zu beantworten ist sehr schwierig. Gewöhnlich zählt man die Epilepsie zu den Neurosen, einer Krankheitsklasse, welche die sowohl ihrer Entstehung, ihrem Wesen und ihrer Wichtigkeit nach, verschiedensten Affektionen begreift, die aber alle Das mit einander gemein haben, dass sie von einem eigenthümlichen Krankheitszustande des Nervensystemes ausgehen, für welchen die Anatomie wenig oder nichts nachweist. Viele dieser Neurosen sind von irgend einem besonderen pathologischen Zustande herbeigeführt; so die Eklampsie herbeigeführt und abhängig von dem Eiweissharnen; so sind ferner die Eklampsieen der Kinder abhängig oder herbeigeführt von der Dentition oder einer zufälligen Krankheit. Was die Epilepsie betrifft, so hat die Entstehung der Anfälle zweierlei Ursachen, nämlich permanente und zufällige; letztere haben nur Einfluss durch ihre Verbindung mit den ersteren, die gleichsam die Diathese darstellen. Diese die Diathese ausmachenden Ursachen verhalten sich bisweilen in Ruhe, aber erwachen, entweder ohne allen Anlass oder angeregt durch irgend eine Gelegenheitsursache, zur Thätigkeit, und erzeugen den Anfall. Es ist damit gleichsam wie mit anderen Diathesen. Es wird Ihnen, m. Hrn., oft vorgekommen sein, von einem Menschen, der eine ganz gesunde Haut hat, sagen zu müssen, dass er an Flechten leide, und von einem anderen Menschen, dessen Gelenke vollkommen frei sind, dass er an der Gicht leide. Sie sagen das, weil Sie wissen, dass der erstere mehrmals Flechten gehabt hat, und dass der andere bereits sehr häufig von Gichtanfällen heimgesucht worden. Da Sie in Sich die Ueberzeugung haben, dass die Diathese in beiden noch nicht getilgt ist, so sind Sie vollkommen berechtigt, sie als an der spezifischen Krankheit leidend zu betrachten, und jeden Augenblick den Ausbruch zu erwarten. Ganz ebenso ist es mit der Epilepsie; ein Mensch hat gerade keinen Anfall, aber man nennt ihn doch epileptisch, weil man weiss, dass er die Disposition dazu hat. Der Einfluss dieser Diathese ist sehr oft hinreichend, die Anfälle allein zu erzeugen; sehr oft aber auch bedarf es der zufälligen Ursachen, um die Diathese zu erwecken. Nehmen wir an, dass zwei Menschen von einer gewöhnlichen entzündlichen Gehirnaffektion befallen werden, so wird der eine, der eine epileptische Diathese hat, jedenfalls nach überstandenem Gehirnleiden häufige epileptische Anfälle darbieten, während der andere, der die Diathese nicht besitzt, nur die ganz gewöhnlichen Folgen des Gehirnleidens zu tragen haben wird."

„Diese bekannten Sätze sind für die Behandlung sehr wichtig; diese nämlich hat zu wirken: 1) gegen die lokalen Ursachen der Anfälle, und 2) gegen die Anfälle selber."

1) Kann man gegen die lokalen und Gelegenheitsursachen selber einwirken? Allerdings, wenn ein skrophulöses Subjekt sich das Knie gestossen oder gequetscht hat, so kann das zu einem Tumor albus führen, und indem man die Quetschung gleich Anfangs sehr sorgfältig behandelt, verhütet man die Entstehung des letzteren, und die Fälle sind nicht selten, sagt Hr. Trousseau, in denen die Syphilis zu epileptischen Anfällen Anlass gegeben hat, und wo dann diese durch eine antisyphilitische Kur beseitigt werden. So wurde ein fremder Herr, den er behandelte, das erste Mal mitten in den Salons der englischen Gesellschaft, und einige Tage später zum zweiten Male, während er einen Spazierritt durch die elisäischen Felder machte, von einem epileptischen Anfalle heimgesucht. Sehr viele Kuren, die er durchmachte, schlugen nicht an, und er galt nun als ein ausgemacht Epileptischer. Zuletzt wendet er sich an Hrn. Tr.; dieser wurde auf einen lebhaften Schmerz an einer Seite des Kopfes, worüber der Kranke klagte, und der besonders des Nachts eintrat, aufmerksam. Ein sehr genaues Examen ergab, dass der Herr vor mehreren Jahren einen Schanker, und dann sekundäre Zufälle gehabt hat. Es wurde nun eine innere Exostose des Schädels als Ursache der Epilepsie vermuthet, und dagegen die Behandlung eingeleitet, die nach zwei Monaten die vollständigste Heilung bewirkte.

2) Nicht immer aber ist die veranlassende Ursache so leicht zu fassen; dann muss man den Anfall selber angreifen. Es ist damit, wie mit vielen anderen Neuralgieen, deren eigentliche Ursache uns unbekannt ist, und wo wir den Schmerz selber bekämpfen ohne Rücksicht auf dessen Entstehung und zwar gewöhnlich zum Vortheile des Kranken. Was lässt sich gegen die epileptischen Anfälle selber thun? Hr. Tr. geht die sehr grosse Anzahl von Mitteln durch, die als Antiepileptica gerühmt worden sind und kommt dann zu der vor etwa 20 Jahren von dem Trappisten Breyne und zu gleicher Zeit von Bretonneau empfohlene Kur. Sie bedienten sich vorzugsweise der Belladonna,

und in der That verdient dieses Mittel gegen die Epilepsie vor allen anderen den Vorzug. „Seit 12 Jahren, sagt Hr. Tr., befolge ich die Bretonneau'sche Kurmethode; ich habe fast immer 8 bis 9 Epileptische in Behandlung, und bin mit den Resultaten sehr zufrieden. Mein Freund Hr. Blache verfährt seit einer Reihe von Jahren ebenso und hat ein gleich gutes Resultat erlangt. Es kommt sehr auf die Art der Anwendung der Belladonna an; es ist damit wie mit jedem anderen spezifischen Mittel, wo die Methode von grosser Wichtigkeit ist. Ich verordne: Rec. Extr. Belladonn., pulv. rad. Bellad. aa. centigr. j ($^4/_{25}$ gr.), daraus eine Pille zu fertigen; hiervon gibt man einen Monat lang jeden Abend 1 Pille; den 2. Monat jeden Abend 2 Pillen; den 3. Monat jeden Abend 3 Pillen; den 4. Monat jeden Abend 4 Pillen, und so fort. Zu welcher Zahl von Pillen man auch gelangt ist, immer muss die ganze Zahl der Pillen Abends auf ein Mal gegeben werden. Erscheint der Kranke sehr empfindlich gegen die Einwirkung der Pillen, so steigt man nur alle 2 Monate um 1 Pille. Während der ganzen Kur müssen die Angehörigen ein genaues Register führen, worin sie die Zahl der Anfälle, deren Dauer und Grösse vermerken; auch die blosen Anfälle von Schwindel müssen notirt werden, und hat man nach Verlauf eines Jahres eine wirkliche Verminderung der Zahl und der Dauer der Anfälle erlangt, so kann man sicher sein, Heilung zu bewirken, vorausgesetzt, dass man noch 2, 3 bis 4 Jahre mit dem Mittel fortfährt. Man muss die Zahl der Pillen nicht vermehren, sobald man zu einer solchen Dosis gelangt ist, dass die physiologische Wirkung des Mittels sich ausspricht. Von der langen Dauer der Behandlung darf man sich nicht abschrecken lassen; denn bei vielen chronischen Krankheiten sind meistens so lange Kuren erforderlich; ehe man mit der Behandlung ganz aufhört, macht man kurze Unterbrechungen, erst eine Unterbrechung von einem Monate, dann von 3, von 4 Monaten u. s. w., indem man inzwischen einen Monat lang die Pillen wieder gebrauchen lässt, aber in kleinerer Dosis. Mittelst dieses Heilverfahrens erreicht man in der grösseren Zahl von Fällen eine bedeutende Besserung, in einer geringeren Zahl aber auch radikale Heilung." — Hr. Tr. zählt unter 150 Fällen, die er auf diese Weise in 12 Jahren behandelt hat, 20 vollständige Heilungen.

Bemerkungen über die Varioloiden und Varizellen.

Die Natur dieser beiden Krankheiten ist nach Herrn Trousseau durchaus verschieden. In neuerer Zeit hat man sich bemüht, beide Krankheiten dem Wesen nach für identisch und gleichsam nur als verschiedene Abartungen der Variole darzustellen. Alles spricht aber gegen diese Annahme. Kommt ein Mensch mit guten Vaccinationsnarben mit einem Pockenkranken in Kontakt, so bekommt er eine Varioloide und geräth nun mit diesem letzteren, während er noch an der Varioloide krank ist, ein Mensch in Berührung, der weder vaccinirt war, noch je pockenkrank gewesen ist, so bekommt er die ächte Variole. Nimmt man den Eiter aus einer Varioloidpustel und inokulirt ihn einem weder pockenkrank noch vaccinirt gewesenen Menschen, wie das bei Pockenepidemieen, wo es an Vaccinestoff gefehlt hat, geschehen ist, so entsteht die ächte Variole. Hieraus ergibt sich unzweifelhaft die Identität der Variole und der Varioloide. Ist es derselbe Fall mit der Varizelle? Nein; sie entsteht nicht durch den Kontakt eines Varioloidkranken, oder durch die Inokulation mit dem Varioloideiter, und erzeugt ihrerseits nicht bei Anderen die Variole. Ferner sieht man die Varizelle ebenso bei Menschen, welche bereits die Variole gehabt haben als bei solchen, die davon noch nicht heimgesucht waren; man sieht sie ebensowohl bei vaccinirten als nichtvaccinirten Individuen; man sieht sie nicht selten 6 bis 8 Wochen nach der Vaccination. Hr. Tr. hat im Necker-Hospitale in der Abtheilung für kranke Kinder eine Varizellenepidemie beobachtet, welche alle Kinder kurze Zeit nach vollständig gelungener Vaccination ergriff. Diese Thatsachen genügen schon, die verschiedene Natur der Varioloide und Varizelle darzuthun, und es ist dieser Punkt von Wichtigkeit, da die Varizelle an sich ohne alle Gefahr ist, und man die davon ergriffenen Kinder mit allen anderen Personen in Kommunikation lassen kann, ohne die Entwickelung einer bösen Krankheit fürchten zu müssen. Wollte man aber mit der Variolide ebenso verfahren, so würde man zur Herbeiführung einer gefährlichen Pockenepidemie Anlass geben.

„Was speziell die Varioloide betrifft, so kannte man, sagt Hr. Tr., vor 35 Jahren kein authentisches Beispiel von ächter Variole nach gelungener Vaccination, obwohl Jenner selber einige Fälle der Art gesehen und notirt hat. Jenner hat der

Vaccine eine mächtige Schutzkraft beigemessen, jedoch nicht eine absolute oder ausnahmalose, aber so wie es Menschen gibt, die noch royalistischer sind als der König, so gab es auch immer Aerzte, die noch weiter wollten, als der Urheber und erster Fürsprecher der Vaccination. Im Jahre 1825 herrschte in Paris eine sehr heftige Pockenepidemie; es wurden viele Vaccinirte davon ergriffen, und Husson, welcher seit 1800 der Vaccine eifrig das Wort geredet hatte, wollte das durchaus nicht glauben. Mit vielen anderen Aerzten behauptete er, dass die Ergriffenen entweder nicht ordentlich vaccinirt gewesen seien, oder dass die Behaftung nicht den ächten Pocken angehörte. Die Sache war noch neu, und die Beispiele so selten, dass man in der Diskussion nicht zur Klarheit kommen konnte. Später gab es aber ähnliche Erfahrungen in ausgedehnterem Maasse in London, Edinburgh, Marseille und in Deutschland; die Regierungen wurden aufmerksam darauf, und es wurden namentlich in Deutschland Revaccinationen vorgeschrieben. Heutigen Tages sieht man überall Menschen mit guten Vaccinationsnarben von der Variole heimgesucht werden und selbst daran sterben.“ — Die Variole kann wenige Jahre nach der Vaccination wieder auftreten. Im Necker-Hospitale sah Hr. Tr. ein 6 Wochen vorher mit dem besten Erfolge vaccinirtes Kind von der ächten Variole ergriffen; die Mutter und ihre anderen 3 Kinder, welche ebenfalls vaccinirt gewesen waren, waren auch von der Variole heimgesucht; die Mutter, bei welcher die Pocken konfluirend waren, starb daran. Die Varioloide ist also nichts weiter als die Variole, jedoch modifizirt oder gemildert. Im Anfange zeigt die Varioloide keinen Unterschied; es tritt Fieber ein und dauert bis zur Eruption; öfter tritt ein scharlachartiger Ausschlag hervor, oder es zeigen sich Petechien, welche jedoch nicht von so ernster prognostischer Bedeutung sind, als wenn sie zur Variole hinzukommen. Wenn die Varioloide hervorgebrochen ist, so unterscheidet sie sich bis zum 8. Tage nicht von dem Pockenausbruche. Dann aber, am 8. Tage der Krankheit oder am 4. des Ausschlages, erzeugt sich nicht, wie bei den ächten Pocken, Anschwellung und ein entzündlicher Hof, sondern die Hautdecken werden blass und sinken ein. Die Pusteln vergrössern sich nicht, bleiben zugespitzt, flachen sich dann ab, und zwar mit sehr geringer Kute und trocknen ein, ohne zu bersten, oder schorfig zu werden; sie verhornen sich gleichsam; die Pusteln an den Gliedmaassen, statt 3 oder

4 Mal so gross zu werden, wie die im Angesichte, nehmen an Umfang nicht zu und verhornen ebenfalls. Am 10. Tage ist die Eruption vertrocknet. — In den ernsteren Fällen, in denen, wie es wohl bisweilen geschieht, die Eruption konfluirend wird, tritt auch zuweilen ein sekundäres oder Eiterungsfieber ein, aber am 10. Tage steht die Eruption still, ohne dass übele Folgen eintreten, während dieses sekundäre Fieber bei der Variole von der traurigsten Bedeutung ist. Eine rasche Abschuppung beendigt die Krankheit, die freilich auch Spuren zurücklassen kann, besonders bei Solchen, die eine zarte Haut haben.

Die Varizelle, die, wie bereits erwähnt, von vielen und sehr bedeutenden Autoritäten nur als eine Modifikation, gleichsam als ein Diminutiv der Variole angesehen wird, die aber nach Hrn. Tr. eine wesentlich verschiedene Krankheit ist, gewährt ein ganz anderes Bild. Was zuvörderst die Invasion betrifft, so ergab sich nach den im Necker-Hospitale gesammelten Erfahrungen, dass, wenn in dieses Hospital ein Kind mit Varizellen gebracht wurde, 16 bis 17 Tage später erst mehrere Fälle derselben Krankheit vorkommen. War es aber ein an Variole oder Varioloide leidendes Kind, so kamen schon 9 bis 10 Tage später andere Fälle vor. Nimmt man an, dass unter beiden Umständen das in das Hospital gebrachte erste Kind den Ansteckungsstoff daselbst hineingeführt, so ergibt sich daraus eine sehr verschiedene Inkubationszeit für die beiden Krankheiten. Dann zeigt sich die Varizelle folgendermassen: ein ganz gesundes Kind, ob geimpft oder nicht, ob variolkrank gewesen oder nicht, verfällt plötzlich in lebhaftes Fieber, aber ohne Erbrechen, ohne lebhafte Lumbarschmerzen. Am nächsten Morgen, ja bisweilen noch an demselben Tage, zeigen sich auf der Haut 15 bis 20 rothe Punkte; einige Stunden später erhebt sich die Epidermis und 24 Stunden nach dem Erscheinen der rothen Punkte sind diese in kleine, rundliche, mit fast klarer Flüssigkeit gefüllte Bullen oder Blasen umgewandelt. Es sind das nicht wirkliche Pusteln, sondern Sudamina 10 bis 15 mal grösser, als die bekannten Frieselbläschen. Die Variole oder die Varioloide zeigt niemals diese bullöse Form; bei beiden hält das Fieber an, bis die Eruption vollständig ist. Bei der Varizelle folgen sich die Phasen gleichsam absatzweise; es gibt einen vollständig fieberfreien Tag; das Fieber kommt bei Nacht und am nächsten Tage findet man, wie gesagt, schon die Eruptionspunkte. In den folgenden 24 Stunden geht es wieder so und so folgen sich mehrere Eruptionen bisweilen binnen 4—5 Tagen. Etwa 12 Stunden nach dem Erscheinen der Eruption sieht man die Punkte in klare Blasen umgewandelt und 48 Stunden später ist der Inhalt dieser Blasen dicklich geworden. Bei der Variole und der Varioloide bilden sich gleich von Anfang an Pusteln, d. h. abgerundete etwas vertiefte Stellen mit erhabenem Rande, die mit Flüssigkeit angefüllt sind. Bei der Varizelle werden die Blasen ungleich, unregelmässig, zackig, und zeigen niemals die nabelförmige Kute. Bildet sich Eiter in dem Varizellenbläschen, was bisweilen vorkommt, so erzeugt sich ein entzündlicher Hof, der aber viel röther und grösser ist, als der Hof um die Pockenpustel. Berstet eine solche Varizellenpustel, was öfter sich ereignet, so erzeugt sich eine dunkle, fast schwärzliche Kruste, die mit dem gelblichen Schorfe der Pockenpustel gar keine Aehnlichkeit hat, sondern mehr der Ekthymkruste sich nähert. Die vollständige Abwickelung der Varizelle geschieht in 4—5 Tagen und die Krankheit ist von so geringer Bedeutung, dass man kaum irgend einen Todesfall anführen kann. Zu bemerken ist nur, dass bei solchen Kindern, die eine grosse Neigung zur Eiterbildung haben, die Varizelle bisweilen zum Pemphigus Anlass gibt, der mehrmals hintereinander sich einstellt und endlich die Kinder dahinrafft, was aber der Varizelle selber nicht beigemessen werden kann; Hr. Tr. hält sich zu folgenden Schlüssen berechtigt:

1) Die Varizelle erzeugt keineswegesdie Variole und wird nicht durch sie erzeugt. Darum wird sie auch weder durch di Variole noch durch die Vaccine abgewehrt.

2) Die Inkubationszeit dauerte bei der Varizelle 16—17 Tage; bei der Variole 9—11.

3) Die Eruption geschieht 24 Stunden nach Eintreten des Fiebers, womit die Krankheit beginnt, folgt sich ruckweise mit vorangehender Fieberbewegung und dazwischenliegender vollständig fieberfreier Zeit. Der Ausschlag selber besteht in Blasen, welche in 48 Stunden sich verdicken, eine ekthymaötse Kruste zurücklassen und in 4 oder 5 Tagen verschwinden.

4) Die Varizelle ist nie eine gefährliche Krankheit.

Bemerkungen über den Veitstanz.

Es wurde eine junge Frau von 20 Jahren vorgestellt, welche

nie an Gelenkrheumatismus gelitten hatte, und nun zum ersten Male in Veitstanz verhalfen ist. Bei dieser Gelegenheit spricht sich Hr. Tr. über diese Krankheit aus, welche den Alten zwar bekannt gewesen, aber erst in den letzten Jahren gehörig verstanden worden ist. Er wünscht vorzugsweise auf einen Charakterzug der Krankheit aufmerksam zu machen, der nicht genug hervorgehoben worden ist, und der in einer eigenthümlichen Störung der Intelligenz besteht, was die Kranken bisweilen wissen, was aber immer von der Umgebung wahrgenommen werden kann. Diese Störung besteht in einer Schwächung des Willens, einer Verminderung des Gedächtnisses, und auch aller übrigen geistigen Fähigkeiten. Mit einem Worte, es zeigt sich ein schwacher Grad von Dementia, wenn man diese in dem ausgedehnten Sinne nimmt, wie Esquirol sie definirt, der darunter eine allmählige Abnahme aller Geistesfähigkeiten bis zu deren gänzlicher Vernichtung ohne sonstige Störungen versteht. Es ist das gleichsam, wenn man sich des Ausdruckes bedienen darf, eine Art Amaurose der Intelligenz, durch welche hier wie dort nach und nach das bisherige Vermögen verloren geht, ohne dass spezifische oder bestimmte Anlässe zu erkennen sind. Die Choreischen verfallen oft in diesen Zustand geistiger Schwäche; sie weinen und lachen fast ohne Grund, trösten sich ebenso, sind reizbar, zänkisch, werden äusserst ungeduldig, verstimmt, bisweilen traurig; aber zeigen niemals irgend eine fixe Idee oder eine besondere Manie. Die Mütter werden sehr bald auf diese Charakterveränderung der Kinder und auf deren Verminderung der Lernfähigkeit und des Verstandes aufmerksam und erzählen sehr oft dem Arzte davon. Hr. Tr. nennt diesen Geisteszustand Dementia choreica. Neben dieser Verminderung der Geistesfähigkeiten macht sich auch die Verminderung des Willenseinflusses auf die Bewegung und überhaupt die Abnahme der Bewegungsfähigkeit bemerklich. Dem Willen nämlich folgen wohl noch die Muskeln, aber zögernd, und immer folgt sehr schnell Abmüdung und fast in jedem Falle findet man, wenn man genau untersucht, einen gewissen Grad von Paralyse. Hr. Tr. nennt diese Paralyse eine relative; er sagt, dass sie niemals vollständig ist. Einige Veitstanzkranke vermögen nämlich nicht einen Arm gehörig zu bewegen, mit der Hand dieses Armes nicht ein Glas Wasser aufzuheben, oder überhaupt irgend etwas zu tragen, oder eine stetige Arbeit damit zu verrichten, und zwar nicht, weil etwa ungeregelte Bewegungen vorhanden sind, sondern weil das Glied von einer gewissen Schwäche befallen ist. Ebenso schleppen die Kranken auch ein Bein nach, können auf demselben nicht gehen, oder werden sehr schnell müde und dieses Bein gehört derselben Seite an, an welcher die Schwäche des Armes sich zeigt, und diese Seite ist auch diejenige, wo die Veitstanzbewegungen am stärksten sich zeigen. Werden diese auf der entgegengesetzten Seite stärker, so geht auch die ebenbeschriebene choreische Paralyse da hinüber. Diese Verminderung der Muskelkraft hört auf mit der Krankheit; in manchen Fällen jedoch beharrt sie auch nach derselben unter der Form einer unvollständigen Hemiplegie, während zugleich die Muskeln anfangen, atrophisch zu werden. Hr. Tr. kennt zwei Damen, die jetzt schon alt sind, und von einem während ihrer Jugend stattgehabten Veitstanze diese Lähmung und Atrophie zurückbehalten haben. Auch die Inkontinenz des Urines und Kothes, welche man bei manchen Choreischen antrifft, schreibt Hr. Tr. einer Viszeral-Paralyse zu.

Eigentlich nicht hierher gehörend, aber doch bemerkenswerth, ist das Vorkommen des wirklichen Veitstanzes in Folge von Merkurialvergiftung. Das bekannte Merkurialzittern geht in wirkliche zuckende Bewegung über. Es befand sich in der Abtheilung für Männer ein Kranker, der lange Jahre in einer Filzfabrik gearbeitet und viel mit Merkurnitrat zu thun gehabt hatte. Er hatte schon mehrere sogenannte Merkurialsymptome gezeigt, als er nun in seinen Gliedmassen von Bewegungen ergriffen wurde, welche denen der Chorea so sehr gleichen, dass sie wohl den Namen Chorea mercurialis rechtfertigen, den Hr. Tr. gebrauchte. Abgesehen von dem Alter des Kranken und der Anamnese unterscheiden sich auch die krankhaften Bewegungen selber hinreichend von denen der wahren Chorea. Der Arm ist der Sitz krankhafter Bewegungen; trotz dessen aber hat der Kranke noch so viel Herrschaft über den Arm, dass er ihm die Richtung geben kann, die er wünschte, z. B. die Richtung nach einem auf dem Tische stehenden Glase. Der Arm gelangt aber nur zitternd und zuckend und gewissermaassen auf Umwegen und unter dem anscheinend strengen Gebote der Augen zu dem Gegenstande. Ganz ebenso geschieht es mit dem Fusse, wenn ihn der Kranke auf einen bestimmten Punkt setzen will; es gibt inmitten dieser Unregelmässigkeit noch einen gewissen Grad von Regelmässigkeit. Beim wahren Veitstanze hingegen ist Alles unregelmässig; der

Wille hat keine Herrschaft mehr; er gebietet nach einer Richtung und die Muskeln wirken nach einer anderen; die Hand, die einen Gegenstand ergreifen will, weicht ganz plötzlich von der Richtungslinie ab und stösst an die umgebenden Gegenstände; dasselbe geschieht mit den Füssen, welche unordentlich umherzucken, sich gleichsam untereinander verwirren, gegen- und voreinander gerathen und das Gehen unmöglich machen. Die Gliedmassen sind gleichsam in Anarchie; sie folgen sich selber nur, ohne dass irgend ein gebieterischer Wille sie regelte. Bisweilen werden auch viel wichtigere Muskeln, solche namentlich, die die Erhaltung des Lebens unmittelbar angehen, von diesen veitstanzartigen Störungen ergriffen, so namentlich die Muskeln des Pharynx, worauf dann das Schlucken unmöglich, und Nahrung und Getränke zur Nase hinausgetrieben wird; oder die Muskeln des Larynx oder der Zunge, wo dann das Sprechen, namentlich das Artikuliren der Töne, unmöglich wird; es tritt ein Stottern ein, oder die Stimme verändert sich plötzlich, so dass während des Sprechens die Stimme plötzlich von tiefen in hohe Töne und von hohen in tiefe überschnappt. Die unordentlichen Bewegungen der Gliedmassen sind bisweilen so heftig, dass die Kranken sich stossen oder sonst verletzen und die erste Indikation besteht darin, solche zu verhüten. Die Anlage einer Zwangsjacke, auf die man zuerst fallen würde, ist verwerflich; denn durch die unwillkürlichen Zuckungen entstehen doch grosse Wunden, indem die Kranken gegen ihre Knochenvorsprünge sich stossen. So sah Hr. Tr. ein junges, am Veitstanze leidendes Mädchen, welches mittelst einer Zwangsjacke und ein um die Beine gewickeltes Laken gehalten worden war, und das in einer Nacht die Ellenbogenhöcker, die Kniescheiben und die Knöchel sich vollständig wund gestossen hatte. Das beste Mittel, eine solche Veitstanzkranke zu bewahren, ist der sogenannte Polsterkasten, d. h. eine gewöhnliche etwas tiefe Bettlade, die eine Matratze hat und nach allen Seiten hin gepolstert ist. In diesen Polsterkasten kann sich der Kranke umherwerfen, ohne sich Schaden zu thun.

Man kann nicht mit Bestimmtheit nachweisen, dass die Centraltheile des Nervensystemes, nämlich das Gehirn und Rückenmark, im Veitstanze direkt affizirt seien, indessen muss man eine solche Affektion doch annehmen, wenn man die Schwäche der Intelligenz und die Paralyse in Betracht zieht, und ausserdem noch bedenkt, dass in manchen sehr ernsten Fällen Fieber hinzutritt, und Stupor und Tod darauf folgt. Man muss darum auch in den Fällen von sehr ausgebildetem Veitstanze mit der Prognose vorsichtig sein und nicht im Voraus eine zu gute Meinung aussprechen. Ist der Veitstanz minder heftig, so kann man allerdings die Angehörigen mit der Versicherung beruhigen, dass im Allgemeinen diese Krankheit gut zu endigen pflegt.

In neuester Zeit hat Herr Sée nachgewiesen, dass eine grosse Zahl von Veitstanzkranken vorher akute Gelenkrheumatismen gehabt hatten, und er macht deshalb aus dem Veitstanze eine rheumatische Krankheit; schon vor ihm hatte Bright bemerkt, dass bei Veitstanzkranken häufig organische Herzkrankheiten vorkommen. Wenn man auch nicht so weit gehen will, wie Hr. Sée, welcher vielleicht die herumschweifenden Schmerzen, die, die Müdigkeit und die Empfindlichkeit der Veitstanzkranken für Rheumatismus angesehen hat, so ist doch nicht zu läugnen, dass zwischen der Chorea und dem Rheumatismus eine Art Verbindung stattfindet. Hr. Tr. geht in gewisser Beziehung noch weiter; er glaubt, dass das Dasein des Veitstanzes bei Denen, welche bis dahin noch keinen Gelenkrheumatismus gehabt haben, die Disposition dazu anzeigt. So ist ein junges Mädchen, welches Hr. Tr. vorstellte, und das sehr stark am Veitstanze litt, niemals von Rheumatismus heimgesucht gewesen; aber wie der Professor glaubt, in der allernächsten Zeit davon ernstlich bedroht. Nach Hrn. Tr. ist der Satz so zu stellen, dass ein Veitstanzkranker entweder Rheumatismus schon gehabt hat, oder ihn jedenfalls noch erst bekommt.

Die Behandlung des Hrn. Tr. besteht bekanntlich in der Darreichung des Strychnins; er gibt den Strychninsyrup (von dem in dieser Zeitschrift schon die Rede gewesen, und der aus 5 Centigrammen Strychninsulphat in 100 Grammen, ungefähr 1 Gran in 8 Skrupel Syrup, besteht.) Die junge Frau von 20 Jahren bekam von diesem Syrup 3 mal täglich einen Esslöffel voll; ein kleines Mädchen dagegen eben so oft einen Dessertlöffel voll. Gleich nach den ersten Gaben empfand die Frau ein Jucken, welches vorzugsweise am Kopfe beginnt, 30 bis 40 Minuten nach der genommenen Dosis sich einstellte, und erst aufhört, wenn man das Mittel ganz aussetzt. Dieses Jucken erklärt Hr. Tr. für ein Zeichen, dass das Strychnin zu wirken beginnt, und dass man nicht nöthig hat, mit der Dosis zu steigen. Kommt das Jucken nicht, so muss man mit der Dosis immer höher gehen, oder sie häufiger wiederholen, und so lange fortfahren, bis sich tonische Zuckungen in den Gliedmassen einstellen, die sogen. Strychninkrämpfe, worauf man natürlich aufhört. —

Bericht über die in den letzten drei Jahren im K. orthopädischen Institute am Bloomsbury-Square zu London behandelten Fälle, von E. F. Lonsdale, Wundarzt des Institutes *).

Der schnelle Fortschritt, welchen die Behandlung der Deformitäten in den letzten 20 Jahren gezeigt hat, namentlich die grössere Sicherheit der Kurresultate, haben der Orthopädie ein solches Interesse gegeben, dass sie in unserer Kunst und Wissenschaft bereits eine hohe Stelle einnimmt, und dass die Rückkehr zur blossen Empirie und handwerksmässigen Technik, wie sie früher von Riemern, Sattlern, Schlossern und Mechanikern geübt worden ist und vielleicht hier und da wunderlicher Weise noch geübt wird, eine reine Unmöglichkeit ist. Es ist sehr Schade, dass nicht für einen regelmässigen wissenschaftlichen Unterricht an den Universitäten, namentlich für Vorträge und Kliniken durch tüchtige und erfahrene Männer im Fache der Orthopädik und der dazu gehörigen methodischen Gymnastik gesorgt wird. Beides, die Orthopädik und die methodische Gymnastik, wird jetzt entwder gar nicht praktisch gelehrt, wenigstens nicht an Universitäten, oder sie wird in dem grossen Kursus über Chirurgie nebenbei abgehaspelt, so gut es geht, und daher kommt es, dass unsere praktischen Aerzte, die doch im Uebrigen eine so tüchtige Bildung haben und Dinge wissen müssen, welche wahrlich in die Polterkammern gehören, z. B. alle die alten Zangen, Messer, Staarnadeln, Scheeren, Sägen u. s. w., über einen so wichtigen Zweig ganz ohne alle Kenntniss bleiben, und dann, wenn ihnen in der Praxis Fälle vorkommen, entweder sogenannten orthopädischen Kunstreitern in die Hände fallen, die ihre geringfügigsten Leistungen als Wunderthaten auszuschreien wissen, oder sie werden durch diese Orthopädisten oder auch durch ganz ungebildete Techniker geradezu mystifizirt. Jedenfalls spielen die meisten praktischen

---

*) S. Lancet, London, Sept. 1, 1855.

Aerzte bei der Orthopädie bis jetzt noch eine ziemlich klägliche Rolle. Sie haben, wie man zu sagen pflegt, das Zusehen, und laufen gewissermassen nebenher, etwa wie bei einer Schlacht oder einem Gefechte die sogenannten Nichtkombattanten neben den Kombattanten, denen sie dann gewöhnlich überall im Wege sind. Das darf nicht so bleiben! Der wissenschaftlich gebildete Arzt muss die Orthopädie eben so sorgfältig studiren, wie er die Lehre von den Luxationen und Frakturen studirt; er muss selber gründlich urtheilen lernen, und nicht so sehr viel auf das geben, was ihm von Inhabern grosser orthopädischer Privat-Institute zu deren eigenem Nutzen vorgeschwindelt wird. Die Zeit ist gekommen, wo die orthopädischen Künstemacher, und die Enthusiasten der Wundergymnastik ebenso in das Bereich der wissenschaftlichen Kritik und Untersuchung hineingezogen werden müssen, als weiland die Steinschneider, die Staarstecher, die Knochensetzer und ähnliche Künstler und Magier auf dem Gebiete der Heilkunst. Ganz gewiss aber steht es einem der Lehre von den Kinderkrankheiten ausschliesslich gewidmeten Journale zu, darauf sein Augenmerk zu haben, und besonders die eigentlichen Kinderärzte dahin zu bringen, dass sie die Orthopädik nicht als besondere Kunst einsam lassen, sondern mit in den Kreis ihrer wissenschaftlichen Arbeit hineinziehen. Diese Absicht liegt auch der folgenden uns aus London zugekommenen und seitdem in der Lancet veröffentlichten Mittheilung zum Grunde.

Das sogenannte kgl. orthopädische Institut am Bloomsbury-Square in London ist eines der grössten, das existirt und mit grosser Munificenz ausgestattet. Es sind daran Männer thätig gewesen, die sich bereits durch ihre wissenschaftlichen Arbeiten einen Namen erworben haben, wie Little, Tramplin, Broadhurst, Adams und Lonsdale, der Verfasser des vor uns liegenden Berichtes. Dieser Bericht bezieht sich auf die Fälle, die von ihm und seinem Freunde Adams im Laufe der letzten 3 Jahre behandelt worden sind, und er bemerkt, dass in der genannten Zeit seine beiden Kollegen, nämlich die Hrn. Tramplin und Broadhurst, wohl eben so viele Fälle behandelt haben, so dass man annehmen kann, es seien in den 3 Jahren in dem Institute an 6000 Fälle zur Behandlung gekommen. Eine so grosse Zahl ist ganz gewiss eine treffliche Grundlage zu gewissen Schlussfolgerungen, die bei einer geringeren Zahl gar nicht oder nur sehr unvollkommen möglich sind. Diese

Grundlage kann vielleicht auch noch viel weiter ausgedehnt werden, da seit Eröffnung dieses orthopädischen Hospitales, wie Hr. L. angibt, nicht minder als 17000 bis 18000 Fälle vorgekommen sind.

Der Berichterstatter hat sämmtliche Deformitäten, die vorgekommen sind, in folgende 8 Abtheilungen gebracht:

1) Deformitäten der Knochen und Gelenke an den unteren Gliedmassen, entspringend entweder aus einfacher Schwäche in den Knochen selber oder in den Ligamentenapparaten der Gelenke, oder in den Muskeln. Hierzu gehören: a) Krummbeine oder Kurvaturen der Tibia und Fibula, 533 Fälle (323 männliche, 210 weibliche Kranke). b) Knickbeine einer Seite oder Genu valgum 481 F. (284 m., 197 w.). c) Knickbein beider Kniee 256 F. (141 m., 115 w.). d) Knickbein mit rhachitischer Krümmung der Tibia nach Vorn und Aussen 328 F. (159 m., 169 w.). e) Knickbein mit rhachitischer Fraktur des Femur, 10 F. (2 m., 8 w.). f) Knickbein oder Genu valgum einer Seite, Krummbein oder Kurvatur der Tibia mit Seitwärtskehrung des Kniees an der anderen Seite 32 Fälle (18 m., 14 w.), und g) Krummbein zugleich mit Kurvatur des Femur nach Aussen 23 F. (15 m., 8 w.).

2) Klumpfuss, Talipes und zwar: a) Talipes varus beider Füsse 73 (54 m., 19 w.); b) des rechten Fusses allein 39 (26 m., 13 w.); c) des linken Fusses allein 26 (11 m., 15 w.); d) T. valgus 40 (21 m., 19 w.); e) des rechten Fusses allein 18 (13 m., 5 w.); f) des linken Fusses allein 12 (7 m., 5 w.); g) T. equinus, spasmodicus beider Füsse 38 (21 m., 17 w.); h) nur des rechten Fusses 38 (20 m., 18 w.); i) nur des linken Fusses 27 (15 m., 12 w.); k) T. equinus paralyticus beider Füsse 11 (4 m., 7 w.); l) nur des rechten 20 (12 m., 8 w.); m) nur des linken 22 (10 m., 12 w.); n) T. equinus traumaticus 7 (3 m., 4 w.); o) Kontraktion der Fascia plantaris beider Füsse 6 (3 m., 3 w.); p) nur des linken Fusses 1; q) Talipes calcaneus beider Füsse 5 (2 m., 3 w.); r) nur des linken Fusses 3 (2 m., 1 w.); s) nur des rechten 7 (4 m., 3 w.); t) doppelter T. calcaneus mit Verkrümmung durch fehlerhafte Lage im Uterus (Steisslage) 3 w.

3) Zusammengesetzte Klumpfussformen (Talipes compositus), und zwar a) T. equino-varus beider Füsse 7 (5 m., 2 w.); b) des rechten Fusses 12 (6 m., 6 w.); c) des linken Fusses 7 (5 m., 2 m.); d) T. equino-valgus beider Füsse 6 (3 m.,

3 w.); e) des rechten Fusses 9 (7 m., 2 w.); f) des linken Fusses 12 (5 m., 7 w.); g) T. calcaneo-valgus beider Füsse 4 w.; h) des rechten Fusses 7 (2 m., 5 w.); i) des linken Fusses 9 (2 m., 7 w.); k) T. valgus des einen und varus des anderen Fusses 4 (3 m., 1 w.); l) ebenso T. calcaneus und varus 12 (7 m., 5 w.); m) ebenso T. equino-varus und valgus 5 (2 m., 3 w.); n) ebenso T. equino-valgus und calcaneo-valgus 1 w.; o) ebenso T. equinus und calcaneus 3 (2 m., 1 w.); p) ebenso T. equinus und varus 1 w.

4) Deformitäten der Wirbelsäule und zwar a) gewöhnliche Skoliose nach Rechts 146 (13 m., 133 w.); b) Skoliose nach Links 24 (8 m., 16 w.); c) Skoliose nach Empyem 3 (1 m., 2 w.); d) Skoliose mit bogiger Kyphose 29 (8 m., 21 w.); e) blosse bogige Kyphose oder Kurvatur nur nach Hinten 70 (47 m., 23 w.); f) Angular-Kurvatur oder Pott'sches Uebel der Dorsalgegend 114 (67 m., 47 w.); g) der Nackengegend 8 (5 m., 3 w.); h) der Lumbargegend 13 (2 m., 11 w.); i) der Dorsolumbargegend 12 (11 m., 1 w.); k) der oberen Rücken- und Halsgegend 11 (4 m., 7 w.); l) der Lumbo-Sacralgegend 2 m.; m) beginnendes Pott'sches Uebel 7 (4 m., 3 w.); n) Angular-Kurvatur mit Kompression des Thorax 14 (6 m., 8 w.); o) Hühnerbrust oder Kompression des Thorax ohne Kurvatur 10 m.; p) Spina bifida 2 (1 m., 1 w.).

5) Kontraktur der Gelenke und zwar a) Erkrankung des rechten Hüftgelenkes 47 (30 m., 17 w.); b) des linken Hüftgelenkes 65 (31 m., 34 w.); c) Kontraktur des rechten Kniegelenkes 31 (24 m., 7 w.); d) des linken Kniegelenkes 25 (14 m., 11 w.); e) beider Kniegelenke 5 (1 m., 4 w.); f) angeborene Kniegelenkkontraktur 1 m.; g) Kontraktur der Ellbogen 16 (8 m., 8 w.); h) diese Kontraktur mit Anchylose 6 (4 m., 2 w.); i) Kontraktur der Kniee und Ellbogen 1 m.; k) steifes Knie in Folge von Phlegmasia dolens 3 w.; l) Kontraktur des Handgelenkes 10 (5 m., 5 w.); m) Kontraktur der Finger einer Hand 16 (6 m., 10 w.); n) beider Hände 3 (2 m., 1 w.); o) Anchylose des Schultergelenkes 3 m.; p) Anchylose der Kiefer 2 (1 m., 1 w.); q) Kontraktur der Zehen 3 m.; r) Kontraktur der Finger und Zehen 1 m.; s) Schiefhals 5 (1 m., 4 w.);

6) Paralysen und zwar a) der rechten Seite 8 (5 m., 3 w.); b) der linken 2 (1 m., 1 w.); c) beider Seiten 2 m.; d) nur der unteren Extremitäten oder Paraplegie 8 (3 m., 5 w.); e) der

Strecker des Vorderarmes 5 (4 m., 1 w.); f) des Deltoideus 4 (3 m., 1 w.); g) beider Arme, durch den Gebrauch von Krücken erzeugt 2 (1 m., 1 w.); h) Paralyse des Ramus facialis des Trigeminus 1 m.; i) Paralyse des rechten Armes mit Atrophie 1 w.; k) Paralysen der Nackenmuskeln 1 m.; l) allgemeine Schwäche 9 (3 m., 6 w.); m) Paralyse des Sartorius in Folge traumatischer Einwirkung 2 m.

7) Verschiedene Knochenkrankheiten, und zwar a) Frakturen 31; b) Verrenkungen 11, worunter 4 angeborene Luxationen des Hüftgelenkes bei Mädchen und zwei angeborene des Radius bei Knaben; c) Karies verschiedener Knochen 19; d) Exostosen 2; und e) Hypertrophieen einzelner Knochen 2 Fälle.

8) Angeborene Missbildungen und zwar a) Doppeldaumen 3; b) überzählige Zehen 2; c) sogenannte Schwimmhaut oder Verwachsung der Finger und Zehen, bald mehr bald minder vollständig 6; d) Fehlen der linken Hand 1; e) Fehlen des Radius, Daumens und Zeigefingers 1; f) Fehlen des Daumens 1; g) Fehlen des kleinen Fingers 1; h) Atrophie des Unterschenkels und Fusses mit fehlender Tibia und mangelnden Zehen 1; i) Atrophie und Verkürzung des rechten Beines 1; k) Kutane Kontraktur beider Kniee 1; l) des Fingers 1, und der Zehen 1; m) Ueberschiebung der Schädelknochen 1; n) Hypertrophie des linken Fusses mit Fettentartung 3.

Die hier gegebene Uebersicht zeigt zugleich die systematische Klassifikation der Uebel, und es sind einige Bemerkungen daran zu knüpfen. Von 1663 Fällen von Krummbein und Knickbein betrafen 942 männliche und 721 weibliche Kranke. Die häufigste Form ist das einfache Krummbein oder die Kurvatur der Tibia und Fibula nach Aussen, deren Zahl 533, nahe ein Drittel beträgt; dann folgt das einfache Knickbein oder Genu valgum, welches hier 481 Fälle zählt. Zunächst an Häufigkeit folgen nun die Fälle, wo durch blosse Schwäche der Kniegelenke und der Unterschenkelknochen Knickbein und Krummbein zusammen vorhanden ist, ohne dass das Kind sonst sich krank zeigt; die Zahl dieser beträgt 256 oder nicht viel weniger als ein Sechstel. Rhachitis ist hierbei nicht immer im Spiele, obgleich, wie sich aus der Uebersicht ergibt, sie in den Fällen, wo Knickbein und Krummbein zugleich besteht, auch eine grosse Rolle spielt. Die durch die Rhachitis erzeugten Deformitäten dieser Art unterscheiden sich aber bedeutend von den einfachen Knick- und Krummbeinen. In

Folge der fehlerhaften Ausbildung des ganzen Skelets bei der Rhachitis bestehen diese Deformitäten nicht allein, sondern sind auch mit Deformitäten an anderen Stellen verbunden; gewöhnlich sind dabei die Epiphysen der Knochen aufgetrieben und zwar weniger in Folge einer wirklichen Verdickung derselben als vielmehr in Folge des zurückgebliebenen Wachsthumes des Schaftes im Gegensatze zu den Gelenkenden des Knochens. Ein anderes unterscheidendes Merkmal der vorhandenen Rhachitis besteht hier darin, dass mit der scheinbaren Auftreibung des Malleolarendes der Tibia immer auch eine Vergrösserung des Karpalendes des Radius zugleich vorhanden ist, und ebenso ist auch die rhachitische Kurvatur der Unterschenkelknochen immer mit Knickbein oder Genu valgum verbunden. In manchen Fällen tritt diese Koexistenz weniger deutlich hervor, aber man erkennt sie immer bei genauer und sorgfältiger Untersuchung, wenn man das Kind so legt, dass die Kniee nebeneinander liegen und die Kniescheiben nach Aufwärts stehen. Dann wird man sogleich finden, dass die lange Axe der Tibia schief nach Aussen gerichtet ist, während ihr Malleolarende sich nach Innen krümmt. In der hier gegebenen Uebersicht beträgt die Zahl dieser Fälle nur 328, ganz gewiss ein kleines Verhältniss zu der Zahl der einfachen, nicht mit Rhachitis verbundenen Krummbeine und Knickbeine.

„Bei dieser Gelegenheit, sagt Hr. Lonsdale, will ich Einiges über die Pathologie der Rhachitis und der durch sie herbeigeführten Deformitäten bemerken. So weit meine Erfahrung reicht, glaube ich, dass die Rhachitis wesentlich auf Schwäche des Organismus im Allgemeinen und Unkräftigkeit des Skelets im Besonderen beruht. Die Hauptursache ist meiner Ansicht nach mangelhafte Ernährung während der ersten Zeit der Kindheit, wenn das Kind durch die Muttermilch, welche entweder in Qualität oder Quantität nicht genügend ist, nicht hinreichend ernährt wird. Ich habe diesem Gegenstande eine genaue Aufmerksamkeit gezollt, und immer gefunden, dass bei allen rhachitischen Kindern die Mütter entweder sehr wenig oder sehr wässerige Milch hatten, und dass sie genöthigt waren, die Kinder entweder ganz und gar zu päppeln oder nebenbei zu füttern. Gewöhnlich blieben die Kinder dabei elend und gediehen nur kümmerlich. Ich will nicht sagen, dass alle künstlich aufgefütterten Kinder rhachitisch werden; wenn das Auffüttern sorgsam geschieht, können sie, wie Beispiele lehren, ganz gut gedeihen; allein ich glaube, dass die

Kinder von Müttern, die gesund sind und ihnen in den ersten zehn bis zwölf Monaten des Lebens eine gute und kräftige Milch gewähren, niemals rhachitisch werden. Freilich kann auch ein Kind schwächlich geboren sein, oder von schwächlichen siechenden Eltern abstammen, die Schwäche von Geburt an in sich tragen, die aller Pflege ungeachtet zu Rhachitis führen kann; es muss jedoch zugestanden werden, dass, wie die Erfahrung tagtäglich lehrt, ein gesundes und kräftiges Kind in Rhachitis verfällt, wenn ihm die Mutterbrust entzogen und es in nicht richtiger Weise künstlich aufgefüttert wird, während andererseits ein schwächlich geborenes Kind, das alle Anlage zur Rhachitis hat, durch die Milch einer guten und gesunden Amme zu kräftiger Entwickelung gebracht werden kann. Ich habe viele Fälle dieser Art gesehen, wo ganz gewiss die Kinder dadurch vor künftigen Deformitäten bewahrt worden sind. Jedenfalls spreche ich mich entschieden gegen die gemischte Ernährung der Kinder, nämlich halb Säugen und halb künstliches Füttern aus. Genügt die Brust der Mutter oder der Amme nicht vollständig, so ist es viel rathsamer, die künstliche Fütterung ganz allein eintreten zu lassen, aber sie dann auch sehr sorgfältig zu regeln und zu beaufsichtigen."

„Die örtlichen Symptome der Rhachitis, so weit sie das Skelet betreffen, bestehen, wie erwartet werden kann, in Nachgiebigkeit und Beugung derjenigen Knochen, welche am meisten unter dem Drucke der Körperlast oder unter dem Einflusse der Muskelwirkung stehen. Darum sind es die Unterschenkelknochen, welche gewöhnlich am meisten eine Formveränderung erleiden; dann kommen die Oberschenkelknochen, dann die Vorderarmknochen und die Schlüsselbeine, endlich die Wirbelsäule mit den Rippen und bei Erwachsenen das Becken. Die Richtung der Kurve zeigt den Einfluss der Muskelwirkung ganz deutlich; bei der wirklichen Rhachitis manifestirte sie sich da besonders, wo die kräftigsten Muskeln wirksam sind. So steht bei der Tibia und Fibula in Folge der Thätigkeit der so kräftigen Wadenmuskeln die Kurve nicht blos nach Aussen, sondern auch gewöhnlich etwas nach Vorne, und der Oberschenkelknochen wird durch die Thätigkeit der hinter ihm liegenden grossen Beugemuskeln des Unterschenkels meistens nach Vorne gekrümmt, statt einfach nach Aussen. Auch die Knochen des Vorderarmes werden durch die Wirkungen der Flexoren nach Aussen gekrümmt. Einige schreiben diese Krümmung des Vorderarmes dem Kriechen der Kinder zu, wobei sie die Last des Körpers auf die Hände zu stützen scheinen; diese Erklärung ist aber nicht richtig, da diese Verkrümmung oft erst sich einstellt, nachdem das Kind zu gehen angefangen hat. — Der Schädel ist bei rhachitischen Kindern sehr oft vergrössert, wie ich glaube, in Folge der zurückgebliebenen Ossifikation der Schädelwände, so dass diese dem Drucke von Innen aus nachgeben, wie das Gehirn wächst und zunimmt. Sollte nicht hierauf auch die vorzeitige Geistesreife beruhen, die man bei rhachitischen Kindern so oft wahrnimmt? Ich habe auch 10 Fälle von Knickbein mit Fraktur des Femur verbunden angeführt, sie dienen blos als Beweise von der Geneigtheit rhachitischer Knochen zur Fraktur."

Krummbeine (Krümmung der Unterschenkel) mit gleichzeitiger Kurvatur der Oberschenkel nach Aussen sind nur 23 Fälle vorgekommen; diese Zahl erscheint im Verhältnisse nur gering, aber die hier erwähnte Deformität kommt in Vergleich mit den anderen Kurvaturen der Beine wirklich nur selten vor. Man nennt Sichelbeine gewöhnlich diejenige Deformität, wo der Oberschenkel keine Krümmung erlitten, aber der Unterschenkel nach Aussen gekrümmt ist; dagegen dient die Bezeichnung Säbelbein für diejenige Kurvatur, welche vom Trochanter an bis zum Knöchel einen einzigen grossen Bogen mit der Konvexität nach Aussen bildet, so dass, wenn die Füsse dicht an einander gestellt werden, zwischen den Beinen ein länglich ovaler Zwischenraum sich befindet. Hr. L. hat diese Deformität bei ganz gesunden Kindern, die durchaus nicht rhachitisch sind und namentlich bei kleinen Mädchen gesehen."

Die letzte Gruppe dieser Deformitäten der Beine zählt 32 und besteht aus einer Zusammensetzung von Arten, nämlich Krummbein der einen Extremität und Knickbein der anderen, oder Genu introrsum et extrorsum. Diese Zusammensetzung ist sehr schwer zu beseitigen, und nur in der ersten Kindheit ist dieses noch möglich. Sind schon die Knochen vollständig verknöchert, so kann nur noch Erleichterung verschafft werden. Das Knickbein kann geheilt werden, aber das Krummbein niemals; nachdem nämlich das knickende Bein im Kniee gerade gestreckt worden, ist es länger als das andere, welches die Kurvatur erlitten hat und darin verknöchert ist. Die Ungleichheit muss dann durch eine dicke Stiefelsohle kompensirt werden. In vielen Fällen dieser Art ist der M. biceps cruris in einem solchen Zustande von Kontraktion, dass eine Durchschneidung nöthig ist, um die Heilung des Genu introrsum zu erleichtern.

„Bevor ich, sagt Hr. L., diese Abtheilung ganz verlasse und zur nächsten übergehe, will ich die Frage in's Auge fassen, ob es rathsam sei, diese Deformitäten der Beine einer mühevollen Kur zu unterwerfen oder sie der Natur zu überlassen, und darauf zu warten, dass die Kinder sich auswachsen, wie Manche angenommen haben. Ich glaube wirklich, dass viele Kinder Deformitäten dieser Art, wenn sie geringeren Grades sind, auswachsen; aber in den meisten Fällen wird die Deformität durch das Wachsen grösser und endlich sehr in die Augen fallend. Aber selbst angenommen, dass ein Kind binnen 6—7 Jahren, oder in einer noch längeren Zeit die Deformität auch verwächst, aus welchem Grunde soll man es so lange Zeit damit gehen lassen, wenn man im Stande ist, es in eben so viel Monaten zu heilen? Diese Heilung ist gerade in der Kindheit bei den Knochen der Beine viel weniger schwierig als in den späteren Jahren, und da man sich auf das sogenannte Auswachsen nicht verlassen kann, so ist meiner Ansicht nach die Kur immer indizirt und es bedarf nichts weiter als grosse Beharrlichkeit Seitens des Kindes und seiner Angehörigen."

Die dritte Abtheilung der Uebersicht bildet diejenige, welche in der Orthopädie neben der Skoliose die grösste Bedeutung hat, sie begreift nämlich das grosse Heer der Klumpfüsse. Hr. L. hat die Klumpfüsse in 3 Abtheilungen gebracht: Die einfache, die zusammengesetzte und die gemischte Form, die zusammen 495 Fälle zählen. Der einfache Klumpfuss erscheint in 4 Formen, welche gleichsam als Typen dienen können, nämlich 1) Talipes varus oder der auf den äusseren Rand gestellte oder nach Aussen gekehrte Fuss. 2) Talipes valgus oder der auf den inneren Rand gestellte oder nach Innen gekehrte Fuss. 3) Talipes equinus, Spitzfuss, Pferdefuss oder der auf die Zehen gestellte Fuss, oder Fuss mit erhöhter Ferse, und 4) Talipes calcaneus, Hackenfuss, der auf die Ferse gestellte Fuss oder Fuss mit hinabgedrückter Ferse. Von diesen 4 Grundformen kommen nur 3 angeboren vor, nämlich der varus, valgus und calcaneus. „Der Talipes equinus ist, glaube ich, niemals angeboren; ich habe wenigstens selbst nie einen bestimmten Fall der Art erlebt, obgleich die Eltern sehr häufig dem Arzte die Mittheilung machen, dass das Uebel des Kindes angeboren sei; allein bei genauerer Nachfrage wird man alsbald finden, dass die Deformität gewöhnlich erst einen Monat nach der Geburt wahrgenommen worden ist. Ich werde noch auf diesen Punkt zurückkommen, wenn ich von den Ursachen der Klumpfüsse spreche. In vielen Fällen ist der Klumpfuss angeboren oder auch nicht angeboren und kann dann, je nach der Ursache, zu verschiedenen Zeiten des Lebens sich bilden. Jedoch entsteht auch der nichtangeborene Klumpfuss verhältnissmässig selten nach dem Alter der Pubertät. Von den 396 Fällen von primärem Klumpfuss sind 138 Varus und von diesen sind 73 an beiden Füssen, 39 am rechten Fusse und 26 am linken. Daraus ergibt sich, dass, aus welcher Ursache der Talipes varus entstehen mag, er an beiden Füssen zugleich häufiger ist, als an einem Fusse allein. Dasselbe gilt vom Valgus oder Plattfusse, wo unter 70 Fällen 40 an beiden Füssen 28 am rechten und 12 am linken Fusse diese Deformität zeigten. — Der Talipes equinus, der, wie bereits erwähnt, nie angeboren vorkommt, ist, weil ihm sehr verschiedene Ursachen zum Grunde liegen, verhältnissmässig sehr häufig; in der Uebersicht finden sie sich in einer Zahl von 170. Zwei Ursachen sind besonders hervorzuheben, wodurch der Talipes equinus erzeugt wird, nämlich 1) eine krampfhafte Thätigkeit des M. gastrocnemius und soleus, durch welche die Gegenwirkung der Muskeln des vorderen Theiles des Unterschenkels überwunden und so die Ferse in die Höhe gezogen wird. Oder 2) ein paralytischer Zustand der letztgenannten Muskeln, so dass die Muskeln an den hinteren Theil des Unterschenkels, wenn auch nicht krampfhaft affizirt, doch auch überwiegend werden und die Ferse in die Höhe ziehen. Ist Krampf die Ursache, so zeigt sich diese Deformität gewöhnlich zugleich an beiden Füssen, und der Spasmus ist nicht blos auf die Muskeln des Unterschenkels beschränkt, sondern ergreift auch die des Oberschenkels, besonders die Adduktoren, so, dass die Kniee einander genähert werden, wenn das Kind geht, ja sogar sich kreuzen. Auch die Arme können ebenfalls durch solchen Krampf ergriffen werden, was jedoch nicht immer vorkommt. — Der paralytische Talipes equinus beginnt in einer grossen Zahl von Fällen gewöhnlich schon in früher Kindheit ohne anscheinende Ursache. Gewöhnlich berichtet die Mutter, dass das Kind gesund zu Bette gebracht worden und am Morgen entweder mit theilweiser oder vollständiger Unfähigkeit, die Last des Körpers mit den Beinen zu tragen, erwacht sei. „Ich gestehe, sagt Hr. L., dass ich mich ausser Stande fühle, die Entstehung dieser und vieler ähnlicher Fälle, wo die Deformität von Paralyse ausgegangen ist, zu erklären. Der spasmodische Talipes equinus kommt häufiger vor als der paralytische; ersterer zählt 103, letzterer nur 53.“ — Der von Hrn. L. sogenannte traumatische Talipes equinus entsteht durch Verkürzung der Sehne oder der Muskeln in Folge von Verbrennungen, Wunden, skrophulösen und syphilitischen Geschwüren oder Abszessen; in manchen Fällen kann auch die Plantarfaszie so sehr verkürzt sein, dass sie einen geringen Grad von Talipes equinus bewirkt.

Was den Talipes calcaneus betrifft, so kann er angeboren und nicht angeboren sein. „Wenn der angeborene, sagt Hr. L., immer, wie ich glaube, durch irgend eine fehlerhafte Lage des Kindes in utero erzeugt ist, so ist der nicht-angeborene immer abhängig von Paralyse der die Achillessehne bildenden Muskeln, welche alle Kraft verlieren, das Fersenbein zu stützen oder zu halten. Bei dem höchsten Grade dieser Deformität wird das Os calcis von der Plantarfaszie und den Muskeln der Fusssohle so herabgezogen, dass die Ferse mit dem Schafte der Tibia in gleicher Linie steht. Ich habe 4 Fälle von angeborenem Talipes calcaneus gesehen, wo die Entstehung der Deformität von der fehlerhaften Kindeslage in utero ganz deutlich hergeleitet werden konnte; es waren das Steisslagen mit in die Höhe gestreckten Unterschenkeln, an denen die Füsse ganz fest gegen die vordere Fläche der Tibia gepresst waren. Ein bemerkenswerther Umstand in diesen Fällen ist, dass es immer sehr schwierig wird, die Kniee zu beugen, obwohl sie noch einen Grad von Bewegung zeigen; die Kniescheibe ist schwer fühlbar, aber ich glaube, dass sie immer vorhanden ist; die Muskeln am vorderen Theile des Knöchelgelenkes sind immer mehr oder minder kontrahirt und bisweilen in solchem Grade, dass sie eine Durchschneidung erheischen.“

Die zusammengesetzten Formen von Klumpfuss hat Hr. L., wie die Uebersicht zeigt, in 3 Gruppen gebracht: den T. equino-varus, den T. equino-valgus und den T. calcaneo-valgus. Der T. equino-varus, wo nicht nur die Ferse in die Höhe gezogen ist, sondern auch der Fuss etwas nach Innen gewendet ist, ist, wie Hr. L. glaubt, fast niemals angeboren, dagegen erscheint ihm dieses mit dem T. equino-valgus eher der Fall zu sein, obgleich auch er häufiger nicht angeboren vorkömmt. Der T. calcaneovalgus besteht in herabstehender Ferse und Auswärtskehrung des Fusses, auch er kann angeboren sein und wird durch Paralyse der Wadenmuskeln und Kontraktion der MM. peronaei und des Extensor longus der Zehen bewirkt. Und diese Form ist eine der am schwierigsten heilbaren.

„Die gemischten Varietäten des Klumpfusses bestehen darin, dass jeder Fuss eine andere Deformität zeigt; der eine ist valgus, der andere varus, oder der eine varus und der andere calcaneus u. s. w. Diese Fälle sind darum so interessant, weil an den beiden Beinen die Muskeln auf ganz entgegengesetzte Weise sich verhalten; an dem einen Beine z. B. sind die Flexoren des Fusses in Thätigkeit, während die Extensoren schwach und kraftlos sind und an dem anderen Beine findet ganz das Entgegengesetzte Statt. Die häufigste und zwar angeborene Varietät, die hierher gehört, ist varus des einen Fusses und valgus des anderen, und ich glaube, dass diese Varietät meistens durch Druck des einen Fusses gegen den anderen während der Lage des Kindes in utero erzeugt wird; denn die beiden Füsse passen gewöhnlich so genau an einander, dass man darüber nicht den geringsten Zweifel hegen kann."

„Ueberhaupt glaube ich, dass bei den angeborenen Klumpfüssen jeder Art die Position des Kindes im Uterus eine weit grössere Rolle spielt, als man gewöhnlich annimmt, und dass darin allein die Erklärung für die meisten Fälle gefunden werden kann, ohne dass man nöthig hat, zur Annahme eines Intrauterinkrampfes der Muskeln durch Nervenreizung seine Zuflucht zu nehmen. Werfen wir einen Blick auf die Lage des Kindes im Uterus, wozu uns Museen Gelegenheit genug geben, so sehen wir ein stetes Streben der Füsse, nach Aussen gewendet zu werden, und zwar zeigt sich dieses Bestreben in einigen Fällen weit mehr als in anderen. Ziehen wir in Betracht, in welcher Art das Kind im Uterus zusammengepackt ist, so müssen wir uns wundern, dass so wenige Kinder mit Klumpfuss geboren werden. Es ist leicht zu begreifen, wie durch einen geringen und gehörigen Druck des Uterus entweder in Folge fehlenden Liquor amnii, oder in Folge einer besonderen Lage der Füsse des Kindes diese so fixirt werden können, dass sie in ihre abnorme Position hineinwachsen. Dieser Position fügen sich nach und nach die Muskeln, Bänder und Knochen, so dass der Fuss nach der Geburt seine Lage behält. Gegen die Annahme, dass die Ursache der angeborenen Klumpfüsse in den Nerven zu suchen sei, spricht der Umstand, dass sonst keine Störung im Nervensysteme zu finden ist; die mit der Deformität geborenen Kinder sind meistens kräftig und gesund, und in der That habe ich gerade sehr schöne Kinder, die nichts zu wünschen übrig lassen, mit angeborenen Klumpfüssen gesehen. Das ganze Muskelsystem ist gesund; in keiner Muskelreihe Paralyse, und so wie der Fuss gerade gestellt ist, kann das Kind ihn in seiner neuen Lage halten und seine Herrschaft darüber ausüben. Eben so wenig findet sich ein Krampf, der zur Erklärung der Deformität dienen könnte; denn die betreffenden Muskeln üben keine grössere Kraft aus und kontrahiren sich nicht stärker als die übrigen Muskeln. Es ist dieses ein Punkt von grosser Wichtigkeit, der doch erörtert zu werden verdient."

„Auch hinsichtlich der Behandlung der verschiedenen Arten von Klumpfuss habe ich hier Einiges zu bemerken. Alle Fälle von Varus erfordern Durchschneidung der Sehnen, um eine Kur zu bewirken, und unter Kur verstehe ich das Zurückbringen des Fusses so sehr als irgend möglich zu seiner normalen Lage und natürlichen symmetrischen Form. Ich glaube, dass mehrere Wundärzte, welche die Möglichkeit der Kur aller Klumpfüsse ohne Sehnendurchschneidung behaupten, Halbkuren für wirkliche angesehen haben; ich hatte Gelegenheit genug, mich hiervon zu überzeugen. Die Operation selber ist in der That nur der einleitende Schritt in die Behandlung; ihr Zweck ist nur, gewisse Hindernisse aus dem Wege zu räumen, die der mechanischen Behandlung entgegenstehen, und diese Hindernisse liegen gerade in verkürzten Sehnen. Die Sehnen, welche bei den verschiedenen Arten des Klumpfusses der Durchschneidung bedürfen, sind: 1) beim Varus die des M. tibialis anticus und posticus, die Achillessehne und sehr oft auch die Fascia plantaris. Als allgemeine Regel gilt, die Behandlung in zwei Stadien zu bringen. Im ersten Stadium wird der Fuss stark gestreckt und gerade gerichtet; er wird gleichsam in einen Talipes equinus umgewandelt. Dann wird erst die Achillessehne durchschnitten, womit das zweite Stadium beginnt, und nun erst der Fuss allmählig gebeugt. Der schwierigste Theil der Behandlung beim Varus der Erwachsenen ist die Herstellung des oberen Fussgewölbes oder des Bogens, welchen der Fussrücken bildet und der in einigen Fällen so hinabgedrückt ist, dass der Metatarsalknochen der kleinen Zehe fast mit dem entgegengesetzten Rande des Fusses in Kontakt steht. Das Os cuboideum und naviculare sind bisweilen aus der Ebene des Astragalus so hinabgedrückt, dass der letztere Knochen allein vorsteht und es sehr mühselig wird, seine beiden Nachbarknochen mit ihm in gleiche Höhe zu bringen. Es ist interessant, dass selbst bei sehr bedeutender Deformität, welche der Varus bei Erwachsenen bisweilen darstellt, wir dennoch im Stande sind, eine solche Reduktion zu bewirken, dass sie nicht viel zu wünschen übrig lässt. Man sollte doch glauben, dass die Fussknochen durch die lange Dauer ihrer unrichtigen Stellung eine Formveränderung erlitten haben müssten, welche ihre Reduktion unmöglich macht Dieses ist aber nicht der Fall; mit einer einzigen Ausnahme, — und auch diese Ausnahme ist selten, — bewahren die Tarsalknochen ihre natürliche Form, und die Deformität besteht nur in ihrer veränderten Position. Die Ausnahme betrifft nur den Astragalus, der, wie Adams gezeigt hat (Verhandlungen der Londoner pathologischen Gesellschaft 1851—52), an seiner vorderen Portion eingedrückt ist, und dadurch die fehlerhafte Lage der anderen Tarsalknochen begünstigt. Auch das Os cuboideum verliert bisweilen seine scharfbegränzte Form, was jedoch zur Vermehrung der Deformität nicht beiträgt, sondern durch den Druck, der auf dasselbe ausgeübt worden, erzeugt ist, und die Reduktion nicht hindert. Die veränderte Form des Astragalus aber, von der die Rede gewesen, findet sich schon bei der Geburt, existirt also in utero, wie Hr. Adams sich überzeugt hat und ich selber gesehen habe."

„Bei der Behandlung des T. valgus und Plattfusses kommt der Zustand der Muskeln und die Position der Tarsalknochen ebenfalls in Betracht. Die Muskeln, welche der Reduktion des Fusses vorzugsweise hier ein Hinderniss entgegensetzen, ist der M. extensor communis digitorum und die MM. peronaei; sie sind in manchen Fällen so rigide, dass sie wie steife Stränge unter der Haut des Fusses und der Fibula hervorstehen. In veralteten Fällen werden auch entweder in Folge blosser Schwäche der Ligamente oder in Folge von Entzündung in und um das Knöchelgelenk nach Rheumatismus u. s. w. die Wadenmuskeln kontrahirt und ziehen durch ihre Einwirkung auf das Os calcis die Ferse aufwärts und steigern zugleich die Auswärtskehrung desselben, so dass der Talipes equino-valgus hergestellt wird. In diesen Fällen müssen die Achillessehne, die MM. peronaei und der M.

extensor longus communis durchschnitten werden, um eine schnelle und vollkommene Kur möglich zu machen."

Beim blossen Talipes equinus ist die Achillessehne das Haupthinderniss und muss durchschnitten werden und selbst bei geringem Grade, wenn der Fuss nicht über den rechten Winkel hinaus gebeugt werden kann, würde ich diese Durchschneidung anrathen; denn sie schützt gegen eine weitere Zunahme der Deformität und verhindert den Uebergang in einen T. equino-varus und equino-valgus. Auch die Plantarfaszie muss durchschnitten werden, wenn sie verkürzt ist oder die Deformität vermehrt."

„Die Behandlung des Talipes calcaneus oder des Hackenfusses hat je nach dem Ursprunge der Deformität und der Dauer ihres Bestehens ein bald günstiges, bald ungünstiges Resultat. Bei der angeborenen Form ist keine Paralyse des M. gastrocnemius und soleus vorhanden, sondern nur eine einfache rigide Kontraktion der vorderen Muskeln, nämlich des Extensor communis digitorum und des Extensor proprius halucis; diese Muskeln können durchschnitten werden. Der nicht angeborene Talipes calcaneus aber beruht immer auf einer Paralyse der die Achillessehne bildenden Muskeln und ist mit einem hohen Grade von Verkürzung der Plantarfaszie verbunden, wodurch das Os calcis abwärts gezogen und den Zehen angenähert wird. Die Behandlung dieser Fälle leistet wenig. Das Os calcis kann durch gehörige Durchschneidung der Plantarfaszie und der Portion des Flexor bervis digitorum dicht an ihrem Ursprunge am Knochen theilweise reduzirt werden. Durch einen geeigneten mechanischen Apparat kann dieser Knochen in seiner besseren Lage erhalten werden. Beim paralytischen Talipes calcaneus kleiner Kinder, bei denen diese Deformität übrigens seltener ist, als der Talipes equinus, ist keine Verkürzung der Plantarfaszie, sondern gewöhnlich nur gänzliche oder theilweise Unthätigkeit der Achillessehne vorhanden. In diesen Fällen bringt die folgende Behandlung eine bedeutende Verbesserung: man lege eine gepolsterte Schiene auf die vordere Fläche des Knöchelgelenkes, so dass es so stark als möglich gestreckt werde, wodurch das Os calcis sich hebt und die Achillessehne sich verkürzt. Wird diese Schiene lange Zeit, zwölf Monate und darüber, fortgebraucht, so kontrahirt sich der Muskelapparat der genannten Sehne, welche nun gespannter sich anfühlt und einen gewissen Grad von Kontraktion erlangt, während sie vorher so schlaff war, dass sie kaum gefühlt werden konnte."

„Meine Absicht ist nicht, in die Behandlung dieser Deformitäten weitläufig einzugehen und ich will zum Schlusse nur bemerken, dass fast alle Fälle von T. varus, valgus und equinus mit Aufmerksamkeit und Beharrlichkeit geheilt werden können, dass dieses auch mit dem T. calcaneus bei Kindern, aber nicht bei Erwachsenen, der Fall ist, sobald er auf einer lange bestandenen Paralyse beruht. Ein Punkt jedoch darf nicht vergessen werden, nämlich der, dass alle diese Deformitäten das Bestreben haben, wiederzukommen, wenn sie vernachlässigt werden, und dass sie daher mindestens noch 12 Monate nach der Kur unter Augen behalten und durch einen geeigneten Apparat gehörig gestützt werden müssen.

(Schluss folgt.)

III. Gelehrte Gesellschaften und Vereine.

Gesellschaft für Geburtshülfe in Dublin.

Aus den Verhandlungen dieser Gesellschaft theilen wir nachträglich nur das mit, was speziell auf die Kinderheilpflege Bezug hat.

Ueber Scharlachwassersucht

berichtete Hr. Kennedy in der Sitzung vom 6. Januar Folgendes: Es sind einige Jahre her, als ich einen kurzen Bericht über eine Scharlachepidemie, welche damals in Dublin herrschte, veröffentlicht hatte. Zu den Folgekrankheiten des Scharlachs gehörte ganz besonders der Hydrops, welcher so häufig auch in anderen Epidemieen beobachtet wird. Mit diesem Hydrops sind einige Umstände verknüpft, die wohl erörtert zu werden verdienen. Zuvörderst scheint die irrige Ansicht vorzuherrschen, dass von allen Eruptionsfiebern nur der Scharlach Hautwassersucht unter seine Folgen zähle. Ich habe dieselbe auch nach Pocken und sogar, obwohl selten, nach Masern gesehen. Sehr häufig kommt die Hautwassersucht bei Kindern auch nach ganz gewöhnlichen Fiebern vor, und es ist nicht wenig wunderlich, manche Aerzte, wenn sie bei einem Kinde, zu dem sie gerufen werden, Hautwassersucht finden, und erfahren, dass es vorher Fieber gehabt hat, sie sofort geneigt sind, vorangegangenen Scharlach anzunehmen. Nach manchen ganz gewöhnlichen Fiebern zeigt sich bisweilen solche Hautwassersucht in sehr ernster Weise. Der folgende Fall ist bemerkenswerth. Ein 15 Jahre altes Mädchen wurde in das

Hospital in Corkstreet im Januar 1850 aufgenommen. Die Kranke klagte über Halsschmerz, hatte äusserlich an demselben eine geringe Anschwellung, etwas Fieber, aber durchaus keinen Ausschlag. Sie war schon in der Genesung, als sie wieder Fieber bekam, welches aber einen sehr milden Verlauf hatte. In der Genesung von diesem Anfalle bildete sich Hautwassersucht aus, und zwar in sehr bedeutendem Grade, verlor sich aber bald wieder. Der Urin war in diesem Falle nicht eiweisshaltig. Es ist jedoch zu bemerken, dass dieses Vorkommen der Wassersucht nach gewöhnlichen Fiebern und nach akuten Ausschlägen viel seltener ist, als nach Scharlach bei Kindern. Oedem der unteren Gliedmassen kommt häufiger bei ihnen vor, aber nicht der Hydrops anasarca oder die allgemeine Hautwassersucht. Diese, so wie die Ergiessung in die verschiedenen Höhlen, ist dem Scharlach, wie man wohl weiss, eigenthümlich.

Die Periode, in welcher nach dem Scharlach der Hydrops auftritt, ist Gegenstand mannichfacher Erörterungen gewesen. Wells hat in seiner hübschen Abhandlung etwa drei Wochen nach dem Abblühen des Ausschlages als die Zeit angegeben, in welcher der Hydrops gewöhnlich zum Vorscheine kommt. Dieses stimmt aber eben so wenig mit meinen früheren als späteren Erfahrungen überein. Im Allgemeinen fand ich, wenigstens in Dublin, 10 Tage vor Abnahme des Scharlachausschlages an gerechnet als die häufigere Periode; indessen gibt es sehr viele Ausnahmen. Bei einer früheren Gelegenheit gedachte ich schon eines 3 Jahre alten Kindes, welches den Hydrops scarlatinosus mit allen Charakteren desselben hatte, obwohl der Ausschlag vier Monate vorher dagewesen war. Bestimmt nachweisen konnte ich in diesem Falle freilich nicht, dass Hydrops und Scharlach als Wirkung und Ursache sich verhielten, aber ich hatte keinen Grund, daran zu zweifeln. Andererseits habe ich mehrere Fälle erlebt, wo der Hydrops schon binnen 8 Tagen nach Abblühen des Scharlachs eintrat; ja von Anderen sind Fälle erzählt, wo Hautwassersucht schon eintrat, wenn noch Ausschlag zu sehen war. Einen solchen interessanten Fall habe ich selber im vorigen Herbste gehabt. Ein erwachsenes Mädchen, 20 Jahre alt, hatte einen sehr markirten Scharlachausschlag in grossen Flecken über den Körper, dabei Angina und etwas Fieber; aber sie hatte auch zugleich Oedem an den Beinen und im geringeren Grade an den Armen; auch ihr Angesicht war etwas gedunsen. Der Urin war etwas eiweisshaltig; Genesung erfolgte. Angegeben wurde, dass das Mädchen schon vorher Scharlach gehabt habe, und dass die Eruption nur theilweise sich wieder bemerklich gemacht habe; ob diese Angabe richtig, kann ich nicht beurtheilen. Jedenfalls stand die Thatsache fest, dass wassersüchtige Anschwellung zugleich mit Scharlacheruption bestehen kann.

Was ist aber der Grund, dass der Hydrops bald früher, bald später, bald gar nicht, nach Scharlach auftritt? Das ist nicht leicht zu bestimmen. Er zeigt sich gewöhnlich, wenigstens so viel ich erfahren habe, in den Fällen, wo die Eruption selber milde und leicht war, und man hat dann meistens Erkältung als die veranlassende Ursache angegeben. Ich habe jedoch Fälle gesehen, wo von Erkältung durchaus nicht die Rede sein konnte. Ebenso wenig steht das Verhältniss des Hydrops zur Nierensekretion fest. — Ein anderer Punkt, der wohl in's Auge gefasst zu werden verdient, ist die Länge der Zeit zwischen dem Auftreten des Hydrops und dem Nachlasse der ernsten Symptome. Mir scheint es unzweifelhaft, dass diese Zeit nur 2 bis 3 Tage beträgt; ich habe aber auch Fälle gesehen, wo viele Tage, ja selbst Wochen, seit Beginn des Hydrops vergingen, bevor wirklich gefährliche Erscheinungen hervortraten. Ich habe Kinder gesehen, die 5, 6, ja 7 Wochen mit Hautwassersucht behaftet waren, und während dieser Zeit durchaus nichts Gefährliches darboten. Es ist dieses wohl zu beachten; die Gefahr tritt oft erst sehr spät ein und der Arzt darf sich deshalb durch die anscheinende Gutmüthigkeit des Hydrops nicht täuschen lassen."

„Bemerkenswerth ist auch das Vorkommen von Hydrops mit sehr deutlichem intermittirenden Charakter; in solchen Fällen sieht man zu Zeiten kaum eine Spur der hydropischen Anschwellung, die 24 Stunden später wieder ebenso in die Augen fallend ist, wie wenige Tage vorher. Auch der vagirende oder fliegende Charakter des Hydrops ist sehr merkwürdig. Oft nämlich ist nur eine Hand ödematös; dann verliert sich dieses Oedem und nun schwillt das Angesicht an; hier verliert sich das Oedem wieder und zeigt sich vielleicht an der anderen Hand; am konstantesten leiden an Oedem die Beine. Dieses Herumschweifen des Hydrops habe ich so deutlich gesehen, wie den akuten Rheumatismus. Ich habe den kritischen Charakter dieses herumschweifenden Oedemes sehr deutlich erkannt; es ist die Bemühung der Natur, irgendwo eine Abscheidung zu bewirken, und eben, weil sie nicht damit vollkommen zu Stande kommt, ist es eine üble prognostische Erscheinung und verdient die grösste Aufmerksamkeit. Von besonderer Wichtigkeit in dieser Hinsicht sind die Fälle, in denen das Angesicht der zuerst hydropisch gewordene Theil ist. Schon früher einmal habe ich gezeigt, dass dieses Oedem des Angesichtes auf dreifache Weise gefährlich werden kann: 1) durch Mittheilnahme der Kopforgane und namentlich des Gehirnes, was sich durch Koma oder Konvulsionen kund thut; 2) durch Affektion der Brustorgane, so dass sich Oedem der Lungen, wohl aber auch pleuritische Ergiessung und Pneumonie bildet und 3) durch ein so heftiges Fieber, dass das Leben dabei zu Grunde geht. So lange das Angesicht nicht von Oedem ergriffen ist, erscheint mir der Hydrops nicht so gefährlich; wenn es aber der Fall ist, so ist die Mittheilnahme des Gehirnes der häufigste Vorgang; zunächst folgt dann das lebhafte Fieber und seltener ist die Mitaffektion der Brustorgane. Bei der Affektion des Gehirnes zeigt sich, wie man erwarten kann, eine auffallende Erweiterung der Pupillen; aber dieses Symptom ist bei keiner anderen Gehirnaffektion so konstant und beharrlich wie hier; es besteht oft Tage lang, bevor andere Gehirnerscheinungen sich bemerklich machen; ich habe Fälle gesehen, wo die Kranken mit diesen auffallend erweiterten Pupillen anscheinend wohl umhergingen und sogar assen, und wo während dessen plötzlich Konvulsionen eintraten."

„Was den Puls bei der Scharlachwassersucht betrifft, so habe ich nur zu sagen, dass er, sowie der Zustand eine üble Wendung nimmt, sofort langsam zu werden beginnt; ja, in manchen Fällen fand ich ihn intermittirend und bisweilen trat diese Langsamkeit des Pulses ganz plötzlich ein. So wurde ein Puls von 120 Schlägen nach wenigen Stunden so langsam, dass er nur 50 bis 60 Schläge zeigte, und in dieser Langsamkeit sich hielt. Bemerkenswerth ist noch ein Umstand, der oft übersehen wird, nämlich die Schwierigkeit, den Puls am Handgelenke zu fühlen, und zwar, wenn auch kein Oedem daselbst vorhanden ist; ich werde auf diesen Umstand auch noch zurückkommen."

„Viel Aufmerksamkeit hat bei der Scharlachwassersucht der Zustand der Nierensekretion erregt. Es ist dieses ein Punkt von grosser Wichtigkeit; denn es gibt meiner Ansicht nach keine Krankheit, wo die sogenannte Bright'sche Nierenaffektion so viele Varietäten, und so viel Gelegenheit zum Studium darbietet als hier. Man weiss, dass der Urin an Quantität vermindert ist, während er sich höher gefärbt zeigt, und dasjenige Ansehen darbietet, welches Wells räucherig (smoky) genannt hat, und das auf der Gegenwart von Blutkügelchen beruht. In anderen Fällen beginnt der ebenfalls sparsame Urin, kaum dass er gelassen ist, sofort Urate abzulagern und oft in solcher Menge, dass er fast ganz dick erscheint. Besonderes Interesse erregt der Urin bei Scharlachwassersucht in Bezug auf den Eiweissgehalt und ist es in der That auffallend, dass die Wandlungen in dieser Beziehung von dem Charakter oder der Intensität des stattgehabten Scharlachs ganz unabhängig sind. In Fällen, wo Koma und Konvulsionen vorhanden und der Urin im höchsten Grade eiweisshaltig sich zeigte, trat doch Genesung ein, während in anderen Fällen von Scharlachwassersucht, wo der Urin kaum eine Spur von Albumin zeigte, der Ausgang ein unglücklicher war. Ich kann sagen, dass mir jede Verschiedenheit hinsichtlich der Menge des Eiweissstoffes im Urine hier vorgekommen ist, und dass in der grösseren Zahl von Fällen der Eiweissstoff gänzlich wieder verschwand, ohne dass ein Nachtheil verblieb. Mir scheint, als ob vor mehreren Jahren eiweisshaltiger Urin nach Scharlach viel häufiger gewesen ist als jetzt, und sollte dieses auch von anderen Beobachtern erkannt sein, so ist das ein sehr bemerkenswerther Umstand. Auch ist wohl bekannt, dass zu gewissen Zeiten Ablagerung von Uraten im Urine häufiger ist, als zu anderen Zeiten und ob dasselbe auch hinsichtlich des Albumins der Fall ist, muss noch festgestellt werden. Ich kann mit Bestimmtheit sagen, dass ich in den letzten 18 Monaten, obwohl mir viel Scharlach vorgekommen ist, nicht einen einzigen Fall mit eiweisshaltigem Urine gesehen habe. Nur in einem Falle fand ich eine Spur davon, nämlich in dem schon erwähnten Falle, wo Hydrops und Scharlachausschlag zugleich existirten. Vor etwa 10 oder 12 Jahren zeigte ein volles Drittel der Fälle eiweisshaltigen Urin, und manche in sehr bedeutendem Grade. Dennoch verliefen die Fälle von Scharlach in der neuesten Zeit durchaus nicht heftiger noch bösartiger als die früheren. Die Sterblichkeit war ebenso wie früher, ja in einigen Fällen trat der Tod ganz unerwartet ein."

„Wie verhält sich nun die eigentliche Bright'sche Nierenaffektion zu dem Vorkommen von Eiweiss im Urine? Ich habe nicht die Zeit, in diese Frage genauer einzugehen und begnüge mich daher mit folgenden Sätzen:

„1) Angesichts der bisher gewonnenen Thatsachen, so weit sie die Scharlachwassersucht betreffen, müssen wir sehr vorsichtig sein, sofort Bright'sche Nierenkrankheit anzunehmen, wenn wir den Urin eiweisshaltig finden; denn wir haben gesehen, dass Wochen lang der Urin eiweisshaltig sich zeigen kann und Gesundheit wieder eintritt, so dass eine organische Veränderung der Nieren nicht wirklich vorhanden sein konnte."

„2) Andererseits ist die Bright'sche Desorganisation der Nieren wirklich gefunden worden, und doch während des Lebens der Eiweissgehalt des Urines, der eine Zeit lang sehr bedeutend gewesen, sich sehr vermindert hatte. Lässt sich nun hiernach nicht annehmen, dass die Absonderung des Eiweissstoffes durch die Nieren sowohl bei der Scharlachwassersucht als auch bei der Bright'schen Nierenaffektion überhaupt theilweise eine funktionelle und theilweise eine organische Ursache hat? Es sind dieses Fragen, die ich vorläufig unbeantwortet lassen muss."

„Hinsichtlich der Behandlung glaube ich, dass eine irrige Ansicht von der Natur der Scharlachwassersucht auf einen falschen Weg geführt hat. So habe ich gefunden, dass man Eisen in diesen Fällen empfohlen hat. Nun will ich nicht sagen, dass nicht Fälle vorkommen können, in welchen nicht dieses Mittel passt, aber jedenfalls sind diese Fälle, so viel ich weiss, sehr seltene Ausnahmen, und gewöhnlich ist ein ganz entgegengesetztes Verfahren zu befolgen. Man muss sich zuvörderst die Fälle vor Augen stellen, in denen diese Art Hydrops sich meistens entwickelt; es sind das gewöhnlich Fälle von leichtem Scharlachanfalle; die Kinder sind sehr häufig fett und gesund, und es ist immer mehr oder minder Fieber vorhanden und dabei eine belegte Zunge, heisse trockene Haut, Appetitmangel u. s. w. In solchen Fällen, glaube ich, wird man schon rationell auf ein antiphlogistisches Verfahren kommen, wenigstens auf ein modifizirtes. Ich würde ein einseitiges antiphlogistisches Verfahren, z. B. Schröpfen oder Blutegel in die Lumbargegenden oder an den Kopf u. s. w., für ungenügend halten. Man muss weiter gehen, und zu allgemeinen Blutentziehungen schreiten, die allein den gewünschten Einfluss auf die Krankheit haben werden. Allgemeine Blutentziehungen sind selbst da von grossem Nutzen, wo sie scheinbar auch durch urgirende Symptome nicht erfordert werden. Der folgende Fall wird dieses darthun: Vor einiger Zeit wurde ich zu einem 7 Jahre alten Knaben gerufen, welcher seit einem Monate an allgemeinem Hydrops in Folge von Scharlach litt. Er wurde im Bette gehalten; es wurden ihm Bäder und Abführmittel verordnet, aber mit keinem Erfolge; die hydropische Anschwellung war, als ich ankam, sehr bedeutend. Ich säumte nicht einen Augenblick, einen Aderlass anzuordnen, der etwa 8 Unzen Blut wegschaffte. Die übrige Behandlung liess ich fortführen, und schon nach Verlauf von 4 Tagen war alle wassersüchtige Anschwellung verschwunden, mit Ausnahme des Hodensackes und Penis, wo noch Oedem verblieb. Einige unbedeutende Einstiche schafften das Wasser weg, und der Knabe wurde schnell gesund."

„In diesem Falle waren also die guten Wirkungen der Blutentziehung sehr auffallend; aber es gibt Fälle, wo Erscheinungen hervortreten, die zum Irrthume führen könnten z. B. wo sehr heftige Konvulsionen, Brustbeklemmung, scheinbarer Kollapsus u. s. w. sich zeigen. Auch hier wird der Aderlass seine gute Wirkung deutlich zeigen. Ein 11 Jahre alter Knabe wurde von Scharlachwassersucht heimgesucht; der Ausschlag soll sehr lebhaft gewesen sein und erst 14 Tage nachher soll der Knabe am Morgen über Kopfschmerz geklagt und dann ohne alle Ursache sich erbrochen haben. Am Abende desselben Tages verfiel er in Konvulsionen der rechten Körperhälfte und etwa $1^1/_2$ Stunde nachher sah ich ihn. Ich fand ihn noch in heftigen Krämpfen, die Pupille im höchsten Grade erweitert, den Herzschlag deutlich, aber langsam und etwas ungleich. Der Puls an der nichtkrampfigen Seite war hart. Ich liess ihm sofort volle 12 Unzen Blut aus dem rechten Arme und liess ihm einen Tropfen Krotonöl auf das Zahnfleisch einreiben. Die Wirkung war die gewünschte; das Blut strömte so schnell, dass das Angesicht des Knaben bald anfing, bleich zu werden; damit nahmen aber auch die Krämpfe ab und waren binnen einer Stunde verschwunden. Bis dieser Erfolg eintrat, war ich genöthigt, durch Jemand die Aderlasswunde zuhalten zu lassen, um der Blutung endlich Stillstand zu gebieten. Mit diesem Falle waren einige Umstände verknüpft, die ich auch schon anderweitig wahrgenommen habe. Zuvörderst fingen die Pupillen, welche im höchsten Grade dilatirt waren und gegen das Kerzenlicht nicht die geringste Reaktion zeigten, sich zu verengern an, so wie das Blut floss und binnen zwei Stunden waren sie vollkommen empfindlich und kontrahirt. Der zweite Umstand war, dass Erbrechen sich einstellte, sowie der Krampf aufhörte; ich habe dieses auch in anderen Fällen beobachtet, und finde darin eine Analogie mit den Fällen, wo das Gehirn eine Kompression erleidet, und wo nach beseitigtem Drucke, z. B. durch Trepanation, verschiedene physiologische und pathologische Lebensäusserungen sogleich sich einstellen. In der That wird auch hier durch einen kräftigen Aderlass das Gehirn vom Drucke befreit; das Aufhören der Krämpfe bezeugte das. Der letzte Umstand endlich ist der bemerkenswerthe Einfluss des Aderlasses auf den Puls; dieser ist in allen Fällen von Scharlachwassersucht hart und in dem erwähnten Falle war er, wenn ich mich so ausdrücken darf, ein schwerfällig arbeitender Puls, d. h. es wird die Arterie gefühlt, auch der Schlag des Pulses, aber die Woge, die ihn bewirkt, ist schwer und senkt sich langsam. So wie das Blut fliesst, wird der Puls freier und entwickelter, d. h. die Pause zwischen den Pulsschlägen wird deutlicher und folglich dieser erkennbarer."

Hr. K. erklärt noch zum Schlusse, dass er mit dem Aderlasse der Scharlachwassersucht auch noch Abführmittel und dergleichen, je nach Umständen, verbindet; selbst Kalomel wendet er fleissig an, aber über diese Punkte wolle er sich dieses Mal nicht weitläufiger aussprechen.

Ueber Hydrocephalus acutus

trug Hr. Dr. Hayden in der Sitzung vom 2. März 1855 folgende zwei Fälle vor: 1) Martin, ein hübscher Knabe, drei Jahre alt, der zwölf Monate vorher Masern gehabt hat, seitdem immer verdriesslich gewesen, bei der geringsten Bewegung geschrieen und fortwährend an Durchfall und Psorophthalmia des rechten Auges gelitten hatte, wurde am 4. August 1854 mit folgenden Symptomen in die Anstalt gebracht. Er war schlecht genährt und armselig gekleidet und lag auf den Armen seiner Mutter in einem halb lethargischen Zustande, bei der geringsten Störung tief stöhnend und die Augen fast ganz geschlossen. Die rechte Pupille war bedeutend erweitert und unempfindlich gegen das Licht, wogegen die linke Iris sich normal verhielt. Der Puls war scharf, zwischen 90 und 104. Die Haut heiss und die Wange etwas geröthet. — Am 5.: noch soporös; beide Pupillen erweitert und unempfindlich; ein dünner Schleier über der Hornhaut; Kutis heiss und Angesicht geröthet; eine grosse strotzende Vene zeigt sich über dem linken Schläfenbeine; Puls wie gestern, die Daumen eingeschlagen. Am Abende dieses

Tages derselbe Stupor; Pupillen stets erweitert; Puls zwischen 108—120, stark und gebunden; die Karotiden sichtbar pulsirend. Der Kranke hebt häufig die rechte Hand zum Kopfe, seine Respiration mitunter schwierig. — Am 6. August: allgemeiner Zustand unverändert; Augen nicht schielend, der rechte Arm stets automatisch nach dem Kopfe greifend. Linke Körperhälfte anscheinend gelähmt; Puls 150, klein, aber regelmässig; Verstopfung; kein Karotidenpuls mehr sichtbar. — 7. Aug.: Puls 180, klein und regelmässig; der Kranke stöhnt heftig bei der geringsten Störung, verfällt aber sogleich in Stupor; erhebt immer noch die rechte Hand zum Kopfe; linke Schläfenvene strotzend voll; einmal Leibesöffnung seit gestern. Am 8. Aug. erfolgte der Tod. Die Behandlung bestand in Blasenpflastern, Einreibung von Merkurialsalbe und innerlich Kalomel. — Leichenschau. Nach Entfernung der Kopfhaut auffallend entwickelte Venen längs der Suturen, besonders an der linken Hälfte der Kronennaht. Bei Entfernung des Schädelgewölbes floss sehr viel Blut aus den Venen der Diploe, und die Dura mater war mit der vorderen Fontanelle fest verwachsen. Etwas Serum in der Höhle der Arachnoidea, die aber selber sich nicht verändert zeigte, nur dass sie hier und da etwas verdickt erschien. Die Hirnhöhlen enthielten viel Serum, die linke Seitenhöhle war beträchtlich erweitert; die Menge Serum betrug im Ganzen etwa 8 Unzen, die Gehirnsubstanz war durchaus normal."

„Auch noch einen anderen Fall dieser Art habe ich notirt, er betraf ein zwei Jahre altes Kind; die Krankheit schleppte sich mehrere Wochen durch und bot ganz dieselben Erscheinungen dar; nach dem Tode fand sich ebenfalls nichts weiter; jedenfalls keine Strukturveränderung von der Art, dass sie zu der Heftigkeit der Krankheitserscheinungen in Verhältniss stand. Meiner Ansicht nach zeigte der Knabe Martin die von Cheyne beschriebene dritte Form des Hydrokephalus, nämlich diejenige, welche auf ein Ausschlagsfieber folgt, und der Behandlung am meisten widersteht. Bei diesem Knaben war das Auffallendste die Erweiterung der linken Hirnkammer. Sammelt sich die Flüssigkeit in grosser Menge in den inneren Hirnhöhlen an, so hat sie einen viel entschiedeneren Einfluss auf die Venen der Hemisphären, als wenn sich eben so viel Flüssigkeit auf der Oberfläche des Gehirnes ansammelt. Das ist keineswegs überraschend, wenn wir daran denken, dass diese Gefässe fortwährend in der Subarachnoidflüssigkeit bei gesundem Gehirne gebadet sind, und dass die Menge dieser Flüssigkeit stets im umgekehrten Verhältnisse zu der Menge des Blutes in diesen Venen steht, und ihnen gewissermaassen zur Ausgleichung dient. Ich glaube nicht, dass irgend ein Druck von dieser Flüssigkeit obliterirend auf die Venen wirken kann; eben so wenig glaube ich, dass eine Ansammlung von Flüssigkeit in den Hirnhöhlen das zu thun im Stande sei, denn die Venen befinden sich in Folge dieser Anhäufung von Flüssigkeit zwischen der festen Schädelwand und der halbfesten Gehirnmasse, und die Venen der Kopfhaut sind in demselben Grade ausgedehnt. Bei Martin war auch wirklich die linke Schläfenvene in einem auffallend strotzenden Zustande, und ich glaube den Satz aufstellen zu dürfen, dass ein Kongestivzustand der oberflächlichen Venen des Kopfes ein sehr wichtiges diagnostisches Merkmal der Ergiessung in die Hirnhöhlen ist.

2) Ein sehr verständiger Knabe, 11 Jahre alt, von wohlhabenden Eltern, immer gesund, hatte Verwandte auf dem Lande besucht und klagte nach seiner Rückkehr über Kopfschmerz, besonders in der Stirne; ihn fröstelte und am anderen Tage hatte er Fieber. Etwa 10 Tage später, am 10. Dezmbr. 1854, sah ich ihn zuerst und fand ihn in einem lebhaften Fieber. Puls 100 und scharf; Zunge trocken und roth, etwas Husten, grosse Reizbarkeit. Die Untersuchung der Brust ergab deutliches Knistern hinten und unten an der rechten Lunge mit etwas mattem Perkussionstone; Darmkanal nicht affizirt. Verordnet: Blasenpflaster über der rechten Lunge; kleine Gaben Hydrargyrum cum Creta mit Jamespulver. Ich sah den Knaben nicht eher wieder als am 24. Dezember; inzwischen war er von einem anderen Arzte behandelt, welcher sein Augenmerk vorzugsweise dem Kopfe zugewendet hatte; denn er hatte Blasenpflaster in den Nacken gelegt. Ich fand ihn auf dem Rücken liegend, fast hülflos, fortwährend den Kopf von einer Seite zur anderen rollend, und alle drei Minuten so laut aufkreischend, dass es auf der Strasse gehört wurde. Beide Arme waren im Ellbogen stark gekrümmt, die Pupillen erweitert; der Puls 170, klein, aber regelmässig. Die Karotiden pochend, die Wangen geröthet, der Kopf heiss und die Schläfenvenen strotzend ausgedehnt. Koth und Urin ging ihm unfreiwillig ab, und in Folge dessen, weil es schwer war, ihn zu

reinigen, war er widerlich von oben bis unten beschmutzt. Er konnte kein Wort mehr vorbringen und war, wie sein Vater sich ausdrückte, seit 14 Tagen stumm und seit 8 Tagen blind. Dekubitus zeigte sich auch schon. Er bekam kleine Dosen grauen Pulvers mit Ferrum carbonicum saccharatum; starke Brechweinsteinsalbe wurde jede vierte Stunde auf den kahlgeschorenen Kopf eingerieben, bis eine Eruption eintrat. Hüften und Kreuzbein wurden an den durchgelegenen Stellen mit Höllensteinlösung betupft und dem Knaben regelmässig Milch eingeflösst. — Am 7. Januar 1855 war der Puls 120, aber weich und regelmässig; Appetit gut; Darmkanal thätig; Schlaf ziemlich gut und der Urin ging nicht mehr unwillkürlich ab. Der Kopf war nicht mehr heiss; zwar noch etwas Knistern an der Basis der rechten Lunge, aber der Perkussionston hat sich verbessert. Die durchgelegenen Stellen, so wie die vom Blasenpflaster entblössten, sahen besser aus, bedurften aber noch der Behandlung. Eine Mischung von weichem Wachse und Zinkoxyd aus gleichen Theilen, auf weiches Leder gestrichen, wurde aufgelegt, und innerlich Abends und Morgens in einem Esslöffel voll Wasser ein Theelöffel voll folgender Mischung gegeben: Rec. Tinct. Chinae ℥jjβ. Merc. sublim. grj. M. Dabei eine kräftigende Diät. Auf dem Kopfe des Knaben hatten sich eine Menge knopfgrosse mit gelbem Eiter gefüllte Blasen gebildet, was auf den Zustand einen günstigen Einfluss zu haben schien. Vom 8. Februar an ging Alles vortrefflich, nur hatten die durchgelegenen Stellen noch ein sehr übles, schwammiges Ansehen und eiterten sehr reichlich. Der Puls war 104, aber weich; man hörte ein loses Rasseln in der rechten Brusthälfte und die Kopfhaare waren ausgefallen. Man liess die durchgelegenen Stellen mit einer schwachen Höllensteinlösung mehrmals befeuchten und dann mit Zinksalbe verbinden. Am 25. Februar war der Knabe ganz gesund.

Dieser Fall ist nicht nur wegen seines günstigen Ausganges als auch dadurch von Interesse, dass das von Cheyne angegebene prognostische Merkmal, so lange bei ausgebildeten Gehirnleiden der Puls regelmässig bleibe, sei noch Hoffnung vorhanden, hier sich bestätigt fand. Offenbar liegt diesen Zuständen eine langsam verlaufende Entzündung der Hirn- und Rückenmarkshäute zu Grunde, und eine Einreibung von Brechweinsteinsalbe auf die Kopfhaut scheint hier ganz besondere Empfehlung zu verdienen.

Selbst wenn Tuberkularmeningitis vermuthet wird, kann die Einreibung der Brechweinsteinsalbe noch von Nutzen sein.

Diese Fälle, so wie einige andere ähnliche Beobachtungen geben dem praktischen Arzte folgende Lehren:

1) Selbst da, wo alle Erscheinungen des inneren Wasserkopfes vorhanden sind, ist die Hoffnung nicht immer aufzugeben.

2) Ein günstiges prognostisches Merkmal hierbei ist die Gleichartigkeit und auch eine gewisse Häufigkeit des Pulses während der ganzen Dauer der Krankheit.

3) Brechweinsteinsalbe auf den Kopf und in den Nacken eingerieben scheint ganz besonderen Dienst hier zu leisten.

Register zu Band XXV.

(Die Ziffer bezeichnet die Seite.)

Lightning Source UK Ltd.
Milton Keynes UK
UKHW020601211218
334353UK00008B/496/P